AF355935

SECTION

DE

PATHOLOGIE GÉNÉRALE

ET

PATHOLOGIE EXPÉRIMENTALE

Les Comptes rendus des Travaux des Sections du XIIIe
*Congrès international de Médecine sont publiés en **17** volumes*
ainsi répartis :

1. Anatomie descriptive et comparée. -- Histologie et Embryologie.
    Physiologie. Physique et Chimie biologiques.
2. Pathologie générale. Pathologie expérimentale.
3. Anatomie pathologique. — Bactériologie, Parasitologie.
4. Pathologie interne.
5. Médecine de l'enfance. — Chirurgie de l'enfance.
6. Thérapeutique. Pharmacologie, Matière médicale.
7. Neurologie.
8. Psychiatrie.
9. Dermatologie et Syphiligraphie.
10. Chirurgie générale.
11. Chirurgie urinaire.
12. Ophtalmologie.
13. Laryngologie. Rhinologie. -- Otologie.
14. Stomatologie.
15. Obstétrique. — Gynécologie.
16. Médecine légale.
17. Médecine et chirurgie militaires : Sous-sections de Chirurgie, d'Épi-
    démiologie et Hygiène, de Médecine navale, de Médecine coloniale.

Chaque volume est vendu séparément 5 fr. — On peut
souscrire pour l'ensemble des 17 volumes au prix de 50 fr.

Chaque congressiste reçoit gratuitement le volume de la
section à laquelle il a été inscrit. Il peut se procurer les
volumes des autres sections au prix de 4 fr. et souscrire à
l'ensemble au prix de 45 fr.

53064. — Imprimerie Lahure. 9, rue de Fleurus, à Paris.

XIIIE CONGRÈS INTERNATIONAL DE MÉDECINE. PARIS 1900

COMPTES RENDUS

Publiés sous la direction de **A. CHAUFFARD**, Secrétaire général

---

SECTION

DE

PATHOLOGIE GÉNÉRALE

ET

PATHOLOGIE EXPÉRIMENTALE

COMPTES RENDUS

PUBLIÉS PAR

MM. CHARRIN ET ROGER

SECRÉTAIRES DE LA SECTION

PARIS

MASSON ET Cie, ÉDITEURS

LIBRAIRES DE L'ACADÉMIE DE MÉDECINE

120, BOULEVARD SAINT-GERMAIN

XIIIᵉ CONGRÈS INTERNATIONAL DE MÉDECINE

PARIS, 2-9 AOUT 1900

SECTION DE

PATHOLOGIE GÉNÉRALE

COMITÉ D'ORGANISATION DE LA SECTION

Président : M. le professeur BOUCHARD.
Présidents d'honneur : MM. les professeurs CHAUVEAU et POTAIN.
Vice-présidents ; MM. CHANTEMESSE et LANCEREAUX.
Secrétaires : MM. CHARRIN et ROGER.
Membres : MM. Albarran, Arloing (Lyon) ; Arnozan (Bordeaux); d'Arsonval, Auché (Bordeaux); Bar, Bard (Lyon); Bergonié (Bordeaux); Bosc (Montpellier); Cadiot, Calmette (Lille); Cassaët (Bordeaux); Combemale (Lille); Jules Courmont (Lyon); Curtis (Lille); Darier, Delbet, Devic (Lyon); Ducamp (Montpellier); Étienne (Nancy); Féré, Ferré (Bordeaux); Galtier (Lyon); Gautier, Gilbert, Gley, Gombault, Guinard (Lyon); Haushalter (Nancy); Hayem, Herman (Toulouse); Hugounencq (Lyon); Lambling (Lille); Landouzy, Laulanié (Toulouse); Laveran, Le Dantec (Bordeaux); Le Gendre, Lépine (Lyon); Letulle, Mairet (Montpellier); Malassez, Pierre Marie (Toulouse); Marie, Maurel (Toulouse); Mayet (Lyon); Menetrier, Moreau (Alger); Massé (Toulouse); Moussu, Nepveu (Marseille); Nocard, Ollier (Lyon); Panas, Phisalix, Picot (Bordeaux); Pierret (Lyon); Rappin (Nantes); Rauzier (Montpellier); Reclus, Rodet (Montpellier); Sabrazès, Sigalas (Bordeaux); Spillmann (Nancy); Tapie (Toulouse); Joseph Tessier (Lyon); P. Tessier, Thiroloix, Tripier (Lyon); Tuffier, Vaquez, Varnier, Vergely (Bordeaux); Vuillemin (Nancy); Widal.
Secrétaires des séances : MM. Garnier, Ghika, Josué, E. Weil.

Présidents d'honneur

MM. BABES, CENTANNI, EHRLICH, EWALD, V. LEUBE, MARAGLIANO, PASCHOUTINE, PAVY, UGHETTI, VIRCHOW.

La première séance est ouverte le vendredi 3 août à 9 heures du matin par M. le professeur Bouchard qui, après quelques mots de bienvenue, invite M. Leube à prendre la présidence.

VENDREDI 3 AOUT

Séance du matin.

Présidence de M. le professeur VON LEUBE.

LA PROPRIÉTÉ AGGLUTINATIVE, ET SES RAPPORTS AVEC LES AUTRES PROPRIÉTÉS ACQUISES PAR LES HUMEURS

par M. A. RODET.

Les propriétés acquises par les humeurs, sous l'influence de l'immunisation ou de l'infection, sont complexes. Après avoir distingué les propriétés bactéricide, préventive, antitoxique, on a démembré la première, dans laquelle on comprenait d'abord tous les cas où un sérum exerce à l'égard d'un microbe une influence nuisible directe de quelque ordre et à quelque degré que ce fût; et on a dû distinguer, comme élément bien spécial dans l'ensemble des propriétés spécifiques, la *propriété agglutinative*.

Bien mise en évidence avec toute sa valeur par Grüber et Durham, l'agglutination par les sérums spécifiques a dû être classée, comme un phénomène nettement différent du phénomène de Pfeiffer, sous le nom de phénomène de Grüber.

A. — LA PROPRIÉTÉ AGGLUTINATIVE.

1. *Éléments agglutinables.* — Les éléments qui sont susceptibles d'être agglutinés sont de deux ordres : des micro-organismes, des éléments figurés animaux.

Parmi les microbes, un grand nombre se sont montrés plus ou moins aptes à l'agglutination : le vibrion cholérique, le bacille d'Eberth, le bacterium coli, le bacille de la psittacose, le pneumo-bacille du bœuf, le *proteus*, les bacilles de Loeffler et de Nicolaier, le pneumocoque, le bacille lépreux, le bacille de Koch, le bacille pyocyanique, celui du rouget. Ces divers microbes ne se prêtent pas également au phénomène; et, pour une même espèce, l'aptitude à être agglutinés peut être notablement inégale suivant les races.

Parmi les éléments figurés animaux, ce sont surtout les globules du sang qui possèdent la propriété d'être agglutinés, les globules rouges par les sérums antihématiques, les globules blancs par les sérums antileucocytaires. Le rapprochement qui s'était imposé entre les propriétés globulicide et bactéricide normales se retrouve avec les

propriétés spécifiques à l'égard des microbes et des éléments figurés
du sang.

II. *Conditions de la propriété agglutinative*. — La propriété agglutinative appartient surtout aux sérums spécifiques, mais non exclusivement.

Des corps chimiques définis : le formol, la safranine, etc., pour les
microbes, l'abrine, la ricine, etc., pour les globules rouges, peuvent
provoquer un phénomène analogue ou en apparence identique.

D'autre part, une certaine propriété agglutinative peut être observée
dans l'organisme normal, soit dans le sérum, soit dans certains
extraits d'organes. La cause du pouvoir agglutinatif normal est inconnue : en ce qui concerne le coli, on peut supposer, comme je l'ai fait,
qu'il est le résultat d'une certaine impression morbide subie par
le sujet de la part de ses bacilles intestinaux. En tout cas, il est bien
établi qu'il n'y a pas de rapport entre la présence ou l'absence de
cette propriété d'une part, l'état d'immunité ou de réceptivité naturelle
de l'autre.

Mais le pouvoir agglutinatif est surtout un état anormal ; très
accentué, c'est exclusivement une propriété acquise.

Toutes les méthodes capables de conférer l'immunité peuvent communiquer au sérum la propriété agglutinative. C'est d'abord l'introduction dans l'organisme de cultures totales et vivantes. Les cultures
privées de vie par un chauffage modéré ou par d'autres procédés
conviennent aussi très bien. On réussit également avec les cultures
filtrées, en d'autres termes avec les produits solubles diffusés ; la
substance des corps microbiens n'est pas nécessaire. J'ai publié des
faits montrant qu'avec les seuls produits solubles des bacilles d'Eberth
ou coli, employés à dose suffisante, on peut obtenir un pouvoir
agglutinatif élevé. Il est cependant certain que la substance des corps
microbiens est très apte à faire naître cette propriété. J'ai moi-même
constaté que les cultures complètes sont plus efficaces, à dose égale,
que leurs produits de filtration, du moins pour les bacilles d'Eberth
et coli. Je reconnais que l'aptitude à faire naître le pouvoir agglutinatif appartient surtout aux corps microbiens, mais elle est loin d'en
être l'apanage exclusif ; cette aptitude dépend sans doute d'une
matière unique, qui, tout en faisant partie des corps microbiens, est
plus ou moins capable de diffuser dans le milieu de culture, en
quantité souvent très notable. Je ne crois pas devoir admettre une
distinction fondamentale entre les sérums bactéricides et les sérums
antitoxiques en rapport avec les conditions d'immunisation.

Pour déterminer la propriété agglutinative, les produits microbiens peuvent être introduits par diverses voies ; cependant la voie digestive ne s'y prête pas. Les animaux à sang froid sont peu aptes à acquérir la propriété agglutinative, mais non complètement réfractaires.

L'acquisition de cette propriété par le sérum n'exige pas absolument l'intervention directe des produits microbiens. L'injection de sérum agglutinant suffit ordinairement à la communiquer à un sujet neuf.

III. *Marche de la propriété agglutinative*. — Après une seule injection de produits microbiens, la propriété agglutinative n'apparaît pas immédiatement dans le sang. Même pour un microbe très apte à la provoquer, comme le bacille d'Eberth, il faut un certain délai : c'est après 3 et 4 jours que, d'après divers observateurs, elle commence à apparaître, pour augmenter graduellement pendant 8 à 10 jours, et diminuer ensuite, dans le cas où les injections ne sont pas renouvelées. Après une injection de sérum agglutinant, la propriété apparaît au contraire immédiatement, mais n'a qu'une durée très éphémère.

Dans le cas d'une maladie en évolution, même pour les microbes les plus aptes à provoquer cette propriété, elle n'existe pas dès le début ; elle se développe à une date souvent très précoce, mais variable, parfois très retardée ; elle peut complètement manquer. Une fois établie, elle subit généralement un accroissement graduel, en rapport avec la prolongation de la maladie. Toutefois, il s'en faut qu'elle soit dans un rapport direct avec l'intensité de l'infection ; c'est plutôt un rapport inverse qui existe.

Dans le cas d'immunisation expérimentale graduelle, le pouvoir agglutinatif s'accroît avec les injections successives ; et, par une série prolongée d'injections de cultures ou de produits filtrés, on arrive à communiquer au sérum des propriétés agglutinatives extrêmement intenses. C'est dans ces conditions, et dans ces conditions seulement, qu'on réalise le pouvoir agglutinatif au maximum. Jamais dans l'état d'infection, le taux de ce pouvoir ne s'élève autant que dans l'immunisation graduelle. Bien mieux, pour certains micro-organismes, tels que les bacilles du tétanos et de la diphtérie, l'acquisition de cette propriété exige impérieusement une série prolongée d'injections immunisantes.

Lorsque l'organisme cesse d'être sous l'atteinte des microbes ou de leurs produits, le pouvoir agglutinatif diminue graduellement, mais lentement, et il peut persister très longtemps. Je l'ai vu exister encore de longs mois après la cessation de l'immunisation.

IV. *Réaction d'infection ou réaction d'immunité ?* — Depuis le jour où la propriété agglutinative, considérée d'abord comme l'apanage des sujets immunisés, a été trouvée dans l'état d'infection, la question a été posée de savoir si la séro-agglutination n'était pas une *réaction d'infection* (Widal), plutôt qu'une *réaction d'immunité* (Grüber). Il est certain que cette propriété peut coexister avec l'état d'infection comme avec l'immunité acquise; mais quelles sont ses relations de cause à effet avec l'un et l'autre état? Quelle est sa signification physiologique?

En examinant et appréciant les arguments que l'on peut faire valoir en faveur des deux thèses, on voit que, d'un côté, cette propriété n'est nullement dans un rapport étroit, soit de temps, soit d'intensité, avec l'infection, mais que, d'autre part, elle n'affecte pas non plus de rapport parfait dans le temps, ni de rapport constant d'intensité, avec l'immunité acquise. Elle n'est parallèle dans sa marche, ni avec l'un, ni avec l'autre état. Il me paraît toutefois évident qu'elle affecte des relations plus intimes avec l'immunité: en effet, l'immunisation graduelle, toujours favorable à l'accroissement du pouvoir agglutinatif, en est, pour certains cas, la condition nécessaire. Il est vrai que l'immunité peut exister sans cette propriété du sérum, et que, inversement, un sujet peut ne pas être doué d'une immunité solide, comme je l'ai moi-même observé, malgré un pouvoir agglutinatif élevé. Mais, ce n'est pas à dire que la propriété agglutinative ne représente pas une propriété de défense. Il me paraît au contraire certain qu'il en est ainsi, sans qu'on puisse objecter la coïncidence avec l'infection, puisque manifestement dès la période d'infection l'économie organise sa défense. Ce n'est pas toute l'immunité acquise, tant s'en faut; mais ce n'en est pas moins un des éléments du processus complexe par lequel l'économie attaquée prépare son immunité dès l'état d'infection.

V. *Spécificité de la propriété agglutinative.* — Après avoir proclamé la spécificité absolue de la propriété agglutinative, et lui avoir attribué une valeur décisive comme critérium des espèces microbiennes (Grüber), on n'a pas tardé à constater des faits qui ne cadraient pas complètement avec la thèse initiale.

D'une part, on a vu qu'un même sérum pouvait se comporter d'une manière très différente avec des échantillons microbiens que rien autre ne distingue.

D'autre part, on a vu qu'un sérum préparé avec un microbe bien défini pouvait être plus ou moins actif à l'égard de microbes que l'on pensait cependant devoir distinguer, au nom d'autres caractères, comme espèces différentes du premier.

Ces faits peuvent être diversement interprétés. Il est un point acquis, incontestable, c'est que le pouvoir agglutinatif du sérum ne s'exerce au maximum qu'à l'égard de races microbiennes rigoureusement de même espèce, et que des échantillons microbiens appartiennent nécessairement à la même espèce, lorsqu'ils sont agglutinés à la dilution maxima qui représente la limite d'activité du sérum. Mais, où la difficulté surgit, c'est lorsqu'il s'agit d'apprécier quelle est la signification d'une agglutinabilité moindre, moyenne, faible ou nulle.

Je ne crois pas qu'il soit démontré que deux microbes, semblables par ailleurs, soient nécessairement deux espèces différentes, du fait qu'ils ne sont pas également sensibles au même sérum. D'autre part, lorsque deux microbes, rapprochés d'ailleurs par leurs autres propriétés, sont plus ou moins agglutinés par un même sérum, j'estime qu'il y a là un motif sérieux de poser la question de leur identité spécifique. Ce sont surtout les nombreuses observations que j'ai faites sur l'agglutination des bacilles d'Eberth et coli qui me portent à adopter cette interprétation, sinon comme absolument démontrée, du moins comme la plus vraisemblable. Je conclus de mes expériences sur ce sujet que l'aptitude agglutinative n'est pas une propriété fixe et immuable, et que, à l'égal des autres propriétés des microbes, et conformément à la loi générale qui les régit, elle est susceptible de variations, même étendues. En conséquence, des races d'une même espèce peuvent être très diversement agglutinables, et des différences, même considérables, dans la manière de se comporter avec un sérum donné, n'impliquent pas nécessairement la diversité d'espèces.

En tout cas, en mettant de côté l'interprétation, ce qui est sûr, c'est que les faits ne répondent pas complètement à la simplicité de la formule primitive sur la spécificité de la propriété agglutinative. Le critérium de l'agglutination n'a pas une aussi grande valeur qu'on l'avait cru tout d'abord : la signification de cette réaction est considérable lorsqu'elle s'exerce au maximum ; mais je crois qu'il n'en est pas de même, lorsqu'elle est faible ou nulle, qu'elle a d'autant moins de signification qu'elle se manifeste à un degré moindre, et qu'un résultat négatif n'a pas de valeur décisive.

Parmi les problèmes à la solution desquels on a cherché à appliquer la réaction de Grüber, s'est placée en première ligne la question des relations du bacille d'Eberth et du coli. Je dirai seulement ici que, d'après les nombreuses observations que j'ai réunies sur ce sujet, il ne me paraît pas que la manière dont ces microbes se comportent en présence des sérums suffise à ruiner la thèse d'après laquelle le bacille d'Eberth n'est qu'une variété de *coli*.

S'il s'agit d'apprécier la valeur de la séro-réaction comme élément de diagnostic clinique, la question est différente. Si l'on envisage les cas où l'état d'infection s'accompagne du pouvoir agglutinatif, il est certain que la réaction a une très grande valeur; cette valeur n'est cependant pas absolue, puisque dans certains cas la propriété peut manquer, sans parler des faits qui tendent à établir qu'inversement elle peut exister en dehors de la maladie correspondante. A un point de vue général, la valeur de la réaction agglutinative, comme moyen de diagnostic clinique, diminue encore, puisque nombre d'infections ne s'accompagnent pas de cette propriété.

VI. *Agglutinine; sa répartition; sa provenance.* — On s'accorde généralement à attribuer la propriété agglutinative à une substance spécifique, vraisemblablement de l'ordre des matières albuminoïdes, substance agglutinante, agglutinine.

La propriété agglutinative peut exister, mais d'une façon inconstante, et toujours à un degré moindre que dans le sérum, dans divers liquides de sécrétion. Les sérosités et épanchements morbides peuvent l'être également. Certains extraits d'organes ont été trouvés agglutinants, mais d'une façon très inégale et variable, et bien moins que le sérum. En somme, c'est dans le sang circulant que se trouve surtout l'agglutinine.

La propriété agglutinative peut se transmettre de la mère au fœtus. Le fait est inconstant. Le pouvoir agglutinatif du sérum du fœtus ou du nouveau-né peut résulter en partie du passage de l'agglutinine à travers le placenta, en partie et surtout de la création de cette propriété dans l'organisme même du fœtus sous l'influence des produits microbiens transmis par la mère.

Le lait doué de la propriété agglutinative peut la communiquer, mais imparfaitement, au sang du nourrisson. Il s'agit probablement d'un simple transport de l'agglutinine par l'alimentation dans les humeurs de ce dernier.

On ne sait pas où se forme l'agglutinine. Il semble établi à l'heure actuelle qu'il n'y a pas de foyers spéciaux d'élaboration de cette substance; probablement elle se forme dans le sang. Vraisemblablement, les globules blancs y concourent; mais la chose n'est pas encore bien démontrée.

Quelles relations offre l'agglutinine avec les produits microbiens qui en provoquent la formation? Cette question se rattache à la question générale des relations entre les produits antagonistes qui se forment dans l'organisme et les produits microbiens. Les matières antagonistes en général dérivent-elles de ces derniers, ou bien sont-elles une élaboration de l'organisme, sans relations chimiques avec eux? Évidemment, l'organisme a sa part; mais celle-ci peut être comprise de diverses manières, sans que les faits expérimentaux permettent encore de se prononcer d'une façon ferme à ce sujet.

VII. *Mécanisme de l'agglutination.* — L'agglutination n'est pas le résultat de la mort des éléments, ni même d'une atteinte quelconque à leur vitalité. Elle ne s'explique pas non plus suffisamment par le gonflement de la membrane d'enveloppe, invoqué par Grüber, encore moins par un phénomène lié à la présence des cils.

La formation d'un précipité dans le milieu ambiant sous l'influence des sérums agglutinants ne suffit pas non plus à expliquer le phénomène de l'agglutination. Il est incontestable que l'agglutinine exerce une action directe sur les éléments figurés; bien mieux, elle se fixe sur eux; mais son mode d'action intime n'est pas élucidé.

B. — Rapports de la propriété agglutinative avec les autres propriétés acquises par les humeurs.

I. *Propriété agglutinative et propriété bactéricide.* — La propriété agglutinative est certainement indépendante de la propriété par laquelle un sérum détermine la transformation en granules et la dissolution. Non seulement les deux phénomènes sont par leur nature absolument distincts, mais encore les deux propriétés ne se confondent pas dans le sérum. Suivant les microbes considérés, elles s'associent en proportions diverses, et l'une peut exister à l'exclusion de l'autre. Pour un cas particulier, où le sérum acquiert l'une et l'autre propriété, elles ne sont pas dans un rapport constant d'intensité, et ne sont pas parallèles dans leur marche; notamment la propriété agglutinative peut apparaître avant la propriété dissolvante. Avec un même sérum doué des deux propriétés, on peut voir l'une et l'autre se manifester dans un rapport variable suivant les races microbiennes sur lesquelles on l'éprouve, comme je l'ai vu notamment avec des sérums d'animaux immunisés contre le coli ou le bacille d'Eberth.

En possession d'un sérum doué à la fois de la propriété dissolvante et agglutinative, on peut les séparer : le chauffage à 55° ou seulement le vieillissement du sérum suppriment la propriété dissolvante tout en respectant parfaitement la propriété agglutinative.

Il paraît bien établi que l'action dissolvante est due à la combinaison de l'action de deux substances, une spécifique, l'autre normale, suivant la conception de Bordet, acceptée et dévelopée par

Ehrlich et Morgenroth. Le principe spécifique du sérum n'est pas directement dissolvant : il ne peut rien sous ce rapport sans l'intervention d'un principe constitutif du sérum normal. C'est ce dernier (alexine de Bordet, *addiment* ou matière complémentaire d'Ehrlich), qui opère la dissolution ; mais il n'exerce toute son activité que lorsque les éléments sont d'abord impressionnés, sensibilisés par la matière spécifique (sensibilisatrice de Bordet, matière intermédiaire d'Ehrlich). Cette matière sensibilisatrice, comme l'agglutinine, résiste à la température de 55° ; comme elle aussi, elle se fixe sur les éléments, qui la retiennent après lavage ; néanmoins elle ne paraît pas se confondre avec elle. De sorte qu'il y a lieu de distinguer, dans un sérum d'immunisé, en fait de substances capables de déterminer une modification immédiate et brutale des éléments figurés :

Deux matières spécifiques : l'agglutinine, la matière sensibilisatrice (intermédiaire d'Ehrlich) ; une substance normale, mais dont l'activité est considérablement exagérée par cette dernière, l'alexine (mat. complémentaire d'Ehrlich).

L'agglutination, séparée du phénomène de la dissolution, n'apporte pas par elle-même une atteinte importante à la vitalité des microbes. J'ai conservé du coli pendant plusieurs semaines dans un sérum agglutinant pur, sans que sa propriété de ferment se fût sensiblement modifiée.

Lorsque, comme cela s'observe dans certains cas, on constate l'affaiblissement graduel ou l'atténuation, en coïncidence avec l'agglutination, il ne semble pas que ce soit le résultat même de l'état d'agglutination. La propriété agglutinative ne peut donc pas être confondue non plus avec la propriété atténuante ; mais elles peuvent coïncider, et il est plausible d'admettre que les microbes agglutinés sont plus sensibles à l'influence atténuante.

La propriété agglutinative se distingue donc nettement des propriétés bactéricides au sens étroit de ce mot. Mais, si l'on applique l'expression « propriété bactéricide » à l'ensemble des propriétés du sérum capables de défendre l'organisme par une *action directe* sur les éléments microbiens, acception large qui me paraît parfaitement légitime, on peut dire que la propriété agglutinative est une modalité du pouvoir bactéricide.

II. *Propriété agglutinative et propriété préventive.* — Nombreux sont les faits qui prouvent que la propriété agglutinative ne se confond pas avec la propriété préventive. Si elles peuvent exister ensemble, elles peuvent aussi se présenter isolément ou se combiner dans des rapports variables. Certains sérums sont beaucoup plus préventifs qu'agglutinants: d'autres sont au contraire très agglutinants et relativement peu préventifs. Dans les nombreuses expériences que j'ai faites avec M. Lagriffoul sur le sérum des animaux immunisés à l'égard des bacilles d'Eberth ou coli, nous avons constamment vu, quel que fût le mode d'immunisation, que la propriété préventive était relativement faible en comparaison de la propriété agglutinative.

L'indépendance de ces deux propriétés se révèle aussi par ce fait que, dans le sérum d'un animal immunisé contre le bacille d'Eberth par exemple, la propriété préventive et la propriété agglutinative ne suivent pas une marche parfaitement parallèle ; leur rapport est variable, comme l'ont vu divers auteurs, comme nous l'avons nous-même constaté chez les animaux immunisés contre le bacille d'Eberth ou coli.

Les matières préventive et agglutinante paraissent d'ailleurs distinctes par leur lieu de formation. S'il est plus ou moins probable que les organes lymphoïdes, moelle osseuse, rate, sont des foyers d'élaboration de la première, il est plus que douteux qu'il en soit de même pour l'agglutinine.

Mais, de ce que les matières agglutinante et préventive doivent certainement être distinguées, est-ce à dire que la propriété agglutinative ne puisse pas concourir à l'effet préventif? Je ne le pense pas. L'effet préventif des sérums s'opère par un mécanisme complexe et variable suivant les cas. On peut y distinguer au moins trois éléments : l'action antitoxique, la stimulation de la phagocytose, l'action bactéricide. Cette dernière ne joue parfois aucun rôle ; mais, dans d'autres cas, et surtout lorsque le sérum et la culture sont introduits au même lieu et simultanément, l'action bactéricide intervient largement dans l'effet préventif. Dans ce processus, l'agglutination en particulier ne joue certainement pas un rôle de premier ordre ; mais elle peut concourir au résultat en mettant les éléments microbiens dans un état d'infériorité par rapport aux autres actes plus efficaces de la défense.

III. *Propriété agglutinative et propriété antitoxique.* — La propriété agglutinative et la propriété antitoxique sont évidemment indépendantes comme manifestation. L'agglutination n'entre nullement en jeu dans l'action des sérums antitoxiques purs, tel que les sérums antidiphtérique et antitétanique. Il est frappant que, d'une façon générale, ce sont les sérums les plus antitoxiques qui sont le moins agglutinants et inversement.

Mais, à un certain point de vue général et théorique, j'estime que la propriété agglutinative peut être véritablement rapprochée de la propriété antitoxique et réunie même à elle dans un même groupe de processus physiologiques. En effet, s'il est certain que les antitoxines proprement dites sont des produits élaborés dans l'organisme sous l'incitation des toxines, il est sûr également que les agglutinines résultent de l'intervention de certains produits microbiens que, dans une vue large des choses, il est permis de considérer comme des toxiques. Il y a bien des chances pour qu'agglutinines et antitoxines soient fabriquées dans l'organisme par un mécanisme similaire, et affectent des relations identiques avec les produits microbiens qui en provoquent la formation. D'autre part, leur manière d'agir paraît identique : c'est probablement en se combinant avec la toxine qu'agit l'antitoxine, et probablement aussi l'action de l'agglutinine résulte de sa combinaison avec les produits microbiens qui lui doivent naissance.

Pour toute une série de considérations, et surtout d'après les faits que j'ai observés avec M. Lagriffoul dans l'immunisation contre le coli et le bacille d'Eberth, je crois que la qualité des sérums, les uns bactéricides et agglutinants, les autres antitoxiques, est en rapport beaucoup plus avec les particularités de l'agent pathogène en cause, qu'avec les conditions spéciales de l'immunisation : d'une façon générale, l'immunisation contre un microbe donné détermine dans l'organisme les propriétés antitoxiques et bactéricides dans les limites où ces propriétés sont possibles pour ce microbe, avec une influence restreinte du mode d'immunisation. Par la multiplicité des produits microbiens doués d'action physiologique (Bouchard), produits toxiques au sens large du mot, et par la diversité des fonctions chimiques des éléments les plus actifs, suivant les agents pathogènes, on conçoit que les produits antagonistes fabriqués dans l'organisme portent leur action, tantôt sur l'élément toxique principal, tantôt sur des éléments moins importants pour le cas particulier, ce qui réduit leur efficacité.

Sans pouvoir développer ici cette vue, je conclus que, si d'un côté les diverses propriétés spécifiques des sérums d'immunisés doivent être distinguées nettement quant à leurs manifestations, il est juste de les réunir dans une conception d'ensemble, non seulement comme ayant le même but, la défense de l'organisme, mais encore comme rapprochées par l'identité des processus chimiques à la fois de leur origine et de leur mode d'action.

LES EFFETS DES INJECTIONS SALÉES DANS LE TRAITEMENT
DE LA FIEVRE TYPHOIDE ET DE LEURS INDICATIONS

par F.-J. BOSC,

professeur à la faculté de médecine de Montpellier.

Deux grands moyens thérapeutiques sont actuellement employés d'une façon quotidienne dans le traitement de la fièvre typhoïde : les bains et la caféine.

Il faut y ajouter, depuis quelque temps, les injections d'eau salée.

Ce sont les indications de ces divers agents que j'ai cherché à élucider par l'observation d'un nombre considérable de dothiénentériques.

I. — On s'entend maintenant assez bien sur le mode d'action des bains froids : ils sont antipyrétiques, diurétiques et toniques. On peut les administrer de diverses façons. Chez mes malades j'ai donné :

a) Dans les formes *graves*, des bains à 25, 24, 25, 22° C., rarement à 18°, en me guidant non seulement sur la marche de la température mais sur la gravité de la symptomatologie infectieuse, en général.

b) Dans les formes *moyennes*, des bains progressivement refroidis, suivant la méthode de Bouchard ;

c) Dans les formes légères et chez les enfants, des bains à 50°, des lavages de l'intestin à 25°, des compresses froides sur l'abdomen.

En dehors des bains froids, j'ai employé chez les enfants, lorsqu'il y a anurie ou des complications pulmonaires, le *bain chaud* à 59 ou 40°, pendant 12 minutes : comme le bain froid, il est antipyrétique et diurétique. Mais les bains froids par leur mode d'action réflexe n'ont qu'une action ordinairement passagère susceptible d'être *dangereuse*. Ils ont des contre-indications comme la myocardite, l'hémorragie intestinale (tout au moins pour certains médecins) et le jeune âge.

II. — Il n'y a guère aujourd'hui de traitement de fièvre typhoïde sans caféine. Celle-ci trouve sa principale indication dans l'état du cœur.

Son administration par la voie *buccale* est à rejeter. Les *lavements* seraient utiles dans les formes moyennes dès que le cœur commence à faiblir, mais les *injections hypodermiques* constituent le véritable mode d'administration dans les formes sérieuses, à condition de la donner d'une façon précoce et à hautes doses pendant longtemps.

Mais les effets de la caféine s'usent parfois très rapidement, même dans les formes d'intensité moyenne. Souvent on ne peut l'administrer qu'assez tardivement, dans les formes graves, et si elle peut agir encore énergiquement, ses effets s'atténuent vite, et bien souvent je n'ai pu constater qu'une action précaire ou nulle.

III. — *Les injections de sérum artificiel* (Nacl à 7 pour 1000 d'eau) réunissent en partie les effets du bain et de la caféine; en outre elles modifient assez profondément l'économie pour déterminer de véritables réactions ayant de l'analogie avec des phénomènes critiques et dont les bons effets ont une persistance considérable.

J'ai employé le liquide salé en injections sous-cutanées, ou intramusculaires, enfonçant profondément dans les tissus une aiguille du diamètre environ de l'aiguille n° 2 de Potain. La dose était de 800 à 1000 centimètres cubes par 24 heures et en une fois.

A la suite de ces injections, on constate, comme je l'ai fait voir depuis 1896, des phénomènes *réactionnels* et des phénomènes *post-réactionnels*.

Les phénomènes réactionnels dans la dothiénentérie surviennent 5 à 6 heures après l'injection; ils se marquent par une élévation de température ne dépassant pas 1 degré, un léger frisson, de l'augmentation de fréquence du pouls, une miction plus abondante.

Les phénomènes *post-réactionnels* persistent pendant 12, 24, 48 heures. Ils se marquent sur tous les appareils et sur l'état général du malade :

1° La *pression sanguine* est élevée par chaque injection (de 8 à 15, de 11 à 17 centimètres, par exemple); puis elle redescend pour se maintenir plus ou moins longtemps autour de 14. Dans les formes très graves il est nécessaire de faire chaque jour une nouvelle injection (injections en série); l'action des premières injections peut, en effet, n'avoir été que très passagère, mais les suivantes (et il faut quelquefois 6, 8, 10, 12 injections successives) augmentent ces effets et les rendent stables.

2° Le *pouls* diminue de fréquence, augmente de force et le dicrotisme décroît.

3° Le *cœur* devient plus énergique, après chaque injection. Dans les cas sérieux où le deuxième bruit s'est fortement affaibli, l'injection et surtout la série d'injections *modifie plus rapidement en bien le second bruit que le premier.*

4° La *température* est nettement abaissée par chaque injection, au bout de 6 à 8 heures, de 1° à 1°.5 et même 2° C. Cet effet peut être passager dans les formes sérieuses, quoique cependant bien plus long que celui du bain froid, mais les injections en série le rendent plus prononcé et durable et parfois même modifient profondément le tracé thermique. Ainsi, dans un cas après la cinquième et la sixième injection qui n'avaient amené que des baisses de 10 à 12 heures et de 1° seulement la température tombe de 40° à 38°,5 et continue à évoluer autour de 38°,5 et 38. Dans un autre cas la température maintenue en plateau autour de 40°,5. après la quatrième injection, tomba brusquement à 38°, avec débâcle urinaire, et arriva rapidement, après quelques grandes oscillations, autour de 37°.

5° Les *émonctoires* : les *urines* de 24 heures deviennent plus abondantes. mais je ne puis pas dire dans quelle mesure on peut observer de véritables débâcles urinaires.

La *peau* devient moite et j'ai vu se produire des sueurs abondantes.

La *langue* sèche, rôtie, devient humide et se dépouille.

6° *L'état général* est remonté rapidement. dans les formes ordinaires. Dans les formes graves. les injections en série constituent un *tonique* puissant. Ces effets sont très sensibles au moment de la *convalescence* dans les cas fréquents où l'état général et la pression sanguine fléchissent à nouveau.

7° L'action *hémostatique* doit être mise en relief ; elle a arrêté rapidement dans plusieurs cas des hémorragies abondantes.

En somme les injections salées hypodermiques provoquent dans l'organisme des phénomènes réactionnels qui modifient favorablement : la pression sanguine, le cœur, la calorification, les émonctoires et le système nerveux. Elles peuvent être employées chez tous les malades (avec diminution très marquée de la dose, chez les enfants), à toutes les périodes et ne présentent pas de contre-indications. Dans les cas de vaso-dilatation excessive et où l'on craindrait, par l'injection. de forcer le cœur et les poumons, l'action diurétique contre-balance assez les effets de la vaso-constriction.

Quelles sont les indications respectives des trois moyens : bains, caféine. injections salées. employées simultanément ?

Ces indications sont variables suivant la gravité de la maladie. Voici notre règle de conduite :

1° *Dans les formes légères* on peut assez souvent se passer de bains : On donnera des purgatifs, on fera des lavages intestinaux à 25°, on appliquera des compresses froides sur l'abdomen. Lorsque la température est assez élevée et lorsque l'état général est assez touché, on donnera par 24 heures 2 ou 3 bains à 30°. Si les bruits du cœur s'affaiblissent. 2 lavements de 0,50 de caféine par 24 heures.

2° *Dans les formes moyennes*, bains suivant la méthode de Bouchard, affusions à 18° s'il y a des phénomènes nerveux sérieux. Caféine en lavement. dès le début. a la dose de 1,50 par 24 heures. Si le cœur s'affaiblit encore et si le deuxième bruit diminue, injection hypodermique de 1 gramme à 1 gr. 50 de caféine. Lorsque malgré la caféine la pression tombe à 12 et tend à descendre, ou demeure stationnaire à un chiffre inférieur à 12 centimètres, injection salée de 800 centimètres cubes. L'indication de l'injection salée existe si avec une pression assez bonne, l'état général infectieux s'aggrave.

3° *Dans les formes graves*, bains froids à 25, 24, 22° C. Affusions à 18 et 15°. Caféine en injection hypodermique de 1 gr. 50 à 2 grammes. Si, malgré le traitement employé d'une façon précoce, la température se maintient élevée sans rémission, si le cœur ne s'améliore pas, si la pression tombée à 12 tend à s'abaisser encore, si l'état général devient de plus en plus sérieux, on fera une injection salée quotidienne de 1000 centimètres cubes et on continuera cette injection 8, 10, 12 jours de suite, en se guidant sur les effets post-réactionnels, leur force et leur durée.

4° *Dans les cas très graves*, avec ataxo-adynamie, émonctoires fermés, hyperthermie, cœur mauvais, dès le début, on donnera :

Des bains froids à 24, 21 et même 18° C. toutes les deux heures avec affusions à 12° ; de la caféine en injection hypodermique à la dose de 1,50 à 2 gr.50 par 24 heures. Mais on se souviendra qu'il ne faut pas compter sur l'action de la caféine et que celle-ci n'est plus suffisante du moment où elle ne produit pas d'amélioration et où elle atténue seulement et pour un temps ordinairement court, l'aggravation des symptômes. On devra pratiquer, de bonne heure, l'injection de 1 litre d'eau salée, tous les jours et en séries longues. On pourra ajouter 1 gr. 50 de caféine à l'eau salée et faire ainsi une injection de *sérum caféiné*. Ces injections salées ont une indication extrêmement importante dans les cas où le traitement est tardif, dans les formes très graves, alors que le cœur est gravement atteint et que par suite les bains sont contre-indiqués.

En dehors de ces indications générales, il existe encore des indications des injections salées au moment des accidents possibles de la *convalescence*.

Dans les *hémorragies* et dans les *formes urémiques* de la dothiénentérie. Dans ce dernier cas, on pourra pratiquer l'injection intraveineuse, ou mieux, la saignée-transfusion.

Les injections d'eau salée doivent donc être employées systématiquement dans le traitement de la fièvre typhoïde, parallèlement aux bains: elles ont des indications précises tirées de la connaissance de leurs effets sur l'économie.

M. Charrin.— J'ai remarqué, sous l'influence de l'eau salée, des modifications bactéricides du sérum très manifestes; j'ai vu également, toujours au point de vue expérimental, la propriété agglutinative apparaître plus promptement, sans parler des changements qu'on observe du côté des urines ou de la nutrition.

M. Baylac (Toulouse) croit que tout le monde est d'accord sur les bons effets du sérum artificiel dans le traitement de la fièvre typhoïde.

Contrairement à l'opinion émise par M. Bosc, il pense que la méthode des injections hypodermiques ne peut être employée d'une manière systématique, en raison de la difficulté qu'il peut y avoir à injecter matin et soir, pendant un mois et plus, un litre d'eau salée et en raison des accidents que ces injections peuvent produire.

M. Baylac préconise la méthode des injections intra-rectales; il donne à ses malades un lavement d'un litre d'eau salée, matin et soir. Ces lavements sont très bien tolérés. Ils ont une action réelle sur la température, sur la tension sanguine, sur les troubles de l'appareil digestif et du système nerveux; sur l'état général et surtout sur la diurèse. La diurèse s'élève rapidement à 1500cc, 2000cc et même à 3000 et 4000cc au moment de la convalescence; il se produit alors une véritable crise polyurique. Sous l'influence de ce traitement, les accidents dus aux infections secondaires sont extrêmement rares. M. Baylac termine en disant que la méthode des lavements de sérum artificiel, en raison de sa simplicité, doit être préférée aux méthodes des injections hypodermiques et aux injections intra-veineuses. Cette dernière méthode devra néanmoins être préférée quand on voudra produire un effet immédiat, surtout quand on voudra combattre les hémorragies intestinales de la fièvre typhoïde.

M. Bosc (Montpellier). — L'objection qui vient d'être formulée au sujet des accidents consécutifs à l'hypodermoclyse ne me parait pas fondée, si j'en crois mon expérience. Je n'ai pas voulu insister sur le manuel opératoire : il faut se servir d'une canule large, comme la canule n° 2 de Potain, l'enfoncer profondément dans les masses musculaires. En procédant avec toutes les règles de l'antisepsie et de l'asepsie, on n'a aucun accident et la méthode est acceptée sans objection.

Pour ce qui est de l'action des lavements salés, il faut en rapporter une partie au froid lui-même. Cependant l'action diurétique intense doit être en rapport avec les propriétés particulières de l'eau salée. Mais avec ce procédé on agit trop lentement et les effets sont bien plus faibles qu'avec l'hypodermoclyse et cela est important dans les formes graves.

M. Fester (Montpellier). — Je ferai remarquer que M. Bosc nous a parlé de l'injection sous-cutanée de sérum artificiel dans la fièvre typhoïde. Maintenant il nous parle d'injection intra-musculaire. Il y a là une distinction importante à faire, sur laquelle j'insiste.

Certainement des accidents locaux pourront se produire après l'injection sous-cutanée de 1000 à 1500 cc. de sérum répétée systématiquement pendant une semaine et plus, tandis que dans les injections profondes, intra-musculaires ou sous-musculaires, ces accidents n'auront pas lieu et le résultat pratique sera meilleur.

M. Balthazard. — Pour juger de la valeur des injections sous-cutanées de sérum artificiel, il ne suffit pas, en dehors de l'examen du malade, d'arguer de la diurèse produite par l'injection, car l'injection impose naturellement à l'organisme l'accroissement de la diurèse, sans qu'il en doive fatalement résulter un bien pour l'organisme. Dans un cas d'origine diphtérique toxique que nous avons traité l'an dernier avec mon maître M. le docteur Richardière, par les doses massives d'un sérum artificiel sous-cutané, nous avons vu la toxicité urinaire des vingt-quatre heures se relever notablement sous l'influence de l'injection, en même temps que l'état de l'enfant s'améliorait.

Un jour on ne pratiqua pas d'injection et la toxicité urinaire baissa. Il semble donc que le sérum artificiel agisse en favorisant l'élimination des poisons, en diminuant l'auto-intoxication.

EXPÉRIENCES SUR LA PROPRIÉTÉ PRÉVENTIVE DU SÉRUM
ET DE CERTAINS EXTRAITS D'ORGANES DES ANIMAUX IMMUNISÉS
A L'ÉGARD DU BACILLE D'EBERTH ET DU BACILLUS COLI

par MM. RODET et LAGRIFFOUL,

de Montpellier.

Nous poursuivons depuis plusieurs années une série d'expériences parallèles sur la propriété préventive du sérum des animaux, immunisés contre le bacille d'Eberth et le bacillus coli.

Nous avons employé des méthodes d'immunisation multiples : par cultures chauffées, par injections sous-cutanées de produits de filtration de cultures en bouillon, et par injections intra-veineuses de cultures complètes.

Nous avons opéré sur des animaux de diverses espèces : moutons, chevaux, chiens, lapins, cobayes.

Nous avons recherché les propriétés préventives, non seulement dans le sérum, mais encore dans les extraits de rate et de moelle osseuse. Nous avons constaté que les méthodes d'immunisation diverses nous procuraient des sérums doués de propriétés sensiblement égales.

Le sérum procuré par l'injection intra-veineuse de cultures complètes ne s'est pas montré supérieur à celui qui résulte de l'immunisation par les cultures filtrées, et cette dernière méthode a l'avantage d'être d'une application plus facile et moins dangereuse.

Au point de vue de l'espèce animale, c'est le mouton qui nous a paru être le plus propre à donner un sérum efficace.

Le cobaye nous a aussi donné un bon sérum, mais son immunisation est difficile, et cette espèce ne se prête pas aux nécessités de la pratique.

L'agneau et le chien, quel que soit le mode d'immunisation employé, nous ont toujours fourni des résultats assez médiocres. Or, ces deux animaux supportaient très bien nos injections; la réaction qu'ils présentaient était presque nulle.

Par suite, nous croyons que pour l'obtention d'un sérum préventif contre l'infection par le coli ou l'eberth efficace, il faut tenir grand compte, non seulement de l'espèce animale employée, mais aussi de la façon dont l'animal réagit aux injections. A ce point de vue, l'âge de l'animal nous paraît devoir entrer sérieusement en ligne de compte.

C'est ainsi que nos agneaux ont toujours supporté admirablement nos injections, et cela dès le début, tandis que nos moutons, bien qu'en cours d'immunisation depuis longtemps, réagissaient cependant avec beaucoup plus d'intensité. Il n'est peut-être pas sans intérêt de rapprocher ce fait de ce qu'on observe dans l'espèce humaine, où l'on sait que la fièvre typhoïde est rare dans le jeune âge.

C'est quand l'animal réagit le plus aux injections que son sérum paraît devoir être le plus efficace.

Un autre fait qu'il nous paraît bon également de signaler, c'est la difficulté d'entretenir l'immunisation prolongée d'un animal vis-à-vis du bacille coli ou du bacille d'Eberth. Le pouvoir préventif du sérum semble atteindre assez rapidement son maximum; la continuation de l'immunisation ne fait pas augmenter ce pouvoir préventif qui semble même plutôt pouvoir diminuer quand l'animal est en cours d'immunisation depuis un temps assez long.

D'une façon générale, nos divers sérums ont montré une propriété agglutinative très marquée par rapport à leur propriété préventive.

Pour éprouver la propriété préventive du sérum, nous avons eu peu recours à l'injection de cultures dans le péritoine. En effet, si le sérum est introduit dans le péritoine avant la culture, on peut avoir affaire surtout à un accroissement local de la résistance; et, s'il est introduit dans le péritoine en même temps que la culture, l'expérience est encore plus critiquable, car il s'y joint, sans doute, des phéno-mènes d'agglutination.

Il ne faut pas oublier que l'intoxication joue un grand rôle dans les effets de ces bacilles, et que par suite, il faut se préoccuper de mani-fester l'action antitoxique du sérum; il nous a paru plus indiqué d'es-sayer nos sérums à l'égard de l'infection générale, réalisée soit par l'injection sous-cutanée, soit mieux par l'injection intra-veineuse.

Au début, nous avons employé l'injection sous-cutanée, parce qu'alors nous expérimentions principalement sur le cobaye, qui se prête mal à l'injection intra-veineuse. Plus tard, nous avons employé l'injection intra-veineuse chez le lapin, pour faire prédominer l'in-toxication générale et nous l'avons même alors employée chez le cobaye, malgré sa difficulté; car l'introduction dans les veines des cultures de nos bacilles est le mode d'infection le plus favorable, supérieur à l'injection dans le péritoine, même chez le cobaye.

Nos sérums se sont montrés souvent efficaces vis-à-vis de cette injection intra-veineuse, et dans ce cas, étant donné que l'injection intra-veineuse agit surtout, à notre avis, par intoxication, nous pensons que nos sérums ont manifesté une véritable propriété antitoxique.

Toutefois, nous avons observé dans nos résultats une certaine inconstance, et même des faits quelque peu paradoxaux : un même sérum se montrait souvent moins efficace à dose forte qu'à dose plus faible ; un même sérum pouvait même déterminer, suivant diverses conditions, des effets, tantôt préventifs, tantôt favorisants.

Pour expliquer ces faits, nous invoquons l'existence, dans les cultures de ces microbes, de produits toxiques multiples, qui ne seraient pas tous neutralisés par le sérum.

Nous pensons que, chez les animaux immunisés contre ces bacilles, des produits antagonistes se forment pour certains éléments toxiques de ces cultures, et que d'autres éléments toxiques ne provoquent pas la formation de produits antagonistes, de telle sorte que les sérums ne sont doués que de propriétés antitoxiques incomplètes, et ne sont capables de neutraliser qu'une partie des principes par lesquels les cultures de ces bacilles agissent sur l'organisme.

Les extraits de *rate* des animaux immunisés ont manifesté des propriétés préventives, tantôt un peu plus accentuées, tantôt un peu moins, que celles du sérum ; mais jamais leur pouvoir préventif ne s'est montré assez supérieur, pour que leur emploi présente un avantage marqué.

La *moelle osseuse* a constamment montré des propriétés préventives inférieures à celles du sérum.

M. LAGRIFFOUL, répondant à une question de M. Chantemesse, sur le délai laissé entre la dernière injection et le moment de la saignée, dit que cet intervalle a varié de trois à six semaines.

Il reconnaît aussi, pour l'explication des faits quelque peu paradoxaux qui ont été observés, que la toxicité du sérum peut jouer un rôle dans le phénomène. On s'explique, de cette façon, qu'une dose faible de sérum soit efficace, alors qu'une forte dose ne l'est point.

COMMUNICATION SUR LA BIOMÉTRIE

par le docteur H. BARADUC,

de Paris.

Le docteur Hipp. Baraduc (de Paris) fait une communication sur la biométrie, c'est-à-dire sur la *mensuration des vibrations du corps humain* considérée comme une double méthode pour le diagnostic des maladies nerveuses et le choix du traitement électrothérapique qu'elle indique et contrôle.

Il établit d'abord, qu'à l'instar du thermomètre, qui donne la température du corps, le *biomètre* ou *vibromètre* mesure les ondes hertziennes ou les vibrations soit *attractives*, soit *expansives*, dont le corps humain est le centre.

Le fait capital qui constitue la découverte, est qu'une aiguille de cuivre recuit, suspendue par un fil de cocon unique, fin, non tordu et sans boucle, malgré une cuirasse protectrice de verre ou de mica, subit sans contact et à distance des mouvements *d'attraction* ou de *répulsion*, chiffrés sur le cadran, suivant que notre vitalité se *contracte* ou se *dilate*.

Pour donner un exemple, dans la santé, la joie, la gaieté, l'aiguille est repoussée par notre vitalité en *expansion*, tandis que dans la maladie, la neurasthénie, la tristesse, l'aiguille est attirée par notre vitalité *qui se resserre*.

Ainsi *le fait mécanique*, la rupture de l'immobilité de l'aiguille, *attirée* ou *repoussée* à travers des substances adiaélectriques et adiathermiques, a été constatée sur plusieurs milliers de personnes.

La conclusion est qu'il existe autour de nous une zone vibratoire, dans laquelle un appareil enregistreur placé, exprime le sens, l'allure, l'énergie, la persistance du *mouvement vibratoire intime* se passant en nous-mêmes et dont le point de départ est notre personnalité physique et psychique.

La *statistique* démontre que la main droite est l'organe indicateur des vibrations de la vitalité animale, dont le centre est au plexus solaire, tandis que la main gauche est l'indicateur des vibrations mentales dont le centre est au cerveau.

Une ligne passant par la rate, le cœur et la thyroïde droite sépare ces deux champs respectifs de vibrations. Elle correspond au plan de séparation des forces décrites par Kant et Cyon.

Le rapport entre les vibrations droites et gauches donne *la formule biométrique* de la personne.

Il y a 17 types de formules, qui expriment les rapports entre les vibrations cérébrales et les vibrations gostro-abdominales ; chacune a une signification au point de vue vibratoire.

Les plus fréquemment observées sont celles de *la neurasthénie* (double attraction à droite et à gauche) et *celles de la névrose* (une seule vibration droite ou gauche est enregistrée). La vitalité physique s'étant repliée sur elle-même a fait nœud et vibre sans le contrepoids ni l'équilibre des vibrations de la vitalité cérébrale ; à l'inverse dans la psycho-névrose, on ne constate pas de vibrations abdominales.

L'équilibre vital veut que les vibrations abdominales et cérébrales s'influencent l'une l'autre et se transforment réciproquement dans un mouvement général circulaire, *ascendant* ou *descendant* dont les 17 formules marquent les étapes. Voici les principales en abréviation.

$$\text{M.}^{\text{dte}}/\text{M.g}^{\text{che}} \quad 0/0 \quad — \quad \text{Att/Att} \quad — \quad \text{Rep/Rep.}$$
$$\text{Att/Rep} \quad — \quad \text{Rep/Att.}$$

La biométrie, suivant la nature des vibrations, indique ou contre-indique l'emploi de tel ou tel procédé électrothérapique.

Elle fait le diagnostic de nos vibrations et contrôle l'usage des moyens dynamiques qui leur sont appliqués.

Dans la formule Att Att attraction double, les moyens indiqués (Franklinisation) sont absolument contre-indiqués dans la formule double répulsion Rep/Rep.

S'il est en effet *logique* d'employer pour l'homme considéré comme un accumulateur des procédés soit de recharge lorsqu'il est déchargé, soit de décharge quand il est au contraire trop chargé ou trop vibrant, il serait absolument *illogique* de mettre un *hypervibrant* dans un bain d'électricité statique *tensive* qui convient si bien aux neurasthéniques détendus, ou *hypovibrants*.

Chez un névrosé il est avant tout indispensable de rétablir le cours des vibrations physiques et psychiques, pour les pondérer l'une par l'autre ; on rétablit ainsi le cercle normal des vibrations (Circulus vitæ).

Le Dr Baraduc remercie M. le professeur Bouchard de la bienveillante attention qu'il a accordée à ses expériences en en favorisant la démonstration aux membres du Congrès.

Elles constituent un nouveau mode d'enregistrement des phénomènes de la vie, relatifs à *nos vibrations* physiques et psychiques.

M. BOUCHARD. — Il a été fait allusion par M. Baraduc à une communication adressée à l'Académie des sciences et renvoyée à une commission dont je faisais partie. Cette commission n'a pas fait son rapport. Je voudrais qu'on n'appliquât pas dans cette circonstance la maxime « Qui ne dit rien consent ». Si de ce silence il est fait appel devant la section de pathologie générale du Congrès, le bureau se fera un plaisir de permettre à M. Baraduc de renouveler ses expériences devant les personnes qui s'intéressent à ces recherches.

SUR LA FIXATION DU SÉRUM ANTIPNEUMOCOCCIQUE DANS L'ORGANISME
ET SUR LA MULTIPLICITÉ DE SES COMPOSANTS

par le professeur Eugenio CENTANNI,

Ferrara-Italia.

I progressi degli studi sull' immunità ci permettono di spogliare sempre più del loro mistero i fenomeni che si svolgono in rapporto all' impiego dei prodotti infettivi e delle loro antitossine. e di riportarli a reazioni chimiche, le quali. per quanto più altamente complesse, rientrano nella categoria delle reazioni chimiche comuni e possono svelarsi coi mezzi per esse impiegati.

Questa maniera di intendere i fatti io propugnai fin dai miei primi studi sull'immunità, e cercai di applicare, per quanto potevasi, nelle mie ricerche sulla preparazione e sul meccanismo dei vaccini. Ma lo slancio mirabile dato a queste ricerche, che formano uno degli argomenti più alti e fecondi della scienza presente, lo dobbiamo alle investigazioni geniali dell' Ehrlich sui sieri contro le tosalbumine di varia provenienza, cui ultimamente si sono aggiunte quelle interessantissime del Bordet e Metschnikoff sui sieri cit otossici.

In rapporto alla natura dei principii attivi che si sviluppano nel siero preso a considerare in questa comunicazione, l'antipneumococcico io parto da una divisione generale che ho stabilita, in una prima categoria di *anticorpi primari* che sono quelli svoltisi per azione diretta dell' agente patogeno sopra gli elementi dell' organismo; e in un'altra categoria di *anticorpi secondari*, che si sviluppano quando entrano in scena i prodotti dell' alterazione dei tessuti funzionanti alla loro volta come vaccini.

Io tengo a questa divisione stabilita or son tre anni, quando gli studi attuali sui sieri citotossici, che hanno fatto diventare familiare nella scienza questa idea, non erano affatto sviluppati. Naturalmente se agiscono da stimolanti sui tessuti e danno origine ad anticorpi le cellule di un organismo di specie differente e persino della stessa specie (isolisine), non altrimenti debbono agire come elemento estraneo vaccinante le cellule dell'organismo stesso quando l'agente infettivo le ha profondamente alterate.

Le attuali esperienze sullo pneumococco sono fatte con un siero alla cui preparazione non ho voluto aggiungere alcun elemento artificiale, cioè con siero di conigli che, dopo sofferta una forte reazione locale, passavano, sebbene lentamente e con difficoltà, a guarigione. Ho trovato tuttavia che le proprietà non cambiano sostanzialmente quando questo infiltrato, debitamente sterilizzato con etere, viene impiegato come vaccino in un altro animale. La potenza del siero impiegato, calcolata accuratamente, era tale che alla dose di 8-10 mgr. di prodotto disseccato salvava il coniglio da una infezione con cento dosi mortali di cultura di pneumococco in sangue. Stabiliremo provvisoriamente tale dose di siero come unità immunizzante.

Il metodo di fare questo genere di esperienze è semplice. Si mette a contatto una quantità di siero esattamente dosata cogli elementi alla influenza dei quali si vuol sottoporlo, che sono, o dati germi infettivi e loro prodotti, o dati elementi dell'organismo animale. Dopo qualche tempo questi elementi vengono allontanati, o meccanicamente colla filtrazione o centrifugazione, o più di raro per mezzo di dati agenti chimici, e allora si torna a dosare il potere residuale del siero dopo sottoposto a contatto.

Per quanto questo studio rivesta in apparenza i massimi caratteri di semplicità, va incontro tuttavia nella pratica alle difficoltà più gravi, perchè siamo di fronte a sostanze delicatissime, nelle mescolanze più svariate, di proprietà ancora molto oscure che non possono analizzarsi se non per prove sopra animali in serie estesissime e soggette alle accidentalità più svariate.

L'analisi degli anticorpi primari del siero antipneumococcico si pratica mettendo a contatto questo siero con una cultura del germe stesso. L'effetto degli anticorpi secondari invece mettendolo di fronte a date cellule dei tessuti malati. Per ogni singolo caso variano le condizioni del contatto in rapporto alla dose impiegata, alla durata e alla temperatura (che ambedue prolungate sembrano nocive), all'età e al modo di preparazione della cultura e così via.

Se noi mettiamo il siero antipneumococcico a contatto con una cultura di pneumococco, sia in sangue o in brodo-sangue o agar-sangue, troviamo che il prodotto residuo separato dei batteri diventa facilmente inattivo. La quantità di 5 cmc. di cultura in brodo-sangue assorbe una unità immunizzante di siero, anche per un breve contatto di 2 ore e a temperatura poco superiore allo 0°, l'assorbimento è più attivo nelle culture fresche, ma si pudiò mostrare nelle culture conservate qualche tempo o con germi naturalmente o artificialmente (etere, temperatura di 70°) estinti.

Questa esperienza fa a tutta prima sospettare che, avendo il prodotto residuo del contatto perduto ogni proprietà, la parte attiva del siero sia tutta passato ai batteri, i quali per tal mezzo avrebbero perduto ogni potere patogeno. Invece succede che, quando infettiamo un animale con questi germi, se dosi piccole possono esser sopportate, con dosi forti l'animale muore senza ritardo o con ritardo insignificante di fronte all' animale di controllo. D'altra parte il potere germinativo sulle culture artificiali di questi germi così influenzati non ha sofferto il minimo danno.

Questo risultato ci porta a modificare la primitiva conclusione. Se l'effetto di una infezione è ben diverso quando si dà il siero tutto intero da quando si dà solo la parte assorbita dai batteri, ci è forza dedurre che lo pneumococco dalle soluzione non ha assorbito che una parte dei prodotti attivi. Il germe dunque ha un potere di attrazione per alcuni elementi del siero, per altri elementi invece che sono pure essi necessari per un' azione completa, questo potere di attrazione non esiste.

Dobbiamo cercare altrove questo potere, e non possiamo che rivolgerci all' organismo animale che è il teatro naturale della lotta che porta alla distruzione definitiva dell' infezione. Iniettiamo una dose titolata di siero antipneumococcico nella vene di un coniglio e facciamo delle prese di sangue in seri per conoscere le oscillazioni cui va incontro il potere del siero a contatto dei tessuti viventi.

Noi vediamo che il siero iniettato viene sottratto rapidamente alla circolazione : dopo 2 ore non resta che 1/5 del primitivo potere, dopo 4 meno di 1 5, dopo 48 ore solo tracce, 1/25. Sappiamo tuttavia che questa sostanza non è uscita dall'organismo, perchè l'immunità, durante questa diminuzione, si stabilisce più solida e si mantiene per più giorni. Non pare nemmeno sia assorbita direttamente dagli elementi del sangue, o almeno non assorbita in tutti i componenti, perchè se si fa cadere il sangue normale dalla carotide in una soluzione di siero antipneumococcico, dal siero espresso dal coagulo si ha tutta la quantità proporzionale del siero attivo mescolato.

Ora ci domandiamo : l'organismo vivente assorbe tutti i componenti del siero, o ne assorbe esso pure solo una parte? Le esperienze molte delicate fatte a questo riguardo, portano alla conclusione che l'organismo assorbe solo una parte dei principii attivi che non è precisamente quella assorbita dai batteri, la quale rimane più lungamente libera in circolo.

Dobbiamo quindi stabilire nel siero antipneumococcico fra gli anticorpi primari un sottordine di prodotti, quelli *istofili* e quelli *batteriofili*. Il sistema dei contatti ci offre modo di farne una separazione: gli istofili restano liberi dopo il contatto colla cultura batterica, i batteriofili restano liberi nel siero circolante preso a tempo opportuno. La separazione della sostanza batteriofila riuscirà, peraltro, più netta e sicura quando sarà noto il tessuto dell'organismo che assorbe il suo complemento, l'istofila, ciò che riserbo ad ulteriori ricerche.

Ecco intanto alcune esperienze che convalidano lo schema di divisione stabilito. Infettiamo due conigli con 1 mgr. di cultura in sangue che ha assorbito la sostanza batteriofila: uno degli animali lasciato a sè muore in 24-36 ore con setticemia copiosissima; all'altro animale iniettiamo contemporaneamente nel cavo peritoneale la sostanza istofila, cioè il filtrato del siero messo a contatto con una cultura batterica, e lo vediamo sopravvivere, avendo dato ad esso i due prodotti necessari all'azione completa.

Prendiamo due serie di conigli trattati con una iniezione peritoneale di eguale quantità di sostanza istofila; ed infettiamone una con una cultura di pneumococco normale, l'altra con pneumococco stato a contatto con un siero preso ad un coniglio 36 ore dopo che tra ricevuto nelle vene del siero antipneumococcico e che da solo non dimostra più azione immunizzante apprezzabile. Questo siero contiene nondimeno sostanza batteriofila, perchè il coniglio iniettato colla coltura da esso influenzata riesce a sopravvivere o muore con considerevole ritardo.

Dei due anticorpi primari che esistono nel siero antipneumococcico, quella che si fissa ai batteri possiamo considerarla analoga alla sensibilizzante del Bordet; ma mentre per altri batteri e per i sieri citotossici si ritiene che l'altra sostanza sia quella normale del siero, l'alessina, invece per lo pneumococco sembra dover occorrere un speciale di reazione, che l'organismo prima non possedeva e che è destinato ad agire sopra i tessuti.

Che non sia l'altro agente attivo l'alessina normale risulta anche ben indicato dalle ripetute esperienze che ho fatto su culture già sensibilizzati, di aggiungervi grandi dosi di siero o di sangue di coniglio normale senza vederne mai effetto distruttivo, anzi la vegetazione ne veniva accelerata. Le iniezioni di sangue bensì hanno effetto sull'infezione pneumococcica, ma solo quando sono fatte 1 o 2 giorni prima dell'infezione; l'azione è sempre incompleta e il meccanismo è con tutta probabilità diverso.

Il bisogno di questa sostanza istofila ci può dar ragione di alcune deficienze osservate nell'impiego del siero antipneumococcico, che si credeva di poter vincere innalzando il potere del siero. ciò che, nonostante le ripetute ricerche, non si è visto mai verificarsi.

Le due sostanze di fatti debbono agire di conserva per la distruzione completa dell'infezione : ora, mentre per i batteri il potere di sensibilizzazione è illimitato, dando dosi convenienti di siero attifeo, invece questo potere ha limite nella facoltà dei tessuti di reagire alla sortanza istofila. Se si infetta un animale con una dose piuttosto elevata di cultura sensibilizzata, anche innalzando corrispondemente la dose di siero attive mescolato, oppure si interviene a malattia avanzata, sebbene ancora localizzata, non si riesce ad eliminare la morte per quanto siero si somministri.

Veniamo ora a considerare la 2ª categoria di sostanze presenti nel siero antipneumococcico, quelle che debbono agire sui tessuti alterati dall'azione diretta del germe e sue tossine. Queste alterazioni per lo pneumococco interessano molte parti dell'organismo e non rendono facile un'analisi completa : ho scelto intanto gli elementi del sangue bianchi e rossi, su cui l'azione patogena di questo germe è una delle più sviluppate.

Se mettiano il siero antipneumococcico a contatto col sangue di coniglio normale, anche innalzando la dose di siero impiegata e prolungando il tempo del contatto, i globuli del sangue non soffrono alterazione visibile. Se invece si fa uso di un sangue che ha subito un principio di cultura con pneumococco, o è stato messo a contatto dei prodotti solubili di questo germe, o si prende per la prova un pò d'infiltrato locale sottratto ad un coniglio infetto, noi vediamo con dosi opportune di siero antipneumonico e di siero fresco di coniglio normale, che gli eritrociti lasciano sfuggire l'emoglobina e che i leucociti si deformano e si disfanno.

Questo dimostra che nel siero antipneumonico sono comparsi anticorpi secondari che sono in rapporto per origine ed effetto colle cellule dei tessuti alterati. Nondimeno pel siero antipneumonico come è comunemente preparato, quest'azione contro gli elementi del sangue pare solo litica e non legata ad una corrispondente azione antitossica, perchè al momento del riassortimento dell'essudato, si vede l'animale dimagrare intensamente e molto spesso dopo qualche giorno venirea, morte con tutti gli organi sterili di pneumococco alla cultura. Anzi il siero che si dimostra benefico o almeno innocuo dato sollecitamente invece dato a malattia avanzata sembra precipiti l'esito mortale.

Un accentuamento dei fenomeni tossici di questo genere per l'impiego del siero è stato osservato anche per altre malattie, come ha fatto ultimamente notare Wassermann per l'influenza, richiamandosi una osservazione analoga fatta dal Pfeiffer pel colera : l'azione viene da questi autori riferita ai prodotti tossici del corpo batterico sciolto rapidamente sotto l'opera del siero attivo. Ma io credo che in questo effetto non sia da trascurarsi l'azione tossica dei tessuti alterati che, per lo pneumococco ritengo prevalente, giacché una tossina attiva nel corpo di questi batteri non è ancora ben dimostrata e inoltre si veggono perire d'intossicazione animali che durante la malattia avevano avuto una reazione sul luogo d'iniezione trascurabile e il sangue preso a vari periodi di malattia ne risultava sempre sterile.

Queste ricerche hanno interesse generale per la questione della immunità. In primo luogo, esse fanno immaginare il siero come un prodotto composto di principii attivi complicatissimi, come complicatissimi sono gli elementi estranei che hanno agito sull'organismo e hanno promosso la reazione relativa a molteplici i componenti primari del germe infettivo e forse più molteplici quelli dei : tessuti alterati a seconda degli organi assaliti e del periodo di alterazione che attraversano.

In secondo luogo, ci dimostrano che nell' immunità dobbiamo tener presente un altro elemento importantissimo : la comparticipazione attiva dei tessuti, che rendono le prove fatte in condizioni naturali molto diverse da quelle fatte in vitro. Il che può spiegarci alcun'insucessi nella sieroterapia curativa e ci indica la via più opportuna, fin dove è possibile, per porvi riparo.

M. Bouchard domanda se la scomparsa del siero dopo inie'tato non si possa attribuire ad una distruzione o modificazione profonda cui vada incontro nell'organismo, piuttosto che ad una fissazione pei tessuti, il che non sembra dalla comunicazione direttamente provato.

M. Centanni risponde che non siamo ben in chiaro sulla natura delle azioni che il siero introdotto nell'organismo viene a sviluppare : tuttavia esso scompare lasciando una modificazione che non rimane negli umori ed è necessaria perché senza d'essa l'animale soccombe alla infezione. I tessuti quindi debbono aver risentito qualche influenza dal siero introdotto, influenza che non possiamo immaginare che fisica o chimica, ed in questo senso deve interpretare la parola fissazione adoperata dall'autore.

VENDREDI 3 AOUT

Séance de l'après-midi

SUR UNE VARIÉTÉ DE BACILLE CHARBONNEUX A FORME COURTE
ET ASPOROGÈNE : BACILLUS ANTHRACIS BREVIGEMMANS

par M. C. PHISALIX

Dans ses remarquables études sur la variabilité du B. anthracis,
M. Chauveau a vu que, dans les cultures atténuées, on trouve fréquemment,
à côté des formes mycéliennes typiques, des formes anormales,
soit par la brièveté des éléments, soit par la minceur des bacilles et la
disposition caractéristique des spores à l'extrémité du bâtonnet, disposition
qui donne à ce bâtonnet la forme d'un clou. Ces formes sont-elles
de simples anomalies accidentelles et passagères ou bien l'indice
d'une variation qui pourrait s'accentuer sous l'influence de circonstances
favorables et acquérir une stabilité plus grande? Cette dernière
hypothèse a été démontrée, pour la forme en clou, par une série
d'expériences auxquelles j'ai eu l'honneur de collaborer.

Si on inocule un cobaye avec un des vaccins atténués de M. Chauveau,
et qu'au bout d'un certain temps on enlève les ganglions voisins
du point inoculé, pour les ensemencer dans du bouillon, on obtient,
le plus souvent, des cultures pures de la nouvelle race que nous avons
désignée sous le nom de *B. anthracis claviformis*. Il arrive qu'à côté
de cette forme bacillaire et sporulée, on rencontre des granulations
arrondies, isolées ou associées en forme de diplocoques, de streptocoques.
Ces dernières ont-elles un lien de parenté avec le bacille charbonneux
ou bien, au contraire, sont-elles dues à une souillure accidentelle?
C'est pour résoudre cette question que, sur les conseils de mon
maître, j'ai entrepris ces nouvelles recherches. Parmi les caractères
morphologiques de la bactéridie, il y en a deux qui varient d'une
manière très brusque, suivant qu'elle cultive dans les milieux artificiels
ou dans l'organisme, c'est la sporulation et l'allongement plus ou
moins grand du bourgeon végétatif. On sait que, dans les tissus
vivants, le bacille de Davaine ne forme jamais de spores, et qu'en
général il ne prend pas l'aspect filamenteux. Dans le sang, les articles
sont souvent si courts qu'on pourrait douter de leur nature charbonneuse,
n'étaient les formes de transition et la colorabilité par la

méthode de Gram. Mais ces variations morphologiques ne sont ni profondes ni durables, et dès que le bacille est réensemencé dans du bouillon ordinaire, il reprend ses caractères spécifiques. Peut-être en serait-il autrement si les influences modificatrices avaient agi plus longuement et avec plus d'intensité.

Ces deux conditions sont faciles à réaliser avec un animal possédant, comme le chien, une grande immunité vis-à-vis de la bactéridie charbonneuse.

Si on inocule sous la peau de la cuisse d'un chien une culture jeune, non sporulée, de charbon virulent, et qu'au bout de 5 à 18 jours on sacrifie l'animal pour ensemencer les ganglions de l'aine découpés en morceaux dans un certain nombre de matras, on observe dans la majorité des cultures un trouble épais dû à la prolifération d'un microcoque à articles isolés ou réunis en chaînettes de deux ou plusieurs articles, qui est dénué de toute virulence, qui se colore par la méthode de Gram et qui ne forme pas de spores.

N'ayant pas réussi, d'une manière sûre et constante, à rendre à ces microcoques les propriétés spécifiques de la bactéridie, ce qui aurait fourni la preuve de leur filiation généalogique, j'ai cherché à reproduire des transformations analogues par d'autres procédés. J'y suis arrivé de deux manières : par la méthode des cultures successives en sérum de chien, *in vitro*, d'une part, et par la méthode des cultures en sacs de collodion ou de roseau, *in vivo*, d'autre part. C'est cette dernière méthode qui m'a donné les résultats les plus démonstratifs.

Si l'on introduit dans le péritoine d'un chien adulte un sac de collodion rempli de bouillon ensemencé avec du charbon virulent et qu'au bout d'un temps minimum de trois mois on le retire, on constate que le liquide est d'un trouble laiteux. Examiné au microscope, il offre un aspect complètement différent de celui d'une culture charbonneuse : il n'y a plus ni bacilles ni spores, mais des microcoques, isolés ou réunis pour former des chaînettes ou des amas. Ces éléments sont dénués de toute virulence; ils se colorent par la méthode de Gram et sont asporogènes. Réensemencés dans du bouillon, ils prolifèrent en conservant leur forme et leurs propriétés.

Cette méthode des cultures en sacs, que j'ai simplifiée et perfectionnée de manière à éviter les causes d'erreur, m'a donné des résultats assez constants pour me permettre d'affirmer que, dans l'organisme du chien, la bactéridie charbonneuse s'atténue et se transforme et que ces modifications ont lieu sous l'influence de substances solubles dialysables.

Mais pourquoi ces substances agissent-elles si lentement à l'inté-

rieur du sac de collodion, alors que, dans l'organisme même, elles sont si actives, soit dans le sang, soit dans les ganglions? Si on compare le grand pouvoir bactéricide du sang *in vivo* à la faible activité du sérum *in vitro*, on est amené à se demander si l'influence antimicrobienne du sang en circulation ne serait pas accrue et renouvelée par l'apport continu de principes favorisants.

Pour vérifier l'exactitude de cette hypothèse, j'ai eu l'idée d'employer du sérum de chien comme milieu de culture dans les sacs dialysables introduits dans le péritoine. Dans ces conditions, la bactéridie s'atténue et se transforme plus rapidement que dans les sacs de bouillon.

Expérience. — On introduit dans la cavité péritonéale d'un chien deux sacs ensemencés avec une culture jeune de charbon virulent; mais l'un de ces sacs contient du bouillon ordinaire, tandis que l'autre contient du sérum de chien. Au bout de vingt jours, on retire ces deux tubes et on en fait l'examen comparatif. Le sac de sérum contient un liquide gris, épais, très louche, tandis que, dans le sac de bouillon, la culture est beaucoup plus claire, avec de tout petits flocons en suspension. L'examen microscopique montre des différences énormes entre les deux cultures. Dans le sac de bouillon, on trouve des bacilles et des filaments avec microspores, qui sont encore virulents pour le cobaye.

Dans le sac de sérum, au contraire, il n'y a ni bacilles ni filaments, mais des micrococques libres ou en amas, dénués de toute virulence. Ils prolifèrent dans le bouillon en conservant leur forme de micrococques et leur degré d'atténuation. Ils se colorent par la méthode de Gram, ils liquéfient la gélatine.

D'après ces faits, il est permis de penser que, chez l'animal vivant, le sang doit une partie de ses propriétés bactéricides aux produits solubles qui lui sont fournis par les tissus et les organes. Les ganglions lymphatiques et les globules blancs jouent un rôle important dans cette élaboration. Déjà nous avons constaté l'influence modificatrice des ganglions sur la bactéridie; celle des globules blancs isolés n'est pas moins intense.

Quand, par suite d'un orifice accidentel à la paroi du sac, les leucocytes ont pu pénétrer dans l'intérieur, le bacille charbonneux ne tarde pas à perdre ses caractères essentiels. Dans deux expériences où le sac, retiré au bout d'un mois, présentait une perforation, on a trouvé à l'intérieur une bouillie d'un gris jaunâtre, formée de globules blancs mono et polynucléaires, et une véritable culture de micrococques identiques à ceux des sacs intacts.

En résumé, dans l'organisme du chien, la bactéridie subit des modifications importantes. Elles débutent par des troubles dans les fonctions du microbe qui perd sa virulence. Puis la forme varie à son tour et s'adapte à la fonction; ce qui la caractérise, c'est le raccourcissement considérable du bourgeon végétatif marchant de pair avec une segmentation rapide et complète pour donner des articles isolés semblables à des microcoques, d'où le nom de *B. anthracis brevigemmans*. Comment doit-on considérer cette nouvelle forme au point de vue des théories transformistes? Est-ce une variété ou une espèce? Pour répondre à cette question, il faut attendre le résultat de nouvelles expériences qui nous renseigneront tant sur les propriétés physiologiques que sur le degré de fixité des caractères acquis.

RÉSISTANCE DU HÉRISSON A LA TUBERCULOSE HUMAINE

par M. C. PHISALIX.

En raison de l'immunité relative considérable du hérisson pour un grand nombre de poisons et de venins, on pouvait penser que cet animal possédait aussi une certaine résistance aux infections microbiennes.... Or, quand on entretient en captivité ces insectivores, il est rare qu'au bout d'un temps plus ou moins long on n'en voie pas succomber aux atteintes d'une maladie infectieuse. Il y en a une qui est assez fréquente : elle débute par les membres; elle occasionne des œdèmes, avec mortification des tissus, qui envahissent le périoste et les os au niveau des articulations. Les séreuses, la plèvre en particulier, est le siège d'épanchements séro-purulents. Ces accidents sont provoqués par l'invasion d'un bacille pathogène dont je n'ai pas terminé l'étude. Je me borne à le signaler pour montrer la nécessité de surveiller ces animaux, de les entretenir dans de bonnes conditions d'hygiène et de ne commencer des observations de longue durée que sur des individus parfaitement acclimatés au régime auquel on les soumet.

Les hérissons qui ont servi à mes expériences étaient nourris avec de la viande de cheval cuite mélangée avec des carottes également cuites dont ils sont très friands. On les pesait tous les deux ou trois jours. Quand ils s'accoutument à ce régime, ils augmentent de poids et sont dans d'excellentes conditions expérimentales.

C'est sur des animaux ainsi acclimatés que j'ai étudié la résistance aux microbes, particulièrement au charbon et à la tuberculose. Or tandis que le hérisson meurt du charbon avec les mêmes lésions et aussi rapidement que le cobaye, il résiste, au contraire, au bacille de la tuberculose, qui détermine seulement des lésions locales, sans tendance à la généralisation.

Les expériences ont été exécutées avec des cultures de tuberculose humaine. Avec une spatule en platine, on prélevait une certaine quantité, à peu près toujours la même, du voile d'une culture en bouillon, et on la broyait dans l'eau stérilisée. La bouillie ainsi obtenue était inoculée sous la peau de la cuisse des hérissons. Des cobayes témoins recevaient la même préparation.

Les cobayes mouraient en 40 ou 50 jours avec les lésions caractéristiques.

Dans une expérience, un cobaye témoin qui avait reçu une dose moitié moindre que celle des hérissons (1/2 centimètre cube) a survécu pendant 5 mois et 20 jours. La tuberculose est restée tout d'abord localisée au point d'inoculation. L'animal a augmenté de poids (de 440 grammes à 720) pendant les 5 premiers mois, puis il a maigri et son poids est descendu jusqu'à 500 grammes au moment de sa mort. L'autopsie a montré des lésions de tuberculose généralisée. Quant aux hérissons, ils ont survécu sans présenter d'accidents graves.

Voici en général comment les choses se passent. Au point d'inoculation il se produit un noyau induré qui s'abcède et donne issue à du pus caséeux. Dans les cas les plus favorables, la tumeur est très limitée; l'animal réagit et se défend si bien que son état général, apprécié par le poids, n'en souffre pas; dans d'autres cas, l'abcès local est plus volumineux, plus étendu, l'animal maigrit pendant un certain temps, puis les symptômes s'améliorent et, la guérison locale une fois obtenue, il reprend l'appétit et engraisse de nouveau.

Sur 8 hérissons inoculés avec un centimètre cube d'émulsion tuberculeuse, 6 ont parfaitement résisté. Les deux autres sont morts d'une infection accidentelle, l'un en 5 jours, l'autre en 42 jours. Chez ce dernier, les viscères étaient sains, sans traces de tubercules. Sur des frottis de différents organes colorés par la méthode de Ziehl, on ne trouvait aucun bacille de Koch.

Sur les 6 hérissons qui ont résisté à la tuberculose, un est mort d'infection au bout de 6 mois, sans trace de tuberculose; un autre, tué par la salamandrine au bout de 6 mois, était également indemne, un 3ᵉ vit encore. Enfin les 3 derniers ont été inoculés avec une dose double (2 centimètres cubes) d'émulsion tuberculeuse. De ces trois derniers, 2 sont morts d'infection phlegmoneuse 3 semaines après; l'examen des viscères n'a montré aucun signe de tuberculose en voie d'évolution ou guérie. Le 3ᵉ n'a eu qu'un accident local très léger: il

s'est parfaitement guéri : 6 mois après je lui introduis par la veine
jugulaire 1 centimètre cube de culture virulente ; mais malgré les
précautions aseptiques qu'il est très difficile de réaliser chez le hérisson, il a succombé à un phlegmon diffus. Or l'examen des viscères a
également démontré qu'il n'avait eu aucune atteinte de tuberculose
viscérale.

Dans deux autres tentatives pour déterminer la résistance du hérisson à la tuberculose inoculée par les veines, j'ai de nouveau échoué,
une première fois parce que la culture employée, agitée pendant plusieurs mois pour la rendre homogène, avait perdu toute virulence, et,
une deuxième fois, par suite d'une infection phlegmoneuse de la plaie
du cou.

Quant à l'inoculation intra-péritonéale, le hérisson la supporte
aussi beaucoup mieux que le cobaye.

Trois hérissons reçurent dans le péritoine de 1 centimètre cube à
1 c. c. 1/2 d'émulsion tuberculeuse, et un cobaye témoin 1,2 centimètre cube seulement. Le cobaye mourut en 19 jours ; on trouva des
granulations tuberculeuses sur la rate qui est diffluente ; sur le foie,
sur les poumons. Les hérissons sont morts au bout de 18 et 20 jours ;
l'un a une ostéo-périostite tibio-tarsienne, un épanchement dans la
plèvre, des débris d'embryons macérés dans l'utérus (piquants et
côtes) ; l'autre a un phlegmon diffus du pied et un épanchement dans
les plèvres ; enfin le 3ᵉ a le membre antérieur gauche mortifié avec
ostéo-périostite, un épanchement avec fausses membranes dans les
plèvres et le péricarde, des noyaux d'hépatisation dans les poumons.
Cependant ces hérissons n'ont pas succombé à la tuberculose : un
examen attentif de plusieurs préparations faites avec les tissus de la
plèvre et du poumon malade, avec la pulpe du foie et de la rate n'a
pas décelé de bacilles de Koch. Ceux-ci étaient enkystés dans une
tumeur épiploïque bosselée, caséeuse ; ces bacilles étaient encore vivants, mais avaient perdu une partie de leur virulence. Un centimètre
cube de pus de l'épiploon inoculé à un cobaye ne l'a fait mourir qu'au
bout de 4 mois.

L'immunité du hérisson n'est cependant pas absolue ; un hérisson
en captivité depuis plus de 8 mois et inoculé sous la peau avec une
culture très virulente a succombé en deux mois à une tuberculose
pulmonaire nettement caractérisée.

En résumé, malgré les conditions défectueuses dans lesquelles se
trouvaient ces animaux dont les mœurs et les habitudes ne s'accom-
modent guère avec l'espace exigu d'une cage de laboratoire, ils ont
présenté une grande résistance à la tuberculose humaine inoculée

sous la peau, et il est permis de penser que le hérisson en liberté se nourrissant de proies vivantes est encore plus résistant que les individus en captivité et qu'il possède vis-à-vis du bacille de la tuberculose une véritable immunité naturelle.

Il serait intéressant de comparer l'immunité de cet insectivore à celle que les travaux de M. Metschnikoff ont mise en évidence sur la gerbille, rongeur d'Algérie qui résiste pendant de longs mois à l'infection tuberculeuse.

ÉTUDE EXPÉRIMENTALE DE QUELQUES SYMPTOMES DE LA RAGE

par M. L. GUINARD,

d'Hauteville.

En dehors des troubles nerveux ou d'origine nerveuse, modifications fonctionnelles du cerveau, troubles de la sensibilité et du mouvement, qui sont décrits longuement dans tous les traités de médecine humaine ou vétérinaire, on s'est fort peu occupé des modifications cardiaques, vasculaires et respiratoires, chez l'homme et les animaux atteints de rage.

Roger, dans le *Traité de médecine* de Charcot-Bouchard, parle des modifications respiratoires de la première période que décrit également Ménétrier en disant que la respiration est entrecoupée par des inspirations profondes, avec sensations d'angoisse, signe d'une excitation anormale des centres bulbaires.

Dans les ouvrages classiques de médecine vétérinaire de Galtier, de Nocard et Leclainche, cette partie de la symptomatologie de la rage n'est pas abordée.

Chez l'homme : Sauvage, Van Swieten, Trolliet, Villermé, Schaffer, etc., ont observé, dans la première période, une accélération du pouls ; mais, malgré ces quelques travaux, il m'a semblé qu'il y avait un complément d'étude intéressant à apporter sur une question qui n'est pas encore classique et c'est ce qui m'a décidé à entreprendre les recherches suivantes :

Sur douze chiens atteints de rage furieuse et sept chiens atteints de rage paralytique, à différentes périodes de la maladie, j'ai pris des tracés cardiographiques, de pression artérielle, sphygmographique et respiratoires : de cette façon, j'ai inscrit un certain nombre de modifications symptomatiques dont voici l'analyse.

Je peux déclarer d'abord que, sur tous les tracés, on constate toujours des troubles fonctionnels cardio-vasculaires assez importants. Ces troubles sont variables, aussi variables dans leurs caractères que les autres manifestations de la rage, cependant, on peut enregistrer certains symptômes qui, s'observant plus fréquemment que les autres, ont quelque valeur comme caractères particuliers de certaines phases de l'évolution de la maladie.

a) Modifications du rythme du cœur. — J'ai étudié ces modifications à l'aide du cardiographe de Laulanié et sur des tracés sphygmographiques.

Dans quatre cas de rage furieuse, à la période d'état, le rythme du cœur était à peu près normal, quant au nombre des contractions par minute ; mais, dans ces quatre cas, la pression artérielle était considérablement modifiée et il y avait des irrégularités dans le jeu du cœur.

Dans les autres observations que je possède, le cœur est parfois régulièrement accéléré, plus souvent dans la rage furieuse, à la période d'état, que dans la rage paralytique ; mais ce qui domine et ce que nous avons vu de beaucoup le plus souvent, aussi bien dans la rage furieuse que dans la rage paralytique, c'est le *cœur ralenti avec arythmie et légères intermittences* ; les contractions cardiaques s'associent par groupe de deux, quelquefois par trois ou davantage. Les contractions du cœur sont couplées, mais nous n'avons jamais observé les systoles avortées que donnent certaines intoxications.

Cette modification du rythme du cœur que nous avons vue souvent est tout à fait caractéristique ; elle est généralement accompagnée d'une pression artérielle un peu élevée : cependant, nous l'avons observée dans la rage paralytique avec une pression plutôt basse.

Certains de nos tracés sont fort remarquables et il en est quelques-uns où les modifications du rythme ont un tel caractère qu'ils pourraient être pris pour des tracés de digitale.

Le cœur, en effet, conserve une énergie assez grande dans la rage : nous l'avons constaté même chez un animal arrivé aux dernières limites de la paralysie rabique.

L'origine des accidents que nous venons de décrire paraît se trouver surtout dans des actions bulbaires : la section des pneumogastriques fait disparaître le rythme couplé, mais elle ne s'accompagne pas toujours de l'accélération du rythme : en effet, lorsque le cœur est uniformément ralenti, chez des animaux fortement intoxiqués et arrivés au dernier terme de la maladie, la vagotomie double a peu d'influence.

En revanche, quand, dans la rage, au lieu d'avoir un cœur lent et arythmique nous avons eu un cœur accéléré, ceci ne provenait pas d'une suppression de l'action modératrice bulbaire, car, dans ces cas-là, nous avons provoqué très bien le ralentissement cardiaque par des excitations modérées des pneumogastriques.

b) *Modification de la circulation vasculaire*. — Dans trois cas de rage furieuse, à la période d'état, nous avons enregistré une pression artérielle de valeur moyenne, peu différente de la pression normale, chez le chien : 164, 160, 159 millimètres de Hg., mais, dans ces trois cas, le cœur était notablement accéléré.

Dans les autres observations, la pression s'est montrée ou bien supérieure ou bien inférieure à la pression normale, sans qu'il soit possible de trouver un rapport direct, exact, de cause à effet, entre chaque modification inverse de la pression et une phase quelconque de la maladie.

Cependant, sur 16 cas de rage, se divisant en 7 paralytiques (formes variées) et 9 furieuses, nous avons 6 cas de rage furieuse avec *hypertension*, 3 cas avec *hypotension* ; 5 cas de rage paralytique avec *hypotension*, 2 cas avec *hypertension*. Ce qui nous permet de dire, abstraction faite de toute modification cardiaque, que *généralement*, dans la rage furieuse, la pression artérielle est plutôt supérieure à la pression normale tandis que dans la rage paralytique ce serait l'inverse.

D'ailleurs, nous avons constaté que quand, dans la phase d'état d'une rage paralytique, la pression est élevée, elle finit toujours par céder dans les dernières phases de la maladie, surtout lorsque surviennent des paralysies graves.

Le pouls du chien rabique rend compte des principales modifications cardiaques et de pression que nous venons de décrire : il est parfois très faible, parfois, au contraire, fort tendu et plein. Sur le tracé sphygmographique, on voit le rythme couplé des systoles et, dans les spécimens que nous possédons, on trouve de beaux types de pouls arythmique, couplé ou bigéminé.

L'anacrotisme est également assez fréquent et dans une de nos expériences, avec une pression très élevée nous avons enregistré des accidents multiples de polycrotisme avec de nombreux soulèvements d'élasticité.

c) *Respiration*. — La localisation bulbaire du poison rabique est encore indiquée par les modifications que nous avons inscrites, chez tous les chiens, du côté de la respiration.

Sur tous les tracés, qu'il s'agisse de rage furieuse ou de rage paralytique, même dans les dernières périodes de la maladie, nous voyons une accélération de la respiration.

Dans les observations que nous possédons, le nombre des mouvements respiratoires n'a jamais été inférieur à 30 par minute ; nous avons eu 40, 48, 51, 54, 59, 60, une fois 64.

Nos tracés à cet égard sont formels et il n'y a pas de discordance dans les résultats.

Si, faisant une comparaison entre la rage furieuse et la rage paralytique, on ne trouve aucune différence appréciable du côté des troubles de la respiration, peut-être pourrait-on dire que, dans les dernières périodes de l'une ou l'autre forme, la respiration se ralentit un peu.

Il y a également quelques changements dans le rythme des mouvements ; au lieu d'avoir, comme à l'état normal, une inspiration plus courte que l'expiration, les deux mouvements paraissent égaux comme durée, parfois même l'inspiration est plus longue que l'expiration.

Quant à l'amplitude des mouvements, elle est extrêmement variable.

d) Nous avons fait quelques observations sur la température et constaté que, chez le chien, la rage ne s'accompagne pas d'élévation très notable de la température ; en revanche, dans les formes paralytiques, le refroidissement est important et s'exagère à l'approche de la mort pouvant descendre alors en dessous de 30 degrés.

e) — Enfin, comme particularité relevée au cours de nos recherches sur la rage, nous avons vu, chez quatre chiens inoculés dans l'œil avec le bulbe d'animaux morts de la rage des rues, la maladie débuter sans aucun changement de caractère ni aucune manifestation agressive de quelque forme que ce soit. La rage s'est annoncée, dans ces cas, par une hypersalivation intense : les animaux salivaient comme s'ils avaient absorbé un sialogogue, puis, brusquement, survenait une paralysie grave, débutant par le train postérieur, sans parésie des mâchoires, sans fureur, ni aucune envie de mordre, de telle sorte que, pour quiconque n'aurait pas été prévenu, cette forme de rage aurait été extrêmement difficile, peut-être impossible à diagnostiquer.

Enfin, conformément à ce qui s'observe chez les individus de l'espèce humaine, nous avons noté des troubles sensitifs importants, se traduisant surtout par une excitabilité et une hyperesthésie anormale avec exagération de la réflectivité ; examinant plusieurs chiens enragés, immobilisés, nous avons pu constater que, même dans les dernières périodes de la maladie, il est exceptionnel de trouver des animaux atteints d'analgésie et d'insensibilité; le contraire est plus fréquent.

Nous avons vu des chiens atteints de rage paralytique, qui étaient tellement sensibles que le moindre contact de la peau, un frôlement des poils, provoquaient des cris de douleur et paraissaient fort pénibles.

Conclusions.

En résumé, dans les symptômes que nous avons observés et enregistrés, chez le chien, modifications qui, comme nous avons déjà dit, sont aussi variables que les autres manifestations de la rage, nous voyons *dominer* des modifications cardiaques, ralentissement, arythmie et augmentation d'énergie: des modifications circulatoires et des modifications respiratoires qui vérifient une fois de plus les localisations bulbaires du virus rabique.

Nous ne rechercherons pas, pour le moment, à trouver les rapports qui pourraient exister entre ces troubles fonctionnels et les lésions nerveuses diverses qui ont été étudiées, dont les plus récemment connues sont celles décrites par Van Gehuchten et Nelis; nous ferons observer seulement que ces lésions ne se produisant nettement qu'après l'apparition des premiers symptômes et, dans les dernières périodes de la maladie, les troubles fonctionnels que nous venons de décrire ne sauraient en être la conséquence.

Ces troubles fonctionnels sont caractéristiques de la période dynamique de la maladie et traduisent les effets de l'intoxication qui précède l'altération.

M. Sabrazès (Bordeaux) cite un travail que M. le professeur Ferré a publié dans les *Annales de l'Institut Pasteur* sur les symptômes bulbaires et notamment la tachycardie de la rage expérimentale. Ce travail, en raison de son importance, méritait d'être cité dans le long historique de M. Guinard.

M. Guinard répond à M. Sabrazès qu'il n'a pas fait un exposé bibliographique complet dans sa communication où il désirait surtout présenter des faits ; il connaissait le travail de M. Ferré et regrette alors de ne pas l'avoir cité en raison précisément de la différence des manifestations cardiaques qu'il a inscrites chez le chien et de la tachycardie observée chez le lapin.

INFLUENCE D'UNE ALIMENTATION SUCRÉE EXCESSIVE SUR LA MARCHE DE L'INFECTION TUBERCULEUSE

par M. L. GUINARD.

Dans un autre travail, en collaboration avec Chatin, nous traitons de l'influence du sucre sur la marche des infections et intoxications microbiennes : à ce sujet nous rappelons les noms des auteurs qui nous ont précédés dans cette voie, aussi me paraît-il utile de revenir ici sur cette bibliographie.

Connaissant l'influence particulièrement favorisante du diabète et de l'hyperglycémie sur l'évolution et la marche de la tuberculose, les expériences de Roux et Nocard qui ont démontré que les milieux sucrés sont ceux qui conviennent le mieux à la culture du bacille de Koch, j'ai recherché une vérification expérimentale de ces faits.

Or, des expériences que j'ai mises en train, trois séries sont achevées et ont donné des résultats; bien que devant les compléter par d'autres essais qui seront faits dans des conditions que nous nous efforcerons de rendre plus précises, il nous a semblé intéressant d'exposer au Congrès les premiers résultats que nous avons obtenus. Voici les faits :

Soixante cobayes ont été inoculés avec le produit d'une culture pure de bacilles tuberculeux sur pomme de terre et divisés en deux lots de trente.

Les animaux de chaque lot reçoivent exactement la même alimentation, mais, à la ration quotidienne de chacun des trente cobayes d'un des lots, on ajoute 400 à 500 grammes de sucre.

Pendant le cours de l'expérience, l'examen attentif des animaux montre que ceux qui mangent du sucre dépérissent plus rapidement que les témoins et que, chez eux, la maladie paraît évoluer avec plus de gravité.

Un mois après l'inoculation, on injecte à 30 de ces cobayes (15 de chaque lot) 1/15ᵉ de centimètre cube de tuberculine brute.

Dans les vingt-quatre heures qui suivent l'injection, 14 animaux meurent, *dont 11 appartenant à la série qui mangeait du sucre*. Quarante-huit jours après, par suite de morts successives, il ne reste que 31 cobayes des 60 inoculés de tuberculose : 12 de la série qui reçoit du sucre et 19 témoins.

A 29 de ces animaux tuberculeux, comprenant les 12 premiers, on injecte encore 1/15ᵉ de centimètre cube de tuberculine brute.

Dans les six premières heures qui suivent, 9 cobayes sont tués par la tuberculine, dont 7 du lot qui a mangé du sucre, et les choses marchent de telle façon que, dans les douze heures suivantes (dix-huit heures après la tuberculinisation) il y a 22 cobayes morts, y compris les 12 animaux qui recevaient du sucre. — Toutes les autopsies ont été faites et ont révélé l'existence de la tuberculose.

Ce sont les mêmes résultats qui ressortent de la série suivante : deux chiens en parfait état de santé, pesant l'un 24 kilogrammes, l'autre 21 kilog. 500, sont inoculés de tuberculose dans le poumon et sont soumis l'un et l'autre à un régime alimentaire et des conditions d'existence absolument semblables. L'un d'eux reçoit, en plus de son alimentation, la dose quotidienne de 240 grammes de sucre qu'on lui fait prendre en dissolution au moyen d'une sonde. Or, en 58 jours, ce dernier a perdu 9 kilog. 500, il est extrêmement maigre, tandis que son congénère, en bien meilleur état, n'a perdu que 5 kilog. 500.

On soumet les deux chiens à l'épreuve de la tuberculine qui est positive pour l'un comme pour l'autre et on les sacrifie le cinquante-neuvième jour.

À l'autopsie, chacun des sujets est trouvé tuberculeux mais, tandis que le témoin n'a qu'une tuberculose des plèvres et pulmonaire peu étendue, le chien qui a mangé du sucre a des lésions graves de tuberculose pulmonaire, pleurale, ganglionnaire, hépatique et rénale.

D'après ces premiers résultats que des recherches ultérieures compléteront, il n'est pas douteux que l'alimentation sucrée excessive favorise la marche de l'infection tuberculeuse ; mais il importe déjà de faire remarquer que, dans cette influence de sucre, il ne s'agit probablement pas d'une question d'alimentation, les faits seraient alors paradoxaux, mais d'une question de modification du terrain organique par un aliment spécial donné à dose excessive, à des animaux ne produisant aucun travail et sous le coup d'une infection.

Il ne faut pas oublier, en effet, que dans la marche d'une infection et relativement à l'influence que peut avoir sur elle la *suralimentation*, il y a à tenir grand compte du genre d'aliment qui, incontestablement, peut jouer un rôle important dans la prédisposition et la constitution du terrain favorable ou défavorable.

ÉTUDE SUR LA TOXICITÉ COMPARÉE DU SÉRUM DE LA VEINE ET DE L'ARTERE RÉNALE

par MM. P. CHATIN et L. GUINARD.

Cette étude est la suite naturelle des travaux antérieurs que nous avons publiés sur la sécrétion interne du rein (*Archives de médecine expérimentale*, mars 1900) et du corps thyroïde. Ayant obtenu des résultats qui nous permettaient de soupçonner que la voie veineuse ne devait pas être la voie de retour des produits de sécrétion interne des organes et des glandes ou que, du moins l'expérimentation physiologique ne permettait pas de déceler ces produits, en raison peut-être des quantités minimes de ceux-ci mis en mouvement à chaque instant dans le torrent circulatoire, nous avons songé à rechercher, dans le sang circulant, les différences de composition qui peuvent exister à l'entrée ou à la sortie d'un organe. Le rein et le foie étaient tout indiqués pour cette recherche et voici les résultats que nous avons obtenus avec le sérum de l'artère et de la veine rénale.

L'animal qui nous fournissait les échantillons de sang à comparer était le chien. On choisissait de préférence un sujet vigoureux, bien portant et d'une certaine taille pour obtenir des quantités de sang suffisantes : on recueillait d'abord le sang de la veine rénale, puis le sang de l'artère rénale elle-même ou parfois de l'aorte, exactement au niveau de la naissance des artères rénales : le sang, ainsi recueilli dans de grandes éprouvettes, nous livrait le lendemain une quantité suffisante de sérum pour en expérimenter la toxicité sur le lapin et suivant les méthodes ordinaires.

Les sérums recueillis ont toujours été injectés le lendemain, c'est-à-dire moins de 24 heures après la prise de sang, le plus souvent de 15 à 17 heures ; les deux expériences sur le sérum veineux ou artériel étaient faites immédiatement l'une après l'autre ou menées de front.

Nous notons en passant que nous n'avons jamais remarqué la moindre différence dans la coagulation de l'un ou l'autre échantillon de sang.

Nous avons fait six expériences qui nous ont donné les chiffres comparatifs suivants :

Exemp. I.	Sérum veineux	CT = 15
	Sérum artériel	CT = 15
Exemp. II.	Sérum veineux	CT = 15
	Sérum artériel	CT = 17
Exemp. III.	Sérum veineux	CT = 14
	Sérum artériel	CT = 17
Exemp. IV.	Sérum veineux	CT = 14
	Sérum artériel	CT = 10
Exemp. V.	Sérum veineux	CT = 19
	Sérum artériel	CT = 14
Exemp. VI.	Sérum veineux	CT = 14
	Sérum artériel	CT = 12 1 2

En somme le sérum veineux s'est montré plus toxique dans les trois expériences que nous avons placées en tête du tableau et moins toxique dans les expériences suivantes.

Les résultats sont donc contradictoires à première vue mais l'on voit que les différences sont des plus minimes.

Quand le sang veineux s'est montré plus toxique, il s'agissait de 2 à 5 centimètres cubes, quand il s'est montré moins toxique les différences ont été de 2, 4 et 5 centimètres cubes, ce qui signifie que les différences observées entre le sang veineux et le sang artériel sont de même ordre que les écarts trouvés parfois avec le même sérum dans deux expériences consécutives. La preuve en est fournie par le fait que dans l'expérience VI le chiffre 42 1/2 de sérum artériel représente la moyenne de deux résultats obtenus sur deux animaux différents avec le même sérum.

Ce sont donc des variations trop minimes pour les faire dépendre d'un facteur autre que la différence des résistances individuelles animales, *car le manuel opératoire employé était très exactement le même dans tous les cas.*

En somme, il résulte de nos expériences que le sérum veineux et le sérum artériel du rein ne présentent pas de toxicité appréciable par la méthode de recherche habituellement employée.

Il est probable que l'action dépuratrice de la glande rénale est une action lente et continue, la sécrétion de celle-ci étant elle-même lente et continue. Dans le court instant où se fait la saignée, les échantillons recueillis ne présentent que des modifications trop peu marquées pour pouvoir être appréciées par la recherche de la toxicité.

C'est d'ailleurs assez en rapport avec les résultats obtenus déjà par les auteurs qui, en se plaçant surtout au point de vue chimique, ont recherché les différences existant entre le sang de l'artère et de la veine rénales. Les travaux de Cl. Bernard, Schmidt, Fleischauer, Brown-Séquard, Picard, Vivenza, ceux de Koranyi sur la concentration moléculaire des deux sérums montrent que ces différences sont peu importantes.

On peut donc conclure avec MM. Morat et Doyon que le rein nous apparaît comme un organe d'équilibration, et ceci doit s'entendre au point de vue chimique, physique, comme à tous les points de vue connus ; mais le détail de ces opérations différentes nous échappe, il est à la fois complexe, délicat et variable ; nos méthodes sont encore trop imparfaites pour le pénétrer d'une façon suffisante.

Cependant, nous essaierons de poursuivre ces expériences en modifiant la technique, pour, en augmentant la précision de la méthode, arriver si possible à saisir des différences.

L'INFECTION CONSIDÉRÉE COMME LE FACTEUR PRINCIPAL
DE LA SÉLECTION NATURELLE

par HRYNIEWSKY.

de Moscou.

La médecine, qui a toujours fait ses observations sur l'homme, doit être considérée comme une des sciences biologiques les plus anciennes. Mais ce qui la distingue des autres sciences biologiques, c'est que les matériaux amassés par les branches spéciales des sciences médicales ne sont pas encore rangés dans un ordre rationnel et systématique.

Les travaux de Lucas, Morel, Degérin, Féré, Lombroso, etc., ont prouvé que les lois essentielles de la biologie, telles que l'hérédité, la dégénérescence, etc., ont aussi une grande importance pour la névropathologie et la psychiatrie. Le professeur Ostrooumov, de Moscou, a démontré que leur importance n'est pas moindre pour la pathologie des organes internes. On peut en conclure que l'avenir de la médecine dépend de son union intime avec les sciences biologiques. D'autre part, il est permis d'affirmer qu'il serait d'une grande utilité pour la biologie de s'assimiler les faits biologiques réunis en si grande quantité par la médecine.

Parmi les phénomènes signalés depuis longtemps par la médecine, on peut ranger la question du *contagium vivum*. Il n'est pas difficile de retrouver dans les usages, les traditions, les lois des peuples, ainsi que dans beaucoup d'auteurs anciens, des indications précises prouvant qu'on possédait depuis longtemps des notions très justes sur le caractère des phénomènes que nous désignons actuellement sous le nom d'infections.

Au xvII^e siècle, on fit aussi des essais dans le but de découvrir les causes de l'infection, mais ces expériences, dénuées de toute valeur scientifique, tombèrent bientôt dans l'oubli.

Les résultats obtenus par la bactériologie médicale, qui étudie les microbes non pas à l'état de nature, mais dans des milieux artificiels, ne peuvent pas être admis par la biologie, pour la même raison que les résultats fournis par l'horticulture ne sont pas du domaine de la botanique.

Mais, si l'on considère les grandes épidémies qui ont sévi à diverses époques, les maladies infectieuses auxquelles l'homme est en butte dès sa naissance; si l'on ne perd pas de vue que des milliards de micro-organismes remplissent les différentes parties de l'organisme dans son état physiologique, qu'on en trouve des myriades dans l'air, dans l'eau, dans les aliments, etc.; que ces êtres inférieurs travaillent sans cesse à la putréfaction de la matière organique et à la nitrification du sol sur toute la surface de la terre, — on pourra affirmer que ces organismes microscopiques jouent dans la nature un rôle très important.

Grâce à la théorie de Darwin, nous savons que la vie organique, — qui a pris naissance sur la terre sous l'action de l'énergie solaire, — passa successivement des formes les plus rudimentaires aux formes les plus complexes; que cette évolution s'accomplit sous l'action de la lutte pour la vie, lutte qui fut plus acharnée quand les espèces étaient plus intimement alliées. Les représentants du règne végétal luttèrent pour la possession du sol et de l'atmosphère afin de pouvoir s'assimiler l'énergie solaire indispensable à la production de la matière organique; et les animaux pour se procurer à eux-mêmes et à leur descendance la plus grande quantité possible de la matière organique amassée par les végétaux. Cette dépendance du règne animal par rapport aux produits du règne végétal pourrait nous amener à regarder les animaux comme les parasites des végétaux. Cependant, vu la multiplicité et l'indépendance des fonctions acquises par les animaux, ils sont en majeure partie, de même que les plantes vertes, rangés parmi les êtres libres et non parmi les parasitaires.

Comme toutes les plantes, pour l'élaboration de la matière organique, absorbent certains rayons du spectre solaire, leur couleur, qui dépend des rayons réfléchis, est toujours la même (verte). Les animaux, qui ont à leur disposition de la matière organique déjà élaborée par les végétaux, n'éprouvent pas au même degré le besoin de cette action directe des rayons solaires. Mais, cependant, l'observation quotidienne nous prouve que la lumière solaire est un des facteurs vitaux les plus indispensables pour la majorité des animaux, surtout pour l'homme. La science expérimentale a démontré que certains rayons du spectre solaire pénètrent dans l'organisme et s'assimilent (Godnev), que sous leur action la croissance et le développement sont activés (Edwards, Godnev), que la sensibilité du système nerveux est augmentée (Wedensky), que l'acide carbonique se dégage en plus grande quantité (Pfluger, von Platen), que l'échange azoté est plus actif. Mais ce besoin de la lumière solaire varie beaucoup, c'est ce qui explique la variété des couleurs chez les animaux. Il est possible, cependant, que les besoins de déguisement, d'appât de reconnaissance, mentionnés par Darwin et Wallace, influent aussi sur la distribution des rayons réfléchis, ainsi que sur la formation des couleurs produites par l'interférence des rayons lumineux au moyen de membranes très fines et de stries très ténues. En général, une couleur plus terne indique toujours une plus grande absorption des rayons solaires, qui sont nécessaires pour activer l'énergie vitale, laquelle tire aussi son origine du soleil.

Tous les phénomènes de la sélection sexuelle peuvent être expliqués par la différence des lois qui régissent la distribution de l'énergie vitale dans l'organisme des mâles et des femelles. Les pertes énormes éprouvées par la femelle dans la procréation de sa progéniture sont un obstacle incessant au développement de son propre organisme. Le mâle, au contraire, dépense exclusivement tout le superflu de son énergie vitale à l'augmentation des forces de son organisme, à la création, sous le contrôle de la sélection naturelle, d'armes défensives, d'instruments et de qualités, tels que le courage, la ténacité, les instincts belliqueux, etc., qui pourront lui servir dans les circonstances les plus diverses, entre autres pour la prompte satisfaction de ses appétits sexuels. Par suite de cette différence capitale dans l'emploi de l'énergie vitale, le mâle peut réfléchir un plus grand nombre de rayons solaires, et avoir une couleur plus éclatante que la femelle, dont la fonction principale exige une plus grande quantité d'énergie solaire.

Parmi les animaux et les végétaux, il existe un grand nombre d'êtres qui, au prix de la diminution, parfois de la perte complète de leur indépendance, acquièrent la faculté d'exploiter l'énergie d'un autre être. L'organisme de ces parasites est bien plus intéressé au perfectionnement de ce mode spécial au moyen duquel ils exploitent leur maître qu'au développement de leurs fonctions d'être indépendant. Mais, comme les rayons solaires sont indispensables au développement des fonctions les plus diverses, il est évident que chez le parasite ce besoin de s'assimiler cette énergie peut être réduit au minimum. En effet, sans parler de l'état rudimentaire de ses formes, une des particularités les plus caractéristiques du parasite est une tendance à se soustraire à l'action directe des rayons solaires : de plus, il est incolore ou blanc, ce qui indique que les rayons du spectre solaire sont totalement réfléchis, ou qu'ils traversent l'organisme sans être absorbés.

Partant de ces formes qui ont un caractère animal ou végétal bien marqué, nous arriverons graduellement à celles où les caractères de ces deux types se confondent et disparaissent. Et ici, il est permis de se demander tout d'abord quelles causes ont pu arrêter le développement de ces êtres primitifs. Wallace résout la question en disant « que ces êtres occupent dans la nature des places qui ne peuvent être occupées par des êtres supérieurs, et qu'ils n'ont pas de concurrents ».

Mais il n'est guère possible d'admettre un état si privilégié de ces êtres inférieurs. Suivant les principes de la sélection naturelle, les seuls êtres qui survivent sont ceux dont l'organisme est le mieux approprié aux conditions du milieu; on devra donc en conclure que pour utiliser les conditions qu'offrent la goutte d'eau, les débris de matières organiques, etc., il faut des organismes en état de s'adapter au caractère de ce milieu éphémère, accidentel, souvent très limité. Dans de telles conditions, il ne peut évidemment être question d'un développement aussi complexe que celui des formes supérieures du règne animal ou du règne végétal. Ici, au contraire, les dimensions les plus minimes, et un organisme d'une structure peu compliquée — convenant à un être dont le développement doit être rapide — présentent des avantages exceptionnels. La faculté de s'adapter aux conditions variables du milieu et de savoir profiter du minimum de circonstances favorables, a également une grande importance. Toutes les particularités de la multiplication sexuelle et sans le secours des sexes, qui permettent à ces êtres de se multiplier bien plus vite que les organismes supérieurs, la multiplicité des formes et la finesse de la structure, une tendance particulière au polymorphisme et à prendre des formes plus stables dès que surgissent des circonstances défavorables — tout, en un mot, fait supposer que parmi les formes inférieures qui peuplent le milieu ambiant, la lutte pour l'existence est peut-être encore plus acharnée, et la sélection naturelle plus âpre que parmi les animaux supérieurs.

Les favorisés dans cette lutte ne sont pas ceux qui ont compliqué leur organisation et spécialisé leurs fonctions, mais bien ceux qui, grâce à leurs dimensions minuscules et à la simplicité de leur structure, ont acquis une aptitude plus grande à s'adapter rapidement aux conditions tant soit peu favorables du milieu. Ainsi, à côté des principes de la sélection naturelle formulés par Darwin pour les formes supérieures du règne animal et du règne végétal, il y a encore d'autres principes, diamétralement opposés aux premiers, qui régissent le vaste domaine des infiniment petits. Par conséquent, la vie organique, développée sur la terre sous l'action de l'énergie solaire, a évolué, dès le début, dans deux directions contraires. Tandis que le caractère le plus essentiel de la doctrine darwiniste est cette tendance des organismes à la complexité et à la spécialisation des fonctions, le trait caractéristique de la théorie dont nous parlons est, au contraire, la simplification de la structure et des fonctions de l'organisme, circonstance qui donne à ces corpuscules la possibilité de s'adapter facilement aux conditions variées du milieu. C'est à cette condition que satisfont au plus haut degré ces êtres saprophytes qui détruisent les cadavres accumulés en si grande quantité à la surface du sol. La diversité infinie des conditions dans lesquelles ces saprophytes trouvent leur nourriture ne les empêche pas d'exécuter leur tâche colossale, qui consiste à débarrasser la terre des cadavres qui l'encombrent, pour rendre à la nature cette substance sous une forme où elle puisse servir à de nouvelles créations. *Mais, tout en dévorant les cadavres, ils entrent aussi en contact avec la cellule vivante, qui, au moindre affaiblissement de l'énergie vitale, devient la proie de ces intrus.* Les cellules dont se composent les animaux supérieurs sont donc continuellement menacées de destruction par un ennemi que ses propriétés biologiques opposées rendent particulièrement dangereux. La nécessité de se défendre contre ces micro-organismes oblige les organismes supérieurs, dès leur apparition sur la terre, à suivre le mode de développement qui les rend le plus aptes à repousser énergiquement les attaques de ces ennemis invisibles. Ainsi donc, sans parler de la lutte qu'il soutient contre des êtres de même nature que lui, tout être doit encore soutenir une lutte bien plus acharnée, dans laquelle sont intéressés tout l'organisme en général et chaque cellule en particulier. Dans ce but, chaque organisme crée un nombre infini de procédés, qui forment une partie essentielle de son organisation : structure particulière de la peau, des muqueuses, des fosses nasales, de l'estomac (avec sa réaction acide), des intestins (avec leurs diverses glandes, etc.). Par conséquent, cette nécessité de protéger l'organisme contre les parasites microscopiques qui l'attaquent sans cesse, explique la nature de cette sélection interne, qui, suivant l'observation de Huxley, ne peut être expliquée par la théorie de Darwin.

Notre supposition que la vie saprophyte a précédé le parasitisme est prouvée par la tendance au parasitisme des saprophytes les plus communs (Mucor, Aspergillus, etc.), et par la propriété des microbes pathogènes de vivre en dehors de l'organisme vivant, dans les milieux nourriciers les plus divers. On est donc en droit d'espérer que l'agent de la tuberculose, par exemple, sera découvert dans la nature à l'état saprophyte. De même que les parasites mentionnés ci-dessus, ces formes inférieures tâchent aussi de se soustraire à l'action de la lumière solaire, comme à un facteur superflu et nuisible. C'est peut-être à cette propriété des rayons solaires de paralyser l'action des saprophytes qu'il faut attribuer la formation de la tourbe dans les plaines découvertes, et celle des terrains houillers de la période tertiaire. L'action destructive que les rayons solaires exercent sur les microbes pathogènes a été démontrée par les travaux de Duclaux, Roux, Tyndal, Koch, etc. On est donc en droit d'affirmer que l'action du soleil et la faculté d'absorber les rayons colorés du spectre solaire sont utiles aux organismes supérieurs dans leur lutte avec les parasites. Peut-être l'immunité spéciale des nègres pour beaucoup de maladies infectieuses des pays tropicaux dépend-elle de la couleur de leur peau. Dans nos contrées, la faculté de hâler pendant l'été, alors que les micro-organismes sont plus vivaces, est regardée comme un signe de santé. Dès la naissance de l'être, toutes les cavités de son organisme se peuplent de micro-organismes. La faculté héréditaire dont il jouit d'entraver la propagation des parasites, établit un *modus vivendi* entre les parasites et le maître; de sorte que cet état physiologique peut être comparé à une paix armée entre deux ennemis mortels. Mais, par suite d'un affaiblissement de la force vitale de l'organisme, les microbes finissent par prendre le dessus, et alors on est témoin de ces phénomènes connus depuis longtemps sous le nom de maladies, qui se terminent souvent par la mort. La mortalité exceptionnelle des enfants pendant les mois d'été, alors que les micro-organismes se multiplient dans des proportions considérables, provient de l'impuissance de ces organismes encore faibles à lutter contre les agents morbides.

La disparition des peuples sauvages au contact de la civilisation européenne, a toujours été accompagnée de diverses maladies infectieuses, qui trouvaient un terrain favorable dans ces organismes incapables de s'adapter à de nouvelles conditions d'existence. Il est probable que les maladies infectieuses ont aussi joué un rôle important dans cette disparition d'espèces, qui a produit une solution de continuité dans la chaîne de l'évolution, fait qui est encore une énigme pour les paléontologistes.

Les produits de l'activité des bactéries, connus sous le nom de toxines, ont une affinité toute spéciale pour les éléments du système nerveux; il est donc évident que la présence continuelle de ces toxines dans l'économie doit être un obstacle incessant au développement de ce système, qui régit les fonctions de tous les autres organes.

La tendance de l'organisme à éviter les parasites, à neutraliser les poisons qu'ils produisent, à modifier ses propres éléments pour les rendre moins sensibles aux attaques des micro-organismes, tels sont les phénomènes aussi complexes que variés, auxquels on a donné la dénomination générale d'immunité.

Ce fait seul que l'homme qui, par suite de sa constitution physique, est un être relativement faible et sans défense, s'est placé à la tête de la création, indique qu'il a su trouver un moyen lui donnant une supériorité incontestable dans sa lutte pour l'existence. Le culte du dieu Soleil, si répandu dans les premiers âges de l'humanité, prouve clairement que l'homme a toujours su profiter de l'influence bienfaisante de ce facteur tout-puissant. Un autre facteur, révéré aussi à l'égal d'une divinité, c'est le feu, ce désinfectant aussi efficace que rationnel, auquel est toujours liée l'existence de l'homme sur la terre. Usant de ces puissants moyens pour la désinfection de ses aliments, de ses vêtements et de son entourage, l'homme a su, bien mieux que les autres êtres, débarrasser son organisme de ces poisons qui formaient le principal obstacle au développement de son système nerveux, lequel est venu lui apporter une troisième lumière, — celle de l'intelligence et du génie, — au moyen de laquelle il saura pénétrer les secrets les plus cachés de la nature. Guidé par les indications que lui fournit ce facteur, l'homme dépense une somme énorme d'énergie pour établir des égouts, des conduites d'eau, et pour mettre ses aliments à l'abri des bactéries: il a même créé une science spéciale, l'hygiène. Toutes ces mesures ont pour but d'écarter les micro-organismes du milieu ambiant, et de lutter plus efficacement contre ces ennemis d'autant plus dangereux qu'ils ont un caractère biologique entièrement opposé.

CLASSIFICATION NATURELLE DES MALADIES INFECTIEUSES

par HRYNIEWSKY,

de Moscou.

Quoique la médecine soit une science des plus anciennes, la maladie, qui en est l'objet, n'a pas encore été envisagée à un point de vue vraiment scientifique. De plus, les principes servant de base à la classification des maladies n'ont cessé de varier en même temps que les doctrines médicales.

La classification topographique d'Hippocrate et la classification symptomatique de Sauvages furent remplacées, au commencement de notre siècle, par la division des maladies d'après les organes et les systèmes, qui a pour base le principe pathologique.

Le génie de Pasteur a encore fourni un nouveau principe de classification, l'étiologie.

Pendant ce temps, la médecine clinique, faisant ses observations sur l'organisme malade, déterminait divers types de processus morbides. Les auteurs contemporains, obligés de concilier les données fournies par la médecine expérimentale avec celles de la clinique, ont été obligés de classer les divers groupes de maladies d'après quelques principes qui n'ont rien de commun entre eux (méthode mixte). Quant aux maladies produites par des parasites du règne animal et du règne végétal, on les a divisées en maladies parasitaires proprement dites et en maladies infectieuses. Pour ces dernières, on a encore proposé plusieurs divisions (maladies contagieuses, miasmatiques, endogènes, exogènes, aiguës, chroniques) qui n'ont trouvé de bases solides ni dans les données scientifiques de la biologie, ni dans l'observation clinique.

Le professeur Podvysotsky divise les maladies d'après le principe pathogénique, d'où l'on peut conclure qu'il admet que des microbes différents produisent aussi des processus pathologiques différents.

Cette idée se manifeste encore plus clairement dans la classification du professeur Roger, qui divise les maladies suivant qu'elles sont produites par des parasites du règne animal ou du règne végétal.

Il regarde sa classification comme provisoire en attendant qu'on ait fait « une classification parfaite, qui se basera à la fois sur l'étiologie, la pathogénie, l'anatomie pathologique et les symptômes ».

Mais pour faire une classification de ce genre, il faut tout d'abord donner une définition précise de la maladie.

Les travaux de Lucas, Morel, Dejerine, Féré, Lombroso, etc., ont prouvé sans conteste que les lois biologiques de l'hérédité, de la dégénérescence, etc., ont une importance capitale dans la pathologie du système nerveux. Le professeur Ostrooumov et ses élèves (Kubanov, Goloubinine, etc.), ont prouvé par un grand nombre d'observations cliniques, que ces principes n'ont pas une moindre importance dans la pathologie des organes internes. Par conséquent, la clinique, aidée de la biologie, nous montre qu'il faut considérer la maladie comme un phénomène intéressant l'organisme tout entier, et non point un organe en particulier.

Littré regardait déjà la maladie comme « une réaction de la vie, soit locale, soit générale, soit immédiate, soit médiate, contre un obstacle, un trouble, une lésion ».

Le professeur Bouchard se rapproche encore davantage des données cliniques : il considère la maladie comme « l'ensemble des actes fonctionnels et secondairement des lésions anatomiques qui se produisent dans l'économie, subissant à la fois les causes morbifiques et réagissant contre elles ».

Le professeur Roger définit la maladie : « l'ensemble des réactions provoquées dans un système organique par un agent externe, qui tend à en modifier l'équilibre instable et dont l'action n'est pas contrebalancée ».

Il ressort clairement de toutes ces définitions que la maladie n'est pas un phénomène particulier intéressant spécialement un organe, mais une modification des fonctions vitales de l'organisme et de sa structure anatomique, produite par un agent externe.

Grâce à la théorie de Darwin, nous savons maintenant que l'infinie variété du monde organique s'est formée graduellement par suite de l'adaptation aux conditions les plus variées du milieu. S'étant adapté pendant une série infinie de générations à certaines conditions déterminées du milieu, chaque organisme emploie toute l'énergie de ses fonctions physiologiques pour utiliser le mieux possible ce milieu pour lui-même et pour sa descendance. Si les conditions d'existence qu'offre notre planète avaient formé un milieu stable et illimité, chaque organisme pourrait accomplir sans obstacle son cycle vital, et il n'y aurait plus d'autre maladie que la vieillesse. Mais, notre planète offre un milieu limité et dont les conditions essentielles varient extrêmement. Par suite de la tendance des êtres à se multiplier en progression géométrique, l'exiguïté du milieu est la cause d'une lutte incessante et acharnée pour l'existence, lutte qui fait périr prématurément la plupart des êtres qui naissent. L'instabilité des conditions essentielles du milieu oblige l'organisme à perfectionner plus ou moins sa faculté d'adaptation, c'est-à-dire à modifier ses fonctions conformément aux conditions du moment présent. Et tant que le milieu n'offre pas d'obstacles insurmontables au fonctionnement régulier et à l'adaptation de l'organisme, ce dernier prospère et s'efforce de transmettre à sa postérité les qualités au moyen desquelles il a pu le mieux soutenir la lutte. Mais à peine survient-il dans le milieu un facteur nouveau, offrant un obstacle insurmontable à l'énergie fonctionnelle de l'organisme, et aussitôt l'équilibre physiologique de ce dernier est rompu ; ce qui occasionne des perturbations dans certaines fonctions physiologiques, et des modifications plus ou moins considérables et constantes dans la structure anatomique des cellules attaquées. La nature de la réaction provoquée par l'organisme pour rétablir l'équilibre rompu dépendra donc des propriétés de l'organisme lui-même, ainsi que des particularités, de l'intensité et de la durée de l'action exercée par l'agent morbide. Dans quelques cas ces efforts sont couronnés de succès, et la guérison a lieu ; mais le plus souvent le processus se termine par une mort plus ou moins prématurée.

Toute la période durant laquelle l'organisme subit l'action du facteur qui dépasse son énergie fonctionnelle, se nomme maladie.

Mais, après sa disparition, l'agent morbide peut laisser dans l'organisme des altérations plus ou moins prononcées, que le professeur Roger propose de désigner sous le nom d'affections (*læsio*). Si l'on veut faire une étude comparée des conditions variées du milieu ambiant, en ce qui concerne leur propriété de susciter des phénomènes morbides, on devra avant tout choisir des organismes aussi semblables que possible. Le groupe d'organismes que la biologie désigne sous le nom d'espèce est celui qui présente le plus d'avantages, parce que les caractères morphologiques et biologiques de ces êtres et leur mode de réaction contre les facteurs du milieu ont la plus grande ressemblance.

Les propriétés des individus de la même espèce diffèrent non par le caractère de la réaction, mais par son intensité, c'est-à-dire par la plus ou moins grande force de résistance de l'organisme. Par conséquent, lorsqu'un facteur morbifique quelconque exerce son action, le caractère des réactions est de même nature, mais d'intensité différente, chez les individus de la même espèce. Les affections plus ou moins tenaces qui restent dans l'organisme peuvent être différentes suivant les propriétés particulières de ce dernier. C'est pourquoi la médecine clinique, qui étudie le développement successif des phénomènes morbides exclusivement dans l'organisme humain, a su distinguer un grand nombre de processus morbides complètement différents, tandis que la pathologie expérimentale, et surtout la bactériologie médicale, qui font leurs expériences sur les organismes les plus divers et étudient non pas les phénomènes cliniques de la maladie, mais les affections signalées par l'autopsie, ont recueilli une masse de faits sans cohésion, et qui n'ont de valeur qu'à la condition d'être confirmés par l'observation clinique. Ainsi donc, si la maladie est une série de phénomènes provoqués dans l'organisme par l'action de quelque agent externe, nous pouvons la désigner par la formule suivante : $a \times x = y$, dans laquelle a représente l'organisme, x — la cause morbide, y — les phénomènes cliniques observés. Connaissant deux termes, il est facile de trouver le troisième. Si a reste toujours le même (*homo sapiens*), y dépendra entièrement des modifications de x. Par conséquent, l'étude approfondie des causes morbides peut, seule, nous amener à cette classification idéale dont parle le professeur Roger.

Quant aux causes morbides, nous pouvons les diviser en trois groupes principaux : 1° les agents physiques ; 2° les agents chimiques ; et 3° les agents biologiques.

Les maladies causées par les facteurs du troisième groupe sont beaucoup plus compliquées que les autres, car ici les agents producteurs de la maladie sont des êtres vivants, le plus souvent des microorganismes, qu'on ne peut connaître qu'en étudiant leurs caractères biologiques.

Pour utiliser les données biologiques déjà réunies, il faudrait d'abord rejeter la division artificielle de ces maladies en infectieuses et parasitaires, et étudier dans leur ensemble les phénomènes produits par les agents biologiques. Il faudrait, en second lieu, admettre que les parasites inférieurs sont un des facteurs constants et essentiels du milieu où naissent et vivent les organismes supérieurs; que, sous l'influence d'une lutte incessante entre les parasites et les cellules des organismes supérieurs, s'est opérée cette sélection interne qui a créé les parties essentielles de la structure intérieure. Il est aussi hors de doute que la nature se préoccupe beaucoup moins que les bactériologues du confort et du bien-être des microorganismes, pour lesquelles la loi de la sélection naturelle est non moins rigoureuse que pour les organismes supérieurs. C'est pour cela que chaque parasite a dans la nature sa place, limitée par la lutte pour la vie, son mode de pénétration dans l'organisme, où il se fixe dans la partie qu'il préfère. Voilà pourquoi les auteurs allemands ont conservé pour les maladies infectieuses la division anatomique.

Par rapport à l'organisme de l'homme, les parasites microscopiques peuvent être divisés en deux classes. Les uns sont les hôtes habituels des diverses parties de l'organisme, surtout du tube digestif. Pour réagir contre ces parasites, l'organisme a créé une masse de procédés variés au moyen desquels il maintient leur activité dans de certaines limites. Par conséquent, cette symbiose d'un genre particulier est comme un stimulant de l'activité vitale de l'organisme, et l'équilibre physiologique n'est autre chose que la paix armée de deux forces contraires. Mais il suffit du moindre affaiblissement dans le fonctionnement de l'organisme pour que ces ennemis invisibles deviennent des facteurs morbifiques. Mais, comme cet affaiblissement de l'organisme est favorable non pas seulement à une mais à plusieurs espèces, les maladies qui en résultent n'ont pas un caractère clinique bien déterminé. Le professeur Roger les range dans le groupe des infections non spécifiques (septicémie, pyohémie et inflammations des organes et systèmes). Mais, très souvent, le milieu ambiant offre des conditions extrêmement favorables au développement et à la pénétration dans l'organisme humain d'un parasite entièrement étranger à son état physiologique. Si ce parasite trouve dans l'organisme un terrain favorable à son développement, conforme à ses propriétés vitales, l'équilibre physiologique de l'organisme attaqué sera rompu. Le caractère des phénomènes locaux et généraux (y) dépendra des propriétés morphologiques et biologiques du parasite (x). Ainsi le bacille cholérigène ne pénètre jamais dans le péritoine du lapin; il ne manifeste même aucune tendance à se propager dans l'appareil respiratoire de l'homme; mais il produit des altérations très caractéristiques dans l'intestin grêle. Le bacille de la tuberculose qui, en comparaison des parasites du choléra, de la peste, du typhus, etc., est pour ainsi dire un animal domestique de l'homme, quoique pouvant se fixer dans certaines parties de l'organisme, produit partout les altérations locales qui lui sont propres; mais il préfère le sommet du poumon. Assez souvent, par suite de conditions très favorables, le parasite n'exerce pas seulement son action sur les parties où il se développe ordinairement, mais se propage dans d'autres régions. Ainsi, au cours d'une fièvre typhoïde, d'une pneumonie fibrineuse, on voit parfois survenir une méningite; dans la phtisie pulmonaire, des lésions intestinales, etc. Tous ces phénomènes sont *des complications* de la maladie même, qui ne doivent pas être confondus avec les affections. De même, l'organisme, affaibli par sa lutte contre une maladie infectieuse, peut encore être attaqué par un autre parasite : il en résulte une *infection complexe*. La syphilis et la tuberculose peuvent être accompagnées d'une maladie infectieuse quelconque; très souvent la fièvre typhoïde est compliquée par la malaria, la grippe, etc. Les substances élaborées dans l'économie par le parasite dépendent des propriétés biologiques de ce dernier; elles se répandent dans l'organisme, où, suivant leur composition chimique, elles provoquent diverses réactions dans le système nerveux, qu'on désigne sous le nom de symptômes généraux.

Ainsi que j'ai déjà eu l'honneur de le dire au Congrès de Moscou, le trait caractéristique de chaque maladie infectieuse est le rapport qui existe entre les phénomènes locaux et .es phénomènes généraux.

L'ensemble de ces phénomènes comprend l'étiologie, l'anatomie pathologique et les symptômes, c'est-à-dire tous les éléments qui, d'après le professeur Roger, sont indispensables pour faire une classification parfaite.

Mais si le caractère des phénomènes locaux et des phénomènes généraux des maladies de l'homme dépend des propriétés biologiques et morphologiques du parasite, on est en droit d'en conclure qu'en divisant ces parasites suivant leurs affinités biologiques, on obtiendra aussi une division précise et rationnelle des altérations morbides de l'organisme humain. En effet, si nous divisons les parasites du règne végétal en bacteriæ, hyphomycetes (Lehmann) et mycetes, et les parasites du règne animal en protozoa, vermes et arthropoda, nous obtiendrons six classes de maladies bien distinctes, mais cependant unies entre elles.

Au premier groupe (maladies produites par les représentants de la classe des bactéries) se rattachent les maladies aiguës, dans le tableau clinique desquelles prédominent les phénomènes généraux caractéristiques, provoqués par les toxines. Ces toxines ont, selon toute vraisemblance, des propriétés chimiques spéciales ayant pour le système nerveux la même affinité élective que les alcaloïdes du règne végétal. Par suite, on observe dans le tableau clinique de ces maladies comme *un double foyer de phénomènes morbides*; l'un dans la région où le parasite s'est développé au début; l'autre dans les parties les plus lésées du système nerveux (les intestins et la moelle allongée — dans le choléra; les glandes lymphatiques des intestins, la zone psychique — dans la fièvre typhoïde).

Dans les maladies éruptives (rougeole, scarlatine), outre les phénomènes du début, tels que l'angine, le catarrhe des voies respiratoires (1er foyer) et les lésions produites par les toxines sur la moelle allongée (2e foyer), il survient presque toujours des complications du côté de la peau, qui offre encore trop peu de résistance chez les enfants.

Les maladies du second groupe ont une tendance à passer à l'état chronique. Les phénomènes généraux n'y sont pas aussi accentués que les phénomènes locaux, lesquels ont une tendance à produire des néoplasmes (gomme, tubercule).

Dans les maladies du troisième groupe, les phénomènes locaux sont très accentués, tandis que les phénomènes généraux peuvent faire complètement défaut (pitiriasis versicolor).

Dans les maladies dont les parasites sont des animaux, les phénomènes généraux n'ont un caractère bien tranché qu'avec les parasites de la classe des protozoa. Ils diminuent graduellement d'intensité dans les maladies produites par les parasites des classes vermes et arthropoda.

En résumé, les phénomènes généraux diminuent en allant des parasites inférieurs aux parasites supérieurs; les phénomènes locaux, au contraire, sont plus accentués.

En se basant sur cette classification il est facile, d'après la nature des symptômes morbides, d'indiquer les propriétés biologiques du microbe qui est la cause de la maladie; et *vice versa*, connaissant la nature du microbe, on peut prévoir la maladie. La découverte récente de l'agent morbide du cancer, par le professeur Navachine, est venue confirmer cette assertion : ce microbe, en effet, appartient à la classe

des mycomycetes, ce qui concorde de tout point avec la supposition
émise par moi au Congrès de Moscou.

Classification naturelle des maladies.

I. **Agents physiques.** { Traumatisme. / Température.

II. **Agents chimiques.**   Intoxication.

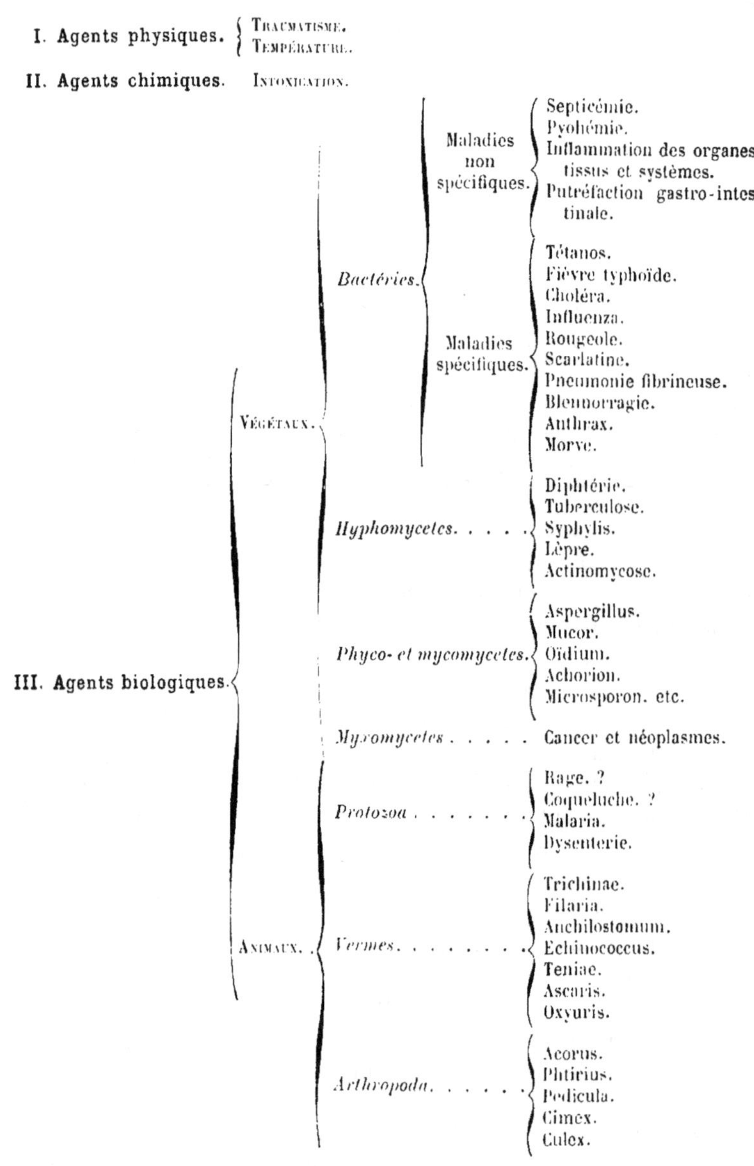

REMARQUES SUR L'APPLICATION DES SÉRUMS A LA THÉRAPEUTIOUE ET A LA PROPHYLAXIE

par M. S. ARLOING.

La section de pathologie générale ayant mis à l'ordre du jour de ses travaux les applications des sérums sanguins à la thérapeutique, j'ai demandé à lui présenter quelques remarques se rapportant à ce sujet.

I

J'ai fait connaître, en son temps, l'influence exercée par la voie d'introduction sur l'action du sérum antidiphtérique opposée à celle de la toxine diphtérique.

Que le sérum soit utilisé à titre préventif ou à titre curatif, il agit avec beaucoup plus d'intensité, si on l'introduit dans les veines. La voie veineuse l'emporte sur la voie conjonctive et sur la voie péritonéale.

La démonstration expérimentale peut se faire sur plusieurs espèces animales, mais particulièrement sur le chien.

Injectée sous la peau d'un chien qu'on abandonne à lui-même, la toxine diphtérique produit des effets d'empoisonnement et des phénomènes locaux considérables, préludes d'une action nécrosante. Mais celle-ci ne peut atteindre son terme, car l'animal est emporté par les effet toxiques. Si l'animal a reçu, au moment opportun, une injection de sérum dans le sang, à une dose qui serait inefficace si elle était introduite dans le tissu conjonctif, les effets toxiques sont supprimés et les effets nécrosants évoluent naturellement sans entraîner la mort du sujet.

Je pourrais multiplier les exemples tendant tous vers la même démonstration.

Dernièrement, j'ai fait une constatation analogue, mais cette fois le sérum était opposé à un virus complet au lieu d'être opposé à une toxine filtrée.

Je possède un sérum de bœuf fortement immunisant contre le virus du charbon symptomatique.

J'ai vu que si on l'oppose à l'action du virus naturel frais, extrait d'une tumeur charbonneuse, ses effets sont singulièrement favorisés s'il est introduit par la voie sanguine[1].

---

1. Le virus naturel est préparé de la manière suivante : on broie 15 grammes de tumeur charbonneuse dans 7 grammes d'eau; on exprime et on amène à 12ᶜ le volume du suc. Ce suc forme le virus naturel type.

La démonstration expérimentale réussit très bien sur le mouton. Ainsi l'*immunité passive* contre une dose mortelle de virus est obtenue par 10 centim. cubes de sérum, s'il est introduit dans le tissu conjonctif, et par 2 centim. cubes seulement s'il est injecté dans une veine.

Quant à l'action curative d'une dose minime de sérum, elle est nulle si l'injection est faite dans le tissu conjonctif plus de trois heures après celle du virus, tandis qu'elle est encore efficace entre 9 et 12 heures après l'inoculation du virus, si le sérum est introduit directement dans le sang.

Il serait très intéressant de connaître exactement la cause de ces différences. En attendant qu'elle soit trouvée, le fait n'en subsiste pas moins et je pense que l'on devrait songer à en tirer parti, en thérapeutique, lorsqu'on sera appelé à opposer les sérums à des cas particulièrement graves. Quelque temps après la publication de nos observations en ce qui regarde le sérum antidiphtérique, M. Calmette en a fait une application au traitement sérothérapique de la peste.

II

Dans la production expérimentale de l'immunité on a songé à utiliser : 1° des toxines contre-balancées plus ou moins par des antitoxines (Babès, etc.); 2° des virus en cultures pures contre-balancées par des sérums *ad hoc*. Dans ce dernier cas, l'injection des mélanges tantôt donne l'immunité (rouget du porc), tantôt est inefficace à tous les points de vue (péripneumonie contagieuse des bovins).

J'ai cherché le même résultat, à l'égard du charbon symptomatique, en injectant un mélange de sérum anticharbonneux et de virus naturel frais type indiqué précédemment.

Mes expériences ont d'abord été faites sur le mouton où elles réussissent très bien, puis sur le bœuf. Si on neutralise la dose mortelle de virus frais par la quantité minima de sérum anticharbonneux, l'injection du mélange ne donne presque pas d'immunité au mouton et en donne une insuffisante au bœuf. Si on fait varier la dose de sérum dans d'étroites limites, on s'expose à de sérieux mécomptes dans le sens négatif ou dans le sens positif. Faut-il renoncer à toute tentative d'immunisation par un sérum-virus?

Je me suis aperçu que l'on pouvait réussir à donner une immunité active très solide en associant l'influence modératrice du sérum à des virus atténués que l'on peut donner alors à de fortes quantités. La marge offerte à l'expérimentateur dans la préparation de son mélange est beaucoup plus grande, et il peut réussir à séparer l'action nocive

du virus atténué et à obtenir, néanmoins, un effet immunisant. Ainsi,
dans l'exemple du charbon symptomatique, 1/10e de centimètre cube
de sérum suffit à modérer l'action de 1 centigramme de vaccin beaucoup plus fort que les vaccins usités dans la vaccination courante
contre cette maladie.

C'est donc une voie ouverte dans la préparation des sérums-virus.

III

Wassermann a fait remarquer, il y a quelque temps, que l'animal
ne peut pas supporter impunément de fortes doses de toxines neutralisées par les antitoxines.

J'ai fait une observation semblable pour le mélange du virus naturel
complet du charbon symptomatique avec le sérum anti-charbonneux.

La dose de virus type mortelle pour le mouton est 1/12e de centimètre cube.

Le mouton pourra bien supporter 1/2 centimètre cube de virus
type neutralisé par une dose proportionnelle de sérum ; mais il suc-
combera à l'injection d'un mélange dans lequel le virus entrerait pour
1 centimètre cube. Pourquoi ne résiste-t-il pas? Actuellement, je suis
réduit aux hypothèses. Je me bornerai donc à signaler le fait et à dire :
ce qui se passe *in vitro*, doit se passer *in vivo*, indépendamment des
autres influences de milieu qui peuvent entraver l'action des sérums.
Il y aura donc toujours une part d'inconnu dans l'effet thérapeutique
que l'on cherche en employant les sérums, puisque nous ignorons la
quantité de virus qui existe dans l'organisme et puisque, passé une
certaine quantité, nous ne devons pas compter sur une neutralisation
complète.

M. le professeur BABÈS. — La toxine contre-balancée a été employée par
moi pour vacciner contre la diphtérie, il y a cinq ans, et j'ai publié alors à
l'Académie de médecine l'effet des toxines contre-balancées, en constatant
que ce procédé de vaccination réussit dans certaines maladies, tandis qu'il
échoue dans d'autres, comme la rage.

Ma méthode a été depuis employée en grand par Löffler et Koch pour
vacciner contre la fièvre aphteuse et contre la peste bovine de l'Afrique du
Sud. De même ma méthode qui consiste à employer des toxines contre-
balancées pour préparer les chevaux et leur permettre de rapporter plus tard
de grandes quantités de toxine, a été reprise dans différents laboratoires en
Allemagne pour la préparation des sérums antidiphtérique et antitétanique.

M. CHANTEMESSE. — M. Arloing a montré que l'action préservatrice et
curatrice des sérums thérapeutiques augmentait de force lorsque le médicament était introduit dans les veines. Cette méthode peut rendre de grands

services en expérimentation, mais chez l'homme elle me paraît peu pratique parce qu'elle expose à l'apparition très brusque et très violente d'érythème et d'urticaire intense. J'ai fait un jour, involontairement, pénétrer une certaine quantité de sérum antityphique dans la veine d'une jeune fille atteinte de fièvre typhoïde. Quelques secondes plus tard la patiente fut prise d'étouffements, d'urticaire muqueuse et cutanée généralisée, de fièvre vive. Ces accidents ont persisté pendant trois ou quatre jours. Le nombre des globules blancs du sang avait considérablement augmenté. L'hyperleucocytose portait surtout sur les éléments polynucléaires, 97 pour 100. L'urticaire guérie, la malade se trouva en même temps guérie de sa fièvre typhoïde.

M. ARLOING. — Je répondrai à mon collègue M. Chantemesse, que l'injection intra-veineuse de sérum deviendrait peut-être inoffensive ou plus inoffensive, si on avait diminué la dose comme il est permis de le faire lorsqu'on emploie la voie veineuse pour introduire le sérum antitoxique.

A mon collègue M. Babès, je ferai remarquer que je me suis occupé du mélange du sérum avec un virus complet et non de sérum et de toxine, autrement j'aurais cité ses travaux et ceux de Wassermann.

Je connais bien l'effet de la toxine diphtérique contre-balancée par le sérum sur la production de l'immunisation préparatoire à la production du sérum antidiphtérique. J'ai même renoncé à cette pratique, car je me suis aperçu que le jour où l'on supprimait les injections du mélange, on se trouvait en présence d'un sujet aussi sensible qu'un sujet vierge.

DIAGNOSTIC DE LA LÈPRE NERVEUSE PURE AU DÉBUT DE SON ÉVOLUTION PAR L'EXAMEN BACTÉRIOSCOPIQUE D'UN FILET NERVEUX SENSITIF EXCISÉ AU NIVEAU D'UNE ZONE ANALGÉSIQUE. ROLE DES MOUSTIQUES DANS L'INOCULATION DE LA LÈPRE

par M. SABRAZÈS,

de Bordeaux.

M. Sabrazès (Bordeaux) fait part d'un cas de lèpre nerveuse pure dont les troubles sensitivo-moteurs sont limités à la jambe gauche dans la sphère du nerf sciatique poplité externe. La biopsie d'un filet nerveux sensitif (musculo-cutané) a révélé sur les coupes la présence de bacilles de Hansen en nombre considérable, ainsi que des lésions évolutives de sclérose du nerf. La sérosité sanguinolente recueillie à diverses reprises au niveau de l'incision cutanée, le mucus nasal, voire même les *simples frottis* de l'extrémité du filet nerveux excisé ne montraient pas de bacilles.

Le diagnostic, resté en suspens jusqu'alors, a donc pu être affirmé après l'examen histo-bactérioscopique du nerf. Or, il importe, au point

de vue du pronostic et du traitement, de reconnaître la lèpre au
début : rien n'est plus facile quand il s'agit de *lèpre nodulaire ou infiltrée*
(bactérioscopie de la sérosité d'un vésicatoire, examen du mucus
nasal, biopsie d'un segment de peau, etc., etc.); rien n'est plus difficile quand il s'agit de *lèpre nerveuse pure*, surtout, comme dans le cas
présent, au début de son évolution[1].

Cet homme, encore jeune, a contracté son mal à la Guyane, où les
cas de lèpre sont nombreux.

Partout où la lèpre est endémique, diverses espèces de moustiques
abondent; de plus, des affections transmises par l'intermédiaire des
moustiques, filariose, paludisme, sont également endémiques; si bien
qu'on peut se demander (et M. Sabrazès a déjà émis cette hypothèse
dans la thèse d'un de ses élèves, Joly, Bordeaux, 1898) si les moustiques ne sont pas susceptibles de transporter dans les téguments de
sujets sains, par des piqûres répétées, de nombreux bacilles de Hansen,
restés adhérents à leurs trompes, puisés à la surface des lépromes et
d'inoculer de cette façon la maladie.

M. Sabrazès a vu que, si l'on fait à la surface d'un léprome *nodulaire ou infiltré* une piqûre si minime soit-elle, la gouttelette de sang
qui s'en échappe contient toujours des bacilles en très grand nombre.
Donc, en piquant un *nodule lépreux*, les moustiques se chargent de
bacilles de Hansen, qu'ils pourront, par des piqûres répétées, introduire dans les téguments de l'homme insuffisamment protégé contre
eux. Or, on recourt aux moustiquaires (et la nuit seulement) tant
qu'on n'est pas *immunisé* contre l'effet des piqûres de moustiques;
lorsque ces piqûres, par suite de l'accoutumance, ne déterminent
plus d'éruption désagréable, on néglige de se préserver. Dès lors,
à la suite d'une série illimitée de petites inoculations (piqûres de
moustiques, intervention possible de parasites divers tels que puces,
punaises, sarcoptes de la gale, etc., écorchures quelconques souillées
par le bacille de Hansen provenant d'un malade), l'infection lépreuse,
qu'une seule inoculation aurait peut-être été impuissante à provoquer,
sera suscitée par les effets cumulatifs de ces inoculations successives.

M. BABÈS. — J'avais constaté le premier la présence du bacille de la lèpre
dans les nerfs cutanés dans la lèpre nerveuse, de sorte que les constatations
de M. Sabrazès concordent avec les miennes.

En ce qui concerne l'invasion des bacilles par la peau, j'ai présenté dans
la même année, à la Société de biologie, des pièces où l'on pouvait suivre

---

[1]. MM. Pitres et Sabrazès ont antérieurement, par la biopsie d'un filet nerveux,
établi avec certitude le diagnostic d'un cas de *lèpre systématisée nerveuse* simulant
la syringomyélie.

la marche des bacilles, parmi les follicules des poils. Il est possible, comme on l'admet au Japon, que les petites piqûres répétées puissent produire l'infection. Il faut cependant remarquer que la commission de la lèpre, dans les Indes, s'est prononcée contre cette possibilité, les expériences qu'elle a faites lui auraient permis d'affirmer que le corps des moustiques qui ont piqué un lépreux ne renferme pas de bacilles. Je crois devoir faire des réserves sur cette conclusion.

INFLUENCE DES MATIÈRES MINÉRALES SUR LA RÉSISTANCE DE L'ORGANISME

par M. CHARRIN.

En soumettant pendant de longs mois des animaux à des injections de sels minéraux, nous avons vu la nutrition s'accélérer, la diurèse augmenter, la consommation du sucre s'élever, le sang devenir plus alcalin, les poils plus lisses, les mouvements plus agiles, surtout si on compare ces animaux à d'autres semblables, recevant des acides.

Dans ces conditions, la résistance à l'infection s'accroît et cette augmentation est attribuable à l'état bactéricide plus intense, à la phagocytose plus active, à l'alcalinité humorale plus forte, à la glycémie plus faible.

Ces expériences montrent l'influence des terrains, les uns minéralisés, les autres atteints de dyscrasie acide; elles prouvent la possibilité d'obtenir des vaccins en dehors des produits microbiens, le rôle des réactions de l'économie, dont le point de départ se trouve surtout dans la moelle osseuse, pauvre en graisse, riche en cellules jeunes.

MANIFESTATIONS PYOSEPTICÉMIQUES CONSÉCUTIVES AUX CANCERS

par M. G. ÉTIENNE,

Professeur agrégé à la Faculté de médecine de Nancy.

Tout néoplasme peut devenir la porte d'entrée d'une infection du type pyohémique ou du type septicémique, lorsqu'il est externe ou qu'il siège dans une cavité infectable (tube digestif, cavités urinaire et génitale). De ces faits, il convient encore aujourd'hui de distraire ceux qui se rapportent à une véritable intoxication organique par le sphacèle de tissus néoplasmiques de faible vitalité, comme certains volumineux épithéliome villeux végétants dans la vessie; à plus forte raison, nous laisserons de côté les complications infectieuses envahissant un organisme débilité, comme la bronchopneumonie, l'érysipèle, etc. Nous ne conserverons que les cas dans lesquels il y a infection par l'une des espèces microbiennes bien connues pour engendrer soit la suppuration bien l'un ou l'autre des types cliniques pyosepticémiques, infection en relation directe avec le néoplasme.

M. Ghérasimoff[1] a consacré à l'étude de cette intéressante question de pathologie générale une thèse dans laquelle on trouvera *in extenso* les observations connues; je me bornerai ici à rappeler les plus typiques.

Une tumeur infectée par un élément microbien pathogène banal peut devenir l'origine : 1° d'une infection *in situ*; 2° d'une infection par extension du voisinage; 3° d'une infection par généralisation.

I

Infection « in situ ».

Sur un cancer se greffe un processus suppuré atteignant l'organe cancéreux lui-même et déterminant une lésion rapidement mortelle. Dans l'observation suivante, due à Moritz, nous trouvons une gastrite phlegmoneuse aiguë, suppurée, à streptocoques, ayant rapidement entraîné la mort, alors que le péritoine n'a encore réagi que par un exsudat séro-fibreux non suppuré.

Gastrite phlegmoneuse diffuse dans le cours d'un cancer de l'estomac.

Le 27 janvier 1890, entra dans le service de M. Mintz un malade âgé de 33 ans, se plaignant de vomissements, de douleurs violentes du ventre et d'une grande faiblesse.

La maladie fondamentale paraît dater de deux ans.

En janvier 1888, il fut déjà soigné à l'hôpital pour de l'anorexie, des vomissements et un état cachectique. Au bout de six semaines il quitta l'hôpital, très amélioré, et reprit ses occupations pendant quelques mois.

Le 1er février suivant, il revint encore à l'hôpital; très faible, très anémié, avec des douleurs dans le ventre, dont le palper était très douloureux. Successivement, on crut qu'il s'agissait d'un cancer de l'estomac, d'un ulcère, et enfin de cardialgie due à une intoxication professionnelle par l'arsenic. Au bout de deux mois, il sort de la clinique en bien meilleur état; mais, peu de temps après, il devient incapable de tout travail et c'est ce qui le ramène.

1. GHÉRASIMOFF. Contribution à l'étude des infections pyosepticémiques consécutives au cancer. *Thèse de Nancy*, 1900.

27 janvier. — Anémie et amaigrissement considérable (112 livres), léger œdème de tout le corps ; pouls filiforme, pas de fièvre, rien au poumon ni au cœur ; foie et rate gros ; région épigastrique très sensible, aucune tumeur appréciable. Le bord inférieur de l'estomac descend à deux travers de doigt au-dessous de l'ombilic. Ascite modérée : ni sucre, ni albumine.

29 janvier. — Trace d'HCl libre dans les vomissements.

31 janvier. — Cinq heures après un repas d'épreuve on retire 600 centimètres cubes du contenu stomacal. Pas traces d'HCl libre ; par contre, beaucoup d'acide lactique. La réaction de Biuret est positive. Le suc gastrique filtré ne digère pas la fibrine en 24 heures à l'étuve.

Au microscope, champignons de levure, sarcines.

5 février — On retire à peine 100 centimètres cubes de liquide d'une odeur repoussante sans HCl libre. Sarcines.

21 février. — L'estomac, à jeun, contient une matière noire. On y trouve, avec le microscope, des globules de pus et de sang, des sarcines, des champignons de levure et des bacilles.

7 mars. — L'état s'aggrave, la diarrhée épuise le malade. Le contenu gastrique contient des leucocytes et des globules rouges.

12 mars. — Douleurs tranchantes ; ballonnement du ventre ; tympanisme masquant la matité hépatique, pouls filiforme, pas de vomissements. Température le matin, 37°4. Mort le lendemain.

AUTOPSIE. — On trouve dans le péritoine un demi-litre de liquide séro-fibrineux. Pas de dilatation gastrique ; adhérence du fond de l'estomac au diaphragme ; la petite courbure regarde en bas. Les parois ont un centimètre d'épaisseur ; à leur section, il s'écoule du pus. A la pression on fait couler du pus par de petits et nombreux orifices. Au niveau de la grande courbure à un travers de doigt du pylore, existe une vaste ulcération carcinomateuse, avec un bourrelet épaissi.

Diagnostic de l'autopsie. — Carcinome du ventricule ; gastrite phlegmoneuse diffuse ; péritonite.

EXAMEN MICROSCOPIQUE. — Les altérations sont surtout marquées à la muqueuse et à la sous-muqueuse. On voit de nombreux petits foyers, formés par des globules de pus, et séparés par des fibres musculaires. Ces foyers sont distincts et ne communiquent pas entre eux. Dans la muqueuse, on trouve par endroit des traînées de pus allant jusqu'à la superficie de la muqueuse. Cette muqueuse tout entière est infiltrée par des cellules lymphoïdes, seulement on ne peut pas dire si cette infiltration dépend de la suppuration ou n'est pas plutôt provoquée par l'état catarrhal ancien.

Ce qui semble le prouver, c'est que dans ces infiltrations on ne trouve pas de micro-organisme. La suppuration ne tend pas vers la musculeuse et ce n'est que par-ci par-là entre les fibres musculaires qu'on voit de petites traînées de cellules de pus.

BACTÉRIOLOGIE. — L'examen bactériologique révèle la présence de nombreux streptocoques dans les foyers de pus mentionnés plus haut. Ils sont nombreux, surtout à la périphérie et diminuent vers le centre ; situés en dehors des cellules, on n'en voit point dans l'intérieur de celles-ci. Ils ressemblent au streptocoque du pus, mais on n'a pas fait de culture.

II

Infection par extension de voisinage.

Ici, deux modes d'infection peuvent se présenter : ou bien le néoplasme ouvre une cavité infectée dans un autre organe; ou bien l'infection microbienne végétant sur le néoplasme envahit un organe avec lequel il est en relation par les voies lymphatiques.

1° *Le néoplasme ouvre une cavité infectée dans un autre organe*, par exemple l'intestin, la vessie, l'utérus dans le péritoine. Dans l'observation suivante, bien typique, due à Reclus, un cancer du côlon iliaque s'ouvre dans la vessie et dans le péritoine.

Cancer du côlon iliaque (Soc. anat. 1894).

Nicolas H..., âgé de 45 ans, journalier, sans antécédents héréditaires ni personnels.

Excellente santé, pas d'amaigrissement, ni de trouble d'aucune sorte, jusque dans les premiers jours du mois d'avril 1894. A cette époque, à la suite d'un refroidissement le malade est pris de frissons et de douleurs abdominales.

Cependant, durant huit jours il continue à travailler, malgré quelques douleurs peu vives dans la fosse iliaque gauche. Aucun changement noté du côté de la miction ni de la défécation.

Puis, en palpant son côté gauche, le malade découvre une grosseur dans la fosse iliaque : cette tumeur a augmenté très peu depuis cette époque.

De ce moment, le malade commence à avoir une poussée fébrile avec frissons, sueurs profuses.

L'appétit, le sommeil disparaissent et l'amaigrissement devient rapide : quinze jours après le début des accidents, la miction devient plus fréquente, légèrement douloureuse ; les urines deviennent foncées et troubles.

Le 27 avril, trois semaines environ après le début, le malade entre à la Pitié. On se trouve alors en présence d'un homme très amaigri, sans teinte jaune des téguments. Il ne se nourrit pas.

La palpation de l'abdomen montre une masse située derrière la symphyse pubienne, se prolongeant, irrégulière et ferme, dans la fosse iliaque gauche.

La percussion dénote de la sonorité en avant de cette masse, sonorité qui disparaît lorsque la vessie est distendue.

Par le toucher rectal, on arrive à 4 ou   cent. de l'anus sur une masse de consistance ferme, un peu dépressible par places, non fluctuante, bombant dans l'ampoule rectale, cachant vésicules séminales et prostate. Cette masse remonte haut et en combinant le palper hypogastrique au toucher rectal, on constate qu'elle se continue avec la masse située derrière la symphyse.

Le tout est solide, très peu mobile sur les organes environnants. Aussi haut que le doigt peut remonter, la muqueuse rectale semble saine, aucune saillie, aucune ulcération. L'exploration est peu douloureuse.

Le cathétérisme de l'urètre ne peut être fait qu'avec une sonde n° 7, par suite d'un rétrécissement du calibre de l'urètre situé haut, près de la vessie. Le contact de la sonde est douloureux.

Les urines recueillies contiennent du pus en assez grande quantité; pas de cellules spéciales ni matières fécales dans les urines.

Pendant les jours suivants, l'état du malade reste le même; peu de douleurs, pas de diarrhée.

Au bout de trois ou quatre jours, le pus dans les urines devient beaucoup plus abondant et on en trouve aussi dans les selles diarrhéiques.

Tous les soirs la température axillaire monte aux environs de 39° pour descendre à 37° ou 37°5 le matin.

La 9 mai, le toucher rectal montre une diminution notable dans le volume de la tumeur, qui remonte toujours de la fosse iliaque, mais bombe beaucoup moins dans le rectum.

La miction est beaucoup plus facile, elle n'est plus douloureuse.

Cependant le malade s'affaiblit et s'amaigrit de plus en plus.

La masse un peu plus dépressible n'est nullement fluctuante. M. Reclus pense à une tumeur maligne, mais sans la localiser. L'abstention est décidée.

Le 17, le malade est pris de phénomènes péritoniques intenses, le ventre se ballonne, le faciès se grippe, la langue devient rôtie, la température restant cependant la même.

Le 19, le malade meurt.

Autopsie. — Elle montre dans l'abdomen une péritonite généralisée suppurée. Les fausses membranes sont peu épaisses et plus solides sur le côlon iliaque. Une masse bourgeonnante, friable, est située entre la vessie et le rectum. Elle est creusée en son centre d'une cavité remplie de pus et ouverte en haut dans le péritoine. Cette masse communique en avant avec la vessie par un orifice situé au-dessus de l'uretère gauche. La vessie contient du pus; pas de rétrécissement dans les parois de l'urètre.

En arrière, la masse tient à la fin du côlon iliaque, a son union avec le rectum, dans une portion située à hauteur du détroit supérieur du bassin.

L'intestin ouvert par sa face postérieure montre en ce point une perforation de la largeur d'une pièce de cinq francs à bords végétants et bourgeonnants, continus d'une part avec la masse, d'autre part avec la muqueuse intestinale.

En bas la masse se prolonge jusqu'aux vésicules séminales et la prostate qu'elle englobe, mais dont on peut l'isoler par la dissection.

Il s'agit d'un cancer encéphaloïde de l'intestin, siégeant sur la fin du côlon iliaque, et ouvert dans la vessie.

Le diagnostic anatomique a été confirmé par M. Pilliet.

2° L'élément microbien végétant sur le néoplasme envahit un organe avec lequel il est en relation par les voies lymphatiques.

Il est inutile d'insister sur le rôle joué par les lymphatiques dans la propagation des infections; ce rôle est mis en évidence, dans les infections secondaires aux néoplasmes, par les recherches de Soupault et Labbé[1]: ces auteurs ont étudié la nature des ganglions dans les cancers.

1. SOUPAULT et LABBÉ. Étude sur les altérations des ganglions lymphatiques dans le cancer épithélial. *Revue de médecine,* 1900.

Dans les cancers de l'estomac, du foie, du pancréas, ils ont trouvé les ganglions cancéreux 9 fois, non cancéreux 5 fois.

Cancers du sein, ganglions cancéreux . . . 5 fois.   Non cancéreux. 2 fois.
   —   péritoine, ganglions cancéreux. 1 —   —   2 —
   — de la langue.   —   1 —   —   4 —

C'est par cette voie lymphatique que s'est infecté le péritoine dans le cas ci-dessous de cancer de l'estomac sans perforation de Hanot, et par les connexions lymphatiques entre le péritoine et la plèvre que cette dernière séreuse s'est infectée dans les cancers viscéraux de l'abdomen (Gorcin), comme l'observation de Brissaud, que nous rapporterons plus loin, en montre un très remarquable exemple.

Péritonite avec ascite — Cancer du pylore [1].

Il s'agit d'une malade atteinte de cancer stomacal avec ascite ponctionné à deux reprises. Le liquide retiré est séro-purulent.

Autopsie. — Cancer du pylore; les intestins sont recouverts de fausses membranes péritonitiques.

On ne trouve aucune autre lésion pas plus qu'aucune trace de perforation.

Examen bactériologique du liquide ascitique ponctionné pendant la vie.

Ensemencement sur gélose. — 1° Quelques staphylocoques blancs. 2° Nombreuses colonies punctiformes, d'un blanc grisâtre, de 5 mm. au plus de diamètre.

Repiquées sur gélose, ces petites colonies punctiformes donnent une strie de deux millimètres de large, peu saillante et bordée de petites colonies qui en frangent les bords. Développement complet en 24 ou 36 heures à 37°.

L'ascite de ponction, le bouillon et les colonies sur gélose, révèlent, par les colorants la même bactérie. C'est un bâtonnet, cinq fois plus long que large, droit, polymorphe, parfois segmenté en deux. Il se colore bien par le violet de gentiane et prend le Gram. Dans la préparation du liquide ascitique, la bactérie est extrêmement abondante. On ne trouve aucun autre micro-organisme ni streptocoque, ni staphylocoque. De la culture injectée à des lapins ne produit aucun accident, même à haute dose.

Pleurésie purulente avec cancer du sein [2].

E... T..., domestique, entrée le 26 avril 1884, à l'hôpital Tenon. Depuis trois ans elle sent des lancements et des picotements dans les seins. Bientôt, apparition d'une tumeur dans chaque sein. La tumeur gauche est ulcérée et plus grande que la droite.

Douleurs dans les côtés, des quintes de toux violentes sans expectoration.

État actuel (27 avril 1884 au matin). — Aspect cachectique, teint jaunâtre, léger œdème périmalléolaire, faiblesse extrême. Squirre atrophique du sein gauche, avec plaie linéaire, cicatrisée, d'une longueur de 4 centimètres,

1. Hanot. *Presse médicale*, 1895, p. 82.
2. Albert. *Archives de Médecine*, 1887, p. 620.

s'étendant vers l'aisselle. Les seins durs et petits adhèrent à la paroi thoracique.

A la percussion, le côté droit de la poitrine est mat dans toute sa hauteur, le côté gauche offre la sonorité habituelle.

A l'auscultation de la respiration en avant et à droite, inspiration et expiration lointaine à timbre métallique ; sous la clavicule gauche, respiration puérile ; sous la clavicule gauche, respiration puérile ; en arrière et à droite, au niveau des fosses sus et sous-épineuses, murmure vésiculaire à peine perceptible ; au niveau du tiers inférieur, abolition du bruit respiratoire ; en arrière et à gauche, dans toute la hauteur, inspiration supplémentaire, expiration soufflante, quelques petits râles sous-crépitants disséminés.

Expectoration pituiteuse, toux fréquente, douleur vive dans l'épaule droite. Rien au cœur.

Pas d'augmentation de volume du foie et de la rate. Tendance à la constipation. Pas d'albumine dans l'urine.

16 mai. — Impossibilité du décubitus latéral droit ou gauche.

27 mai. — La cachexie se prononce davantage. La station assise est seule supportée.

25 juin. — Sous la clavicule droite, le long du bord droit du sternum, a apparu une tumeur arrondie du volume du poing, mate à la percussion, obscurément fluctuante et réductible par compression.

10 juillet. — Mort le matin à 5 heures.

Autopsie. — Chaque sein est transformé en une masse squirreuse, adhérente au squelette thoracique, criant sous le scalpel.

La plèvre droite contient quatre litres environ d'un pus jaune verdâtre, grumeleux, non fétide, qui s'est fait jour à travers le premier espace intercostal, donnant ainsi naissance à la tuméfaction sous-claviculaire droite notée pendant la vie. Les deux feuillets de la plèvre sont épaissis et recouverts de débris pseudo-membraneux. Par le raclage, ils ne fournissent point de suc et ne sont le siège d'aucun noyau carcinomateux, ni d'aucune infiltration néoplasique en nappe.

Le poumon droit est ratatiné et ne renferme point de noyaux cancéreux.

La plèvre gauche et le poumon gauche sont sains. Le péricarde viscéral présente quelques taches laiteuses. L'endocarde est normal. Le foie est muscade. Les reins sont congestionnés. L'encéphale est normal.

C'est également aux infections par extension de voisinage que je rapporte les cas d'abcès du foie par cancers de l'estomac ou de l'intestin, dans lesquelles le transport microbien se fait évidemment par l'intermédiaire des branches de la veine porte, comme dans le cas de Carré, et bien mieux encore ceux dans lesquels l'accident revêt franchement le type par la pyléphlébite, comme dans celui d'Achard.

Cancer de l'estomac. Pyléphlébite intra-hépatique[1].

Constance Tiss..., âgée de 62 ans, journalière, entrée le 12 septembre 1894, à l'hôpital Cochin, baraque 6, n° 8.

1. Achard. *Société médicale des Hôpitaux*, séance du 26 juillet 1895.

La malade se plaint de perdre ses forces depuis quatre ou cinq mois ; de plus, depuis environ trois mois, elle éprouve des maux d'estomac : douleurs épigastriques, aigreurs, accompagnées de vomissements et d'anorexie.

Les vomissements, au début, avaient duré une quinzaine de jours, puis avaient cessé. Mais les douleurs persistaient, siégeant au-dessus de l'ombilic et sans irradiation.

Au palper, on sent une tumeur arrondie, mate, douloureuse à la pression, et occupant la région épigastrique, de l'ombilic à l'appendice xiphoïde, surtout au côté gauche.

Le foie n'est pas augmenté de volume. Il n'y a pas d'adénopathie appréciable. Le teint est pâle et jaunâtre ; les téguments sont flasques, l'amaigrissement considérable. Les membres inférieurs sont un peu œdématiés. Il y a un peu de diarrhée. L'urine ne renferme pas d'albumine. La malade est très faible et marche avec difficulté.

21 septembre. — Vomissements très abondants avec hématémèse suivie de melæna.

25 septembre. — Les vomissements ont cessé, mais la température s'élève à 38°8 le soir ; le 27, elle atteint 39°9, puis redescend.

On note que la cachexie fait des des progrès considérables ; le teint devient plus jaune, la peau sèche et flasque.

27 septembre. — Vomissements. La malade s'affaiblit beaucoup et reste presque sans bouger dans son lit, plongée dans une sorte de demi-somnolence, vomissant seulement de temps à autre. La température s'abaisse progressivement et n'est que de 35°9, quelques heures avant la mort qui survient le 5 octobre, à 9 heures du soir, dans le collapsus.

Autopsie. — Pas de lésion notable du cœur ni des poumons. Reins très pâles. Rate molle et diffluente.

L'estomac est atteint de cancer de la région pylorique. A la face postérieure de cette région, se trouve une très large perforation donnant accès dans un foyer gangreneux bien circonscrit, dont le fond est formé par la partie moyenne et antérieure du pancréas et par des adhérences qui unissent l'estomac et le pancréas au foie et au duodénum. Le duodénum est également perforé en arrière dans sa deuxième portion, et cette perforation communique avec le foyer gangreneux. De plus, il présente en dehors une autre perforation, à bords amincis, qui est probablement cadavérique, ou tout au moins agonique : elle a donné issue à une petite quantité du contenu stomacal, qui s'est épanché à droite du duodénum, dans le péritoine, sans donner lieu à des adhérences ou à des traces de péritonite.

Le foie ne présente extérieurement aucune lésion, sa couleur est un peu pâle, comme d'ailleurs celle de tous les organes. Mais, sur les coupes faites dans le parenchyme, on trouve en quantité des espaces portes, dont les orifices veineux sont élargis et remplis par un thrombus tantôt rouge, tantôt blanchâtre et fibrineux. Enfin, certains orifices veineux sont remplis d'une matière puriforme, liquide et rougeâtre, ou même de véritable pus verdâtre.

L'ensemencement du sang recueilli quatorze heures après la mort n'a pas donné de cultures. Le pus des veines portes étalé sur des lamelles, renferme de très nombreux bacilles, ayant assez bien l'apparence des *coli-bacilles* ; ensemencé, ce pus a donné des cultures de bacilles de la putréfaction.

L'examen histologique a montré que le néoplasme gastrique est un épithélioma cylindrique.

Obs. Caire [1]. — Femme âgée de 47 ans. A souffert pendant l'automne de 1887 de douleurs vagues, et une tumeur se montra ensuite dans la région lombaire gauche, éveillant l'idée de la possibilité d'une tumeur de la rate ou d'une tumeur maligne du péritoine.

Au mois de décembre 1887 elle eut une fièvre persistante variant entre 38 et 39 degrés, avec des exacerbations entre 40 et 41 degrés. Dès lors, la fièvre ne cesse pas d'augmenter, atteint 41°,5 et s'accompagne de sueur profuse.

Au mois d'avril 1888, le mouvement fébrile continuait et il survint des frissons apparaissant tous les deux ou trois jours, ou chaque jour, et de temps en temps plusieurs fois par jour. Pendant tout ce mois, la tumeur fut le seul facteur à ajouter à ce symptôme. Cette tumeur rappelait surtout un gros rein, mais n'était pas nettement fluctuante, ni particulièrement douloureuse.

Depuis cette époque, des frissons de grande intensité se multiplièrent, suivis de sueurs profuses; les forces disparaissaient, l'appétit était nul. Aucun signe d'obstruction intestinale, ni de constipation; plutôt de temps à autre un peu de diarrhée.

Le Dr H. Cameron fit une aspiration le 5 mai, mais on ne retira aucun liquide et le diagnostic de tumeur maligne fut porté.

La malade mourut le 4 mai.

L'autopsie fut faite par M. Maglana et on put voir que la tumeur observée était un cancer de la courbure splénique du côlon.

Le calibre de l'intestin n'était pas diminué, mais la tumeur était largement ulcérée. De nombreux abcès furent trouvés dans le foie. Les frissons et la fièvre devaient être rapportés à cette complication infectieuse qui avait pris naissance dans la surface ulcérée de l'intestin.

INFECTION PAR GÉNÉRALISATION

Dans cette troisième classe, nous trouverons les cas dans lesquels l'organisme en totalité est envahi par les éléments pathogènes. Comme dans toute infection générale, l'infection peut se traduire par la pyohémie avec suppurations multiples ou par la septicémie.

Quoi qu'il en soit, cette pyosepticémie peut se présenter sous différents types cliniques suivant que l'infection atteint d'emblée tout l'organisme sans qu'aucun accident attire l'attention sur un organe quelconque, ou bien au contraire que l'infection atteint spécialement un organe et lui emprunte sa symptomatologie particulière : type ictère grave, endocardite, etc.

1° *L'infection générale revêt, comme unique manifestation, l'aspect d'une grande infection*: le malade prend le type infectieux, le teint

---

1. E. Caire. *Thèse de Lyon*, 1898.

devient plombé, l'adynamie est profonde, la température s'élève et le malade peut succomber sans qu'aucune localisation attire particulièrement l'attention vers un organe quelconque.

J'en rapporte ici deux exemples très nets dans lesquels une infection à marche rapide survint très brutalement au milieu de signes jusque-là torpides du cancer. Si les observations ne sont pas plus nombreuses, c'est très vraisemblablement parce que cette symptomatologie un peu vague n'est pas reconnue, masquée par la cachexie cancéreuse finale.

Obs. Devic et Chatin [1]. — L. J..., 70 ans, cultivateur, a cessé son travail il y a quinze jours environ, époque à laquelle a débuté l'affection qui l'amène aujourd'hui à l'hôpital.

Cet homme habite depuis plusieurs années le canton de Moreste (Isère), où l'on observe quelques cas de fièvre intermittente, mais lui-même n'a jamais éprouvé aucun symptôme qu'on puisse rattacher à une manifestation quelconque de l'impaludisme. Il a toujours eu un fort appétit; jamais de diarrhée ni de vomissements.

C'est un homme robuste, l'eau un peu pâle sans aspect cachectique. Il a demandé son entrée à l'hôpital parce que depuis quelques semaines il avait remarqué que ses jambes enflaient. On constate en effet un léger œdème des membres inférieurs. Face bouffie. Pas d'ascite. Hypertrophie cardiaque. Pas de souffle. Aux poumons, constatation d'un emphysème bien marqué.

L'appétit est diminué depuis une quinzaine de jours seulement. Les repas occasionnent un peu de dyspepsie. Aucune douleur. Pas de diarrhée ni de vomissements. Urines limpides. Un peu d'albumine.

On fit le diagnostic suivant : artério-sclérose, hypertrophie du cœur, néphrite interstitielle.

Le lendemain, le malade présente de légères crises d'angor pectoris, qui diminuent les jours suivants mais l'œdème reste.

Le malade se lève et se plaint de ne pas avoir assez à manger. La température rectale oscillait entre 38° et 38°7. Cette fièvre, nous l'avouons, n'avait que peu attiré notre attention, et nous l'avions, sans y regarder de bien près et sans que l'examen minutieux du malade nous permît de l'affirmer, mis sur le compte d'une de ces nombreuses inflammations séreuses qu'on rencontre si fréquemment chez les albuminuriques et qui évoluent souvent d'une façon tout à fait insidieuse. Le 14 juin, subitement, le malade fut pris d'un accès de fièvre intense caractérisé par des frissons violents et répétés suivis d'une période de chaleur de plusieurs heures de durée sans sueurs terminales. Les quatre jours suivants, les phénomènes se reproduisirent presque exactement à la même heure. La température normale du matin atteignait le soir 40°. L'accès débutait brusquement vers une heure de l'après-midi par des frissons qui duraient une demi-heure environ et se terminaient entre 7 et 8 heures du soir. Ses deux derniers accès se terminaient par des sueurs très abondantes. Ces accès fébriles ne modifiaient pas notablement l'état du malade. Ils ne s'accompagnaient ni de troubles psychi-

---

1. Devic et Chatin. *Province médicale*, juillet 1882.

ques, ni de vomissements, ni d'augmentation des phénomènes pseudo-angineux.

A la fin de l'accès, le malade ne paraissait pas très abattu. Au moment où la température était le plus élevée, le faciès était vultueux, le pouls à 140, irrégulier. Jamais le malade n'eut après les accès ni herpès labial, ni aucune éruption, ni augmentation de volume de la rate. Ces deux derniers symptômes, l'heure à laquelle les accès débutaient, l'échec complet de la quinine administrée à forte dose dès le premier accès et à la fin de chacun d'eux, les renseignements fournis par le malade sur ses antécédents pathologiques, tout cela nous permit d'éliminer l'idée d'une fièvre paludéenne.

Ayant abandonné l'idée d'une fièvre paludéenne, nous recherchâmes s'il y avait une suppuration, cachée, mais l'examen des organes resta négatif.

Pendant cette période où un examen approfondi du malade fut fait chaque jour dans le but de rechercher le siège de cette prétendue suppuration, l'abdomen fut souvent palpé et jamais le malade n'accusa la moindre douleur, jamais la palpation ne nous révéla l'existence d'une tuméfaction quelconque.

Le 5ᵉ jour, 18 juin, l'accès fébrile fut moins intense que les jours précédents, mais les deux jours suivants les grands accès reparurent.

Le 21 juin, apparition d'un érysipèle bénin avec fièvre à type continu.

L'état général, bon jusque-là, devint subitement grave, le pouls filiforme, le malade tomba dans le collapsus et mourut le 24 juin à onze heures du soir.

AUTOPSIE. — Organes abdominaux, rien de particulier. L'estomac, le duodénum, la rate et le pancréas sont reliés entre eux par des adhérences solides. La palpation de l'estomac permet de constater à travers les parois la présence de deux tumeurs dont l'une est située un peu à droite de la partie médiane, l'autre, plus grosse, adhère intimement à la rate.

L'estomac est incisé. Le pylore et le cardia sont intacts. On constate la présence de deux tumeurs faisant saillie sur la muqueuse. La plus petite, située sur le milieu de la face postérieure, mesure 7 centimètres sur 6 ; elle a l'aspect d'un chou-fleur à base d'implantation de 5 centimètres.

La plus grosse est séparée de la première par un espace sain de 5 centimètres. Elle offre un aspect d'une vaste ulcération recouverte de grosses végétations. La tumeur a envahi la rate.

Aucune lésion d'aucune sorte sur l'intestin. Pancréas sain. Foie muscade, type sans sclérose. Reins légèrement congestionnés.

La plèvre droite contient 100 gr. de sérosité. Poumons emphysémateux.

Pas de liquide dans le péricarde. Traces de péricardite ancienne. Cœur hypertrophié. Pas de lésions valvulaires. Les parois du cœur ont leur couleur normale.

Nous avons cherché minutieusement s'il existait en un point quelconque une suppuration, nous n'en avons trouvé aucune trace.

Les pièces ont été soumises à l'examen de M. le professeur Tripier, qui n'avait pas hésité un seul instant à déclarer qu'il s'agissait d'un carcinome primitif de la grosse tubérosité, avec noyau secondaire de la face postérieure, véritable greffe opérée sur ce point de la muqueuse gastrique.

L'examen histologique n'a fait que confirmer cette opinion.

OBS. GARCIN [1]. — N... Henriette, âgée de 49 ans; entre à l'hôpital Necker

----

1. GARCIN. *Thèse de Lyon*, 1887.

le 9 novembre 1881, service de M. Grancher, salle Sainte-Thérèse, lit n° 10.

Pas de maladies antérieures. Habitudes alcooliques. Depuis longtemps, la malade est sujette à des rêves et à des cauchemars; elle rejette quelques glaires le matin en se levant.

Pas de tremblements; pas de troubles de la sensibilité.

La maladie actuelle a été précédée pendant trois mois environ de malaises consistant principalement en troubles gastriques peu accentués.

La malade n'avait plus d'appétit, éprouvait des nausées sans vomissements; elle n'a vomi qu'une seule fois de la bile et des glaires le jour de son entrée à l'hôpital. Depuis cette époque, elle ressentait une douleur continuelle, mais peu intense dans le flanc gauche.

7 novembre. — La malade éprouva en se levant une grande lassitude, de la courbature générale et elle eut des frissons toute la journée ; sa douleur du flanc gauche fut un peu plus aiguë et s'étendit dans la région des reins. Le lendemain la situation était devenue plus grave; il fut impossible à la malade de quitter le lit; elle entra à l'hôpital le 9 novembre.

A la visite du soir, il existait une fièvre vive, le faciès est rouge, très animé; les yeux brillants; il n'y a pas eu de céphalalgie ; la bouche est mauvaise; l'haleine légèrement fétide. Inappétence presque absolue surtout depuis deux jours que dure la fièvre; c'est aujourd'hui que la malade a vomi quelques matières glaireuses avec un peu de bile.

Le ventre n'est pas ballonné, ni douloureux, cependant en pressant dans le flanc gauche, on éveille une douleur assez vive. Pas de gargouillement. Constipation depuis deux ou trois jours.

La malade tousse fort peu, sans cracher. L'examen physique de la poitrine ne fait rien découvrir d'anormal. Rien non plus au cœur

En somme, le tableau clinique à ce second jour de la maladie se résumait en ceci : *fièvre intense*, survenant brusquement après trois mois de malaises et de troubles gastriques qui paraissaient pouvoir être rapportés aux habitudes alcooliques de la malade. Avec cela, quelques nausées et un vomissement; une douleur vague dans le flanc gauche et dans les reins.

10 novembre. — État de la malade sensiblement le même ; fièvre assez vive; pas d'éruption. Le purgatif a déterminé plusieurs selles abondantes. Urine normale comme quantité et comme couleur. Pas d'albumine.

Les jours suivants, la situation ne se modifie pas sensiblement: l'examen des viscères pratiqué soigneusement tous les jours donne les mêmes résultats négatifs; il n'existe pas toujours de céphalalgie ni de délire. Le sommeil est assez bon, néanmoins la température reste élevée avec rémissions matinales les plus marquées. Le ventre, qui est toujours douloureux du côté gauche, est le siège de gargouillements qui se produisent indifféremment dans toutes ses parties. Depuis l'administration du premier purgatif, il existe une diarrhée assez abondante, dont les matières communiquent au linge une teinte saumonée.

L'âge avancé de cette femme, le début brusque de sa maladie, l'absence complète de phénomènes cérébraux et de catarrhe bronchique rendaient peu vraisemblable l'hypothèse d'une fièvre typhoïde; cependant, en l'absence de tout autre diagnostic, ce fut l'idée à laquelle se rattacha M. Grancher.

Dans la nuit du 19, sans que rien dans les jours précédents ou même dans la journée fît prévoir ce dénouement, la malade, qui un quart d'heure auparavant causait avec sa voisine, tomba de son lit sur le parquet, où on la trouva morte. La veille encore on avait examiné les urines et l'on n'y avait pas trouvé d'albumine.

AUTOPSIE. — Les poumons ne présentent rien de particulier. Le péricarde et le cœur sont sains ; les cavités cardiaques ne contiennent aucun caillot : pas de coagulations dans les gros vaisseaux artériels : estomac absolument normal : l'intestin ouvert depuis le pylore jusqu'aux dernières portions du rectum, ne contient aucune trace de lésions, la rate pèse son poids ordinaire et a une consistance ferme ; les reins sont sains. Le foie un peu volumineux, mais ayant sa face normale, contient un certain nombre de noyaux légèrement saillants à la surface. Aussi bien sur la face inférieure, le volume de ces noyaux varie depuis celui d'une noix jusqu'à celui d'un œuf de poule. Il en existe un au-dessous de la vésicule biliaire qui présente un volume double de ce dernier volume.

Au-dessus de ces noyaux, le péritoine est intact. Dans l'épiploon gastrohépatique existent trois ou quatre ganglions accolés.

Un accident de préparation ne permet pas de suivre les grosses voies biliaires dans toute leur longueur ; mais il est très probable qu'elles étaient restées perméable, car la partie qui restait attenante auprès n'était ni dilatée, ni obstruée en aucune façon.

On peut constater l'hypothermie, au lieu de l'hyperthermie, lorsque l'infection est due au coli-bacille, sans cependant que la règle soit générale. L'hypothermie peut même devenir extrême c'est ce que j'ai observé dans le cas suivant[1] pris comme exemple, recueilli en 1892 à la clinique du professeur Heydenreich.

D..., sellier, âgé de 59 ans, n'a jamais été atteint d'aucune maladie lorsque, 4 mois avant son entrée à l'hôpital, il se rompit l'urètre en tombant à califourchon sur un marche-pied de voiture.

Au moment de son entrée, il porte sur le raphé scrotal, vers la base de la verge, un orifice mesurant 5 à 6 millimètres de diamètre, par où s'écoule l'urine ; celle-ci passe en presque totalité par cet orifice, mais seulement au moment où le malade veut uriner, ce qui est très fréquent.

Quand on pratique le cathéterisme par cet orifice, une bougie n° 4 est arrêtée ; mais si l'on introduit 2 ou 3 bougies du même calibre, l'une d'elles finit par trouver l'orifice et peut s'y engager.

Ses urines sont très fétides, purulentes.

Les testicules ne sont pas augmentés de volume ; le cordon est normal.

État général très mauvais : malade affaibli, pâle, teint terreux. Bruits du cœur normaux.

On décide de pratiquer l'urétrotomie externe. Le jour était fixé lorsque le malade fut pris rapidement d'accidents graves, refroidissement du corps, tendance au collapsus, dyspnée faisant prévoir une fin prochaine.

Le malade traîna ainsi pendant quelques jours, avec des hauts et des bas, et s'éteignit le 12 juin à minuit 1/2, après avoir présenté une algidité

1. G. ÉTIENNE. Les infections coli-bacillaires. Alcan, 1899. *Observ. VIII.*

extrême, sa température tombant, à 7 heures, jusqu'à 50°,5 pour s'élever légèrement à 51°,5 au moment de la mort.

AUTOPSIE. — *Appareil génito-urinaire* — A la région postérieure de l'urètre, au niveau du bulbe et surtout vers l'union de la portion membraneuse et de la région prostatique, existe un rétrécissement fibreux extrêmement résistant, laissant à peine passer la petite branche des ciseaux.

Abcès de la prostate, du volume d'un œuf de pigeon.

La vessie a le volume habituel chez un homme de cet âge; elle est remplie de pus.

Les uretères sont très dilatés.

Hydronéphrose ayant déterminé la destruction de la substance rénale, surtout à gauche; la coque persistante a subi la dégénérescence fibreuse.

Epaississement de la plèvre, adhérente au sommet pulmonaire droit.

Hépatisation pulmonaire à gauche.

Légère hypertrophie cardiaque sans lésion valvulaire.

Foie légèrement dégénéré.

Périsplénite, et sclérose de la rate qui est très petite.

2° *L'infection générale ayant son point du départ au niveau du cancer, atteint spécialement un organe et lui emprunte sa symptomatologie particulière, en révélant autant de types cliniques bien déterminés.*

L'un des plus importants est le type *ictère grave*, dont M. Achard a rapporté plusieurs exemples; voici l'un deux :

> *Cancer primitif du foie. Ictère grave hyperthermique. Présence du staphylocoque blanc dans le foie pendant la vie*[1].

Aline G..., âgée de 51 ans, concierge, entrée le 26 août 1895 à l'hôpital Broussais, salle Axenfeld, n° 15.

Dans ses antécédents on note une péritonite à 20 ans, une fièvre typhoïde à 22 ans, des douleurs rhumatoïdes et des digestions douloureuses et difficiles depuis la jeunesse. Pas de grossesse. Vers le 15 juillet, la malade a dû s'aliter parce qu'elle perdait ses forces, devenait jaune, et éprouvait des douleurs vives dans l'épigastre et l'hypocondre droit. Un médecin prescrivit le régime lacté. L'état s'aggravant, la malade entre à l'hôpital.

Elle présente un aspect cachectique : le teint est jaunâtre et les conjonctives ont une coloration subictérique. La malade se plaint de douleurs vagues dans le ventre. L'exploration de l'abdomen montre que le foie est volumineux et descend d'environ deux travers de doigt au-dessous des fausses côtes; il est saillant à l'épigastre. Il n'est pas douloureux à la pression. Il n'y a pas d'ascite. Dans la fosse iliaque gauche, on trouve une tumeur dure, mobile, du volume d'une mandarine et qui est due à un myome utérin d'ancienne date.

L'urine renferme un peu d'albumine. Elle présente une coloration brun foncé. On y fait apparaître avec l'acide nitrique la réaction de Gmelin. L'examen spectroscopique, en opérant par diffusion, permet de constater la bande d'urobiline.

1. ACHARD. *Soc. méd. hôpitaux*, 1896.

Quelques jours après l'entrée de la malade apparait un léger délire tranquille, surtout marqué la nuit. Quand on lui adresse la parole, elle répond avec assez d'exactitude ; mais quand son attention n'est pas fixée, elle rêvasse, parle d'une façon incohérente mais sans bruit et presque à voix basse. Elle agite fréquemment ses mains, tourne la tête, mais sans brusquerie.

Le pouls est à 120 environ. La température atteint, le soir, de 38°,5 à 39°.

Une ponction faite le 1er septembre dans le foie, avec une seringue de Straus stérilisée à l'autoclave, permet de recueillir du sang dont l'ensemencement fournit du staphylocoque blanc.

Le 6 septembre, la température du soir atteint 39°,5.

Le 7, la malade tombe dans le coma ; la température s'élève à 41°,5, et la malade meurt dans la soirée.

A l'autopsie, on trouve le foie volumineux et parsemé de petites nodosités cancéreuses. En outre, le lobe droit renferme une masse plus grosse, ayant les dimensions du poing, blanc jaunâtre, non ramollie, et qui vient affleurer à la surface du foie. La vésicule biliaire repose sur cette masse, mais elle peut en être facilement détachée et ne lui adhère pas ; elle renferme deux calculs recouverts de petits mamelons blanchâtres. Les autres organes ne présentent pas de lésions notables, sauf l'utérus qui renferme des fibromes. Il n'y a pas d'autre cancer ; l'estomac en particulier est sain.

Dans l'observation suivante que j'ai déjà eu l'occasion de signaler[1], l'ictère grave fut également la caractéristique très prédominante.

Cancer du canal cystique. Cholécystite suppurée ; septicémie colli-bacillaire.

Mme H..., âgée de 43 ans, sans profession, est amenée au service le 19 août 1895.

C'est une femme de constitution moyenne, assez bien développée, dans les antécédents personnels de laquelle nous ne relevons rien de particulier. Le père serait mort à 59 ans, tuberculeux ; la mère aurait succombé à 49 ans, à une affection stomacale chronique, probablement de nature cancéreuse.

Depuis un temps assez long, qu'il est impossible à la malade de préciser, elle aurait éprouvé des douleurs vagues dans l'abdomen, mais n'ayant jamais revêtu la symptomatologie des coliques hépatiques. Depuis deux mois, douleurs plus vives, assez nettement localisées vers la région lombaire. Il y a quinze jours, brusquement, apparition de douleurs plus violentes et d'un ictère intense ; depuis lors, les selles sont décolorées, les urines foncées. L'état s'aggrave à partir du 16 août, et la malade sollicite son entrée.

A ce moment, on constate une détérioration très marquée de l'état général ; adynamie ; amaigrissement. T. = 38°,7. P. = 132. Ictère très intense, très prononcé sur toute la surface du corps. La langue est blanche, sèche, rugueuse ; anorexie complète ; vomissements répétés depuis deux jours. Les selles, complètement décolorées, ressemblent à du mastic. Le ventre est dur, résistant au palper, ballonné. Le foie est très hypertrophié, remontant à droite jusqu'au bord supérieur de la cinquième côte et, en bas, au niveau de la ligne médiane, dépassant de sept travers de doigt la ligne du rebord

---

1. G. ÉTIENNE. Forme pyosepticémique du cancer du canal cystique. *Archives générales de Médecine*, 1896, II.

des fausses côtes; à la palpation on sent son bord resté assez tranchant et, en palpant profondément, en déprimant largement la paroi abdominale vers la ligne médiane, on arrive, derrière et sous le rebord du foie, sur une masse globuleuse, de consistance très dure, ayant le volume approximatif d'une mandarine. Douleurs extrêmement vives à ce niveau. D'une façon générale, la surface du foie paraît assez lisse.

Pas d'hypertrophie de la rate.

Le pouls, à 152 pulsations à la minute, est petit, rapide, assez dépressible.

La pointe du cœur bat sur la ligne mamillaire, sous la 5ᵉ côte; le premier bruit est sourd.

Dyspnée légère, l'examen de l'appareil respiratoire ne révélant cependant qu'une respiration un peu exagérée, supplémentaire, vers les sommets, due au refoulement des lobes inférieurs des poumons par le foie hypertrophié.

Les urines sont très foncées, brunes; l'adjonction de teinture d'iode diluée révèle la présence d'une grande quantité de pigments biliaires.

La malade a des pertes depuis un mois.

Du côté de l'appareil nerveux, nous n'avons à noter que de l'insomnie persistante.

21 août. T. = m. 40°,6; s. 41°; P. = m. 150; s. 146. L'état général s'est aggravé; les traits se tirent, les yeux s'excavent; la peau est sèche, rugueuse. On a le tableau classique d'une véritable septicémie. Douleurs abdominales très intenses, continues.

Les jours suivants, les phénomènes généraux s'accentuent encore; la fièvre continue, prend le type à grandes oscillations, atteignant ou dépassant 40° tous les soirs.

Le 26. Apparition d'un peu d'ascite.

Le 27. L'ictère s'est encore foncé; les douleurs abdominales et lombaires persistent aussi intenses. Adynamie, prostration, affaissement. La malade vomit plusieurs ascarides lombricoïdes.

La malade meurt le 29, à 6 heures du matin.

Autopsie. — Le 29, à 9 heures du matin.

A l'ouverture de l'abdomen, on constate la présence d'un peu d'ascite.

Le foie présente avec le péritoine et le diaphragme quelques adhérences par périhépatite; il est énorme, remplissant presque tout l'abdomen et arrivant de tous côtés en contact avec les côtes. Sa face supérieure remonte au-dessous de la 1ʳᵉ côte jusqu'à 11 centimètres à droite, 15 centimètres à gauche; le lobe droit mesure 26 centimètres de hauteur, le lobe gauche 18; la largeur totale est de 26 centimètres; détaché, son poids total est de 4.800 grammes. Le foie est farci de masses néoplasiques dont les dimensions varient entre celles d'un grain de mil et celles d'une noisette; plusieurs forment bosselures à la surface.

Au niveau de l'appendice xyphoïde, deux portions du foie un peu étranglées à leur base par une bride constituent les deux profondes lobulations constatées par le palper dans l'examen clinique.

Vers le hile, au niveau de la petite courbure de l'estomac, on trouve de petits ganglions, ayant le volume de fèves, absolument incapables de provoquer par compression un rétrécissement des vaisseaux biliaires.

Mais on trouve *le canal cholédoque complètement rempli par un ascaride lombricoïde mort.*

La *vésicule biliaire* est un peu dilatée : à son ouverture, il s'écoule un flot de pus franc, verdâtre, bien lié (*cholécystite suppurée*). Au milieu de ce pus, trois calculs biliaires gros comme des noisettes. Les parois de la vésicule sont épaissies, mais unies, et l'examen histologique montre qu'elles ne sont pas envahies par la néoplasie. Mais sur le canal cystique, on constate l'existence d'une virole cancéreuse étranglant complètement le vaisseau. Le cathétérisme rétrograde avec une fine sonde est impossible. Pas de calcul arrêté.

Estomac. Quelques ecchymoses à la surface de la muqueuse ; pas trace de tumeur. À l'ouverture de l'organe, on y trouve deux ascarides vivants.

Pancréas volumineux, très dur : pas de néoplasme.

Rate friable, diffluente.

La colonne vertébrale, les organes génito-urinaires, les reins, les capsules surrénales, etc., sont soigneusement examinés ; nulle part on ne trouve place de cancer primitif pouvant être source de la généralisation hépatique.

Examen bactériologique. — *Cultures.* — Deux jours avant la mort, du sang est recueilli avec de minutieuses précautions, à l'extrémité du doigt ; ensemencé sur gélose, il donne naissance à des colonies nombreuses.

Le pus de la cholécystite, aseptiquement recueilli, est ensemencé sur gélose ; cultures abondantes.

L'élément microbien provenant des deux sources est ensemencé dans du bouillon, sur gélose, gélatine, pomme de terre ; il donne toutes les réactions du coli-bacille ; dans le bouillon, il forme de l'indol et fait fermenter la lactose. Il s'écarte cependant un peu du coli-bacille classique, en ce qu'il ne coagule pas le lait.

Lamelles. — Examinées sous le microscope, les colonies sont constitueés par de courts bâtonnets, très mobiles, se décolorant par le Gram.

Le pus, examiné sur lamelles, renferme des bacilles de tout point semblables ; on n'y retrouve aucune autre forme microbienne.

Inoculation. — Quelques gouttes d'une culture sur bouillon, âgée de quarante-huit heures, sont inoculées dans le tissu cellulaire du dos d'un cobaye, qui meurt au bout de vingt heures ; le sang du cœur ensemencé sur gélose donne des colonies semblables aux précédentes.

A l'examen clinique de cette femme, le diagnostic de cancer secondaire du foie s'imposait : la difficulté consistait à en découvrir le foyer primitif. Aucun symptôme n'attirait l'attention particulièrement vers un organe. Mais la marche de la température, l'état général qui n'était pas celui de la cachexie cancéreuse, ayant conduit au diagnostic de septicémie, vérifié par l'examen bactériologique, nous étions amené à attribuer à cette septicémie une porte d'entrée au niveau d'un néoplasme ulcéré siégeant en un point infectable, tel que pourrait être un épithélioma de petit volume situé sur la face postérieure de l'estomac, bien toléré, ne donnant lieu à aucun symptôme marqué, passant inaperçu, ainsi qu'il arrive assez souvent, mais ayant ouvert les voies à une infection partie de l'appareil gastro-intestinal, et d'au-

tre part s'étant très rapidement généralisé au foie et ayant déterminé
l'ictère par compression des canaux biliaires au niveau d'une masse
néoplasique ou d'une masse ganglionnaire.

En présence des migrations des ascarides, l'hypothèse d'une occlusion du cholédoque par un de ces entozoaires fut bien émise; sans en
éliminer absolument la possibilité, on s'arrêta au premier diagnostic,
bien qu'assez peu satisfaisant.

L'autopsie en démontra en effet l'inexactitude.

L'existence d'un lombric dans le canal cholédoque fut constatée à
l'autopsie; la question se posait de savoir s'il y avait pénétré pendant
la vie ou s'il s'agissait simplement d'une migration *post mortem*. La
première hypothèse est plus vraissemblable, car nous n'avons relevé
aucune autre cause pouvant expliquer l'apparition de l'ictère : le
canal hépatique et le canal cholédoque n'étaient comprimés ni étranglés par aucune masse néoplasique ou ganglionnaire, la présence
même de l'ascaride en est la preuve; la résorption de la bile n'a pu
se faire au niveau de la vésicule qui n'en renfermait pas. Il est probable que le milieu intestinal étant modifié par les troubles digestifs,
les ascarides contenus dans le tube digestif ont émigré, ainsi qu'il
arrive fréquemmennt lorsque les fonctions intestinales sont notablement perturbées; alors que la plupart passaient dans l'estomac et de là
dans l'œsophage, l'un deux pénétrait accidentellement dans le canal
cholédoque, peut-être au moment d'une rémission de la sécrétion
biliaire; surpris au moment du flux d'excrétion, il périt sur place
sans pouvoir rétrocéder, et obtura ainsi le canal.

Par quel mécanisme s'est produite la cholécystite suppurée? Normalement, ainsi que l'ont bien établi Albarran, Dupré, Claisse et
Dupré, les canaux d'excrétion des glandes, et notamment les voies
biliaires, sont aseptiques; mais tout obstacle, même peu prononcé,
apporté à l'écoulement des produits de sécrétion peut favoriser leur
infection. Ici, le canal cystique rétréci aurait pu permettre l'invasion
microbienne de la vésicule, mais à condition que le canal cholédoque
fût infecté; or, celui-ci étant sain devait être aseptique. Telle était,
croyons-nous, la situation jusqu'au moment de la pénétration de
l'ascaride, qui apporta dans le canal cholédoque les microbes
pyogènes intestinaux, permit l'infection du canal cystique, et consécutivement de la vésicule.

Le type *endocardite aiguë* a également été noté par Brissaud, par
Vaquez, par Kelsch, dont voici l'observation comme exemple. On y
remarque l'infection sanguine généralisée, manifestée par les lésions
du cœur gauche et de tout l'appareil veineux.

Phlébites multiples et successives, Hémiplégie, Aphasie, Cancer de l'estomac, Endocardite végétante[1].

X.... officier, 45 ans, est admis au Val-de-Grâce, le 31 janvier 1884, mort le 12 avril 1884.

Le 31 janvier, à son arrivée, le malade présente une apyrexie complète, amaigrissement modéré, appétit assez bon, constipation habituelle.

Foie et rate normaux.

La palpation de la région épigastrique est indolore et ne révèle point de tumeur.

Rien au cœur.

Le 5 février, on constate un gonflement douloureux au niveau de la veine jugulaire externe gauche, un peu au-dessus de la clavicule.

Sur une longueur de trois centimètres, la peau est rouge et chaude, très sensible à la plus légère palpation; la veine est distendue, oblitérée par un caillot qui doit se prolonger dans la veine sous-clavière, car il existe un léger œdème de la main gauche. T. 38°,5.

Le 6 février le gonflement est plus marqué du côté gauche du cou.

Les mouvements sont douloureux.

Le 7 février, toute la veine jugulaire externe forme un cordon saillant, dur, de la grosseur du petit doigt, douloureux, s'étendant de la clavicule à l'angle de la mâchoire.

À partir du 8, l'œdème commence à disparaître.

Le 12 février, la veine présente la même saillie et la même dureté, mais elle est moins douloureuse.

Le 14 février, à la suite de mouvements, hémiplégie droite complète et aphasie.

Le 25 février, l'œdème du membre supérieur gauche a complètement disparu; mais plusieurs veines du dos de la main se dessinent sous forme de cordons durs, roulés.

Le 2 mars, phlébite et œdème du dos de la main droite, puis du membre inférieur droit, avec fièvre.

16 mars. Hématémèse, mélæna, lipothymie.

Souffle doux systolique, zone de maximum au niveau du mamelon.

Après avoir présenté de la fièvre vespérale pendant quinze jours, le malade succombe le 12 avril 1884.

Autopsie le 14. — Nodules néglosiques ulcérés dans l'estomac.

Sur l'une des valves de la mitrale, 5 petites végétations molles, fibrineuses, inégales, dont la plus grosse ne dépasse pas la grosseur d'un pois, à surface irrégulières, verruqueuses, petite végétation sur chaque valvule sigmoïde.

Il me reste à parler d'un dernier type, c'est la *pyohémie* avec suppurations multiples. Le cas de Brissaud en est un remarquable exemple; on remarque en particulier l'absence de tout foyer de bronchopneumonie capable d'avoir déterminé par voisinage la pleurésie purulente.

1. Kelsch. *Soc. méd. hôpitaux*, p. 468, 9 décembre 1887.

*Cancer latent de l'estomac. Pleurésie purulente, pyohémie,
arthrites suppurées*[1].

François G., teinturier, âgé de 57 ans, entré à l'hôpital Beaujon, le 4 mars
1878, dans le service de M. le Dr Millard. C'est un homme de moyenne taille,
maigre, le visage pâle et fatigué. Il se plaint de douleurs vagues dans les
membres, et dit avoir complètement perdu l'appétit depuis un mois environ.
Il n'a de goût pour aucun aliment liquide ou solide, et comme ses ressources
sont excessivement restreintes, il se nourrit d'une façon déplorable dans
ces derniers temps. D'ailleurs, il ne vomit pas, n'a pas de troubles digestifs,
ne tousse pas, et n'était cette anorexie persistante qui a considérablement
diminué ses forces, il ne se sentirait nullement malade.

Lorsque le malade entra à l'hôpital, on rechercha minutieusement la lésion
organique probable qui l'avait plongé dans cet état de cachexie profonde.
Les membres inférieurs étaient un peu œdématiés, mais l'urine ne renfermait pas d'albumine. Le cœur ne présentait pas de bruit morbide; on enten-
dait seulement à la base de la poitrine, à gauche et en arrière, quelques
frottements de pleurésie sèche.

22 mars, même état. Le soir du même jour, la fièvre se déclara avec une
intensité assez notable.

28 mars, à l'examen de la poitrine, on constate que la pleurésie sèche de
la base du côté gauche s'était transformée en pleurésie avec épanchement.

24 mars, le matin, T. 59°,5, le soir, 40°,2. L'état général est inquiétant.

25 mars, le malade a eu une selle sanguinolente. La probabilité d'une
lésion organique du tube digestif semblait ainsi se confirmer.

En outre, les *articulations* des genoux, des coudes et des poignets, étaient
devenues très douloureuses; et comme ce nouveau symptôme coïncidait à
peu près avec l'apparition de la fièvre et des frissons, on porta le diagnostic
d'infection purulente. Le soir, T. 40°.

26 mars, le malade râle. Les articulations des genoux sont remplies de
liquide, celles des coudes sont gonflées, et il existe un épanchement abondant dans les gaines des extenseurs. Mort à dix heures du matin.

A l'autopsie, on trouve un cancer de la petite courbure de l'estomac,
étendu depuis le cardia jusqu'à la partie moyenne du bord supérieur de
l'organe avec adhérence et péritonite diffuse dans l'épiploon gastro-hépatique.
Les *articulations* sont remplies de *pus*. La plèvre gauche renferme une poche
purulente considérable.

Telles sont les différents modes suivant lesquels se produit l'infection à point de départ néoplasique; le plus souvent, ce mode est bien
déterminé, précis : infection *in situ*, par extension ou par généralisation. Ces deux derniers peuvent se combiner : le néoplasme ouvre à
l'infection une cavité antérieurement aseptique, alors que se produit
d'autre part l'infection générale. En voici un cas emprunté à
MM. Merklen et Vaquez.

1. E. BRISSAUD. *Soc. Anatomique*, 1878.

Cancer ulcéré de l'utérus. Phlegmatia alba dolens de la jambe gauche.
Péritonite suppurée. Endocardite végétante.

Une Mme T..., âgée de 75 ans, entra le 12 octobre 1888, dans le service du Dr Mercklen.

Cette femme, de bonne santé habituelle, a été prise, il y a six mois environ, de pertes abondantes qui, depuis ce moment, se sont fréquemment répétées. En même temps, elle a commencé à ressentir de violentes douleurs dans la région du bas-ventre, avec irradiation vers les lombes.

En février 1889. — La malade, très affaiblie, présente un faciès jaune paille caractéristique. L'appétit est perdu. Pas de troubles intestinaux ni urinaires. Au toucher, on constate la destruction complète du col utérin. A la place, on rencontre des végétations qui envahissent le vagin d'une part, l'utérus de l'autre.

Écoulement abondant de liquide sanguinolent sanieux, d'odeur infecte.

Mars 1889. — La cachexie augmente, la malade devient de plus en plus faible.

10 mars. — Apparition de douleurs dans la jambe gauche, avec œdème blanc et lisse. A la même époque, et à deux ou trois reprises, la malade a présenté, le soir, de violents frissons avec claquement de dents. Ces frissons duraient une à deux heures. On constata alors l'existence d'une phlegmatia alba dolens de la jambe gauche.

Le 2 avril, la malade est reprise de violents frissons avec douleurs abdominales intenses. Elle meurt deux jours après.

Autopsie faite vingt-quatre heures après la mort.

A l'ouverture du thorax, on ne constate pas de liquide dans les cavités pleurales. Quelques adhérences des deux feuillets de la plèvre du côté droit, de date récente.

Poumons sains. Léger degré d'emphysème.

Péricarde ne contenant aucune trace de liquide.

Cœur, un peu gros, avec surcharge graisseuse aux points habituels. Une tache laiteuse, du diamètre d'une pièce de 2 francs environ, vers la pointe du cœur, en avant. Valvule mitrale et valvules aortiques suffisantes à l'épreuve de l'eau.

Les bords de la mitrale présentent manifestement une vascularisation exagérée; de plus, en certains points, on constate des épaississements du bord libre, et c'est surtout au niveau de ces épaississements que l'hyperhémie est plus marquée. Par place aussi, il commence à se former des végétations, dont quelques-unes même prennent l'aspect polypiforme. Les valvules sigmoïdes aortiques sont saines et souples. Petite plaque athéromateuse calcaire à l'entrée de la coronaire gauche, entrée qui n'est d'ailleurs pas rétrécie.

Le cœur droit n'est pas dilaté; la valvule tricuspide présente quelques épaississements semblables à ceux de la mitrale, moins marqués, mais reconnaissables.

Myocarde sain.

A l'ouverture de l'abdomen, on constate les traces d'une péritonite datant déjà de quelque temps, avec présence de 200 grammes environ de liquide purulent. Les anses intestinales sont, en certains points, agglutinées entre elles; par place, le péritoine présente des épaississements manifestes avec vascularisation exagérée, et les fausses-membranes que l'on rencontre ont un aspect louche et trouble.

Lorsqu'on recherche les causes de cette péritonite purulente qui, d'ailleurs, est limitée à la partie inférieure de l'abdomen, on voit que, au niveau du cul-de-sac utéro-rectal, les fausses membranes sont plus épaisses, bien qu'encore molles et friables. Lorsque ces fausses membranes sont enlevées et que le feuillet péritonéal est décollé, on aborde l'utérus épaissi, volumineux, et dont le tissu s'est, au point correspondant, laissé déchirer par des végétations cancéreuses développées dans le muscule même de l'organe. On constate, en effet, qu'il existe, à la face externe de l'utérus, une ulcération à bords renversés, friables, à contours irréguliers et à fond putrilagineux, lequel se perd d'ailleurs dans l'intérieur de l'utérus. Cette ulcération, dont le diamète ne mesure pas plus de un centimètre et demi dans sa plus grande étendue, est recouverte par la séreuse péritonéale et les fausses membranes qui se sont formées à ce niveau.

Le foie est gros; il présente les caractères de la dégénérescence graisseuse, avec aspect jaunâtre, anémie à la coupe et mollesse du tissu.

Reins normaux, sauf la pâleur et l'état pâteux de la substance corticale, dans laquelle apparaissent, çà et là, quelques foyers de congestion.

La rate molle, diffluente.

La veine fémorale, oblitérée par un caillot d'ancienne date, qui se prolonge jusque dans la veine iliaque d'une part, et de l'autre vers la poplitée. Le caillot est ramolli vers son centre et contient, à ce niveau, une matière puriforme.

L'examen microbiologique du liquide péritonéal n'est pas fait.

Les ensemencements faits avec le liquide puriforme de la veine ont donné des cultures pures de streptocoques pyogènes.

L'examen bactériologique des végétations verruqueuses de la mitrale donne le résultat suivant : des microcoques en masses zoogléiques et en chaînettes, abondants sur les bords et se reconnaissant facilement en outre, au milieu de la fibrine, et, en plus, de microbes en bâtonnets, plus abondants sur les bords. Nous ne saurions dire exactement auxquels de ces micro-organismes on doit faire jouer le rôle capital. Nous savons d'ailleurs que la présence simultanée des deux ordres de bactéries (microcoques et bâtonnets) a souvent été signalée dans les endocardites végétantes, et que leur rôle n'a pas encore été exactement défini.

Quelques-unes des veines sus-hépatiques présentent des accumulations de globules rouges, et dans celles-là, il est possible de reconnaître la présence de microcoques, quelques-uns en chaînettes.

L'examen de l'utérus, fait seulement au point de vue histologique, a montré qu'il s'agissait d'un épithélioma ulcéré du col à type pavimenteux lobulé.

Un néoplasme peut donc devenir le point de départ d'un type quelconque d'infection microbienne banale : et le fait était presque *a priori* certain : il serait beaucoup plus fréquent si le plus souvent les voies d'infection n'étaient obturées, par des thromboses par exemple; mais probablement, aussi, ces accidents passent souvent inaperçus, masqués par la cachexie cancéreuse : c'est pourquoi j'ai insisté sur ce paragraphe d'étiologie générale des septicémies, que j'ai eu l'occasion de rencontrer dans deux cas sur environ cinquante observations de pyosepticémies personnellement observées.

DE L'INFLUENCE DE CERTAINS ALIMENTS SUR LA MARCHE DES INFECTIONS ET INTOXICATIONS MICROBIENNES

par MM. P. CHATIN et L. GUINARD.

Depuis les expériences de Raulin, on connaît l'importance des variations de composition d'un milieu de culture sur les micro-organismes. La thérapeutique a pour but d'agir tantôt sur le germe infectieux lui-même, tantôt sur le milieu de culture, c'est-à-dire sur l'organisme en accroissant sa force de résistance. Or l'alimentation est la source naturelle des variations possibles dans la composition chimique de l'organisme.

Nous avons cherché à produire chez des animaux de semblables variations soit par des injections intra-veineuses, soit mieux par des suralimentations exclusives ou prédominantes avec telle ou telle sorte d'aliments. Nos recherches ont porté successivement sur l'influence que les substances sucrées, les matières grasses, et les albuminoïdes exercent sur les infections ou les intoxications microbiennes.

L'influence du jeûne et de la suralimentation a donné lieu à des études dont les résultats sont intéressants, mais en partie contradictoires. Depuis le travail de Canalis et Morpurgo qui démontrait l'action favorisante du jeûne sur l'infection charbonneuse, MM. Teissier et Guinard (*Ac. des Sc.*, 15 févr. 97) ont établi que les animaux à jeun résistaient mieux à l'influence de certaines toxines (toxine diphtérique et pneumobacilline) que les animaux témoins placés dans des conditions normales d'alimentation. Roger et Josué (*Soc. de biologie*, juillet 1900) ont prouvé que des animaux, préalablement inanitiés, peuvent se montrer plus résistants à l'infection coli-bacillaire que des animaux alimentés normalement si, après avoir subi une assez longue inanition, ils ont été remis pendant quelques jours à leur régime ordinaire.

A propos de l'influence de telle ou telle espèce d'aliment, la question a été étudiée surtout pour le sucre, et a donné lieu à des études qui ne sont pas sans avoir entre elles quelque chose de contradictoire. Si les expériences de Chauveau et les observations cliniques de Lustentorfer établissent la valeur énergétique du sucre comme aliment, les expériences de Bujwid avaient signalé depuis longtemps l'action favorisante du sucre sur la pyogenèse avec le staphylococcus. Karlinski, Tarato avaient confirmé ces expériences; Grawitz et de Bary, Steinhaus, Hermann avaient nié cette action. Nicolas (*Arch. de méd. exp.*, 96) sans être aussi affirmatif que Bujwid arrive à des résultats qui se rapprochent cependant de ceux obtenus par cet auteur. Le fait clinique de la fréquence et de la gravité de la tuberculose et des affections pyogènes chez les diabétiques est connue depuis longtemps. Quinaud (*Soc. de méd. de Lyon*, 1900) a donné une confirmation expérimentale pour la tuberculose; Charrin et Guillemonat ont établi le rôle de l'hyperglycémie sur les prédispositions morbides de la période puerpérale.

Sur le rôle des matières grasses relativement aux infections, il n'existe pas de donnée expérimentale.

Quant aux albuminoïdes, il faut citer les importants et intéressants travaux de Richet et Héricourt sur la *zomothérapie* dans la tuberculose.

Nos expériences ont porté sur l'influence du sucre, que nous avons étudiée avec la toxine diphtérique, et les infections produites par le bacille d'Eberth, le bacillus anthracis, le charbon symptomatique, la pneumo-entérite du bœuf, et sur l'influence des matières grasses et des albuminoïdes que nous avons étudiée avec la toxine diphtérique seulement. Nos expériences ont été faites sur le chien, le lapin, le cobaye. En voici les conclusions.

L'imprégnation de l'organisme par le sucre réalisée, soit par injection intra-veineuse, soit aussi bien et aussi complètement par une suralimentation sucrée, met les animaux en état de moindre résistance à l'intoxication diphtérique. La période d'incubation, que présente normalement l'intoxication diphtérique, est diminuée de longueur, les phénomènes gastro-intestinaux sont plus graves, et la mort survient plus tôt. La courbe thermique présente souvent un aspect particulier, consistant en une élévation progressive, suivie de chute également progressive jusqu'à la mort.

L'imprégnation sucrée a présenté les mêmes effets défavorables sur l'infection par le bacille d'Eberth et le micro-organisme de la pneumo-entérite du bœuf. Les résultats ont été douteux ou nuls avec le bacillus anthracis, et le charbon symptomatique.

La suralimentation exclusive des chiens par la graisse produit, comme le sucre, mais d'une façon un peu moins marquée, une moindre résistance à l'intoxication diphtérique. Les symptômes principaux consistent alors en des phénomènes de gastro-entérite hémorragique grave.

Enfin les animaux ayant subi une alimentation albuminoïde exclusive avec les œufs ont tous résisté plus longtemps que les animaux suralimentés avec le sucre ou nourris exclusivement de graisses, à l'intoxication par le poison diphtérique.

M. Tocatoulis. — Les Égyptiens et les Abyssiniens font un usage considérable de sucre et d'aliments sucrés. Or la résistance de ces gens à différentes maladies et surtout à la tuberculose est très faible. Quand en Égypte, nous constatons les signes d'une tuberculose commençante, nous sommes sûrs que le malade va mourir dans deux mois, au plus tard.

M. Charrin. — Au sujet de cette influence bien connue du sucre, je ferai remarquer que, quand on soumet des animaux à l'influence de la dyscrasie acide, chez eux le sucre est lentement consommé, par suite ils sont exposés à l'hyperglycémie sans avoir ingéré du glycose en excès. C'est sans doute en partie à ce fait qu'est due, en dehors de l'alcalinité du sang diminuée, la diminution liée à celle de l'état bactéricide, qu'on doit rapporter le défaut de résistance à l'infection.

M. Chantemesse montre plusieurs chiens inoculés de tuberculose, les uns gardés comme témoins, ont considérablement maigris ; les autres traités par la viande crue paraissent en bonne santé.

M. Levaditi. — Je désire faire remarquer à l'auteur les points suivants :

1° Je me demande si la dose de sucre injectée n'était pas trop forte (20 0/0); dans ce cas il faudrait tenir compte des trouble d'anisotonie, qui peuvent augmenter la toxicité, comme l'ont constaté Claude et Balthazard pour la strychnine, Charrin et moi pour la toxine diphtérique.

2° La période d'incubation me paraît exceptionnellement courte. On ne peut pas raccourcir en deçà de quelques heures (3 à 4) cette période d'incubation, quelque grande que soit la dose de toxine injectée. Cette remarque ne fait que rendre plus intéressantes les observations de M. Guinard.

M. Guinard. — Pour fixer le titre des solutions employées, je me suis basé sur les travaux antérieurs des auteurs qui se sont intéressés aux effets des injections de sucre dans les veines. La toxine employée a été fournie par le laboratoire de médecine expérimentale de la Faculté et semblait très pure. Quant à la brièveté de la période d'incubation, constatée dans une expérience faite avec M. Chatin, j'en ai moi-même été très frappé ; mais les symptômes observés, qui étaient bien ceux que l'on voit habituellement à la suite de l'intoxication diphtérique, ne semblent pas douteux, il s'agissait bien d'une apparition exceptionnellement rapide des accidents de la toxine.

M. Charrin. — Il est impossible, semble-t-il, de supprimer la période d'incubation, mais la durée varie suivant les troubles imposés à l'économie, en particulier, comme je l'ai vu avec Levaditi, suivant l'état isotonique ou anisotonique des humeurs : elle varie aussi suivant la perfection des méthodes mises en œuvre.

M. Hryniewsky. — Il est regrettable que, dans les expériences qui viennent d'être relatées, on n'ait tenu compte que de la mort ou de la survie de l'animal, en négligeant le tableau clinique de l'évolution. Les résultats de ces expériences ne peuvent pas nous aider en pathologie humaine où nous traitons des malades et non pas des maladies.

M. RICHET. — Je ferai remarquer que sous l'influence de l'injection du sucre l'élimination de chlore et d'azote total est augmentée au moins dans les trois heures qui suivent l'expérience.

M. BALTHAZARD. — Les expériences que j'ai communiquées récemment à la Société de biologie, sur l'effet des injections intravasculaires de sucre sur la sécrétion urinaire, m'ont conduit à des résultats exactement opposés à ceux qu'a obtenus M. le professeur Richet. J'ai il est vrai employé des doses assez fortes, celles qu'a utilisées justement M. Guinard, soit 10 gram. de glucose par kilog. et j'ai dosé dans l'urine des 24 heures l'azote total, l'urée, le chlorure de sodium dont les quantités ont toujours été moindres (près de moitié) que la veille de l'injection et que les jours suivants.

Il semble que le rein auquel on impose l'élimination d'une grande quantité de sucre soit moins apte à accomplir son travail habituel.

M. le professeur BOUCHARD. — Des termes de la communication de M. Guinard ou de ce qu'il y a ajouté, il résulte que 50 c. c. d'une solution de glycose à 20 pour 100 ont été injectés de quoi faire passer le point de congélation du sang de $0°,56$ à $1°,16$, si les calculs que je viens de faire sont exacts. On comprend quel trouble énorme de la tension osmotique peut en résulter et quels désordres cela peut produire et sur le fonctionnement des cellules du sang et sur la déshydratation secondaire des tissus qui va, par pléthore, réduire l'exagération de la tension osmotique et favoriser l'élimination par les émonctoires. Telle est la souplesse et l'aptitude de l'économie à corriger les perturbations physiques les plus considérables que tous ces changements peuvent se produire assez rapidement pour que la mort n'en résulte pas, pas assez cependant pour que le fonctionnement des cellules nerveuses ne soit pas influencé au point de les empêcher de résister à des empoisonnements auxquels elles ne sont sensibles que plus tardivement.

PHLÉBITE PURULENTE DU CORDON ET SEPTICÉMIE
DE NATURE STAPHYLO-STREPTOCOCCIQUE

par MM. F.-J. BOSC et GIBERT.

de Montpellier.

Les phlébites purulentes des veines du cordon sont très rares. On ne connaît que les deux observations d'Escalier et celle de Vallin qui soient typiques.

Notre observation a trait à un jeune homme de 22 ans, originaire de la Réunion et porteur, depuis six ans, d'un varicocèle double, douloureux,

Quinze jours avant sa mort, le 5 février, il avait présenté une grippe à forme névralgique qui guérit rapidement. Gêné par son varicocèle et une pointe de hernie, le jeune homme met un bandage le 20 février au matin. Il avait repris sa vie ordinaire mais se sentait encore un peu mal en train.

Le même jour à 7 heures du soir, frisson violent, température axillaire de 40,5; les bourses un peu douloureuses paraissent indemnes.

Le 21 à 11 heures du matin, tableau d'une septicémie à marche suraiguë avec douleurs vives dans l'abdomen, au niveau des fosses iliaques. Les bourses sont rouges et œdématiées. A 5 heures du soir, surviennent des vomissements, de la diarrhée, de l'anurie. Le pouls est à 140. La température qui est à 40° s'abaisse à 38° dans les heures qui suivent.

Le 22, les bourses sont extrêmement gonflées, tendues, rouges et l'œdème se propage le long du trajet des cordons. Le malade meurt à midi, quarante heures après le premier frisson.

A *l'autopsie*, vaginalite avec congestion des testicules; épididyme volumineux, bosselé, fluctuant par places. A la coupe il s'écoule un pus jaunâtre, crémeux par des orifices veineux dilatés, parfois d'aspect kystique.

Dans le tissu conjonctif œdématié et infiltré d'un exsudat fibrino-purulent, le paquet vasculaire postérieur présente des veines simplement variqueuses. Le paquet antérieur forme une masse jaunâtre, bosselée, formée par des boyaux irréguliers et accolés. Ce sont des veines variqueuses gorgées de pus. Cette lésion se poursuit jusque dans l'abdomen.

A *l'examen microscopique*, on trouve des lésions anciennes de phlébite chronique et une thrombo-phlébite fibrino-purulente intense. Le tissu interstitiel est le siège d'un œdème aigu avec formation de foyers nécrosiques et purulents.

L'étude *bactériologique*, cultures, examen direct du pus, recherche des microbes dans les préparations a décelé partout l'existence d'une association d'un streptocoque très virulent avec du staphylocoque doré. Le streptocoque de beaucoup prédominant pullule dans tous les points du tissu lésé en quantité vraiment extraordinaire.

C'est pour la première fois que l'étude pathogénique de ces phlébites purulentes du cordon est faite.

Au point de vue étiologique, ces phlébites septicémiques sont très rares et dans la nôtre comme dans les trois autres connues le malade était *originaire des pays chauds* (Guadeloupe, Brésil, Réunion) où les lymphangites sont extrêmement fréquentes et persistantes.

Dans tous les cas également, il existait un *varicocèle*.

Au point de vue symptomatique, tous les cas ont évolué comme une septicémie suraiguë en 4 à 5 jours; le nôtre en 40 heures, d'où une difficulté très considérable pour le diagnostic précis.

Il est difficile d'indiquer la *cause provocatrice*. Dans notre observation, nous pensons que la grippe avait déjà modifié l'état général et créé une sorte de microbisme latent qui a été révélé par le trauma-

tisme même léger produit au niveau du scrotum et des veines chroniquement malades.

AUTO-INTOXICATIONS DANS CERTAINES INFECTIONS OBSERVÉES
AUX PAYS CHAUDS

par J. CRESPIN,

d'Alger.

Tout le monde connait l'importance des auto-intoxications dans les
pays chauds, tropicaux et prétropicaux. En étudiant, en Algérie, quelques grandes infections, la fièvre typhoïde, la grippe, la pneumococcie,
le paludisme, les fièvres éruptives, susceptibles d'être observées en tous
pays, j'ai cru remarquer, après bien d'autres qui ne se sont pas très
explicitement exprimés sur ce point, que ces infections affectaient sous
un tel climat, dans la saison chaude surtout, certaines modalités
symptomatiques absolument exceptionnelles en Europe et que ces
diverses modalités symptomatiques pouvaient être rattachées à des
anto-intoxications de source hépatique la plupart du temps.

Je dois dire que l'Algérie était tout à fait propice à cette étude.
Pendant la saison chaude qui, en raison de l'uniformité thermique et
de la tension considérable de la vapeur d'eau, rappelle l'hivernage des
tropiques, la pathologie algérienne se rapproche beaucoup de la
pathologie tropicale, sans affecter la complexité de celle-ci, les
recherches sont donc plus faciles et plus fructueuses.

Et pourtant ce problème, gros de déductions pathogéniques relatives
à la marche et à la physionomie dans les pays chauds des maladies
infectieuses banales, n'a jamais été l'objet d'un travail approfondi
spécial : abstraction faite de quelques pages extraites des livres de
Davidson, Masson, Rho, on ne rencontre dans les auteurs que de
vagues allusions à cette question séduisante.

C'est ce problème que je m'efforce de résoudre depuis plusieurs
années.

La fièvre typhoïde devait plus particulièrement attirer mon attention. Déjà MM. Kelsch et Kiener, Arnould avaient montré que l'éclosion et l'évolution de cette maladie n'étaient pas indépendantes des conditions comiques, météoriques, et que de juin à octobre, l'endémie
typhoïdique était plus grave et plus étendue. C'est à cette époque que

les émonctoires fonctionnant défectueusement. les auto-intoxications
sont plus fréquentes.

Je me suis attaché à l'étude des particularités que la fièvre typhoïde présente en Algérie, particularités, dont certaines, notamment
l'irrégularité de la courbe thermique, la fréquence et l'importance des
éruptions, la prédominance des symptômes digestifs et nerveux, avaient
déjà été signalées par un certain nombre d'auteurs.

Mais en dirigeant mes travaux uniquement de ce côté, j'ai cru pouvoir rattacher ces particularités, non pas à des infections secondaires
mais à des auto-intoxications hépatiques, et j'ai cru pouvoir dire : « Si
la fièvre typhoïde est plus grave en Algérie qu'en France, fait admis
par tous, c'est que dans cette maladie, le foie, toujours en imminence
morbide, fléchit plus facilement. »

Bien plus, dans un certain nombre de cas, les symptômes hépatiques
m'ont paru tellement prédominants, commandant tous les autres pour
ainsi dire, que j'ai décrit des formes hépatiques de fièvre typhoïde, qui
d'après mes statistiques, constitueraient le tiers de la totalité des cas,
ces formes ayant d'ailleurs beaucoup d'analogie avec ce que M. Roger
a décrit récemment sous la même appellation. Des recherches de
M. Roger, il résulte que de pareils faits sont observables en France,
mais avec infiniment moins de fréquence qu'en Algérie. D'ailleurs
ces formes hépatiques se retrouvent, en les cherchant dans les
auteurs, et depuis longtemps. On pourrait donner ce nom aux
formes décrites par M. Chédevergne, dans sa thèse en 1854, année où
une épidémie sévère de dothiénentérie avait sévi à Paris, alors que le
thermomètre avait atteint exceptionnellement un degré fort élevé,
les autopsies avaient révélé un foie tuméfié et siège de graves lésions.

Les formes hépatiques de fièvre typhoïde, telles que j'ai pu les
observer en Algérie, surtout en été, se distinguent par un début
généralement brusque, une tuméfaction du foie, susceptible d'augmenter ou de diminuer, dans le cours de la maladie, en rapport avec
certains incidents de l'infection, surtout avec les hémorragies intesti
nales ou autres. Les hémorragies dans la fièvre typhoïde d'Algérie, me
paraissent souvent dues à un processus hémorragique général et non
à une ulcération d'une plaque de Peyer. Comme les dimensions du
foie augmentent quand l'hémorragie devient plus copieuse, comme
ces dimensions décroissent quand l'hémorragie se tarit; comme
d'autre part l'urée diminue quand le foie augmente, ou inversement,
je me suis cru autorisé à rattacher les hémorragies typhoïdiques à
l'atonie du foie. Le traitement d'ailleurs semble appuyer mon hypothèse, comme je le dirai bientôt.

Au reste, les hémorragies de la dothiénenterie sont beaucoup plus fréquentes en Algérie qu'en France : la fièvre typhoïde des régions prétropicales semble avoir beaucoup plus souvent une tendance hémorragique.

La courbe thermique dans la forme hépatique est très irrégulière, remarquable par des chutes brusques en plein cours de la maladie, peu élevée relativement à la gravité de l'état général. Les symptômes digestifs, vomissements, diarrhée et constipation sont beaucoup plus marqués qu'en France : le subictère et l'ictère, mésopigmentaire surtout, sont assez souvent observés.

Il en est de même des symptômes nerveux, délire, asthénie, paralysie sphinctériennes, etc.

Les érythèmes se montrent à toutes les périodes de la maladie. Quand ils sont tardifs, ils évoquent la description qu'en a faite M. Hutinel, en 1892, et à ce propos je rappellerai le cas de M. Hutinel : le foie était augmenté de volume et présentait des lésions considérables, alors que le rein était à peine touché.

Les troubles cardiaques et pulmonaires sont réduits au minimum dans cette forme.

Si le malade n'est pas emporté par l'état typhoïde, dans les premiers jours de la maladie, la défervescence se fait tardivement, vers le quarantième jour, et la convalescence s'installe très difficilement. On observe rarement la fringale classique, les fonctions digestives, restent paresseuses longtemps. Des reprises de fièvre avec vomissements, subictère, tuméfaction du foie, diarrhée, se montrent souvent dans la convalescence et constituent des fausses rechutes. Les troubles nerveux post-typhoïdiques, manie, imbécillité et folie, paraissent très fréquents.

L'analyse des urines dans la forme hépatique montre que l'urée se maintient toujours à un taux très bas, même dès les premiers jours, que l'indican se décèle souvent dans l'urine, et que l'urobiline et son chromogène s'y rencontrent avec une fréquence remarquable. La polyurie ne s'observe guère au moment de la défervescence : il semble que la décharge ne se fait pas tout d'un coup « en crise », mais graduellement, ce qui est en rapport avec la lenteur de la convalescence.

En portant mes investigations du côté d'autres infections, celles mentionnées au début de cette communication, j'étais frappé des symptômes hépatiques que présentaient également ces infections.

Dans la grippe, qui semble en Algérie une maladie à rechutes successives de telle sorte que les tracés thermiques rappellent, avec plusieurs défervescences temporaires au lieu d'une seule, ceux donnés comme caractéristiques par M. Kiener dans la grippe d'Algérie, le foie se montre gros et douloureux très souvent la quantité de l'urée très basse, surtout au moment des fausses défervescences (durant de 24 à 48 heures). On décèle fréquemment du subictère en même temps que l'urobiline dans les urines.

L'asthénie grippale souvent si prononcée paraît être augmentée par l'atonie du foie. C'est dans les cas de grippe à forme asthénique que l'urée est excessivement basse et que l'indican et l'urobiline apparaissent en plus grande abondance dans l'urine.

Dans la pneumonie, si souvent liée à la grippe, les symptômes bilieux sont d'une extrême fréquence en Algérie : ictère, vomissements, diarrhée : mais il y a aussi presque toujours des signes non équivoques d'altération de la cellule du foie : urobilinurie, indicanurie, hypoazoturie, etc.

Dans le paludisme, mes observations me portent à croire que l'état du foie règle le pronostic. Pourquoi certains individus ont-ils des accès répétés de fièvre intermittente, résistant souvent à la quinine sans jamais tomber dans le paludisme chronique, dans la cachexie paludéenne? et pourquoi d'autres, après quelques accès de fièvre très espacés, ou même après un accès unique deviennent-ils rapidement des paludéens chroniques, exposés à des dangers multiples ? C'est que le foie des premiers a résisté et que le foie des seconds a fléchi dès les premières atteintes de l'hématozoaire. Il importe donc de rechercher avec soin les signes — grands et petits — de l'insuffisance hépatique chez les nouveaux impaludés. En France, par exemple dans la banlieue de Paris, où il m'a été donné d'observer des fièvres intermittentes il y a huit ans, je n'ai jamais rien trouvé qui m'autorisât à penser à une lésion hépatique, et beaucoup de ces impaludés que je revis depuis, quelques-uns encore atteints d'accès, ne sont nullement sur la voie de l'impaludisme chronique. D'ailleurs, il y a, chez des paludéens des accès intermittents qui ne relèvent pas du paludisme et qui s'améliorent quand on a traité l'insuffisance hépatique.

Mes recherches du côté des fièvres éruptives sont encore trop peu nombreuses pour être mentionnées, mais je dois dire que jusqu'à présent elles tendent à confirmer ce qui vient d'être dit

Si je voulais retenir quelques traits caractéristiques des infections des pays chauds, je dirai qu'elles se distinguent des infections des pays tempérés par l'importance des symptômes hépatiques, des hémorragies et des éruptions, tous caractères dépendant de l'extrême susceptibilité de la cellule du foie.

Pourquoi cette susceptibilité? Tout le monde admet qu'elle est sous la dépendance des conditions cosmiques. Quand au mécanisme, on ne tente guère de l'expliquer. Une hypothèse me paraît plausible. Dans les pays chauds, la tension de la vapeur d'eau est généralement très élevée, l'état hygrométrique varie peu d'un mois à l'autre (ce dernier point fort bien établi pour Alger), la température présente peu d'écarts nycthéméraux, ou au contraire parfois des écarts démesurés, deux caractères semblent concourir au même résultat. Ce résultat c'est de perturber le jeu normal des réflexes. Dans un milieu uniforme, au point de vue de la stabilité hygrométrique et thermique, les réflexes fonctionnent difficilement, puisqu'ils exigent une certaine variabilité pour se montrer et provoquer des réactions viscérales, proportionnées aux exigences de ces viscères. Il en résulte un trouble fonctionnel des cellules émonctoriales, du foie particulièrement. Si les écarts sont trop brusques et trop marqués, au contraire, le jeu des réflexes participera de cette brusquerie et de cette intensité ; les viscères en seront désagréablement impressionnés, d'où également trouble fonctionnel des cellules, du foie notamment.

Les constatations précédentes devaient m'exciter à essayer l'opothérapie hépatique dans les infections des pays chauds. J'ai donné l'extrait du foie dans six cas de fièvre typhoïde, trois de grippe, quatre de pneumonie et deux de paludisme (une forme remittente et une forme intermittente quotidienne). L'extrait hépatique a été administré par la voie buccale à la dose de 10 à 12 grammes en 24 heures et en une seule fois. J'ai d'ailleurs suivi en cela les indications qu'à bien voulu me donner M. le professeur Gilbert.

Sur les six fièvres typhoïdes traitées ainsi, j'ai eu trois morts, mais il faut dire que je n'ai employé cette médication spéciale que dans des cas très graves, à déterminations hépatiques très accentuées. Dans une forme hémorragique, observée chez une petite fille de 12 ans, il m'a semblé que la guérison devait être comptée à l'actif de la méthode, car en deux ou trois jours, les hémorragies multiples, intestinales, cutanées, vésicales et gingivales, qui n'avaient cédé à aucune indication, semblèrent jugulées par l'extrait du foie, et la maladie prit dès lors une allure normale.

Dans la grippe l'opothérapie hépatique m'a paru relever l'état général en diminuant particulièrement l'asthénie si pénible et souvent si persistante. La durée de la maladie ne semble pas avoir été raccourcie et les symptômes pulmonaires n'ont été nullement influencés.

Sur quatre cas de pneumonie bilieuse très grave, j'ai pu sauver deux malades, grâce peut-être à l'emploi de la médication opothérapique. Dans tous ces cas, dès la mise en pratique de la méthode, le foie diminuait de volume, l'ictère et les vomissements bilieux s'atténuaient, le délire devenait manifestement moins intense et, à ce dernier point de vue, je ne puis croire à une coïncidence, puisque dans les quatre cas auxquels je fais allusion, l'extrait hépatique eut la même influence sur les phénomènes délirants.

En ce qui concerne mes deux cas de paludisme je dirai que dans la forme rémittente l'extrait du foie amène d'abord une diminution de la fièvre, puis une disparition complète avec amélioration de l'état général et relèvement considérable de la courbe de l'urée. Il s'agissait d'un paludéen d'ancienne date, qui dans la convalescence d'une dysenterie fut pris d'une fièvre rémittente, que les médications usuelles ne pouvaient parvenir à juguler.

Dans un cas de fièvre intermittente de première émission, qui s'annonçait comme devant être fort grave, en raison du mauvais état général, du délire furieux, de la tuméfaction très prononcée du foie et d'alcoolisme antérieur, l'opothérapie hépatique sans influer sur le nombre et la marche des accès améliora beaucoup l'état général, fit disparaître le délire et sembla préserver le malade de l'accès pernicieux ou du paludisme chronique.

Je n'ai jamais observé d'accidents occasionnés par l'emploi de l'extrait hépatique dans ces infections. Cependant je dois dire qu'au quatrième mois d'une fièvre typhoïde hémorragique, riche en complications de toutes sortes, je vis apparaître des vomissements bilieux avec tendance au collapsus, à la suite de cette médication, qui dès les premiers jours de son emploi avait paru remonter le malade, ce qui coïncidait avec la chute de la température. Ces accidents imputables, je crois, à l'opothérapie montrent qu'il ne faut pas la mettre en pratique chez un malade trop affaibli, au foie trop adultéré ; à l'autopsie, la cirrhose et la dégénérescence granuleuse vinrent prouver dans ce cas que le foie était complètement annihilé.

En résumé je crois qu'étant donnée la prédilection des maladies infectieuses pour le foie dans les pays chauds, étant donnés les résultats précédents, il y aurait lieu dans les infections graves, de songer à l'opothérapie hépatique, qui employée précocement, paraît apte à atténuer certains accidents, particulièrement les hémorragies et le délire, et à augmenter la résistance du terrain.

STAPHYLOCOCCUS ALBUS TETRAGENICUS DANS LE BERIBERI

par Gustave NEPVEU,

de Marseille.

Il n'est pas douteux que dans un temps peut-être peu éloigné on pourra faire reposer l'étiologie du béribéri sur des bases plus certaines. Les recherches dont cette maladie est l'objet finiront par aboutir. Actuellement de nombreux laboratoires sont ouverts dans la zone tropicale : Batavia, Saigon, Tokio, Calcutta, Bombay, Rio-de-Janeiro, Montevideo, Bahia, etc., nous sommes encore dans la période d'enfantement dont nous ne sortirons peut-être que par une mission analogue à celle de la peste, etc.

Le Staphylococus albus tetragenicus que je signale dans le béribéri n'est pas pathogène, mais il mérite de nous arrêter quelques instants par des caractères tout à fait à part.

I. — Fin Décembre 1899, j'ai eu l'occasion d'observer dans le service de M. le Dr Cassoute, médecin à l'hôpital de la Conception, que je remercie ici tout particulièrement de son extrême obligeance, trois Chinois qui étaient atteints de la maladie de béribéri. Plusieurs de leurs compagnons étaient morts en cours de route et dès leur arrrivée on put craindre que deux d'entre eux, les nos 17 et 27 n'eussent le même sort, le troisième, no 28, était manifestement en voie de convalescence. Les deux premiers étaient gravement atteints, leur amaigrissement était absolument colossal. La forme du béribéri était manifestement nerveuse. Le réflexe prépatellaire était complètement aboli; ils ne pouvaient plus marcher; les membres inférieurs n'avaient aucune force, ils ne pouvaient se tenir debout.

Les membres supérieurs étaient dans un état tout à fait comparable, ils ne pouvaient arriver à serrer la main, les doigts : les divers réflexes du membre supérieur étaient aussi complètement abolis.

Ils n'avaient pas de fièvre, mangeaient d'une façon vorace et même avec un mépris absolu de toute convenance, dévoraient tout ce que laissaient les malades de la salle. Ils étaient insatiables et celui de leurs compagnons, le no 28, qui était plus légèrement atteint, se chargeait de marcher pour deux et de faire le nécessaire pour leur fournir d'amples provisions.

Les viscères étaient en bon état, le poumon, le tube digestif étaient sains, leur foie paraissait normal, les urines étaient limpides, ne contenaient ni albumine ni cylindres.

Ces trois Chinois semblaient doux et intelligents, ils ne parlaient aucune langue européenne, mais une espèce de sabir où on retrouvait de temps en temps quelques mots d'anglais presque incompréhensibles, aussi mes observations sont-elles purement rudimentaires. Le docteur du navire à bord duquel ils se trouvaient avait d'autres moyens d'informations par ceux de leurs compatriotes qui parlaient un peu d'anglais. Son diagnostic, comme celui de M. Cassoute, chef de service, et le mien, était bien béribéri.

Je résolus de mettre à profit cette bonne fortune et d'étudier leur sang et leur urines au point de vue bactériologique.

Après avoir savonné la main à la brosse, fait prendre un bain de sublimé au 1000ᵉ et baigné dans l'alcool absolu le doigt sur lequel je voulais faire une piqure, je récoltais une goutte de sang que j'inoculais à des tubes de culture. Voici les divers milieux que j'ai essayés : bouillons peptonisés, glycosés et glycérinés, sérum liquide, divers milieux solides : gélatine simple, gélose, sérum gélatiné de sang de bœuf, pomme de terre.

Les cultures sur bouillons réussirent toutes et donnèrent un léger précipité blanchâtre; on avait affaire à des staphylocoques. Les cultures sur milieux solides réussirent aussi, mais furent très belles sur le sérum gélatiné fraîchement préparé.

Sur le sérum gélatiné disposé en couche oblique, la fine strie d'inoculation était rapidement prise par un léger semis blanchâtre qui augmentait assez vite et formait une plaque ovalaire faisant saillie et d'un blanc porcelainé. L'évolution était assez rapide et en quelques jours la plaque blanche était arrivée à sa plus grande dimension et ne s'accroissait plus. Le sérum conservait pendant deux à trois mois environ sa consistance, mais finissait par s'affaler doucement comme de la lave coulante au fond du tube. Parfois même elle se divisait en deux portions, l'une restant fixée à sa place, l'autre demi-fluide se séparant de la portion supérieure et tombant au fond du tube.

Ces cultures, je les ai répétées plusieurs fois avec les urines, avec le sang de mes trois malades et elles m'ont toujours donné les mêmes résultats.

A l'examen histologique, sur chacun de mes tubes, je découvris un staphylocoque facilement colorable par les couleurs anilines, mais qui se colorait très bien par le méthylène phéniqué ou la fuchsine phéniquée. Ce microbe ne prenait pas le gram. L'examen histologique de ce staphylocoque me démontra bien vite qu'il offrait des caractères spéciaux, récolté sur culture de sang de bœuf gélatiné à des intervalles assez rapprochés; je pus bientôt constater que chaque grain du staphylococcus, se divisait d'abord en deux, puis que chacune de ces deux parties se divisait à son tour en deux autres parties égales, chacune de ces quatre parties restait souvent pendant un temps plus ou moins long à côté l'une de l'autre et présentait ainsi suivant le degré plus ou moins avancé de la division, tantôt l'aspect des corpuscules de Neisser, tantôt celui d'un tétracoque, rappelant ainsi vaguement une merismopedie ou l'aspect de la sarcine. Aussi ai-je désigné cette variété sous le nom de Staphylococcus albus tetragenicus.

Tantôt les corpuscules sont extrêmement fins sur des milieux pauvres comme la gélatine, tantôt au contraire ils sont extrêmement volumineux (variété géante) ; sur le sang de bœuf gélatiné récemment préparé, les amas de staphylocoques sont énormes et massifs ; tantôt les staphylocoques sont réunis en chaînes à plusieurs divisions, tantôt en grappes, tantôt plus rarement, sur un très court style, en bouquet. Parmi les staphylocoques réunis en chaînettes, il en faut distinguer deux espèces : l'une claire, l'autre sombre. Sur les grappes commençantes, les vésicules claires sont petites, les vésicules sombres sont plus grosses, ces dernières sont des vésicules arrivées à la période de fertilisation. Les vésicules semblent présenter trois modes de multiplication : le premier mode, celui qui est signalé plus haut par division tétragénique de chacune d'elles, ou par fissuration de chacune d'elles, d'abord en deux, puis de celles-ci en deux à leur tour. Le deuxième mode serait la multiplication endovésiculaire que j'ai vue très nettement sous forme de fines masses d'aspect sphérique et claire : le contenu de chaque vésicule tomberait dans le liquide. Enfin le troisième mode : division en quatre épais segments de la circonférence de la sphère vésiculaire, le centre de la sphère restant libre. Les corps libres au nombre de quatre seraient analogues à des noyaux de dattes renflés. Ce ne seraient donc pas les produits de simples sections coniques, leur ressemblance avec les grains de riz est aussi très frappante. Sur une grappe de raisin, il y a deux choses, les grains de raisin, et le squelette ligneux de la grappe : sur notre staphylocoque on ne distingue qu'un squelette extrêmement rudimentaire.

Nous avons donc observé là une variété de staphylocoque qui mérite une place à part dans la classification des staphylocoques, nous l'avons désigné sous le nom de *Staphylococcus albus tetragenicus*, pour rappeler surtout le trait distinctif de sa multiplication.

Czaplewski 1897, (Blatt der Bakteriologie : staphylococcus albus quadrigeminus der Lymphe) a signalé cependant un fait analogue. Staphylocoque blanc quadrigéminé dans la vaccine animale, mais au point de vue histologique il n'a pas assez étudié l'évolution de cette variété.

de plus son staphylococcus paraît différer du mien en ce qu'il prend le gram.

On sait que Pekelharing et Winkler attribuent le béribéri à un staphylocoque : pour ces auteurs, il serait pathogène.

Les diverses recherches que j'ai faites sur des lapins, des chiens et des cochons d'Inde, me permettent d'affirmer que le Staphylococcus albus tetragenicus n'est pas pathogène, l'injection de fortes doses n'amène aucun accident local, il n'est pas non plus pyogène : il n'est pas phlogogène ni infectieux.

Cependant on doit faire encore quelques réserves sur ce point, il semble que la variété géante, si elle venait à être injectée dans le sang, pourrait amener des accidents, et spécialement des accidents médullaires qui pourraient être passagers, précisément à cause de la division tétragénique de chaque vésicule au bout de quelque temps.

II. — Toutes mes cultures n'ont pas toujours donné des résultats aussi nets. Dans 6 cas environ sur un nombre considérable de cultures, je dois signaler d'autres microbes.

Dans quelques cas : 1° la bactérie endosporée de Cornelissen, tantôt simple, tantôt avec ramification ; 2° de petits ou de gros microcoques elliptiques avec renflements des zones marginales ou encore une variété très voisine de cette dernière : des streptocoques dont chaque coccus se divise en deux sur leur diamètre perpendiculaire au streptocoque, toujours avec renflement diamétral, donnant à chacun d'eux l'aspect de 8 de chiffres soudés bout à bout et dont les zones marginales seraient assez renflées.

Tout cela au point de vue de l'histoire du béribéri n'éclaircit guère nos idées sur la pathogénie de cette infection.

Pour en donner la conviction à ceux de nos lecteurs qui désireraient connaître plus amplement le sujet, je donne ci-joint le résumé des recherches bactériologiques sur cette importante maladie.

III. — Les théories sont très nombreuses sur la cause du béribéri.

Nous laissons de côté les idées de Saperera qui croit à un miasme d'origine végétale et de Simmons qui pense à un miasme tellurique. ·

Peireira Pacifico, de Bahia (voir Feris. 1882, t. XXXVII et XXXVIII des Arch. méd. nav.) a trouvé dans le sang des béribériques un microbe sphéroïdal.

Laceda décrit un parasite en filament : bacillus berbericus.

Cornelissen et Sugenoya signalent un microbe semblable à celui du charbon.

Ogata confirme ces résultats que Kitasato infirme au contraire (Centralblatt f. Bakt., 1888, p. 75) d'une façon énergique.

Nepveu (Marseille médical, 1898, p. 481 et 484) a trouvé des bacilles endosporiques de diverses tailles et un fin bacille ayant la demi-longueur du bacille de Koch au maximum et une largeur double, droit ou riziforme. Voir aussi : *Gazette hebdomadaire*, 1898, et Académie des Sciences 1898, Soc. de Biologie, 1898.

Chantemesse et Ramond révèlent la présence d'un microbe en bâtonnet, mobile, ressemblant au proteus vulgaris d'Hauser (Annales de l'Institut Pasteur, 1898, p. 575 à 697), à côté de streptocoques dans le béribéri nostras.

Glogner (Cent. Blatt f. Bakteriologie, 1897.) note l'existence constante de gros microbes volumineux, elliptiques avec zones marginales étroites et sombres aux extrémités du grand diamètre ; il signale un amibe intraglobulaire.

Maia Auguste avait trouvé dans le sang en 1880 un micrococcus et Pekelharing et Winkler (Deutsche med Wochenschrift, 1887, n° 59) signalent aussi un micrococcus blanc et jaune ou staphylococcus albus. Rebourgeon (Soc. de Biologie, 1890,) Hunther (the Lancet 1896, I, p. 1748) considérèrent ce coccus ou le staphylococcus albus comme la cause du béribéri.

Gerrard, séance de l'Académie royale irlandaise (Lancet, 1890, 1er décembre), parle d'un diplocoque, d'un tétracoque ; dans la discussion qui suivit, on cite le Staphylocoque, la Sarcine, le Mérismopedia comme cause du Béribéri tropical.

Fajardo F. (Central B. f. Bakt., 1898, t. XXIV, p. 567, et t. XXVII. p. 249, 1900,) décrit avec planche un hématozoaire dans les capillaires du cerveau. Voir aussi communication au *Congrès international de médecine*. Paris, 1900.

Nos conclusions sont bien restreintes. La cause réelle du béribéri est toujours inconnue. Le Staphylococcus albus tetragenicus n'est pas pathogène. Il mérite par quelques caractères spéciaux d'être classé à part, dans les staphylocoques spécialement, par la division en quatre de ses vésicules, ce qui le fait ressembler à la mérismopédia, à la sarcine, au tétracoque déjà signalé par quelques auteurs dans le béribéri[1].

---

1. J'ai le premier signalé histologiquement que dans la forme nerveuse du béribéri il y avait une myélite plus ou moins étendue (voir Marseille médical 1894 p. 561). Scheube le premier a reconnu que les névrites n'étaient pas seulement limitées au sciatique poplité externe, mais étendues à d'autres nerfs importants : pneumogastrique, nerfs cardiaques, etc.

SAMEDI 4 AOUT

Séance du matin.

Présidence de M. le professeur Ewald.

CONTRIBUTION A L'ÉTUDE DE LA CELLULE NERVEUSE DANS L'ÉVOLUTION DES MALADIES TOXI-INFECTIEUSES

par M. le docteur G. FERRÉ,

Professeur à la Faculté de médecine de Bordeaux.

I

Dans de précédentes recherches j'ai étudié l'influence de l'action d'une toxine qui n'est autre que la toxine diphtérique sur certains animaux, sur les volailles[1]. Cette substance injectée à dose convenable détermine la production de phénomènes paralytiques dont le début peut être d'autant plus facilement saisi que ces animaux sont des bipèdes. J'ai décrit par ailleurs ces accidents[2]. J'ai montré également quelles modifications se produisent dans les cellules des cornes antérieures de la moelle épinière chez des animaux sacrifiés ou morts en paralysie[3]. Enfin, j'ai signalé que chez des animaux où la disparition de la paralysie était obtenue par des injections répétées de sérum anti-diphtérique, on notait la présence de cellules motrices en voie de réparation[4]. Ces cellules en réparation je les ai vues, mais en faible nombre chez des animaux non sérumthérapisés morts en paralysie[5].

Depuis lors, des faits similaires, mais pour d'autres animaux et pour d'autres substances, ont été trouvés par d'autres observateurs et notamment par M. Longworth Nichols[6] qui a observé les lésions que les produits typhiques exerçaient dans la moelle (chromatolyse périnu-cléaire et périphérique) et qui a vu la réparation s'effectuer du noyau vers la périphérie.

Les modifications cellulaires que j'avais indiquées au début de l'évolution de la paralysie ont été retrouvées chez d'autres espèces animales et en dehors de la moelle. C'est ainsi qu'un de mes élèves, M. le Dr Noc[7] a étudié ce que devenaient les cellules des ganglions du cœur chez le chien

1. FERRÉ. Dipht. hum. et dipht. aviaire. Congrès de Madrid, 1998. *Soc. Anat. et Phys. de Bordeaux*, 25 juillet, 19 septembre 1898.
2. FERRÉ. Toxine dipht. aviaire. *Soc. Anat. et Phys. de Bordeaux*, 7 mars 1898.
3. FERRÉ. *Soc. Anat. et Phys. de Bordeaux*, 21 janvier 1898.
4-5. FERRÉ. Contrib. à l'étude des myél. infect. toxiques. Cong. de Montpellier, 1898.
6. LONGWORTH NICHOLS. *Journ. of Experim. Med.*, 1899, p. 189.
7. NOC. *Thèse de Bordeaux*, 1899. Étude anat. des gangl. card. chez le chien et de leurs lésions dans l'int. dipht. expér. suraiguë.

dans l'intoxication diphtérique suraiguë. Il a vu que ces cellules présentaient de la surcoloration et de la chromatolyse. M. le Dʳ Verger[1] a vu pareilles modifications dans les noyaux des nerfs mixtes et de l'hypoglosse du lapin et du chat intoxiqués dans les mêmes conditions.

Il m'a paru intéressant de rechercher par quelles phases passaient les cellules motrices de la corne antérieure de la moelle chez des animaux sacrifiés avant qu'ils ne présentent des phénomènes paralytiques, et de rechercher s'il peut exister des relations entre ces modifications cellulaires et l'apparition des phénomènes paralytiques. Il m'a paru également important de rechercher si ces modifications cellulaires sont en rapport ou non avec l'altération des nerfs périphériques. Pour ces recherches, je suis obligé d'admettre que l'intoxication a marché d'une façon régulière et comparable chez les divers animaux que j'ai mis en expérience. Il peut certainement exister des différences chez ces animaux, mais l'expérience m'a montré que pour des doses égales de toxine et pour des animaux de poids sensiblement égal, les résultats pouvaient être regardés comme similaires. Malgré cela, comme le nombre des animaux que j'ai mis en expérience n'est pas très considérable, je ne conclurai pas à l'intégralité absolue de mes résultats, trop heureux si j'ai pu fixer quelques jalons dans cette difficile étude.

II

Dans mes recherches, j'ai injecté la toxine dans les veines, pour qu'elle fût portée directement dans tout l'organisme sans détours. 2 centimètres cubes de cette toxine paralysaient des volailles de 1500 grammes environ en cinq jours. Le 27 juin 1898, j'injecte cette dose dans la veine axillaire à 5 volailles qui constituaient la série E. Les témoins conservés constituaient la série D. Les animaux de la série E ont été sacrifiés en des temps variés. E_1 est sacrifié 18 heures après l'injection de toxine; E_2 après 24 heures; E_3 après 48 heures; E_4 après 65 heures; E_5 au commencement du 5ᵉ jour. Aucun de ces animaux au moment où il a été sacrifié ne présentait d'accidents paralytiques. Je ne parle pas ici de sensibilité, car les volailles ne paraissent pas réagir d'une façon bien régulière à la douleur causée par la piqûre. J'ai examiné également un animal de la série D qui, au 5ᵉ jour, a présenté des accidents de steppage, d'incoordination motrice.

Les moelles ont été examinées dans le voisinage immédiat du corps rhomboïdal, région d'où naissent les paires qui vont constituer les sciatiques. Ces moelles ont été fixées par la liqueur de Fleming, puis

1. Altération des cellules bulbaires dans l'intox. dipht. expér. *Soc. d'Anat. et de Phys.* Bordeaux, 26 juin 1900.

lavées et traitées par les alcools successifs à 50°, 60°, 90°. La coloration a été obtenue par la thionine phéniquée ancienne; les coupes sont décolorées par l'alcool absolu jusqu'à ce que le colorant ne diffuse plus, éclaircies et lavées par le xylol, montées dans le baume au xylol et conservées dans l'obscurité. Ayant des matériaux fixés depuis longtemps par la liqueur de Fleming, je n'ai pu essayer les méthodes d'Apathy.

Quels sont les résultats fournis par l'examen de ces coupes?

Lorsqu'on examine la moelle de l'animal E_1 sacrifié 18 heures après l'injection de toxine, ce qui frappe l'œil, c'est la surcoloration des cellules motrices en général. Cette surcoloration que j'avais déjà observée chez les animaux sacrifiés en paralysie, nous la retrouvons ici, au début de l'action de la toxine alors qu'il n'y a pas de paralysie. Certaines de ces cellules, en petit nombre il est vrai, et surtout celles qui sont au point extrême de la corne antérieure sont surcolorées à tel point que le noyau s'y devine seulement, mais malgré cette surcoloration les tractus chromatophiles se distinguent encore et il n'y a rien de semblable à ces masses de substance homogène surcolorées que l'on observe chez certains animaux paralysés. Les prolongements de ces cellules sont grêles, irréguliers, mais point sectionnés. Le noyau ne paraît pas déplacé. A côté de ces cellules, nous en voyons d'autres surcolorées également, mais où les corpuscules de Nissl sont bien apparents : cependant les contours de ces derniers éléments ne paraissent pas nettement, la substance intermédiaire étant assez foncée en bleu. Le noyau ne paraît pas déplacé. Nous trouvons également des cellules normales avec l'ordonnancement ordinaire des bâtonnets ou des macules chromatophiles : chez les unes, les corpuscules sont un peu vivement colorés, chez d'autres, surtout dans les cellules qui avoisinent la ligne médiane, la teinte de la substance chromatophile est plus pâle. Il est à remarquer que les cellules de la corne postérieure et que les cellules des bases des cornes antérieures sont à peine teintées. Quelques cellules, mais en faible nombre, présentent sur leur pourtour, ou bien au niveau de certains prolongements, des segments dépourvus de substance chromatophile. Cela paraît être de la chromatolyse. Dans ces points clairs on aperçoit le réticulum achromatique teinté en bleu. Le noyau de ces dernières cellules est généralement excentrique: leurs prolongements ne sont ni réguliers, ni cylindriques: les stries de chromatophile y font défaut. Le nombre de ces cellules est faible et ne paraît pas excéder celui des cellules de pareille forme que l'on peut rencontrer dans la moelle normale.

Dans la moelle de l'animal E_2 sacrifié vingt-quatre heures après l'injection de toxine, on ne perçoit pas de différence notable avec la moelle précédente. On note cependant la présence d'un plus grand nombre de cellules où des segments de faible dimension sont décolorés et dans ces points on n'aperçoit pas toujours le réseau achromatique. Il est quelques cellules où les corpuscules de Nissl paraissent posséder des contours irréguliers, comme crispés. Les prolongements cellulaires ne sont pas nets. Pas de prolongements cassés pas plus que dans E_1 du reste.

Chez l'animal E_2 sacrifié quarante-huit heures après l'injection de toxine, on trouve des cellules surcolorées où l'on voit encore la silhouette des corpuscules de Nissl, des cellules où les corpuscules chromatophiles sont flous, mêlés qu'ils sont à la substance intermédiaire colorée. Dans ces cellules il semble se produire un fait qui a appelé notre attention : les corpuscules chromatophiles perdent leur contour adouci ; leur périphérie devient irrégulière, et ils paraissent moins compactes, il se produit des vides dans leur intimité de telle sorte que ces cellules tendent à prendre un aspect grillagé. Je ne puis m'empêcher de rapprocher ce fait de ce qui a été dit par Van Gehuchten dans son remarquable rapport du Congrès de Moscou, de la structure de la cellule motrice. Ici, en effet, la substance des grains chromatophiles paraît s'effriter et le réticulum protoplasmique reste, encore vivement coloré probablement par la couche de substance chromatophile surcolorée adhérente qui n'a pas encore disparu. Ce processus est seulement partiel dans certaines cellules, siégeant au niveau d'un segment cellulaire ou bien au niveau d'un prolongement ; dans d'autres cellules il paraît être total. Dans quelques cellules la masse présente un véritable aspect pointillé qui nous paraît devoir être regardé comme l'indice de la disparition de la plus grande partie de la substance chromatophile, les nœuds du réseau étant encore seuls bien marqués. On voit aussi dans cette moelle des cellules où la substance chromatophile a disparu, par conséquent, en chromatolyse effective. Les noyaux des cellules en voie de chromatolyse ou chromatolysés sont excentriques.

Dans la moelle de E_3 sacrifié après soixante-cinq heures, la surcoloration des cellules tend peut-être à diminuer. Le nombre des cellules grillagées est plus grand que dans la moelle précédente, et dans certaines les corpuscules chromophiles sont nettement troués. Certaines cellules sont en chromatolyse : dans les unes, on aperçoit le réseau achromatique légèrement teinté en bleu, dans d'autres ce réseau n'est pas apparent, quelques cellules ont l'aspect cendré. Le nombre des cellules à noyau périphérique est plus grand que dans E_2.

Dans la moelle de E_4 sacrifié quatre jours pleins après l'injection de toxine et qui ne présentait encore aucun trouble paralytique on trouve à peu près le même aspect que dans E_5. Le nombre des cellules treillagées y est peut-être un peu plus considérable. Il y a donc dans cette moelle des cellules normales, en faible nombre il est vrai, comme du reste dans E_3, E_4; quelques cellules surcolorées où la substance chromophile n'a pas changé beaucoup d'aspect, ce sont les cellules de l'extrême corne antérieure; des cellules treillagées ou grillagées où le réseau achromatique, nous avons essayé d'expliquer pourquoi, paraît plus coloré que d'habitude; des cellules chromatolysées avec ou sans réseau achromatique apparent.

Pour étudier la transition, nous avons examiné dans des conditions similaires, la moelle de l'animal D, qui au cinquième jour plein avait présenté des troubles paralytiques au début (D_1 a reçu une injection intraveineuse de toxine de 2 centimètres cubes le 20 juin 1898 à neuf heures et demie du matin, il a été sacrifié le 25 juin à trois heures du soir). Nous trouvons dans sa moelle des éléments similaires à ceux de E_4 et de E_5 : il semble cependant que les cellules en treillage soient moins colorées en bleu et que les cellules chromatolysées soient plus nombreuses. Chez ces dernières le réticulum est moins souvent apparent. Les prolongements paraissent également absents, les contours des angles sont arrondis. Il y existe également des cellules d'aspect cendré.

S'il est permis de comparer et d'assimiler les faits que nous venons de décrire, et j'ai fait les réserves que je devais indiquer à ce sujet, sous l'influence de la toxine la cellule se surcolore, la substance chromatophile participe à cette surcoloration, elle se gonfle peut-être, perd ses contours nets dans certaines cellules, d'autres cellules restant normales, mais légèrement teintées. Puis cette substance chromatophile tend à disparaître, abandonnant peu à peu le réseau achromatique que ses restes par la couche adhérente colorent encore, puis, il ne reste plus que le réseau et dans certaines cellules le réseau disparaît. Le noyau devient périphérique dans ces cellules qui se transforment, mais je n'ai pu constater de modifications bien marquées de cet élément, sauf dans la moelle de l'animal D, où quelques-uns de ces éléments sont teints en bleu violacé et où ils contiennent parfois deux nucléoles paraissant formés de 3 ou 4 petites sphérules accolées. Cette action chromatolytique se produit parfois à la périphérie; je l'ai vue se produire également, mais moins souvent au voisinage du noyau, elle peut être également totale. Je ne saurais dire si le processus que je viens d'indiquer est le processus constant employé par la substance chromatophile pour disparaître.

III

Toutes les modifications cellulaires que nous avons indiquées pour E_1, E_2, E_3, E_4, E_5 se sont produites sans qu'il en soit résulté pour l'animal aucun trouble de motricité. Dans l'intoxication diphtérique, du moins dans les conditions où je me suis placé, il existe donc une période pendant laquelle la substance chromatophile des cellules nerveuses se modifie, peut même disparaître sans qu'il existe de trouble apparent dans les organes qu'elles régissent. C'est là une sorte de période latente, appartenant aux troubles variés qui se produisent dans la période dite d'incubation des maladies infectieuses.

J'ai voulu rechercher, dans ces conditions, quelles relations il pouvait exister entre ces modifications cellulaires et les altérations névritiques des nerfs périphériques. Ces altérations je les ai cherchées par l'acide osmique et je n'ai regardé comme étant atteints de névrite que les tubes nerveux dans lesquels la myéline était en masses à contours arrondis dans le segment interannulaire ou bien en boule.

J'ai examiné les nerfs de l'un des membres postérieurs des animaux E_1, E_2, E_3, E_4, E_5, D_1. Dans E_1, E_2, E_3, E_4 pas de tubes nerveux dégénérés. Dans E_5 j'ai trouvé quelques fibres dégénérées, 5, 6, 7 dans le sciatique, dans le tibial et dans le nerf du métatarse. En revanche, chez l'animal D_1 j'ai trouvé dans le sciatique, dans le nerf tibial, dans le nerf du tarse et de la plante un bien plus grand nombre de fibres dégénérées.

Il résulte de l'expérience que j'ai faite que la paralysie semble s'établir nettement quand le nombre de tubes altérés devient suffisamment grand. Je ne crois pas qu'une seule expérience puisse fixer la question d'une façon suffisante, mais que conclure cependant de ce fait? Il semble qu'on puisse conclure d'abord que la paralysie s'établit quand il y a névrite. Mais la névrite est-elle ici primitive ou secondaire? Je ne saurais entrer dans la discussion complète du débat qui persiste toujours au sujet de la priorité des altérations cellulaires ou des altérations névritiques dans les paralysies toxiques, je ne m'occupe que du cas actuellement observé. Il y a ici à la fois altération du nerf et trouble de la motricité. Or, dans toutes les expériences qui ont été faites jusqu'ici et qui avaient pour but de rechercher ce qu'il advenait lorsqu'on supprimait la fonction du nerf soit par section ou par ligature, on a vu que cette section ou cette ligature retentissait sur les noyaux d'origine des nerfs et déterminait des modifications semblables à celles que j'ai décrites (chromatolyse, altération du réseau achromatique). De plus cette période de réaction dans ces expériences ne commençait qu'au bout d'un temps minimum de 24 heures (après ligature.

Marinesco). Si vraiment les lésions des nerfs avaient été ici primitives et
si, bien entendu, il nous est permis de comparer l'action de la névrite
à celle que détermine une lésion expérimentale mécanique des nerfs,
comme la section ou la ligature, nous n'aurions dû observer aucune
lésion cellulaire : mais, bien au contraire, 24, 48 heures après l'injection de toxine nous commençons à les observer, donc, il nous parait
logique d'admettre dans ces conditions que pendant cette période de
latence les modifications cellulaires préparent la lésion du nerf et dès
lors la paralysie se constitue. A quel moment ce retentissement de la
modification cellulaire sur le tube nerveux s'effectue-t-il? Quel changement se produit-il dans les relations de la cellule et du tube nerveux?
C'est là un point à élucider et je regrette de n'avoir pu employer à
cette étude d'autres méthodes, notamment celle d'Apathy.

IV

La paralysie s'établit donc quand les cellules présentent les modifications indiquées plus haut. Il faut noter aussi qu'il existe également
à ce moment dans la moelle quelques cellules normales. La paralysie
progressant, les cellules peuvent présenter des modifications beaucoup
plus profondes ainsi que nous avons eu l'occasion de le signaler, mais
elles peuvent également rester stationnaires ou à peu près, dans la
voie de la dégénérescence. L'état paralytique peut persister ou rétrocéder de lui-même. Dans ce dernier cas l'animal se relève peu à peu.
L'animal peut cependant succomber après avoir présenté les phases
successives d'une paralysie progressive ainsi que j'ai pu l'observer.
Dans des cas de cette nature, en injectant du sérum antidiphtérique,
les animaux étant complètement paralysés et devant vraisemblablement succomber, j'ai pu relever un certain nombre d'entre eux.
Sachant déjà que la toxine et l'antitoxine ne se neutralisent pas, mais
pensant que le sérum antitoxique imprégnant les cellules nerveuses
contre-balance l'action nocive de la toxine et donne à l'élément cellulaire la propriété de résister à l'atteinte de la toxine, j'ai cru que le
sérum injecté en pleine paralysie empêcherait des atteintes plus
intenses que celles qui existent au moment de la première injection
de sérum de s'effectuer, et que par conséquent la progression de la
paralysie serait arrêtée. Comme, d'autre part, l'action du sérum préventif parait ne pas être très durable et comme pour contre-balancer
l'effet nocif de la toxine, il est nécessaire qu'il y ait dans l'organisme
une certaine quantité de sérum qui doit être théoriquement suffisante
tant que la toxine n'est pas éliminée, j'ai injecté ce sérum à des intervalles réguliers et d'une façon soutenue jusqu'à guérison, pour que la

résistance de la cellule fût durable. J'ai vu ainsi certains animaux résister et se relever. J'ai essayé de constater si chez un homme qui avait été atteint de paralysie diphtérique tardive et chez lequel la diphtérie avait été traitée par le sérum, on pouvait peut-être mettre en évidence cette rupture d'équilibre entre l'action de la toxine et la résistance de la cellule nerveuse, résistance entretenue par le sérum antitoxique. Cette recherche faite dans le service de M. Mongour par le principe, et en commun avec lui, a consisté à injecter à des oiseaux, à des calfats, animaux très sensibles à la toxine, du sérum de ce malade. J'ai pris 5 lots d'animaux : à ceux du 1ᵉʳ lot, j'ai injecté du sérum du malade; à ceux du 2ᵉ, j'ai injecté du sérum, puis 15 heures après de la toxine diphtérique ordinaire; à ceux du 3ᵉ lot, j'ai injecté la dose de toxine donnée aux animaux du groupe précédent. Les animaux du 3ᵉ lot sont morts au bout de 24 heures. Les animaux des deux autres lots n'ont pas présenté d'accidents marqués. Donc il y avait encore dans le sang du malade de l'antitoxine en quantité suffisante pour exercer son action préventive, et il n'y avait pas suffisamment de toxine pour surpasser l'action de l'antitoxine contenue encore dans le sérum du malade et nuire aux calfats si sensibles d'ordinaire à la toxine diphtérique. La toxine est du reste retenue dans le système nerveux. Dans le cas de l'expérience précédente, elle n'est pas devenue sensible pour les animaux examinés et est restée toujours masquée par une dose d'antitoxine qui cependant dans l'organisme humain était insuffisante pour équilibrer son action. Nous sommes donc obligés d'admettre, sans preuve formelle, que l'équilibre entre l'action de la toxine et la résistance de la cellule imprégnée d'antitoxine se rompt au détriment de cette résistance lorsqu'il se produit des accidents d'ordre toxique dans l'évolution de la diphtérie.

Quoi qu'il en soit, j'ai observé chez les animaux relevés par les injections de sérum, et que j'ai sacrifiés avant leur relèvement complet, des phénomènes de réparation cellulaire semblables à ceux que Nissl, Lugaro, Marinesco, Ballet, Van Gehuchten ont décrits chez les animaux auxquels on a sectionné des nerfs moteurs, nerfs qu'on a laissé se réparer. J'ai décrit par ailleurs l'aspect de ces cellules. J'ai trouvé également de ces cellules réparées, mais en nombre beaucoup plus faibles chez des animaux non traités par le sérum, paralysés et même morts en paralysie, cellules mêlées à des cellules altérées; ce qui prouve bien que les cellules nerveuses n'évoluent pas toutes de la même manière sous l'influence de la toxine diphtérique et que certaines résistent bien, ainsi que le témoignent les constatations faites chez des animaux de la série E et chez les animaux qui, morts en paralysie, présentent des formes de cellules réparées.

J'ai pensé qu'on pouvait, sans trop oser, émettre l'hypothèse que cette forme de cellule réparée ou en voie de réparation pouvait être regardée comme un signe de résistance de la cellule nerveuse. Aussi ai-je essayé de rechercher ce qui se passerait dans la cellule nerveuse des animaux auxquels on donnerait du sérum préventivement contre l'injection de toxine.

Le 27 juin 1898 à 3 heures 1/2 du soir j'injecte dans la veine axillaire à 5 volailles 2 centimètres cubes de sérum antidiphtérique. Le 28 juin à 9 heures 1/2 du matin j'injecte à 4 de ces volailles dans la veine thoracique 2 c. c. de toxine aviaire, dose qui dans ces conditions les paralyse en 5 jours. Ces animaux constituent la série G.

G_1 est sacrifié le 29 juin à 10 heures du matin.

G_2 est sacrifié le 30 juin à 3 heures du soir.

G_3 est sacrifié le 2 juillet à 4 heures du soir.

G_4 est conservé comme témoin, il n'a présenté aucun accident.

Ces moelles ont été traitées comme les moelles des séries E et D.

Quand j'ai examiné la moelle de G_1, je m'attendais à observer des cellules assez voisines de l'aspect normal, mais non des cellules ayant un aspect similaire à celui que j'avais rencontré chez les animaux relevés par le sérum. Ici les cellules contiennent des corpuscules de Nissl très vivement colorés, tranchant nettement sur le fond peu coloré de la préparation. Les prolongements sont nettement marqués et striés de leurs stries chromophiles. Le noyau est clair et réfringent. Toutes les cellules de la coupe de la moelle présentent cet aspect. C'est en cela que la moelle de G_1 diffère des moelles des animaux relevés par le sérum : chez ces derniers certaines cellules étaient encore altérées. Cette moelle de G_1 diffère également de la moelle de l'animal E_1 chez lequel on observe de la surcoloration, mais où les corpuscules de Nissl, quand ils se détachent, sont flous. Elle diffère également de la moelle d'un animal chez lequel j'avais injecté 2 centimètres cubes de sérum antidiphtérique dans la veine axillaire, moelle dans laquelle les corpuscules de Nissl paraissent de disposition normale, peut-être plus vivement colorés que d'habitude.

Chez l'animal G_2 sacrifié 55 heures après l'injection de toxine, l'aspect est semblable à celui que l'on observe en G_1.

Chez l'animal G_3 sacrifié 5 jours et 8 heures après l'injection de toxine, on observe encore des phénomènes semblables, cependant quelques cellules ont l'aspect treillagé, mais l'on n'observe pas de cellules en chromatolyse, en nombre supérieur à la normale, et dans ces cellules le noyau est généralement au centre. Il semblerait ici que l'aspect particulier des cellules réparées tend à se dissiper. Serait-ce dû à ce que l'action du sérum s'affaiblit?

Quoi qu'il en soit, on trouve, après l'injection intra-veineuse préventive de sérum suivie de l'injection de toxine dans les cellules nerveuses qui se trouvent en ce moment dans les meilleures conditions de défense possibles, ainsi que le démontre l'expérience, des phénomènes semblables à ceux que l'on observe dans ces mêmes éléments quand on essaie de les défendre par les injections dites curatives de sérum contre l'action de la toxine. Cela tend bien à démontrer, nous semble-t-il, que cet aspect correspond à un état de défense de cet élément cellulaire, état qu'elle peut acquérir d'elle-même, mais qui est déterminé très rapidement chez elle par l'injection de sérum antitoxique lorsqu'elle a à lutter contre la toxine.

Dans tous les cas, cette constatation nous pousse encore à persister dans la voie où nous nous sommes engagés, c'est-à-dire à employer d'une façon continue et soutenue le sérum antidiphtérique, après la chute des fausses membranes, pour obvier à la production des accidents toxiques (troubles cardiaques, paralysies, altérations parenchymateuses) ou pour essayer d'y porter remède, s'ils se sont déjà produits. Ce sérum, on le donnera d'une façon soutenue et prolongée, pour entretenir à un degré suffisant la résistance de la cellule nerveuse et faciliter sa réparation, si elle est déjà atteinte. Réussira-t-on dans tous les cas, à combattre victorieusement ces accidents? Cela n'est malheureusement pas certain, car il faut tenir compte d'abord du degré de toxicité de la toxine, ensuite de la rapidité plus ou moins grande avec laquelle l'antitoxine arrive au contact de la cellule nerveuse, et enfin de ce fait que la cellule peut être altérée dans des limites telles qu'elle devient un élément inerte et incapable de se réparer. Mais il ne faut pas attendre que les éléments du système nerveux aient atteint ce degré d'altération et l'on doit leur fournir rapidement du sérum antitoxique dans les conditions indiquées plus haut pour résister et se réparer : l'observation clinique a montré qu'on pouvait réussir.

L'ACTION DE LA SUBSTANCE NERVEUSE DANS CERTAINES AFFECTIONS INFECTIEUSES ET TOXIQUES DU SYSTEME NERVEUX

par le professeur docteur V. BABES.

En 1892, j'ai communiqué à l'Académie de médecine par l'intermé-

diaire de Constantin Paul la petite note sur ce sujet par laquelle
mon regretté ami s'est prononcé de la manière suivante :

Dans la méthode Pasteurienne pour le traitement de la rage le virus
est tout, la substance nerveuse est peu de chose; mais contre la
rage du loup, beaucoup plus terrible que la rage du chien, le professeur Babes a été conduit à une nouvelle méthode beaucoup plus
intensive que celle de Pasteur.

« Il lui a semblé que dans ces nouvelles conditions, où la quantité
de liquide devient considérable, la matière nerveuse injectée n'est plus
une quantité négligeable.

Il a donc fait des injections de moelles saines à des doses relativement fortes pour préserver la rage du chien et il s'est convaincu qu'il
y avait là une action réelle. Ce sont les explications du Dʳ Babes qui
m'ont décidé à en faire l'application à la clinique, et si, comme je
l'espère, nous acquérons définitivement un nouveau tonique, il faut
qu'on sache que je ne réclame que d'avoir appliqué à la clinique le
procédé du professeur Babes. »

Il ressort de cette citation que j'avais réussi à guérir les chiens
infectés avec le virus rabique par des injections de substance nerveuse
normale. Mais, du même coup j'avais acquis des données précieuses
sur l'action de ces injections dans le traitement de certaines maladies
infectieuses de l'homme. J'avais constaté tout d'abord, sur plusieurs
personnes, la disparition définitive ou temporaire de phénomènes
neurasthéniques et d'attaques épileptiques, à la suite du traitement
antirabique Pasteurien, lequel ne consiste, comme on le sait, qu'en
une série d'injections sous-cutanées d'émulsion de substance nerveuse
de lapins ayant succombé à la rage. Il paraît que Pasteur a fait une
observation semblable, vu qu'il croyait un moment à la possibilité de la
guérison de l'épilepsie au moyen du traitement antirabique. Ce savant
avait même essayé d'appliquer à l'épilepsie ce mode de traitement;
mais le cas malheureux d'un enfant épileptique, qui contracta une
maladie nerveuse à la suite des injections antirabiques, le détourna
de cette voie et le fit renoncer à ces recherches.

Les propositions ci-dessus de Constantin Paul laissent voir explicitement que, non pas seulement au virus rabique, mais bien aussi à la
substance nerveuse même j'attribuais la réaction salutaire dans certaines affections nerveuses. Conduit par cette idée j'ai entrepris déjà en
1889 et 1890 ce traitement qui consistait en injections sous-cutanées
d'émulsion de cerveau de mouton à la dose de 2-5 grammes par
jour; j'appliquais ce traitement pendant 14-30 jours, en pratiquant
une injection chaque jour ou à plusieurs jours d'intervalle.

Il va sans dire que le matériel à injection doit être aussi frais que possible et provenir d'animaux sains. En suivant des conditions d'asepsie rigoureuse, les injections pratiquées sous la peau de la paroi abdominale sont très bien supportées et ne provoquent la moindre inflammation.

Chez les neurasthéniques avancés les résultats de cette méthode ont été très satisfaisants. Dans d'autres infections nerveuses, telles que le tabes, etc., dues à une inflammation ou à une destruction irrémédiable, les injections sont inefficaces et mal tolérées. Les conclusions auxquelles est arrivé Constantin Paul, en employant ma méthode, et qu'il a consignées dans une remarquable communication à l'Académie de médecine de Paris, sont absolument identiques. De mon côté, après avoir publié mes premières constatations dans la *Deutsche med. Wochenschrift*, de 1892, j'ai poursuivi mes recherches à l'hospice Marcuza en collaboration avec M. le professeur N. Thomesco, en appliquant la méthode dans certaines maladies mentales. Je me suis convaincu, à cette occasion, que l'épilepsie peut aussi être influencée d'une manière favorable, pourvu qu'elle ne soit due à un trouble mécanique irréparable. Dans la mélancolie, l'effet des injections a été aussi bon que possible. D'accord avec Constantin Paul, nous avons obtenu des résultats évidents dans le pouls lent permanent, quand à la lésion vasculaire s'associe un élément nerveux.

On pourrait objecter à ma méthode qu'elle n'amène pas une guérison définitive ; mais c'est précisément ce que j'ai reconnu dès l'abord et c'est pourquoi j'ai recommandé le recommencement du traitement à chaque nouvelle rechute. Et, au bout du compte, ne serait-ce que pour obtenir une amélioration passagère et enrayer la marche progressive de la maladie, ce serait encore une indication grandement suffisante de ce traitement, à la fois inoffensif et plus efficace que beaucoup d'autres moyens thérapeutiques, dangereux pour la vie du malade.

Une autre objection, plus grave et plus difficile à rejeter, serait celle que ce traitement n'agirait que par suggestion. Je rappelle à cette occasion le célèbre roman d'Émile Zola, *Le docteur Pascal*, le plus soigné peut-être et le plus scientifique de cet auteur. Le Docteur Pascal arrive, après de longues études, à découvrir que les maladies nerveuses pourraient guérir par des injections de substance nerveuse. L'Académie de médecine, après avoir vérifié cette découverte, constate que le même résultat peut être obtenu par des injections d'eau distillée, de sorte que tout l'effet serait à attribuer à l'influence de la suggestion. Zola a eu peut-être en vue, d'un côté ma découverte, de l'autre l'affirmation contraire de certains médecins.

A la suite de la mort de mon regretté ami Constantin Paul, la méthode est tombée en désuétude, pour être reprise dans les derniers temps sous une autre forme. Les accidents dus aux fautes d'asepsie dans l'application du traitement d'une part, les insuccès de nombreuses préparations de substance nerveuse d'autre part ont contribué à jeter le doute dans l'esprit des médecins et des malades. Pourtant la méthode a été employée et discutée, et, tandis que plusieurs auteurs français, italiens, russes et américains ont obtenu des résultats favorables, d'autres, tels que Hun de Philadelphie, se tenant au point de vue exclusivement physiologique, se refusent *a priori* d'accorder à ma méthode toute valeur, vu que seulement les organes à sécrétion interne, comme le corps thyroïde et le pancréas, pourraient donner une substance active quelconque. J'ai objecté à cet auteur que mon procédé n'a son fondement dans aucune considération théorique, mais bien dans les résultats de l'expérimentation sur l'homme et les animaux. Notre impossibilité d'expliquer théoriquement l'action de la substance nerveuse sur le système nerveux ne peut pas constituer un motif pour rejeter les données positives de l'expérimentation. Engagés dans cette voie, nous serions amenés à délaisser nombre de substances médicamenteuses, dont l'action intime sur l'organisme nous est inconnue. Je ne crois pas qu'en se mettant à l'abri de la physiologie l'on ait le droit d'opposer aux faits de l'expérimentation des affirmations aprioristiques. D'ailleurs mes recherches sur la névroglie ont prouvé que ce tissu possède la faculté de sécréter et que la vie intime, la nutrition, la sécrétion, la respiration et la défense du système nerveux se passent essentiellement dans ce tissu.

L'organisme sain trouve dans l'alimentation les éléments nécessaires à la réparation des pertes fonctionnelles. Il va sans dire qu'une alimentation avec de la substance nerveuse n'est pas indispensable pour la réparation du système nerveux, mais pourtant on ne pourrait pas nier qu'une alimentation spécifique soit à préférer pour compenser les pertes d'un organe débilité. Nous n'avons qu'à rappeler l'emploi des préparations de fer et de sang dans l'anémie, etc.

D'après Virchow[1] l'efficacité d'un médicament réside précisément dans le rapport qu'il peut avoir avec certains points de l'organisme. Cet auteur[2] fait une distinction entre l'organo-thérapie et la thérapie par des sucs parenchymateux, ces derniers n'exerçant pas leur action

1. *Virchow's Archiv*, Bd. 154.
2. *Virchow's Archiv*, 1. Jan. 1900.

sur les organes correspondant à ceux dont ils proviennent, mais sur
d'autres tissus. L'action de la substance nerveuse ne correspondrait
donc pas à une thérapie par des sucs parenchymateux, mais plutôt à
une véritable organo-thérapie agissant en première ligne sur le système nerveux. Les résultats obtenus par la médication thyroïdienne
nous montrent encore une fois le manque de logique des affirmations
de M. Hun. D'après cet auteur, toute alimentation serait en état de
préparer la substance thyroïdienne, ce qui en réalité n'arrive pas, et
nous devons faire ingérer aux malades de petites quantités de cet
organe ou de ses extraits, pour remédier à son défaut. Personne ne se
doutait de l'action du corps thyroïde avant la découverte de sa sécrétion interne, à la connaissance de laquelle on n'est arrivé qu'à la suite
de son application thérapeutique. Nous croyons de même que l'effet
salutaire des injections de substance nerveuse sur le système nerveux
débilité nous conduira à la découverte d'une fonction particulière,
jusqu'à présent inconnue de cette substance. Nous ne pouvons pour le
moment, il est vrai, donner aucune explication scientifique de notre
méthode, mais, ce qui est certain, c'est qu'il n'y a pas de considération
physiologique plausible à lui opposer.

C'est surtout l'action des injections nerveuses dans la rage qui
démontre qu'il ne s'agit pas d'une action suggestive. Cette dernière
s'exclut encore d'une façon absolue par les résultats obtenus dans
nombre de maladies où son intervention ne peut être invoquée. On ne
pourrait pas par exemple lui attribuer les résultats obtenus dans l'épilepsie des enfants, dans le pouls lent permanent vu que l'accélération
des pulsations échappe à notre conscience; dans le traitement des
maladies mentales, etc., les injections de sérum artificiel ou d'eau
distillée, plusieurs fois répétées se sont montrées complètement inefficaces chez ces malades.

Je ne me suis pas découragé; comme le Dr Pascal, j'ai poursuivi sans
trêve ma méthode.

En 1898 Wassermann et Takaki annoncent la possibilité de guérir le
tétanos par des injections de substance nerveuse normale, à condition
qu'on n'emploie pas une toxine trop forte et qu'on applique les injections de bonne heure. On a objecté, surtout en France, que la substance
nerveuse mélangée à la toxine ne fait qu'englober celle-ci mécaniquement sans l'influencer d'une manière spécifique. Mais cette action mécanique ne peut être invoquée quand la toxine et la substance nerveuse
sont injectées séparément. La découverte de ces deux auteurs reste
donc debout et elle vient confirmer ce que j'avais déjà constaté pour
la rage. Dans le même sens plaident les constatations de Widal et

Nobécourt, d'après lesquelles les injections de substance nerveuse auraient un effet identique dans l'intoxication par la strychnine et la brucine. Ces deux auteurs ont montré que l'action est d'autant plus sûre que les injections de substance nerveuse suivent de plus près celle du toxique et qu'elles sont pratiquées dans des points plus rapprochés. Il faut ne pas perdre de vue que cette méthode de traitement n'agit que sur les intoxications et les infections qui présentent de l'affinité pour le système nerveux. Et, en effet, le virus tétanique, le virus rabique, la strychnine, la brucine, parcourent l'organisme sans s'y arrêter, et ce n'est que dans le cerveau et la moelle qu'ils manifestent leur action qui entraîne la maladie et la mort. Si l'on parvient à enrayer à ces substances leur chemin vers le cerveau, on empêche du même coup l'éclosion de la maladie.

On sait que selon la théorie générale de Ehrlich ces substances toxiques contracteraient avec les cellules nerveuses une sorte de combinaison, à la manière d'un radical chimique avec une molécule à chaînes latérales, en leur changeant par là du tout au tout la constitution et les caractères. Les cellules nerveuses introduites avec les injections rencontreront, pendant leur circuit dans l'organisme, la toxine, qu'elles fixeront par leurs chaînes latérales, en l'empêchant de la sorte d'arriver au cerveau pour y déployer son action désastreuse. Mais nous devons encore supposer que les cellules nerveuses normales, menacées par le toxique, mettent en liberté une partie de la substance protectrice qu'elles renferment: cette substance dissoute dans les milieux liquides de l'organisme contribue à son tour à neutraliser l'effet de la substance toxique. Si cette supposition est vraie, nous avons dans la substance nerveuse injectée, non seulement des cellules capables de neutraliser le toxique, mais aussi une substance soluble anti-toxique. Il va sans dire que la substance soluble anti-toxique sécrétée par les cellules nerveuses ou peut-être la névroglie sera plus abondante si la substance injectée est récoltée à un moment où elle a à livrer la lutte à la toxine correspondante: c'est-à-dire une substance nerveuse provenant d'un animal immunisé contre la rage sera plus efficace que la substance nerveuse saine. Ces considérations m'ont conduit à essayer l'action de la substance nerveuse normale dans l'épilepsie toxique expérimentale. En effet, bien qu'on ne connaisse pas encore assez l'étiologie, la localisation et le mécanisme de l'épilepsie, toutefois, les récentes recherches de Marinesco, de Sérieux et de Laborde portent à croire que cette maladie reconnaît, très probablement, une cause toxique. Dans une communication présentée à l'Académie des sciences en collaboration avec mon élève le

Dr S. Baroncea, j'ai exprimé l'opinion que dans l'épilepsie nous avons affaire à une débilité ou à un vice de développement congénital ou même héréditaire des zones épileptogènes. Dans de pareilles conditions une légère irritation, due surtout aux substances nocives introduites par l'intestin ou aux produits de désassimilation de l'organisme, est suffisante pour troubler l'équilibre instable de la sphère épileptogène et provoquer le complexus symptomatique de la maladie. Par là nous sommes amenés à admettre que, chez ces personnes prédisposés, des substances très peu irritantes ou toxiques joueront le même rôle que la strychnine ou le virus tétanique chez les hommes sains. Une substance irritante quelconque ou toxique à un très faible degré et n'ayant pas une affinité spéciale pour le système nerveux peut, dans ces conditions, devenir un agent nocif spécifique, à tel point qu'il est de toute nécessité de garantir contre elle les systèmes nerveux débilités tout comme on le ferait pour un système nerveux normal contre la strychnine et le tétanos. Je crois donc que toutes les maladies nerveuses ayant à leur origine un système nerveux débilité doivent être influencées de manière à empêcher aux produits d'une intoxication l'accès du cerveau, en les neutralisant par les injections de substance nerveuse.

En effet les résultats obtenus dans l'épilepsie toxique nous ont démontré la possibilité de prévenir les accès d'épilepsie et de sauver la vie des animaux intoxiqués par l'absinthe à l'aide des injections de substance nerveuse.

Pourtant certains auteurs trouvent bon de mettre en doute nos résultats, bien que nous ne réclamions pour notre méthode une valeur absolue. Nous concédons que le traitement par la substance nerveuse n'est pas spécifique; mais comme ce dernier nous fait défaut pour la plupart des maladies nerveuses ce traitement constitue pour le moment un procédé thérapeutique pleinement justifié.

En ce qui concerne la rage on ne pourrait objecter que, n'étant pas une maladie toxique, elle ne pourrait être influencée par ce procédé de traitement. A peu de chose près on peut lui appliquer la même hypothèse qu'au tétanos. Tout d'abord je crois qu'on ne peut pas exclure complètement le rôle des toxines dans la rage; car j'ai montré à plusieurs reprises que l'injection de grandes quantités de moelle chauffée jusqu'à destruction du virus provoque encore chez les animaux des symptômes de paralysie. Même l'émulsion filtrée par le Chamberland produit au bout de 1-2 semaines les phénomènes de rage non transmissible. L'émulsion de moelle rabique chauffée à 80° conserve encore un degré de virulence tel que les lapins succombent parfois

avec des symptômes de rage. Il semble donc que, malgré la présence
du parasite dans le cerveau, les symptômes rabiques sont provoqués en
premier lieu par sa toxine, laquelle produit les foyers inflammatoires
caractéristiques autour des cellules nerveuses. Mais même si l'on considère la rage comme une maladie purement et exclusivement parasitaire, il n'y a pas de motif pour nier *a priori* l'influence salutaire de
la substance nerveuse.

Nous savons, en effet, qu'un parasite peut rester longtemps dans
l'organisme avant de s'attaquer au système nerveux. Si l'on intervient pendant ce laps de temps en offrant aux cellules nerveuses de
la substance nerveuse, celle-ci pourrait, croyons-nous, empêcher l'action du parasite lui-même.

Dans mes premières communications déjà j'avais fait ressortir la
supériorité des vaccinations pasteuriennes, ce qui est dû, je crois, à ce
que les cellules nerveuses des animaux succombés à la rage sécrètent
en plus grande quantité des substances capables d'exercer une attraction sur le parasite de la rage et de se combiner avec sa toxine.

Dans les derniers temps Calebrese et Aujesky se sont occupés de
cette question. Il paraît que le premier est arrivé à des conclusions
négatives vu que, dans ses expériences, la substance nerveuse a été
incapable de neutraliser le virus fixe tant *in vitro* que dans l'organisme. A la suite d'injections intra-oculaires de virus des rues les
animaux auraient succombé, malgré les injections ultérieures de
substance nerveuse normale.

En ce qui concerne les premières recherches de Calabrese elles correspondent aux résultats que j'ai consignés (mars 1898) dans une
communication faite à l'Académie des sciences de Paris : « J'ai tout
d'abord cherché, en collaboration avec M. Riegler, si l'on pourrait
paralyser (neutraliser) le virus fixe *in vitro* par la substance nerveuse ;
mais, tandis que nous avons constaté qu'une partie du sang de nos
chiens les plus immunisés peut paralyser jusqu'à 50 parties de virus,
une partie de substance de bulbe de brebis ou de lapin ne réussit
pas à paralyser une partie de virus, et même 10 parties de bulbe
normal n'ont pas d'effet appréciable sur une partie de virus fixe. » Il
est donc tout à fait inadmissible d'opposer les résultats de Calabrese
aux miens, vu que tous les deux nous avons constaté la même chose,
savoir : que la substance nerveuse normale ne détruit pas la virulence
du virus rabique. Les essais ultérieurs m'ont démontré que la
substance nerveuse peut toutefois influencer, dans certaines conditions
encore plus inconnues, le virus rabique, voire quand on passe ce dernier par le papier buvard Les expériences de Calabrese et de Aujesky

étant réalisées dans des conditions toutes différentes, leurs résultats ne peuvent en aucune façon être comparés aux miens.

L'affirmation de Calabrese que les injections de substance nerveuse ne garantissent pas les animaux, qu'elles soient faites avant ou après l'infection, ne paraît pas assez fondée. Calabrese a injecté probablement la substance nerveuse sous la peau, sans tenir compte que son action est beaucoup plus faible que celle du traitement pasteurien et qu'elle ne peut agir que contre un virus faible. Et puis, l'injection de substance nerveuse devient efficace surtout si on la pratique avant et après l'infection, ce que j'ai affirmé expressément dans ma communication, en admettant que l'action préventive et curative de la substance nerveuse normale est liée « à la condition de donner une quantité assez abondante de substance nerveuse et de ne pas employer un virus trop fort ». Surtout chez le lapin l'immunisation ne réussit qu'exceptionnellement : « Chez le lapin les résultats ont été beaucoup moins nets, ce qui s'explique par le fait qu'on ne peut qu'exceptionnellement sauver ces animaux, même par la méthode de Pasteur, si l'on commence le traitement après la trépanation. »

Dans la communication de Calabrese les expériences concordent du moins avec les conclusions, tandis que le travail de Aujesky n'a pas cet avantage.

Je dois commencer par déclarer que je ne comprends pas trop le but de la publication de cet auteur ; il paraît même qu'il ne s'est pas donné la peine de lire mon travail dans les « Comptes Rendus » dans lequel j'avais dit clairement que la substance nerveuse n'exerce *in vitro* aucune influence sur le virus rabique. Pour obtenir une action quelconque, il faut procéder d'une manière particulière, que je n'ai pas encore décrite. Calabrese et Aujesky considèrent comme un fait nouveau, constaté par eux et par Högyes, l'action antirabique de la substance nerveuse des animaux immunisés, tandis que de mon côté j'avais constaté antérieurement (Académie de médecine de Paris 1892 et le travail cité) l'existence d'une substance antirabique, non seulement dans le sang, mais même dans le système nerveux central, surtout dans le liquide céphalo-rachidien, qui a le même pouvoir antirabique que le sérum des animaux immunisés. J'ai pu prouver qu'à certaines époques de l'immunisation le sang renferme des substances antirabiques bien qu'elles ne puissent être démontrées dans la substance cérébrale ; tandis qu'à d'autres époques ce n'est que la substance nerveuse qui renferme des principes antirabiques, ce qui concorde avec les constatations de Centani[1].

1. *Deutsche med. Woch.*, 1895, No. 44-45.

Aujesky rapporte que Högyes aurait entrepris depuis 1888 des recherches dans cette direction, mais j'ai eu beau chercher dans la littérature la publication respective, je n'ai rien trouvé. Les recherches de Calabrese, Högyes et Aujesky n'ont donc d'autre valeur que de confirmer les résultats déjà obtenus par moi. A ce point de vue, elles sont d'autant plus précieuses qu'il existe encore des auteurs qui se refusent de croire au pouvoir antirabique du sérum provenant d'animaux immunisés contre la rage.

Tout récemment Aujesky a répété mes essais sur l'action de la substance nerveuse normale sur les animaux infectés par le virus rabique, se conformant cette fois-ci à ma manière de procéder. Sa première expérience confirme pleinement mes constatations antérieures : « Deux chiens (A. 6000 grammes, B. 5500 grammes) reçoivent chaque jour depuis le 24 janvier jusqu'au 11 février 1898 des injections hypodermiques de 10 centimètres cubes d'émulsion de moelle saine diluée avec 10 fois son volume de sérum physiologique. Le 15 février ils sont infectés par voie intra-oculaire avec du virus des rues. Les injections ont été répétées jusqu'au 25 février, de sorte que chaque chien a reçu pendant cet intervalle de 34 jours une quantité totale de 50 grammes de moelle. Le lapin de contrôle a succombé au bout de 25 jours avec les symptômes de la rage ; les deux animaux traités ont résisté[1]. »

A la suite de cette expérience, il ne restait, à toute personne non prévenue, que deux alternatives possibles : se fier ou non à l'exactitude de l'expérience. Dans le premier cas, la possibilité de garantir les animaux contre l'infection rabique par des injections de substance nerveuse s'impose comme conclusion nécessaire ; dans le second, on doit répéter l'expérience pour pouvoir fonder sa conviction. Mais l'auteur ne fait ni l'un ni l'autre : il trouve au contraire bon d'affirmer tout simplement que le résultat obtenu, quoique positif, n'est pas assez concluant.

Enfin Aujesky rapporte encore, ce que j'avais déjà depuis longtemps constaté, que les animaux injectés avec de la substance nerveuse normale ne résistent pas à un virus rabique plus fort, et arrive, à la conclusion de Marx[2], savoir que les vaccinations pasteuriennes constituent un moyen spécifique capable d'inciter les organes appropriés à former des substances à action spécifique sur la toxine.

Aujesky sait parfaitement que j'avais nettement proclamé la supériorité des vaccinations pasteuriennes sur les injections de substance

---

1. *Centralblatt f. Bakt.*, 1900.
2. *Deutsche med. Woch.* No. 41.

nerveuse normale ainsi que l'inefficacité de ces dernières dans le traitement des lapins et alors, ne pouvant m'attribuer une opinion contraire, il s'efforce de produire l'impression que je me serais trompé dans mes recherches. D'ailleurs, même en ce qui concerne les chiens, je n'ai jamais dit qu'on pouvait les garantir contre une nouvelle infection au moyen des injections de substance nerveuse normale, celle-ci étant actuellement incapable de conférer une immunité active.

Réduit à sa réelle signification, le travail de Aujesky ne fait que confirmer mes résultats et contribuer par là à nous orienter sur la valeur des injections de substance nerveuse normale dans le traitement antirabique de Pasteur. Ce n'est qu'à ce point de vue que j'ai parlé dans un travail antérieur d'une revision du procédé de Pasteur et déjà les résultats de nos recherches excluent toute autre interprétation.

Arrivé au terme de nos observations je dois constater que, malgré les attaques et les publications peu bienveillantes, la méthode d'injections de substance nerveuse normale s'affirme de plus en plus et acquiert une base expérimentale de plus en plus solide. Nous sommes donc autorisé d'affirmer de nouveau, ce que nous avions déclaré devant l'Académie des sciences de Paris, savoir : que le bulbe normal renferme des substances capables de s'opposer à l'infection rabique, tétanique, aux toxines épileptogènes, aux alcaloïdes et aux différents virus s'adressant au système nerveux. Nous croyons donc que toutes les affections nerveuses dans lesquelles interviennent comme élément prédisposant ou déterminant, des infections, des intoxications, des auto-infections ou des auto-intoxications sont susceptibles de cette méthode thérapeutique.

M. Chantemesse. — Je rappelle seulement qu'en 1885 et 1886, M. Pasteur a traité un certain nombre de malades atteints d'épilepsie ou d'hystérie par des injections de moelles de lapins rabiques desséchées. Ces injections de moelles privées de toute virulence avaient produit chez les malades dont je parle une amélioration de la santé que M. Pasteur considérait comme non douteuse.

M. Babès. — J'ai bien insisté sur les essais de Pasteur qu'il avait d'ailleurs délaissés. Je ferai remarquer que Pasteur employait la moelle rabique, tandis que, dans ma méthode, on utilise la moelle normale inoffensive.

LES HÉMORRAGIES NÉVROPATHIQUES.
PATHOGÉNIE, CARACTÉRES ET TRAITEMENT

par M. LANCEREAUX.

Dans l'étude des hémorragies, l'altération et la rupture des vaisseaux attirent pour ainsi dire toute l'attention, tandis qu'un élément des plus importants est presque entièrement négligé, malgré les recherches intéressantes de Latour d'Orléans, Lordat, Gendrin, Parrot, etc., c'est l'élément nerveux.

Cet élément, qui se retrouve même dans les hémorragies intimement liées à un désordre vasculaire, comme celles de l'encéphale, ainsi que l'indique leur apparition, au moment du réveil, joue, dans un grand nombre de circonstances, un rôle principal ; aussi, avons-nous ajouté, depuis longtemps, aux hémorragies par altération des solides et par altération des liquides, une troisième classe liée au désordre du système nerveux : *les hémorragies névropathiques* (Voy. notre Traité d'anat. path. Paris 1875-1877, t. I, p. 558.)

Cette classe, dont la menstruation est le type physiologique accompli, et qui repose, à la fois, sur l'observation clinique et sur l'expérimentation, n'est pas seulement distincte par ses conditions pathogéniques, mais encore par ses caractères, son évolution, comme aussi par les indications thérapeutiques qui découlent de sa nature et par les bons effets qu'il est possible d'obtenir d'un traitement approprié.

Étiologie et pathogénie. — Les hémorragies névropathiques se manifestent à tous les âges de la vie, de préférence, dans le jeune âge, vers le moment de la puberté, et à un âge plus avancé, à l'époque de la ménopause. Elles s'observent dans les deux sexes, et surtout chez la femme, en raison, sans doute, de son excitabilité nerveuse et de sa tendance à l'hystérie.

La fatigue, le surmenage, les vives émotions, la colère et la frayeur en sont les causes les plus ordinaires[1]. Lordat raconte qu'une femme de mauvaise vie, irascible, ayant été prise par les employés de la police et conduite à la maison de force entra dans une violente colère à la suite de laquelle il lui survint une hémorragie par le nez, par la bouche, et une éruption de taches pourprées sur tout le corps. J'ai observé moi-même une éruption purpurique et des épistaxis à la suite

---

1. Brown-Séquard. On ecchymosis and other effusion of blood caused by a nervous influence. *Arch. of sc. and pract. Med.* New-York, 1875, p. 148-152.

d'une vive frayeur chez un sculpteur qui finit par en mourir (Voy. Traité d'anat. path. Paris 1875-1877 t. I. p. 562). Gilibert rapporte le cas d'un homme, parvenu à l'âge mûr, robuste et plein de santé. qui. arrêté, par méprise de la police, durant le règne de la Terreur. et bientôt rendu à la liberté, se trouva atteint d'un purpura généralisé. après quoi il perdit du sang, d'abord, par le nez, puis, par l'intestin et mourut tout à coup, au bout de quelques jours, en allant à la selle.

Le froid est une autre source de ces hémorragies, car les voyageurs signalent des épistaxis, des hémoptysies chez les peuples qui s'y trouvent exposés (Groënlandais, Esquimaux, etc.)

La chaleur produit des effets assez semblables, tantôt directement. tantôt par acte réflexe. Claude Bernard a constaté, sur des lapins morts à la suite d'une élévation de la température, des taches ecchymotiques à la surface des téguments.

Un grand nombre de maladies nerveuses, parmi lesquelles nous citerons l'hystérie, l'épilepsie, le tétanos, l'alcoolisme, et, avant tout. le rhumatisme et la goutte (herpétisme), ont pour manifestations symptomatiques des fluxions sanguines et des hémorragies de ce genre. Un bel exemple de ces fluxions nous est fourni par les hémorroïdes. qui, chez les goutteux, surviennent quelquefois périodiquement. comme la menstruation chez la femme.

Certains désordres matériels des centres ou des cordons nerveux peuvent encore produire ces mêmes hémorragies, comme le démontrent plusieurs faits cliniques et les expériences pratiquées sur les animaux par Schiff, Brown-Séquard et Vulpian.

Le mode pathogénique de ces accidents, diversement interprété par les auteurs, s'explique par leur rapprochement avec la menstruation. Lorsqu'une vésicule de Graaf arrive à maturité, il se produit un mouvement dans une grande partie du système vaso-moteur, comme l'indiquent les bruissements d'oreilles, les vertiges, les congestions de la face, l'état d'énervement général qui, chez la femme, accompagnent l'écoulement menstruel.

Les vaisseaux de la membrane muqueuse utérine se dilatent plus que les autres, se congestionnent, subissent des ruptures, ou plutôt se laissent traverser par le sérum sanguin et par les globules rouges (diapédèse) : ainsi, le simple fait de l'ovulation suffit à amener la suspension, par acte réflexe, de l'activité des centres nerveux qui régissent le tonus vasculaire.

En effet, si, pour un motif quelconque, l'écoulement menstruel n'a pas lieu par sa voie naturelle, il se manifeste souvent sur d'autres points du corps, et principalement dans ceux où la résistance des vaisseaux est moindre, comme les membranes muqueuses des fosses nasales, des voies respiratoires, de l'estomac, etc. Telles sont les hémorragies complémentaires ou supplémentaires des règles qui reviennent, parfois, avec une périodicité égale à celle de la menstruation, et qui, comme elles, sont précédées de troubles nerveux variables : céphalée frontale, bouffées de chaleur, etc.

Ces mêmes phénomènes se retrouvent, d'ailleurs, au début de la plupart des hémorragies névropathiques qui, tantôt, proviennent d'une action directe du système nerveux, et, tantôt, résultent d'un acte réflexe. Tel est le cas de certaines hémoptysies survenant à la suite d'une mauvaise digestion ou d'un trouble stomacal, comme le prouve ce fait, constaté par moi chez un goutteux des plus robustes, toujours bien portant et qui fut pris, la nuit d'une hémoptysie abondante après un repas de mardi gras par trop copieux.

Symptomatologie. — Les hémorragies névropathiques ont pour siège les différentes parties du corps, et, de préférence, les membranes muqueuses et le tégument externe, au niveau surtout des points de terminaison des filets nerveux, comme dans le voisinage des articulations. Elles surviennent à la suite d'attaques convulsives de formes variées, et, d'ordinaire, dans les parties de l'organisme atteintes de troubles nerveux, par exemple : la moitié gauche du corps chez les hystériques. Elles sont, en général, précédées de sensations de gêne, de tension, de pesanteur, de fourmillements, de brûlure, et surtout de douleurs plus ou moins intenses au niveau du point où l'écoulement de sang doit se produire, et parfois dans d'autres endroits : telle la névralgie lombo-sacrée qui précède parfois certaines hémorragies utérines.

Les parties affectées s'injectent, rougissent, se tuméfient, puis, laissent échapper presque aussitôt un liquide sanguinolent, variable quant à sa composition et à sa quantité.

Tantôt presque entièrement séreux, ce liquide ne renferme qu'un petit nombre d'hématies et colore à peine les tissus, tantôt, composé d'une plus grande quantité de globules sanguins, il donne naissance à des caillots noirâtres.

Assez semblable au sang des menstrues, moins riche en globules, et plus riche en sérum que le sang véritable, il se coagule rarement, et la quantité de sang épanché, souvent peu abondante, produit à la surface des téguments et dans les parenchymes, des foyers sous forme de taches plus ou moins larges : ecchymoses, purpura.

Presque toujours accompagnées d'un œdème ferme, circonscrit au pourtour du foyer sanguin, ou plus étendu, ces hémorragies ont pour cortège, lorsqu'elles siègent à la surface d'une membrane muqueuse, une sécrétion abondante de mucus.

Les modifications que subit le sang épanché ne diffèrent pas de celles que présentent les hémorragies angiopathiques, si ce n'est par la rapidité avec laquelle disparaît, en général, l'extravasat sanguin.

Les effets produits par les hémorragies névropathiques sont relativement peu accusés, en tout cas, beaucoup moins sérieux que ceux qui résultent des hémorragies angiopathiques. Les malades, peu anémiés, ne tardent pas à se rétablir et à reprendre leurs habitudes, souvent même ils ne sont pas arrêtés, et sans leur tendance à la récidive, ces hémorragies seraient, en général, assez peu dangereuses.

Évolution. — Les hémorragies névropathiques se manifestent par poussées ou par crises successives, qui apparaissent brusquement, cessent de même et ne manquent guère de se reproduire au bout d'un espace de temps plus ou moins long, soit sur le point primitivement affecté, soit sur un autre point de l'organisme. Elles sont ainsi intermittentes, parfois périodiques, en tous cas, mobiles.

Leur durée totale est le plus souvent très longue, et les personnes qui en souffrent pendant leur jeunesse y sont encore exposées dans le cours de leur vieillesse. Une dame de ma clientèle, ayant des antécédents goutteux, après avoir eu des épistaxis et des hémoptysies dans son jeune âge, me présenta de l'hématidrose à 68 ans.

Sémiologie. — Les hémorragies névropathiques se distinguent par les phénomènes fluxionnels qui les précèdent, par les troubles nerveux qui leur font cortège, par la faible coagulabilité du sang épanché, par leur marche mobile, intermittente ou périodique, et enfin par la faible intensité des désordres qui en sont la conséquence.

La constitution névropathique du malade, ses antécédents, les désordres nerveux dont il est affecté : névralgies, migraines, etc.... sont autant de circonstances qui viennent en aide au diagnostic de ces accidents, et qui permettent de les différencier des hémorragies angiopathiques et hémopathiques.

Moins dangereuses que ces dernières, en raison de leur localisation aux capillaires et aux petits vaisseaux, les hémorragies d'origine névropathique, qu'il est possible de considérer comme bienfaisantes dans un certain nombre de cas : hémorragies supplémentaires des règles, écoulements hémorroïdaux, etc.... n'ont pas moins, dans quelques circonstances, une terminaison fatale, et, comme telles, elles ne doivent pas être négligées du praticien.

Prophylaxie et thérapie. — La prophylaxie des hémorragies névropathiques consiste à se mettre à l'abri, autant que possible de toute commotion, tant physique que psychique, du système nerveux, à modérer l'excitabilité réflexe par l'hydrothérapie et par une hygiène convenable.

Les indications thérapeutiques de ces accidents se tirent de la connaissance de leur origine : subordonnées à une influence névropathique, c'est avant tout le désordre du système nerveux qui doit être visé. Néanmoins, lorsque le sang s'épanche avec abondance, au dehors, il importe de l'arrêter au plus vite à l'aide des moyens chirurgicaux généralement employés ; mais, à part cette circonstance, les hémorragies névropathiques sont justiciables d'un traitement interne, et font partie du domaine médical plutôt que du domaine chirurgical. Les médicaments vaso-constricteurs, comme l'ergotine, le tannin, la poudre d'ipécacuanha dans les cas d'hémoptysie, etc., sont, à cet égard, autant de moyens utiles et appropriés ; mais l'agent qui réussit le mieux est incontestablement la *quinine*.

Administré au repas du soir à la dose de 2 à 5 cachets de chacun 50 centigrammes, le sulfate neutre de quinine, toutes les fois qu'il a pu être supporté, nous a donné des résultats inattendus, en ce sens qu'au bout de 4 à 5 jours, l'écoulement sanguin, quel qu'en fût le siège, avait entièrement cessé ; tel fut le cas d'un homme de 60 ans, atteint d'hématurie et auquel on avait conseillé de se faire enlever le rein droit, et aussi ceux de beaucoup d'autres malades dont les hémorragies cédèrent rapidement.

Nous ferons remarquer cependant que les nombreux faits traités par nous se rattachaient, pour la plupart, au rhumatisme chronique et à la goutte, et nous n'oserions affirmer le même succès pour ceux qui se lient à l'hystérie, aux crises convulsives, etc., bien qu'il y ait des raisons d'y croire, étant donnée la pathogénie assez semblable de toutes ces hémorragies. D'autres substances, jouissant de la propriété de faire contracter les petits vaisseaux, auraient sans doute une action également favorable et efficace, de telle sorte que, si un médicament venait à faire défaut, il y aurait lieu de le remplacer par un autre.

Du reste, la cessation de l'hémorragie n'est pas toujours une guérison définitive, et, si, à plusieurs reprises, nous avons vu, l'hématurie surtout, disparaître pour longtemps, ou même pour jamais, à la suite de l'emploi de la quinine, il faut savoir que, même alors, la prédisposition persiste, et on doit chercher à la modifier par une hygiène convenable et par une hydrothérapie bien faite.

Cette étude nous conduit à reconnaître qu'un grand nombre d'hémorragies constituent, tant par leur origine que par leurs phénomènes précurseurs, leurs symptômes, leur répétition, leur évolution, et surtout par l'absence de toute lésion vasculaire appréciable, un groupe des plus naturels et des mieux définis. Subordonnées à un trouble nerveux direct ou réflexe, agissant sur les petits vaisseaux qui se déchirent ou se distendent simplement et se laissent traverser par le liquide sanguin, ces hémorragies se rattachent à un petit nombre de maladies constitutionnelles, parmi lesquelles se placent en première ligne l'hystérie, l'épilepsie, la goutte et le rhumatisme chronique (herpétisme).

Toutefois, elles peuvent provenir encore d'une lésion matérielle des centres nerveux et de l'action d'agents physiques ou chimiques sur les petits vaisseaux. C'est ainsi qu'elles succèdent parfois à l'action du froid et qu'elles se manifestent dans le cours des empoisonnements par substances s'adressant d'une façon spéciale au système vaso-moteur. Si, de ces hémorragies, nous rapprochons celles qui sont produites par la destruction ou la rupture d'un ou plusieurs vaisseaux, et celles qui se rattachent à des lésions d'organe (foie ou rate), ou qui se lient à une altération primitive du liquide sanguin, nous arrivons à constituer trois grandes classes d'hémorragies, nettement distinctes les unes des autres, et qui sont, par ordre de fréquence, les hémorragies traumatiques mises de côté :

1. Les hémorragies névropathiques;
2. Les hémorragies angiopathiques;
3. Les hémorragies hémopathiques.

HÉMORRAGIES NÉVROPATHIQUES DES ORGANES GÉNITO-URINAIRES
(HÉMATURIES)

par le docteur LANCEREAUX.

Si on s'en tenait aux communications faites au Congrès d'urologie tenu à Paris en 1899, il n'y aurait pas lieu de créer une classe d'hématuries essentielles : voici, en effet, les propres paroles des rapporteurs, MM. Malherbe et Legueu : « Toutes les hématuries sont symptomatiques et relèvent d'une cause générale toxique ou infectieuse, ou d'une affection locale : *il n'y a donc pas d'hématurie essentielle.* »

Telle n'est pas notre manière de voir : aussi, allons-nous chercher à démontrer qu'il existe, en réalité, une classe d'hématuries indépendantes de tout désordre anatomique de l'appareil urinaire, et entièrement subordonnées à un trouble du système nerveux régulateur de cet appareil. A cet effet, nous nous appuierons sur des observations cliniques, les unes empruntées aux auteurs, les autres personnelles.

Fr. Hoffmann[1] rapporte qu'il a vu survenir des hémorragies critiques, tout à fait exemptes de danger, chez des sujets pléthoriques encore jeunes, chez des hommes avancés en âge, par suite de la suppression ou de la cessation d'un flux hémorroïdal, ou après l'omission de saignées habituelles. Latour (*Traité des hémorragies*, Orléans, 1845) cite plusieurs cas d'hématurie où l'écoulement de sang ne peut être attribué à une lésion rénale ; l'un est du médecin Van Ilur, dont la nièce s'étant mise dans une colère excessive, rendit, sans incommodité, pendant quatorze jours, des urines noires, et cette hémorragie se reproduisit tous les quinze jours pendant cinq mois ; un autre, personnel à l'auteur, est celui d'une femme extrêmement jalouse et excitable qui, chaque fois que son mari, homme des plus libertins, rentrait à la maison, se mettait dans une violente colère à laquelle succédait une sorte de syncope nerveuse, accompagnée de l'émission d'urines noires. Un troisième est celui d'une religieuse dont les règles étaient supprimées, et qui, tous les mois, pissait beaucoup de sang (Numa).

Monneret[2] a observé huit cas d'hémorragies remplaçant les règles supprimées chez des femmes en proie à tous les symptômes de l'hystérie ou de la chlorose. Les organes qui avaient fourni le sang : l'intestin, l'estomac, la membrane buccale, et les voies urinaires, conservaient leur structure normale. Mais c'est surtout à la suite de la suppression des hémorroïdes que se produisent des hématuries. Arétée et Cœlius Aurelianus, dans l'antiquité, plus près de nous, Quarin et d'autres auteurs ont observé de ces faits. Nous avons eu l'occasion d'en voir plusieurs, dont deux chez des rhumatisants chroniques. L'un se rapporte à un homme de soixante-cinq ans qui, à la suite d'un flux hémorroïdaire, fut pris d'une hématurie d'une durée de plusieurs semaines, sans altération de sa santé, et sans que l'examen le plus sérieux des organes urinaires, pratiqué par un spécialiste, pût révéler le moindre désordre anatomique. — L'autre concerne le frère d'un de nos grands peintres qui, sujet à des épistaxis en sa jeunesse, hémorroïdaire dans l'âge adulte, se trouva atteint à soixante-huit ans, à deux reprises différentes, d'une hématurie abondante qui

1. Fr. Hoffmann, *Med. trat. Sys.*, p. 11, et V, S. VII.
2. Monneret, *Pathologie générale*, t. II, p. 468. Paris 1857.

dura environ une huitaine de jours, remplaçant en quelque sorte les hémorroïdes absentes, car elle ne modifia en quoi que ce soit la santé générale. — Appelé un jour auprès d'une femme souffrant depuis près d'une année d'une hématurie intermittente que n'expliquait aucun désordre matériel, j'eus le plaisir de voir cesser définitivement cette hémorragie à la suite de l'emploi de la quinine à la dose quotidienne de 1 gramme pendant huit jours. Un homme d'une soixantaine d'années, atteint depuis plus de six mois d'une hématurie qui revenait tous les douze ou quinze jours et durait chaque fois plusieurs jours, avait fini par s'anémier et maigrir. Un professeur auquel il fut conduit par un médecin d'eaux, après l'avoir examiné, lui tint ce langage : « Votre rein droit est altéré, je vous engage à le faire enlever le plus vite possible. » Toutefois, avant de prendre une pareille décision, ce malade désira avoir notre avis. L'examen le plus sérieux ne m'ayant permis de constater aucun désordre, soit du côté des reins, soit du côté des voies urinaires, je fus amené, en tenant compte de l'état névropathique du malade (impressionnable, hypocondriaque, sujet aux poussées articulaires) et de l'intermittence des accidents, à soupçonner l'existence d'une hématurie névropathique, et je conseillai l'emploi de la quinine à la dose de 1 gr. 25 à 1 gr. 50, chaque soir, au moment du repas. Six jours plus tard, l'hématurie avait disparu, et, ayant reparu au bout d'un mois, le même traitement ne tarda pas à la faire cesser de nouveau. A partir de ce moment, l'embonpoint revint, et la santé générale se rétablit, à tel point que, depuis plus de six ans, elle est demeurée parfaite.

Un jeune étudiant, aujourd'hui notre confrère, nerveux et rhumatisant, atteint d'une hématurie datant de plusieurs années et qui l'inquiétait beaucoup, fut soumis par nous, il y a une vingtaine d'années, à l'emploi de la quinine. Il ne tarda pas à voir cesser cette hémorragie, et, depuis lors, il s'est toujours bien porté.

Une jeune femme de trente-cinq ans, hystérique, se mit, à la suite d'une très vive discussion avec son mari, dans une violente colère et tomba dans une crise convulsive qui dura près de trois heures, après quoi, éprouvant le besoin d'uriner, elle s'aperçut que ses urines, toujours claires, jusque-là, avaient une teinte rouge noirâtre et renfermaient du sang ; cet état persistant, elle fut admise dans notre service à l'hôpital de la Pitié[1]. Les urines, de teinte rouge brunâtre recueillies par le cathétérisme, renfermaient en abondance des glo-

---

1. E. LANCEREAUX. Hématuries et hémorragies névropathiques dans *Leçons de clinique médicale*, Paris 1892, p. 501.

bules sanguins et donnaient un précipité albumineux considérable
par l'action de la chaleur et de l'acide nitrique ; cependant, la santé
générale n'était nullement altérée et l'exploration la plus attentive
des organes urinaires ne permettait de découvrir aucun désordre.

Ces différents faits dont le nombre est très incomplet suffisent à
mettre en lumière l'existence d'hématuries névropathiques ; aussi le
praticien, en présence d'une hémorragie des voies urinaires, doit-il
songer tout d'abord à la possibilité d'une origine vaso-motrice, et ne
conseiller l'intervention chirurgicale qu'après avoir épuisé les moyens
médicamenteux.

Les causes de ces hématuries ne diffèrent pas de celles des hémorragies névropathiques en général, en ce sens qu'elles succèdent aux
violentes émotions, à la colère, au refroidissement, etc. Plus fréquentes, peut-être, chez l'homme que chez la femme, les hématuries
névropathiques se montrent aux différentes époques de la vie, de
préférence à un âge déjà avancé, chez les hémorroïdaires surtout,
comme si elles venaient, dans certaines circonstances, remplacer le
flux anal ; par contre, elles sont relativement rares dans le jeune
âge, qui est l'âge des épistaxis et des hémoptysies.

Ces accidents, presque toujours annoncés par des douleurs grava-
tives dans les régions des lombes, de l'hypogastre, de la base de la
vessie et liés à des congestions préparatoires se manifestent par l'écoulement d'un sang peu coagulable et peu abondant. Les urines, troubles noirâtres, brunâtres ou rouges, sont colorées par le sang extravasé,
en plus ou moins grande quantité, et cette coloration disparait parfois
momentanément, pour se manifester à nouveau plus tard. L'examen
microscopique y découvre des globules sanguins, diversement altérés,
tandis que la chaleur et l'acide nitrique y déterminent un précipité
albumineux souvent abondant. Passagères, ces hémorragies ne sont
suivies d'aucun trouble de la santé générale ; mais leur répétition
commune détermine de la pâleur des téguments, de l'anémie, de la
faiblesse et même de l'amaigrissement. Ces phénomènes, toutefois,
sont plus rares et moins accentués dans les hématuries par troubles
vaso-moteurs que dans toute autre hémorragie.

La marche des hématuries névropathiques est essentiellement intermittente, quelquefois périodique ; leur durée varie depuis quelques
jours jusqu'à plusieurs semaines ou même plusieurs mois. Leur terminaison est rarement fatale ; néanmoins, la guérison peut se faire
longtemps attendre en dehors d'une médication appropriée.

Le diagnostic de l'hématurie est chose facile ; l'examen des urines
suffit à cette tâche, à la condition de pratiquer le cathétérisme chez la

femme, de façon à ne pas prendre le sang menstruel pour du sang vésical.

Le siège et la nature de cet accident sont plus difficiles à déterminer. Les éléments propres à fixer la source de l'hématurie sont la douleur qui, si le rein est affecté, occupe la région des lombes et du flanc, au lieu de l'hypogastre, lorsque c'est la vessie. Mais, dans ce dernier cas, il existe des besoins fréquents d'uriner, et de la douleur qu'on ne rencontre pas avec l'hématurie d'origine rénale. Le mélange intime du sang avec l'urine, l'absence de caillots, sont des signes qui permettent, sinon d'affirmer, au moins de soupçonner l'existence d'une hématurie névropathique. L'intermittence et, à plus forte raison, la périodicité de cette hémorragie, les phénomènes douloureux qui la précèdent ou l'accompagnent plaident dans le même sens, comme aussi l'absence de tout indice d'une lésion matérielle des reins ou des voies urinaires. Une enquête approfondie ne devra pas moins être faite pour s'assurer que l'hémorragie n'est pas la manifestation d'un désordre matériel encore à son début.

Le pronostic des hématuries névropathiques, toujours moins redoutable que celui des hématuries liées à une lésion organique, est, en réalité, assez peu grave, étant donnée la guérison habituelle de ces accidents, lorsque des rechutes incessantes ne viennent pas prolonger leur existence.

Le traitement de ces hémorragies repose sur la connaissance de leurs conditions pathogéniques. Leur origine névropathique conduit naturellement à l'emploi des opiacés et des astringents; mais il nous faut reconnaître que le sulfate de quinine, à l'usage duquel nous avons été amené par le rapprochement des fluxions sanguines avec les poussées articulaires, est l'agent qui nous a donné les meilleurs résultats. Administré à la dose de 80 centigrammes à 1 gr. 50, ce médicament a presque toujours arrêté les hématuries névropathiques, dans l'espace de quelques jours. C'est là une médication qui, en tout cas, ne doit pas être négligée. Les applications froides sur le siège du mal, le repos le plus absolu, ont ici encore leur indication : et lorsque le malade est sorti de sa crise, il ne faut pas oublier la possibilité d'une récidive et, dans le but de la prévenir, recourir à une cure hydrothérapique. Les douches, en modifiant l'état du système nerveux, rendent de réels services; elles sont utiles, tout au moins, pour combattre la faiblesse et l'anémie consécutives aux hémorragies prolongées. Les grands lavements froids sont, d'ailleurs, efficaces, et dans certains cas, aussi, l'application de sangsues à l'anus.

L'appareil génital de la femme, non moins que l'appareil urinaire, est sujet aux hémorragies névropathiques, du moins aux deux extrêmes de la vie utérine, à savoir : au moment de la puberté ou peu après, et à l'époque de la ménopause. Assez souvent, en effet, des jeunes filles sont prises de ménorragie ou même de métrorragie, sans autre cause qu'une frayeur, une fatigue, une vive émotion, etc., et sans qu'il soit possible de rattacher ces accidents à un désordre matériel. Ces mêmes phénomènes sont également communs à l'époque de la ménopause et surviennent, alors, dans des conditions assez semblables.

En somme, il se rencontre dans les organes urinaires des deux sexes, et dans les organes génitaux chez la femme, indépendamment des hémorragies liées à un désordre matériel, des hémorragies dépendantes d'un trouble de l'innervation. Relativement fréquentes chez les névropathes, ces hémorragies, survenant, en général, à la suite de fatigue et de vives émotions, fournissent au praticien des indications spéciales qui consistent, après avoir modéré le flux sanguin, à s'adresser au système nerveux. C'est alors que la quinine, dont l'une des propriétés essentielles est de favoriser la contraction des petits vaisseaux, devient utile, comme aussi l'hydrothérapie, ce grand modificateur du système nerveux.

HÉMORRAGIES NÉVROPATHIQUES DES VOIES RESPIRATOIRES
(ÉPISTAXIS ET HÉMOPTYSIES)

par M. LANCEREAUX.

Ces hémorragies, les plus fréquentes parmi celles qui ont une origine nerveuse, ont pour siège ordinaire les fosses nasales, plus rarement le pharynx et les bronches.

Plus communes dans le jeune âge que dans l'âge avancé de la vie, elles commencent, pour ainsi dire, la série des hémorragies névropathiques dont la répétition est la règle.

C'est dans le jeune âge, chez les enfants et les adolescents, que les épistaxis ont leur maximum de fréquence, tandis que les hémoptysies se montrent de préférence vers la fin de l'accroissement et pendant l'âge adulte; nous connaissons un jeune homme de vingt-sept ans qui en a souffert, de huit à dix-huit ans, à tel point qu'on a cru devoir lui pratiquer la transfusion. Les changements de saison, et, en particulier, le passage de l'hiver au printemps sont favorables à ces hémorragies, comme aussi la fatigue, l'action du froid, de la chaleur et de la lumière. Les causes psychiques n'ont pas un moindre rôle quand elles viennent troubler l'action régulière du système nerveux : tel un jeune homme qui se vit fermée la carrière à laquelle il aspirait parce qu'il était pris à chaque concours d'abondantes épistaxis. Aussi l'hérédité bien constatée de ces accidents est-elle facile à comprendre.

Épistaxis. — Les preuves de l'origine nerveuse de certaines épistaxis se tirent, non seulement des causes qui les déterminent, mais encore de leur évolution, de leur répétition successive, et, enfin, de l'absence de lésions appréciables à l'examen cadavérique ou rhinoscopique des fosses nasales. Gendrin[1] rapporte qu'ayant examiné avec le plus grand soin, à l'œil nu et avec le secours de la loupe, la pituitaire d'un sujet affecté depuis deux ou trois ans de fréquentes épistaxis, dont l'une survenue la veille de sa mort, à laquelle pourtant elle était étrangère, il lui avait été impossible de reconnaître aucune trace de rupture des capillaires, bien que ceux-ci fussent distendus par le sang, et beaucoup plus volumineux et plus évidents que dans l'état normal. Dans deux faits, au moins, sur cinq rapportés par le Dr Marcel Natier (*la Parole*, 1899), l'examen rhinologique le plus sérieux n'a permis de découvrir, au point où avait lieu l'écoulement sanguin, d'autres désordres que la présence sur la cloison des fosses nasales de varicosités qu'il était aisé de faire saigner, même par les attouchements les plus légers. Il s'agissait, dans l'un de ces cas, d'un étudiant âgé de vingt-sept ans et qui, depuis l'âge de douze à treize ans, se trouvait atteint, tous les quinze jours environ, d'épistaxis survenant à la suite d'une course, d'une fatigue corporelle, d'une tension d'esprit, d'un reproche, de l'absorption de vin rouge, et toujours précédées de violents maux de tête. Le second cas avait trait à un garçon de vingt-deux ans, candidat à l'école centrale, et dont le père et la mère étaient l'un et l'autre sujets à des attaques de rhumatisme. Ce jeune garçon, généralement pris d'épistaxis au moment des concours, saignait surtout de la narine gauche. Un jour, le sang, arrêté à la suite de cautérisations galvaniques, prit son cours dans la narine droite, et celle-ci ayant été cautérisée à son tour, il survint des céphalées d'une violence telle que ce malade en arriva à regretter ses précédentes épistaxis. Il eut, en outre, des vertiges et même des pertes de connaissance ; mais, grâce à l'emploi du bromure et à un déplacement, une amélioration notable se produisit dans sa santé générale.

1. N. Gendrin. *Traité philosoph. de méd. pratique*, Paris 1838, t. 1, p. 116.

Ces faits, et beaucoup d'autres qu'il nous serait possible de citer, démontrent, à notre avis, la subordination à un désordre du système nerveux, d'un certain nombre d'*épistaxis*, dites *spontanées*, parmi lesquelles viennent encore se placer les épistaxis supplémentaires des menstrues. La cessation de ces accidents et leur remplacement, à un âge plus avancé de la vie par d'autres hémorragies : hémoptisies, hémorroïdes, hématuries, etc.. ou, simplement. par des sueurs axillaires, sont. d'ailleurs, autant de circonstances favorables à cette manière de voir.

Des prodromes manifestes tels que céphalée, pesanteur de tête, vertiges, obscurcissement de la vue, congestion faciale, précédent. les épistaxis névropathiques. et ces phénomènes n'existent pas dans les hémorragies nasales liées à un traumatisme ou à une lésion matérielle. Le sang qui s'échappe, en général. par gouttes, est peu coagulable, parfois très abondant, de telle sorte que la répétition de ces hémorragies peut finir par inquiéter sérieusement les familles et le médecin.

L'âge où surviennent ces hémorragies, les troubles qui les précèdent ou leur font cortège. leur répétition, l'état d'exitabilité nerveuse des individus affectés, sont autant d'éléments favorables au diagnostic des épistaxis névropathiques. Aussi, est-il possible de les reconnaître dans un grand nombre de cas; mais, de plus, l'examen rhinoscopique vient encore éclairer ce diagnostic, puisqu'il permet de savoir si la membrane des fosses nasales présente ou non une solution de continuité, au niveau surtout de la cloison ethmoïdale.

Nous ne nous arrêterons pas davantage sur les symptômes des épistaxis névropathiques, notre unique but étant de démontrer qu'un grand nombre d'épistaxis, dites spontanées, ont une origine purement dynamique et ne sont que des effets d'une fluxion liée à un trouble vaso-moteur. Cette pathogénie étant connue, les déductions thérapeutiques qui en découlent sont faciles à trouver.

Hémoptysies. — Accidents communs vers la fin de la période d'accroissement, ces hémorragies ont été, la plupart du temps, attribuées à la tuberculose, et, de cette façon, elles ont fréquemment illusionné les médecins sur la curabilité de cette maladie.

Il importe donc de savoir qu'un certain nombre d'hémoptysies de l'adolescence, et même de l'âge adulte, sont indépendantes de la tuberculose. Pour le prouver, nous commencerons par rappeler que quelques-uns de nos maîtres, et Rayer en particulier, nous ont appris qu'ils avaient eu des hémoptysies dans leur jeunesse sans avoir jamais été phtisiques. Plusieurs de nos camarades d'étude, au nombre desquels notre regretté collègue Péan, ont été atteints de ce même accident sans se plus mal porter. — Dans une pratique, déjà longue, il m'est arrivé d'observer un grand nombre de malades dont plusieurs avaient été considérés comme tuberculeux, et qui, malgré une ou plusieurs hémoptysies, avaient leurs poumons parfaitement intacts.

Les rhumatisants chroniques, les goutteux (herpétiques), et les hystériques sont spécialement disposés à cette manifestation.

Un homme de cinquante ans, gros mangeur et obèse, hémorroïdaire, n'ayant jamais toussé, est pris au milieu de la nuit, à la suite d'un repas excessif, d'une hémoptysie abondante pour laquelle il me fait appeler. Les poumons et le cœur sont parfaitement intacts ; et cet homme, qui n'avait jamais toussé, retrouve toute sa santé au bout de quelques jours sous l'influence du régime et du repos ; cet accident n'a pas reparu.

Mandé en octobre 1884 par le D' Monin auprès d'un de nos principaux journalistes, âgé de plus de soixante ans, rhumatisant, hémorroïdaire et obèse, atteint d'une hémoptysie qui durait depuis plusieurs jours, je n'hésitai pas, en l'absence de tout accident thoracique antérieur et d'un signe quelconque de lésions pulmonaire ou cardiaque, à diagnostiquer une hémorragie névropathique ; celle-ci ne tarda pas à céder à l'emploi de la quinine, mais au mois d'avril suivant, ce même malade fut rapidement emporté par une hémorragie de la protubérance annulaire.

Un oncle par alliance, que j'ai pu suivre pendant trente-cinq ans, avait été traité, tout d'abord, à la suite de plusieurs hémoptysies, comme tuberculeux malgré l'absence de signes physiques certains aux sommets des poumons, car l'existence d'un léger degré de rudesse respiratoire, plus accentué à droite qu'à gauche, est un fait physiologique lié à la différence de longueur des grosses bronches, et non à un état pathologique. Ce parent, hémorroïdaire, d'ailleurs, a pu conserver une excellente santé jusqu'à l'âge de quatre-vingt-sept ans, où il succomba à une hémorragie cérébrale. Un de mes clients, essentiellement herpétique, auquel je demandais un jour des nouvelles de sa santé, me répondit : « Je vais bien, mais hier j'ai craché du sang, cela m'est commun, ce sont mes hémorroïdes qui me viennent par les voies supérieures ».

Il me serait facile de rapporter un plus grand nombre de faits du même genre ; tous tendraient à démontrer qu'il existe du côté des membranes muqueuses, chez les goutteux et les rhumatisants chroniques, une prédisposition aux fluxions sanguines en tout comparables aux fluxions séreuses du tissu cellulaire et des articulations. Cette

tendance, qui persiste jusque dans un âge avancé, n'est pas sans
contribuer aussi à la production des hémorragies cérébrales, car si
celles-ci, comme je l'ai observé depuis longtemps, surviennent toujours vers le matin, au moment du réveil ou peu de temps après, c'est
qu'elles sont précédées d'un état fluxionnaire qui a pour effet la rupture
d'un vaisseau.

Les déviations des menstrues sont des causes bien connues d'hémoptysies notées par un grand nombre d'auteurs : P. Frank rapporte
qu'une fille dont les règles étaient depuis longtemps supprimées, fut
prise d'un accès d'asthme avec toux et crachements de sang au
moment de ses époques menstruelles ; puis, à la suite d'une saignée du
pied, elle éprouva une vive douleur épigastrique, remplacée au bout
de quelques secondes par une douleur violente à la région de l'utérus ;
La réapparition des règles fit cesser la dyspnée et l'hémorragie ;
mais le lendemain, les menstrues se suspendirent : la dyspnée et
l'hémoptysie reparurent et une nouvelle saignée du pied eut les mêmes
résultats que la veille. —'Une demoiselle de dix-huit ans, très plétho-
rique, raconte Latour d'Orléans[1], se mit en colère pendant ses menstrues ; ses règles furent supprimées et elle eut une hémoptysie
alarmante. Une femme de trente ans, observée par F. Hoffmann[2], fut
frappée d'une grande frayeur au moment de l'écoulement menstruel ;
celui-ci se supprima à l'instant, et, avec la suppression des règles,
se produisit une anxiété précordiale, une sensation de poids sur la
poitrine et de violentes palpitations de cœur. A l'époque suivante, la
menstruation, presque nulle, fut précédée d'une douleur tensive du
dos et des hypochondres, d'un sentiment de resserrement et de
pesanteur dans la poitrine, accompagné d'un peu de toux et d'une
expectoration sanguinolente qui cessa d'elle-même au bout de quatre
jours, A partir de ce moment, cette malade éprouva régulièrement,
à chaque époque menstruelle, un écoulement sanguin plus ou moins
abondant par les voies pulmonaires. Pendant ses grossesses, les règles
et l'hémoptysie cessaient ; mais, après l'accouchement, et même
pendant la lactation, l'hémoptysie revenait, sans aucun inconvénient
pour la santé.

En conséquence, la trachée et les bronches sont, à un degré
moindre que les fosses nasales, exposées à des hémorragies qui,
souvent alternent avec des migraines, des douleurs rhumatismales,
des hémorroïdes, des troubles menstruels, etc. Ces hémorragies sont

1. D. Latour. *Hist. philosoph. et médicale des Hémorrhagies*, Orléans, 1815, t. I,
p. 512.
2. F. Hoffmann. *Med. rat. Syst.* Halm 1718, t. II, p. 207.

toujours précédées de phénomènes prodromiques : dyspnée, pesanteur thoracique, parfois céphalée, etc. ; elles n'altèrent pas sensiblement la santé générale, c'est à peine si elles anémient les malades, à moins qu'elles ne se répètent ou n'aient une abondance excessive. Dans certains cas même, elles ont paru améliorer la santé en faisant cesser un malaise général, des douleurs vagues, des vertiges, etc. Le sang rejeté au dehors par vomissement ou par expectoration à la suite de toux, est rouge rutilant, parfois, très abondant et en général, peu coagulable. La marche de ces hémorragies est ordinairement intermittente, leur durée ne dépasse guère quelques jours.

L'hémoptysie se décèle par la présence de crachats spumeux, formés de sang rouge rutilant expulsés par des efforts de toux et jamais mélangés ni de matières alimentaires ni de mucosités. La nature de cet accident se reconnaît à un examen approfondi du patient et de l'organe affecté. Ainsi le diagnostic de l'hémoptysie névropathique repose sur l'état constitutionnel, les antécédents pathologiques, l'absence certaine de lésions des bronches et des sommets des poumons, du cœur et des gros vaisseaux. La répétition de ces accidents, les troubles divers qui les précèdent ou les accompagnent, le bien-être qui en résulte parfois, sont autant de circonstances qui mettent le médecin à même de rassurer les malades et leur famille, toujours très effrayés en présence d'un écoulement sanguin par les voies respiratoires.

Le pronostic de ces hémorragies, comparé à celui des hémoptysies liées à une lésion des poumons, du cœur ou des vaisseaux est relativement bénin, et, en effet, elles sont exceptionnellement suivies d'accidents sérieux.

La prophylaxie des hémoptysies névropathiques consiste à mettre les malades à l'abri des causes déterminantes qui peuvent les engendrer, à combattre les fluxions et à modifier, par l'hydrothérapie et l'exercice musculaire, l'excitabilité nerveuse qui en est la cause efficiente.

Le traitement s'adresse, non pas à l'écoulement du sang dont la source ne peut être atteinte directement, mais au trouble vaso-moteur, au désordre nerveux qui le tient sous sa dépendance.

C'est alors que le repos absolu, les opiacées sont indiqués, comme aussi l'emploi de l'ergotine et de la quinine. L'un des meilleurs moyens pour couper court à ces accidents est l'emploi d'une potion vomitive avec 2 grammes de poudre d'ipécacuanha. Cette potion, qui a pour effet le resserrement des vaisseaux de l'appareil respiratoire, manque rarement son effet. La quinine peut être également employée avec succès, et, dans les cas où l'hémoptysie vient à se répéter, l'hydrothérapie trouve son indication.

M. Vergely. — Je désire présenter quelques observations au sujet de l'intéressante communication de M. Lancereaux. Sans nier les hémorragies névropathiques qui ne sont pas niables et dont on voit dans les névroses et dans les névralgies des exemples non douteux, cependant je crois qu'elles sont moins fréquentes qu'on ne le suppose.

J'ai vu pour mon compte de nombreux cas d'hémorragie que j'avais mis sur le compte des troubles du système nerveux par suite des circonstances au milieu desquelles elles se sont produites et j'ai dû, malheureusement, plus tard, changer d'opinion c'était, plutôt une infection microbienne hémorragipare, comme le bacille de Koch ou autres. C'était le début d'un rein contracté qui s'annonçait par une hémorragie gastrique. C'était une insuffisance hépatique qu'il fallait dépister après de nombreuses analyses d'urine qui finissaient par montrer l'indicanurie l'urobilinurie, la glycosurie ; enfin il ne faut pas oublier les petites embolies microbiennes qui se produisent sans manifestation extérieure notable.

Je ne saurais mettre sur le compte des hémorragies névropathiques, les hémorragies des arthritiques, des goutteux. On sait aujourd'hui qu'il y a de véritables altérations des vaisseaux et de la crase sanguine dans ce trouble encore mal connu de la nutrition qu'on appelle l'arthritisme. Je crois donc en conclusion qu'il faut être très réservé sur le diagnostic des hémorragies névropathiques.

M. Lancereaux. — Je connais très bien les faits que vient de citer notre confrère M. Vergely et j'admets avec lui que le diagnostic des hémorragies névropathiques est très difficile et qu'on ne doit affirmer ce diagnostic qu'autant qu'on a éliminé toutes les causes matérielles qui pourraient donner naissance à ces manifestations. Mais les faits qu'il cite ne contredisent pas les nôtres et si, comme il le prétend, l'acide urique joue un rôle dans les hémorragies de la goutte et du rhumatisme chronique, c'est évidemment par l'intermédiaire du système nerveux qu'agit cette substance, de telle sorte que ces hémorragies méritent le qualificatif que nous leur avons donné.

Herr Ewald bestätigt die Beobachtung des Professor Lancereaux betreffend die Magenblutungen nervösen Ursprungs. Er hat 4 Fälle abundanter Haematemesen gesehen, in denen die makroskopische und mikroskopische Untersuchung der Magenschleimhaut keine Läsionen derselben erkennen liess. Natürlich waren andere Affectionen, die zu Blutergiessen in den Magen Veranlassung geben können, ausgeschlossen.

Man hat diese Blutungen als parenchymateuse bezeichnet. Nach den zusammenfassenden Auseinandersetzungen von Professor Lancereaux glaube ich, dass sie meist auf neuropathischer Grundlage beruhen dürften.

CONTRIBUTION A L'ÉTUDE DES EFFETS DES TOXINES MICROBIENNES
SUR LE CŒUR ISOLÉ
(TOXINE TYPHIQUE, TOXINE DIPHTÉRIQUE)

par MM. A. CHANTEMESSE et H. LAMY,
de Paris.

I

Nous ne possédons encore que peu de notions précises relativement à l'action qu'exercent les poisons microbiens sur l'organisme, et encore moins sur leurs effets physiologiques immédiats. Un fait paraît acquis : c'est que les toxines diffèrent totalement à cet égard des poisons empruntés au règne minéral ou végétal, et cela en particulier sur deux points essentiels : le temps nécessaire à cette action, et le mode de réaction de l'organisme.

Injectons dans les veines d'un chien quelques centigrammes de curare en solution, et il tombe sans mouvement au bout de quelques secondes. Injectons de même une quantité de toxine diphtérique dix fois suffisante pour tuer l'animal, et il se passera plusieurs heures avant que les premiers effets pathologiques se manifestent : c'est « la période latente » de toute intoxication par toxine.

D'autre part la cellule vivante, au contact d'un poison minéral ou végétal, s'en imprègne d'une façon toute passive. Elle supporte le choc ou elle en meurt, suivant sa résistance propre ou selon la sensibilité spécifique qu'elle présente vis-à-vis de tel poison. Elle paraît capable, au moins dans quelques cas, de s'accoutumer à ce choc dans une certaine mesure; mais cette résistance acquise ne comporte encore de sa part aucune réaction active ayant pour but d'annihiler les effets du poison. On sait aujourd'hui qu'il en est tout autrement en présence des toxines sécrétées par les microbes. Celles-ci, en abordant la cellule, la pénètrent intimement et s'incorporent à sa substance, au point d'en modifier les conditions de nutrition; mais si ce nouvel état est compatible avec la vie de la cellule, celle-ci réagit activement en donnant naissance à des substances capables d'annihiler les effets de la toxine. Nous avons pour témoin de cette réaction défensive la présence des antitoxines dans les humeurs.

Ces conditions très spéciales — période d'incubation — réaction défensive de l'organisme — rendent l'étude physiologique des toxines infiniment plus complexe, cela va de soi, que celle des autres poisons. Et c'est là sans doute une des raisons pour lesquelles une telle étude n'a pas été entreprise jusqu'ici avec suite. Il n'est pas douteux cependant qu'il y ait grand intérêt à le faire, en utilisant pour ces recherches les procédés d'analyse et de dissociation à la portée du physiologiste. C'est précisément le but que nous avons poursuivi dans le présent travail. Nous nous sommes proposé de rechercher les effets, sur le cœur de la tortue. de la toxine typhique (dont l'un de nous a fait connaître les effets physiologiques généraux) et ceux de la toxine diphtérique. A cette recherche, nous avons appliqué la méthode des circulations artificielles, employée jadis avec succès pour l'étude des poisons cardiaques, tels que la digitale, le chloral. Pour chaque toxine, nos expériences se divisent en deux séries : dans l'une, nous nous sommes efforcés de préciser l'*action directe* du poison sur le cœur; l'autre a pour objet les effets de la toxine après son passage à travers un animal sensible (*action indirecte*). Cette seconde série nous a conduits à des résultats fort curieux, imprévus du reste, et qui nous paraissent jeter un jour nouveau sur les réactions de l'organisme au contact des poisons microbiens.

Nous avons eu pour objectif de dissocier des effets circulatoires généraux des toxines, la part qui revient à leur action directe sur l'organe central de la circulation ; mais nous avons toujours envisagé l'organe cardiaque dans son ensemble (myocarde et système nerveux intra-cardiaque). On ne saurait d'ailleurs, croyons-nous, pousser plus loin la dissociation expérimentale avec profit. Privé des centres ganglionnaires qui commandent son automatisme, le muscle cardiaque ne saurait fonctionner un temps suffisant pour permettre de mener à bien une recherche sur les poisons et en particulier sur les poisons microbiens.

Et puis est-il bien démontré que cette séparation soit possible d'une façon rigoureuse?... Enfin, fût-elle possible à réaliser dans des conditions expérimentales satisfaisantes, cette dissociation d'action des toxines sur l'élément ganglionnaire et sur la fibre musculaire cardiaque nous paraîtrait n'offrir qu'un intérêt très limité.

La littérature scientifique est assez pauvre jusqu'ici sur ce sujet. Quelques auteurs pourtant ont incidemment signalé l'action des toxines sur le cœur.

Roger[2], injectant à une grenouille les produits solubles provenant des cultures du *bacillus septicus putidus*, vit le cœur se ralentir et

---

1. Voir à ce sujet : ENGELMANN (*Arch. f. d. ges. Physiol*, LXV, 109, 535). L'excitabilité automatique du cœur serait une propriété des filets nerveux périphériques.

2. ROGER. — Poison cardiaque d'origine microbienne (*Soc. de Biologie* 28 janvier 1895.) — Action de quelques toxines microbiennes sur le cœur (*Soc. de Biologie* 18 février 1895).

s'arrêter en diastole sans qu'on pût la ranimer par la faradisation directe; il obtint des résultats analogues avec les toxines du *proteus vulgaris*, mais non l'inexcitabilité du cœur.

Charrin et Gley[1] signalent l'action paralysante de la toxine pyocyanique sur le myocarde.

Gordon Sharp[2] a étudié l'effet de la toxine diphtérique sur le cœur de la grenouille, en établissant une circulation artificielle avec une solution saline; il a observé qu'au bout d'un certain temps (un quart d'heure), les diastoles devenaient plus longues, et que le cœur finissait par s'arrêter en diastole. Il rapproche ces effets de la toxine sur le cœur de ceux de la muscarine, des sels de potassium.

Allen Cleghorn[3] réussit à établir une circulation artificielle, à travers la pointe isolée du cœur du chien, en faisant usage du sang défibriné; il expérimenta ainsi l'action de certains poisons microbiens. Ses conclusions nous paraissent discutables, ainsi que nous le dirons plus loin.

L'un de nous[4] antérieurement a montré que la toxine typhique, injectée à la grenouille amenait la paralysie diastolique du cœur.

II

ACTION DIRECTE DES TOXINES SUR LE CŒUR

TECHNIQUE. — Nos expériences ont été pratiquées sur le cœur de la tortue séparé de l'animal, et alimenté par du sang frais défibriné, auquel la toxine était ajoutée en proportion déterminée. On sait que le cœur de cet animal peut fonctionner très régulièrement ainsi pendant fort longtemps (24, 36 heures et même davantage) si l'on a soin seulement d'en empêcher la dessiccation, et de lui fournir du sang aéré et frais.

Nous avons fait usage alternativement du sang de veau, de mouton et de lapin, qui conviennent également bien pour entretenir une circulation artificielle. Quant au dispositif expérimental, il était à peu près conforme à celui employé autrefois par Marey. Une canule auri-

1. CHARRIN. — Les toxines et le cœur (*Soc. de Biologie*, 7 novembre 1896).
2. GORDON SHARP. — The action of the products of the organism of diphtheria on the heart muscle of the frog (*Journal of Anatomy and Physiology*, vol. XXXI, 1897, p. 199).
3. ALLEN CLEGHORN. — The action of animal extracts, bacterial cultures and cultures filtrates on the mammalian heart muscle (*The American Journal of Physiology*, vol. II, n° III, 1899, p. 275).
4. CHANTEMESSE. — *Congrès international d'Hygiène* (Madrid, avril 1898).

culaire, introduite par le sinus veineux, amène le sang qui s'échappe du ventricule par une seconde canule introduite dans une des branches aortiques. Le cœur de la tortue étant pourvu d'un système coronaire naissant de l'aorte, il faut avoir soin de ne pas placer la canule artérielle dans l'artère pulmonaire, qui naît aussi de l'unique ventricule, sous peine de laisser le myocarde en dehors du circuit.

Lorsque nous disposions d'une quantité de sang suffisante (sang de veau ou de mouton), on établissait, sous pression constante, à l'aide d'un vase de Mariotte, un écoulement continu à travers le cœur. Lorsque nous faisions usage de sang de lapin, le cœur était alimenté par son propre débit, grâce au dispositif représenté ci-contre (fig. 1) : la canule aortique venait déverser le sang chassé par la systole du ventricule dans l'entonnoir aboutissant à l'oreillette. Dans ces conditions, 8 à 10 centimètres cubes de sang en moyenne suffisent à entretenir la circulation.

Le cœur, ainsi préparé, est introduit dans une des branches d'un tube de verre en U, rempli d'huile, faisant office d'appareil volumétrique, grâce aux oscillations de l'huile dans la branche opposée. Il est ainsi suspendu dans l'huile à l'extrémité de ses deux canules qui traversent un bouchon de caoutchouc bien hermétique. Chaque systole se traduit par un abaissement de niveau dans la branche libre, et chaque diastole, par une élévation. Ces oscillations sont transmises par l'air à un tambour muni d'un style inscripteur, et donnant ainsi des indications rigoureusement précises, sur le rythme, la fréquence et les changements de volume de l'organe; on peut même ajouter sur le débit de chaque systole ventriculaire, car Marey a démontré que le débit, dans ces conditions, était proportionnel aux changements du volume. Les systoles se marquent sur le tracé par une descente de la couche, les diastoles, par son ascension. Le cœur vient-il à se distendre, la courbe moyenne s'élève dans son ensemble, et inversement s'il vient à diminuer de volume ou à se tétaniser. Un métronome à transmission aérienne marque exactement la seconde. Nous avons toujours pris soin, avant de soumettre le cœur à l'action de la toxine, de nous assurer qu'il fonctionnait bien et de le faire

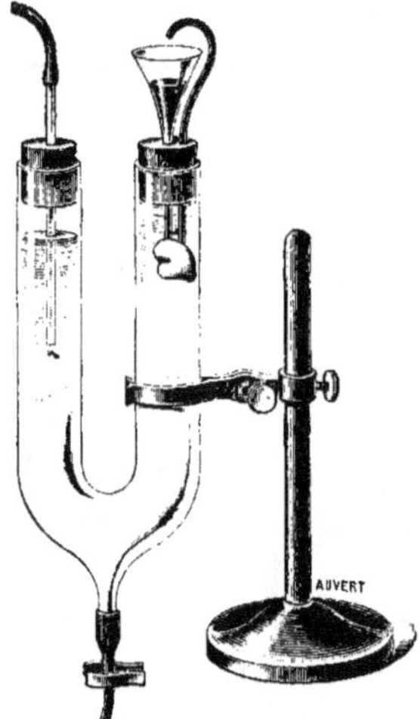

Fig. 1.

fonctionner pendant une demi-heure à une heure avec du sang normal, en prenant son tracé. L'introduction de l'air dans les canules pendant la mise en train de l'expérience peut troubler gravement la marche du cœur, surtout quand une bulle d'air vient à s'introduire dans une des coronaires; nous avons toujours évité soigneusement cette cause d'erreur. La toxine était ajoutée goutte à goutte, de façon à éviter les brusques à-coups; d'ailleurs les effets immédiats, comme nous le verrons, sont négligeables. Le sang était à la température extérieure du laboratoire, ce qui a peu d'importance, puisque la tortue elle-même a une température dépendant du milieu extérieur; d'ailleurs la plupart de nos expériences ont été faites en été par un temps chaud.

ACTION DIRECTE DE LA TOXINE TYPHIQUE

La toxine dont nous avons fait usage dans nos recherches a été préparée au laboratoire suivant la méthode indiquée par l'un de nous; elle était auparavant expérimentée sur le cobaye. Nous nous sommes

Fig. 2. — A, cœur témoin. — B, cœur de l'animal soumis à l'action de la toxine. — Or, V, tracé des oreillettes et des ventricules. *A gauche*, tracé des deux cœurs au début de l'expérience; *à droite*, tracé pris le lendemain matin. On voit à ce moment, que le cœur témoin fonctionne toujours activement, tandis que le cœur B ne donne plus que des ondulations faibles et irrégulières de l'oreillette.

assurés aussi qu'elle était active pour la tortue (exp. I et II). Elle agit sur le cœur, chez cet animal, à peu près comme chez la grenouille, dont les réactions ont été étudiées par l'un de nous avec M. Courtade. Nous avons fait, en outre, plusieurs expériences de contrôle avec le bouillon simple qui sert à la préparation de la toxine typhique, pour nous assurer que ce liquide n'était point toxique pour le cœur, dans les conditions où nous nous sommes placés.

A. — *Expériences préalables montrant que la tortue est sensible à la toxine.*

I. *Expérience du 29 mai 1899.* — Sur deux tortues immobilisées sur le dos, le cœur est mis à découvert; le tracé du ventricule et de l'oreillette est recueilli à l'aide de deux pinces myographiques reliées à un tambour. L'une, A, sert de témoin, l'autre, B, reçoit 5 cm³ 1/2 de toxine typhique dans le bout périphérique d'une artère (en 5 fois). Aucun effet immédiat. Légère arythmie deux heures après la dernière dose; les deux cœurs sont laissés en place toute une nuit. Le lendemain matin le cœur de l'animal injecté est distendu, presque immobile. On voit par le tracé ci-dessus (fig. 2) qu'il ne fonctionnait plus, ou à peu près. Vers onze heures du matin (près de vingt heures après la dernière dose injectée), on voit à peine quelques ondulations de l'oreillette seulement. Le cœur témoin au contraire fonctionne encore aussi bien qu'au début.

II. *Expérience du 5 mai 1899.* — Reproduit à peu exactement la précédente. On injecte 5 cm³ de la même toxine dans le système circulatoire. Deux heures après apparaissent les premiers troubles de la contraction (ventricule surtout affaibli). Le lendemain matin même résultat que dans l'expérience du 29.

B. — *Circulation artificielle avec du sang défibriné additionné de toxine* in vitro.

III. *Expérience du 12 juillet 1899.* — Toxine typhique ajoutée dans la proportion de 140 cm³ pour 2 litres à du sang de veau défibriné. Le tout laissé trois heures à la température extérieure (chaude) avant l'expérience. Sang normal (même provenance) laissé le même temps à la même température.

Deux cœurs sont mis en marche (un témoin, l'autre destiné au sang toxique). Vase de Mariotte, écoulement continu sous pression constante.

Pendant une heure, on ne remarque aucune différence dans la marche des deux cœurs; mais au bout de une heure treize minutes, le cœur intoxiqué s'arrête en diastole. Les premiers troubles de contraction sont apparus au bout d'une heure seulement, les systoles sont devenues traînantes : la ligne qui les indique sur le tracé, oblique et arrondie; le cœur s'est accéléré. Il paraissait onduler plutôt de se contracter énergiquement.

Une fois arrêté, le *cœur ne peut être ranimé*, ni par le massage, ni par l'électrisation, ni par le passage de sang frais. Le cœur témoin fonctionne indéfiniment.

IV. *Exemple du 10 avril 1900.* — Toxine typhique : 20 cm³ ajoutés à 500 cm.³ de sang de mouton recueilli aseptiquement dans la jugulaire le matin même, et défibriné. Comme sang normal, on prend du sang de mouton provenant de l'abattoir le matin même, et maintenu au frais. Les deux liquides sont ensuite maintenus à l'étuve pendant 6 heures, à 37°.

Un seul cœur — deux vases de Mariotte — tube en Y permettant de faire arriver au cœur alternativement du sang toxique et du sang témoin, normal.

Toutes les demi-heures on alterne ainsi (sang toxique, sang témoin). Dans ces conditions, l'expérience est négative, elle a été poursuivie de trois heures à sept heures après-midi. On note même que le cœur fonctionne un peu plus activement avec le sang toxique,... ce qui tient sans doute à ce que celui-ci a été recueilli aseptiquement, tandis que celui qui vient de l'abattoir n'est pas d'une fraîcheur absolue.

Donc : ou bien la toxine est inactive, ou bien elle a été ajoutée en quantité insuffisante au sang ; ou bien le contact n'est pas assez prolongé.

V. *Expérience* du 12 *avril* 1900. — Calquée sur celle du 10, sauf qu'elle est prolongée de midi à huit heures du soir. Même résultat négatif.

VI. *Expérience du* 17 *juin* 1900. — α) Cœur mis en circulation artificielle avec 10 cm³ de sang de lapin défibriné (grâce au dispositif décrit plus haut). Il fonctionne ainsi pendant trois heures. On remplace alors le sang par la même quantité de sang frais, sans arrêter la marche, puis on verse doucement goutte à goutte 2 cm³ de toxine typhique. On remarque aussitôt que le cœur s'accélère et présente des contractions rapides de faible amplitude. Mais ceci dure quelques secondes, et le tracé reprend ensuite son ampleur et sa régularité du début (environ 1 systole toutes les 10 secondes). Une demi-heure plus tard seulement il commence à se distendre ; le tracé s'élève dans son ensemble, légère accélération. Au bout d'une heure, distension de plus en plus marquée, ralentissement (1 s. par 14″.); tracé de faible amplitude à cause de la faiblesse des systoles ; débit de 2 à 5 gouttes, tandis qu'au début il donnait un jet vigoureux. Arrêt en 1 heure et demie, cœur inexcitable (en diastole).

β) Un cœur qui avait servi de témoin et fonctionnait depuis le début de l'expérience est traité alors exactement de même, s'arrête de la même façon au bout de 50 minutes. Les premiers troubles dans la marche (ralentissement, état diastolique, faiblesse des systoles) se sont montrés au bout de 35 minutes.

VII. *Expérience du* 20 *juin* 1900. — Exactement la même marche que la précédente, mais au lieu d'ajouter au sang de la toxine typhique, on ajoute du *bouillon alcalin* (2 cm³) de même composition que celui qui sert à préparer la toxine, et de même réaction. Le cœur fonctionne comme auparavant; et aucun changement n'est encore appréciable dans le tracé au bout de deux heures et demie. On remplace alors le liquide en circulation par du sang frais normal, sans arrêter l'expérience. Au bout de quelques minutes, on y ajoute 2 cm³ de toxine (la même que celle du 17 juin), goutte par goutte. Mêmes phénomènes que dans cette dernière expérience. Arrêt complet en diastole, en une heure cinq. Les premiers troubles se sont montrés au bout d'une demi-heure. Seulement le cœur s'est légèrement accéléré au lieu de se ralentir ; les systoles sont devenues ondulantes, traînantes.

Avant l'arrêt complet, on remplace le sang toxiné par du liquide frais normal; on retire le cœur de l'appareil, on le masse. Il fonctionne à nouveau presque aussi bien qu'au début au bout dix minutes. On fait alors nouvelle addition de toxine (2 cm³); cette fois troubles presque immédiats, arrêt complet et définitif en 6 ou 7 minutes.

Les expériences suivantes, ayant été conduites exactement comme celles qui précèdent, nous nous contenterons d'en indiquer brièvement les résultats.

VIII. *Expérience du 28 juin* 1900. — Vingt gouttes de toxine amènent après une heure un ralentissement notable avec dilatation du cœur (systoles faibles et traînantes) mais le cœur ne s'arrête pas, et continue à fonctionner assez bien ainsi. Une goutte d'acide acétique ajoutée dans le but de neutraliser la toxine le tue net.

IX. *Expérience du 2 juillet* 1900. — Toxine nouvellement préparée (tue le cobaye à 1 pour 60 ou 80), plus active que la précédente. Vingt gouttes

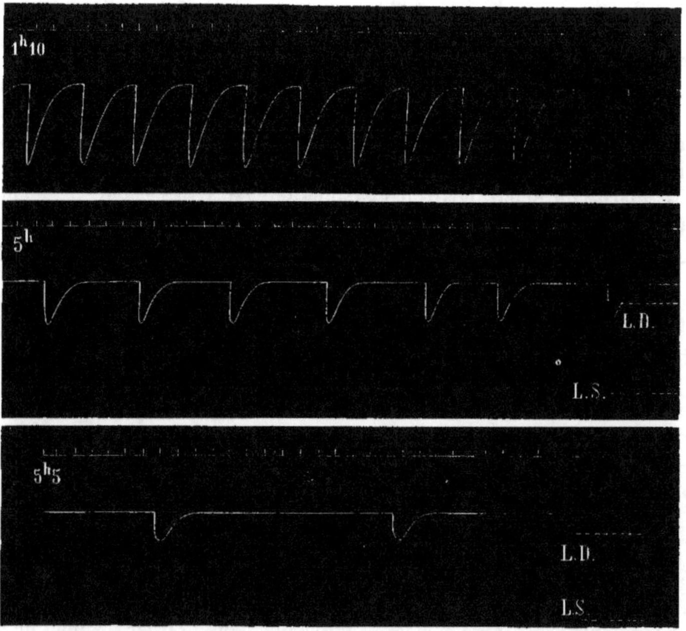

Fig. 5. — *Action directe de la toxine typhique*. A 1 h. 10, le tracé est exactement le même qu'au début (11 heures du matin), bien que le cœur ait reçu à 1 heure 1/2 centimètre cube de toxine. A 5 heures, apparition brusque des premiers troubles ; ralentissement, systoles moins complètes, dilatation du cœur. LD et LS sont des lignes de repère indiquant la hauteur des diastoles et des systoles au début, sur le tracé. A 5 h. 5, exagération des phénomènes précédents. Arrêt quelques minutes plus tard en paralysie diastolique.

pour 10 cm³ de sang de lapin arrêtent le cœur en une demi-heure : ralentissement, paralysie diastolique.

En même temps, sur un cœur témoin, on expérimente l'action du *bouillon alcalin* qui sert à la préparation de la toxine, à dose double, puis triple (2 puis 3 cm³). Aucun effet appréciable.

X. *Expérience du 7 juillet* 1900. — Deux cm³ de la même toxine. Arrêt en une heure en paralysie diastolique; pas de ralentissement, au contraire accélération, systoles faibles et ondulantes. Pendant cinquante minutes, le fonctionnement a été parfait; en dix minutes, la paralysie du cœur a été complète. Pourtant on a pu le ranimer en le sortant immédiatement de l'appareil, le massant et lui donnant du sang frais normal.

XI. *Expérience du 5 juillet* 1900. — Vingt gouttes (même toxine) n'amènent d'autre changement qu'un rythme couplé au bout d'une heure; la régularité revient bientôt, et deux heures plus tard, on ajoute à nouveau vingt gouttes (soit 1 cm³). Au bout d'une demi-heure seulement, ralentissement, dilatation graduelle du cœur. Arrêt, inexcitabilité définitive.

XII. *Expérience du 15 juillet* 1900. — Elle se trouve résumée dans la figure 5. Nous y avons reproduit les trois moments intéressants du long tracé qui s'est inscrit de 11 heures du matin à 5 heures de l'après-midi — la marche normale au début, qui ne se modifie pas après l'addition de toxine — l'apparition des premiers troubles (environ 4 heures après) — enfin les dernières contractions du cœur, précédant l'arrêt définitif, et suivant à quelques minutes l'apparition des premiers désordres de la contraction. Ces trois tracés schématisent assez bien la marche des expériences de cette série. La longueur de la période latente (environ 4 heures) peut s'expliquer ici par la faible dose de toxine introduite dans le sang. (1/2 cm³).

Cette première série d'expériences met en lumière un premier point : c'est que la toxine ajoutée *in vitro* au sang, même dans des proportions très supérieures à celles qu'il faut pour tuer l'animal qui fournit le sang, *ne détermine jamais d'effet toxique immédiat sur le cœur de la tortue isolé*. Ici se place une remarque importante. L'addition d'un liquide étranger au sang, et de concentration moléculaire très différente de la sienne, comme celui du bouillon qui renferme la toxine, produit souvent, même quand elle est faite avec précaution, goutte par goutte, un trouble passager dans le fonctionnement du cœur. Il s'agit là, non d'un effet toxique véritable, mais plutôt d'une action de contact, d'une surprise, d'un traumatisme, en quelque sorte, de l'organe. Dans beaucoup de nos tracés, cette action s'accuse par une arythmie, une accélération, avec ou sans changement de volume du cœur dans son ensemble. Mais toujours cet effet se dissipe au bout de quelques instants. Il importe donc de ne pas prendre cet effet initial pour une manifestation de l'action vraie du poison sur le cœur. C'est l'erreur dans laquelle nous paraît être tombé A. Cleghorn [1] dans ses recherches récentes. Cet auteur, à l'aide d'un dispositif très ingénieux, et certainement très délicat à réaliser (indiqué d'ailleurs

---

[1]. A. CLEGHORN. The action of animal extracts, bacterial cultures and cultures filtrates on the mammilian heart muscle. *The American. J. of Physiology*, vol. II. n° III. 1899, p. 273.

par Porter[1] établit une circulation artificielle à travers la pointe isolée du cœur du chien, laquelle est dépourvue de ganglions nerveux, comme on sait.

Il fait circuler tour à tour du sang défibriné normal, et des produits toxiques variés mélangés au sang, et enregistre les battements avant, pendant et après le passage du poison (extraits d'organes, cultures filtrées, etc.). Nous ne pensons pas que les changements observés dans ces conditions, dans le fonctionnement du cœur, aient la moindre valeur au point de vue de l'action toxique sur le myocarde, au moins, en ce qui concerne les toxines microbiennes. Et, bien que l'expérience de Porter soit en elle-même curieuse et intéressante, la pointe isolée, du cœur de chien fonctionne trop peu de temps pour pouvoir être utilisée ici.

Ces actions de contact sont d'ailleurs parfaitement connues des physiologistes : il n'est pas rare qu'elles soient tout l'opposé de l'action toxique vraie et définitive : nous n'en avons donc pas tenu compte. Elles se produisent du reste aussi bien avec le liquide témoin, c'est-à-dire avec le bouillon alcalin qui sert à préparer la toxine, et dont nous avons pris soin à plusieurs reprises, d'expérimenter l'effet sur le cœur.

Nous avons dû en effet, cela va de soi, nous mettre à l'abri d'une objection qui se présente d'elle-même. En additionnant le sang défibriné d'un bouillon (toxiné ou non) de composition et de concentration moléculaire très différente de la sienne, peut-être fournissons-nous simplement au cœur un liquide inapte à entretenir son fonctionnement, sans être toxique à proprement parler. Pour obvier autant que possible à cet inconvénient, le plus simple eût été sans doute de concentrer la toxine, en l'évaporant lentement par exemple, de façon à obtenir la même quantité de substance active sous un volume réduit. Le malheur est que la toxine typhique est d'une grande fragilité, comme la plupart des autres toxines, et que cette petite opération lui ferait perdre une grande partie de son activité.

Mais il est un moyen très simple de reconnaître si le cœur paralysé en diastole est intoxiqué réellement, ou s'il cesse de se contracter parce que le liquide qu'on lui fournit est simplement impropre à entretenir son fonctionnement : c'est de lui fournir à nouveau du sang normal frais (veau, lapin, mouton) dont on laissera se perdre au dehors une partie, de façon à ce que tout le liquide primitif soit évacué. On peut y joindre le massage du cœur, la faradisation, pour provoquer les premières contractions : on opère ainsi un vrai lavage du myocarde. Dans

1. *Journal of exp. Medicin*, 1897, p. 591.

ces conditions, si le cœur a été bien tué par le contact d'un poison, il ne se contractera plus quoiqu'on fasse. Si, au contraire, il avait simplement cessé de fonctionner faute d'un liquide qui lui convînt, il repart avec autant d'énergie qu'au début, sous l'influence de son excitant naturel, le sang oxygéné. Cette expérience est facile à réaliser avec du sang chargé d'acide carbonique : le sang asphyxique, par exemple, amène presque instantanément l'arrêt du cœur en diastole extrême ; mais la substitution de sang oxygéné amène presque aussi vite la réapparition des systoles, et le retour de l'organe à son volume primitif.

Si maintenant on fait tomber une seule goutte d'acide acétique dans l'entonnoir qui aboutit à l'oreillette, ou si seulement on plonge dans le sang une baguette de verre au préalable trempée dans l'acide acétique, le cœur se distend, palpite un instant, et s'arrête au bout de quelques secondes, sans qu'il soit possible de le ranimer.

Au contraire, le bouillon alcalin simple qui sert à préparer la toxine typhique, ajouté au sang en même proportion que celle-ci (1 à 2 cm³) et même en proportion un peu supérieure, ne se montre nullement toxique pour le cœur, même après contact prolongé avec le myocarde. Ainsi dans l'expérience VII l'addition au sang de 2 cm³ pour 10 de ce liquide n'amène aucun changement appréciable dans le fonctionnement du cœur au bout de 2 heures 1/2; dans l'expérience IX, même résultat avec 5 cm³. Ajoutons que nous avons toujours eu soin d'expérimenter avec un liquide témoin de même alcalinité exactement que celle de notre toxine.

Cette objection écartée, nous pourrons accepter comme valable le résultat de nos expériences pratiquées avec la toxine. Il est constant : le poison typhique amène la *mort du cœur avec inexcitabilité absolue* en un temps variable selon la dose mise en contact avec le myocarde. L'arrêt définitif a lieu en *diastole*; et il est précédé de troubles dans le fonctionnement du cœur (*ralentissement* le plus souvent, *dilatation* progressive toujours). Ces premières manifestations de l'intoxication précèdent de peu en général la mort du cœur; elles n'apparaissent jamais d'une façon immédiate, mais toujours à la suite d'une *période latente* pendant laquelle le cœur semble rester tout à fait insensible au poison.

C'est principalement sur la longueur de cette période que portent les variations, en proportion de la dose de poison. Cette période est d'autant plus courte que la dose est plus élevée. Ainsi dans l'expérience XII, avec une dose de 1 2 cm³ de toxine typhique pour 10 cm³ de sang défibriné (dose relativement faible), nous voyons que les premiers troubles de la contraction se sont montrés au bout de 4 heures seulement; moins de 10 minutes plus tard, le cœur s'arrêtait. Dans l'expérience X, 2 cm³ de toxine, pour la même proportion de sang, produisent l'arrêt du cœur en une heure; et la période latente est seulement de 50 minutes.

En faisant usage de toxines d'une activité peu variable (tuant le cobaye à 1 pour 80, 1 pour 100), en choisissant des tortues de taille moyenne, et en nous plaçant autant que possible dans les mêmes conditions expérimentales à tous égards, nous sommes arrivés ainsi à tuer le cœur à coup sûr dans un laps de temps qui varie de 1/2 heure à 1 heure 1/2, en additionnant le sang de toxine dans la proportion de 1 à 2 cm³ pour 10.

Dans tous les cas, l'effet obtenu a été l'arrêt en paralysie diastolique. Six fois sur neuf, l'arrêt définitif du cœur a été précédé du ralentissement progressif des systoles, qui restaient régulières; trois fois il y eut accélération. Mais, en ce cas, les systoles deviennent traînantes, comme ondulantes, se marquant sur le tracé par une ligne arrondie descendant obliquement, au lieu de la ligne droite verticale, qui indique une systole énergique. Fait à noter, l'arrêt définitif du cœur suit de peu, la plupart du temps, l'apparition des premiers troubles de la contraction; il se produit une demi-heure, un quart d'heure, dix minutes et même moins après que les premiers signes de l'intoxication (dilatation progressive et ralentissement le plus souvent) se sont montrés. Ainsi dans l'expérience XII, qui est typique à cet égard, le cœur fonctionnait avec du sang chargé de toxine (dose faible) depuis quatre heures environ. Tout à coup il se ralentit, se laisse distendre d'une façon très progressive et très régulière; et en moins de dix minutes il s'arrête complètement.

Tout se passe comme si les éléments anatomiques *s'imprégnaient insensiblement du poison*, sans que leur fonctionnement ait à en souffrir, jusqu'à une certaine limite voisine de la *saturation*; et comme si, cette limite une fois dépassée, les désordres fonctionnels apparaissaient rapidement, annonçant la paralysie prochaine du cœur.

Ce n'est là qu'une hypothèse toutefois; et l'on peut aussi bien se demander si la toxine n'agit pas sur le sang, et si la période latente ne correspond pas tout simplement à la durée de contact nécessaire entre ce liquide et le poison qu'on y mélange, pour que les effets toxiques apparaissent immédiatement. Il était facile de s'en assurer en mélangeant la toxine au sang plusieurs heures avant de l'expérimenter (Expér. III, IV, V). Nous avons trois fois fait cette expérience de contrôle, en maintenant le liquide de 2 à 6 heures soit à la tem-

pérature extérieure par un temps chaud, soit à l'étuve à 37°. Chaque
fois le résultat a été négatif au point de vue de l'effet immédiat. C'est
donc bien en effet sur les éléments anatomiques du myocarde qu'agit
le poison typhique dans nos expériences de circulation artificielle.

L'hypothèse émise plus haut d'*imprégnation progressive* à la période
latente, et de *saturation* à la phase des troubles de contraction, cadre
bien avec ce qu'on observe; elle nous paraît de plus corroborée par
l'expérience suivante. Le cœur, soumis à l'action de la toxine, et présentant déjà les premiers désordres fonctionnels qui annoncent à
brève échéance sa paralysie définitive, est alimenté par du sang frais
substitué au premier; il est alors retiré de l'appareil et massé jusqu'à ce
que ses contractions aient repris ou à peu près leur énergie première.
Quelques minutes plus tard on lui fournit à nouveau du liquide
toxiné à la même dose que la première fois. Cette fois l'effet est rapide :
au bout de six à sept minutes le cœur commence à se dilater, et quelques secondes plus tard, il s'arrête paralysé définitivement en diastole.
Il semble donc que les éléments du myocarde retiennent énergiquement la toxine dont ils ont été imprégnés, et que, le lavage avec du
sang frais n'ayant entraîné qu'un excès du poison, le point de saturation ait été rapidement atteint par une nouvelle imprégnation.

ACTION DIRECTE DE LA TOXINE DIPHTÉRIQUE.

Les expériences de cette série ont été conduites exactement de la
même façon que les précédentes; nous les résumerons très brièvement. Nous avons fait usage d'une toxine très active, provenant de
l'Institut Pasteur, que M. Martin a eu l'obligeance de nous procurer.

XIII et XIV. *Expériences des 2 et 3 juillet* 1900. — Dans ces 2 expériences,
un cœur fonctionnant très normalement avec du sang de lapin depuis une
heure environ (suivant le dispositif représenté fig. 1), est soumis à l'action
de la toxine diphtérique (1 cm³) ajoutée goutte à goutte au sang. Dans les
deux cas, l'effet fut négatif, et au bout d'une demi-heure on n'observait
encore aucun changement dans le tracé. Donc : pas d'action immédiate.
L'expérience n'a pas été poursuivie plus longtemps.

XV. *Expérience du 4 juillet* 1900. — Tortue d'une taille au-dessus de la
moyenne. Cœur mis en marche avec sang de lapin normal défibriné, pendant
une heure. Au bout de ce temps, 2 cm³ de toxine diphtérique sont ajoutés
goutte à goutte. Le cœur présente d'abord quelques irrégularités, des pauses
en diastole 2 à 3 fois plus longues qu'au début; puis il se remet à fonctionner
régulièrement pendant une heure sans changement appréciable. L'expérience
est arrêtée là.

XVI. *Expérience du* 12 *juillet* 1900. — Le tracé est reproduit fig. 4. Cœur
fonctionnant depuis vingt-cinq minutes avec du sang normal. On ajoute
goutte à goutte 2 cm³ de toxine diphtérique. Pas d'effet appréciable durant

une demi-heure. Au bout de ce temps, il se ralentit tout en restant régulier; les systoles deviennent moins profondes, le cœur ne se dilate pas. Ces phénomènes s'accentuent pendant la demi-heure suivante d'une façon très régulièrement progressive. Puis le tracé s'arrête définitivement une heure après l'addition de toxine, sur la ligne primitive des systoles. Le cœur reste inexcitable par tous les moyens. Donc le cœur a été tué à peu près exactement dans les mêmes conditions et dans le même délai qu'avec la toxine typhique; seulement il ne s'est pas dilaté.

XVII. *Expérience du 26 juillet* 1900. — Le cœur fonctionne avec du sang normal de mouton. Puis au bout de trois quarts d'heure, on lui substitue du sang de mouton recueilli aseptiquement dans la jugulaire, et conservé à l'étuve à 57°, de 8 heures du matin à 5 heures après-midi, après addition de toxine

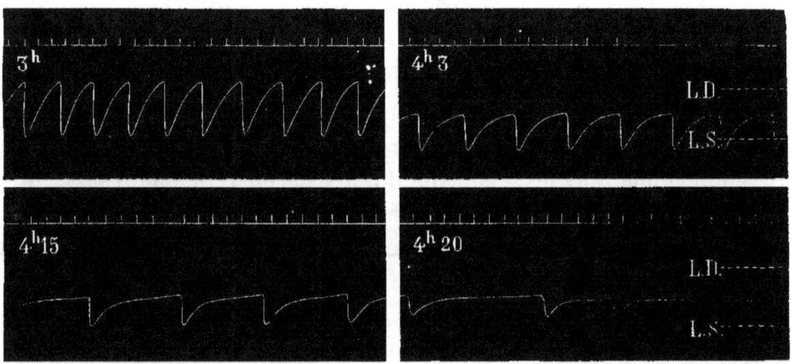

Fig. 4. — Action directe de la toxine diphthérique. — A 3 heures, tracé du cœur fonctionnant avec du sang normal : à 3 h. 15, addition de 2 centimètres cubes de toxine sans effet appréciable : 4 h. 3, ralentissement, diminution du volume du cœur dans son ensemble (LD, LS, lignes primitives des diastoles et des systoles). Ces phénomènes ont commencé à apparaître vers 3 h. 45. Ils s'accentuent rapidement à partir de 4 h. 15. A 4 h. 20, tracé recueilli quelques minutes avant l'arrêt définitif. On voit que le cœur ne s'est pas dilaté, comme dans le tracé de la fig. 3. Le tracé s'arrête plus près de LS que de LD.

diphtérique, dans la proportion de 3 cm³ pour 45 de sang (écoulement continu à travers le cœur, sous pression constante, à l'aide d'un vase de Mariotte — tube en Y permettant de substituer un liquide à l'autre sans changer le dispositif). Au bout de plus d'une heure, on ne constate aucun changement appréciable dans la contraction du cœur alimenté par le sang chargé de toxine. Donc, pas plus ici qu'avec la toxine typhique, le contact prolongé *in vitro* de la toxine avec le sang ne permet d'obtenir d'effets immédiats sur le fonctionnement du cœur.

XVIII. *Expérience du 27 juillet* 1900. — Cœur fonctionnant normalement depuis une heure avec du sang de lapin défibriné. On ajoute 2 cm³ du bouillon de veau qui sert à préparer la toxine, ayant exactement même alcalinité que celle-ci. Aucun effet sensible au bout de deux heures. Donc l'action toxique, manifeste dans l'expérience XVI, ne saurait être imputée au bouillon qui renferme le poison.

Ces expériences nous conduisent en résumé à des résultats très analogues à ceux que nous a donnés la toxine typhique. Effet immédiat sur le cœur nul — période latente — puis paralysie définitive du cœur au bout d'une heure d'imprégnation (exp. XVI); à cette différence près que le cœur s'est arrêté sans se distendre, presque dans l'attitude systolique initiale; tandis que la paralysie diastolique avait été la règle dans nos expériences de la première série. Toutefois nous croyons devoir ici émettre cette conclusion avec réserves; car nous n'avons obtenu l'intoxication définitive du cœur que dans un seul cas. Nos recherches concernant la toxine diphtérique ont été d'ailleurs moins nombreuses et nos expériences moins longtemps poursuivies que celles portant sur la toxine typhique: et nous nous proposons de les compléter ultérieurement. Là aussi nous avons constaté que le contact prolongé du poison avec le sang *in vitro* (exp. XVIII) n'influençait en aucune façon les phénomènes observés.

III

ACTION INDIRECTE DES TOXINES TYPHIQUE ET DIPHTÉRIQUE SUR LE CŒUR (APRÈS LEUR PASSAGE PAR UN ANIMAL SENSIBLE A LEUR ACTION).

Les tentatives que nous avons faites, dans les expériences qui précèdent, pour supprimer la période latente et obtenir les effets toxiques dès le premier contact de la toxine avec le cœur, ont toujours échoué : soit que nous ayons employé des doses massives, soit que nous ayons prolongé le contact préalable du poison avec le sang *in vitro*. Dans le premier cas, si l'on ajoute au sang une quantité de toxine telle que le liquide ainsi obtenu soit inapte à entretenir les contractions du cœur isolé, celui-ci cesse de fonctionner au bout de quelques instants; mais il n'est nullement empoisonné, car on peut le ranimer toujours avec du sang frais oxygéné. Dans le second cas, les effets sont les mêmes que lorsque la toxine est mise au contact du sang au moment même de l'expérience.

Nous nous sommes demandé s'il en serait de même en faisant passer le poison par le corps d'un animal vivant, et sensible à la toxine; autrement dit. si le contact *in vivo* avec le sang serait plus efficace au point de vue en question que le contact *in vitro*. Dans ce but, nous avons saigné les animaux plusieurs heures après l'inoculation, au moment où ils présentaient les manifestations réactionnelles habituelles, et où, selon toute vraisemblance, le sang devait contenir la toxine élaborée par l'organisme, et en état d'influencer le

cœur au premier contact. Nous avons donc entrepris une nouvelle
série de recherches sur le cœur de la tortue isolé, et en comparant
l'action du sang recueilli dans les conditions indiquées avec le sang
normal d'un animal de même espèce. Nous avons observé en effet, en
opérant ainsi, des effets immédiats fort curieux, sur la signification
desquels nous reviendrons après avoir brièvement résumé nos
expériences.

La technique suivie a été exactement la même que dans les expériences qui précèdent. Nous insisterons seulement sur l'importance
qu'il y a à recueillir le sang de l'animal inoculé, au moment opportun :
il faut que celui-ci soit *en pleine réaction* (fièvre, dyspnée, tachycardie, diarrhée avec la toxine typhique) pour que le cœur isolé de
la tortue présente immédiatement à son contact les phénomènes que
nous allons décrire. La saignée est-elle pratiquée trop tôt, le résultat
sera nul, *quelle que soit la dose injectée*. Est-elle faite trop près de
l'agonie — outre qu'on aura beaucoup de peine à recueillir le sang
en quantité suffisante et à le défibriner assez vite — ce ne sont plus
les effets liés à la présence de la toxine, mais ceux du sang agonique
que l'on observe : il est bon d'être prévenu du fait. D'ailleurs ces
effets agoniques sont assez caractéristiques pour qu'on ne s'y trompe
pas : le cœur se dilate aussitôt, ses battements s'affaiblissent et cessent
en quelques secondes, mais il continue à gonfler, même une fois l'immobilité complète.

1° *Toxine typhique.*

XIX. *Expérience du 27 juillet* 1899. — Un mouton vigoureux est injecté
la veille au soir avec une forte dose de toxine typhique dans les veines; le
matin, il en reçoit une nouvelle dose sous la peau. Il est sacrifié deux heures
plus tard, en pleine fièvre, avec de la dyspnée, et de la diarrhée. Le sang,
recueilli aseptiquement, est défibriné aussitôt. Circulation artificielle établie
d'abord avec du sang de veau défibriné. Le cœur, d'abord un peu irrégulier,
se régularise et fonctionne normalement pendant plusieurs heures (écoulement continu avec vase de Mariotte et tube en Y). Grandes pulsations, systoles
énergiques et lentes (1 toutes les 8″). Débit abondant : 20 cm³ par minute.
A 4 h. 50 après-midi, le sang du mouton injecté est substitué au sang de
veau normal, sans arrêt du tracé, en fermant l'une des deux branches du
tube en Y et ouvrant l'autre au même moment. Au bout de cinq à six minutes,
on constate que le cœur s'est accéléré très graduellement, depuis qu'il reçoit
le sang de mouton, si bien qu'il arrive à donner 1 systole par seconde (au
lieu de 1 pour 8″). En même temps il se dilate beaucoup moins entre chaque
contraction; mais son activité est manifestement plus grande, les secousses
systoliques sont brusques, en éclair. De fait le débit augmente un peu : il
atteint 22 cm³ par minute. Vingt minutes plus tard (4 h. 50) la tachycardie
tend à augmenter encore, le cœur, toujours aussi actif, paraît tendre vers la

tétanisation. Craignant qu'il ne s'arrête, nous substituons de nouveau au sang de mouton du sang de veau normal. Graduellement il revient à son premier rythme en une dizaine de minutes; et sa dilatation entre les systoles se fait aussi complètement qu'au début de l'expérience (1 systole par 8″).

De nouveau à 5 heures, on fait passer à travers le cœur le sang du mouton injecté. Mêmes phénomènes exactement que la première fois, à cela près que la tachycardie (1 systole par seconde) s'établit en vingt minutes. Cinq minutes plus tard il s'accélère encore un peu et tend à se tétaniser. Cet état persiste une demi heure avec une constance parfaite; puis le cœur se ralentit légèrement, en même temps qu'il se dilate un peu plus entre chaque contraction. L'expérience est arrêtée vers six heures.

XX. *Expérience du 20 octobre 1899* (temps froid). — Cœur de tortue fonctionnant très régulièrement depuis une demi-heure avec sang normal de lapin défibriné : une systole toutes les 5″. À 5 h. 25 on substitue sans arrêt au sang normal, du sang de lapin injecté hier soir dans les veines avec 4 cm³ de toxine typhique, sacrifié ce matin au moment de la réaction. Le cœur prend un rythme plus rapide et se distend moins entre chaque systole à partir du moment où il est alimenté par le sang du lapin intoxiqué. Mais ce changement se fait d'une façon très lente et progressive, presque insensiblement, si bien qu'au bout de sept minutes, il donne déjà une systole toutes les 5″. On continue à observer le cœur sans plus rien changer au dispositif. Le changement précédent s'accentue d'une façon insensible jusqu'à sept heures (à ce moment 1 systole pour 2″). Le cœur fonctionne d'ailleurs plus activement qu'au début; le débit a un peu augmenté. Mais il se distend de moins en moins entre chaque contraction; il demeure presque en attitude systolique. Le dispositif expérimental est laissé en place pendant toute la nuit; et le lendemain matin on trouve le cœur fonctionnant encore très bien, mais avec une grande lenteur. Il donne une systole toutes les 18 à 20″; il se distend à fond entre chaque contraction, et il débite à chaque systole un jet continu et vigoureux. Même état à dix heures du matin: l'expérience n'est pas poursuivie plus longtemps.

XXI. *Expérience du 8 juin 1899.* — Un mouton vigoureux est injecté à huit heures du matin avec 7 cm³ de toxine typhique dans les veines (toxine fraîchement préparée, tuant le cobaye à 1 pour 80); à ce moment il avait 39° dans le rectum. On le saigne à quatre heures après-midi; il ne paraissait pas très malade, n'était nullement dyspnéique, n'avait pas de diarrhée; la température rectale était seulement de 40°. — Cœur de tortue fonctionnant depuis une heure très régulièrement avec du sang de mouton pris à l'abattoir le matin (non aseptiquement) et conservé au frais (écoulement sous pression constante, vase de Mariotte, tube en Y...). Au moyen du tube en Y, on fait passer alternativement dans le cœur du sang normal et du sang de l'animal injecté, en changeant d'heure en heure. Dans cette expérience, on n'observe pas, avec le sang n° 2 la tachycardie et la diminution d'ampleur des diastoles notée dans les deux précédentes. Tout ce que l'on est en droit de dire, c'est que le cœur fonctionne un peu plus activement avec le sang du mouton inoculé. Il débite davantage et est un peu plus rapide. Il faut noter que le sang de ce dernier avait été recueilli et conservé aseptiquement; tandis que l'autre avait été pris à l'abattoir non aseptiquement. Le mouton inoculé était peu malade, et s'est rétabli parfaitement.

XXII. *Expérience du 5 juillet* 1900. — Un lapin est injecté dans la veine la veille au matin avec une dose massive de toxine typhique (5 à 6 cm³);

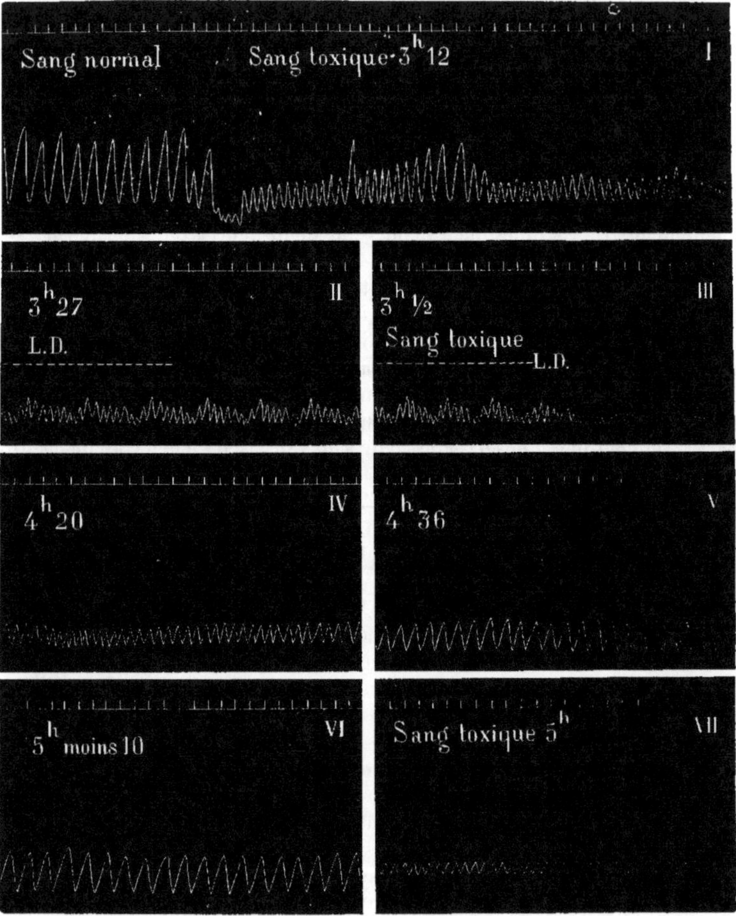

Fig. 5. — Action indirecte de la toxine typhique. I. Changement brusque de la marche du cœur, dès que le sang toxique est substitué au sang normal, grande accélération, diastoles incomplètes. II. Cet état persiste encore au bout d'un quart d'heure; le cœur donne alors des séries de pulsations rapides groupées par 8 très régulièrement, il ne se dilate toujours pas. III. Trois minutes plus tard, on voit la fin du rythme précédent. A ce moment, le sang toxique est renouvelé. La tachycardie devient extrême; le cœur se distend encore moins entre chaque contraction. IV, V, VI. On voit que l'excitation cardiaque se calme graduellement, que le cœur se distend de plus en plus entre chaque contraction. Il tend à revenir à son rythme primitif, mais on renouvelle encore une fois le sang toxique VII, et les mêmes phénomènes se reproduisent pour la troisième fois. L.D indique toujours la hauteur moyenne des diastoles au début, le temps est indiqué en haut de chaque tracé par la ligne horizontale dont chaque division représente **une** seconde.

sacrifié à 2 heures de l'après-midi dans l'hypothermie, avec diarrhée abondante, tout près de succomber. La circulation artificielle est établie avec du sang normal de lapin, puis avec le sang de l'animal sacrifié. L'expérience est négative : au bout de deux heures, aucune modification dans le fonctionnement du cœur.

XXIII. *Expérience du 18 juillet 1900.* — α) Lapin injecté ce matin à huit heures avec 4 cm³ de toxine typhique dans les veines, sacrifié en pleine réaction à deux heures de l'après-midi. Cœur de tortue en circulation artificielle avec sang de lapin normal, fonctionne très bien pendant une demi-heure ; il donne une systole toutes les 3 à 4″, et fournit un tracé très ample. A 5 h. 20, on fait passer le sang du lapin injecté. Aussitôt, accélération graduelle, diastoles de moins en moins profondes ; dès 5 h. 25 le cœur fonctionne 2 fois plus vite que tout à l'heure (2 systoles pour 5″). A 5 h. 27, il s'accélère encore (1 systole par seconde) ; les diastoles sont de très faibles amplitudes, le cœur demeure presque en position systolique, se relâchant très peu. La ligne du tracé ne descend pas cependant au-dessous du niveau de la ligne primitive des systoles : on ne peut pas dire que le cœur se tétanise à proprement parler. Il fonctionne d'ailleurs avec une grande activité ; ses systoles sont très brusques et très énergiques. Cet état se maintient une heure, sans modification, malgré la substitution du sang normal de lapin. Puis le cœur commence à se ralentir très graduellement et à se dilater davantage entre chaque systole.

β) Un cœur de tortue, qui avait servi de témoin et fonctionnait parfaitement depuis le début de l'expérience, est traité de même à son tour. Il présente exactement les mêmes phénomènes. Ce cœur était très lent (1 systole chaque 11 à 12″) ; il donnait un tracé très ample en raison de ses grands changements de volume. Lorsqu'il fut soumis à l'action du sang de l'animal injecté, il s'accéléra en l'espace de cinq minutes au point de donner 1 systole par seconde, se dilatant très peu entre chaque contraction, mais fonctionnant néanmoins d'une façon très active. Le débit, au total, augmente plutôt. Au bout d'une heure, sans qu'on ait rien modifié, relâchement progressif et ralentissement comme dans le premier cas. Retour graduel à l'état primitif.

XXIV. *Expérience du 21 juillet 1900.* — α) Le tracé de cette expérience, prise pour type est reproduit dans la figure 5. Elle a été conduite exactement comme la précédente, et a donné les mêmes résultats identiquement. On voit clairement, par la simple lecture du tracé, l'action excitante (accélération considérable, tendance vers la tétanisation) du sang de l'animal intoxiqué, sur le cœur. On peut constater que l'effet est immédiat, et va d'abord graduellement en s'accentuant. Il est manifeste enfin que l'effet excito-cardiaque du sang en question finit par s'épuiser ; mais que cet épuisement ne dépend nullement d'une accoutumance ou d'une fatigue du cœur ; car chaque fois que l'on renouvelle le sang toxique, le cœur réagit de même en s'accélérant et en diminuant de volume.

β) Le même jour, un cœur qui avait servi de témoin, est traité de même, et donne exactement, et dans le même temps, les mêmes réactions (tachycardie en attitude systolique durant une heure et s'atténuant ensuite graduellement jusqu'à retour à l'état normal).

2° *Toxique diphtérique.*

XXV. *Expérience du 24 octobre* 1899 (temps froid). — Un lapin est injecté la veille au matin avec 1 cm³ de toxine diphtérique fournie par l'Institut Pasteur, dans la veine; sacrifié la veille au soir en plein réaction. Cœur de tortue mis en marche avec sang du lapin normal, à quatre heures de l'aprèsmidi. A 4 h. 1/2, on substitue le sang du lapin injecté. Le cœur s'accélère d'une façon lente et progressive, tout en fonctionnant très régulièrement.

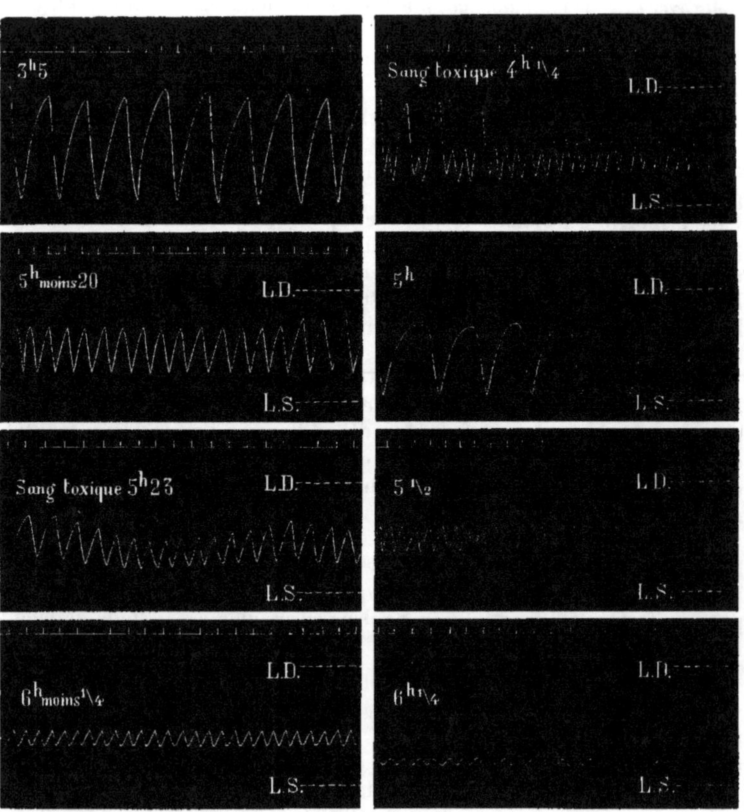

Fig. 6. — Action indirecte de la toxine diphtérique. — (3 h. 5) tracé du cœur fonctionnant avec sang normal. (4 h. 1/4), le cœur s'accélère dès le premier contact avec le sang toxique. Il se ralentit ensuite graduellement (5 h. 20), pour revenir à peu près à son rythme primitif au bout de trois quarts d'heure (5 heures). On renouvelle le sang toxique (5 h. 23), et l'accélération se produit de nouveau, mais graduellement et d'une façon plus marquée que la première fois.

A cinq heures, il donne une systole toutes les 3″, tandis qu'au début il donnait 1 systole par 4″. A six heures, il donne 1 systole par 2″. A 6 h. 20, 2 systoles par 3″. Il y a donc eu pendant deux heures, sous l'influence du sang toxique, accélération très lente et très régulièrement progressive du cœur. Il fonctionne encore avec une grande activité à 6 h. 1/2; l'expérience n'est pas poursuivie au delà. Les changements de volume du cœur ont peu varié pendant tout ce temps, à cela près que le cœur se dilatait d'autant moins entre chaque contraction qu'il s'accélérait davantage. En outre il est manifeste que la ligne du tracé dans son ensemble s'est élevée légèrement vers la fin de l'expérience; le volume moyen du cœur a donc un peu augmenté à ce moment.

XXVI. *Expérience du 12 mai 1900.* — Chien adulte injecté le matin dans les veines avec 2 cm³ de la même toxine; saigné au moment où il présentait une légère réaction fébrile (sans dyspnée). Un cœur de tortue fonctionne alternativement avec du sang de chien normal, et du sang de l'animal injecté. Pas de différence appréciable. A noter que le chien était peu malade au moment de l'injection; il a parfaitement survécu.

XXVII. *Expérience du 16 juillet 1900* (tracé reproduit fig. 6). — Lapin injecté à huit heures du matin avec 1 cm³ de toxine diphtérique dans la veine, sacrifié à deux heures de l'après-midi en pleine réaction franche. Cœur de tortue fonctionnant depuis une heure environ avec sang de lapin normal. On voit, par la simple lecture du tracé, que le cœur, aussitôt qu'il reçoit le sang de l'animal inoculé, s'accélère et présente des changements de volume beaucoup moindres. Le tracé s'élève un peu dans son ensemble mais le volume moyen du cœur reste plus près du volume systolique initial. On voit aussi que cet état ne persiste pas, bien que le cœur soit toujours alimenté par le même liquide, et qu'en moins d'une heure le cœur se ralentit et se distend beaucoup plus complètement entre chaque systole. Enfin, on constate que les mêmes phénomènes se reproduisent, avec plus d'intensité encore, lorsqu'on introduit dans l'appareil du sang toxique frais. Cette fois, en l'espace d'une heure environ, le rythme s'est graduellement accéléré, le cœur a constamment diminué de volume, si bien qu'il était presque tétanisé à la fin de l'expérience.

XXVIII. *Expérience du 18 juillet 1900.* — Calquée sur la précédente, à cela près que le lapin, injecté avec une forte dose de toxine (2 cm³) a réagi plus tôt qu'on ne pensait, et n'a pu être saigné qu'au moment de l'agonie. Aussi n'obtient-on, avec son sang, que la réaction habituelle par le sang agonique. Le cœur se distend à l'excès, palpite un instant et s'arrête aussitôt. On peut d'ailleurs le ranimer avec du sang frais.

XXIX. *Expérience du 24 juillet 1900.* — α) Lapin injecté à huit heures du matin avec 1 cm³ de toxine diphtérique dans la veine; sacrifié à deux heures de l'après-midi au début de la réaction. Cœur de tortue fonctionnant depuis une heure avec sang normal de lapin. A 4 h. 12 on y substitue le sang de l'animal inoculé (à ce moment le cœur donnait 1 systole par 6″). A partir de ce moment, accélération graduellement progressive :

4 h. 16. . . . . 1 systole toutes les 4″.
4 h. 20. . . . . 1 systole toutes les 5″.
4 h. 45. . . . . 1 systole toutes les 2″.

En outre diastoles de moins en moins profondes : la ligne du tracé s'écarte peu de la ligne systolique primitive; les systoles sont brusques, saccadées, le cœur paraît violemment excité. A partir de 4 h. 45, retour graduel et progressif à l'état premier, sans qu'on modifie quoi que ce soit à l'expérience. Vers cinq heures, rythme couplé pendant plusieurs minutes : 1 diastole très ample sur 2 (2 systoles en 10″). A 5 h. 20, retour à peu près complet à l'état normal.

β) Expérience faite dans les mêmes conditions que la précédente, avec le même sang, sur un autre cœur qui avait servi de témoin ; à cela près que le sang de l'animal intoxiqué, avant d'être introduit dans l'appareil, a été additionné de *sérum antidiphtérique* (1 cm³ pour 10 de sang). L'expérience montre que cette addition ne modifie pas les résultats précédemment observés : la tachycardie se produit, en position systolique comme tout à l'heure. Seulement elle n'apparaît que plus tardivement (55 minutes au lieu de 4).

XXX. *Expérience du 27 juillet* 1900. — α) Reproduit exactement les deux expériences précédentes ; résultat identique ; l'addition de 1/2 cm³ de sérum antidiphtérique au sang contenu dans l'entonnoir, pendant la réaction tachycardique même, ne modifie en rien l'intensité ni la durée de celle-ci.

β) Le même cœur, revenu à l'état normal, subit un lavage prolongé avec du sang frais ; il fonctionne aussi bien qu'au début. On lui fournit alors le sang du lapin inoculé, additionné au préalable de 1 cm³ de sérum antidiphtérique (pour 10 de sang). La réaction habituelle se produit (tachycardie en état systolique) mais elle n'apparaît qu'au bout d'un quart d'heure, au lieu de débuter immédiatement comme dans l'expérience α.

XXXI. *Expérience du 5 mai* 1900. — Nous avons expérimenté l'action sur le cœur, du sang de cheval inoculé avec la toxine diphtérique, et saigné au moment de la réaction, mais en nous adressant à un animal déjà fortement immunisé. Nous avons pu faire cette expérience grâce à l'obligeance de M. Prévost, chef de service à l'Institut Pasteur de Garches. Cheval déjà fortement immunisé, injecté la veille à dix heures du matin, avec 400 cm³ de toxine diphtérique. Saigné à cinq heures de l'après-midi, au moment où il avait 38,9 de température rectale. Le sang a été recueilli aseptiquement et défibriné. Comme liquide témoin, nous avons employé du sang de cheval recueilli le matin même à l'abattoir. Il faut noter que le sang de cheval, défibriné par agitation prolongée avec des boules de verre, laisse déposer au fond du vase, par le repos, une forte proportion de globules qui sont très lourds. La circulation artificielle a donc été faite en réalité avec un sérum fortement chargé de globules. Le sang de cheval convient au cœur de la tortue ; mais il est un peu lourd et lui donne visiblement un travail excessif à accomplir. L'expérience a cependant été conduite d'une façon très satisfaisante. Vase de Mariotte, tube en Y ; écoulement alternatif des deux échantillons de sang de demi en demi-heure. On a noté seulement que le sang de l'animal injecté exerçait une action légèrement excitante sur le cœur : systoles plus rapides, plus énergiques, distension diastolique moins complète. Il faut faire cette réserve toutefois que le liquide en question était rigoureusement aseptique, tandis que le liquide témoin n'avait pas été recueilli avec les mêmes précautions, et qu'il avait été conservé à l'air libre par une température assez élevée. Il était donc possible que le premier convînt mieux au cœur. En tout cas, la différence entre les deux sangs est peu marquée ; et nous n'avons rien constaté de comparable aux effets obtenus dans les précédentes expériences.

XXXII. *Expérience du 29 juin* 1900. — La circulation artificielle a été établie avec du sérum antidiphtérique par d. Pasteur). Le cœur de la tortue s'en accommode parfaitement ; et il fonctionne exactement comme avec le sérum de cheval simple. Donc la substance *excito-cardiaque* dont la présence dans le sang s'est manifestée si nettement dans nos expériences précédentes, *ne se trouve pas dans le sérum antidiphtérique.* Nous avons obtenu les mêmes tracés en faisant passer par le cœur successivement le sérum de cheval sain, le sérum antidiphtérique, et le sérum de lapin.

Les effets obtenus ici sont d'une netteté et d'une constance remarquables, et nous pouvons les résumer dans une formule très simple. Chaque fois que l'on fait arriver au cœur de tortue isolé le sang d'un animal inoculé avec une dose mortelle de toxine, et en pleine réaction au moment de la saignée, *le cœur présente les signes d'une violente excitation.* Les systoles se précipitent, elles sont 5, 6, 10 fois plus rapides qu'à l'état normal ; les diastoles sont brèves et incomplètes, le cœur se distend à peine entre chaque systole. Et notons qu'il ne s'agit point là d'un effet passager qu'on pourrait considérer comme une action de premier contact mais bien d'une action durable, qui s'établit le plus souvent d'une façon graduelle en général et régulière, et se prolonge de une à plusieurs heures. Elle est d'ailleurs la même exactement pour les deux sortes de toxines que nous avons expérimentées.

Dans 11 de nos expériences sur 15, les mêmes phénomènes se sont répétés, avec une ressemblance telle que les tracés sont presque superposables. Or sur nos quatre expériences négatives, 2 fois l'animal inoculé présentait une réaction à peine ébauchée au moment de la saignée (XXI, XXV) ; une fois l'animal avait été saigné trop tard (XXVII), et nous n'avons obtenu que la réaction agonique habituelle (arrêt immédiat du cœur en diastole extrême). Une fois, l'animal injecté avec une dose massive, n'avait pas présenté de réaction franche : il avait été saigné dans l'hypothermie (XXII). Ce ne sont là que des exceptions apparentes à la règle énoncée plus haut ; et ces quatre expériences négatives ne font que souligner l'importance qu'il y a à choisir *le moment précis de la réaction* pour prélever le sang.

Un tel résultat n'a pas été sans nous surprendre, et nous paraître d'abord quelque peu paradoxal. Nous injectons dans le sang une toxine dont le contact direct avec le cœur exerce une action paralysante sur cet organe ; et le même sang, prélevé quelques heures plus tard, produit un effet tout différent. Comment expliquer ce phénomène ? Est-il dû au passage de la toxine à travers l'organisme, et à une modification de celle-ci ? — Ou bien est-il le fait d'une réaction propre à l'organisme sous l'influence du poison ? autrement dit : est-il dû à la présence d'un produit nouveau fabriqué par l'animal inoculé ?

Ces deux interprétations peuvent être défendues, et méritent d'être examinées.

La première a contre elle ce fait que le sang, recueilli au moment de la réaction de l'animal toxiné, exerce sur le cœur une action diamétralement opposée à l'effet direct de la toxine. Ici, affaiblissement progressif des contractions, diminution du débit, puis *paralysie* définitive : tels sont les phénomènes observés dans tous les cas. Joignons à cela que, dans le plus grand nombre de nos expériences, on constate le ralentissement et la distension progressive du cœur. Là au contraire, c'est bien un effet *excito-cardiaque* qui se manifeste : non seulement il y a accélération considérable du rythme, mais les systoles sont plus énergiques, plus brusques; de plus, l'organe se distend moins, enfin le débit augmente, au moins quand la tachycardie n'est pas trop prononcée (XIX, XX, XXII).

En outre, pouvons-nous dire que cette substance excito-cardiaque, dont la présence dans le sang nous est démontrée par les phénomènes en question, soit vraiment un poison pour le cœur? Nous avions pensé un moment au début que nous avions à faire à un poison tétanisant; et de fait nous observions un renforcement d'action, en renouvelant à court intervalle le sang pendant la phase d'excitation du cœur, à tel point que la tétanisation complète paraissait près de se réaliser. (Voir tracé fig. 5); mais jamais nous n'avons pu la produire dans ces conditions. Il semble au contraire que cette substance soit plutôt favorable au cœur, et provoque de sa part une activité exagérée. Quelle que soit donc la modification imprimée par l'organisme vivant à une toxine paralysant le cœur, il nous semble impossible d'admettre qu'il la transforme en un produit capable de favoriser son activité.

Nous avons cherché si l'addition au sang *in vitro* d'antitoxine pouvait changer les résultats de l'expérience, et si, dans l'hypothèse de la toxine modifiée, on n'obtiendrait pas alors la neutralisation du poison dans ces conditions. Le sang d'un lapin, inoculé avec 1 à 3 cm³ de toxine diphtérique, et sacrifié en pleine réaction, fut expérimenté sur le cœur, après addition de 1 10ᵉ de sérum antidiphtérique. Le cœur n'en présenta pas moins les phénomènes habituellement observés : accélération énorme, faible amplitude diastolique, etc. Mais il est vrai de dire que ce changement eut lieu avec un retard notable : 35 minutes dans une expérience (XXVIII β), 15 minutes dans une autre (XXIX β), au lieu d'être immédiat, ou du moins de se produire en 4 ou 5 minutes comme dans les autres cas. Ce résultat, en tout cas, n'est pas favorable à l'hypothèse en question; et l'on peut mettre ce retard sur le compte de la dilution légère du sang; car les phénomènes observés dans ces deux cas ne le cédèrent ni en durée ni en intensité à ceux que nous avons enregistrés dans tous les autres. Ajoutons que si on a fait agir l'antitoxine sur le cœur, au cours même de la réaction tachycardique habituelle, celle-ci n'est en rien modifiée (exp. XXIX z).

Les arguments que nous venons d'exposer, nous paraissent en définitive de nature à faire écarter la première interprétation proposée : à savoir que l'action excito-cardiaque du sang fourni par un animal inoculé avec la toxine, doit être attribuée à *la présence de cette toxine modifiée par son passage à travers l'organisme.*

La seconde hypothèse nous paraît, à tous points de vue, beaucoup plus satisfaisante; et à vrai dire, nous ne voyons point, en dehors de celle-ci, à quelle autre explication on pourrait avoir recours. Le sang de l'animal ayant subi l'injection de toxine dans les veines, contiendrait, au moment où celui-ci entre en réaction, *une substance liée intimement aux phénomènes réactionnels de l'organisme, qui aurait pour propriété d'exercer une action stimulante sur le cœur isolé de la tortue.* Cette supposition n'a rien qui puisse être mis en contradiction avec ce que l'on sait de l'action des poisons microbiens sur l'organisme. Nous savons qu'elle est très spéciale, et qu'elle incite les cellules vivantes à fabriquer des substances, encore bien indéterminées sans doute, mais dont quelques-unes au moins ont pour effet de neutraliser les effets des toxines. Et n'est-il pas vraiment digne de remarque, dans le cas particulier, que l'action sur le cœur du sang fourni par l'animal en pleine réaction, soit précisément l'inverse de celle du poison inoculé?

Quant à la nature ou seulement aux caractères généraux de cette substance, c'est là une question que nous n'avons pas encore abordée jusqu'ici. Tout ce que nous sommes en mesure d'en dire, c'est que son effet stimulant cardiaque *s'épuise* assez rapidement. Sa durée d'action se limite à une heure environ dans la plupart de nos expériences; après quoi le cœur se ralentit et se distend graduellement pour revenir à son état antérieur. Et ce n'est pas certes à l'épuisement du cœur qu'est dû ce changement, car il suffit de lui fournir à nouveau du sang frais de même provenance que le premier, pour voir les mêmes effets reparaître et ainsi 2 et 3 fois de suite (fig. 5 et 6).

L'action de l'air n'est pour rien dans cette perte rapide des propriétés stimulantes du sang, puisque ce liquide, maintenu *in vitro* plusieurs heures à l'air libre, conserve intacte son activité initiale. Faut-il invoquer la présence de l'acide carbonique produit par le travail du cœur (en quantité minime il est vrai)? Le fait est que, dans le dispositif expérimental que nous avons mis en usage, CO_2 peut s'accumuler dans le sang lorsque l'expérience dure longtemps, et principalement lorsque le travail du cœur augmente. Enfin, il semble bien, à considérer la durée inusitée de l'effet stimulant dans deux expériences faites par un temps froid (XX et XXIV), que la température extérieure joue ici un rôle important. Ces différents points appellent de nouvelles recherches que nous poursuivrons.

Il est enfin un fait que la dernière expérience met bien en évidence XXXI), c'est que la substance excito-cardiaque *ne se trouve point contenue dans l'antitoxine*. Pour faire cette démonstration, il nous a suffi d'établir une circulation artificielle, comparativement avec du sérum de cheval sain, et avec du sérum antidiphtérique pur. Le cœur s'accommode parfaitement de ces liquides ; et l'on ne relève aucune différence dans son fonctionnement avec l'un ou l'autre des deux sérums. Il s'agirait donc, en dernière analyse, d'un produit dont la présence dans le sang ne se révèle que pendant la réaction passagère qui suit l'injection de la toxine dans l'organisme — nous serions tentés de dire : un produit dont l'existence est liée à la *phase fébrile et active* de la réaction, et qui se trouve dans le sang en quantité proportionnelle à l'activité même de cette réaction. Pour trouver un produit analogue parmi les substances d'origine cellulaire, dont on entrevoit l'existence aujourd'hui, il faudrait chercher, croyons-nous, dans la série des « anticorps ».

Conclusions.

I. La toxine typhique et la toxine diphtérique, mises au contact direct du cœur isolé de la tortue, se révèlent comme des poisons du myocarde et produisent la paralysie du cœur après une période latente, variable dans sa durée, mais constante.

II. Le sang d'un animal inoculé avec l'une ou l'autre de ces deux toxines, exerce sur le cœur une action excitante, qui paraît tout l'opposé de l'effet direct du poison. Cette action ne se manifeste que si le sang a été prélevé au moment précis de la réaction. Elle paraît due, non à la toxine modifiée par son passage à travers l'animal, mais à la substance nouvelle fabriquée par l'organisme sous l'influence de la toxine.

SUR LA PATHOGÉNIE DE LA TUBERCULOSE

par M. RAPPIN.

de Nantes.

Au commencement de l'année 1895, et peu de temps après les travaux de Behring et la communication de Roux sur les résultats obtenus par la sérothérapie de la diphtérie, je me préoccupai d'appliquer les principes généraux, si bien mis au point par ces maîtres, à l'étude de la sérothérapie de la tuberculose. J'entrepris alors, au laboratoire de l'École de médecine de Nantes, une série d'expériences préliminaires, destinées à voir s'il était possible d'obtenir, pour la tuberculose, des résultats favorables par l'application des nouvelles méthodes, en calquant, pour ainsi dire, pour le traitement de cette maladie, les procédés mis en usage pour la diphtérie.

Dans ce but, j'injectai d'abord à des chiens des cultures en bouillon, de bacilles de Koch, à des âges variés, et filtrées sur bougie Chamberland, soit pures, soit mélangées à une quantité plus ou moins grande de tuberculine, m'efforçant ainsi d'obtenir chez le chien un sérum immunisant par le même procédé que pour la diphtérie. Dans quelques expériences, j'ajoutai même à ces toxines pures l'injection d'extraits retirés de cultures, soit par l'alcool, soit par l'éther.

Passant ensuite à l'expérimentation du sérum ainsi obtenu, j'observai chez les cobayes tuberculeux, traités par des injections de ce sérum, à la dose de 1, 2, même 3 centimètres cubes, une certaine survie sur les animaux témoins, survie qui, dans quelques cas, alla jusqu'à dépasser un à deux mois; il me sembla même que, parfois, les lésions tuberculeuses observées paraissaient moins étendues que chez les animaux non traités. Ce premier résultat m'encouragea à tenter d'obtenir une plus grande quantité de sérum, et, dans ce but, je commençai bientôt les injections chez un cheval. Pendant plusieurs mois cet animal reçut des doses constantes, et de plus en plus élevées, de toxine tuberculeuse, ou mieux de culture de tuberculose filtrée, mélangées à une certaine quantité de tuberculine, et je note ici en passant que, malgré les proportions relativement considérables de culture filtrée et de tuberculine injectées, je n'eus pas à observer, pendant ce temps, de réaction vraiment notable de la part de l'organisme de cet animal. Je tentai alors de nouveau l'application du sérum ainsi préparé aux animaux sans obtenir de résultats plus marqués que précédemment. Ces expériences ont, du reste, été exposées dans plusieurs notes présentées successivement, en 1896 et 1897, à la Société des hôpitaux de Nantes.

Pendant le même temps où je tentais de préparer ainsi ce cheval par des inoculations répétées, je cherchai parallèlement à m'assurer que ces injections de toxines et de produits extraits du bacille tuberculeux pouvaient bien amener chez l'animal qui les subissait un état réfractaire. Dans ce but, j'inoculai à deux cobayes, et cela pendant un temps prolongé de près de huit mois. des doses constantes et répétées de toxine tuberculeuse, soit pure, soit mélangée à une certaine proportion de tuberculine préparée toujours suivant la méthode classique.

Je ne pouvais soupçonner que ces cobayes, ayant subi pendant un aussi long temps des injections répétées de ces deux substances, n'eussent pas acquis, par cela même, au moins un certain degré d'immunité contre l'inoculation virulente de culture de tuberculose..

Il n'en fut cependant rien, et ces deux animaux, ayant reçu, après cette longue période de temps, l'injection virulente en même temps que d'autres animaux témoins. succombèrent à l'envahissement tuberculeux dans des délais à peu près égaux. Il ne s'était donc produit, en réalité, chez eux aucun processus d'immunisation. Malgré les quelques réserves que je pouvais concevoir sur la valeur de la tuberculine que j'employais et que je préparais moi-même, en présence de la grande quantité de produit total injecté, surtout mélangée à une quantité également très forte de culture filtrée, je ne pouvais présumer obtenir ce résultat. Et cela d'autant mieux que cette tuberculine. qui se montrait tellement inactive au point de vue préventif, possédait sur l'animal tuberculeux l'action spécifique ordinaire de la tuberculine, à la vérité peut-être un peu ralentie et à une dose un peu plus élevée, mais amenant cependant encore la mort de l'animal dans un délai variant de deux à trois jours. Elle conservait donc une action spécifique marquée.

Quoi qu'il en soit, cette expérience ne fut pas sans m'inciter à abandonner la voie dans laquelle je m'étais engagé.

Depuis lors, je fus encore encouragé à porter mes tentatives d'un autre côté, par la connaissance des résultats parallèles obtenus ailleurs.

Depuis l'année 1890, en effet, dans laquelle Koch annonça qu'il avait réussi. par des inoculations répétées de tuberculine, à arrêter, ou tout au moins à modifier le processus tuberculeux en voie d'évolution. nous avons d'abord assisté à un nombre assez considérable de tentatives du côté de l'application de ce nouveau mode de traitement à la tuberculose. Koch lui-même. puis Behring. Maragliano et bien d'autres ont tenté, par les moyens les plus ingénieux, d'extraire du bacille de la tuberculose lui-même les principes qui paraissaient échapper dans la préparation de la tuberculine primitive. C'est ainsi que Koch est parvenu, par le broiement des bacilles et la centrifugation, à préparer la tuberculine TR, dont l'action immunisante et même thérapeutique lui aurait donné, tant sur les animaux que dans son application à l'homme, des résultats favorables, et que Behring, de son côté, par l'obtention de la tuberculine TDr, aurait également réussi à obtenir un certain degré d'immunisation contre la tuberculose. Mais à la vérité, malgré les résultats annoncés par ces maîtres et ceux qui auraient été observés par d'autres expérimentateurs qui ont transporté ce mode de traitement à l'homme, on peut au moins dire qu'il demeure toujours incertain et laisse encore planer des doutes sur son efficacité.

Ces doutes sont encore plus grands si l'on envisage maintenant les résultats obtenus du côté de la sérothérapie directe de la tuberculose, et, de ce côté, nous ne connaissons guère, je crois, que le résultat acquis par Behring, qui réussit à obtenir une antitoxine active chez une vache tuberculeuse guérie par un traitement prolongé avec une toxine tuberculeuse. Et encore convient-il de remarquer que l'activité de cette antitoxine s'exerçait, dans les expériences, non plus sur le processus infectieux, c'est-à-dire contre les bacilles mêmes de la tuberculose, mais bien contre une fois et demie la dose mortelle d'une toxine spécifique.

Depuis, bien des expériences ont été tentées par de nombreux expérimentateurs, parmi lesquels nous nous plaisons à rappeler M. Maragliano, mais aucune ne semble avoir donné pour la sérothérapie de la tuberculose ce que l'on se plaisait à en espérer. Nous nous sommes pénétré nous-même de ce fait, comme nous l'avons dit en commençant, par nos expériences personnelles et aussi par ce que nous avons entendu exposer sur ce point si important, au Congrès pour l'étude de la tuberculose en août 1898, ou lu depuis.

Actuellement, il est permis de dire que malgré la multiplicité des moyens qui ont été mis en œuvre pour isoler les principes toxiques actifs sécrétés par le bacille de Koch, et ces moyens ont été des plus variés, il ne semble pas que l'on soit parvenu à amener chez l'animal, par l'injection de ces substances, la réaction productrice de l'antitoxine tuberculeuse, et le champ reste encore ouvert aux recherches de ce côté.

C'est en nous convainquant de ces résultats, que nos expériences personnelles nous paraissaient confirmer, que nous nous sommes

demandé si le problème, en définitive, devait se poser réellement, pour
la tuberculose, de la même façon que pour les autres maladies infectieuses, et s'il n'y avait pas lieu de concevoir, au contraire, pour cette
maladie une sorte de modalité particulière pour le processus pathologique qui la caractérise.

En un mot, et pour poser nettement la question, doit-on rationnellement chercher à résoudre le problème de la sérothérapie tuberculeuse, comme on l'a résolu pour les maladies à toxines types, comme
la diphtérie, par exemple, ou, au contraire, n'y a-t-il pas lieu de
reprendre, pour ainsi dire, la question *ab ovo*, et de rechercher si par
suite de sa nature même, de la façon dont elle éclôt, dont elle s'implante dans l'organisme, la tuberculose peut, en réalité, être justiciable d'un traitement par la sérothérapie.

Afin de poser nettement le problème, on se voit, naturellement dans
l'obligation de l'examiner sous toutes ses faces et d'envisager le processus tuberculeux en faisant appel aux différents ordres de connaissances qui ont été amassés sur son étude.

C'est ainsi que l'histogenèse du tubercule, l'anatomie pathologique
elle-même des masses tuberculeuses, le mode d'envahissement du
bacille de Koch, sa réaction générale sur l'organisme, d'une part, et
d'autre part, celle de l'organisme lui-même contre le bacille tuberculeux, la marche clinique de la maladie, etc., tout doit être en quelque
sorte passé en revue afin de nous assurer si, dans toutes ces phases
différentes et successives, le processus tuberculeux peut bien être
comparé à ceux dans lesquels l'organisme succombe à une intoxication et dont le traitement, par conséquent, peut être justiciable de
l'application d'une antitoxine.

Sans analyser ici, bien entendu, tous ces points, il nous paraît que
leur examen attentif amène à penser que si, à la vérité, nous devons
considérer la tuberculose comme un processus d'ordre toxi-infectieux,
la part qu'il convient d'attribuer, dans ce processus, à l'infection n'est
peut-être pas beaucoup moindre que celle qui relève d'une intoxication proprement dite.

Le mode suivant lequel le désordre anatomo-pathologique s'établit
et la marche qui règle l'envahissement du tubercule dans l'organe où
il s'est implanté indiquent qu'il s'agit là d'un processus d'ordre local,
s'exerçant *in situ* sur les tissus et les cellules mêmes, au milieu et
aux dépens desquels le bacille végète et se multiplie, et nous ne
voyons, d'autre part, dans l'extension de ce processus et dans son
retentissement à distance sur toute l'économie, rien de comparable,
par exemple, à ce que nous offrent d'autres maladies microbiennes

comme le tétanos ou la diphtérie, dont le virus, localisé en un point de l'organisme, amène avec une rapidité et une intensité si considérables l'empoisonnement, ou mieux l'intoxication de tout un système ou de l'organisme tout entier.

Le départ se fait naturellement et très nettement entre tous ces grands processus pathologiques, et le processus tuberculeux garde et affecte une physionomie absolument spéciale qui fait bien plutôt penser que le bacille de la tuberculose, pour produire des désordres caractéristiques, s'attaque plutôt à la nutrition même des cellules.

C'est en nous appuyant sur toutes ces considérations et sur d'autres encore, exposées en 1896 dans une note résumant nos premiers travaux de ce côté et basées sur l'absence de réaction fébrile observée dans certaines formes de tuberculose, que nous avons été amené à chercher à pénétrer expérimentalement dans le mécanisme de la lésion tuberculeuse.

Au début, considérant la fréquence et aussi la facilité relative avec laquelle le bacille s'implante dans l'arbre aérien et l'avidité qu'il semble manifester ainsi pour l'aérobiose, nous avions pensé que peut-être les désordres observés relevaient d'une sorte d'oxydation des tissus par suite, par exemple, de la fixation, sous l'influence de la végétation bacillaire, d'une molécule d'oxygène. Pour vérifier cette hypothèse, nous avons cherché à doser l'oxygène contenu dans nos bouillons de tuberculose avant et après leur mise en culture, après un temps plus ou moins prolongé. Pour cette étude, nous nous sommes adjoint M. Daniel, chimiste de notre ville, et nous avons ainsi reconnu la difficulté de ces dosages dans les bouillons complexes ordinairement usités pour la culture du bacille de Koch. Après avoir tenté d'opérer alors cette culture dans des milieux artificiels, analogues aux liquides de Pasteur ou de Cohn, et à formule bien définie, nous nous sommes trouvé en présence de l'impossibilité de cultiver le bacille dans ces milieux spéciaux et nous avons dû, par suite, abandonner cette recherche.

Nous avons alors tenté d'étudier les modifications que la végétation du bacille pouvait produire dans la composition azotée des milieux de culture. Quelque étrange que puisse paraître cette hypothèse, nous avions été d'abord amené à penser que cette végétation augmentait peut-être le taux d'azote contenu dans ces milieux. Nous souvenant, en effet, des enseignements que sont venus nous fournir certains chapitres nouveaux de la bactériologie végétale, qui nous montrent que dans des sols appauvris, certaines classes de bactéries, comme les pasteuriacées, productrices des tubercules des légumineuses, viennent enrichir en azote à la fois le sol où elles végètent et la plante sur les racines de laquelle elles se développent, et comparant le terrain pré-tuberculeux, toujours si pauvre, à ce sol appauvri, nous pensions avoir à noter plutôt un accroissement du taux de l'azote. Mais l'expérience n'est pas venue confirmer cette idée.

Nous avons fait porter nos recherches, avec M. Daniel, sur deux milieux de culture, sur la pomme de terre et sur le bouillon de veau glycériné suivant la formule ordinaire.

A la vérité, sur le premier milieu on note bien une différence assez notable dans le taux de l'azote total, suivant que le dosage en est opéré sur la face libre ou sur la partie qui porte la culture. Mais l'augmentation que l'on note en faveur de celle-ci tient bien plutôt, croyons-nous, à la présence même de la couche bacillaire, par elle-même de composition très azotée.

Pour l'étude des cultures en bouillons, nous avons placé méthodiquement à l'étuve nos ballons, en même temps que des ballons témoins renfermant exactement la même quantité de milieux et placés dans les mêmes conditions de température. Le dosage de l'azote total a été pratiqué par la méthode de Djudahl avant la mise en culture, et les dosages étaient ensuite opérés par la même méthode, après un temps de culture plus ou moins long, variant de 20 à 50 jours environ. Les cultures ont été faites soit dans des ballons fermés simplement par un bouchon d'ouate recouvert d'un manchon de papier, soit dans des ballons occlus au moyen d'un bouchon de liège stérile recouvert de paraffine, afin d'empêcher tout échange avec l'air extérieur.

Quel qu'ait été le mode de culture, nous avons trouvé constamment dans les analyses une diminution notable dans le taux de l'azote total des bouillons de culture, sur les bouillons témoins. Dans ces conditions, et en nous basant sur les résultats de nos expériences, nous pensons que l'on est amené à admettre que, dans l'étude du processus tuberculeux, en dehors des effets qu'exercent les produits toxiques sécrétés par le bacille de Koch, il y a lieu très probablement de tenir compte encore de cette autre action par laquelle le bacille, diminuant le taux de l'azote des cellules au milieu desquelles il végète, atteindrait ainsi leur nutrition en modifiant la formule de leur protoplasma.

M. Maragliano. — Je tiens seulement à faire une observation au point de vue historique. M. Napier a dit que Behring a démontré la possibilité d'avoir une antitoxine capable de neutraliser, chez l'animal l'action des poisons de la tuberculose. Son assertion n'est pas exacte.

Avant Behring, j'ai établi qu'on peut obtenir une antitoxine qui neutralise chez les animaux l'action topique des poisons de la tuberculose. Une série

de travaux, publiés par moi ou par d'autres expérimentateurs, ont confirmé
mes recherches, qui, je tiens à le répéter, ont précédé celles de Behring.

INFECTIONS SANGUINES SECONDAIRES DANS LA TUBERCULOSE PULMONAIRE CHRONIQUE ULCÉREUSE

par **M. P. TEISSIER,**

de Paris.

La question des infections secondaires sanguines dans la tuberculose pulmonaire chronique soulève aujourd'hui encore de nombreuses
controverses. La difficulté est grande à vrai dire de discerner entre
les recherches de ceux qui comme Jakowsky, Petruschky, Huguenin,
Hirschlaff, etc., donnent des résultats à peu près constants, et celles de
Straus, Hewelcke et plus récemment Beco qui ne comptent que des
résultats négatifs.

Et cependant il n'est pas indifférent de savoir si avec ceux-ci on
doit accorder un rôle important à ces infections dans l'évolution de
la tuberculose et la détermination de certains processus, ou, si avec le
les seconds il convient d'admettre que les microbes associés au bacille
tuberculeux dans les voies respiratoires ne déterminent pas, même
dans les derniers temps de la vie, l'infection générale de l'organisme.
On a reproché il est vrai aux expérimentateurs heureux d'avoir recueilli
le sang par les procédés insuffisamment aseptiques de la piqûre du
doigt et de la ventouse scarifiée. Le procédé de la piqûre d'une veine
superficielle du bras, tel qu'il a été préconisé par notre maître Straus,
n'est pas passible de ce reproche; mais par cette méthode, il arrive
que la quantité assez notable de sang recueilli et répartie trop abondamment dans les milieux de culture peut s'opposer à la germination
d'éléments microbiens dont la végétabilité a été justement atténuée
par un séjour plus ou moins prolongé dans le milieu sanguin. C'est
ainsi, notamment, que M. Beco nous semble avoir fait un fractionne-
ment insuffisant en répartissant, 1/4 de centimètre cube de sang par
milieu de culture, et que peut-être, si nous en croyons nos observations, on peut trouver là l'explication de la constance de ses insuccès
dans les 20 cas qu'il rapporte.

Dès l'année 1896, nous avons examiné le sang des tuberculeux pulmonaires chroniques et, en 1899, nous présentions à la Faculté de Médecine un premier travail portant sur 51 malades. Depuis nous avons

fait 22 examens nouveaux, ce qui porte à 55 le nombre de nos observations.

Nos malades, adultes ou adolescents des deux sexes, étaient atteints
de tuberculose chronique ulcéreuse, parfois de tuberculose ulcéreuse de
l'intestin; tous avaient de la fièvre, les uns une fièvre rémittente ou
subcontinue; les autres, la fièvre à grandes oscillations du type
hectique.

Les prises de sang par le procédé de Straus étaient faites longtemps
ou quelques jours avant la mort du sujet: 1 centimètre cube de sang
aseptiquement recueilli était réparti dans 6 à 10 tubes (moitié de gélose,
moitié de bouillon), et la répartition à dessein inégale, était limitée
dans certains des tubes à 1 à 2 gouttes que l'on étalait sur la surface
du milieu de culture. Sur ces 55 examens, 9 fois nous avons constaté
dans le sang la présence de microorganismes, 2 fois le staphylocoque
doré, 3 fois le streptocoque, 4 fois le staphylocoque blanc en comprenant
le fait positif de Straus postérieur, à ses premières recherches. Dans
plusieurs cas, une prise de sang faite dans la veine fémorale, 2, 4, 24
heures après la mort, nous permet de retrouver le streptocoque, à
chaînettes démesurément longues, sans virulence aucune.

Il s'agit comme on le voit des agents habituels des infections, qui
placés au-dessus des saprophytes, mais au-dessous des organismes
hautement différenciés, ont souvent besoin d'un terrain propice pour
devenir pathogènes.

Le développement de nos cultures, fait à noter, était le plus souvent tardif; exceptionnellement le 3e jour, le plus souvent le 4e ou 5e,
apparaissaient sur les tubes de gélose une ou deux petites colonies, et
dans ceux des tubes ou le sang était peu abondant. Cela signifiait
assurément que les unités microbiennes retirées du sang étaient peu
viables et peu virulentes, qu'il y avait là, selon l'opinion très juste de
Beco, une invasion sanguine accidentelle différente de l'infection
générale ou de l'état de septicémie au sens rigoureux de Koch. Selon
nous, cette faible végétabilité des microorganismes recueillis expliquerait même, dans une certaine mesure, la rareté de nos constatations.
Mais si, dans la majorité des cas, cette invasion reste inoffensive, il se
peut que la déchéance générale de l'organisme s'ajoutant à l'action
favorisante du bacille tuberculeux ou de ses produits de constitution à
l'égard des infections secondaires (Klein, P. Teissier) ces infections se
réveillent et contribuent à déterminer une véritable septicopyohémie ou
des lésions viscérales. Il nous suffira de rappeler les observations de
septicémie post-tuberculeuse de Pasquale, Prudden, Cornil et Babes,
Ménétrier et Thiroloix, les observations d'endocardite par infection

secondaire constatée par Roustan, Guyon, Barié et nous-mêmes, les faits de thrombose artérielle de Vaquez, de thrombose veineuse de Sabrazes et Mongour, la porte d'entrée vraisemblable ou démontrée, étant la voie aérienne, parfois la voie digestive.

Il n'est même pas dit que ces décharges bactériennes ne jouent parfois un rôle dans les déterminations fébriles, réserve faite de la fièvre hectique qui résulte de conditions complexes, et surtout dans l'apparition de ces exacerbations fébriles soudaines du genre de celles que l'on observe dans la fièvre hépatique et urinaire et où l'on trouve au moment de l'accès, le streptocoque, le staphylocoque, le bacillus coli.

L'expérimentation et la clinique s'accordent donc, il nous semble, à démontrer que la seule présence dans le sang d'unités microbiennes n'est point élément négligeable et, qu'il convient d'en tenir compte au point de vue pronostique.

DES INJECTIONS D'ACIDE CARBONIQUE DANS LA PÉRITONITE TUBERCULEUSE EXPÉRIMENTALE.

par M. P. TEISSIER,

de Paris.

Nous avons recherché cette année, dans le laboratoire du professeur Potain, à déterminer l'action de l'acide carbonique à l'égard de la péritonite tuberculeuse expérimentale du lapin.

Ces recherches ont été entreprises comme suite aux expériences faites sur les injections d'air, d'azote et d'oxygène dans la péritonite tuberculeuse expérimentale et dont les résultats ont été rapportés par nous au Congrès de la Tuberculose en 1898.

Quelques raisons pouvaient légitimer ces expériences : d'abord, l'innocuité absolue de l'acide carbonique injecté dans le péritoine, comme Demarquay et Lecomte l'avaient noté dès 1859 et comme nous avons pu le vérifier en soumettant pendant plusieurs jours des lapins à l'injection de 400 centimètres cubes de CO_2, des cobayes à l'injection de 200 centimètres cubes, sans qu'aucun trouble local ou général fût constaté; ensuite ce fait, que dans les mélanges gazeux introduits dans le péritoine (analyse de Rodet et Nicolas) l'acide carbonique se substitue souvent à une certaine quantité d'oxygène, ce gaz s'absorbant beaucoup plus vite, et enfin, parce que des faits cliniques et expérimen-

taux ont noté depuis Bergeon, l'action favorable de CO_2 à l'égard de
la tuberculose.

Nos expériences ont porté sur 18 lapins qui simultanément subis-
saient une injection intra-péritonéale de 1/2 centimètre cube, 1 centimètre cube, 2 centimètres cubes de culture de tuberculose peu virulente diluée dans de l'eau distillée stérilisée et une injection également
intra-péritonéale de 400 centimètres cubes environ d'acide carbonique
préalablement vérifié et renfermé sous pression dans un réservoir en
fonte.

Cette seconde injection, faite avec l'appareil de Potain pour injections
intra-pleurales d'air, était répétée tous les 4, 8, ou 15 jours.

Les animaux témoins choisis parmi les plus vigoureux et les plus
pesants recevaient une injection de culture de tuberculose dans les
mêmes conditions que les animaux soumis à l'acide carbonique.

La tuberculose péritonéale réalisée sur les animaux témoins, dont
quelques-uns moururent spontanément, dont d'autres purent être
sacrifiés, fut presque exclusivement la forme sèche avec adhérence ou
la forme ascitique, le liquide étant en proportion variable, jamais considérable : exceptionnellement (avec la dose de 2 centimètres cubes de
culture de tuberculose) la tuberculose fut fibro-caséeuse. Les ganglions
mésentériques étaient hypertrophiés, mais on n'observait aucune lésion
viscérale. Les lésions (granulations grises, jaunes, ou petits nodules)
étaient plus marquées sur ce feuillet viscéral, le feuillet pariétal étant
le plus souvent respecté, et offraient leur maximum au niveau de
l'épiploon. Nous réalisions donc la forme la plus atténuée de la tuberculose péritonéale, déjà bien étudiée au point de vue expérimental par
Len-Sirugue, celle qui en pathologie humaine guérit souvent spontanément ou par la seule évacuation du liquide. La seule différence à noter
est que, malgré la présence de granulations au niveau de l'épiploon
gastro-hépatique et de la surface péritonéale du diaphragme, les
plèvres étaient absolument indemnes.

Sur les animaux tuberculisés et soumis à l'acide carbonique les
résultats varièrent dans les conditions suivantes, que nous résumons
brièvement.

α) Les lapins qui avaient reçu 1/2 ou 1 centimètre cube de tuberculose diluée et qui étaient soumis tous les 8 jours à une injection de
400 centimètres cubes en moyenne de CO_2, durent tous (sauf un qui
mourut dans la première semaine de diarrhée sans tuberculose apparente) être sacrifiés les derniers jours et après plus de 3 mois de mise
en expérience durant lesquels ils avaient été injectés en moyenne
12 fois.

Tous avaient augmenté de poids et présentaient des lésions tuberculeuses très discrètes qui pour la plupart avaient subi une transformation fibreuse absolue ; en certains points, le péritoine était épaissi blanchâtre, nettement fibrosé ; il n'y avait pas de liquide.

ϐ) Les lapins ayant reçu 1/2 centimètre cube de culture de tuberculose et injectés tous les 15 jours de CO^2 furent sacrifiés après 2 mois de survie et 4 injections de CO^2 ; ils présentaient une tuberculose épiploïque fibro-caséeuse avec épaississements fibreux de l'épiploon presque exclusivement localisés à la partie inférieure.

γ) Les lapins soumis à l'injection de 2 centimètres cubes de culture de tuberculose et aux injections de CO^2 tous les 4 jours présentaient également une tuberculose fibro-caséeuse épiploïque avec une fibrose assez étendue qui semblait témoigner d'un processus d'irritation formative défensif.

δ) Enfin les lapins injectés de 2 centimètres cubes de culture de tuberculose, et tous les 8 jours de CO^2, présentaient des lésions sensiblement analogues à celles des animaux témoins et pour deux d'entre eux plus accentuées, mais sans ascite.

Il semble donc résulter de ces expériences que l'acide carbonique injecté dans le péritoine de lapins soumis à l'injection simultanée de 1/2 ou 1 centimètre cube de culture diluée de tuberculose exerce une action utile sur la tuberculose péritonéale, qu'elle paraît limiter en certain cas par un travail de prolifération fibreuse.

A comparer ces résultats avec ceux que nous avions obtenus avec les injections, d'air, d'azote, ou d'oxygène, une conclusion semble s'imposer : l'acide carbonique, plus efficace que l'oxygène, l'est assurément moins que l'air et surtout l'azote. De plus, cette action est quelque peu différente : avec l'air et l'azote on ne trouvait parfois aucune trace de tuberculose, on ne trouvait également aucun indice de prolifération fibreuse, mais il y avait ce contraste parfois si frappant d'un péritoine qui, injecté de tuberculose, était indemne, alors que les poumons présentaient des granulations tuberculeuses.

Cette supériorité de l'air et de l'azote en matière de tuberculose péritonéale expérimentale du lapin se peut interpréter dans une certaine mesure.

L'air, à en juger par nos recherches, agit surtout par l'azote qu'il renferme pour cette raison que : 1° l'azote se résorbant très lentement est bientôt à peu près le seul gaz qui séjourne dans le péritoine (Demarquay et Lecomte, Rodet et Nicolas) ; 2° parce que l'azote empêche le développement des cultures de bacilles tuberculeux, comme nous avons pu nous en rendre compte, le bacille présentant rapidement de nombreuses formes d'involution. D'où cette conclusion que faire une injection d'air, c'est réaliser secondairement une injection d'azote, et qu'il y aurait peut-être avantage et assurément aucun danger à substituer à l'injection d'air l'injection d'azote pur.

Nos recherches premières nous avaient conduit à admettre que l'introduction de l'air est un des facteurs les plus importants de l'action curatrice de la laparotomie en matière de tuberculose péritonéale. La laparotomie compte assurément ses meilleurs succès dans la forme ascitique, celle qui guérit souvent spontanément. Or, si cette guérison spontanée doit, comme le fait remarquer justement König, contre-indiquer une intervention aussi sérieuse, elle plaide, ce nous semble, en faveur de l'injection inoffensive d'air, qui a d'autre part pour effet de s'opposer à la reproduction du liquide ou de la retarder, d'empêcher la formation d'adhérences fréquentes même dans la forme ascitique et constituant pour l'avenir du malade un danger sérieux.

Avant et depuis nos expériences de 1898, des observations ont été publiées, d'injections d'air dans la tuberculose péritonéale ascitique. Sur 12 cas rapportés par Maurange, il y eut 10 guérisons complètes 2 améliorations notables.

L'expérimentation et la clinique justifient donc l'application de cette méthode au traitement de la péritonite tuberculeuse ascitique.

M. Baylac (Toulouse) rappelle, à côté de l'efficacité de l'azote et de l'acide carbonique signalée par M. Teissier, celle de l'eau chaude qu'il a employée dans le traitement de la péritonite tuberculeuse à forme ascitique.

Il pratique une ponction abdominale qu'il fait suivre du lavage de la cavité abdominale avec de l'eau stérilisée chaude à 43°-45°.

M. Baylac a traité ainsi *huit cas de péritonite tuberculeuse ascitique* : dans cinq cas, il a obtenu une guérison complète, absolue; dans trois cas, seulement la guérison n'a pas été obtenue, mais il y a eu amélioration notable. Ces trois cas avaient été traités antérieurement par la laparotomie ou les ponctions simples. La séreuse péritonéale avait très probablement perdu sa sensibilité et dans ces conditions, l'eau stérilisée chaude n'a pas pu produire de modifications suffisantes.

Néanmoins, les succès obtenus permettent de considérer la ponction suivie de lavage avec de l'eau stérilisée chaude comme un bon traitement de la péritonite tuberculeuse ascitique, c'est à dire de cette variété bénigne de la tuberculose péritonique guérissant spontanément.

M. Baylac croit qu'il est possible d'expliquer les bons effets de ce traitement d'une part, par l'irritation produite par l'eau chaude sur le péritoine et, d'autre part par l'action de l'eau chaude sur l'activité des leucocytes et sur l'atténuation du bacille de Koch, action qui a été démontrée dans des expériences fort intéressantes par le docteur Maurel, de Toulouse.

TRAITEMENT DE LA TUBERCULOSE EXPÉRIMENTALE
PAR LE PLASMA MUSCULAIRE OU ZOMOTHÉRAPIE
par M. Charles RICHET.

Professeur à la Faculté de médecine de Paris.

Les expériences que j'ai entreprises (en collaboration avec J. Héricourt) m'ont donné les résultats suivants :

1° Alors que les chiens infectés de tuberculose expérimentale meurent tous sans exception, *les chiens nourris avec de la viande crue ne meurent presque jamais*, même après qu'ils ont été infectés exactement comme les autres, et dans les mêmes conditions.

Sur 500 chiens (environ) que j'ai tuberculisés (depuis douze ans), pas un seul n'a survécu plus de six mois, quel qu'ait été le mode de traitement mis en usage, tandis que, sur 16 chiens nourris d'une manière continue avec de la viande crue, et tuberculisés, il n'en est mort que 3. J'ai actuellement dans mon laboratoire trois chiens tuberculisés dont l'un a survécu déjà deux ans et demi. (C'est le premier qui ait été traité par l'alimentation à la viande crue.) Les deux autres ont déjà survécu dix-huit mois.

On ne peut pas dire que l'alimentation par la viande crue empêche le développement de la tuberculose : car les chiens morts, et alimentés à la viande crue, étaient tuberculeux ; mais cette alimentation spéciale empêche le développement intensif de la maladie, et enlève à la tuberculose son caractère de rapide intoxication infectieuse. C'est ainsi d'ailleurs que procèdent toutes les immunisations.

2° *L'élément actif de la viande* au point de vue thérapeutique peut être divisé. C'est le plasma musculaire. Si l'on traite la viande de bœuf de manière à en extraire les parties liquides, on a une partie (fibre de la viande, fibrine musculaire) insoluble, et une partie soluble, ou *plasma* musculaire. C'est dans ce plasma musculaire que réside l'élément antitoxique actif : car les chiens tuberculisés, alimentés avec ce plasma, résistent aussi bien que les chiens nourris à la viande crue ; tandis que les chiens nourris avec la fibrine musculaire lavée et privée de son plasma résistent assez mal.

Avec une très forte presse hydraulique (100 kilogrammes par centimètre carré) on peut obtenir environ 550 grammes de plasma pour 1000 grammes de muscle.

Avec les presses à main on peut obtenir environ 150 à 200 grammes de plasma, pour 1000 grammes de muscle.

3° *La cuisson détruit le principe actif de la viande et du plasma.*

Il est même assez probable que des chiens nourris exclusivement avec de la viande cuite meurent plus vite que les chiens nourris avec la pâtée ordinaire (soupe de graisse, de viande et de pain).

4° Il n'est pas possible d'attribuer cette protection des chiens tuberculisés à une suralimentation, et cela pour les raisons suivantes :

A. Des chiens nourris avec la viande cuite et suralimentés meurent aussi vite que les témoins.

B. La quantité de plasma qui suffit pour prolonger la vie d'un chien tuberculeux ou empêcher sa mort est très faible au point de vue nutritif. Elle ne représente en matière albuminoïde que 3 grammes par jour pour un chien de 10 kilogrammes, quantité insignifiante au point de vue de la suralimentation.

C. Des chiens nourris avant l'infection par le plasma (zomothérapie préventive) conservent pendant deux mois, et parfois trois et quatre mois, une immunité remarquable contre la tuberculose, immunité qui disparaît à la longue, mais qu'on ne peut expliquer par la suralimentation, puisque dès le début de la maladie ils s'alimentent comme les autres chiens, lesquels ne résistent pas.

D. Des chiens, mis en état d'hypoalimentation, mais se servant du plasma musculaire avec une dose d'azote notablement inférieure à la dose normale, résistent plus longtemps que des chiens en hyperalimentation sans plasma musculaire.

5° La quantité nécessaire et suffisante pour empêcher le développement de l'infection tuberculeuse est, au minimum, pour un chien de 10 kilogrammes, de 120 grammes de viande, soit de 40 grammes de plasma pur. Nous appelons plasma pur le plasma obtenu par la pression de la viande sans addition d'eau.

6° Le plasma musculaire injecté directement dans la veine est un liquide extrêmement toxique et qui tue à la dose de 4 centimètres cubes, parfois de 3 et même de 2 par kilogramme, en moins de vingt-quatre heures. Les animaux meurent avec un sang peu coagulable ; des hémorragies hépatiques et intestinales, une exsudation sanguine dans le péritoine, parfois du coma et des convulsions.

Donc l'estomac (on peut-être le foie) transforment les substances toxiques contenues dans le plasma musculaire en substances inoffensives.

7° Le plasma musculaire, desséché et évaporé au-dessous de 50 degrés, contient encore la substance thérapeutique active, qui peut alors se redissoudre dans les boissons froides et dans l'estomac. Mais sa force est affaiblie. Une dose de 1 à 12 grammes par kilogramme d'animal de ce plasma desséché semble être nécessaire et suffisante.

8° Même chez des animaux extrêmement malades, et presque mourants, l'injection du plasma musculaire a rapidement rétabli les forces et amené la guérison. Dans certains cas le chien, était si affaibli qu'il a fallu lui administrer le plasma par l'ingestion avec la sonde œsophagienne. J'ai dans mon laboratoire deux chiens qui ont été traités ainsi *in extremis*, et qui sont maintenant dans un état de santé florissant.

9° L'expérience a prouvé que, si l'on suspend l'alimentation à la viande crue, la tuberculose redevient, au bout de deux ou trois mois, dangereuse de nouveau, et que, par conséquent, cette alimentation doit être prolongée pendant longtemps, et qu'il ne faut la suspendre que pendant de courts intervalles de temps.

10° Quoique ces données soient exclusivement expérimentales et qu'il ne m'appartienne pas de poursuivre leurs applications à la thérapeutique humaine, je crois pouvoir formuler les indications suivantes, à titre d'inductions et de probabilités, peut-être utiles à connaître au médecin.

α. Il ne faut pas attendre le développement de troubles graves de la nutrition et de la digestion pour donner de la viande crue ou du plasma musculaire aux malades atteints de tuberculose. Plus ce traitement sera appliqué de bonne heure, plus il y aura de chances de guérison complète, car la zomothérapie n'agit pas comme suralimentation, mais comme agent antitoxique.

β. La viande crue agit plus efficacement que le plasma : le plasma agit plus efficacement que l'extrait sec. Mais, suivant les cas, il y a intérêt à combiner les trois formes pharmacologiques de cette même médication, de manière à pouvoir faire absorber de plus grandes quantités de l'élément actif antitoxique.

On peut, assez approximativement, en rapportant à un kilogramme d'homme ce qui est vrai pour un kilogramme de chien, évaluer pour un homme de 60 kilogrammes la quantité nécessaire de viande crue à 600 grammes ; la quantité de plasma sera évaluée à toute la masse liquide qu'on peut extraire de 1200 grammes de viande crue ; et la quantité d'extrait sec (plasma desséché) au poids de 60 grammes représentant 2 kilogrammes de viande crue.

En tout cas, il faut savoir que le plasma est un liquide extrêmement altérable, et qu'il y a intérêt à le consommer dès qu'il a été extrait de la viande.

γ. Il est probable qu'il est plus actif quand il a été extrait de la viande pressée sans addition d'eau que s'il a été extrait de la viande mise en contact avec l'eau. Cette considération est d'autant plus importante qu'il y a intérêt à ne pas diluer le principe actif dans une trop grande quantité d'eau.

5. En somme, ce qu'il importe avant tout de bien retenir, car l'exacte compréhension de ce principe dirigera toute cette thérapeutique, c'est que *la viande crue* (ou *le plasma*) *agit par les éléments antitoxiques qu'elle contient, éléments qui combattent d'une manière efficace l'intoxication tuberculeuse.*

M. MARAGLIANO. — Je me permets une simple observation à propos de la communication de mon illustre ami le professeur Richet. Il nous a démontré l'influence bienfaisante de la nourriture avec la viande crue chez les chiens tuberculeux et il pense que ce résultat démontre l'existence dans cet aliment d'une substance antitoxique. Je ne conteste pas les faits qui confirment d'anciennes observations cliniques sur l'influence bienfaisante de la suralimentation et des traitements hygiéniques ; mais je crois qu'on peut mettre en doute l'existence d'une action antitoxique spécifique.

Tout animal qui se porte bien, je l'ai démontré, possède, en des proportions différentes, des substances antitoxiques ou mieux des substances de défense contre les poisons de la tuberculose dans son sang.

Les hommes tuberculeux qui se portent bien ont toujours dans leur sang une bonne quantité de ces substances défensives.

Les hommes tuberculeux qui sont dans un état général mauvais, n'ont presque pas de ces substances défensives dans leur sang, mais si un traitement hygiénique amène une amélioration, on trouve encore ces substances de défense dans leur sang.

Je ne m'étonne donc pas que, grâce à la suralimentation par la viande crue les chiens de M. Richet luttent bien contre la tuberculose. Je pense que la bonne nourriture qu'ils reçoivent les met en état de fabriquer une grande quantité de substances défensives contre les poisons tuberculeux que renferme leur organisme.

La différence d'action entre la viande crue et la viande cuite dépend peut être de ce que la viande crue modifie l'organisme du chien d'une façon plus convenable pour la production des substances défensives. On ne doit pas oublier que si les moyens alimentaires sont capables de réparer les pertes et de maintenir la nutrition des tissus, chacun d'eux développe une action particulière et que les modifications du terrain organique sont naturellement différentes suivant les différents moyens alimentaires, mais je pense qu'il s'agit de modifications génériques non spécifiques.

Naturellement, toutes ces considérations n'ôtent rien à l'importance de la communication de mon éminent ami le professeur Richet.

M. VERGELY. — La clinique confirme les remarquables expériences de M. le professeur Richet. J'ai moi-même employé la viande crue pour le traitement de la tuberculose. Comme le faisait remarquer M. Richet ses recherches de thérapeutique expérimentale présentent quelques difficultés d'application chez l'homme. La viande crue donne le ténia et chez certains malades, il existe un insurmontable dégoût pour cet aliment, chez d'autres, un catarrhe gastrique : c'est pour ces motifs que je fais prendre aux malades de la viande hachée, pilée, tamisée avec un tamis fil n° 16 et digérée préalablement dans une décoction acide de sucs végétaux (épinards, oseille) donnant la réaction faiblement acide à la teinture de tournesol. Dans cette infusion maintenue à 38 degrés environ, la viande se dissout; il se forme des peptones sous l'influence de cette décoction, l'appétit se développe, l'embonpoint se produit, et j'ai pu obtenir des augmentations de poids de 10 à 15 kilos. Le succès n'a pas été constant; j'ai dû y joindre l'emploi de l'iode dans des sirops organiques (4 sirop d'écorces d'oranges) pour combattre les infections secondaires.

Je demanderai à M. Richet, si chez le chien qui est un animal très avide de matières azotées qu'il recherche avec avidité, la viande crue ne produit pas un effet favorable qu'on ne constaterait pas à un même degré chez les animaux amnivores, et qui ne peuvent tolérer des quantités aussi grandes de viande crue que les chiens.

M. Richet fait remarquer que l'expérience ne porte que sur les animaux carnivores, mais que par induction, une induction très légitime, on peut supposer que chez les herbivores, les rongeurs, les ruminants, les résultats seront à peu près les mêmes; en tout cas l'expérience est à faire, et elle aura certainement des effets intéressants.

Quant aux troubles digestifs, le plasma musculaire n'en provoque pas. Tout au plus la viande crue amène-t-elle ces accidents, mais, dans ce cas, il est facile de remplacer la viande par le plasma qui en contient les éléments essentiels.

Quant à la théorie que mon savant ami M. Maragliano propose, je ne vois aucune raison formelle de la repousser, mais elle me parait cependant assez improbable; car le plasma, quand il est injecté dans les veines, est toxique, et on voit que le plus souvent dans les humeurs, toxines et antitoxines coïncident.

Mais les théories importent assez peu. L'essentiel est que les faits expérimentaux, incontestables fournissent un point d'appui irréprochable à la thérapeutique et à la clinique.

M. le docteur FUSTER.— Je ferai remarquer que les expériences de Richet et Héricourt, celles de Chantemesse viennent à l'appui des résultats obtenus déjà depuis longtemps par la clinique. Je rappellerai d'abord les travaux de mon père, le professeur Fuster, qui communiqua à l'Académie des sciences en 1865-1866 les résultats que lui donnait le traitement de la tuberculose par la viande crue associée aux potions alcooliques. Il considérait la viande crue comme un agent presque spécifique et non comme un moyen de suralimentation, réussissant surtout dans les deux premières périodes de la maladie.

Plusieurs milliers d'observations furent données à l'appui de ses communications.

M. le professeur BOUCHARD. — Depuis plus d'un tiers de siècle, tous les médecins, dans tous les pays ont employé le traitement proposé par Fuster et qui comprenait, en même temps que l'usage de la viande crue, l'usage de l'alcool. Peu à peu on a abandonné l'adjonction de l'alcool et avec raison. Mais on emploie encore la viande crue chez beaucoup de malades. Cette modification du régime, ou plutôt cette adjonction de la viande crue au régime, a été considérée comme avantageuse, les malades mieux nourris ont bénéficié assurément. Mais a-t-on ainsi triomphé de la tuberculose chez l'homme? L'expérience, je crois, a été faite assez longtemps et assez largement et pourtant nous cherchons toujours un moyen de traitement qui soit efficace. Chez le chien, au contraire, cela semble résulter clairement des expériences de M. Richet, et les exemples que nous montre M. Chantemesse sont confirmatifs, la viande crue agit autrement que par suralimentation, elle semble véritablement agir comme agent thérapeutique. Il n'y a pas lieu de s'étonner de cette différence d'action d'une même substance dans deux espèces animales différentes; les substances qui dans le sang aident l'animal à résister aux infections soit par action bactéricide, soit par action antitoxique ne sont pas les mêmes dans toutes les espèces; il n'est pas étonnant que leur production ne soit pas provoquée chez l'homme comme elle l'est chez le chien. Utile chez le chien comme médicament, elle me semble être utile chez l'homme, mais à un moindre dégré à titre de moyen de suralimentation, et M. Debove nous a fait voir l'utilité de la suralimentation chez l'homme tuberculeux, même quand cette suralimentation est faite par la viande cuite.

M. VLAEFF. — Il serait intéressant d'étudier la nutrition des chiens, non tuberculeux, auxquels on donnerait comparativement de la viande crue et de la viande cuite.

M. le prof. MARAGLIANO. — Je prie M. Chantemesse de nous donner quelques renseignements sur les modalités des altérations anatomopathologiques trouvées chez les chiens nourris avec la viande crue en comparaison avec celles trouvées chez les chiens nourris avec de la viande cuite.

M. CHANTEMESSE. — J'étudie actuellement cette question avec M. Cornil et j'espère pouvoir communiquer bientôt nos recherches.

SAMEDI 4 AOUT

Séance de l'après-midi.

Présidence de M. le professeur EHRLICH

DES DIVERS TYPES DE TUBERCULOSE HÉPATIQUE
SUIVANT LA VOIE D'APPORT DU BACILLE DE KOCH

par MM. A. GILBERT et H. CLAUDE.

On peut déterminer expérimentalement la tuberculose du foie en faisant parvenir le bacille de Koch dans cet organe par diverses voies et les lésions ainsi obtenues ont pendant un certain temps une disposition topographique assez caractéristique, qui explique peut-être l'évolution différente du processus tuberculeux, suivant les cas, les formes anatomiques spéciales de certaines tuberculoses hépatiques.

On admet en pathologie que le bacille tuberculeux peut pénétrer dans le foie, charrié par le sang des vaisseaux de cet organe : la veine porte, l'artère hépatique, seraient les voies les plus ordinaires d'effort du bacille ; celui-ci peut être entraîné aussi dans les lymphatiques qui, en tout cas, permettent sa diffusion rapide dans le foie. Les bacilles, déversés dans la circulation veineuse générale, parviennent ainsi dans le foie en suivant les divisions, soit de l'artère hépatique, soit de la veine porte, ou enfin les canaux de la lymphe.

Nous avons étudié les lésions hépatiques obtenues en injectant directement le bacille de Koch dans l'artère hépatique, dans la veine porte et dans les voies biliaires, chez le cobaye, le lapin et le chien.

L'inoculation du bacille de Koch dans le cholédoque comme nous l'avons indiqué autrefois détermine dans un certain nombre de cas favorables une angiocholite tuberculeuse. Sur les coupes du foie on constate des signes d'angiocholite généralisée banale. Mais sur certains points le processus inflammatoire est directement en rapport avec la présence du bacille de Koch. Celui-ci franchit rapidement la paroi du canalicule biliaire dont l'épithélium est prolapsé et la cavité dilatée, et se montre dans l'espace conjonctif voisin entouré de cellules rondes. Le plus souvent ce petit foyer nodulaire n'occupe qu'une partie de la paroi canaliculaire, au début tout au moins, plus tard le canalicule est entouré complètement par la néoformation embryonnaire, sa paroi n'est plus distincte, seul l'épithélium est encore reconnaissable, mais il finit par disparaître lui-même : on ne constate plus qu'un amas d'éléments embryonnaires qui s'étendent plus ou moins loin dans l'espace porte et dans le parenchyme hépatique ; et même à une période peu avancée on trouve des tubercules disséminés dans les lobules, résultant d'inoculations secondaires. Nous avons décrit l'évolution de ces lésions autrefois.

Nous voulons retenir surtout aujourd'hui de cette description le type de la lésion tuberculeuse initiale : angiocholite généralisée, angiocholite tuberculeuse nodulaire limitée à certains conduits biliaires, caractérisée par des amas de cellules embryonnaires dans la paroi du canalicule, intégrité des autres parties de l'espace porte, de la vessie et de l'artère. Ultérieurement lésions inflammatoires diffuses de tout l'espace porte, sans cellules géantes, nécrose tardive, per-

---

1. *Soc. de Biologie*, 21 déc. 1895.

sistance assez longue de l'épithélium du canalicule au milieu du processus tuberculeux.

A la suite de l'injection dans l'arbre hépatique des bacilles de Koch, provenant de cultures broyées en suspension dans l'eau stérilisée, on observe une infiltration des espaces portes par des cellules migratrices, des leucocytes au milieu desquels on retrouve les bacilles. Le processus inflammatoire est étendu à tout l'espace, mais surtout en bas, autour et dans la paroi des conduits biliaires. Ceux-ci disparaissent rapidement, leur épithélium n'est plus distinct après quelques jours et les autres organes de l'espace, veines, arbres ne sont plus visibles. Sur les coupes, lorsque l'animal a été sacrifié au bout de trois semaines environ, on est frappé de la disposition des espaces portes. A leur place on voit des nodules en voie de caséification et de nécrose précoce, composés de cellules rondes et d'éléments nécrobiosés, avec quelques cellules géantes à la périphérie dans les capillaires intertrabéculaires. Parfois on distingue encore des vestiges de canalicules ou de veines. Ce qui caractérise surtout à nos yeux la lésion, c'est le début du processus dans la paroi du canalicule, la disparition de ce dernier, et l'extension rapide de l'infiltration embryonnaire et surtout la nécrobiose précoce des espaces portes. Cette dernière nous paraît en rapport avec l'obstruction ou l'oblitération des rameaux de l'artère hépatique dans lesquels viennent se loger les colonies bacillaires insuffisamment divisées et qui constituent de véritables embolies bactériennes.

D'ailleurs les oblitérations de branches plus volumineuses par ces particules de culture que nous avons constatées dans certains cas produisent des nécroses très étendues et des pertes de substance analogues macroscopiquement aux cavernes biliaires. Quand l'évolution de la maladie expérimentale a dépassé un mois, il existe des tubercules d'inoculation secondaire en grand nombre dans les lobules hépatiques. Enfin lorsqu'on emploie des cultures de bacilles émulsionnées, on n'obtient plus les nodules tuberculeux limités aux espaces portes, mais une infiltration tuberculeuse généralisée et diffuse caractérisée par une multitude de bacilles et de cellules géantes dans tous les capillaires intertrabéculaires et dans les espaces portes.

En résumé, la tuberculisation du foie par l'injection dans l'artère hépatique de cultures tuberculeuses broyées détermine de petites embolies des ramuscules terminaux, et provoque la formation de nodules tuberculeux, limités aux espaces portes, dans lesquels on remarque une nécrobiose précoce, une destruction précoce des divers éléments constituants qui donne à ces lésions un aspect très spécial.

Tout autre est la disposition des altérations tuberculeuses initiales quand le bacille est introduit par une des branches de la veine porte. Les lésions, en effet, ne sont plus limitées aux espaces portes, les bacilles s'engagent dans les capillaires radiés de la périphérie du lobule, où ils sont arrêtés bientôt ; ils déterminent là un afflux leucocytaire et provoquent la formation de tubercules suivant le mécanisme indiqué par Yersin, Gilbert et Lion. Mais, dans certaines parties des coupes, on peut constater que les espaces portes sont aussi le siège des néoformations de nature tuberculeuse. Ce sont tout d'abord des éléments embryonnaires qui remplissent cet espace d'une façon diffuse prédominant toutefois le plus souvent en un point de la paroi d'une veinule porte ; celle-ci apparaît infiltrée, épaissie ; son endothélium est parfois altéré et sa cavité peut être en partie oblitérée par un thrombus. Mais la phlébite portale nodulaire ne représente pas toute la lésion, le processus tuberculeux est généralisé à l'espace porte. L'étude des cas au début permet seulement de déceler le maximum et l'origine de l'altération.

Les conduits biliaires sont assez longtemps respectés par l'inflammation, leur paroi et leur épithélium se distinguent nettement ; mais il y a souvent un certain degré d'inflammation catarrhale. Cet espace pour les tuberculoses d'origine veineuse est nettement différencié des lésions d'origine artérielle par l'absence de nécrobiose précoce des organes et du stroma conjonctif de l'espace porte, par la prédominance des altérations au niveau de la veine et surtout par l'infiltration diffuse périlobulaire et intralobulaire qui existe toujours à côté de l'espace porte dès les premiers jours qui suivent l'inoculation, tandis que dans l'infection par la voie biliaire ou par l'artère hépatique (sauf pour les cultures finement émulsionnées), les tubercules des lobules hépatiques n'apparaissent en général que secondairement et tardivement.

Pour nous résumer, l'infection tuberculeuse du foie par les trois voies que nous avons indiquées détermine des lésions qui, pendant une certaine période tout au moins, ont des caractères distincts. L'inoculation dans les voies biliaires provoque une angiocholite catarrhale et des foyers d'angiocholite tuberculeuse avec localisation au début des lésions dans la paroi des conduits biliaires, extension ultérieure à l'espace porte, évolution enfin des tubercules jeunes dans celui-ci sans nécrobiose. L'introduction des cultures non émulsionnées dans l'artère hépatique peut donner des foyers tuberculeux avec vaste nécrose, mais dans les cas les plus favorables on voit se développer le tubercule dans l'espace porte seul, et son évolution s'accompagne d'une nécrobiose rapide du stroma de l'espace et des éléments divers qu'il contient. L'injection du bacille dans une veine tributaire de la veine porte provoque l'apparition d'altérations tuberculeuses à la périphérie des lobules et par place de phlébite tuberculeuse ou production de nodules tuberculeux dans l'espace porte au voisinage de la veine, se confondant ultérieurement avec les tubercules intralobulaires qui sont primitifs et précoces et se distinguent des tubercules lobulaires d'inoculation secondaire et tardifs, observés dans les deux autres modes d'injections.

L'infection tuberculeuse d'origine portale peut sans doute provoquer l'apparition des tubercules dans les voies biliaires comme dans les autres parties du foie, mais l'angiocholite tuberculeuse ascendante et surtout l'inoculation des conduits biliaires par la voie de l'artère hépatique paraissent être les processus les plus aptes à déterminer la tuberculose des voies biliaires. Les nécrobioses précoces des espaces portes consécutives à la thrombose des artérioles nourricières contribuent sans doute encore au développement des lésions tuberculeuses.

LA LEUCOCYTOSE DANS LA VARIOLE

par Jules COURMONT et V. MONTAGARD.

Cette communication porte sur des résultats en partie publiés, en partie encore inédits. Lorsque nous avons fait connaître nos recherches, il n'existait que les publications de Verstraeten (1875) et celles de R. Pick (1895) portant uniquement sur la leucocytose quantitative. On trouvera nos premiers travaux à la *Société de Biologie* (16 juin 1900) et dans le *Journal de Physiologie et Pathologie générale* (juillet 1900, p. 557). M. Weil a alors fait connaître le résultat de ses études sur le même sujet (*Société de Biologie*, 23 juin 1900). Nous avons alors envoyé à la *Société de Biologie* une seconde note (30 juin 1900) complémentaire.

Résumons d'abord ces publications sur la leucocytose de la variole de l'adulte.

Il y a toujours, dans la variole, même non compliquée, une augmentation du nombre des leucocytes du sang due à la maladie elle-même, sans parler de l'hyperleucocytose ultérieure qui accompagne les complications suppurées quand il s'en produit. Cette hyperleucocytose, propre à la variole, est une *mononucléose*, dans toutes les formes et à toutes les périodes de l'affection, même au moment de la pustulation. Au contraire, l'hyperleucocytose des complications suppurmées est une polynucléose. Il peut en être de même dans certains cas d'association morbide.

Si l'on examine avec le triacide d'Ehrlich, des plaques de sang colorées on voit que la *formule leucocytaire*, dans tous les cas de variole et à toutes les périodes, présente les particularités suivantes. Diminution des polynucléaires neutrophiles (30 à 50 0/0). Diminution ou nombre normal des p. éosinophiles. Augmentation du nombre des mononucléaires lymphogènes normaux du sang. Apparition de *formes anormales* qui sont les suivantes :

Mononucléaires neutrophiles.

Intermédiaires neutrophiles.

Mononucléaires éosinophiles.

Mononucléaires géants, à noyau pâle et à protoplasma non granuleux.

Hématies nucléées.

Ces formes anormales sont d'origine myélogène. Elles existent dans tous les cas, même lorsque des complications ou une association font de la polynucléose.

Dans les vésicules, les pustules on trouve davantage de polynucléaires, mais aussi tous les mononucléaires du sang, même les anormaux.

Dans les pus à pyogène on ne rencontre presque que des polynucléaires et aucune des formes anormales des mononucléaires du sang.

On peut conclure de ces recherches : 1° que la pustule est une suppuration variolique, spécifique; 2° que le diagnostic de la variole est possible par l'examen des leucocytes du sang.

La partie encore inédite porte sur le sang des enfants sains ou varioleux.

Le sang de l'enfant diffère de celui de l'adulte jusqu'à l'âge de 12 ans. Il a deux caractères principaux : 1° les polynucléaires neutrophiles sont moins nombreux que chez l'adulte. Leur taux monte progressivement de 12 à 50 0/0; 2° les poly-éosinophiles sont plus nombreux (7 0/0).

Il n'existe aucune forme anormale de mononucléaires; il n'existe pas d'hématies nucléées.

Au point de vue quantitatif, les leucocytes sont abondants (jusqu'à 20 000) dans les 15 premiers mois.

Nous avons étudié le sang d'enfants varioliques âgés de 19 jours à 8 ans. Malgré la mononucléose normale, le diagnostic de la variole est possible. On rencontre en effet toutes les formes des mononucléaires anormaux citées plus haut.

Le diagnostic de variole peut donc se faire, par l'étude des leucocytes, aussi bien chez l'enfant que chez l'adulte.

M. Émile Weil qui a poursuivi sur l'épidémie de Paris la leucocytose de la variole parallèlement à MM. Courmont et Montagard à Lyon, a comparé le syndrome leucocytaire de la variole à celui de la leucémie myélogène; on trouve en effet tous les mêmes éléments cellulaires en petit nombre. Ce tableau hématologique permet de différencier dès la période des rash la variole de toutes les autres maladies éruptives, sauf peut-être la varicelle. Dans les pustules varioliques, on trouve surtout des mono nucléaires et tous les éléments particuliers déjà signalés dans le sang.

M. Roger. — Je tiens à faire ressortir l'intérêt pratique qui s'attache aux recherches hématologiques poursuivies simultanément par MM. Courmont et Montagard à Lyon et par M. Weil dans mon service de l'Hôpital de la Porte d'Aubervilliers à Paris. On peut diviser en trois grands groupes les malades chez lesquels nous avons étudié la formule leucocytaire du sang. Je signalerai d'abord des individus atteints d'affections érythémateuses, qu'on pourrait confondre avec des rash varioliques : nous avons examiné aussi le sang d'un certain nombre de malades atteints de rougeole, de scarlatine ou d'éruptions médicamenteuses : jamais nous n'avons constaté des modifications comparables à celles de la variole. Le diagnostic hématologique peut également être établi avec certaines affections pustuleuses, comme la syphilis, l'acné et cette forme particulière de pyémie atténuée, caractérisée par le développement de pustules cutanées (pustules de Colles). Dans un cas de ce genre, il s'agissait d'une femme qui avait été prise brusquement de frissons, de fièvre, et, symptôme encore plus important, d'une rachialgie très vive. Trois jours plus tard apparaissaient quelques pustules cutanées et la malade était envoyée dans mon service avec le diagnostic de variole. Sans doute, par un examen attentif, en me basant sur les caractères des pustules, nous pûmes reconnaître la nature de la maladie. Mais le doute était permis; il cessa à la suite de l'examen du sang. Il ne faut pas croire cependant que l'hématologie puisse nous fournir la solution de tous les problèmes cliniques : dans plusieurs cas de varicelle, nous avons trouvé une formule hématique analogue à celle de la variole. Ce résultat présente une certaine importance au point de vue de la pathologie générale, car il rapproche ces deux infections. Il importe peu au point de vue pratique car, contrairement à une opinion assez généralement admise, il est presque toujours possible de faire le diagnostic différentiel entre la variole et la varicelle. Ce qui est véritablement difficile c'est de distinguer la rougeole d'une variole commençante et c'est justement dans ce cas que l'hématologie nous donne les meilleurs résultats.

M. Ostrowsky. — Je demande à présenter quelques observations à propos de la communication de M. Courmont sur la leucocytose dans la variole.

Ayant fait des recherches sur le sang dans la rougeole j'ai remarqué plusieurs modifications surtout parmi les leucocytes et j'ai observé sur les préparations microscopiques colorées par la méthode d'Ehrlich, les mêmes figures que M. Courmont donne comme pathognomoniques pour la variole. C'est pourquoi je crois que pour le moment il est impossible de donner une formule hématologique qualitative pour le diagnostic de la variole.

M. Sabrazès. — J'ai fait l'étude hématologique d'un grand nombre de cas de rougeole, aux diverses périodes de l'affection, sans jamais constater la *myéloleucocytose*. Or les méthodes employées (fixation par la chaleur 115°), coloration soit par le triacide d'Ehrlich soit par l'éosine — bleu de méthylène méthylol — auraient nécessairement mis en évidence les myélocytes éosinophiles ou neutrophiles s'ils eussent existé dans le sang.

Herr Professor Ehrlich spricht über die ausserordentliche Bedeutung der variolösen Blutveränderungen, die er für das interessanteste hämatologische Factum der letzten Jahre erachtet.

LA MOELLE OSSEUSE DANS LA VARIOLE

par MM. Jules COURMONT et V. MONTAGARD.

Nos études sur la moelle osseuse des varioliques ont été annoncées le 30 juin 1900, à la Société de Biologie. Elles paraîtront *in extenso* dans le *Journal de Physiologie et de Pathologie générale*.

Avant nous Golgi (1873) a cru pouvoir différencier la moelle des varioles pustuleuses (abondance de leucocytes et de cellules inflammatoires) de celle des varioles hémorragiques (peu de leucocytes, beaucoup d'hématies nucléées). Chiari (1893) a décrit une ostéomyélite variolique, spécifique, sans rapports avec la suppuration banale.

Il y a quelques jours MM. Roger, Josué et Weil ont communiqué les résultats de leurs recherches sur le même sujet; nous ne connaissons ces dernières que par des analyses.

Nos travaux portent sur 15 cas :

4 hémorragiques.

1 hémorragique chez une tuberculeuse.

4 suppurées généralisées, sans complications.

3 suppurées généralisées avec bronchopneumonie.

1 varioloïde morte en accouchant.

1 varioloïde morte avec suppuration d'une articulation.

1 variole vésiculeuse morte d'invagination intestinale.

Nous avons fait des coupes et coloré des frottis, notamment au triacide. Le sternum, l'humérus, le fémur ont été étudiés.

Macroscopiquement, la moelle est rouge, fœtale.

Si, par exemple, on coupe longitudinalement le fémur d'un adulte.

on voit que la moitié supérieure du canal est remplie d'une moelle rouge, friable avec points grisâtres. La moitié inférieure est blanche également friable. Le sternum présente également une moelle abondante, rouge grisâtre.

Les observations microscopiques peuvent se résumer ainsi :

Dans tous les cas cités plus haut nous avons trouvé des altérations semblables. La distinction de Golgi n'est pas fondée.

Les résultats sont tout différents pour une même moelle suivant les points examinés. Une préparation ne montre que de la graisse et quelques globules rouges ; une autre montre une très grande abondance de cellules. Si on porte l'étude sur plusieurs points on se rendra compte que toute moelle variolique est, au moins par places, infiltrée de cellules.

On trouve :

Globules rouges en abondance.

Globules rouges nucléés, constants mais assez rares.

Lymphocytes.

Mononucléaires neutrophiles.

Mononucléaires éosinophiles.

Intermédiaires neutrophiles.

Grains éosinophiles disséminés.

Mononucléaires non granuleux souvent en vue de chromatolyse.

Grands mononucléaires à noyau pâle et à protoplasma non granuleux.

Grands myéloplaxes à noyau boudiné.

Quelques cellules conjonctives.

Matière amorphe.

La moitié environ de ces mononucléaires est granuleuse. Les myélocytes neutrophiles sont plus abondants que les éosinophiles. Les grands mononucléaires non granulés du sang se retrouvent dans la moelle. Les myéloplaxes sont rares. On ne trouve aucun polynucléaire, sauf quelques intermédiaires.

Ce sont ces lésions qui expliquent la présence de myélocytes dans le sang des varioliques. Elles sont constantes.

M. Josué. — J'ai observé, avec MM. Roger et Weil, les mêmes altérations que M. Courmont. J'insisterai surtout sur les lésions cellulaires et vasculaires qui existent dans le tissu médullaire des varioleux et sur les amas microbiens qu'on y peut rencontrer.

M. Émile Weil. — Les infections secondaires qui peuvent survenir au cours de la variole ne produisent pas toujours de polynucléose dans le sang ; même quand la polynucléose se constate dans le torrent circulatoire, les coupes de moelle osseuse ne montrent que des mononucléaires neutrophiles et quelques formes de transition. Les organes hématopoiétiques des varioleux ne réagissent qu'incomplètement, au cours d'une infection surajoutée. C'est peut-être là une des causes de la gravité des complications infectieuses de la période d'état de la variole. On trouve des faits analogues dans la leucémie et les infections secondaires, qui la terminent.

M. Friedel Pick (Prague). — Je ferai remarquer que les lésions de la moelle osseuse dans la variole ont aussi un caractère spécial macroscopique et que son maître Chiari fait toujours ressortir dans ses leçons la ressemblance de ces lésions avec les localisations cutanées et qu'il considère les foyers développés dans la moelle ou dans le testicule comme les analogues des pustules.

LES INFECTIONS ET LA LEUCÉMIE

par M. Émile WEIL,

Interne des hôpitaux de Paris.

On sait l'importance du rôle des organes hématopoiétiques (ganglions, rate, moelle des os), dans la défense de l'organisme contre les agents infectieux. De nombreux travaux ont été consacrés à l'étude de leurs réactions, soit en clinique chez l'homme sain, soit expérimentalement chez l'animal.

Au contraire, on n'a guère étudié les réactions aux mêmes processus pathologiques des organes hématopoiétiques antérieurement malades ; celles-ci pouvant être toutes différentes, et de ce fait même modifier ces processus, il est intéressant de les bien connaître.

Or, parmi les maladies qui frappent les organes hématopoiétiques, il n'en est pas qui les modifie aussi complètement que la leucémie. Ayant eu l'occasion d'observer de nombreux cas de cette affection, nous avons étudié l'action de la leucémie sur les infections et les modifications que les complications infectieuses apportent au processus et aux symptômes leucémiques.

Ce sont les résultats de cette étude que nous rapportons ici : nous les développerons un peu longuement, car, sauf un court travail de Körmöczi (1), et des observations isolées, il n'existe aucun mémoire d'ensemble sur cette question, qui possède une importance non seulement théorique mais pratique.

I

C'est avec une grande fréquence qu'apparaissent des complications infectieuses au cours de la leucémie. Presque toujours c'est par elles que succombe le malade, à moins que ne survienne une hémorragie profuse qui amène la mort dans une syncope, ou ne surgisse une complication mécanique (hémorragie cérébrale, lymphome ou œdème glottiques obstruant le larynx, etc.). Sauf dans ces cas, la mort est toujours le résultat d'une infection, qui arrête la maladie plus ou moins tôt dans son évolution. L'infection est la fin naturelle du leucémique. Elle peut ne se montrer qu'après une longue période, alors que le malade est déjà cachectique et hors d'état de résister au plus léger accident pathologique. D'autres fois, elle est très précoce, et peut clore dès son début une leucémie qui eût eu sans elle une marche lente et chronique, si bien que le médecin peut être induit en erreur et croire qu'il a affaire à une leucémie aiguë. Il en était ainsi dans les cas de leucémie lymphatique de MM. Hirtz et Labbé (2), de MM. Petit et Émile Weil (3), et dans un fait de leucémie myélogène de MM. Besançon et Émile Weil (4).

Il ne faut pas penser cependant que toute complication infectieuse soit forcément mortelle : lorsque le malade est encore résistant, si les germes n'ont pas une nocivité trop grande, la guérison pourra se produire. Même alors, la complication modifie l'évolution de la leucémie, de même que le terrain sur lequel évolue l'infection lui donne une allure et des caractères particuliers.

Les infections les plus diverses peuvent apparaître. Nous ne saurions même les signaler toutes; nous passerons seulement en revue les plus fréquentes.

L'érysipèle est une de celles qui ont été le plus souvent signalées chez les leucémiques [Eisenlohr (5), Krauss (6), Freudenstein (7), Chantemesse (8)]. Son évolution peut ne présenter rien de spécial ou affecter un haut degré de gravité. L'érysipèle, peu grave par lui-même généralement, devient une maladie des plus sérieuses lorsqu'il évolue sur un terrain mauvais, chez un individu épuisé par une maladie chronique. Aussi, dans la plupart des cas cités, l'érysipèle entraine-t-il la mort.

Les phlegmons sous-cutanés peuvent suivre chez les leucémiques des interventions insignifiantes, telles que piqûres de sérum (Muller) (9), ou apparaître spontanément. Ils s'étendent avec rapidité et sont parfois le point de départ d'une infection généralisée.

Les complications angineuses sont parmi les plus importantes. Le début de la leucémie peut, en effet, se faire par une ou plusieurs angines. On les trouve dans les antécédents des leucémies chroniques lymphatiques, à début cervical. Dans la leucémie aiguë, leur fréquence est telle que nous nous sommes crus en droit de décrire, avec M. Gilbert

(9 *bis*), une forme bucco-pharyngée. Enfin, dans le cours d'une leucémie où les amygdales participent au processus morbide, peuvent survenir des angines de toutes formes, angines cryptiques, pseudo-membraneuses, phlegmoneuses, etc. Nous rapportons plus loin l'observation d'un malade atteint de leucémie lymphatique soignée pour un phlegmon de l'amygdale. L'évolution de ces angines est des plus variables; tantôt elles guériront, tantôt elles amèneront une issue fatale par intoxication ou infection générales, soit même mécaniquement par œdème glottique et asphyxie.

Les exemples précédents nous montrent que les leucémiques se défendent mal contre les hôtes microbiens qui vivent en saprophytes dans la cavité bucco-pharyngée. C'est de la bouche que partent également les infections qui atteignent fréquemment l'appareil respiratoire. Les broncho-pneumonies, la pneumonie sont souvent notées comme complications terminales : cas de Thorsch (10), de Krauss (6), de Fröhlich (11). La pneumonie peut être suivie de pleurésie, séreuse ou plus généralement encore, purulente : cas de Fröhlich (10), de Heuck (12), de Müller (9), de Frankel (15), et la guérison n'est pas signalée dans cette dernière éventualité.

Des accidents pulmonaires, dont l'issue fut fatale dans les observations de Kovacs (14), de Müller sont attribués à l'influenza.

Au cours des complications pulmonaires ou gutturales on trouve signalées des otites suppurées; dans l'une d'elles, une adénopathie suppurée sous-maxillaire apparut, accompagnant une angine.

Une des infections les plus fréquentes enfin, parmi celles qui germent sur le sol leucémique est la tuberculose. Celle-ci se localise surtout au poumon. Tantôt, on aura affaire à une tuberculose chronique : cas de Stintzing (15), A. Robin (16), tantôt une tuberculose ancienne se réveillera sous forme d'une poussée aiguë, granulique : cas de Quincke (17), Besançon et Émile Weil. Très fréquente dans l'adénie (maladie de Hogdkin), la tuberculose pulmonaire l'est autant, sinon plus encore dans la leucémie, quelles que soient ses formes anatomiques. Il faut remarquer avec quelle facilité se généralise l'infection tuberculeuse chez ces malades.

Ce court exposé de quelques complications infectieuses suffit à montrer la multiplicité d'aspects qu'elles affectent. Comme la tuberculose, les infections banales sont susceptibles de se généraliser; dans un cas de Müller, des phlegmons sous-cutanées consécutifs aux injections de sérum furent suivis de pleurésie purulente à staphylocoques et de périostite tibiale suppurée.

Enfin, l'infection peut être générale d'emblée.

La fièvre typhoïde était la complication étudiée dans le cas d'Eisenlohr.

Au cours d'une leucémie aiguë, observée par Fränkel, le sang, les organes contenaient le coli-bacille, et la mort survint rapidement par septicémie sans qu'aucune localisation infectieuse eût eu le temps de se produire. Ces septicémies sont d'un diagnostic difficile. Elles évoluent avec une température élevée, un état typhique, des symptômes d'adynamie et modifient la leucémie, au point de la rendre méconnaissable. On pourrait également confondre l'affection deutéropathique et la leucémie aiguë, qui évolue avec le même syndrome clinique.

Dans cette forme, on a souvent, mais non de façon constante observé la présence de micro-organismes dans le sang. En raison même de l'inconstance de l'infection, on ne peut mettre sur le compte de ces microbes vulgaires la marche rapide ou suraiguë de la maladie. La leucémie aiguë n'est pas le résultat d'une infection secondaire.

Toutefois, la constatation de ces genres banaux a entraîné une masse d'interprétations. C'est en se fondant sur elle que certains auteurs ont soutenu l'origine infectieuse de la leucémie. Pourtant, la multiplicité des microbes trouvés dans les organes hématopoiétiques des leucémiques, leur banalité, ne peuvent guère prouver autre chose que la facilité avec laquelle ces organes, le sang de ces malades se laissent envahir. On a pu en tirer le staphylocoque, le streptocoque, le pneumocoque, le coli-bacille, les microbes non classés, le bacille de Koch enfin. Nous avons déjà parlé de la fréquence avec laquelle ces malades deviennent tuberculeux. Il ne faut pas croire, comme firent certains auteurs, que le bacille de Koch pas plus que les autres microbes cités puissent causer l'adénie ou la leucémie. La raison, qui donnait à cette doctrine quelque apparence de vérité, était qu'il existe une forme pseudo-leucémique de polyadénite tuberculeuse.

On comprend d'autant plus les difficultés de différencier le lymphome tuberculeux du lymphadénome infecté, porteur de bacilles de Koch que le diagnostic manque de critère, non seulement clinique, mais anatomique.

Nous avons longuement exposé cette question dans un mémoire sur le lymphadénome, écrit en collaboration avec M. Leredde (18). MM. Berger et Besançon (19) ont consacré à ce sujet un travail, aux conclusions duquel il n'y a rien à ajouter ou retrancher.

On voit par les longues discussions, auxquelles donnent naissance les infections chez les leucémiques, qu'elles présentent un intérêt doctrinal considérable : leurs caractères spéciaux, sur lesquels il faut insister sont la facilité avec laquelle elles se généralisent, de façon primitive ou secondaire, et la gravité, en thèse générale, de leur pronostic.

II

Mais ces complications infectieuses méritent encore d'être bien connues pratiquement; car ce sont elles qui terminent d'ordinaire le cours de la leucémie dont elles abrègent l'évolution.

Leur action est, en effet, profonde sur la cause inconnue de l'affection, si on en juge par les notables modifications qu'elles font subir aux symptômes par lesquels se traduit extérieurement le processus leucémique.

Peu de jours après leur apparition, ou sitôt leur survenue, on voit les tumeurs leucémiques s'effondrer. Elles diminuent de volume, de façon si considérable parfois, qu'elles peuvent disparaître. Les ganglions, la rate arrivent à reprendre des dimensions presque normales. C'est Eisenlohr qui, le premier, signala l'action d'une infection intercurrente, le typhus en l'espèce, sur les tumeurs splénique et ganglionnaires. Depuis, tous les observateurs ont confirmé le fait.

Mais bien que les diverses infections semblent posséder cette influence, leur action ne s'exerce pas à un même degré. Ce sont ces complications streptococciques, qui agissent le plus puissamment (érysipèle, phlegmons, angines). Le colibacille, le pneumocoque, le bacille d'Eberth, le bacille de Koch modifient aussi, mais beaucoup moins, les tumeurs leucémiques. D'autres infections peuvent, enfin, les laisser insensibles. C'est ainsi que dans le cas de Heuck, une attaque de rhumatisme articulaire aigu évolua, sans amener de changement dans la leucémie. D'autre part, si les infections aiguës possèdent une action réelle, les infections chroniques telles que la tuberculose pulmonaire en semblent dépourvues, si la leucémie ne détermine pas de poussées aiguës.

En considérant les modalités sous lesquelles se présentent les complications infectieuses, on voit que tantôt ce sont des maladies locales (phlegmons, angines, pneumonie, etc.), tantôt des septicémies, et que l'infection n'agit pas de façon différente, suivant qu'elle arrive ou non à se généraliser. Dans ces conditions, c'est naturellement aux toxines microbiennes qu'on doit attribuer les modifications constatées. La preuve en est d'ailleurs donnée par Heuck, qui, injectant de la première tuberculine de Koch à divers malades, observa nettement chez un leucémique une diminution de sa splénomégalie.

Cette action des toxines microbiennes se produit d'ailleurs, quelle que soit la forme de la leucémie, aussi bien dans la leucémie lymphatique que dans la leucémie myélogène. La variété évolutive de l'affection importe peu : les mêmes modifications ont été constatées dans les leucémies chroniques et dans les leucémies aiguës.

Il faut rapprocher ces faits d'autres de même ordre. On sait que les complications infectieuses, l'apparition d'un érysipèle par exemple, agissent de façon favorable, sur l'évolution de tumeurs malignes telles que le sarcome. Elles modifient également les tumeurs du mycosis fongoïde (Hallopeau). Le fait est indéniable, que l'on place le mycosis dans un cadre spécial, ou qu'on admette avec la vieille école dermatologique française que cette affection est la forme cutanée de l'adénie. La lymphadénie aleucémique, d'ailleurs, subit de même l'influence des complications infectieuses.

En somme, toutes les tumeurs du type conjonctif, les néoplasies d'origine mésodermique se comportent semblablement vis-à-vis des toxines microbiennes. On a bien signalé que l'érysipèle pourrait diminuer les néoplasies cancéreuses, épithéliales, mais cette action est faible, inconstante, et nullement comparable à la précédente.

Il est intéressant d'étudier comparativement aux modifications des tumeurs les changements qui se passent du côté du sang pendant l'évolution de la complication infectieuse, et c'est précisément l'intérêt des études hématologiques qu'elles permettent de suivre journellement les processus de défense de l'organisme et de pratiquer en quelque sorte un examen anatomo-pathologique *in vivo*.

Nous ne pouvons mieux faire que de rapporter les cas que nous avons étudiés. On verra que les modifications hématiques sont différentes dans le détail, sinon dans les grandes lignes, suivant qu'on a affaire à une leucémie myélogène ou à une leucémie lymphatique.

1° *Leucémie myélogène.*

Nous avons observé une femme atteinte de leucémie myélogène dans le service du Dr Robin. L'observation complète a été publiée par MM. Besançon et Émile Weil dans les *Bulletins de la Société médicale des hôpitaux.*

En voici le résumé :

Charp., 45 ans, entrée le 14 décembre 1899 à l'hôpital de la Pitié. Leucémie myélogène à type liénal pur. Rate énorme remplissant tout l'abdomen. Début en juillet 1899 par perte des forces, fatigue et grande faiblesse.

Fin décembre, apparaissent les symptômes d'une complication pulmonaire, dyspnée, toux, crachats, râles de bronchite, un peu de souffle au sommet droit. Température 39°,5.

La malade meurt le 18 janvier. On trouve des granulations discrètes dans les poumons ; l'inoculation de fragments spléniques rend deux cobayes tuberculeux.

En même temps que se produisit la granulie, on vit la rate diminuer notablement de volume, mais jusqu'à la fin la tumeur splénique persista cependant.

En même temps, l'état du sang se modifia. A l'entrée de la malade, les globules blancs s'élevaient à 155 000 ; ils tombèrent pendant la poussée tuberculeuse à 60 545, 29 887, et même un jour à 19 871. La leucocytose au début était surtout due à ces mononucléaires granuleux neutrophiles et basophiles ; les éosinophiles mono ou polynucléés étaient plus rares. Les globules rouges à noyaux étaient nombreux et en karyokinèse.

Pendant l'infection, la leucocytose fut surtout formée de polynucléaires neutrophiles ; les mononucléaires à granulations neutrophiles, les polynucléaires basophiles et éosinophiles ne furent plus représentés qu'en petit nombre. Les globules rouges à noyaux ne se retrouvaient plus.

A partir du 9 janvier, quoique l'infection suivît sa marche et continuât son évolution, les leucocytes remontèrent à 51 397, 40 817, 45 500, 45 509. Les formes leucocytaires de la série myélogène reparaissent plus abondantes ainsi que les globules rouges à noyaux.

On voit combien l'intoxication microbienne agit profondément sur le sang et les tumeurs leucémiques. Elle transforme la leucocytose si spéciale de cette affection en une leucocytose minime et d'aspect presque banal. Un examen attentif permet toutefois de retrouver des restes de la leucocytose première. Mais cette action, pour être intense et presque totale, n'est que passagère : tandis que l'infection continuait à évoluer, le sang reprenait lentement et de façon incomplète ses caractères primitifs.

Nous avons donné avec quelques détails ce cas, que nous avons pu étudier presque quotidiennement. Il est intéressant de le comparer à un certain nombre d'autres, publiés par divers auteurs. Laissant de côté les observations d'Eisenlohr (1878), de Heuck (1879), de Quincke (1890), de Stintzing (1890), qui ont probablement trait à des cas de leucémie myélogène, mais dont l'étude leucocytaire est incomplète ou nulle, nous possédons six cas complets au point de vue hématologique. Ce sont ceux de Müller (9) (1891), de Freudenstein (7) (1891), de Thorsch (10) (1895), de Kovacs (14) (1899), de Körmöczi (1) (1899).

Müller insiste sur la diminution des tumeurs splénique et ganglionnaires, à la suite d'un phlegmon et d'une pleurésie purulente, et sur la chute parallèle de la leucocytose (57 500 au lieu de 297 000). En même temps, il y eut une forte diminution proportionnelle des éosinophiles (de 5,5 pour 100 à 0,45 pour 100). Les globules rouges à noyaux et les leucocytes ne présentaient plus de figures mitosiques comme au début de l'affection.

Au cours d'une otite et d'un érysipèle, survenant dans une leucémie

myélogène à type liénal, Freudenstein vit tomber la leucocytose de
588 000 à 56 000. En même temps, le rapport des polynucléaires aux
mononucléaires, qui était diminué au profit des mononucléaires,
changea de telle sorte qu'il n'y avait presque plus que des polynucléaires ; les éosinophiles disparurent. Mais, chose curieuse, qui n'est
signalée que dans cette observation, les globules rouges à noyaux,
absents jusqu'alors, apparurent pendant la complication infectieuse.

Dans le cas de Thorsch, une pneumonie amena une diminution
notable des ganglions, faible de la rate, nulle du foie, envahi par des
myélomes. La leucocytose tomba de 120 000 environ à 45 000 et 50 000.
En même temps, les mononucléaires granuleux ou non, qui formaient
les 96 à 99 pour 100 des globules blancs, constituaient plus que
les 75 pour 100 des leucocytes. Les polynucléaires avaient augmenté. Le jour de la mort, les leucocytes montèrent jusqu'au nombre
de 172 000, pendant que s'effondraient les tumeurs leucémiques.

Une pneumonie ne modifia que de façon momentanée les tumeurs
et le sang du malade de Kovacs. Le sang ne fut pas examiné avant la
complication pulmonaire. Mais, au début de celle-ci, existaient de
nombreux mononucléaires granuleux, des figures de mitose, des
globules rouges à noyaux. Les caractères anormaux du sang disparurent momentanément ; la leucocytose ne s'élevait à ce moment qu'à
17 000. Mais la pneumonie guérie, lorsque le malade quitta l'hôpital,
ses tumeurs avaient repris leur volume antérieur, la leucocytose
(55 000) son caractère myélogène, et les globules rouges à noyaux
avaient reparu dans le sang.

L'intérêt de l'observation de Körmöczi réside dans ce fait que le
diagnostic de complication infectieuse fut porté par l'auteur, lorsqu'il
constata qu'une diminution des tumeurs, et de la leucocytose (73 000
au lieu de 100 000), accompagnait une aggravation de l'état général
et de la fièvre. Les polynucléaires neutrophiles furent à ce moment
dans la proportion de 75 pour 100, et les formes myélogènes, les
globules rouges à noyaux avaient disparu. Jusqu'à la fin, les leucocytes allèrent en diminuant de nombre : il n'y en avait plus que 2 à
3000 le jour de la mort. Quoique les cultures du sang, l'examen
clinique et anatomique des organes n'aient permis de déceler aucun
agent pathogène, cause de ces manifestations, l'auteur croit, à juste
titre semble-t-il, d'après les faits précédents, que son malade fit une
complication infectieuse.

L'étude des observations précédentes nous montre de façon concor-
dante que les infections secondaires tendent à effacer les caractères
hautement spécifiques du sang dans la leucémie myélogène : elles

déterminent une diminution de la leucocytose, une diminution ou la disparition des leucocytes mononucléaires granuleux, la disparition des mitoses, et sauf dans l'observation de Freudenstein, celle des globules rouges à noyaux. Une polynucléose banale tend à remplacer la leucocytose première. Mais il est rare que l'infection y arrive; son action n'est généralement ni assez profonde ni assez durable, ou bien elle est trop brutale et la mort arrive avant que les organes hématopoïétiques aient été suffisamment modifiés.

L'examen anatomique nous montra, dans notre cas, combien incomplète est l'action de l'infection sur les organes hématopoïétiques. Dans la rate, la moelle osseuse, nous ne trouvâmes pour ainsi dire point de leucocytes polynucléés, mais uniquement des mononucléaires, tout comme si le cours de la leucémie se fût normalement déroulé.

2° *Leucémie lymphatique*.

Les observations sont beaucoup moins nombreuses de leucémie lymphatique compliquée d'infections; nous ne connaissons guère que les cas de Müller (9), de Hirtz et Labbé (2), qui soient accompagnés d'examens leucocytaires sérieux.

Le malade de Müller était atteint de tumeurs ganglionnaires du cou, qui avaient momentanément disparu trois ans plus tôt au cours d'une attaque d'influenza. Une angine amena la diminution des adénites généralisées, de la rate; cependant, les leucocytes passèrent du chiffre de 180 000 à 400 000. Il y avait une grosse augmentation des globules blancs, portant principalement sur les petits lymphocytes (98,5 pour 100 lymphocytes; polynucléaires, 1,7). La complication infectieuse produisit un accroissement de nombre des polynucléaires granuleux. Müller considère qu'une leucocytose banale est venue se surajouter à celle de la leucémie et explique ainsi l'augmentation de nombre des globules blancs.

Dans l'observation de Hirtz et Labbé, un malade atteint depuis six semaines de tumeurs ganglionnaires et de splénomégalie fit une infection nasale mortelle, avec coryza purulent, épistaxis, mauvais état général et fièvre. Il n'y eut malheureusement qu'une seule numération quantitative, la leucocytose s'élevait à 112 350. Mais plusieurs numérations qualitatives furent pratiquées, qui montrèrent l'augmentation des polynucléaires de 2 à 3 et 4 pour 100, la disparition des éosinophiles (de 1 à 0,5 et 0 pour 100), les formes lymphocytaires étaient presque seules présentes.

Nous avons observé personnellement deux cas de leucémie lymphatique chronique, terminés par des complications infectieuses. L'un d'eux a été présenté à la Société médicale des hôpitaux par MM. A. Petit et Émile Weil (3).

Obs. I. — B..., 56 ans, entré le 22 janvier 1900 à l'hôpital de la Pitié. Malade porteur de tumeurs ganglionnaires généralisées, à début cervical. Masses énormes dans les aines, les aisselles, le cou, l'abdomen, où elles empêchent de sentir la rate légèrement hypertrophiée. Anémie intense.

Le 25, contracte une forte bronchite, température 39°, qui va sans cesse en augmentant. Mort le 31 avec température 37°, après effondrement des masses ganglionnaires.

Le 25 janvier, globules blancs 202 258; les leucocytes sont presque uniquement des globulins (88,82 sur 99,08 mononucléaires) : polynucléaires, 0,92.

	G. blancs	Polynucléaires.	Mononucl.	Éosinophile.
25 Janvier.		1,18	98,72	0,10
27 Janvier.	522 400	0,94	99,06	0.
31 Janvier.	598 066	2,50	97,50	0.

Comme dans le cas de Müller, il y eut augmentation du nombre de leucocytes, avec légère augmentation des polynucléaires même qualitative. Les éosinophiles disparurent comme toujours sous l'influence de l'infection. Le 31 janvier, nous trouvâmes 2 ou 3 globules rouges à noyaux, dont un en karyokinèse, que l'infection fit passer dans le sang.

Obs. II (inédite). — Maz..., 40 ans, entré à l'hôpital de la Porte d'Aubervilliers, pour une angine grave le 7 avril 1900.

Leucémie ganglionnaire, dont le début cervical remonte à 3 mois. A son entrée, adénites axillaires, inguinale. A la percussion, la rate a 14 centimètres de matité.

Le malade souffre d'une violente angine depuis le 2 avril, avec dyspnée, dysphagie, fièvre (39°-40°). Les amygdales sont rouges, tuméfiées, la gauche est très volumineuse.

L'amygdale gauche se sphacèle au niveau du pilier antérieur le 13 avril; le 14, ouverture d'un phlegmon amygdalien.

L'état général s'améliore petit à petit, et le malade sort guéri le 22 avril.

On n'a pas fait de numération de sang avant la complication infectieuse, mais plusieurs ont été pratiquées, après la guérison.

9 avril, G. blancs. 286 750 { Mononucléaires. 92,57 / Polynucléaires. 7,43

1 éosinophile dans toute la préparation et 4 globules rouges à noyaux.

11 avril. — G. blancs, 270 400. Le sang a les mêmes caractères; les tumeurs ganglionnaires, sauf les ganglions du côté gauche, ont diminué suivant le malade.

Le 13 avril, ouverture du phlegmon de l'amygdale, que l'examen direct du pus et les cultures montrent streptococcique. G. blancs, 74 682.

Le 15 avril, G. blancs, 89 900.

$$\text{Le 22 avril. G. blancs, 66 250} \begin{cases} \text{Polynucléaires. .} & 6,67 \\ \text{Éosinophiles . .} & 0,18 \\ \text{Mononucléaires .} & 95,15 \end{cases}$$

On constate un globule rouge à noyau.

En rapprochant ces numérations de celles des cas précédents, nous pensons que l'angine s'est accompagnée d'une augmentation de la leucocytose antérieure ; celle-ci devait probablement s'élever à 60 ou 80 000, taux auquel elle retomba après l'angine. Il y eut légère augmentation des polynucléaires, une diminution des éosinophiles, une poussée peu marquée de globules rouges à noyaux.

Grâce à ces observations concordantes, on peut donner une formule générale de l'action des infections sur la leucémie lymphatique chronique. Nous ne connaissions qu'un seul fait disparate, celui de Frohlich (11) ; mais son observation intitulée à tort : « Un cas rare de pseudo-leucémie », concerne probablement une leucémie myélogène, ce dont on ne peut d'ailleurs être sûr, l'étude leucocytaire n'étant pas bien faite ; en ce cas, il n'y aurait rien d'étonnant que l'infection ait produit une diminution de la leucocytose.

Il semble donc bien que l'infection détermine l'augmentation de la leucocytose par la chasse brusque dans la circulation des lymphocytes accumulés dans les ganglions des leucémiques, en même temps que la moelle osseuse réagit en donnant des polynucléaires, et quelques normoblastes. Nos faits sont à rapprocher de ceux de M. Malassez, qui vit l'érysipèle amener la diminution des adénites strumeuses tandis que cette fonte des tumeurs était suivie, suivant son expression, d'une pluie de globules blancs dans le sang.

3° *Leucémie aiguë.*

Si les infections semblent produire une augmentation notable de la leucocytose dans la leucémie lymphatique chronique, elles paraissent agir de tout autre façon dans la forme décrite par A. Fränkel sous le nom de leucémie aiguë. Elles y déterminent au contraire une diminution des leucocytes, si intense parfois même, qu'on n'en trouve plus dans le sang.

La leucémie aiguë se comporte ici comme la leucémie myélogène. On sait que dans cette forme la leucocytose, souvent modérée, est entièrement due à un mononucléaire non granuleux, spécial, deux ou trois fois plus gros que le globule rouge, et presque entièrement formé par un noyau clair qu'entoure un peu de protoplasma. Tandis qu'Ehrlich considère cette forme comme une leucémie lymphatique à marche aiguë, Fränkel veut lui assigner une place spéciale. En faveur de cette opinion, il faut dire que, dans cette forme, tous les organes hématopoïétiques sont atteints, et que les lésions ne prédominent pas particulièrement sur le tissu ganglionnaire. D'autre part, la moelle osseuse formant aussi bien des leucocytes non granuleux que des globules blancs granuleux, rien n'oblige à admettre l'origine lymphatique soutenue par Ehrlich, d'autant que le leucocyte de la leucémie aiguë n'appartient pas en propre au ganglion.

Quoi qu'il en soit de cette discussion théorique, dans deux cas de leucémie aiguë, Fränkel (15) vit en même temps que la diminution des tumeurs celle des leucocytes du sang.

Dans une observation, il s'agit d'un homme qui fit un adénophlegmon sous-maxillaire, puis une bronchite avec pleurésie suppurée à staphylocoque. Les globules blancs tombèrent de 89 000 (7 mars) à 600 (26 mars), après avoir oscillé longtemps entre 15 000 et 8500.

L'autre observation concerne une femme qui, à la suite d'une influenza, fut atteinte de leucémie aiguë. Elle avait des adénites multiples, une grosse rate, 220 000 globules blancs, formés par le gros lymphocyte spécial et par de rares polynucléaires. Quelques jours après son entrée à l'hôpital, elle fit une infection généralisée à colibacille qui l'emporta en huit jours. Les leucocytes, examinés journellement, passèrent petit à petit de 220 000 à 86 000 (12 juin), 5 200 (22 et 23 juin) et 1 200 (24 et 25 juin). Les mononucléaires, qui au début formaient les 99 pour 100 des leucocytes, n'en furent plus à la fin que les 81 pour 100.

Chez ces malades, Fränkel fit une étude intéressante; il dosa journellement la leucocytose et le taux quotidien de l'acide urique éliminé. Celui-ci augmenta notablement, tandis que les leucocytes diminuaient. L'auteur rapporte cet accroissement à la leucolyse, qui met en liberté des nucléo-albumines, substances productrices d'acide urique.

III

Il est difficile d'expliquer le mode d'action des complications infectieuses sur le sang et les tumeurs leucémiques, car nous ignorons encore de façon absolue la cause réelle de la leucémie. En ce qui la concerne, on peut refuser toute valeur pathogénique aux nombreux germes microbiens trouvés dans le sang ou les organes des leucémiques. Leur action même sur la leucocytose leucémique, qu'ils transforment en une leucocytose banale, constitue un nouvel argument, nous semble-t-il, en faveur de l'opinion qui les considère comme le résultat d'un processus infectieux secondaire.

Ce n'est toutefois pas un motif pour rejeter l'origine parasitaire de la leucémie. Il existe en faveur des arguments cliniques intéressants. Mais le problème est difficile à résoudre et semblable à celui de la pathogénie du cancer. Récemment Mannaberg (22), Löwit (23) ont décrit dans les leucocytes des leucémiques diverses formes de sporozoaires. Malheureusement, personne jusqu'ici n'a confirmé leurs descriptions; nous les avons, avec beaucoup d'autres, soigneusement cherchés inutilement. Quoi qu'il en soit de la cause des tumeurs leucémiques, qu'elles soient parasitaires ou néoplasiques, les toxines microbiennes agissent profondément sur elles et arrêtent, momentanément au moins, leur développement.

Ces toxines changent de façon aussi active la composition du sang. On peut admettre qu'elles causent dans la leucémie myélogène et la leucémie aiguë une leucolyse véritable (Fränkel), qui peut aller jusqu'à la destruction presque totale des globules blancs dans cette dernière variété. D'autre part, les toxines impressionnent des formes cellulaires différentes; ce sont de nouveaux ou d'autres globules blancs qui subissent leur influence chimiotactique (Ehrlich) (24). L'action sera plus ou moins profonde, suivant les cas : il pourra y avoir dans une leucémie myélogène simplement diminution des formes mononucléées granuleuses et disparition des éosinophiles, ou un retour presque complet à la polynucléose banale.

Mais quand l'action sera aussi profonde, la leucolyse sera notable et le pronostic grave. Il faut ajouter que la chimiotaxie s'exerce avec plus de force localement que dans le torrent circulatoire; quand chez un leucémique, où n'existent guère que des mononucléaires, se produit un abcès, le pus contiendra surtout des polynucléaires (Müller), car ce sont les polynucléaires qui diapédèsent le plus facilement pour défendre l'organisme contre l'infection.

On a cherché à expliquer la diminution des leucocytes dans le torrent circulatoire, au cours de l'infection, en utilisant les travaux de Goldscheider et Jacob (25). La diminution de nombre des leucocytes ne serait qu'apparente, ceux-ci se réfugiant dans les organes profonds. Outre que l'on n'a pas constaté de charge leucocytaire anormale dans les vaisseaux viscéraux, à l'autopsie des leucémiques, le fait serait encore inconciliable avec les résultats que nous apportons qu'une même complication infectieuse agit différemment sur les tumeurs myélogènes ou lymphatiques. Dans un cas, il y a probablement leucolyse des globules chassés de leurs lieux d'origine; dans l'autre, les globules persistent un certain temps, offrant probablement plus de résistance.

IV

L'étude que nous venons d'entreprendre nous paraît offrir de l'intérêt, parce que d'une part l'infection agit profondément sur le processus leucémique, et d'autre part, que la leucémie donne aux complications une allure et des caractères spéciaux.

La leucémie est fréquemment troublée par les complications, surtout celles qui sont dues à l'exaltation de virulence des hôtes, parasites normaux de nos cavités (streptocoque, colibacille, pneumocoque). L'infection, cause la plus fréquente de la mort des leucémiques, reste parfois locale, elle a cependant une tendance habituelle à se généraliser et à devenir septicémique.

Ces complications modifient profondément le processus leucémique ou ses divers éléments.

Voici les changements qu'elles réalisent dans les formules leucocytaires :

a) Dans la leucémie myélogène, elles déterminent une diminution de la leucocytose, avec disparition plus ou moins complète des formes mononucléaires granuleuses, des mitoses et généralement des globules rouges à noyaux. Une leucocytose à polynucléaires banale tend à remplacer la formule primitive. La leucolyse, souvent très notable, est rarement totale ;

b) Au contraire, dans la leucémie lymphatique chronique, les infections amènent une augmentation, souvent énorme, de la leucocytose totale. La formule qualitative se modifie relativement peu ; les polynucléaires augmentent légèrement, de façon relative, mais les éosinophiles disparaissent, et souvent apparaissent ou augmentent les globules rouges à noyaux ;

c) Dans la leucémie aiguë, la leucocytose diminue de façon considérable, et la leucolyse peut être presque complète. Cependant le rapport des polynucléaires aux formes mononucléées subit une légère augmentation.

En ce qui concerne les tumeurs leucémiques, toutes les infections les font diminuer, de façon plus ou moins intense, quelles que soient les variétés anatomiques ou évolutives de l'affection.

Certaines infections ont une action plus forte : c'est ainsi que les toxines streptococciques paraissent être les plus actives

Les maladies infectieuses n'ont pas une action plus marquée sur les globules rouges des leucémiques que sur ceux de l'homme sain. Pendant l'évolution de la complication, les hématies, l'hémoglobine, diminuent légèrement. Le retour au *statu quo ante* se produit bientôt après la guérison de la complication. Les faits que nous avons vus nous mettent absolument d'accord sur ce point avec les auteurs qui se sont occupés de la question.

Toutes ces modifications, pour être profondes, n'en sont pas moins passagères. Au bout de quelque temps, l'organisme du leucémique s'habitue à l'intoxication, et le processus pathologique, arrêté un moment dans son évolution, reprend son cours.

Ces faits sont intéressants, parce qu'en l'absence de remèdes spécifiques contre l'agent inconnu, cause de la leucémie, ou contre la prolifération cellulaire symptomatique de l'affection (sérum antileucocytaire), on pourrait essayer d'utiliser les toxines microbiennes. C'est Müller le premier qui en avait parlé. Jusqu'à ce jour, on n'a encore jamais tenté d'essais méthodiques de cette médication, assurément dangereuse, mais dont l'usage nous paraît justifié pour deux raisons : d'une part, elle tenterait, pour guérir, d'imiter un processus naturiste, d'autre part l'affection à laquelle elle s'adresserait est fatale dans son évolution et jusqu'ici incurable.

On serait en droit d'y adjoindre le traitement arsenical sous forme de cacodylate de soude, qui agit si heureusement chez les leucémiques, comme M. Renaut l'a montré, sur la rénovation des globules rouges. L'opothérapie splénique ou médullaire n'a donné, semble-t-il, encore aucun résultat intéressant.

BIBLIOGRAPHIE

1. Körmöczi. *Deut. Med. Wochens.*, n° 47, 1899.

2. Hirtz et Labbé. Un cas de leucémie. *Soc. méd. des Hôpitaux*, 1900, p. 515.

3. A. Petit et Émile Weil. Un cas de leucémie lymphatique chronique à lymphocytes. *Soc. méd. des Hôpitaux*, 1900, p. 598.

4. F. Bezançon et Émile Weil. Un cas de leucémie myélogène. *Soc. méd. des Hôpitaux*, 1900, p. 804.

5. Eisenlohr. Leukæmia lienalis, lymphatica et medullaris mit Gehirnnervenlähmungen. *Virchow's Archiv*, n° 75, 1878.

6. Krauss. Ein durch eine interessante Infectionskrankheit als abgeheilt zu betrachtende Fall von medullärer lienaler Leukämie. *Prager Med. Woch.*, n°s 41 et 42, 1899.

7. Freudenstein. Ueber Fieber und fieberhafte Complicationen bei chronischen Anämie und Leukämie. *Inaug. Diss.*, Berlin, 1895.

8. Chantemesse. Discussion. *Soc. méd. des Hôpitaux*, 1900, p. 817.

9. Müller. Zur Leukämie Frage. *Deutsche Arch. f. klin. Med.*, 1891, p. 47.

9 *bis*. A. Gilbert et Émile Weil. La leucémie aiguë. *Arch. de Méd. expérim.*, janvier 1899.

10. Thorsch. Zur Lehre von der Beeinflüssung des leukämischen Krankheitsbildes durch acute Infectionskrankheiten.

11. Frohlich. Ein Fall von Pseudoleukämie. *Wiener Med. Woch.*, n° 7, 1893.

12. Heuck. Zur Fälle von Leukämie mit eigenthümlicher Blut- resp. Knochenmarksbefunde. *Virchow's Archiv*, Bd. LXXVIII, p. 575.

13. A. Frankel. Ueber acute Leukämie. *Deutsche Med. Woch.*, n°° 39 et suivants, 1895.

14. Kovacs. Zur Frage der Beeinflüssung der leukämischen Krankheitsbilder durch complicirende Infectionskrankheiten. *Wiener klin. Woch.*, n° 39, 1895.

15. Stintzing. *Congrès de médecine interne de Heidelberg*, 1898.

16. A. Robin. Un cas de leucocythémie tuberculeuse. *Soc. méd. des Hôpitaux*, 1875.

17. Quincke. Ueber Leukämie. *Münch. Med. Woch.*, n° 1, 1890.

18. Leredde et Émile Weil. Du lymphadénome. Mémoire à l'Académie de Médecine de Paris. Mention honorable. *Prix Daudet.*

19. Berger et Besançon. Du lymphome tuberculeux. *Bull. Acad. de Médecine*, 1899.

20. Heuck. Beobachtungen über das koch'sche Tuberkulin. *Deut. Med. Woch.*, n°° 22 et 25, 1881.

21. Müller. Ueber Lymphämie. *Deut. Arch. f. klin. Med.*, n° 50, 1892.

22. Mannaberg. *XVII° Congrès allemand de Médecine interne*. Carlsbad, 11 au 14 avril 1899.

23. Löwit. *Congrès de Carlsbad*, 11 au 14 avril 1899.

24. Ehrlich. Das Anämie in *Nothnagel Pathologie.*

25. Goldscheider et Jakob. Ueber die Variationen der Leukocyten. *Zeitschr. f. klin. Med.*, Bd. XXV.

DE L'ORIGINE DES LEUCOCYTES DANS LA MOELLE DES OS A L'ÉTAT NORMAL ET DANS LES INFECTIONS.

par M. O. JOSUÉ.

Les recherches qui ont mis en lumière le rôle important que jouent les leucocytes dans la défense de l'organisme devaient naturellement attirer l'attention sur une question connexe : l'origine des globules blancs. Si l'on voit, en effet, les leucocytes augmenter rapidement de nombre dans le sang circulant sous l'influence de l'infection pour accourir et s'accumuler dans les régions menacées, on doit se demander quels sont les organes hématopoïétiques où ces éléments se forment et comment ces mêmes organes sont capables de fournir en un court espace de temps un surcroit considérable de cellules.

Ces fonctions sont dévolues à la moelle osseuse et aux ganglions lymphatiques. Ehrlich a fait le départ de ce qui revient à chacun d'eux. Avant les beaux travaux de cet auteur, Golgi avait soupçonné le rôle leucocytopoïétique de la moelle des os, tandis que Busch, Grohé, Tornier qui avaient noté quelques faits anatomiques et expérimentaux intéressants l'avaient laissé dans l'ombre. Les recherches de Trambusti, de Dominici, de Haushalter et Spillmann, celles que nous poursuivons avec M. Roger depuis 1896[1] ont apporté quelques notions nouvelles.

1. La moelle osseuse à l'état normal et dans les infections par Roger et Josué. Masson 1899, *OEuvre médico-chirurgicale.*

Avant de poursuivre l'étude des transformations que subissent
les cellules dans le tissu médullaire pour constituer les leucocytes
adultes en circulation dans le sang, il y a lieu de passer en revue les
modifications réactionnelles topographiques que l'on observe dans la
moelle osseuse sous l'influence de l'infection. En effet, si nous voyons
la moelle des os présenter des indices manifestes de réaction et d'activité fonctionnelle dans les cas où l'organisme a besoin d'un surcroît
dans l'apport leucocytaire pour assurer sa défense, nous aurons
acquis une première preuve, indirecte, il est vrai, des fonctions hématopoïétiques de ce tissu.

A l'état de repos, la moelle des os longs du lapin est gris rosé. Sur
des coupes, elle présente trois zones : une zone centrale représentée
par l'artère principale, à parois épaisses, engainée dans les trois
quarts de sa circonférence par un large sinus sanguin. La zone corticale est formée par des fibrilles anastomosées en un réseau étroit,
qui renferme de nombreuses cellules. La zone moyenne est constituée
par un réseau de fibrilles minces et déliées qui circonscrivent en
s'anastomosant de larges aréoles, arrondies ou polygonales. Les
espaces ainsi délimités sont occupés par les cellules graisseuses. Aux
points nodaux, qui répondent aux angles de plusieurs polygones, on
trouve, en général, un amas de quelques cellules, 4 à 5 le plus
souvent.

Infectons un lapin avec du staphylocoque, streptocoque, etc., ou
injectons-lui des toxines staphylococcique, diphtérique, etc., la moelle
sera profondément modifiée. A l'ouverture du fémur, elle apparaîtra
rouge et diffluente. Sur des coupes histologiques, on verra de grandes
masses de cellules infiltrant les travées, étouffant les aréoles graisseuses, et arrivant même à les faire disparaître. A un moment, la
coupe ne présente plus qu'une nappe de cellules parcourue par des
vaisseaux et des fibrilles épaissies. Il existe alors une leucocytose
marquée.

Que s'est-il passé ? La moelle osseuse donnant naissance à une partie des cellules blanches du sang, quand celles-ci seront plus nombreuses, le tissu médullaire renfermera en plus grande quantité leurs
cellules d'origine, ainsi que les formes intermédiaires et les formes
adultes mêmes.

Ces modifications histologiques s'accompagnent de modifications
chimiques qui traduisent l'activité du tissu. L'albumine, la substance
active et vivante augmente dans des proportions considérables en
même temps que l'eau destinée à la solubiliser et à favoriser son action.
Par contre, la graisse, réserve alimentaire en même temps que tissu

de remplissage, diminue et parfois disparaît presque ; elle laisse la place aux substances vraiment actives et leur fournit peut-être les éléments nécessaires à leur rapide développement.

Le même processus s'observe chez l'homme avec quelques différences. Chez l'homme adulte, le tissu médullaire de la diaphyse du fémur n'est plus représenté que par du tissu graisseux parcouru par des artères entourées de sinus sanguins irréguliers, contenant du sang en assez grande abondance et quelques rares éléments cellulaires. Dans les infections, on constate que la moelle devient rouge, diffluente. A l'examen histologique, on voit des masses de cellules élargissant les travées ou formant des nappes cellulaires. Mais la réaction est moins facile, moins marquée, moins intense. Le tissu graisseux de la moelle osseuse de l'homme adulte a en quelque sorte plus de peine à reprendre son activité fonctionnelle. Ou du moins, il faut que l'incitation soit plus forte et plus prolongée pour atteindre la moelle de la diaphyse fémorale ; l'apport leucocytaire fourni par les os courts suffit. En somme, ce ne sont que des différences de détail, la fonction reste la même.

La moelle osseuse réagit donc dans l'infection. Elle présente des indices d'une grande activité fonctionnelle. En même temps des portions de tissu, qui normalement étaient à l'état indifférent ou graisseux, reprennent leur fonction leucocytopoïétique. Non seulement il y a augmentation de la production des globules blancs dans les régions qui en fournissent à l'état normal, mais des portions de tissu médullaire qui ont cessé de fonctionner dans les conditions ordinaires donnent de nouveau naissance aux leucocytes nécessaires pour la défense de l'organisme. La fonction de certaines parties du tissu médullaire reste latente jusqu'au moment où le besoin d'un surcroît de leucocytes se fait sentir. Il y a une sorte de réserve de tissu hématopoïétique, inutile à l'état normal, mais prêt à fonctionner quand le moment de la lutte viendra.

De ces premiers faits constatés par l'examen macroscopique et topographique de la moelle osseuse à l'état normal et dans les infections une conclusion s'impose : *la moelle des os joue un rôle extrêmement important dans la production des globules blancs.*

L'étude cytologique nous permettra de préciser les variétés de leucocytes qui naissent dans le tissu médullaire et de suivre les différents stades des transformations qu'ils y subissent.

Avant d'aborder cette partie de notre travail, il faut rappeler rapidement les variétés de leucocytes que l'on observe dans le sang normal de l'homme, d'après la classification d'Ehrlich et sur des préparations fixées et colorées par sa méthode. On trouve ainsi trois grandes variétés de globules blancs : les leucocytes polynucléaires, les grands mononucléaires, les lymphocytes.

1° *Les leucocytes polynucléaires* sont caractérisés par la forme de leur noyau et par la présence de granulations dans le protoplasma. Le noyau est irrégulier, incurvé, quelquefois divisé en tronçons réunis par un fin filament. Les granulations sont de trois sortes : jamais on ne trouve plusieurs variétés de granulations dans une même cellule.

a) Les polynucléaires à granulations neutrophiles sont les plus nombreuses. Ils forment 70 à 72 pour 100 des leucocytes du sang. Aussi désigne-t-on souvent les polynucléaires qui contiennent ces grains sous le nom de polynucléaires tout court. Les granulations très fines et très nombreuses ne se colorent ni par les couleurs acides, ni par les colorants basiques, mais elles prennent un mélange des deux. Le triacide leur donne une couleur violet foncé.

b) Les polynucléaires à granulations éosinophiles sont beaucoup plus rares. Ils forment 2 à 4 pour 100 des globules blancs. Leur noyau contourné est en général plus clair que celui des neutrophiles. Le protoplasma contient de grosses granulations arrondies, très réfringentes, prenant fortement les couleurs acides (éosine, orange, etc.). Ils sont brun rougeâtre dans les préparations traitées par le triacide. Souvent la partie périphérique du grain se colore mieux que son centre.

c) Les polynucléaires à granulations basophiles ou mastzellen d'Ehrlich sont extrêmement rares dans le sang normal. Ils ne forment guère que 0.50 pour 100 des leucocytes. Ce sont des polynucléaires à noyau pâle et dont le protoplasma contient des granulations qui prennent les couleurs basiques : celles-ci leur donnent des teintes métachromatiques, la thionine les fait paraître rougeâtres. Ces granulations ne se colorent pas dans les préparations traitées par le triacide, elles apparaissent alors en clair, sous la forme de granulations négatives.

2° *Les grands mononucléaires* sont de gros éléments à noyau peu coloré, situé dans une position excentrique, entouré d'une assez grande quantité de protoplasma sans granulations. On en trouve environ 1 pour 100.

Ils se transforment dans le sang en *formes de transition* caractérisées par leur noyau incurvé et l'apparition de quelques granulations neutrophiles dans le protoplasma. Ultérieurement ces cellules peuvent se transformer dans le sang en polynucléaires neutrophiles. Ils constituent environ 2 à 4 pour 100 des globules blancs.

5° Les *lymphocytes* sont caractérisés par leur petit volume qui se rapproche de celui des globules rouges. Ils sont formés par un noyau entouré d'une couche très mince de protoplasma. Les couleurs basiques colorent mieux le protoplasma que le noyau qui paraît pâle ; ils forment 22 à 25 pour 100 des globules blancs.

Examinons des coupes de moelle osseuse et des préparations obtenues par impression ou à l'aide de frottis : nous trouverons un grand nombre de cellules d'aspects variés, parmi lesquelles il nous faudra distinguer celles qui donnent naissance aux leucocytes. Nous y arriverons en établissant la série des intermédiaires qui, du globule blanc parfait, nous permettront de remonter à l'élément originaire.

Procédons d'abord par élimination. Dans les préparations par impression, on trouve toute une série d'éléments contenant de l'hémoglobine dans leur protoplasma qui se colore en rouge cuivre par l'éosine, en brun rougeâtre par le triacide. La plupart de ces cellules sont remarquables par l'énergique affinité de leur noyau pour les matières colorantes. Ces globules rouges nucléés ou normoblastes d'Ehrlich, découverts par Neumann et Bizzozero, donnent naissance aux globules rouges du sang. Ils ne jouent aucun rôle dans la formation des leucocytes, nous n'aurons donc plus à nous en occuper.

D'autres éléments attirent immédiatement l'attention par leurs grandes dimensions et leur aspect : ce sont les cellules géantes de la moelle osseuse ou mégalocaryocytes. Ces cellules de forme variable atteignent chez le lapin 27 à 40 μ. et contiennent un gros noyau irrégulier et formé par une sorte de masse cylindroïde, contournée sur elle-même, d'où s'échappent des bourgeons latéraux ; quelquefois on trouve 4 ou 5 noyaux disposés en couronne ou en fer à cheval. Chez l'homme les cellules géantes ont des dimensions bien moindres, leur noyau est moins irrégulier : enfin elles n'existent pas dans le tissu médullaire à l'état de repos. Suivant certains auteurs, ces éléments pourraient donner naissance à des leucocytes par des processus de division spéciaux. Arnold y a décrit ce qu'il appelle la fragmentation indirecte du noyau. La chromatine se dissout dans le suc nucléaire, tout le noyau se colore d'une façon intense et diffuse. Puis la chromatine s'accumule en certains points où se forment des noyaux jeunes ; enfin le protoplasma se fragmente. Denys n'a jamais constaté ce mode de division. Les figures observées seraient, suivant Demarbeix, l'indice d'une altération cadavérique. Pour Denys, on trouve dans les cellules géantes deux modes de division. Le noyau peut se diviser inégalement en deux portions : l'une est très volumineuse, les autres ont le volume des globules blancs et restent enfermées dans la cellule mère (sténose). Les cellules filles finissent par remplir la cellule mère, le noyau principal et la membrane de celle-ci disparaissent et les éléments nouveaux sont mis en liberté. D'autres fois les cellules géantes se divisent par cinèse simple, un même noyau présentant des figures karyokinétiques dans plusieurs plans pour aboutir à la formation d'un certain nombre de cellules filles. Nous n'avons jamais trouvé pour notre part de figures qui permettent d'affirmer que les cellules géantes donnent naissance à des leucocytes. Nous avons vu à la vérité des leucocytes inclus dans le protoplasma des mégalocaryocytes de moelles de lapin, mais dans ces cas l'aspect des préparations semble bien indiquer que les globules blancs ont pénétré par eux-mêmes dans le protoplasma de ces éléments : aucun des aspects que nous avons observés ne se rapporte à des formations endocellulaires. La cellule géante à laquelle on avait attribué un rôle leucocytopoiétique, ne nous semble pas, au moins quant à présent et d'après nos observations histologiques, contribuer à la formation du globule blanc.

Au contraire les cellules que nous allons décrire maintenant appartiennent à la série leucocytaire. Pour étudier ces éléments avec fruit, nous procéderons en allant du connu à l'inconnu, des leucocytes analogues à ceux du sang à leurs cellules d'origine. On trouve dans la moelle des os des leucocytes polynucléaires en quantité plus ou moins grande. La plupart de ceux-ci contiennent, comme dans le sang, des granulations neutrophiles, mais on en observe aussi dont le protoplasma est bourré de grains éosinophiles, les leucocytes à granulations basophiles sont, comme dans le sang, beaucoup moins abondants. A côté des leucocytes polynucléaires, on voit dans les préparations des formes analogues aux grands mononucléaires du sang qui prennent également naissance dans la moelle osseuse.

Partons du polynucléaire parfait : nous voyons toute une série de cellules dont l'aspect se modifie peu à peu formant une série ininterrompue. Le noyau se rapproche peu à peu de la forme ronde ou ovalaire ; il ne présente plus qu'une encoche, prend l'apparence d'un fer à cheval ; en même temps il devient plus pâle, plus volumineux, plus étalé. Les granulations existent toujours dans le protoplasma : celles-ci restent toujours les mêmes pendant toute l'évolution de la cellule : jamais une cellule à granulations éosinophiles ne se transforme en un élément à granulations neutrophiles ou basophiles par exemple, toujours les cellules gardent les mêmes granulations dans leur protoplasma pendant toute leur évolution. Cependant, Erhlich a montré que les granulations très jeunes qui se trouvent dans les cellules médullaires ont quelquefois une légère réaction basophile, les éosinophiles et les neutrophiles prenant un peu le bleu de méthylène. Il serait possible, grâce à cette réaction, de juger de l'âge des grains. A l'état normal, cellule de la moelle et grains mûrissent en même temps; dans les cas pathologiques on pourrait constater des cellules adultes contenant des granulations jeunes. En passant ainsi par toute la série des formes intermédiaires, nous arrivons à l'élément d'origine du polynucléaire du sang : le *myélocyte*. Le myélocyte a en général 14 à 20 μ; il peut atteindre un volume considérable, jusqu'à 26 μ. Le noyau est régulier, rond ou ovalaire; il occupe fréquemment une position excentrique. Il est assez clair, fixe bien les colorants nucléaires et présente parfois des parties un peu plus foncées. Son réseau nucléaire, peu apparent dans les préparations par impression ou frottis, devient très apparent dans les coupes grâce aux réactifs fixateurs. Son diamètre est, le plus souvent, supérieur à la moitié de celui de la cellule. Le protoplasma se colore peu, mais contient les granulations que nous avons décrites.

Le mononucléaire à granulations ou myélocyte est la cellule d'origine des polynucléaires du sang. On ne le trouve que dans la moelle osseuse. Quand, comme cela s'observe dans certaines circonstances pathologiques, il existe dans le sang, on peut affirmer son origine médullaire. Cet élément est tout à fait caractéristique.

Suivant Dominici, les cellules à granulations neutrophiles naîtraient elles-mêmes d'éléments à noyau unique entouré d'un protoplasma à réaction basophile et ne contenant pas encore de granulations. Papenheim qui a fait la même constatation, a vu ces cellules donner naissance dans la moelle embryonnaire aux éosinophiles et aux globules rouges.

Nous avons noté que la moelle osseuse contient outre les polynucléaires granuleux des grands mononucléaires. Jusque dans ces derniers temps on supposait que ces cellules venaient également de la moelle osseuse sans en avoir la preuve. Or dans la variole le nombre relatif des grands mononucléaires est augmenté dans le sang (Courmont, E. Weil). Ayant examiné avec MM. Roger et E. Weil la moelle osseuse de sujets morts de cette maladie, j'ai constaté dans ce tissu la présence d'un grand nombre de ces éléments, ce qui semble confirmer que les grands mononucléaires prennent naissance dans le tissu médullaire.

La moelle osseuse est donc le lieu d'origine de tous les leucocytes, hormis les lymphocytes. Dans ce tissu se forment les polynucléaires

granuleux et les grands mononucléaires : ces derniers appartiennent
d'ailleurs à la même famille, puisqu'ils peuvent, en passant par les
formes de transition, se transformer dans le sang en polynucléaires.
Or, ce sont précisément les leucocytes à noyau polymorphe qui
augmentent de nombre dans le sang de la plupart des infections.

On comprend facilement que dans ces circonstances les cellules d'origine de ces éléments (myélocytes), entrent en réaction. Les myélocytes
sont beaucoup plus nombreux qu'à l'état normal ; en même temps ils
présentent des indices manifestes de suractivité et d'irritation cellulaire. Leur volume est plus grand dans les moelles en réaction que
pendant la période de repos. Le noyau est souvent plus foncé, la chromatine plus colorée. Parfois le noyau est très volumineux et vésiculeux.
Par place on trouve de petits amas de grosses granulations se colorant
comme la substance nucléaire et représentant sans doute des vestiges
de noyaux fragmentés. Nous avons observé des éléments dont le noyau
était transformé en une couronne de petits blocs nucléaires en forme
de massue, donnant une apparence analogue à celle de l'actynomyces.
Enfin on trouve un certain nombre de cellules dont les noyaux sont
en voie de division indirecte. Toutes ces cellules, très nombreuses, infiltrent les travées et déterminent ainsi les modifications topographiques que nous avons observées avec M. Roger dans ces cas.

Et cependant les agents infectieux déterminent souvent une leucocytose très marquée, même quand ils restent localisés en une région
très restreinte. Pour agir ainsi sur les globules et augmenter leur production dans de grandes proportions, il faut qu'ils actionnent la moelle
osseuse, qu'ils la fassent réagir ; celle-ci devenue alors plus active, plus
proliférante, donne naissance à un nombre plus considérable de leucocytes qu'à l'état normal. Cette influence se produit à distance, sans
que les microbes n'envahissent le tissu médullaire, alors qu'ils restent
cantonnés en un point quelconque de l'organisme. Il semble donc
que ce sont les toxines sécrétées par les germes qui font entrer la moelle
osseuse en activité. Et en effet l'injection de toxines détermine les
mêmes modifications que les microbes du côté du tissu médullaire et
du sang.

Cette notion de l'action des microbes par l'intermédiaire des toxines
ne nous semblant pas suffisamment précise, nous avons cherché si le
staphylocoque ne produit pas une substance plus particulièrement apte
à amener la réaction de la moelle, une sorte de stimuline médullaire.
Dans ce but, nous avons injecté comparativement à des lapins des
cultures de staphylocoque stérilisées par la chaleur ou par les antiseptiques et des extraits de ces cultures ; c'est-à-dire les matières que

l'alcool précipite et celles qu'il dissout. Chez tous, nous avons trouvé dans la moelle des modifications analogues à celles qu'on observe avec le microbe vivant ; il y avait seulement quelques différences de degré suivant les quantités introduites ou le liquide employé : l'extrait alcoolique, par exemple, s'est montré peu actif. Il est donc légitime de conclure que tous les produits staphylococciques ont le pouvoir de mettre en jeu l'activité leucocytopoiétique de la moelle osseuse : ainsi s'explique le retentissement si curieux que provoque dans le tissu médullaire une suppuration même circonscrite.

Aussi bien l'explication n'est-elle pas complète et ne contente-t-elle pas tout à fait l'esprit. On peut se demander comment ces produits toxiques agissent sur le tissu médullaire ; vont-ils directement impressionner la moelle osseuse, ou bien déterminent-ils la réaction par l'intermédiaire du système nerveux ? Pour résoudre cette question, nous avons sectionné le sciatique ou pratiqué des hémisections de la moelle épinière chez des animaux dont les uns ont été gardés comme témoins, dont les autres ont été inoculés avec du staphylocoque. Dans aucun cas, nous n'avons trouvé de différence à l'examen histologique entre le côté énervé ou hémisectionné et le côté opposé. Ces constatations négatives semblent démontrer que ce n'est pas le système nerveux qui détermine la réaction de la moelle osseuse. Elles donnent un puissant appui à l'opinion d'Ehrlich qui admet que dans la leucocytose polynucléaire neutrophile, les bactéries sécrètent des substances ayant une action chimiotactique positive pour les neutrophiles, négative pour les éosinophiles. En effet, dans les états où le sang contient une grande quantité d'éosinophiles, ceux-ci disparaissent quand survient une infection intercurrente. L'éosinophilie serait due à l'action directe des tissus nécrosés et de leurs produits. Ces substances, charriées par le sang, iraient actionner directement la moelle osseuse.

Si l'on envisage maintenant les leucocytes formés par le tissu médullaire au point de vue fonctionnel, on voit que ceux-ci appartiennent aux variétés douées de propriétés phagocytaires. La moelle osseuse donne naissance aux polynucléaires et aux grands mononucléaires destinés à se transformer en polynucléaires dans le sang ; or ce sont précisément ces cellules qui sont chargées de lutter contre les germes infectieux. Les fonctions de la moelle des os et des leucocytes qui en émanent sont donc bien définies ; ils forment pour l'organisme un puissant système défensif. En regard de ce groupe anatomique et physiologique, s'en trouve un autre constitué par les ganglions lymphatiques et les globules blancs qu'ils élaborent : leur rôle est moins

bien connu ; ils semblent surtout collaborer à la nutrition et peut-être
à la réparation des tissus.

M. Chantemesse. — Il serait intéressant de rechercher l'existence des
mouvements amiboïdes dans les grands globules blancs mononucléaires de la
moelle. J'ai constaté, comme l'avait fait antérieurement M. Joly, l'existence
de faibles mouvements amiboïdes dans les grandes cellules myélogènes du
sang d'un leucémique, examiné sur la platine chauffante.

M. Sabrazès. — Je n'ai jamais pu constater sur la platine chauffante, des
mouvements amiboïdes des myélocytes neutrophiles, alors que dans les
mêmes conditions d'examen les polynucléés neutrophiles et éosinophiles
étaient doués de mouvements amiboïdes très actifs.

Herr Professor Ehrlich ist der Ansicht, dass die Myelocyten activ aus dem
Blute auswandern können, wie die Untersuchung der spontanen Entzün-
dungsprocesse der Leukämiker zeigt. Es ist mithin auch die myelogene
Leukämie den activen Leukocytosen zuzurechnen.

Die anscheinende Unbeweglichkeit der Myleocyten (auf dem erwärmten
objectische) ist wohl auf eine grössere Empfindlichkeit zurückzuführen und
beweist nichts gegen vitale Vorgänge.

RECHERCHES SUR LES ALTÉRATIONS DE LA MOELLE OSSEUSE
DANS LE JEUNE AGE AU COURS DES INFECTIONS ET INTOXICATIONS

par **M. P. HAUSHALTER** et Louis **SPILLMANN**,

agrégés à la Faculté de Nancy.

Ce sont les intéressants et nombreux travaux de MM. Roger et Josué [1]
qui ont contribué le plus puissamment à faire connaître les réactions
si importantes de la moelle osseuse au cours des infections et des
intoxications ; leurs études portaient principalement sur l'homme
adulte et le lapin. Nous-mêmes, à leur suite, énoncions récemment
les conclusions des recherches que nous avions entreprises sur les
altérations de la moelle osseuse au cours des infections et des intoxications chez l'enfant et les jeunes animaux que nous avions choisis
dans plusieurs espèces (lapin, poulet, agneaux, chat, renard [2].

La première condition, pour apprécier les lésions d'une moelle
osseuse pathologique, est de pouvoir la comparer à une moelle normale ; or, la moelle normale, qui à la naissance offre le type fœtal

1. Résumés par eux in : la moelle osseuse à l'état normal et dans les infections.
Roger et Josué. *Suite de monographies cliniques*, n° 21, 1899.
2. P. Haushalter et Louis Spillmann, *Soc. de Biologie*, 22 juillet 1899 et 20 janvier
1900.

d'un amas cellulaire, se modifie constamment durant la période de croissance, chez l'enfant et chez le jeune animal, jusqu'au moment où elle prend le type adulte. Dans l'espèce humaine il est fort difficile, sinon impossible de se procurer des moelles *d'enfants normaux* d'âges différents et le terme de comparaison doit être pris un peu au hasard des circonstances : il n'en est pas de même pour le jeune animal, où l'état normal peut être étudié à toutes les périodes de l'évolution et où l'état pathologique peut être provoqué à volonté. Sans vouloir conclure d'une façon absolue de l'animal à l'espèce humaine, on peut logiquement admettre en la matière que les aspects morbides de la moelle osseuse doivent être analogues dans les périodes de croissance correspondante, chez le jeune animal et chez l'enfant ; les étudier chez le premier, c'est les connaître en partie chez le second.

Nous avons voulu compléter nos premières recherches en multipliant les examens des moelles en état de réaction chez les jeunes animaux à des âges variés ; pour mieux préciser les résultats, nous avons expérimenté sur une seule espèce, le lapin. Ce sont les résultats et les conclusions qu'ils comportent que nous donnons ici.

Les inoculations ont été pratiquées dans la plupart des cas, à doses variables, par la voie sous-cutanée ou intra-veineuse avec des cultures ou toxines microbiennes, avec des extraits alcooliques ou aqueux de matières fécales et avec diverses substances toxiques.

Pour nous placer toujours dans des conditions identiques, nous avons constamment recueilli la moelle osseuse au tiers inférieur de la diaphyse du radius. On sait en effet que la structure normale de la moelle osseuse varie suivant qu'on s'adresse à la moelle osseuse de la diaphyse ou à celle de l'épiphyse qui conserve plus longtemps le type fœtal.

Après avoir exposé sommairement l'aspect de quelques moelles osseuses normales, du jeune lapin, nous énoncerons les principaux types de moelles pathologiques rencontrées chez les inoculés.

Moelle osseuse d'un lapin de 2 jours. — Elle est composée uniquement de cellules des types habituels (grands et petits mononucléés — quelques polynucléés et types intermédiaires — quelques cellules géantes tassées les unes contre les autres sans espace libre).

Moelle osseuse d'un lapin de 11 jours. — Au sein de cellules tassées du type fœtal, existent quelques rares vacuoles graisseuses bien dessinées.

Moelle osseuse d'un lapin de 15 jours. — Ici les vacuoles graisseuses sont déjà très marquées et nombreuses : elles sont séparées généralement par de larges travées cellulaires : par places assez rares elles sont contiguës et limitées par de fines fibrilles comme dans la moelle adulte : ailleurs enfin, on voit de gros amas cellulaires sans aréoles rappelant la moelle fœtale : les cellules géantes sont très apparentes.

Moelle osseuse d'un lapin de 30 jours. — L'aspect aréolaire est nettement dessiné, mais les vacuoles graisseuses sont encore séparées par de larges travées cellulaires.

Moelle osseuse d'un lapin de 6 semaines. — Les travées cellulaires toujours apparentes sont moins larges que dans le cas précédent.

Moelle osseuse d'un lapin de 2 mois et demi. — La moelle n'est plus guère composée que d'aréoles. Il existe dans les travées plus d'éléments cellulaires que chez l'adulte, mais moins que chez le précédent.

Les aspects de la moelle après inoculation peuvent se ramener à plusieurs types. Sur 49 jeunes lapins inoculés entre 2 jours et 5 mois, 18 fois la moelle présentait le *type fœtal simple : il n'existait aucune aréole*; les cellules tassées les unes contre les autres étaient, avec prédominance, de gros mononucléaires qui, dans certains cas, nous ont paru plus volumineux que dans la moelle normale.

Dans un second type (15 cas) *pas d'aréoles ; cellules tassées* comme dans le type précédent mais, en plus, *abondance marquée de globules rouges*, soit *infiltrés* soit *ramassés* sous forme de traînées.

Un troisième type (5 cas) est caractérisé par une abondance marquée de *grosses cellules conjonctives* boursouflées et arborisées, à gros noyau d'aspect vésiculeux, *au sein des cellules tassées* sans traces d'aréoles.

Un autre type (7 cas) est formé par la combinaison des deux précédents (*cellules tassées, infiltration sanguine* et *cellules conjonctives boursouflées*).

Dans 6 cas seulement l'*aspect aréolaire était plus ou moins conservé*. Néanmoins il existait des signes incontestables d'irritation médullaire appréciable par comparaison avec des moelles normales du même âge et caractérisée par l'épaississement des travées et dans quelques cas par de l'infiltration sanguine ou du boursouflement des cellules conjonctives intertrabéculaires.

Le type de moelle observé après inoculation ne paraît pas être en rapport, au moins pour les quatres premiers types, avec l'âge de l'animal. Ces quatre premiers types ont été observés indistinctement, en effet, chez des lapins dont l'âge variait de 1 jour à 4 mois. Le premier type, en particulier (type fœtal pur), rencontré 18 fois, a été noté : 10 fois chez des lapins de 20 à 30 jours, 6 fois chez des lapins de 6 semaines, 1 fois chez un lapin de 2 mois, 1 fois chez un lapin de 5 mois et demi.

Il nous a paru bien difficile, dans la plupart des cas, de distinguer, sur les coupes, la moelle à type fœtal d'un lapereau normal d'un jour et celle de la moelle d'un lapin mort à 2 jours, après avoir été inoculé le jour de sa naissance, sous la peau, avec une culture de colibacille ou des moelles pathologiques chez lesquelles le type fœtal s'est constitué ou accentué après inoculation. Tout au plus, dans celles-ci, les gros mononucléaires sont-ils plus volumineux et leur tassement entre les fibrilles normales rappelle-t-il vaguement, comme l'avaient fait remarquer déjà Roger et Josué, certaines coupes d'acini glandulaires. Inutile de dire que dans les six cas où l'aspect aréolaire était partiellement conservé, il s'agissait d'animaux de deux à trois mois.

Les divers aspects que nous venons d'énumérer ne sont nullement en rapport, dans la très grande majorité des cas, avec la durée de la survie de l'animal après les inoculations, c'est-à-dire avec l'état aigu, subaigu ou chronique de l'infection et de l'intoxication : nous trouvons chez les animaux dont la moelle offrait le type fœtal à cellules tassées des survies variant de 2 à 15 jours, une survie de 3 semaines et une survie de 2 mois 1/2 ; chez les animaux dont la moelle était très riche en globules rouges infiltrés ou tassés, des survies de 2 à 15 jours, 4 de 20 à 30 jours, 2 de 40 à 50 jours, 1 de 2 mois 1/2 ; nous voyons à côté de survies très courtes chez les animaux dont la moelle était riche en sang et en cellules conjonctives, une survie de 5 semaines ; nous voyons une survie de 1 jour, une de 20 jours, une de 2 mois 1/2, chez les trois animaux dont la moelle possédait de grosses et abondantes cellules conjonctives au milieu des cellules normales de la moelle.

Chez 6 animaux de 2 à 3 mois chez lesquels le système aréolaire de la moelle demeura très dessiné et chez lesquels la réaction était certaine mais peu intense, nous voyons une survie de 4 jours, une de 8 jours et 4 de 50 jours ; on pourrait donc, *a priori*, supposer : ou bien que l'infection ou l'intoxication étaient légères, ou bien que les animaux au moment de la mort survenue longtemps après l'inoculation étaient en voie de guérison, ce qui pourrait paraître paradoxal, la mort étant arrivée toujours au cours d'une cachexie progressive. Ce serait une erreur de croire que l'intensité de la réaction médullaire est forcément proportionnelle à l'intensité de l'infection ; chez un lapin de 2 mois, inoculé dans la veine avec un demi-centimètre cube de culture de coli très virulent, et mort au bout de vingt-quatre heures, nous trouvons une rate énorme, un sang diffluent, des ecchymoses dans les muscles et une moelle osseuse presque normale.

Le mode de réaction de la moelle osseuse du jeune lapin est-il en rapport avec la voie ou le mode de l'inoculation et la nature de la substance inoculée? C'est ce que nous avons tenté de rechercher. Nos inoculations ont été faites sous la peau ou dans le sang, une fois dans la trachée, avec des cultures de coli, de staphylocoque, de streptocoque, avec des cultures filtrées de coli ou de staphylocoque, des extraits alcooliques ou aqueux de matières diarrhéiques, avec le produit de raclage de la muqueuse intestinale diluée et filtrée; les doses inoculées ont varié dans de très larges limites; plusieurs jeunes animaux ont été nourris un certain temps avec des aliments imbibés de cultures microbienne ou de poivre. Nous n'avons pas remarqué qu'un type de réaction se rapportât plus particulièrement à un mode donné d'inoculation, à la nature de la substance inoculée, ni même à sa quantité : nous avons observé des aspects analogues chez de jeunes lapins inoculés avec des substances très diverses à doses très variées et des aspects différents se rapportant aux divers types plus haut décrits, chez des animaux inoculés avec des cultures filtrées d'un même microbe ou des extraits de matières diarrhéiques; mais, ici, il faut éviter de se hâter de conclure, car, si les aspects de la moelle en état de réaction ont pu varier après des inoculations de produits semblables et être semblables après inoculations de produits divers, nous ne devons pas oublier que la virulence ou la toxicité d'une culture microbienne varient souvent à intervalles très rapprochés et que, en particulier, des extraits de matières diarrhéiques, recueillies chez des enfants différents ou chez un même enfant, à des jours distincts, peuvent différer par la quantité et la qualité de leurs poisons; nous ne nous dissimulons pas que c'est une série de jeunes animaux du même âge et de même espèce qu'il faudrait soumettre simultanément à l'action de produits variés, inoculés à doses variées, pour juger exactement, à un moment donné, du mode de réaction de la moelle vis-à-vis tel ou tel agent: nous comptons diriger de nouvelles études dans ce sens.

Nous ne voulons retenir aujourd'hui qu'un fait, c'est que des microbes divers ou des substances chimiques ou toxiques variées, introduites dans l'organisme par la voie sanguine, la voie sous-cutanée, la voie pulmonaire, la voie intestinale, produisant des lésions locales ou générales, peuvent retentir de façon semblable sur la moelle osseuse du jeune animal, pour y amener des altérations qui correspondent sans nul doute à des modes importants de réaction de défense de l'organisme.

Fait des plus intéressants, l'infection de la mère peut produire des altérations de la moelle chez le petit, sans que d'ailleurs celui-ci présente des signes de maladie : une lapine pleine, inoculée sous la peau, 5 jours avant le terme avec 2 cc. 5 de culture de coli virulente, met bas 5 lapereaux qui demeurent en bonne santé, tout en restant d'un poids et d'une taille notablement inférieurs à de jeunes lapereaux nés le même jour d'une mère saine; l'un d'eux, à l'âge de onze jours, nous montre une moelle osseuse complètement privée de vacuoles, composée de cellules tassées, alors que la moelle osseuse d'un lapereau normal du même âge offre déjà des vacuoles graisseuses bien dessinées; nous ajouterons que ce lapereau ne présentait aucune lésion apparente d'aucun organe.

Les altérations médullaires sont d'autant plus évidentes, nous ne dirons pas accentuées, que l'animal s'éloigne plus de la naissance[1]; le tout jeune animal, comme le tout jeune enfant, possède normalement dans la moelle osseuse un organe de défense et de protection dont les fonctions vont en s'atténuant avec l'âge, pour reparaître momentanément sous diverses conditions d'infection ou d'intoxication ; faut-il expliquer en partie, par l'état physiologique de la moelle fœtale, l'immunité relative des premiers temps de la vie pour un certain nombre d'infections ? Et fait remarquable, qui démontre bien la spécificité fonctionnelle de défense de la moelle, alors que chez le jeune enfant, l'infection de la peau, des bronches, du méso-pharynx, etc.... aboutit si communément à la suppuration, la moelle osseuse qui réagit toujours à l'infection locale ou générale, au poison ou au microbe pyogène, ne suppure que dans des circonstances spéciales les plus exceptionnelles. Nous n'avons jamais trouvé de pus dans la moelle osseuse d'aucun des nombreux jeunes animaux inoculés ou de jeunes enfants morts d'affections variées, quelle que fût l'intensité de la réaction médullaire, bien que plusieurs aient succombé avec des suppurations plus ou moins étendues, et bien que dans 29 cas sur 93, où l'ensemencement fut pratiqué, nous ayons décrit par culture dans la moelle, le coli-bacille, le pneumocoque, le streptocoque, le staphylocoque[2]. Bien plus, des inoculations pratiquées directement dans la cavité médullaire de l'os[3] (inoculation de un quart de centimètre cube de culture de coli, dans l'épiphyse inférieure du tibia de deux jeunes lapins) n'ont nullement abouti à la suppuration de la moelle,

<hr>

1. Inutile d'ajouter que pour juger, à un âge donné de l'enfance, le degré de l'altération médullaire, il faut avoir sous les yeux un terme de comparaison normal correspondant au même âge.

2. P. Haushalter et Louis Spillmann. Microbes dans la moelle osseuse au cours des infections et intoxications chez les enfants et les jeunes animaux. *Soc. de Biologie*, 20 janvier 1900.

3. Louis Spillmann. Le rachitisme. *Thèse Nancy*, 1900.

bien que les cultures fussent d'une virulence très moyenne et qu'il est de règle admise généralement que la suppuration est un mode de réaction locale vis-à-vis de germes relativement atténués. Sans vouloir aborder ici une question qui serait un hors-d'œuvre, nous dirons que l'histoire de la réaction et de l'infection médullaire dans le jeune âge confine à l'histoire de l'ostéo-myélite; elle montre une fois de plus que pour la détermination de celle-ci, il faut autre chose que l'infection de l'organisme en général et de la moelle en particulier par des microbes, ceux-ci fussent-ils le staphylocoque et le streptocoque, agents si communs des infections secondaires banales de l'enfance.

Tout permet de supposer, étant donnée la nature des lésions, que dans la majorité des cas la réaction médullaire, dans le jeune âge, est plus ou moins éphémère et ne laisse pas de traces indélébiles : nous ne pouvons cependant actuellement en donner de preuves en ce qui concerne le jeune animal; nous comptons d'ailleurs vérifier ce point. *A priori*, en ce qui concerne l'espèce humaine, ce que l'on sait de l'état de la moelle osseuse de l'âge adulte ne semble pas montrer qu'elle porte des altérations définitives, résidus des infections si fréquentes que traverse si communément la seconde enfance (maladies éruptives, coqueluche, angine, fièvre typhoïde, infections diverses, etc.). D'ailleurs les examens histologiques des moelles osseuses que nous avons pratiqués chez 49 jeunes enfants[1], nous ont montré que l'apparence de la moelle osseuse ne différait pas dans les infections les plus courtes, passagères, et dans quelques infections des plus rebelles telles que certaines formes de gastro-entérite chronique même dans celles qui accompagnent l'évolution du rachitisme.

RECHERCHES SUR L'ANATOMIE NORMALE
ET PATHOLOGIQUE DU THYMUS

par MM. H. ROGER et C. GHIKA.

L'anatomie normale du thymus a fait l'objet de nombreux travaux. Nous ne les citerons pas, car nous n'avons pas l'intention de faire une œuvre didactique. Nous serons donc très brefs sur tous les faits connus, nous bornant à exposer les résultats de nos recherches personnelles.

L'anatomie pathologique du thymus a été moins étudiée: les au-

---

1. *Loc. cit.*

teurs qui se sont occupés de cette question ont eu surtout en vue les cas d'hypertrophie ou de reviviscence de cet organe, observés dans certains états morbides : asthme thymique, goitre exophtalmique, acromégalie, chlorose, etc. Laissant de côté ces faits fort intéressants, mais un peu particuliers, nous nous sommes attachés surtout à l'étude du thymus dans les infections. En agissant ainsi nous espérions constater dans l'organe des modifications de structures, susceptibles de nous éclairer sur un rôle physiologique. L'expérience nous a montré que nous ne nous trompions pas.

I. — *Recherches sur l'anatomie normale du thymus.*

A la période embryonnaire, le thymus a une structure épithéliale. Il subit ensuite un remaniement profond, et prend un aspect nettement lymphoïde.

Sur des fœtus humains de trois mois, cette transformation est absolument complète, et il ne reste plus trace de la structure épithéliale primitive.

L'organe est entouré d'une capsule lâche formée de cellules jeunes à noyaux allongés. Il comprend deux lobes distincts, divisés en un certain nombre de lobules. Chaque lobule est composé lui-même d'un grand nombre de follicules tout à fait comparables aux follicules lymphatiques. On y distingue un réseau fibrillaire mal délimité, qui paraît formé d'une substance amorphe semée de quelques noyaux allongés.

Dans les mailles circonscrites par ce réseau sont enfermées de nombreuses cellules : celles-ci constituent la partie fondamentale de la glande. Elles ont presque toutes l'aspect de lymphocytes, c'est-à-dire qu'elles sont constituées par des éléments dont le noyau seul est distinct; d'autres, infiniment moins nombreuses, ont un noyau plus pâle, souvent vésiculaire, entouré d'une minime couche de protoplasma. Il n'existe à cette période aucune formation, rappelant de près ou de loin les corpuscules de Hassall. L'absence de ces corpuscules, à une époque où la glande a une structure exclusivement lymphoïde, semble bien démontrer, contrairement à l'opinion de His, que les corpuscules de Hassall ne dérivent pas de la glande épithéliale primitive.

Nous n'avons pu constater le moment précis de l'apparition de ces éléments. Sur un fœtus de 6 mois 1/2, ils étaient parfaitement constitués et très nombreux. A partir de cet âge et jusqu'à l'époque où se produit la phase de régression, le thymus ne subit plus de modification de structure appréciable. Le réseau fibrillaire, facile à distinguer sur des coupes colorées au triacide, acquiert une grande ténuité. Les cellules enfermées dans les mailles de ce réseau sont un peu plus différenciées qu'à la période précédente. Les lymphocytes en forment encore la partie fondamentale, mais on y rencontre également quelques polynucléaires neutrophiles, des mononucléaires non granuleux, de rares cellules géantes et, parfois, un certain nombre d'éléments ressemblant à des globules rouges à noyau. Ces cellules sont toujours peu nombreuses et se voient surtout au voisinage des vaisseaux.

Les corpuscules de Hassall, situés presque tous au centre du lobule, ont un aspect extrêmement variable : tantôt ils sont formés par une énorme cellule unique, la chromatine du noyau y dessine les figures les plus variées : corps mûriforme, étoile, anneau circulaire, grains isolés ; tantôt ils sont constitués par un amas de petites cellules épithélioïdes ; d'autres fois, ils prennent des dimensions énormes et sont bourrés de grosses cellules à protoplasma très réfringent : ou bien enfin, et c'est là l'aspect le plus fréquent, ce sont des formations tout à fait analogues aux globes épidermiques du cancer : lames épithélioïdes imbriquées autour d'un corps sphérique central, reste d'une cellule plus ou moins atrophiée.

Au fur et à mesure que l'on examine des sujets plus âgés, le thymus se montre de moins en moins volumineux. Bientôt il disparaît au milieu d'une masse cellulo-graisseuse abondante.

Son atrophie est parfois assez tardive. Chez un homme de 24 ans, nous avons pu en déceler des traces évidentes. Les lobules extrêmement réduits étaient séparés les uns des autres pas de très larges espaces de tissu conjonctif adulte, mais leur constitution intime était sensiblement la même que chez l'enfant et les corpuscules de Hassall y étaient très reconnaissables.

Le thymus, chez les animaux, a une structure analogue à celle que nous venons de décrire chez l'homme ; les formes cellulaires qu'on y rencontre sont les mêmes ; chez le lapin, le cobaye, le rat, les lymphocytes sont cependant plus petits. La seule différence essentielle, qui mérite d'être signalée, réside dans le nombre et l'aspect des corpuscules de Hassall. Chez ces animaux, en effet, ces corpuscules sont extrêmement rares, le plus souvent composés d'une grosse cellule unique. Chez le rat nouveau-né on n'en constate pas. Deux jours après la naissance on en distingue quelques-uns. Entre le huitième et le quinzième jour, ils deviennent un peu plus abondants, mais restent encore très rares, même chez le rat adulte.

Le chat, au contraire, a des corpuscules très nets et si, par exemple il est toujours facile de reconnaître, sur une coupe, un thymus d'enfant, d'un thymus de lapin, de cobaye ou de rat, il est au contraire à peu près impossible de distinguer un thymus humain d'un thymus de chat. Notons encore que cet animal possède deux glandes thymiques distinctes, composées chacune de deux lobes : une glande thymique cervicale et une glande intra-thoracique.

Chez les animaux, le thymus persiste beaucoup plus longtemps que chez l'homme. Nous ne l'avons jamais vu faire défaut chez le lapin et le rat; par contre, chez certains cobayes, il est tellement atrophié qu'on a beaucoup de peine à le trouver : ce résultat est contraire aux idées généralement admises; on estime, en effet, que le thymus persiste indéfiniment chez le cobaye.

Chez les chats nouveau-nés, les corpuscules de Hassall sont formés par des cellules encore jeunes, dont le noyau se colore aisément. Certains de ces corpuscules nous ont paru se mettre en rapport avec les vaisseaux du voisinage par des traînées cellulaires, sortes de lames protoplasmiques semées de noyaux. Ces faits cadrent bien avec la théorie de Ranvier sur l'origine vasculaire des corpuscules de Hassall. Si, comme le pense Afanassief, l'atrophie régressive du thymus résulte de l'oblitération progressive des vaisseaux aux dépens desquels se forment ces corpuscules, on s'explique aisément la rareté de ces éléments chez les animaux dont le thymus persiste presque toute la vie.

II. — Recherches sur l'anatomie pathologique du thymus
dans les infections.

Dans les infections, la structure du thymus devient plus complexe. Nous avons examiné un grand nombre de thymus d'enfants ayant succombé à la scarlatine, la variole, la rougeole, la diphtérie, l'érysipèle, la coqueluche, la tuberculose, la syphilis, etc. Dans tous ces cas, nous avons observé d'importantes modifications dans la structure de la glande.

Expérimentalement, nous avons pu reproduire des modifications identiques chez le lapin, le cobaye, en leur injectant des cultures virulentes de streptocoques, de staphylocoques, de coli-bacilles, de bacilles de Lœffler.

A la suite de ces infections, l'organe est souvent augmenté de volume, gorgé de suc, rouge et congestionné. Il peut même être le siège d'hémorragies sous-capsulaires et parenchymateuses. D'autres fois, au contraire, il est pâle et anémié.

Au microscope, les lésions portent sur le réseau fibrillaire, les vais-

seaux, les cellules et les corpuscules de Hassall. La substance fibrillaire
est le plus souvent respectée, mais parfois elle est franchement épaissie, et s'hypertrophie au point de constituer une loge distincte à chacun des éléments cellulaires. Nous n'avons trouvé cette lésion à un
degré aussi marqué que dans un seul cas : il s'agissait d'un enfant de
5 semaines mort de syphilis congénitale.

La paroi des vaisseaux est souvent infiltrée de cellules jeunes, il
existe fréquemment des foyers hémorragiques parfois considérables.
Chez un lapin infecté avec un streptocoque isolé d'une gorge de scarlatine, les hémorragies étaient diffuses et avaient détruit une grande
partie de l'organe.

Les modifications principales portent sur les éléments cellulaires.
Les lymphocytes forment toujours la partie fondamentale de la glande ;
mais, dans la zone centrale et, en particulier, autour des vaisseaux,
on note l'apparition d'un petit nombre d'éléments nouveaux dont la
constatation offre le plus grand intérêt : ce sont des globules rouges à
noyau, des mononucléaires ou des polynucléaires éosinophiles, des
neutrophiles granuleux, quelques mastzellen, des leucocytes à granulations mixtes, des cellules géantes possédant un gros noyau central, ou
parfois même de véritables myéloplaxes ; enfin, chez les animaux, des
pseudo-éosinophiles.

Bref, le thymus des êtres infectés présente un nombre variable
d'éléments identiques à ceux de la moelle des os proliférée. Il est bien
évident que, dans un cas donné, quelques-unes de ces formes cellulaires peuvent exister seules ou presque seules à l'exclusion de toutes
les autres. Mais nous n'essayerons pas aujourd'hui de décrire un type
propre à chacun des processus infectieux. Il nous suffit pour le moment d'avoir mis en évidence le pouvoir réactionnel de l'infection sur
le thymus.

Toutes les infections n'agissent pas avec la même intensité, mais
toutes agissent. L'érysipèle est une des maladies dont l'action est le
plus marquée. La variole, la diphtérie, la scarlatine, la rougeole, la
syphilis ont également une influence manifeste. Chez les animaux, le
streptocoque, le staphylocoque, le coli-bacille produisent une assez
forte réaction. A côté des modifications réactionnelles, il faut faire une
place aux lésions. Celles-ci s'observent également sur les diverses
cellules et sur les corpuscules de Hassall. Chez un enfant de 2 ans
mort de tuberculose à marche rapide, à la suite d'une rougeole,
le thymus contenait des noyaux caséeux. L'aspect lobulaire de la glande
était encore très visible sur les coupes microscopiques, et, au milieu
des amas caséeux, on distinguait encore les corpuscules de Hassall,

mais ceux-ci étaient frappés de mort comme les éléments cellulaires environnants.

Dans les autres infections, les lésions des corpuscules sont d'une interprétation plus difficile. Leur polymorphisme à l'état normal est tel qu'il est bien difficile de considérer comme pathologiques certains aspects un peu particuliers que l'on rencontre parfois.

Dans deux cas de variole, nous avons trouvé des corpuscules extrêmement volumineux ayant subi une véritable transformation kystique; leur centre était rempli d'une substance amorphe se colorant fortement par la fuchsine et l'éosine; on y voyait quelques lymphocytes mélangés à des débris cellulaires.

Enfin, on peut rencontrer un nombre considérable de corpuscules très petits, formés presque exclusivement d'une ou de deux grosses cellules fortement réfringentes, et il est fort difficile de dire s'il s'agit de corpuscules en voie de disparition, ou au contraire d'une néoformation.

De toutes les modifications que nous venons de décrire, celles qui portent sur les éléments cellulaires sont les plus constantes. Mais l'infection n'est pas le seul processus qui permette de les obtenir. Des injections de toxines microbiennes, d'huile phosphorée et, par-dessus tout, l'inanition prolongée conduisent aux mêmes résultats : toutes ces causes pathogènes amènent la transformation du thymus en un tissu myélogène.

Nous pouvons donc conclure que le thymus est ou a été, à un moment donné, un organe hématopoïétique. L'infection réveille cette fonction éteinte, elle produit un rajeunissement de l'organe et lui permet de contribuer pour une certaine part à la défense de l'organisme contre l'agent nocif.

Ce n'est pas là la seule fonction du thymus; mais nous remettons à plus tard l'exposé des expériences que nous poursuivons actuellement sur la physiologie de cette glande.

PHYSIOLOGIE PATHOLOGIQUE DE LA GLANDE THYROIDE AU COURS DES INFECTIONS

par M. M. GARNIER,
Ancien interne des hôpitaux de Paris

La physiologie pathologique de la glande thyroïde, comme celle de tout organe glandulaire, comprend deux parties distinctes : l'étude du onctionnement de la glande au cours des maladies, c'est-à-dire le mécanisme de la sécrétion et l'état du produit sécrété ; puis la recherche du rôle que joue la glande dans l'organisme malade. Nous examinerons successivement ces deux points.

1° Fonctionnement de la glande thyroïde au cours des infections.

Le fonctionnement de la thyroïde au cours des infections ne peut être étudié par des procédés cliniques : parmi la symptomatologie des maladies infectieuses, il n'y a aucun signe que l'on puisse rattacher avec certitude à une modification de la thyroïde, et d'autre part nous ne possédons aucun moyen qui nous permette d'éprouver la cellule thyroïdienne pendant la vie de l'individu. Nous sommes donc obligés de nous contenter des résultats que fournit l'autopsie. Heureusement l'examen histologique nous procure de nombreuses données, grâce à certaines particularités de la sécrétion thyroïdienne. En effet, celle-ci occupe une place à part parmi les sécrétions internes ; au lieu d'être reprise immédiatement par les vaisseaux, elle s'accumule là où elle s'est formée ; l'acinus sécréteur se remplit de la matière colloïde qui le distend, si bien qu'il arrive à mériter le nom de vésicule ; chaque acinus devient ainsi un réservoir contenant le produit sécrété qui sera repris ultérieurement par les lymphatiques pour être déversé dans le sang. La sécrétion thyroïdienne participe donc à la fois des sécrétions internes et des sécrétions externes ; il s'agit bien d'une sécrétion interne, puisque la glande ne possède pas de canal excréteur allant déverser le produit au dehors ou dans un organe creux ; mais les lymphatiques forment un intermédiaire entre la glande et les vaisseaux sanguins ; ils jouent vis-à-vis de la thyroïde le rôle du canal cholédoque, vis-à-vis du foie ou de l'uretère, vis-à-vis du rein, de même que la vésicule thyroïdienne remplie de matière colloïde représente la vésicule biliaire ou la vessie urinaire. Aussi l'étude des coupes va nous montrer à la fois l'état des cellules sécrétantes et l'état du produit sécrété.

Les divers troubles qui peuvent atteindre la sécrétion thyroïdienne sont facilement schématisés : cette sécrétion peut être augmentée, ou au contraire diminuée et même arrêtée ; elle peut aussi être déviée de son type normal. L'excrétion elle-même peut être modifiée ; c'est ainsi qu'elle est parfois entravée, et qu'un territoire seulement ou même la totalité de la glande ne sont plus débarrassés de leur produit de sécrétion.

Au cours des infections, on ne rencontre guère que des troubles de la sécrétion ; l'excrétion semble peu modifiée, elle ne paraît atteinte que par les processus chroniques. Les kystes colloïdes que l'on rencontre parfois dans la glande sont formés par la distension souvent énorme d'une ou de plusieurs vésicules remplies de matière colloïde ; ils sont entourés de tissu fibreux et semblent être le reliquat d'une inflammation antérieure limitée à une partie de la glande. Il est possible que la lésion du goitre simple ne soit pas de nature différente ; elle paraît consister uniquement dans la rétention de la matière colloïde à l'intérieur des vésicules dilatées.

La sécrétion thyroïdienne au cours des infections doit être étudiée successivement chez l'adulte, puis chez l'enfant et enfin chez le fœtus ou le nouveau-né (infections d'origine intra-utérine).

A. *Adulte*. — A l'état normal la glande thyroïde sommeille chez l'homme adulte. Les vésicules sont en général fortement dilatées et contiennent une matière colloïde épaisse et cassante ; les cellules épithéliales aplaties semblent avoir perdu toute activité fonctionnelle. Le tableau sera complètement différent si on examine la thyroïde d'un homme mort au cours d'une infection. En effet, les vésicules sont pour la plupart petites et remplies d'une matière colloïde moins dure ; aussi les coupes sont-elles plus faciles à obtenir, elles sont plus régulières et moins déchiquetées. Dans chaque lobule on trouve des vésicules à divers stades de développement ; quelques-unes sont uniquement remplies de cellules volumineuses ; d'autres contiennent une goutte de colloïde entourée d'un épithélium élevé ; d'autres plus volumineuses renferment des cellules détachées de la paroi, et se fondent au sein de la matière colloïde déjà formée. Autour de ce groupe vésiculaire en pleine activité, les lymphatiques sont distendus, leurs parois sont écartées par une matière colloïde abondante, quelquefois tout le groupe a vidé sa matière colloïde dans les lymphatiques et les vésicules sont réduites à l'état d'acini remplis de cellules sécrétantes. Cette excitation peut être localisée à certains territoires glandulaires, d'autres restant intacts ; au contraire, elle peut être généralisée à toute la glande.

Elle est la modification la plus fréquente que l'on rencontre dans les thyroïdes d'infectés ; elle est de tous points comparable à celle que déterminent expérimentalement les substances chimiques capables de stimuler la sécrétion thyroïdienne. C'est ainsi qu'en étudiant l'action du nitrate de pilocarpine et de l'iode sur la thyroïde des lapins et des cobayes, nous avons vu de même la cellule tomber dans l'intérieur de la cavité vésiculaire et se fondre dans la matière colloïde, et la colloïde elle-même couler abondamment dans les espaces lymphatiques. La thyroïde infectieuse est comparable à ces glandes hyperexcitées; l'infection a provoqué chez l'homme un processus identique à celui que réalise la pilocarpine ou l'iode chez les animaux: elle a amené une hypersécrétion.

C'est là le premier effet de l'infection sur la glande thyroïde; signalée d'abord par M. Roger et nous-même[1], cette modification a été retrouvée récemment par M. Torri[2]. Nous l'avons rencontrée à un degré plus ou moins avancé dans 35 thyroïdes d'adultes morts de maladies infectieuses; elle existe au cours d'infections très diverses et nous l'avons observée dans la scarlatine, la variole, la diphtérie, la fièvre typhoïde, la méningite cérébro-spinale, etc.; Torri l'a vue dans la pneumonie, la fièvre typhoïde, les septicémies. Nous l'avons retrouvé chez un homme de cinquante-huit ans, mort de variole cohérente, ce qui prouve que, même à un âge déjà avancé, la thyroïde est encore capable de réagir contre l'infection.

A côté de l'hypersécrétion apparaissent souvent d'autres modifications glandulaires, qui sont alors des lésions véritables. La fonction n'est plus seulement exagérée, elle est déviée de son type normal, le produit sécrété devient pathologique. De même que le foie altéré sécrète des pigments anormaux, comme l'urobiline ou le pigment rouge brun, de même la cellule thyroïdienne malade produit une colloïde pathologique. On reconnaît facilement ces altérations sur les coupes. La matière colloïde a perdu ses qualités de substance homogène, uniformément colorée; le plus souvent ce sont ses affinités colorantes qui ont disparu; sur les coupes colorées à l'hématéine et à l'éosine, elle garde un aspect jaunâtre au lieu de prendre la belle coloration rose que lui donne normalement l'éosine. Parfois elle se fragmente en grosses granulations polygonales, d'un brun foncé, ne prenant pas l'éosine, mais devenant vert sombre par l'action de la thionine. Il est nécessaire de distinguer cette dernière altération de l'état finement granuleux dans lequel se présente parfois la colloïde dans les glandes saines; pour nous il s'agit alors d'une colloïde jeune dont l'évolution n'a pas encore eu le temps de s'achever: en effet cet état grenu se rencontre surtout dans des glandes sécrétant activement; il est identique à celui du protoplasma des cellules colloïdes de Langendorff; quand celles-ci se fusionnent, elles ont encore l'aspect

---

1. ROGER et GARNIER. La glande thyroïde dans les maladies infectieuses. *Presse médicale*, 19 avril 1899, et GARNIER, *Thèse*. Paris 1899.

2. TORRI. La tiroïde nei morbi infectivi. *Il Policlinico*. 15 mars, 15 avril, 15 mai 1900.

grenu qui disparaîtra ultérieurement. Tout autre est l'altération que nous avons décrite dans les maladies infectieuses: il ne s'agit plus d'un état finement granuleux, mais d'une fragmentation de la colloïde en gros grains épais, opaques et brunâtres; c'est donc bien là une lésion déjà profonde de la colloïde.

Enfin la glande peut réagir d'une autre façon; la fonction que nous avons vue d'abord hyperexcitée, puis troublée, peut être supprimée. C'est là un fait rare, du moins chez l'adulte: nous en avons relevé un bel exemple dans un cas de scarlatine, où tout un lobule de la glande était complètement transformé: les vésicules étaient revenues sur elles-mêmes et remplies de cellules à protoplasma clair. Dans cette même glande on trouvait en d'autres points des lobules hyper-excités et autre part de la colloïde altérée.

Les trois modes suivant lesquels le fonctionnement glandulaire peut être vicié, se rencontrent donc dans les thyroïdes infectieuses; il peut y avoir *hyperthyroïdie, dysthyroïdie* ou *athyroïdie*, cette dernière modification restant tout à fait exceptionnelle. Nous n'avons pas à insister sur les autres lésions que l'on rencontre dans la thyroïde au cours des infections, sur les lésions vasculaires, artérite ou phlébite, qui se montrent fréquemment, sur les abcès qui apparaissent parfois au décours de maladies infectieuses, sur les scléroses que déterminent les infections chroniques (tuberculose).

Dans les infections expérimentales chez le lapin et le cobaye on trouve aussi l'hypersécrétion colloïde, mais cette phase est vite franchie; quand l'infection est intense, et le microbe hautement virulent, les cellules se nécrosent et disparaissent.

B. *Enfants*. — La réaction de la thyroïde devant l'infection est en général moins marquée chez l'enfant qu'elle ne l'est chez l'adulte. La glande est normalement alors en état de sécrétion active: les vésicules n'atteignent jamais ici un haut degré de distension; dans chaque lobule on voit des vésicules petites, à côté d'autres modérément dilatées; la sécrétion thyroïdienne est utile à l'organisme qui se développe: elle passe bientôt dans les lymphatiques, et n'a pas le temps de s'accumuler dans les réservoirs thyroïdiens.

L'infection ne modifie pas grandement ce tableau; sur les 19 glandes d'enfants que nous avons examinées, la plupart présentaient leur aspect habituel: la matière colloïde était parfois visible dans les lymphatiques, indiquant ainsi que la sécrétion était active. Deux fois seulement nous avons relevé l'existence de colloïde anormale. Trois fois enfin la matière colloïde était peu abondante dans la glande: les vésicules en étaient pour la plupart dépourvues; elles renfermaient

seulement de nombreuses cellules en voie de désintégration, et un peu
de matière granuleuse, pendant que la colloïde elle-même se ren-
contrait seulement dans les espaces lymphatiques. Ainsi la sécrétion
semblait ici remarquablement active: la colloïde n'avait plus le temps
de s'accumuler dans les vésicules et passait immédiatement dans les
lymphatiques. Mais ce sont là des cas exceptionnels: en règle générale,
la sécrétion semble se faire ici comme dans une glande saine.

C. Fœtus et nouveau-nés (infections d'origine intra-utérine). —
Quand l'infection est d'origine intra-utérine, la réaction thyroïdienne
est différente; aussi mérite-t-elle d'être étudiée à part. Dans 7 cas
nous avons trouvé des modifications remarquablement analogues et
pourtant il s'agissait d'infections de nature fort différente: 5 glandes
venaient d'hérédo-syphilitiques, une autre d'un nouveau-né ayant
succombé quelques heures après sa naissance avec une infection à
pneumocoque consécutive à une bronchite pneumococcique de la mère
au cours d'une rougeole, et la dernière d'un enfant mort de variole
congénitale. Dans tous ces cas, la matière colloïde était fortement
diminuée ou même complètement absente; la plupart de ces thyroïdes
ne contenaient plus trace de matière colloïde, si bien que la disposition vésiculaire avait disparu; chaque acinus sécréteur renfermait
des cellules qui occupaient toute sa cavité ou au contraire étaient
réunies en amas dans une partie de son étendue; quelquefois une cellule
était entourée d'une zone très légèrement teintée par l'éosine, représentant une ébauche de sécrétion thyroïdienne; mais souvent cette
zone même manquait; le protoplasma des cellules était clair, quelquefois tuméfié et étalé; il ne contenait aucune granulation et ne
prenait pas les matières colorantes; si bien que non seulement il n'y
avait plus de sécrétion, mais il n'était même plus possible qu'il y en
eût, puisque la cellule ne se chargeait plus de granulations protoplasmiques, capables de former la colloïde. Enfin dans les cas où la
lésion était le plus intense (syphilis), le noyau avait perdu lui aussi
ses affinités colorantes; la cellule était frappée de nécrose.

Ainsi, l'infection avait produit ici directement l'abolition de la sécrétion suivie bientôt de mortification du tissu. On conçoit que si ces
enfants avaient survécu, de telles lésions auraient pu entraîner de
graves troubles de développement, et le myxœdème si la suppression
de la glande avait été complète.

La glande thyroïde ne représente pas tout l'appareil thyroïdien,
des glandules, dites *parathyroïdes*, lui sont annexées, qui présentent
une structure et un fonctionnement particulier. Comment se fait la
sécrétion parathyroïdienne au cours des infections? Il est bien difficile

de le dire, puisque nous sommes encore peu renseignés sur la manière
dont évolue normalement la cellule parathyroïdienne. Il ne semble
pas qu'elle arrive jamais à former de la matière colloïde, et on admet
aujourd'hui que les glandules ne représentent pas une thyroïde
embryonnaire, mais bien des organes spéciaux. D'ailleurs nous
manquons ici des facilités d'étude que nous avions pour la thyroïde;
la parathyroïde est une véritable glande à sécrétion interne, le produit sécrété est immédiatement repris par les vaisseaux. il n'y a pas
formation de vésicules; les différents temps de la sécrétion sont, par
suite, plus difficiles à suivre.

Sur les cinq autopsies de maladie infectieuse où nous avons examiné les parathyroïdes, celles-ci nous ont paru deux fois présenter
des caractères anormaux. Dans ces deux cas. en effet, les cellules au
lieu de remplir exactement les loges conjonctives comme à l'état
normal laissaient de grands espaces vides: elles étaient plus petites
que normalement, le protoplasma granuleux semblait replié sur lui-
même, tassé tout autour du noyau; elles paraissaient épuisées par
une sécrétion trop active. Mais ces résultats sont encore trop incomplets pour qu'on puisse en tirer des conclusions précises.

2° *Rôle de l'appareil thyroïdien dans la résistance de l'organisme à l'infection.*

Puisque le fonctionnement de la glande thyroïde est souvent troublée
au cours des infections. quelle peut être la raison de ce trouble?
Parmi les modifications que nous avons décrites. la première en date
et la plus commune, l'hypersécrétion colloïde, est un phénomène
réactionnel. une réponse de l'organisme à l'infection qui attaque;
on peut donc se demander si cette hypersécrétion colloïde joue un
rôle dans la résistance de l'organisme aux infections.

Un certain nombre de faits plaident en faveur de cette hypothèse;
c'est d'abord le rôle antitoxique que l'on a prêté à la thyroïde dans
l'organisme sain: les phénomènes consécutifs à la thyroïdectomie
seraient dus à une intoxication. et l'iode que contient la glande servirait à neutraliser les poisons formés dans l'organisme. S'il en est
ainsi. on conçoit que cette action puisse s'exercer contre les toxines
venues du dehors; et Lindemann a montré que certains corps comme la
caféine étaient moins toxiques quand on les injecte dans l'artère thyroïdienne que quand on les fait pénétrer dans la veine jugulaire.
Mais aucune preuve directe n'a été donnée de cette action antitoxique
vis-à-vis des sécrétions bactériennes: de plus, on tend aujourd'hui à

considérer les parathyroïdes comme chargées du rôle antitoxique, tandis que la thyroïde elle-même servirait à la nutrition de l'organisme.

On a voulu voir aussi dans la rareté des lésions grossières de cette glande au cours des infections une preuve de son action antimicrobienne. Récemment encore, Torri attribuait à la substance colloïde la propriété de détruire les micro-organismes introduits dans la glande. Cette propriété, si elle existe, doit être bien faible; nous avons pu avec M. Roger déterminer des inflammations profondes de la glande en injectant différents microbes dans l'artère thyroïdienne; avec le staphylocoque et le bacille d'Eberth, nous avons obtenu des thyroïdites hémorragiques, des thyroïdites interstitielles à réaction leucocytaire plus ou moins vives, enfin des thyroïdites épithéliales avec dégénérescence étendue des cellules[1]. Avec le bacille de Koch, il est facile de reproduire des tubercules thyroïdiens expérimentaux, comme Torri lui-même l'a montré après nous. Si les abcès et les tubercules sont rares à la vérité, il n'y a rien là qui doive étonner: en effet, la thyroïde se comporte à ce point de vue comme les autres glandes à sécrétion interne, l'absence de canal excréteur soustrait ces glandes à toute une série de causes morbides: l'infection ascendante n'est pas à redouter ici, et pour l'atteindre il faut que l'agent morbifique pénètre par la circulation; enfin la thyroïde est au moins chez l'adulte un organe à sécrétion peu active; elle ne constitue donc pas un point d'appel à l'infection.

Ainsi, à l'examiner de près, le rôle antitoxique ou même bactéricide de la sécrétion thyroïdienne paraît bien peu probable. Mais il est possible de démontrer qu'il manque complètement. En effet, puisque la thyroïdectomie est bien supportée par les lapins à condition de laisser en place les parathyroïdes inférieures, il est facile d'étudier comparativement comment se comportent devant l'infection les lapins normaux et les lapins thyroïdectomisés. Nous avons répété cette expérience sur 7 lapins thyroïdectomisés; deux fois nous avons injecté des microbes en nature (streptocoque, staphylocoque); cinq fois nous nous sommes servi de toxine diphtérique: dans ces 7 cas, les opérés sont morts en même temps que les témoins; quelquefois en opérant avec des doses limites, le témoin est mort, tandis que l'opéré a résisté. La thyroïdectomie ne change donc pas les conditions de résistance des lapins devant l'infection. On pourrait penser que les parathyroïdes restantes

---

1. ROGER et GARNIER. Recherches expérimentales sur les infections thyroïdiennes. *Presse médicale*, 9 août 1900.

ont pu jouer un rôle vicariant vis-à-vis de la thyroïde, et que leur sécrétion a été suffisante pour remplacer le produit thyroïdien absent; mais alors on devrait trouver les glandules congestionnées, réagissant fortement : or il semble, au contraire, que celles-ci soient plus pâles et moins actives chez les lapins thyroïdectomisés que chez les autres.

L'appareil thyroïdien ne paraît donc pas jouer un rôle direct dans la résistance de l'organisme à l'infection; mais cela ne veut pas dire qu'il soit complètement inutile. Ses modifications réactionnelles sont trop constantes pour qu'on puisse les considérer comme quantité négligeable. Peut-être sa fonction est-elle seulement indirecte; le surcroît de vie que nécessite la production de l'immunité entraîne forcément une augmentation de l'activité de tous les organes. Le rôle de la thyroïde se bornerait ainsi à assurer la nutrition des tissus plus directement intéressés dans la lutte; il consisterait à leur fournir des matériaux que ceux-ci utiliseraient pour fabriquer les antitoxines et gagner l'immunité.

M. WLAEFF. — Si les animaux privés de thyroïde résistent aussi bien aux infections que les animaux normaux, c'est sans doute à cause de la suppléance de la glande extirpée par d'autres organes et notamment par la rate. Ouskove et son élève Pokrowsky ont constaté que les polynucléaires diminuent dans le sang et que les mononucléaires augmentent.

J'ai vérifié ce fait chez l'homme et chez les chiens dératés. C'est dire que la thyroïde et la rate ont, pour une part, des fonctions identiques. Chez les animaux dératés depuis un mois, j'ai trouvé que la thyroïde était deux fois plus volumineuse que chez les animaux normaux de même âge et la quantité de matière colloïde était plus abondante.

ÉTUDE PATHOGÉNIQUE

DES ÉPANCHEMENTS PLEURÉTIQUES SÉRO-FIBRINEUX

ET DES ÉPANCHEMENTS PLEURAUX PNEUMOGÈNES[1]

par M. P. LE DAMANY,

Ancien interne des hôpitaux de Paris, professeur suppléant à l'École de médecine de Rennes

Lorsque, renonçant à considérer les pleurésies séro-fibrineuses primitives comme des inflammations pleurales simples, non microbiennes, a frigore, les bactériologistes eurent cherché à démontrer leur nature infectieuse, c'est-à-dire microbienne, les renseignements obtenus par

1. Dans cette étude nous passons complètement sous silence les épanchements du cancer pleuro-pulmonaire.

l'étude du liquide pleural vinrent modifier, dans une large mesure, les opinions antérieurement admises. L'existence de la pleurésie simple cessa de paraître évidente; à côté des pleurésies séro-fibrineuses dia-thésiques : rhumatismales primitives et secondaires, syphilitiques ter-tiaires et roséoliques ; à côté des pleurésies brightiques, cardiaques, cachectiques, réflexes, etc., furent admises et décrites des pleurésies microbiennes, séro-fibrineuses. De celles-ci les unes étaient causées par des agents banals : pneumocoques (pleurésies pneumococciques primitives, para-pneumoniques et méta-pneumoniques), streptocoques, staphylocoques, bacterium coli, etc. ; les autres par des agents spéci-fiques : bacilles de Koch, bacilles d'Eberth, gonocoques, etc. Comme les empyèmes, les pleurésies séro-fibrineuses étaient donc produites par des microbes divers, spécifiques ou non.

Cette façon de comprendre la pathogénie des pleurésies séro-fibri-neuses était erronée. L'existence des pleurésies simples, celle des pleu-résies rhumatismales, syphilitiques, brightiques, réflexes ; celle de toutes les pleurésies non microbiennes, en un mot, n'était basée que sur des arguments d'ordre clinique, insuffisants par conséquent. La loi bactériologique qu'on appliquait aux pleurésies séro-fibrineuses microbiennes ne convenait qu'aux pleurésies tuberculeuses et aux pleurésies purulentes : chaque fois qu'il arrivait de constater, dans un tube ensemencé avec du liquide pleurétique, le développement d'un microbe, on attribuait cette pleurésie à ce microbe. Ainsi comprise l'étude de la pathogénie des pleurésies séro-fibrineuses était simple; malheureusement elle ne conduisait pas à la vérité. L'anatomie patho-logique en montrant, dans les néo-formations apparues à la surface de la plèvre sous l'influence du bacille de Koch, des caractères différents de ceux des produits tuberculeux ordinaires, fut elle-même une source de confusion : elle fit croire à la nature « inflammatoire simple » de la lésion fibrino-membraneuse pleurétique, en réalité toujours tubercu-leuse.

Dans une étude aussi complexe et aussi spéciale que celle des épan-chements pleuraux séro-fibrineux, il faut ne pas interpréter à la légère les résultats fournis par les méthodes de recherches envisagées isolé-ment, et faire marcher de front, dans un but de contrôle réciproque : 1° la clinique; 2° l'étude bactériologique du liquide pleural pendant la vie du sujet; 3° l'anatomie pathologique dans ses diverses méthodes d'investigation; 4° l'examen bactériologique de coupes du poumon, de la plèvre et des lésions pleurétiques. Dans toute observation de pleurésie séro-fibrineuse destinée à la création d'un type spécial de pleurésie, ces quatre chapitres doivent être complètement traités. Si l'un ou l'autre est négligé ou fait défaut, le document doit être considéré comme sans valeur.

Sous le nom d'épanchements pleurétiques on a désigné jusqu'à présent tous les épanchements pleuraux séro-fibrineux, purulents ou hémorragiques; d'après cette opinion, encore universellement admise aujourd'hui, tous les épanchements pleuraux séro-fibrineux seraient donc symptomatiques de pleurésies. La vérité, bien différente, est que les épanchements pleuraux, ceux du cancer pleuro-pulmonaire mis à part, appartiennent à deux grandes classes pathogéniques absolument distinctes l'une de l'autre, celle des épanchements pleuraux *pleurétiques* et celle des épanchements pleuraux *pneumogènes*.

Les épanchements pleuraux *pleurétiques* sont la manifestation d'une véritable inflammation pleurale. Ils sont purulents, et alors peuvent être causés par tous les microbes pyogènes, soit banals, soit spécifiques, ou séro-fibrineux, et n'ont, en ce cas qu'un seul agent pathogène, le bacille de Koch.

Les épanchements pleuraux *pneumogènes*, qui peuvent être séreux (hydrothorax), séro-fibrineux, séro-hémorragiques ou séro-purulents, ont pour origine des lésions variées du parenchyme pulmonaire, œdémateuses, congestives, inflammatoires ou hémorragiques. Ils résultent d'un œdème simple ou inflammatoire d'une portion de la plèvre participant aux lésions pulmonaires sous-jacentes. Quand un phlegmon, de profond qu'il était d'abord, devient superficiel, il détermine du gonflement et de la rougeur de la peau; de même que ces symptômes cutanés, dans le phlegmon, ne sont pas et ne doivent pas être appelés « dermatite », de même, en cas d'épanchement pneumogène, la lésion pleurale au niveau de laquelle le liquide transsude, développée sur un foyer pulmonaire, par extension des phénomènes morbides qui se passent sous elle, ne mérite pas le nom de « pleurésie ». L'épithète « pleurétique » ne convient donc pas aux épanchements dont telle est la pathogénie.

Voici les résultats des examens bactériologiques des liquides pleuraux et les interprétations qui leur sont applicables.

Dans le pus des pleurésies purulentes on trouve toujours des bactéries pyogènes. C'est à la suite de leur pénétration dans la cavité pleurale, c'est par l'inflammation qu'elles déterminent après leur arrivée dans cette cavité que sont produits les empyèmes. Dans le liquide des pleurésies séro-fibrineuses on trouve ordinairement le bacille de Koch, pourvu que la technique employée soit bonne. Exceptionnellement il peut y être accompagné de microbes banals que les cultures mettent en évidence; mais ceux-ci n'entrent en jeu que quand ils produisent,

par infection secondaire, ce qui n'est pas rare, la transformation de
la pleurésie séro-fibrineuse en pleurésie purulente. La présence d'un
microbe banal dans un épanchement pleural séro-fibrineux n'est pas
une preuve de la nature non tuberculeuse de cet épanchement.

Quant aux liquides des épanchements pleuraux pneumogènes, non
pleurétiques, ils sont souvent stériles, même quand ils sont purulents;
lorsque des microbes s'y trouvent, leur rôle sur la plèvre reste également
nul tant qu'ils ne déterminent pas de véritables lésions pleurétiques.

De même que les pleurésies purulentes sont dues à l'arrivée de
bactéries pyogènes dans la cavité pleurale et à leur action sur cette
séreuse, de même la pleurésie séro-fibrineuse est produite par la pénétration
du seul bacille de Koch dans la cavité de la plèvre et par l'action
qu'il y exerce.

Dans toutes les autopsies de « pleurétiques » dont l'épanchement,
au moment de la mort, est séro-fibrineux ou séro-hémorragique, après
avoir enlevé le liquide contenu dans la cavité pleurale et les coagulations
fibrineuses qui y sont en suspension, ou forment des dépôts sur
les surfaces pleurales, on trouve des lésions qui rentrent toujours
dans l'une ou l'autre des deux catégories suivantes.

Dans une première forme, la plèvre viscérale et la plèvre pariétale,
sur presque toute leur étendue, sont recouvertes d'une sorte de membrane
de nouvelle formation qui, rarement mince et translucide, est
ordinairement plus épaisse et opaque; sa surface, blanchâtre, est fibrineuse,
d'apparence villeuse. Elle s'est développée sur la surface de la
membrane fondamentale dont on la sépare facilement. Elle n'appartient
qu'à la pleurésie proprement dite, elle est toujours une production
tuberculeuse. La modalité si spéciale de cette tuberculose pleurale
a pour cause des frottements incessants du feuillet viscéral de la
plèvre sur le feuillet pariétal, avant l'épanchement.

Dans une deuxième catégorie d'autopsies on trouve, la plèvre étant
débarrassée de ses caillots, un aspect tout différent. Le feuillet pariétal
est absolument normal: lisse et brillant il n'a été aucunement
influencé par la cause de l'épanchement. La plèvre viscérale n'est
recouverte ni d'une membrane fibrineuse, ni d'aucune production
similaire. Sa surface ne présente aucune altération, sauf parfois de
l'œdème et du dépoli dans une région circonscrite, en rapport immédiat
avec une lésion pulmonaire sous-pleurale. Dans tout le reste de
son étendue, la plèvre viscérale est normale. Cette lésion pleurale fait
corps avec celle du poumon et ne peut exister indépendamment d'elle.
L'affection pulmonaire peut n'être pas inflammatoire (infarctus, œdème

par stase sanguine), elle peut être circonscrite ou diffuse, uni ou bilatérale, elle peut être tuberculeuse (granulie, hépatisation blanche) ou avoir pour cause des microbes banals. Elle est la véritable source de l'épanchement qui doit, pour ces raisons, être appelé pneumogène et non pleurétique.

La membrane épi-pleurale caractéristique de la pleurésie séro-fibrineuse est fréquemment accompagnée par une des lésions pulmonaires qui produisent les épanchements pleuraux pneumogènes, une pneumonie par exemple. Il n'y a, dans l'interprétation de ces faits, qu'une apparence de difficulté : la présence de la membrane néo-formée, à surface fibrineuse, quelles que soient les lésions pulmonaires concomitantes, suffit pour permettre d'affirmer non seulement l'existence d'une pleurésie mais encore sa nature tuberculeuse.

Les épanchements pleuraux dus au bacille de Koch ne sont pas tous pleurétiques; la tuberculose du poumon peut en produire qui sont pneumogènes : 1° par granulie (lorsque la granulie s'accompagne d'œdème ou de congestion pulmonaire); 2° par hépatisation tuberculeuse.

Après avoir exposé les arguments sur lesquels sont fondées les opinions que nous venons d'émettre et la classification que nous allons donner des épanchements pleuraux, il nous faudra dire ce qu'il faut penser de certains types cliniques encore admis aujourd'hui : pleurésies brightiques, pleurésies rhumatismales, pleurésies cardiaques, pleurésies typhiques, congestions pleuro-pulmonaires. Il est important de montrer que tous rentrent dans le cadre que nous traçons ici. Parmi les cent cinquante observations personnelles qui servent de base à ce travail et parmi toutes celles qui ont été publiées jusqu'à ce jour, pas une ne nous fait penser qu'un troisième groupe d'épanchements pleuraux, séro-fibrineux, puisse exister à côté des deux grandes catégories, pneumogène et pleurétique.

Classification pathogénique des épanchements pleuraux.

I. ÉPANCHEMENTS PLEURAUX PLEURÉTIQUES. — On trouve le microbe pathogène dans l'épanchement pleural. — La lésion est une néo-formation, soit pyogène, soit tuberculeuse, à la surface de la plèvre.

A. *Purulents.* — (Mono ou poly-microbiens).

    (a) Microbes pyogènes banals (pneumocoques, streptocoques, etc.).

    (b) Microbes pyogènes spécifiques (bacille d'Eberth, etc.).

    (c) Bacille de Koch (seul associé ou aux précédents).

B. *Séro-fibrineux*, ou séro-hémorragiques. — Tous tuberculeux, qu'on y trouve ou non des microbes autres que le bacille de Koch.

II. Épanchements pleuraux pneumogènes. — (Appelés à tort pleurétiques).
— Peuvent être stériles ou contenir des microbes. La plèvre laisse voir par
transparence la lésion pulmonaire sous-jacente, laquelle est la vraie cause
de l'épanchement.

A. *Séreux* (hydrothorax). Peuvent être causés par
    (*a*) Œdèmes du poumon.
    (*b*) Congestions passives du poumon.
B. *Séro-fibrineux ou séro-hémorragiques*, par
    (*a*) Infarctus.
    (*b*) Congestions actives.
    (*c*) Hépatisations (tuberculeuses ou non) et inflammations diverses.
C. *Séro-purulents, fibrino-purulents, purulents*, par hépatisations.

I. — Épanchements pleuraux séro-fibrineux, pleurétiques

Les pleurésies auxquelles sont dus ces épanchements sont caractérisées en anatomie pathologique par une néo-formation membraneuse
qui est toujours, malgré son apparence inflammatoire, de nature
tuberculeuse, ainsi que le démontrent les arguments suivants : 1° L'é-
tude histologique de cette lésion pleurétique, quand elle est adulte, y
montre souvent des follicules tuberculeux. 2° Ces tubercules font
défaut dans les stades jeunes, mais la recherche du bacille de Koch y
donne toujours des résultats positifs. 3° La présence de ce bacille peut
être ordinairement constatée dans l'épanchement pleurétique. 4° Si la
tuberculose affecte, à la surface de la plèvre, une forme *fibrino-membraneuse*, absolument différente de ses modalités ordinaires, cette
particularité a sa cause, non pas dans l'anatomie macroscopique, ou
microscopique de cette séreuse, mais dans sa physiologie. Cette disposition en membrane étalée, à surface villeuse, est due uniquement
aux frottements incessants du feuillet pleural pulmonaire sur le feuillet pariétal. 5° L'étude des épanchements pleuraux pneumogènes cor-
robore toutes ces affirmations.

L'influence des mouvements physiologiques de la plèvre sur la
détermination des formes anatomiques de la tuberculose pleurale paraît évidente si on s'en rapporte aux données que voici. Il est important de savoir tout d'abord qu'il existe dans les plèvres trois formes
jeunes, parfaitement distinctes, de tuberculose : 1° Les granulations
de la granulie, développées entre la membrane fondamentale de la
plèvre et le tissu cellulaire sous-pleural, dans la couche où circulent
les vaisseaux de la plèvre, recouvertes par les couches superficielles
du tissu fondamental, elles existent fréquemment sans aucune altération de la plèvre; elles sont, à proprement parler, sous et extra-
pleurales et ne nous intéressent pas ici; 2° la lésion fibrino-membra-

neuse pleurétique ; 5° les granulations développées sur la plèvre, toutes en saillie sur sa surface, non dues comme celles de la granulie à l'apport de bacilles par les vaisseaux sanguins ou lymphatiques, mais à la présence de bacilles dans la cavité pleurale. Ces formations tuberculeuses épi-pleurales, processus de défense de l'organisme, ne peuvent se développer si des mouvements et des frottements incessants dispersent à chaque instant les éléments anatomiques destinés à les constituer. Aussi ne les trouve-t-on que dans les endroits où les glissements de la plèvre viscérale sur la plèvre pariétale sont nuls ou très peu étendus, soit normalement, soit par suite de dispositions pathologiques. Ces régions sont multiples. C'est dans le voisinage du hile du poumon qu'on voit le plus souvent des tubercules superficiels, discrets ou confluents, qui semblent apposés sur la surface de la plèvre. Ils y existent alors que les autres régions de cette séreuse sont recouvertes par une lésion fibrino-membraneuse tuberculeuse. Or, au hile viennent se fixer la plèvre pariétale et la plèvre viscérale ; dans son voisinage immédiat aucun frottement pleural ne peut exister. L'incursion pulmonaire devient de plus en plus grande vers le sommet, vers la base ou vers la paroi costale. C'est pour cela qu'en s'éloignant du hile on voit peu à peu succéder aux granulations tuberculeuses isolées, une nappe uniforme, une véritable membrane. Dans les scissures interlobaires, les glissements pleuraux ne peuvent pas, habituellement, exister d'une manière appréciable ; de plus, dans le cas de pleurésie de la grande cavité, la membrane pleurétique, sur la plèvre pulmonaire, passe d'un lobe à l'autre par dessus l'entrée des scissures qui sont ainsi transformées en cavités closes où tout frottement est impossible.

Les plèvres interlobaires sont alors ordinairement accolées et recouvertes de nombreux tubercules saillants, hémisphériques, discrets ou confluents. Une disposition analogue pourrait se produire dans les logettes pleurales limitées par des adhérences solides et serrées ; des tubercules isolés, arrondis, peuvent atteindre là leur complet développement parce que les frottements pleuraux y sont abolis ou très diminués.

Dans les parties moyennes et inférieures de la plèvre costale et dans les diverses régions où les glissements pleuraux sont d'une étendue notable, on ne trouve ces tubercules qu'exceptionnellement. Il faut, pour leur production, que des agglutinations ou des adhérences aient fixé la plèvre viscérale à la plèvre pariétale ou, au contraire, qu'un épanchement pneumogène les ait séparées l'une de l'autre ; dans ces deux cas les frottements n'existent pas ou sont très faibles.

Des arguments du même ordre sont tirés de l'examen des tuberculoses récentes des autres séreuses ; les granulations isolées, saillantes dans la cavité séreuse, s'observent dans celles où les mouvements sont rares et lents. Dans le péritoine, par exemple, la tuberculose est essentiellement formée, à son début, par des tubercules arrondis, proéminents, d'autant plus nets et plus isolés qu'ils siègent en une région où les mouvements des viscères sont moindres, c'est-à-dire en un point où les déplacements du diaphragme se font moins sentir. Dans la vaginale, les contacts peuvent être supprimés dès le début de l'éruption tuberculeuse par formation d'une hydrocèle. Aussi les tubercules y acquièrent-ils parfois un développement considérable en affectant la forme de sphères baignant dans le liquide, tangentes et adhérentes par un seul point de leur surface à la membrane vaginale. Tout au contraire, dans les séreuses ou portions de séreuses où existent des frottements incessants, rapides, énergiques, on trouve surtout la forme fibrino-membraneuse de la tuberculose. Dans le péricarde on peut voir une inflammation tuberculeuse presque identique par son aspect à la lésion pleurale que nous étudions, identique, d'autre part, aux lésions dites caractéristiques de la péricardite aiguë simple et consistant dans la présence, sur toute l'étendue du péricarde, d'une mince membrane fibrineuse, à surface villeuse, dans laquelle sont plongés des bacilles de Koch et des cellules migratrices.

Les auteurs qui ont étudié les productions épi-pleurales de la pleurésie séro-fibrineuse les ont divisées en deux parties : la néo-membrane et la fausse-membrane, la première formant, au contact de la plèvre, une couche organisée, conjonctivo-vasculaire, vivante ; la seconde plus superficielle, fibrineuse, destinée à être envahie par les éléments de la précédente, puis résorbée par eux. Nous donnons à l'ensemble de ces deux couches le nom de « tuberculose fibrino-membraneuse » afin de pouvoir ainsi désigner par une seule expression l'ensemble des lésions pleurétiques. D'ailleurs la division des auteurs précédents est quelque peu factice car la couche superficielle, bien que formée essentiellement de fibrine, contient pourtant des cellules vivantes qui doivent contribuer au travail de résorption de la fibrine et à son organisation. En somme, cette couche fibrineuse n'est que le premier stade de l'évolution, la partie la plus jeune de la néo-membrane.

Si nous essayons ici d'esquisser dans ses grands traits, après des auteurs aussi autorisés que Cruveilhier, Kelsch et Vaillard, Péron, les principaux caractères de la lésion pleurétique fibrino-membraneuse, c'est parce que, nous semble-t-il, on ne saurait trop insister sur la spécificité de cette production épi-pleurale, jusqu'à présent considérée à tort comme une lésion inflammatoire banale. D'une part elle doit être regardée comme la lésion pathognomonique de la pleurésie séro-fibrineuse; d'autre part elle est toujours tuberculeuse, même quand elle survient au cours d'une fièvre typhoïde, d'un rhumatisme ou d'une néphrite, même quand elle recouvre des congestions ou des hémorragies pulmonaires, même lorsque, au-dessous d'elle, le poumon est atteint de pneumonie franche à pneumocoques, même si ces pneumocoques abondent dans son épaisseur et dans l'épanchement pleural. Lorsqu'une maladie générale ou une lésion pulmonaire non tuberculeuse existent en même temps qu'une pleurésie séro-fibrineuse, composée d'un épanchement et d'une fibrino-membrane pleurétique, l'observateur, contrairement à ce qui nous semble avoir eu lieu jusqu'à ce jour, ne doit pas attribuer la pleurésie à l'agent de l'affection pulmonaire ou de la maladie générale. Il se trouve en présence d'un cas complexe dans lequel il y a coïncidence de deux processus pathologiques absolument distincts et de nature différente, dont l'un est toujours une pleurésie tuberculeuse. Des faits de ce genre induiraient en erreur tout observateur qui se laisserait guider par les apparences et n'aurait pas recours à la recherche des bacilles de Koch, dans les coupes des lésions pleurétiques, avec toute la minutie qu'elle nécessite dans les cas difficiles. Nos constatations nous donnent le droit d'affirmer qu'il n'existe pas de pleurésie séro-fibrineuse, avec lésions épipleurales fibrino-membraneuses, sans bacilles de Koch.

Pour faire l'étude anatomo-pathologique de la lésion pleurétique, il faut, après s'être demandé comment elle paraît, l'examiner dans les diverses phases de son évolution, d'abord à l'état jeune, puis à l'état adulte et enfin dans ses processus de guérison complète ou incomplète.

Elle prend naissance après l'arrivée de bacilles de Koch dans la cavité pleurale. Ces bacilles ne peuvent guère y être apportés que par les deux modes suivants : 1° Des cellules migratrices chargées de bacilles arrivent dans la cavité pleurale, en grand nombre, venues de tubercules voisins et surtout des vaisseaux voisins sanguins et lymphatiques. C'est sans doute de cette façon que naissent la plupart des pleurésies qui surviennent au cours des tuberculoses aiguës ou subaiguës; 2° La rupture dans la plèvre, soit spontanément, soit à la suite d'un traumatisme thoracique, d'un tubercule ramolli, sous-pleural, a pour résultat l'écoulement de la substance caséeuse dans la cavité pleurale. La pleurésie cliniquement primitive, dite franche, à développement rapide, ne peut exister que si les deux conditions suivantes sont réalisées. a) Le sujet, au moment où elle paraît, n'a pas de tuberculose cliniquement appréciable, donc n'a que très peu ou n'a pas de bacilles charriés par ses cellules migratrices. *b)* Elle nécessite un ensemencement abondant de la séreuse ; l'apport d'un bacille ou d'un petit nombre de bacilles par une ou quelques cellules migratrices ne suffirait pas au développement de lésions pleurétiques à début aigu. Cette évacuation dans la plèvre du contenu d'un noyau tuberculeux, sans établissement d'une communication avec les bronches nous paraît être le seul phénomène capable de produire, en l'absence de tuberculose abondante, l'ensemencement riche de la plèvre nécessaire pour le développement aigu d'une pleurésie.

La fréquence, aux autopsies, de tubercules caséeux sous-pleuraux, au niveau desquels la membrane pleurale est envahie presque complètement par l'extension excentrique de la caséification, montre avec quelle facilité des ruptures de ce genre peuvent et doivent se produire. La rupture d'un tubercule caséeux dans une bronche donne une cavernule ; son ouverture dans la plèvre, une pleurésie aiguë ; sa communication simultanée ou successive avec une bronche et avec la plèvre cause un pneumothorax. La pleurésie aiguë tuberculeuse peut paraître souvent primitive en clinique ; en réalité elle ne doit l'être pour ainsi dire jamais.

Les lésions anatomo-pathologiques de la pleurésie tuberculeuse passent successivement par les diverses phases que voici : 1° Au début, la lésion est une simple membrane fibrineuse contenant des bacilles et des cellules vivantes, d'origine endothéliale et d'origine migratrice. 2° Plus tard le tissu conjonctivo-vasculaire de la membrane pleurale pénètre cette couche fibrineuse, et alors la lésion pleurétique comprend une couche organisée, profonde, la *néomembrane* des auteurs, et une couche fibrineuse, non organisée, superficielle, la *fausse membrane* des auteurs. 3° Plus tard encore la transformation fibro-conjonctive augmente et en même temps des follicules tuberculeux peuvent se développer dans l'épaisseur de la néo-membrane. 4° Si les lésions ne se sont pas arrêtées à l'une des périodes précédentes, elles peuvent passer à l'état chronique. Quand elles guérissent, il se fait une soudure de la néo-membrane pariétale à la néo-membrane viscérale, avec persistance de tubercules (guérison apparente) ou sans persistance de lésions tuberculeuses (guérison véritable). La caractéristique la plus remarquable de ces lésions tuberculeuses pleurétiques, c'est qu'elles peuvent évoluer sans présenter jamais, à aucune de leurs périodes, de tubercules proprement dits.

Pour se faire une idée de ce qu'est, vue à l'œil nu, la fibrino-membrane à l'état très jeune, un bon moyen consiste à examiner la plèvre viscérale ou pariétale d'individus morts de granulie. Parfois on y trouve cette production réduite à son minimum, sous forme de petites plaques dépolies, à peine saillantes, peu apparentes parfois, surtout visibles à l'éclairage oblique, non pourvues de limites nettes, éparses par ci, par là, et très peu épaisses. Leur existence semble avoir été méconnue avant Empis qui les a bien décrites. Le doigt les soulève sous forme de minces pellicules poisseuses; il est également facile de les séparer de la plèvre avec la pointe d'un scalpel. Le microscope montre que ces minces placards sont composés de fibrine dans laquelle des cellules sont irrégulièrement distribuées parfois, et parfois forment une couche inégale au contact de la surface de la plèvre. La fibrine y dessine des bandes épaisses ou des lignes très fines, disposées en général parallèlement à la surface de la séreuse dans les couches profondes, dirigées en divers sens dans les parties superficielles. La membrane pleurale, sous ces lésions pleurétiques, est un peu œdématiée, ses vaisseaux sanguins et lymphatiques sont très dilatés; dans son épaisseur les cellules migratrices sont plus nombreuses qu'à l'état normal, partout des tubercules sont épars, sauf sur la surface de la plèvre où ils font entièrement défaut.

Lorsque la fibrino-membrane, quoique encore mince et jeune, a pourtant acquis déjà un certain développement, on constate à l'œil nu qu'elle a en général une épaisseur assez uniforme, variable d'un cas à l'autre, mais, en moyenne de 1/2 à 1 millimètre. Sa partie superficielle est limitée par une couche continue de fibrine qui, d'un côté, par sa face libre, se prolonge en très fines dentelures d'aspect villeux ou tomenteux et, de l'autre, par sa face profonde, recouvre, en lui adhérant, une partie moins opaque, d'apparence très uniforme, qui est la néo-membrane. Cette couche profonde est en contact avec la plèvre et lui est adhérente bien qu'on l'en sépare facilement. La membrane pleurale présente, dans les régions comprimées par un gros épanchement, une disposition flexueuse due à ce que son tissu est trop peu élastique pour suivre le poumon dans sa rétraction. La néo-membrane l'accompagne dans tous ses plissements, mais, plus tard, sa face superficielle aura tendance à devenir plane, sa face profonde restant moulée sur les sinuosités de la plèvre. La transformation fibreuse de ces nouvelles formations et les adhérences qu'elles établissent entre les deux lames de chaque plicature de la plèvre, tendront à fixer le poumon dans sa rétraction. Fort heureusement ces adhérences restent longtemps fragiles et des tractions même légères, déplissent facilement la plèvre en produisant dans la néo-membrane non extensible et peu résistante, des craquelures au fond desquelles apparaît la membrane fondamentale, le tissu propre de la plèvre.

Sur la plèvre pariétale, l'aspect de la lésion pleurétique diffère un peu. Parfois elle semble moins être une néo-formation à la surface de cette plèvre qu'un gonflement œdémateux de son tissu : elle est alors molle, tremblotante, demi-translucide et peut avoir sa surface libre dépourvue de fibrine appréciable à l'œil nu. Quelquefois elle est recouverte de petits ilots de fibrine étoilés qui s'anastomosent entre eux et forment ainsi un réticulum irrégulier. Le plus souvent la fibrine est disposée en une couche continue, villeuse, sur la surface de la néo-membrane, adhérente elle-même à la plèvre pariétale, absolument comme sur le feuillet viscéral.

L'irritation produite sur les tissus sous-jacents par le développement de cette membrane tuberculeuse donne lieu à la formation d'un

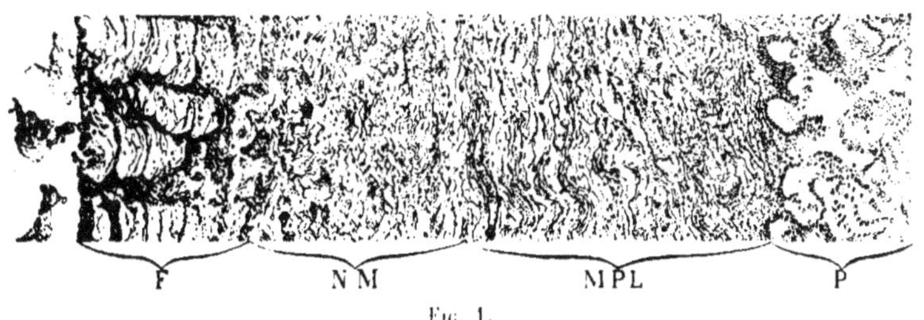

Fig. 1.

œdème qui peut être considérable et occupe non seulement l'épaisseur de la plèvre pariétale ou viscérale, mais encore le tissu cellulaire qu'elle recouvre et parfois même les tissus voisins.

Histologiquement (fig. 1), sur la plèvre viscérale, la tuberculose fibrino-membraneuse jeune, lorsqu'elle est complètement développée, comprend, ainsi que nous l'avons dit, deux couches, l'une superficielle, l'autre profonde. La couche superficielle pseudo-membraneuse vue au microscope, se montre essentiellement composée de fibrine formant parfois des bandes anastomosées, entre-croisées en des sens très divers et de dimensions variées. Le plus souvent la fibrine affecte une disposition histologique qui peut être schématiquement représentée comme il suit : une bande plus ou moins régulière s'applique contre la couche profonde, organisée ; une deuxième, à peu près parallèle à la précédente, forme la partie la plus superficielle de la zone fibrineuse ; des travées perpendiculaires ou obliques, plissées, sinueuses, unissent ces deux bandes l'une à l'autre. Dans les mailles ainsi limitées, on trouve de la sérosité contenant quelques cellules. Ces cellules et celles qui sont englobées dans la fibrine sont migratrices, les unes d'origine lymphatique, les autres plus volumineuses, sans doute d'origine endothéliale ou conjonctive pour la plupart. Parfois on trouve, isolées au milieu de la fibrine, des cellules géantes que n'entourent ni cellules épithélioïdes, ni cellules embryonnaires. Les cellules sont à peu près uniformément éparses dans cette couche de fibrine et ne forment pas le moindre amas comparable aux follicules tuberculeux.

La partie profonde, organisée, la néo-membrane des auteurs, est due à l'envahissement progressif, par des fibres conjonctives, des couches fibrineuses les plus voisines de la plèvre. En même temps il y a diminution et fragmentation de la fibrine et apparition de vaisseaux sanguins néo-formés. L'union de cette néo-membrane avec le tissu fondamental de la plèvre se fait ordinairement, les cellules de l'endothélium pleural étant dispersées, par continuation des fibres conjonctives de la membrane pleurale dans la néo-membrane pathologique. La séparation de l'une et de l'autre ne peut souvent pas être déterminée avec une précision absolue : elles sont formées toutes deux de tissu conjonctif contenant des cellules migratrices tantôt extrêmement nombreuses, tantôt relativement peu abondantes, et plus ou moins infiltré d'œdème. Dans cette couche conjonctive se développent très vite des vaisseaux de nouvelle formation, de calibre parfois considérable, et à parois très minces. Ces vaisseaux fragiles ne deviennent, en général, vraiment nombreux et volumineux que dans les pleurésies qui ont déjà un certain âge. Quand ils se déchirent spontanément ou à la suite d'une ponction évacuatrice du contenu de la plèvre, le sang se mélange au liquide pleural et la pleurésie devient séro-hémorragique.

L'aspect histologique de la fibrino-membrane jeune, sur la plèvre pariétale, est un peu différent. La fibrine forme une mince nappe étendue à la surface de la couche organisée. Au-dessous d'elle, cette partie organisée, la néo-membrane, est très variable d'apparence. Parfois elle forme une bande conjonctive distendue par l'œdème et parsemée de rares cellules; les fibres conjonctives qui la composent se continuent d'un côté avec le tissu pleural, s'étendent de l'autre jusque dans la nappe fibrineuse. Quelquefois elle est moins œdématiée, plus facile à distinguer du tissu pleural, plus riche en cellules qui, fréquemment se groupent en petits amas. Toujours s'y développent des vaisseaux dont la structure est embryonnaire et le calibre assez volumineux.

Quant aux vaisseaux sanguins et lymphatiques de la plèvre viscérale et pariétale, ils sont très dilatés; mais ils conservent ordinairement leur perméabilité quand il n'y a pas d'inflammation pulmonaire sous la lésion pleurétique.

Le tissu fondamental présente une infiltration plus ou moins considérable par des leucocytes et par du liquide d'œdème.

Voilà donc des lésions tuberculeuses dans la description desquelles il n'est fait et il ne doit être fait aucune mention de tubercules. Grande est, par suite, l'erreur des auteurs qui conseillent de s'en rapporter à la recherche des tubercules dans les lésions pleurétiques, pour élucider la nature d'une pleurésie : les follicules tuberculeux n'existent pas dans les lésions pleurétiques jeunes ; ils n'apparaissent que dans les néo-membranes adultes ou vieillies, encore leur abondance y est-elle variable : leur présence même n'est pas constante.

Cette tuberculose sans tubercules, fibrino-membraneuse, subit ultérieurement une transformation fibro-conjonctive plus complète, qui est, par elle-même, un processus de guérison. Cette évolution s'accompagne fréquemment de la formation de tubercules épars dans l'épaisseur du tissu nouveau, dans la membrane fondamentale de la plèvre, ainsi que dans les parties voisines du poumon. La membrane pleurétique peut rester mince ; l'exsudation fibrineuse s'est organisée dans sa totalité et a vite cessé de s'épaissir, bien que des tubercules y apparaissent et y évoluent. D'autres fois, la formation épi-pleurale peut devenir très épaisse et très dense. C'est là ce qui se passe dans la plupart des vieilles pleurésies : dans la coque épaisse qui enveloppe le poumon on trouve des tubercules aux diverses phases de leur évolution ; d'abord simples amas de cellules embryonnaires, puis pourvus de cellules épithélioïdes et de cellules géantes, et finalement caséeux en leur centre.

Quand, le liquide se résorbant, la néo-membrane pariétale et la néo-membrane viscérale arrivent à se toucher, des adhérences se forment entre elles, d'abord molles et fibrineuses et consistant en un simple accolement. Plus tard le tissu conjonctif envahit cette couche agglutinante, fibrineuse, et passe d'une néo-membrane dans l'autre. Des anastomoses vasculaires s'établissant ensuite, la plèvre pariétale se trouve unie à la plèvre viscérale par une couche conjonctive et vasculaire. Cette symphyse post-pleurétique est le processus de guérison des lésions que nous venons de décrire. Cette guérison est souvent plus apparente que réelle ; fréquemment des follicules tuberculeux persistent, épars dans l'épaisseur des feuillets pleuraux ou dans les adhérences conjonctives ou dans les parties sous-pleurales du poumon infectées par voisinage.

La recherche des bacilles de la tuberculose peut se faire pendant la vie, dans le liquide séro-fibrineux ou. après la mort, sur des coupes de lésions pleurétiques. Le meilleur moyen de mettre en évidence leur présence dans le liquide séro-fibrineux est, encore aujourd'hui, pensons-nous, celui que nous avons indiqué il y a deux ans[1]. Il consiste en une inoculation du liquide pleurétique à deux cobayes. Un premier reçoit, de semaine en semaine, à deux ou trois reprises différentes, dans le péritoine, une dose de liquide pleurétique variant de 5 à 20 centimètres cubes suivant la toxicité de la sérosité et le volume de l'animal. Le deuxième est soumis à des inoculations de mêmes quantités de liquide hebdomadairement répétées jusqu'à sa mort. Par ce procédé on obtient des résultats positifs, au moins sept fois sur huit. On doit admettre que la valeur d'une inoculation positive est à peu près absolue et que celle d'une inoculation négative est nulle, même faite dans ces conditions.

Alors que la présence du bacille de Koch dans le liquide pleurétique est révélée par ces inoculations, les cultures peuvent parfois mettre en évidence celle d'autres microbes, banals ou non : staphylocoques, streptocoques, pneumocoques, bacterium coli, tétragènes, bacilles d'Eberth. Nous avons dit pour quelles raisons leur présence dans les liquides pleuraux n'avait aucune signification pathogénique; il en est de même de leur existence, souvent facile à constater, dans les coupes de lésions pleurétiques.

La distribution des bacilles de Koch dans les lésions des pleurésies tuberculeuses a été l'objet de recherches complètes et précises de la part de Péron (Thèse de Paris. 1895). Le seul point que nous voulions signaler parce qu'il est le seul capital, est celui-ci : dans la lésion caractéristique de la pleurésie séro-fibrineuse et que nous appelons tuberculose fibrino-membraneuse, on trouve toujours des bacilles de Koch.

II. — ÉPANCHEMENTS PLEURAUX PNEUMOGÈNES.

A côté des épanchements pleuraux séro-fibrineux dus à des pleurésies, c'est-à-dire produits par l'arrivée dans la cavité pleurale de microbes pathogènes, les bacilles de Koch, il existe d'autres épanchements séro-fibrineux dont la pathogénie et souvent aussi la nature, sont très différentes. Nous les appelons pneumogènes pour bien indiquer que leur cause, quelle qu'elle soit, n'est pas une inflammation pleurale, mais une lésion pulmonaire. La membrane pleurale présente deux faces : l'une est libre et limite la cavité séreuse, l'autre est

1. Le Damany. *Thèse de Paris*, 1897.

adhérente aux tissus sous-jacents. Les pleurésies sont dues à l'action des agents microbiens sur la face libre, superficielle, de la membrane, et, comme ces microbes sont contenus dans la cavité de la séreuse, ils agissent simultanément sur la plèvre viscérale et sur la plèvre pariétale. Les épanchements pneumogènes sont le résultat d'une action pathogène localisée sur la face profonde, pulmonaire, de la plèvre viscérale ; ils sont la conséquence de l'extension vers la plèvre des phénomènes pathologiques exsudatifs, qui se produisent dans le poumon. Contrairement aux pleurésies séro-fibrineuses, dont la pathogénie, toujours tuberculeuse, est unique, ces exsudats pneumogènes, bien que relevant d'un même mécanisme, ont une étiologie complexe. On a séparé l'hydrothorax des autres épanchements pleuraux à cause de sa bilatéralité habituelle et de l'absence de fibrine dans sa composition ; il est pneumogène, car sa cause prochaine est un œdème du poumon. Or, les autres lésions susceptibles de produire des épanchements pneumogènes, congestions actives ou passives, hémorragies ou inflammations pulmonaires, ne produisent, pas plus que l'œdème, des épanchements pleurétiques ; elles ne causent directement que des épanchements pleuraux pneumogènes qui peuvent être séreux, séro-fibrineux ou purulents. Nous trouvons la preuve de ce mécanisme pathogénique et de son unité pour ces épanchements divers dans les arguments que nous allons exposer.

1° La présence de microbes dans ces liquides pleuraux n'est pas constante, même lorsque la lésion pulmonaire causale est inflammatoire et microbienne. On a expliqué la stérilité du liquide par cette raison que les microbes, n'y trouvant pas un milieu favorable à leur existence, y meurent et disparaissent si rapidement qu'il n'en reste plus trace au moment où est pratiquée l'aspiration du liquide nécessaire pour les examens sur lamelles, pour les ensemencements et pour les inoculations. Cette mort rapide serait due aux propriétés bactéricides de la sérosité pleurale et, accessoirement, à ses faibles propriétés nutritives. A cette opinion il est facile d'adresser des objections : a) Les microbes ordinaires, ensemencés dans du liquide pleurétique, ne s'y multiplient que pauvrement il est vrai, mais ils s'y développent pourtant et surtout s'y conservent assez longtemps. b) Kelsch et Sacaze ont trouvé le streptocoque et le bacille d'Eberth dans des pleurésies séro-fibrineuses où l'inoculation démontra également la présence du bacille de Koch. Les expériences de Péron prouvent que les microbes banals, injectés à travers la paroi thoracique dans le liquide des pleurésies tuberculeuses, chez des animaux vivants, s'y conservent très bien et peuvent y être retrouvés ultérieurement.

Nos constatations personnelles montrent qu'il en est de même chez l'homme quand des microbes, venus sans doute du poumon, arrivent spontanément dans le liquide pleurétique, même s'ils ne sont ni assez nombreux, ni assez virulents pour en produire la purulence. *c*) L'épanchement para-pneumonique peut être purulent et rester néanmoins stérile. Les pneumocoques vivent pourtant bien dans le pus et s'y conservent longtemps, leur persistance dans les pleurésies pneumococciques en est la preuve. *d*) Les exsudats pleuraux para-pneumoniques, purulents et séro-fibrineux, peuvent aussi contenir des pneumocoques; leur pathogénie est cependant la même que celle de ceux où ces microbes font défaut, car les lésions anatomo-pathologiques sont identiques dans les uns et dans les autres. En somme, tantôt il y a des pneumocoques dans les épanchements pleuraux para-pneumoniques et tantôt il n'y en a pas; voilà un fait que nous avons bien des fois contrôlé. Mais la présence et l'absence de ces microbes ne sont pas en concordance avec les règles qu'on a voulu établir à ce sujet et conséquemment ne s'expliquent pas par les raisons données jusqu'à présent. Ces mêmes observations sont applicables aux épanchements pleuraux dus à des inflammations pulmonaires non pneumococciques. *e*) Il y a des épanchements pleuraux séro-fibrineux dont la pathogénie n'a rien de microbien, par exemple ceux qui se forment dans les plèvres par suite de la seule présence dans le poumon d'infarctus sous-pleuraux. Leur existence est une preuve qu'il n'est pas indispensable de faire intervenir les microbes pour expliquer certains épanchements pleuraux séro-fibrineux.

2° A première vue, l'aspect de la plèvre, dans les cas où l'épanchement pleural a pour cause une lésion microbienne du poumon, présente les plus grandes analogies avec celui qu'on lui trouve quand l'affection causale est un infarctus aseptique. Cette opinion est confirmée par l'examen histologique de la séreuse. On a dit qu'entre la pleurésie purulente et la pleurésie séro-fibrineuse à pneumocoques il n'y a de différences que celles qui tiennent à une plus ou moins grande virulence de ces microbes. Cette hypothèse n'aurait pas été exprimée si ses défenseurs avaient au préalable consulté l'anatomie pathologique en évitant de prendre un épanchement pneumogène purulent pour une pleurésie purulente. Dans le cas d'épanchement pleural para-pneumonique, où la lésion pleurale n'est rien ou presque rien, où la lésion pulmonaire est tout, il n'existe rien de semblable, rien de comparable, ni de près ni de loin à la membrane pyogène des véritables pleurésies purulentes ou à la fibrino-membrane tuberculeuse des pleurésies séro-fibrineuses. Sauf la présence, rare d'ailleurs, d'un léger dépoli au niveau de la lésion pulmonaire, sauf celle de coagulations fibrineuses éparses çà et là, la plèvre n'y présente, à l'œil nu, aucune altération. Au niveau de la lésion pulmonaire elle peut avoir, à la vérité, une coloration noirâtre, brunâtre ou grisâtre, mais cet aspect est dû seulement à ce que la membrane pleurale laisse voir par transparence la lésion pulmonaire qu'elle recouvre. Il n'y a guère là qu'une apparence d'altération pleurale, car, sur des coupes perpendiculaires à sa surface, la tranche de la plèvre a toujours une coloration blanchâtre ; le microscope y montre seulement des altérations œdémateuses et une dilatation très grande des vaisseaux sous-pleuraux. La plèvre viscérale est normale dans toute l'étendue qui n'est pas en rapport de contiguïté avec le foyer pulmonaire, sauf les plissements résultant de l'atélectasie du poumon comprimé par l'épanchement, sauf la présence de quelques précipités fibrineux sur sa surface. L'examen histologique confirme ces renseignements sur tous les points. Partout la membrane pleurale est normale, sauf dans la région où elle est atteinte par la lésion pulmonaire.

3° En examinant comparativement de nombreux cas de lésions pulmonaires sous-pleurales dont les uns étaient accompagnés d'épanchement pleural pneumogène et dont les autres ne l'étaient pas, la cavité pleurale étant absolument normale dans ces derniers, nous avons trouvé à la plèvre le même aspect dans les uns et dans les autres : surface ordinairement lisse, œdème et congestion du tissu pleural. Les altérations pleurales qui accompagnent l'exsudation pneumogène n'ont donc rien de caractéristique.

4° La plèvre pariétale ne présente jamais d'altération, on n'y voit même pas la congestion ou l'œdème que nous avons signalés dans une partie de la plèvre viscérale. Or, il serait difficile de comprendre par quelle bizarrerie un agent pathogène, situé dans la cavité pleurale, pût laisser le feuillet pariétal absolument indemne. Il y a donc, entre les lésions de la pleurésie purulente et celles de ces épanchements pneumogènes, une distinction absolue qui résulte d'une localisation différente de l'agent pathogène et non d'une variation dans le degré de sa virulence. Le pneumocoque, dans la plèvre, produira une pleurésie purulente ; dans le poumon, sous la plèvre, il causera une pneumonie, laquelle pourra avoir pour conséquence un épanchement pneumogène.

5° Lorsque des adhérences pleurales fixent l'un à l'autre les deux feuillets de la séreuse au niveau d'un foyer pneumonique, on peut voir se produire une lésion qui, d'une part, est la reproduction,

sous une autre forme, de l'épanchement pleural para-pneumonique
et, d'autre part, est en outre de même genre que l'œdème qui survient en tous lieux autour des foyers inflammatoires. Le tissu cellulaire dont ces adhérences pleurales sont formées devient gélatiniforme et si on le coupe il en sort du liquide citrin : il est le siège
d'une infiltration œdémateuse. L'épanchement pleural pneumogène
se forme dans le même mécanisme que cet œdème; seulement au lieu
d'être infiltré par des mailles celluleuses qui le maintiennent au
niveau de la lésion originelle il descend, parfois loin de celle-ci, dans
les parties déclives d'une vaste cavité libre où il se collecte. Tandis
que les véritables pleurésies et tout particulièrement les pleurésies
séro-fibrineuses, ne peuvent se produire que si la cavité pleurale est
conservée soit en partie, soit en totalité, ces épanchements pleuraux
pneumogènes ont un équivalent pathogénique en cas de symphyse
pleurale : l'infiltration œdémateuse des adhérences.

6° Un autre argument encore est tiré de la constatation simultanée,
dans la plèvre, d'une part des lésions caractéristiques de l'épanchement pleural pneumogène, d'autre part des altérations pleurales
symptomatiques de la pleurésie purulente. En même temps que du
liquide pneumogène, séro-fibrineux, séro-hémorragique ou séro-purulent, des microbes pyogènes nombreux peuvent filtrer au niveau du
foyer pneumonique. Alors, les globules de pus et les microbes tombés
dans les régions inférieures de la cavité peuvent réagir à leur tour et
former, à la surface de l'endothélium devenu vésiculeux, une couche
fibrino-purulente, la membrane pyogène. Au premier stade, caractérisé par une exsudation pneumogène de liquide purulent et de
microbes virulents, commence à succéder une deuxième phase, celle
de la pleurésie purulente.

7° La clinique enfin nous apprend que certains épanchements para-
pneumoniques, séro-purulents ou purulents, se terminent par résorption. C'est un fait qu'il est facile et fréquent de constater quand on
recherche avec soin les petits épanchements pleuraux para-pneumoniques, et qu'on y fait une ponction exploratrice. C'est sans doute
parce qu'on a pris ces épanchements pneumogènes pour des pleurésies purulentes qu'on a considéré celles-ci comme fréquemment
susceptibles de guérison spontanée. D'après nos constatations, la résorption de ce pus serait due à ce qu'il ne contient que peu ou pas
de microbes pathogènes, à ce qu'il est, pour cette raison, incapable
de produire une vraie pleurésie purulente.

La plèvre constitue, dans les conditions ordinaires, une barrière
qui sépare les affections pulmonaires des affections pleurales et réci-

proquement. C'est grâce à son rôle protecteur que la plupart des maladies du poumon peuvent évoluer sans se compliquer de pleurésie ; c'est grâce à son influence que les complications pulmonaires sont rares au cours des pleurésies. Mais cette barrière n'est pas infranchissable ; les pneumonies se compliquent parfois de pleurésies purulentes, les pleurésies sont parfois phtisiogènes. Il faut néanmoins que les œdèmes du poumon aient une certaine intensité pour qu'ils puissent produire un épanchement pleural : légers ou moyens, ils n'en produisent pas. Pourquoi l'œdème du poumon et de la plèvre transsude-t-il dans la cavité pleurale? Pourquoi franchit-il cette barrière? Nous pensons que cette exsudation est favorisée par la tendance au vide qui existe dans la cavité pleurale pendant les inspirations. La cavité pleurale est normalement virtuelle, mais elle a, par suite de l'élasticité pulmonaire, une tendance constante à cesser de l'être. De même que cette tendance se manifestera si une perforation permet la pénétration de l'air, de même elle entrera en jeu si une altération inflammatoire ou œdémateuse du poumon y favorise l'arrivée de sérosité.

Hydrothorax. — Les épanchements purement séreux qui se forment dans la plèvre des cardiaques, des brightiques, des cachectiques, etc., ont leur origine dans l'œdème du poumon. Pour s'en convaincre, il suffit de mettre en comparaison, d'une part, l'état normal de la plèvre pariétale et de la paroi thoracique, que l'anasarque envahit si rarement: d'autre part, l'œdème énorme du poumon et celui de la plèvre viscérale au cours de ces épanchements séreux. Parfois le gonflement œdémateux de la membrane pleurale viscérale est si considérable que, le long des lobes pulmonaires, se forment des sortes de bourrelets minces, demi-translucides, analogues à de petits chémosis. Cet œdème n'est qu'une extension vers le tissu fondamental de la plèvre de celui qui gorge le poumon. La plèvre pariétale ne présente rien de semblable. L'hydrothorax est donc un épanchement pneumogène.

Épanchements pleuraux dans la granulie. — Au cours de la granulie peuvent se produire de véritables pleurésies séro-fibrineuses ; en outre, souvent, en même temps que du liquide pleural, ou sans exsudation liquide, on trouve sur les surfaces pleurales une mince couche poisseuse, formée de cellules et de fibrine, que nous avons décrite comme étant une forme du premier stade de la néo-membrane. Mais parfois l'épanchement pleural, constaté pendant la vie ou à l'autopsie, ne s'accompagne d'aucune lésion pleurétique. Les seules modifications qui existent sont un degré variable d'œdème de la membrane pleurale viscérale, et surtout la présence de granulations submiliaires blanches et opaques, ou parfois demi-transparentes, à peine saillantes.

Ces granulations sont situées dans l'épaisseur du tissu conjonctif de la membrane séreuse et, plus exactement, sous la plèvre, dans la nappe celluleuse où rampent les vaisseaux. Elles érodent plus ou moins les lames fibreuses de la plèvre. Elles subissent fréquemment la transformation fibreuse. Dans une étude antérieure nous avions considéré ces tubercules comme la cause prochaine de l'épanchement, mais ils se retrouvent avec les mêmes caractères de forme, de siège et de structure, alors que la plèvre ne contient aucune trace de liquide. Il y a donc des granulies avec épanchements pleuraux et d'autres où les plèvres restent sèches. Entre les premières et les secondes aucune distinction n'est possible, ni à l'œil nu, ni au microscope, par l'examen des granulations pleurales. La véritable différence est dans les phénomènes d'œdème qui accompagnent ou non le développement de ces granulations. Quand l'œdème du poumon est nul ou modéré, il ne se forme pas d'épanchement; s'il est très considérable, du liquide se collecte dans la cavité pleurale. Si l'œdème pulmonaire est purement séreux, le liquide pleural est semblable à celui de l'hydrothorax; s'il y a des phénomènes irritatifs ou inflammatoires concomitants dans les alvéoles, l'exsudat pleural pourra contenir de la fibrine, ordinairement en petite quantité. Séreux ou séro-fibrineux, ces épanchements sont purement pneumogènes : ordinairement il n'y a dans la plèvre aucune lésion pleurétique.

Épanchements pleuraux par infarctus. — On peut trouver des infarctus sous-pleuraux chez des pleurétiques présentant, à l'autopsie, un épanchement séro-fibrineux et une exsudation membraneuse épipleurale; il y a chez ces sujets, nous insistons sur ce point très important, coïncidence de deux affections distinctes, l'hémorragie pulmonaire et la pleurésie tuberculeuse. Aucune relation de causalité immédiate n'existe entre ces deux affections.

L'infarctus sous-pleural peut, à lui seul, déterminer la formation d'une collection pleurale séro-fibrineuse ou séro-hémorragique. La cause, en ce cas, ne peut siéger que dans l'hémorragie pulmonaire ou dans la congestion qui entoure cette hémorragie. Comme la lésion ne peut agir que sur la partie de la plèvre située dans son voisinage immédiat, comme son action se produit de la profondeur, c'est-à-dire du parenchyme pulmonaire, vers la surface, c'est-à-dire vers la cavité pleurale, elle ne peut déterminer que des altérations pneumogènes de la séreuse. Cette opinion est entièrement confirmée par les divers procédés d'examen de la plèvre. Si on ne tient pas compte des petites coagulations fibrineuses, on ne voit en aucun point la moindre trace de lésion, sauf au niveau même l'infarctus. Là, la plèvre, bien que conservant son aspect lisse et poli, bien qu'aucun dépôt organisé ou autre ne recouvre sa surface, a pris une coloration noirâtre due à ce qu'elle laisse voir par transparence l'hémorragie pulmonaire sous-jacente. Au microscope, la seule modification appréciable est une dilatation notable des vaisseaux sous-pleuraux et un degré variable d'œdème de la membrane fondamentale.

Pour se faire une idée claire de la pathogénie des épanchements pleuraux pneumogènes, ceux qui sont dus aux infarctus nous semblent les plus favorables. Il est bien certain, pensons-nous, qu'aucune hésitation n'est possible au sujet de leur cause et de leur pathogénie : c'est bien la lésion pulmonaire qui doit être incriminée, pour cette raison bien simple qu'il n'y en a pas d'autre. Si notre opinion est admise sur ce point, il sera bien facile, nous semble-t-il, de l'admettre pour les épanchements para-pneumoniques.

Épanchements pleuraux para-pneumoniques. — Les pleurésies méta- ou post-pneumoniques séro-fibrineuses, débutant alors que la pneumonie est complètement guérie, sont des pleurésies tuberculeuses, le pneumocoque, lorsqu'il se trouve dans la plèvre et qu'il y exerce une action pathogène, ne pouvant produire que des pleurésies purulentes. Il en est de même pendant que les pneumonies évoluent : il n'existe qu'une seule forme de pleurésie para-pneumonique, la purulente. Il y a, en revanche, au cours des pneumonies, formation d'épanchements pleuraux para-pneumoniques divers, séro-fibrineux, séro-hémorragiques, séro-purulents ou même purulents; mais, pneumogènes quant à leur pathogénie, ils n'ont rien de pleurétique. Quelles sont les causes qui règlent l'apparition de telle ou telle variété de l'épanchement? Nous pensons qu'elles résident dans l'intensité plus ou moins grande des phénomènes d'hépatisation au contact immédiat de la plèvre et dans le plus ou moins d'œdème pulmonaire qui les accompagne. Purulent ou non, examiné avant ou après la défervescence, le liquide pleural peut contenir des pneumocoques ou être absolument stérile. Les autopsies de pneumoniques montrent les mêmes lésions pleuro-pulmonaires, que l'épanchement soit séro-fibrineux, séro-sanguinolent ou séro-purulent, qu'il contienne ou non des microbes, pourvu qu'il ne survienne pas de pleurésie. Hâtons-nous d'ajouter qu'en effet, quelle que soit la composition du liquide pleural, quand il est riche en microbes, ceux-ci, apportés dans la plèvre par l'exsudat pneumogène, réagissent à leur tour et produisent une inflammation pleurale véritablement pleurétique, avec membrane pyogène. Lorsque l'épanchement pleural est purement pneumogène, quelle que soit sa composition histologique, on ne trouve que les lésions suivantes (fig. 2), si on ne tient pas compte des précipitations fibrineuses, que nous considérons en tous cas comme secondaires. 1° Œdème de la membrane pleurale, parfois minime, parfois considérable. 2° Dilatation tantôt modérée, tantôt énorme, des vaisseaux sanguins de la plèvre. 3° Obstruction des grands lymphatiques sous-pleuraux qui sont remplis de globules de pus. 4° Augmentation du nombre des cellules migratrices dans le tissu fondamental. 5° Desquamation complète ou incomplète de l'endothélium pleural, qui, parfois, est seulement devenu vésiculeux. Ces lésions ne présentent aucune analogie avec celles des véritables pleurésies. Au contraire, celles qui se voient dans le simple œdème pulmonaire, dans la granulie et dans l'infarctus, leur ressemblent beaucoup. La congestion et l'œdème de la

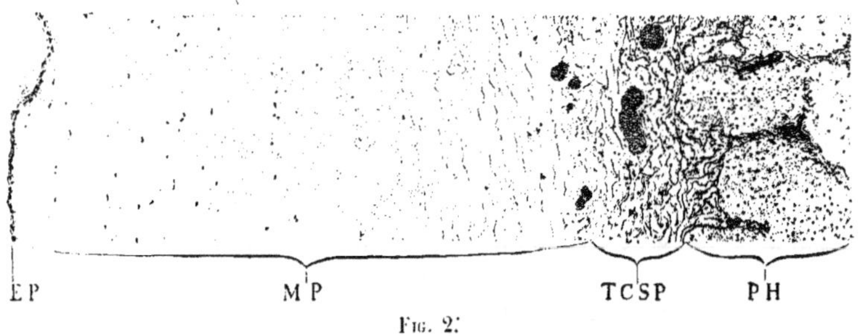

Fig. 2.

membrane séreuse, sa richesse en leucocytes, n'ont rien de caractéristique, car, nous l'avons dit, on les trouve qu'il y ait ou non du liquide dans la plèvre ; peut-être y a-t-il, à la rigueur, une différence de degré, mais ce détail ne se remarque guère sur les préparations histologiques.

L'examen bactériologique de coupes portant sur le poumon hépatisé et sur la plèvre tangente à cette hépatisation y montre le pneumocoque en abondance, ou du moins constamment présent. On a dit que, dans ces formes de « pleurésies », le pneumocoque resterait dans l'épaisseur de la membrane pleurale sans tomber dans sa cavité. Cette hypothèse n'a aucune base expérimentale, car les constatations positives des autopsies ne signifient rien, cette recherche ne pouvant être faite, chez l'homme, que sur des pièces recueillies 24 heures après la mort. La plèvre, mince membrane fibreuse, se continue avec le tissu conjonctif du poumon : elle est sans doute pourvue de riches réseaux lymphatiques, mais les vaisseaux qui les forment s'anastomosent avec ceux du poumon aussi souvent et aussi largement qu'ils le font entre eux. La localisation exclusive du pneumocoque dans l'épaisseur de la mince membrane fibreuse qu'est la plèvre, avec intégrité du poumon, ne se conçoit pas, sa localisation exclusive dans les lymphatiques pleuraux ne se comprend pas davantage.

Si l'épanchement, purulent ou non, est stérile ou pauvre en microbes, il descend dans les parties déclives et là est résorbé ultérieurement plus ou moins vite. S'il contient des bactéries nombreuses et virulentes, une membrane pyogène, composée de fibrine et de globules de pus, se formera sur la surface de l'endothélium pleural. Quand ce processus pleurétique fait défaut, la plèvre pariétale reste indemne et la plèvre viscérale est parfaitement normale dans toutes les régions où elle n'est pas en contact, en continuité, pour mieux dire, avec la lésion pulmonaire.

Épanchements pleuraux par pneumonies tuberculeuses. — La pneumonie tuberculeuse ou hépatisation blanche, peut s'accompagner de deux espèces d'épanchements pleuraux. L'un est le résultat d'une véritable pleurésie tuberculeuse, facilement reconnaissable à l'autopsie par la présence, à la surface de la plèvre, de lésions fibrino-membraneuses sur lesquelles nous n'avons pas à revenir. L'autre n'est accompagné d'aucune production de ce genre, la membrane pleurale y est simplement œdématiée, augmentée d'épaisseur et congestionnée. Nous avons donc là une nouvelle sorte d'épanchement pneumogène, un épanchement pleural dû à l'hépatisation tuberculeuse et non pleurétique. Ces lésions uniquement pneumogènes s'observent très nettement dans les pneumonies tuberculeuses ; il est vrai qu'elles y ont une grande tendance à ne pas rester pures. Les bacilles de Koch et les cellules migratrices qui arrivent dans la plèvre forment vite à sa surface, une mince nappe discontinue de cellules et de fibrine. Plus tard, ces produits pathologiques pourront augmenter d'épaisseur et constituer une néomembrane pleurétique.

Dans les *hépatisations* et les *splénisations* de toutes sortes, dans les *broncho-pneumonies*, les *hypostases*, les *congestions aiguës* du poumon, les phénomènes qui produisent l'épanchement pleural sont de même ordre, sont pneumogènes. Microbiennes ou non, ces lésions pulmonaires peuvent en effet donner lieu à des épanchements pleuraux séreux, parfois séro-purulents et souvent séro-hémorragiques. La pathogénie de ces épanchements pneumogènes n'a rien de spécial et ne mérite pas de retenir davantage notre attention. Tout ce que nous avons dit au sujet de l'épanchement pleural para-pneumonique leur est applicable.

III. Coïncidence de pleurésies séro-fibrineuses avec des lésions pulmonaires pouvant produire des épanchements pleuraux pneumogènes.

On observe parfois en clinique et dans les salles d'autopsies, des cas complexes dans lesquels on trouve réunis deux ou plus encore des lésions que nous avons passées en revue. Nous avons déjà signalé ces coïncidences :

1° Au cours des pleurésies néo-membraneuses, tuberculeuses, des infarctus sous-pleuraux peuvent se produire. Il est bien évident que si on prend la peine de rechercher au microscope la présence de follicules tuberculeux dans la néo-membrane pleurétique, si surtout on y constate, et ce sera ordinairement facile, la présence de bacilles de Koch, aucune hésitation ne sera possible : la cause de l'épanchement sera la pleurésie et non pas l'infarctus, dont l'action sera dans ces cas tout à fait insignifiante. Cet infarctus ne peut déterminer qu'une infiltration œdémateuse de la membrane fondamentale et de la néo-membrane, encore cet œdème est-il modéré.

2° Une pneumonie tuberculeuse peut se développer concurremment avec une pleurésie de même nature. L'aspect de la lésion pleurale est alors modifié: la membrane fondamentale et la néo-membrane sont œdématiées, parfois à un degré extrême. L'aspect de la partie profonde de la néo-membrane devient alors très comparable à celui des adhérences pleurales celluleuses, lorsque l'infiltration œdémateuse leur a donné une apparence gélatiniforme.

3° Une granulie coexiste fréquemment avec une pleurésie néo-membraneuse. Comme dans le cas précédent, l'œdème pulmonaire qui accompagne la granulie, peut produire un gonflement œdémateux de la néo-membrane. C'est là la seule modification que subissent les lésions pleurétiques du fait de la granulie pulmonaire. Le cas le plus complexe est celui où une pneumonie à pneumocoques se développe au cours d'une pleurésie latente jusque-là. En clinique, la pneumonie se mettant au premier plan, la nature tuberculeuse de l'affection pleurale sera probablement méconnue, la pleurésie sera considérée comme para-pneumonique et pneumococcique. L'examen bactériologique montrant dans l'épanchement des pneumocoques en très grand nombre ne redresserait pas cette erreur. A l'autopsie on trouvera d'une part la pleurésie, d'autre part l'hépatisation pulmonaire, et rien ne semblera plus naturel que de les attribuer à un même agent causal. Ce sont des faits de ce genre, pensons-nous, qui ont fait croire aux anatomo-pathologistes que le pneumocoque pouvait donner lieu à des pleurésies séro-fibrineuses. A l'autopsie, surtout si la pleurésie est récente, il se pourra qu'aucun élément tuberculeux ne soit encore développé dans la néo-membrane et, comme l'examen bactériologique des coupes y montrerait la présence de nombreux pneumocoques, on voit que le seul moyen de faire le diagnostic de la véritable cause est la recherche et la constatation du bacille de Koch. Mais, dira-t-on, pour quelles raisons incriminer plutôt l'un que l'autre de ces deux microbes? Parce que le pneumocoque, quand il est seul, ne produit jamais ces fibrino-membranes, tandis que le bacille de la tuberculose, au contraire, en fournit de semblables. Le diagnostic anatomique sera d'ailleurs très facile quand on sera bien convaincu de cette vérité que toute pleurésie séro-fibrineuse (caractérisée anatomiquement par la fibrino-membrane épipleurale) est tuberculeuse.

IV. Ce qu'il faut penser de certains types cliniques.

Épanchements pleuraux des cardiaques. — Ils peuvent être dus à une pleurésie tuberculeuse; les cardiaques y sont exposés. Il se peut aussi qu'ils soient pneumogènes et alors ils sont la conséquence d'un infarctus, d'une congestion pulmonaire, d'une broncho-pneumonie ou d'un simple œdème, résultat de la stase sanguine dans les veines pulmonaires. Ce qu'il est important de savoir, c'est que les affections cardiaques ne peuvent jamais, par elles-mêmes, produire une pleurésie séro-fibrineuse, à moins qu'il y ait propagation à la plèvre d'une tuberculose du péricarde.

Pleurésie des rhumatisants. — Les pleurésies dites rhumatismales primitives, survenant en dehors de toute attaque de rhumatisme articulaire aigu, sont des pleurésies tuberculeuses. Péron le pensait et son opinion nous paraît l'expression exacte de la vérité. Les arthralgies, les douleurs rhumatoïdes sont fréquentes au cours des pleurésies tuberculeuses; nous avons eu l'occasion de le vérifier à plusieurs reprises. Ce sont sans doute ces symptômes douloureux qui ont fait considérer comme rhumatismales les pleurésies qu'ils accompagnent.

N'y a-t-il donc pas de pleurésies rhumatismales? A notre avis, il est impossible aujourd'hui de répondre à cette question d'une manière catégorique, mais ce que nous pouvons affirmer, c'est que l'existence de cette sorte de pleurésie n'est nullement démontrée. Dans les autopsies de rhumatisants que nous avons faites, nous avons toujours constaté, quand il y avait du liquide pleural, d'une part l'absence de toute lésion pleurétique, d'autre part l'existence de lésions pulmonaires congestives ou broncho-pneumoniques, indiquant l'origine pneumogène de ce liquide. Dans un de nos examens nécropsiques, chez un individu mort au cours d'une crise de rhumatisme articulaire aigu compliquée d'endocardite végétante, nous avons trouvé un abondant épanchement séro-fibrineux. La plèvre était parfaitement lisse et recouvrait de gros foyers de splénisation et d'hépatisation pulmonaires. Sur des coupes histologiques, la membrane fondamentale ne présentait d'autre lésion que de la congestion ; au niveau des régions enflammées du poumon il n'y avait aucune lésion pleurétique appréciable ni à l'œil nu, ni au microscope. Les alvéoles pulmonaires étaient remplis de liquide albumineux contenant de nombreux éléments cellulaires, épithéliaux surtout. Si on ajoute à ces épanchements par congestion ou inflammation pulmonaires ceux qui peuvent être produits par les infarctus pulmonaires consécutifs aux complications cardiaques, on aura trouvé une explication pour les épanchements pleuraux des rhumatisants, soit cardiaques, soit indemnes de toute cardiopathie. Y a-t-il chez eux des épanchements pleuraux qui aient une autre pathogénie? Seules des études complètes portant uniquement sur des observations où seraient utilisées simultanément les trois méthodes : clinique, anatomie pathologique, bactériologie, pourraient élucider cette question. Ces observations n'existent pas. Nous devons dire, en outre, que toutes nos recherches sur les pleurésies en général et sur celles des rhumatisants en particulier nous conduisent à l'opinion suivante : la pleurésie rhumatismale n'existe pas, le rhumatisme articulaire aigu ne peut produire, directement ou indirectement, que des épanchements pleuraux pneumogènes.

Pleurésies des néphritiques. — Admises depuis longtemps, elles avaient trouvé depuis quelques années, dans la théorie des auto-intoxications, une interprétation simple et claire en apparence ; mais cette opinion ne trouve aucune confirmation dans l'étude des faits et, par suite, ne saurait être considérée comme valable. Nous avons maintes fois fait l'autopsie de pleurétiques atteints de lésions rénales graves. Toujours nous avons trouvé que ces pleurésies à épanchement séro-fibrineux étaient tuberculeuses. Nous avons eu aussi l'occasion d'observer et de suivre trois néphritiques atteints d'épanchements pleuraux et d'examiner, après la mort, leurs poumons, leurs plèvres et leurs reins. Deux d'entre eux avaient une néphrite chronique avec petits reins scléreux. Leur liquide pleural très abondant, très pauvre en fibrine, avait sa source dans une pleurésie tuberculeuse caractérisée par la présence, à la surface de la plèvre, d'une mince néo-membrane, presque translucide, pouvant facilement passer inaperçue ; le microscope y révélait la présence de follicules tuberculeux complètement développés. Le troisième avait une néphrite aiguë avec hématurie et succomba en quelques jours ; chez lui nous ne trouvâmes pas de lésions pleurétiques, mais une pneumonie catarrhale avec abondant exsudat dans les cavités alvéolaires. La membrane pleurale ne présentait pas d'autres altérations que celles qui accompagnent les lésions pulmonaires congestives et œdémateuses ; il s'agissait donc d'un épan-

chement pleural pneumogène. Aucun fait observé par nous, aucune
des observations publiées avant nous, ne nous porte à croire que les
néphrites puissent produire des épanchements pleuraux pleurétiques
méritant le nom de « pleurésies néphritiques ou brightiques ». Pleurésies tuberculeuses et épanchements pleuraux pneumogènes se par-
tagent les soi-disant « pleurésies par néphrites ».

Épanchements pleuraux des typhiques. — Ils rentrent dans les cadres
de la classification que nous avons donnée. Dans les observations les
plus récemment publiées, nous voyons que l'étiquette « pleurésie à
bacilles d'Eberth » est attribuée, sans plus ample informé, parce que,
au cours d'une fièvre typhoïde, un épanchement pleural se forme et
qu'on y trouve le bacille d'Eberth. Il y a, concernant les collections
pleurales des typhiques, deux faits certains : 1° elles existent assez fréquemment ; 2° elles contiennent ordinairement des bacilles d'Eberth.
Mais ces deux ordres de renseignements ne suffisent pas, et avant de
dire « pleurésie » il aurait fallu trouver sur la plèvre des lésions
méritant le nom de pleurétiques. Ces lésions, personne n'en a encore
fait mention ; nous les avons cherchées et ne les avons jamais trouvées
quand l'épanchement a été séro-fibrineux ou séro-hémorragique.
Toujours nous avons vu que l'exsudation était pneumogène et avait sa
cause dans l'œdème et l'inflammation pulmonaires ; il n'y a qu'une
pleurésie à bacilles d'Eberth, elle est purulente. N'oublions pas de
répéter ici que les bacilles apportés dans la plèvre par l'exsudation
venue du poumon peuvent, eux aussi, produire une pleurésie. Alors
le liquide, après avoir été séreux ou hémorragique et d'origine pneumogène, deviendra purulent. Les lésions pleurales auront traversé trois
phases : 1° exsudation pneumogène de sérosité et de bacilles d'Eberth,
et, par suite, 2° inoculation de la séreuse et formation d'un processus
pleurétique avec membrane pyogène, d'où, 3° développement d'un
empyème à bacilles d'Eberth. Cette interprétation est applicable à
la deuxième observation du mémoire récemment publié par M. le
professeur agrégé Achard (*Semaine médicale*, 1898, p. 417). A la
première observation du même travail, il est facile de faire deux objections capitales qui s'appliquent à fortiori aux observations antérieures
de Fernet, Bruhl et Achard, etc. : 1° la non-apparition d'une tuberculose chez un cobaye qui a reçu dans le péritoine 20 centimètres
cubes de liquide pleurétique ne prouve nullement, des faits bien nombreux nous l'ont démontré, que cette pleurésie ne soit pas tuberculeuse ; 2° pour qu'une observation comme celle de M. Achard fût
quelque peu démonstrative, il faudrait au moins que l'anatomie
pathologique eût préalablement démontré d'une manière irréfutable

l'existence de lésions pleurétiques éberthiennes à épanchement séro-
fibrineux. Elle ne l'a pas encore fait et nous pouvons ajouter qu'elle
ne le fera pas. Toutes ces « pleurésies » séro-fibrineuses, typhoïdiques
sont ou bien des pleurésies tuberculeuses (observation de Kelsch et
Sacaze), ou bien des épanchements pneumogènes.

Congestions pleuro-pulmonaires. — En ce qui les concerne, nous
n'avons à nous occuper que des phénomènes qui se passent dans la
plèvre. Nous pensons qu'on a dû grouper sous cette étiquette deux
catégories de faits qui pourraient être séparés, même par la clinique :

1° Des congestions pulmonaires accompagnées d'épanchement pleural
pneumogène. Dans les faits de ce genre, les symptômes pulmonaires
sont les premiers en date, l'épanchement pleural apparaît secondairement, qu'il soit précoce ou tardif. Si la congestion pulmonaire est le
résultat d'une poussée de tuberculose aiguë, les bacilles de Koch
transportés dans la cavité pleurale avec l'épanchement pourront
secondairement produire une pleurésie. Si cette congestion pulmonaire est l'effet de microbes banals, l'épanchement se résorbera à
moins qu'il devienne l'origine d'une pleurésie purulente.

2° Des pleurésies véritables, tuberculeuses, compliquées de phénomènes de congestion pulmonaire. Ces congestions sont extrêmement
fréquentes au cours des pleurésies. Souvent elles restent peu importantes et ne sont caractérisées que par de la toux et des crachats
gommeux. Parfois elles ont une intensité telle que leurs signes physiques prennent, pour le clinicien, une importance au moins égale à
celle de la pleurésie.

Conclusions. — En dehors des formes pathogéniques que nous avons
admises pour les épanchements pleuraux, il ne saurait en exister
d'autres : tous (ceux du cancer non compris) sont pleurétiques ou pneumogènes. Il nous semble évident que les épanchements que nous appelons pneumogènes ne peuvent pas être confondus avec les pleurésies.

Vérifier nos affirmations, sur ce point en particulier, est chose
facile, pourvu qu'on choisisse des cas typiques, simples et d'une interprétation aisée : les petits épanchements pleuraux pneumogènes se
trouvent avec une fréquence extrême aux autopsies. Aucun fait parmi
ceux qui ont été publiés jusqu'à ce jour ne peut, à notre avis, être
considéré comme démontrant l'existence d'une pleurésie séro-fibrineuse, non tuberculeuse.

Mais quand même, ce qui n'est d'ailleurs pas démontré, les agents
des pseudo-tuberculoses, par exemple, ou d'autres, pourraient produire les lésions de cette pleurésie, nos affirmations n'en demeure-
raient pas moins vraies en pratique. Des faits de ce genre, s'ils exis-

taient, ne seraient que des exceptions, les germes banals ne pouvant pas produire les lésions de la pleurésie séro-fibrineuse. L'existence d'une pleurésie séro-fibrineuse non tuberculeuse ne sera d'ailleurs démontrée, nous semble-t-il, que quand elle s'appuiera sur des observations où seront traitées complètement et pour chaque cas, la clinique, la bactériologie et l'anatomie pathologique. Des constatations démonstratives répondant à ces desiderata n'ont été faites jusqu'à ce jour que pour la pleurésie tuberculeuse. D'après nos recherches, les microbes pathogènes ordinaires ne peuvent produire, en fait d'épanchements pleuraux séro-fibrineux que des épanchements pleuraux pneumogènes. Les pleurésies séro-fibrineuses à pneumocoques, staphylocoques, streptocoques, bacterium coli, tétragènes, bacilles d'Eberth, gonocoques, etc., n'existent pas plus que les pleurésies brightiques et l'existence des pleurésies rhumatismales elles-mêmes n'a pour preuve aucune constatation vraiment convaincante.

Ajoutons enfin que les renseignements fournis par les études cytologiques dont les liquides pleuraux ont été récemment l'objet ne fournissent aucun argument contraire aux idées exposées dans ce travail.

TRAITEMENT DES PLEURÉSIES SÉRO-FIBRINEUSES
PAR LES INJECTIONS SOUS-CUTANÉES
DE LIQUIDE PLEURÉTIQUE

par MM. MONGOUR et GENTES,
de Bordeaux.

En 1898 et 1899, nous avons présenté à la Société de Médecine et de Chirurgie de Bordeaux deux malades atteints de pleurésie à résorption lente et que nous avions traités par des injections sous-cutanées de leur propre liquide pleurétique.

Cette thérapeutique nous avait été suggérée par les travaux antérieurs de Gilbert[1] et par les recherches de Scarpa[2] et de Breton[3] : tous ces auteurs déclaraient, en effet, que les injections sous-cutanées de liquide pleurétique à la dose de 1 à 2 centimètres cubes déterminaient en 2 ou 3 jours la résorption de l'épanchement. Survinrent d'autres recherches qui nous engageaient encore à nous lancer dans

---

1. Gilbert. *II* *Congrès international des Sciences médicales*, Rome 1894.
2. Scarpa. *VII* *Congrès de Médecine italienne*, 1896.
3. Breton. *Gaz. des hôpitaux*, 2 et 7 mars 1899.

cette voie. En 1898, Péron[1] déduisait de ses expériences que le liquide pleural épanché au cours de la pleurésie tuberculeuse évoluant spontanément vers la guérison paraissait avoir une action empêchante sur le développement de la tuberculose du chien. Peu de temps après, Courmont[2] affirmait que les sérosités tuberculeuses de la plèvre avaient, sur le bacille de Koch, un pouvoir bactéricide très net et agglutinaient dans l'immense majorité des cas le bacille mobile de la tuberculose. Mongour et Buard[3] reprenant ces expériences arrivaient aux mêmes conclusions et Rothamel[4] ne tardait pas à conclure que l'agglutination pouvait être considérée comme une réaction de défense.

Tous ces faits nous invitaient donc à reprendre nos premiers essais, d'autant que nous avions obtenu chez notre malade de 1898 un succès éclatant.

Il est vrai que Gaillard[5] et Le Damany[6] donnaient à l'épanchement pleural un rôle providentiel : séparant les deux feuillets pleuraux, il empêche l'inoculation par frottements ; de plus l'atélectasie du poumon sous-jacent ou liquide constitue pour cet organe une sorte de sauvegarde contre l'infection tuberculeuse secondaire. Une conclusion très nette s'imposait alors : ne pas toucher à l'épanchement, à moins, bien entendu, d'avoir la main forcée par la gêne mécanique qu'il est susceptible d'occasionner.

Toutefois ces considérations ne pouvaient prévaloir à nos yeux pour la raison suivante : supprimer un épanchement par un moyen mécanique tel que la ponction, sans atteindre la cause de l'épanchement, ou amener sa résorption en supprimant la cause occasionnelle constituent deux méthodes bien distinctes ; la seconde n'est pas critiquable à coup sûr, si la première peut soulever des objections. C'est ainsi que pensait Gilbert, la soustraction de 1 à 20 centimètres cubes pouvant être considérée comme sans effet mécanique. Nous - mêmes n'avons entrepris de continuer les recherches antérieures que dans le but d'instituer une thérapeutique pathogénique s'appliquant à la majorité des cas. En effet, depuis les travaux de Landouzy (1884), de Kelsch et Vaillard (1886), de Netter (1891), etc., etc., la nature tuberculeuse de la plupart des pleurésies séro-fibrineuses n'est pas contestée ; il importait donc de faire bénéficier le traitement de ces épanchements pleuraux de nos connaissances supposées exactes

1. Péron. *Soc. Biol.*, 22 octobre 1898.
2. Courmont. *Soc. Biol.*, 28 mai 1898.
3. Mongour et Buard. *Soc. Biol.*, 10 décembre et 24 juin 1898, 15 juillet 1899.
4. Rothamel. *Thèse de Bordeaux*, 1899.
5. Gaillard. *Sem. méd.*, 1897, p. 214.
6. Le Damany. *Thèse de Paris*, 1897.

sur certaines humeurs bactéricides à l'égard du bacille de Koch.

Technique. — Nous avons adopté la technique suivante : toutes les précautions antiseptiques de rigueur étant prises, nous ponctionnions la plèvre à l'aide d'une seringue de Roux, au niveau de la partie la plus déclive de l'épanchement, le malade étant assis : séance tenante, nous injections dans le tissu cellulaire de la cuisse ou de l'abdomen une certaine quantité de sérosité pleurale (5 à 10 cc.) et le reste dans le péritoine d'un cobaye. Nous dépassions donc et de beaucoup les doses de 1 à 2 centimètres cubes indiquées par Gilbert.

Ce n'est pas sans raison que nous injections chaque fois un cobaye. Il importait, en effet, que nous fussions fixés avant tout sur la nature des épanchements susceptibles de bénéficier du traitement de Gilbert. Certes, grâce aux travaux de Grancher, la clinique s'est enrichie de données précises qui permettent d'affirmer qu'une pleurésie est ou n'est pas tuberculeuse; mais comme la constatation de certains signes d'auscultation et de percussion peut toujours être sujette à caution, nous avons cru prudent de recourir à l'expérimentation sur le cobaye. Ce moyen ne nous permettait peut-être pas de découvrir toutes les pleurésies tuberculeuses, mais il nous autorisait à affirmer celles qui l'étaient à coup sûr. Peut-être certains de nos cobayes ne sont-ils pas devenus tuberculeux faute d'avoir reçu un nombre suffisant d'injections! il convient, en effet, de multiplier ces injections le plus souvent possible, de manière à augmenter les chances d'inoculation du péritoine du cobaye, les liquides pleuraux contenant fort peu de bacilles et encore à virulence atténuée.

Nous ne considérions l'épanchement résorbé qu'après plusieurs ponctions blanches.

Résultats. — Nous avons classé nos malades en 4 catégories :

A. Pleurésies expérimentalement reconnues tuberculeuses;

B. Pleurésies avec tuberculose pulmonaire certaine;

C. Pleurésies avec tuberculose pulmonaire probable;

D. Pleurésies ne paraissant pas pouvoir être rattachées à la tuberculose.

A. *Pleurésies expérimentalement reconnues tuberculeuses.*

Dans cette catégorie sont compris les seuls malades dont l'injection de liquide pleurétique a produit la tuberculose chez le cobaye. Les injections étaient faites dans le péritoine. En général, les animaux survivent longtemps à leur tuberculose, qui, sauf dans 2 cas, était limitée aux viscères et aux ganglions abdominaux.

OBS. I. — Marie G..., 55 c.c. en 8 fois. L'épanchement disparaît plus d'un mois après la première injection, deux mois environ après le début de la maladie.

Obs. II. — Léon Cl..., 50 c. c. en quatre fois. L'épanchement persistait encore deux mois après la première injection qui coïncidait à quelques jours près avec le début de la maladie. Mort.

Obs. III. — Jeanne M..., 50 c. c. en trois fois. Ponction évacuatrice dans l'intervalle. Persistance du liquide deux mois après le début du traitement coïncidant à quelques jours près avec le début de l'affection. A fait dans la suite (juin 1890) une poussée de péritonite tuberculeuse.

Obs. IV. — Pierre L..., 27 c.c. en trois fois, ponctions évacuatrices au cours du traitement qui dure un mois. L'épanchement continuant à augmenter, on abandonne les injections. Mort deux mois après le début du traitement.

Obs. V. — J.-M. L..., 85 c.c. en neuf mois. Traitement abandonné dans la suite, actuellement l'épanchement persiste encore (août 1900), soit vingt mois après la première injection.

Obs. VI. — C..., Jean, 40 c. c. en quatre fois. Deux ponctions évacuatrices en cours de traitement. Disparition de l'épanchement plus de deux mois après la première injection, trois mois environ après son début.

Obs. VII. — Vincent C..., 62 c. c. en six fois, trois mois après la première injection, nécessité d'une ponction évacuatrice. Le malade quitte l'hôpital non guéri.

Obs. VIII. — Roger B..., 26 c. c. en trois fois, quarante et un jours après le début de la maladie, vingt-deux jours après la première injection, quitte l'hôpital. Avant son départ on pratique une ponction évacuatrice de 750 grammes.

Obs. IX. — Marguerite C..., 51 c. c. en quatre injections. Disparition du liquide vingt-neuf jours après le début supposé de la première, dix-neuf jours après la première injection.

En résumé, sur 9 observations, 8 échecs indiscutables. Seule, Marguerite C. (obs. 9) aurait bénéficié du traitement; encore ne sommes-nous pas fixés sur le début de son affection, découverte tout à fait par hasard, la malade se plaignant simplement de maigrir au moment où l'un de nous l'examina. Cette malade, habitant la campagne, n'a jamais été hospitalisée et s'est trouvée dans des conditions hygiéniques bien plus favorables que ceux soumis au même traitement.

B. *Pleurésies avec tuberculose pulmonaire certaine.*

Obs. X. — [Marie B..., pleurésie droite remontant probablement à trois mois. Craquements au sommet droit; expectoration muco-purulente avec bacilles de Koch dans les crachats, 45 c. c. en sept injections. Disparition du liquide quarante jours après la première injection, plus de quatre mois après le début de la maladie.

Obs. XI. — Henri A..., début de la pleurésie difficile à fixer. Craquements et cavernes au sommet gauche. Bacilles de Koch dans les crachats. Épanchement gauche peu volumineux, en lame, avec conservation de l'espace de Traube. Une seule injection de 6 c. c. Le lendemain disparition du liquide; mort cinq mois après le début supposé de la pleurésie.

Jusqu'ici, ce dernier résultat est le seul qui soit comparable à ceux obtenus par Gilbert. Il y aurait beaucoup à dire, si l'on voulait discuter cette observation : mieux vaut pour ne pas être accusé de partialité l'accepter intégralement et la passer à l'actif de la méthode. Cela ne nous empêchera pas de faire remarquer que la proportion des succès obtenus dans les cas de tuberculose pulmonaire ou pleurale certaine (1 ou peut-être 2 sur 11) ne dépasse pas la limite d'heureuses coïncidences.

C. *Pleurésies avec tuberculose pulmonaire probable.*

Sous ce titre, nous avons compris toutes les pleurésies qui, d'après les signes cliniques et le mode d'évolution, pouvaient être à juste titre considérées comme tuberculeuses. Toutefois, ne possédant aucun signe capable d'entraîner une conviction indiscutable, nous avons cru mieux faire de grouper ces cas isolément, chacun pouvant acquérir une opinion personnelle d'après l'étude des observations complètes présentées à la fin de ce travail. Nous avons poussé si loin notre réserve que nous n'avons pas cru devoir tenir compte des résultats obtenus par le séro-diagnostic et qu'au dernier moment nous avons dû détacher de ce groupe l'observation 8 ; le cobaye inoculé était en pleine santé apparente : de 400 grammes il était passé à 600 grammes ; l'autopsie nous démontra cependant une tuberculose de la rate, du foie et des ganglions mésentériques.

Obs. XII. — François A..., 60 c. c. en dix injections. Quitte l'hôpital plus de cinquante jours après la première injection avec du liquide dans sa plèvre, soixante-deux jours après le début de la maladie.

Obs. XIII. — Henry M..., 55 c. c. en six fois, première injection sept jours après l'apparition de la pleurésie ; trois mois après on trouvait encore du liquide dans la plèvre.

Obs. XIV. — Marie D..., 55 c. c. en trois fois, première injection vingt-cinq jours après le début de la pleurésie. Ponction blanche vingt-huit jours après l'inauguration du traitement.

Obs. XV. — Pierre R..., épanchement hémorragique remontant probablement à six mois ; quatre jours après une injection de 1 c. c., disparition complète de l'épanchement.

Sur ces 4 observations, 3 sont franchement négatives. Seule la dernière, qui fut l'origine de notre première communication à la Société de médecine de Bordeaux (29 novembre 1898), peut être considérée comme un vrai succès à l'actif de la méthode. Le malade a été revu en mai 1900, superbe de santé.

D. *Pleurésies ne paraissant pas pouvoir être rattachées à une tuberculose pulmonaire ou pleurale.*

Obs. XVI. — Auguste C...., 20 c. c. en trois fois, première injection trente-sept jours après le début de la pleurésie ; dix jours après, disparition du liquide.

Obs. XVII. — Victor M..., 20 c. c. en deux fois. Première injection vingt-deux jours après le début de la pleurésie; cinq jours après, disparition du liquide.

Obs. XVIII. — Eugénie A..., 10 c. c. en deux fois. Première injection vingt jours après le début de la pleurésie ; sept jours après l'injection, disparition de l'épanchement. Cette pleurésie coïncidait avec une poussée de néphrite aiguë et des douleurs articulaires. le tout consécutif à un abcès de l'amygdale.

Obs. XIX. — Fernand B..., une seule injection de 10 c. c. quarante-cinq jours après l'apparition d'une pleurésie droite ; six jours après, il ne restait plus trace de liquide. Ajoutons que ce malade s'est présenté à notre examen au moment où l'épanchement entrait en résolution.

En résumé :

— Sur 11 observations de pleurésies avec tuberculose pleurale ou pulmonaire certaine, nous obtenons :

> 9 Insuccès francs.
> 1 Succès relatif (obs. 9).
> 1 Succès complet (obs. 11).

— Sur 4 observations de pleurésies avec tuberculose pulmonaire probable :

> 3 Insuccès.
> 1 Succès (obs. 15).

— Sur 4 observations de pleurésies ne paraissant pas pouvoir être rattachées à une tuberculose pulmonaire ou pleurale, 4 succès dont (2 obs. 17 et 18) dans d'excellentes conditions puisque le liquide disparaissait 5 et 7 jours après la 1re injection et que la durée totale de l'épanchement n'atteignait pas 30 jours.

Conclusions. — En dernière analyse, les injections de liquide pleurétique ont échoué dans la proportion de 82 pour 100 chez les malades atteints de tuberculose pulmonaire ou pleurale pour lesquels ce traitement avait été conçu. Cette proportion d'insuccès tombe à 80 pour 100, si l'on comprend les malades atteints de tuberculose probable.

Un résultat aussi inattendu diminue singulièrement la valeur des observations favorables à la méthode. Nos connaissances sur le mode de résorption des pleurésies non tuberculeuses qui, seules, paraissent avoir bénéficié de la thérapeutique de Gilbert. autorisent toutes suppositions : on est en droit de se demander si l'intervention ne s'est pas produite au moment favorable. l'épanchement étant naturellement arrivé à la phase de résolution alors que la cause provocatrice cessait d'exister. Telle l'observation 18.

Pour quelques malades (obs. 1, 3, 8, 12, 13, 15), nous nous

sommes trouvés dans des conditions véritablement favorables pour expérimenter cette thérapeutique spéciale; l'épanchement datait de quelques jours. On ne saurait, dans ces cas, nous objecter que la plèvre était trop épaisse pour résorber rapidement son contenu; au surplus, l'objection n'aurait pas grande valeur puisque dans le cas de Pierre R... (obs. 15) l'épanchement qui datait de 6 mois et se trouvait inclus dans une plèvre très épaissie s'est résorbé en 4 jours. Toutefois, les vieux épanchements sont mal choisis pour des expériences de ce genre; en cas de réussite, on peut appliquer avec trop de vraisemblance l'adage : Qui veut trop prouver ne prouve rien.

Il nous est d'autant plus pénible d'enregistrer ces échecs que l'un de nous s'est montré plus enthousiaste de la méthode à l'occasion du premier malade qu'il présenta (obs. 15). L'enthousiasme menaçait même de devenir contagieux : au début de nos recherches, M. le professeur Arnozan consentit à intervenir sur les malades de son service. Le premier pleurétique traité guérit en quelques jours; mais dans la suite, il fallut déchanter et notre excellent maître ne retrouva plus ce cas heureux.

La proportion des succès obtenus ne dépasse donc pas la limite d'heureuses coïncidences, comme nous l'avons déjà dit.

A côté de cet échec thérapeutique, deux faits nous ont frappés :

1° La disparition presque soudaine chez la plupart des malades. après l'injection, du point de côté et de la dyspnée.

2° L'innocuité absolue des injections de liquide pleurétique faites à l'homme, même quand ce liquide contient du bacille virulent comme le prouve l'expérimentation sur le cobaye. Jamais nous n'avons constaté, chez l'homme, la plus légère réaction locale: l'hyperthermie même passagère a constitué une rareté.

Ces injections ont-elles paru avoir sur l'état général des malades tuberculeux un effet favorable? Non, si l'on s'en rapporte aux variations de poids. Mais nos expériences sont insuffisantes pour répondre catégoriquement à cette question; il aurait fallu continuer pendant plus longtemps les injections, les donner à doses progressivement croissantes et surtout, condition capitale, mais difficile à réaliser, pouvoir suivre les malades pendant des mois et des années.

Obs. I. — Marie G..., 25 ans, femme de chambre.
Elle entre à l'hôpital le 16 mars 1900.
Début, 26 février 1900.
Pleurésie droite, épanchement moyen : le liquide remonte jusqu'à l'angle inférieur de l'omoplate. Pas d'expectoration : on ne peut donc rechercher le bacille de Koch.

Au niveau du poumon sus-jacent à l'épanchement :
S +; V +; R diminuée.
T 58°—39°. Elle devient normale à partir du 20 avril.
Injections à la malade :

18 mars	. . . . . .	5	centimètres cubes.
21 —	. . . . . .	10	—

Amélioration purement fonctionnelle.

25 mars	. . . . . .	5	centimètres cubes.
1er avril.	. . . . . .	5	—
8 —	. . . . . .	10	—
12 —	. . . . . .	5	—
15 —	. . . . . .	10	—
22 —	. . . . . .	5	—

29 avril. Ponctions blanches répétées : les signes stéthosco-
piques montrent également qu'il n'y a plus de liquide.
En somme, durée de la pleurésie : 2 mois.
Poids de la malade :

17 mars.	. . . .	47 kilogrammes.
4 avril.	. . . .	44 kg. 500.
12 —	. . . .	45 kg. 300.
25 —	. . . .	45 kilogrammes.
12 mai	. . . .	44 kg. 800.

Le 1er juin, elle écrit qu'elle se porte bien, et que son poids a augmenté
de 2 kg. 800.
Cobaye. Poids, 655 grammes.
Injections :

18 mars.	. . . . . .	5	centimètres cubes.
25 —	. . . . . .	5	—
8 avril.	. . . . . .	5	—

20 juin. On sacrifie le cobaye. Poids : 705 grammes.
Autopsie. Tuberculose du foie, de la rate, des ganglions mésentériques.
Rien aux poumons, ni aux ganglions trachéobronchiques.
Obs. II. — Léon C..., 19 ans, manœuvre.
Il entre à l'hôpital le 28 décembre 1898.
Début vers le 10 décembre.
Pleurésie droite, moyenne, le liquide remonte jusqu'à l'angle inférieur
de l'omoplate.
Au niveau du poumon sus-jacent à l'épanchement :
S —; V +; R craquements.
Il existe également des craquements au sommet gauche.
Nombreux bacilles dans les crachats.
Injections au malade :

29 décembre.	. . . . .	5	centimètres cubes.
5 janvier	. . . . . .	5	—

11 janvier. Apparition d'une pleurésie gauche.

15 janvier ponction évacuatrice. . .   120 centimètres cubes.
16   —   —   . . . 1500   —
17   —   Injection au malade. . .   5   —
22   —   —   . . .   15   —

Sort de l'hôpital le 24 février.
Mort quelques jours après sa sortie.
Poids, 5 février 1899 : 48 kilogrammes.
Cobaye. Poids : 475 grammes.
Injection : 17 janvier, 10 centimètres cubes.
Sacrifié le 6 mai. Poids : 570 grammes. Tuberculose de la rate, du foie et des ganglions mésentériques. Les poumons sont bourrés de granulations tuberculeuses.

Obs. III. — Jeanne M..., 25 ans, tailleuse.
Elle entre à l'hôpital le 2 janvier 1899.
Début dans les premiers jours de décembre 1898.
Pleurésie double à épanchement moyen des deux côtés.
Au niveau de la partie des deux poumons sus-jacente à l'épanchement :
A droite : S —; V —; R inspiration rude, expiration basse.
A gauche : S —; V —; R inspiration très rude. Pas d'expectoration; pas de recherche possible du bacille de Koch.
Injections à la malade. Avant son entrée à l'hôpital deux injections de 20 centimètres cubes chacune de liquide pleurétique ont été faites sans résultat.
7 janvier 1899, ponction évacuatrice, 750 centimètres cubes.
19 janvier 1899, 10 centimètres cubes en injection sous-cutanée.
Poids de la malade :

        7 janvier. . . . .   41 kilogrammes.
        19   —   40   —

Elle sort le 19 janvier pour aller à la campagne; persistance du liquide. Elle a fait, après sa sortie, une poussée de péritonite tuberculeuse et, en juin 1900, une salpingite suppurée ouverte dans le péritoine.
Le 19 mars 1900, elle pesait 55 kilogrammes.
Cobaye. Poids : 425 grammes.
Injection : 19 janvier, 10 centimètres cubes.
Meurt le 1er mars.
Autopsie. Tuberculose du foie et des ganglions mésentériques.
Obs. IV. — Pierre L..., 70 ans, cultivateur.
Il entre à l'hôpital le 9 novembre 1899 avec une pleurésie gauche datant de plusieurs mois.
Le 14 novembre, le liquide remonte à 9 centimètres au-dessus de l'angle inférieur de l'omoplate.
Au niveau du poumon sus-jacent à l'épanchement :
S +; V =; R inspiration soufflante, expiration basse.
Injections au malade :

        14 novembre . . . .   8 centimètres cubes.
        18   —   4   —
        21   —   15   —
        25   —   Le liquide a augmenté.

Aussi fait-on une ponction évacuatrice, 1250 centimètres cubes.

Le 30 novembre, ponction évacuatrice, 1250 centimètres cubes.

Le 9 décembre, ponction évacuatrice, 650 centimètres cubes.

Le malade meurt le 9 janvier 1900.

Autopsie du malade :

Symphyse totale à droite.

Volumineux épanchement à gauche.

Tuberculose pulmonaire et pleurale.

Cobaye. Poids : 410 grammes.

Injections : 14 novembre . . . .   8 centimètres cubes.
           18   —   15   —
           21   —   5   —

Le cobaye meurt le 15 mars 1900. Poids : 580 grammes.

Autopsie. Tuberculose du foie, de la rate et des ganglions mésentériques. Tuberculose des deux poumons et des ganglions trachéo-bronchiques.

Obs. V (résumée) publiée *in extenso* dans *l'Anjou médical*, octobre 1899. — Jean-Marie L..., 25 ans, boulanger, entre le 28 novembre 1898 dans le service de M. le docteur Durand.

La pleurésie remonte à 6 ou 7 mois.

Injection de liquide pleurétique le 29 novembre, 1 centimètre cube. Poids, 55 kilogrammes.

En 9 mois, on injecte par doses variant de 1 à 15 cc. 85 de liquide pleurétique. L'épanchement subit des fluctuations constantes; tantôt plus, tantôt moins abondant, il n'arrive jamais à disparaître.

Depuis juillet 1899, il n'a plus été fait d'injection sous-cutanée; et à cette heure (août 1900) le malade est toujours porteur de son épanchement sans tendance à la résorption.

Après avoir augmenté de poids pendant un certain temps (68 kilogrammes le 21 juillet 1899) J.-M. L... a dépéri; actuellement son état général n'est guère satisfaisant.

Un cobaye de 620 grammes reçoit le 21 décembre 1898 4 centimètres cubes de liquide pleurétique; il meurt le 8 janvier 1899. A l'autopsie, on trouve une tuberculose abdominale ayant envahi les ganglions mésentériques, le foie, la rate et les capsules surrénales.

Obs. VI. — Jean C..., 55 ans, menuisier.

Il entre à l'hôpital le 5 avril 1900 avec une pleurésie gauche moyenne; le liquide remonte jusqu'à l'angle inférieur de l'omoplate.

Début vers le 15 mars.

Pas de fièvre. Expectoration nulle; aussi la recherche du bacille de Koch n'est-elle pas possible.

S —; V +; R très diminuée; pas de craquements.

Injections au malade : 15 avril, 10 centimètres cubes.

Amélioration fonctionnelle.

      14 avril. . . . . . .   10 centimètres cubes.
      16   —   10   —

Mais le liquide a augmenté dans des proportions considérables; on retire 1100 centimètres cubes de liquide.

Le 4 mai : ponction évacuatrice, 1100 centimètres cubes.
Le 24 juin, ponction blanche : il n'existe plus de liquide.
Poids du malade :

7 avril	58 kilogrammes.
2 mai.	49 kg. 500.
24 juin	48 kg. 800.

Cobaye. Poids : 590 grammes.
Injections : 14 avril . . . . 5 centimètres cubes.

16 —	5	—
22 —	5	—

Sacrifié le 26 juin; survie, 72 jours; poids : 550 grammes; avait mis au monde dans l'intervalle 2 petits.

Autopsie. Tuberculose du foie, de la rate, des poumons, des ganglions trachéo-bronchiques, de la trompe gauche. Les petits, sacrifiés, ne présentent aucune lésion.

OBS. VII. — Vincent C..., 48 ans, marin.

Il entre à l'hôpital le 12 mars 1900 avec une pleurésie gauche. Les premiers signes avaient apparu vers le 15 février. Le liquide remonte jusqu'à l'angle inférieur de l'omoplate.

Réaction de Rivolta positive. Température : 40° le jour de son entrée, s'abaisse ensuite, mais pour ne devenir normale qu'un mois après, vers le 15 avril.

L'expectoration est nulle; on ne peut donc rechercher le bacille de Koch.

Au niveau du poumon sus-jacent à l'épanchement :

S +; V +; R soufflante : expiration prolongée.

Injections au malade :

17 mars	12 centimètres cubes.	
20 —	12	—
25 —	8	—
4 avril	10	—
27 —	10	—
29 —	10	—

Poids du malade :

15 mars.	53 kg. 700.
15 avril.	51 kilogrammes.
21 mai	52 kg. 700.

Il quitte l'hôpital le 21 mai, non guéri.

Il revient le 4 juin, pâle et amaigri, on retire 250 centimètres cubes de liquide.

Cobaye. Poids : 475 grammes.

Injections : 17 mars . . . . 7 centimètres cubes.

20 —	6	—
25 —	5	—
4 avril	5	—

Le 6 avril, le cobaye met bas 2 petits : l'un d'eux meurt le 22 avril, mais ne présente aucune trace de tuberculose.

    27 avril . . . .   5 centimètres cubes.
    29   —   5   —

Mort le 11 juillet 1900.
Tuberculose du foie, de la rate, des ganglions mésentériques.
Tuberculose pulmonaire.
Obs. VIII. — Roger B..., 17 ans, garçon d'hôtel.
Il entre à l'hôpital le 26 mai 1900.
Début le 15 mai : cependant, depuis trois mois, il souffrait de temps à autre du côté gauche. Pleurésie gauche : le liquide remonte jusqu'à l'épine de l'omoplate.
Pas d'expectoration. Température : 39°,9.
Au niveau du poumon sus-jacent à l'épanchement :
S +; V +; R diminuée et rude.
Injections au malade : 30 mai, 8 centimètres cubes.
Dès le lendemain, amélioration fonctionnelle : diminution du point de côté et de la dyspnée.

    5 juin . . . .   8 centimètres cubes.
    12   —   10   —
    22   — Le malade veut sortir de l'hôpital ; il reste du liquide
et on en retire 750 centimètres cubes.
Épaisse couche de fausses membranes : le liquide était en quantité moindre qu'au moment de son entrée.

Poids du malade : 27 mai . . . . .   51 kilogrammes.
                   22 juin . . . . .   48 kg. 800.

Cobaye. Poids : 460 grammes.
Injections : 30 mai . . . .   5 centimètres cubes.
    5 juin   5   —
    12   —   5   —
    22   —   10   —

Le cobaye est sacrifié le 21 juillet 1900. Poids : 600 grammes.
Tuberculose de la rate, du foie des ganglions mésentériques. Ganglions trachéo-bronchiques volumineux : pas de tuberculose pulmonaire.
Obs. IX. — Marguerite C...., 19 ans.
Elle vient de l'extérieur le 29 juin 1900.
Pleurésie droite : le liquide remonte jusqu'à l'angle inférieur de l'omoplate. Début le 19 juin à la suite d'un refroidissement ; simple diminution du murmure vésiculaire.
Pas d'expectoration. Température : 37°,7.
Au niveau du sommet du poumon correspondant à l'épanchement :
S —; V +; R inspiration soufflante et expiration prolongée.
Injections à la malade : 29 juin, 8 centimètres cubes.
Amélioration fonctionnelle : diminution du point de côté et de la dyspnée.

    30 juin . . . .   10 centimètres cubes.
    6 juillet   5   —
    8   —   8   —
    18   — on perçoit des frottements.

21 juillet : ponction blanche; la respiration s'entend jusqu'en bas, bien qu'affaiblie.

Durée totale de l'épanchement : 29 jours.

Durée depuis le commencement des injections : 19 jours.

Poids de la malade : mars 1900, 64 kilos; 29 juin, 57 kg. 500.

Cobaye. Poids : 800 grammes.

Injections : 29 juin. . . . .   10 centimètres cubes.

         6 juillet.   2   —
         8   —   5   —
        15   —   8   —

Sacrifié le 21 juillet 1900; 22 jours après la première injection.

Poids : 900 grammes.

Autopsie. Péritonite; quelques fausses membranes; adhérence des anses intestinales entre elles. Pas de tuberculose pulmonaire.

OBS. X. — Marie B., 57 ans, culottière.

Elle entre à l'hôpital le 12 décembre 1898.

Début : 5 mois environ.

Pleurésie droite : épanchement moyen, le liquide remonte jusqu'à l'angle de l'omoplate. T. 39°.

Au niveau du poumon sus-jacent à l'épanchement, depuis le sommet jusqu'à la limite supérieure du liquide :

S — V + R. nombreux craquements.

Plusieurs hémoptysies dans les antécédents. Bacille de Koch dans les crachats.

Injection à la malade :

        14 décembre 1898. . . .   5 centimètres cubes
        15   —   5   —
        17   —   5   —
        20   —   8   —
        24   —   10   —
        26   —   5   —
         5 janvier 1899. . . .   5   —

Sortie de l'hôpital le 25 janvier, il n'existe plus de liquide.

Nouveau séjour à l'hôpital le 19 décembre 1899. Craquements à droite : entérite tuberculeuse. Elle sort cachectique.

Poids de la malade :

        26 décembre 1898 . . . .   56 kilogrammes.
        25 janvier 1899 . . . . . 56 kg. 700.
        22 janvier 1900 . . . . . 54 kg. 500.

Cobaye. Poids : 570 grammes.

Injection : 15 décembre 1898, 10 centimètres cubes.

Le 5 mai, le cobaye met bas 2 petits. Il meurt spontanément le 5 juin 1899 ainsi qu'un de ses petits.

Autopsie. On ne trouve pas de tuberculose péritonéale ou pulmonaire de la mère ni du petit.

OBS. XI. — Henri A., 25 ans, tapissier.

Réformé temporairement au service pour une bronchite chronique. Depuis

lors, son état général a été chancelant et il n'a pu travailler que par intermittences.

Début de la pleurésie : 12 novembre 1899.

Entrée à l'hôpital le 17 novembre 1899.

Pleurésie gauche à épanchement moyen. Le liquide remonte jusqu'à
l'angle de l'omoplate. L'injection de Sirot donne un résultat positif. Craquements aux deux sommets avec un souffle cavitaire dans la fosse sus-épineuse
gauche. Nombreux bacilles de Koch dans les crachats.

Injection au malade : 18 novembre, 6 centimètres cubes.

Après cette unique injection, il accuse une amélioration considérable des
troubles fonctionnels.

Le 21 novembre apparaissent des frottements. Ponction blanche. Exeat le
31 mars 1900, sans que le liquide se fût reproduit. Il avait été soumis
pendant deux mois aux injections d'acide cacodylique sans résultat.

On apprend sa mort le 22 avril par la voie de la presse.

Poids du malade : Il n'a pas été pesé parce qu'il a gardé constamment
le lit.

Cobaye. On n'a pas fait d'injection à un cobaye tant la tuberculose paraissait évidente.

Obs. XII. — François A., 20 ans, garçon de café.

Il entre à l'hôpital le 20 novembre 1898.

Début de l'affection : 10 novembre.

Pleurésie gauche, abondante; disparition complète de l'espace de Traube,
on sent les battements du cœur sous l'appendice xiphoïde. Injection de Sirot;
résultat négatif.

Au niveau du sommet du poumon sus-jacent à l'épanchement :

S + V + R — pas d'expectoration. T. 39°.

Le 22 novembre on retire 800 centimètres cubes de liquide.

Injections au malade :

22 novembre.	5	centimètres cubes.
24 —	8	—
25 —	8	—
26 —	8	—
29 —	5	—
5 décembre.	5	—
15 —	6	—
21 —	5	—
26 —	5	—
29	5	—

Poids du malade : 15 janvier, 58 kilogrammes.

Il sort le 15 janvier, non guéri.

Cobaye. Poids : 585 grammes.

Injections : 15 décembre 1898 . . 12 centimètres cubes.

        21 — . . 7 centimètres cubes, induration au
point d'inoculation.

        15 janvier 1899. . . . 7 centimètres cubes.

Il est sacrifié le 7 mai 1899. Poids : 620 grammes.

Autopsie. Pas de tuberculose, ni péritonéale, ni pulmonaire.

Obs. XIII. — Henri M., 42 ans, garçon de magasin.

Il entre à l'hôpital le 7 mars 1899.

Réformé, sujet aux bronchiques, excès alcooliques.

Début de son affection : le 1er mars environ. Pleurésie droite. T. 39°,1.

Épanchement abondant : le liquide remonte jusqu'à l'épine de l'omoplate.

Au niveau du poumon sus-jacent à l'épanchement — S + V + R —

Injection de Sirot : séro-diagnostic d'Arloing +. Pas d'expectoration.

Injections au malade :

> 8 mars 1899. . . . 10 centimètres cubes.
> 9 — . . . . 5 —
> 11 — Une ponction évacuatrice est nécessaire : on retire 1200 centimètres cubes de liquide.
> 15 mars 1899. . . . 10 centimètres cubes.
> 15 — . . . . 10 —
> 18 — . . . . 10 centimètres cubes, l'épanchement a augmenté.
> 20 mars 1899. Ponction évacuatrice de 600 centimètres cubes.
> 2 juin 1899. . . . 10 centimètres cubes.
> 7 juin 1899. Apparition d'un pneumothorax.

Poids du malade :

> 6 mai. . . . . 62 kg. 500.
> 2 juin . . . . 65 kilogrammes.
> 12 — . . . . 65 —
> 24 juillet. . . . . 61 —

Le 24 juillet, jour de sa sortie, il semble cliniquement qu'il persiste un peu de liquide. Mais, on fait des ponctions blanches répétées, la plèvre est très épaissie.

Cobaye. Poids : 450 grammes.

Injections : 23 mars. . . . . . . 5 centimètres cubes.

> 28 — . . . . 5 —
> 16 avril. . . . . . . 5 —
> 2 juin . . . . 5 —

Il est sacrifié le 29 octobre 1899. Poids : 680 grammes. Survie : 7 mois.

Autopsie. Pas de tuberculose, ni péritonéale, ni pulmonaire.

Obs. XIV. — Marie D., 28 ans, domestique.

Elle entre à l'hôpital le 28 novembre 1899.

Examinée le 2 décembre, elle présente une pleurésie droite; le liquide remonte à deux travers de doigt au-dessus de l'angle inférieur de l'omoplate.

Début vers le 7 novembre 1899.

Réaction de Rivolta positive.

Pas d'expectoration : on ne peut rechercher le bacille de Koch.

Injections à la malade :

> 2 décembre . . . . 15 centimètres cubes.
> 6 — . . . . 10 —
> 14 — . . . . 10 —

Après les deux premières injections, amélioration fonctionnelle; mais la quantité du liquide ne paraît pas avoir changé.

30 décembre, ponction blanche.

A ce moment d'ailleurs on entend la respiration jusqu'à la base quoique affaiblie.

Durée de l'épanchement : 45 jours.

Poids de la malade :

> 1ᵉʳ février. . . . .   57 kg. 500.
> 30 avril. . . . .   56 kg. 500.

Revue le 1ᵉʳ février. Tuberculose probable des deux sommets.

30 avril : pas d'appétit, pas d'hémoptysie, toux fréquente la nuit.

Au sommet gauche, inspiration saccadée et expiration prolongée. A droite, expiration prolongée.

Cobaye. Poids : 432 grammes.

Injections : 5 décembre. . . . .   6 centimètres cubes.

> 6   —   5   —
> 10   —   5   —

Le cobaye est sacrifié le 22 mai 1900. Poids : 630 grammes.

Survie : 5 mois et 22 jours.

Pas de tuberculose, ni péritonéale, ni pulmonaire.

Ons. XV. — (Voir *Anjou médical*, octobre 1899.)

Ons. XVI. — Auguste C., 54 ans, menuisier.

Entre à l'hôpital le 2 décembre 1899 pour une pleurésie droite.

Début le 2 novembre. Pas d'expectoration. Jamais d'hémoptysies.

Schéma de suppléance.

Le liquide remonte jusqu'à l'angle inférieur de l'omoplate.

Injections au malade :

> 9 décembre 1899. .   5 centimètres cubes.
> 11   —   . .   5   —
> 12   —   . .   10   —
> 19   —   Plus de liquide. Frottements.

Durée de l'épanchement : 49 jours environ.

Poids du malade :

> 9 décembre . . . . . .   57 kilogrammes.
> 21   —   . . . . . .   56 kg. 600.

Sort de l'hôpital le 5 janvier 1900 avec un bon état général.

Entre de nouveau à l'hôpital le 4 mai à la suite d'un accident : deux côtes fracturées du côté de l'épanchement. On trouve de la submatité au niveau de l'ancien épanchement avec une respiration normale. Rien à signaler aux sommets.

Cobaye. Poids : 500 grammes.

> 9 décembre. . . . .   5 centimètres cubes.
> 11   —   5   —
> 12   —   5   —

L'animal est sacrifié le 4 mai 1900 après 5 mois de survie.

Poids : 650 grammes.

Pas de traces de tuberculose à l'autopsie.

Obs. XVII. — Victor M., 22 ans, domestique.

Entre à l'hôpital le 29 mai 1899 : pleurésie droite.

Le liquide paraît remonter à 5 centimètres cubes au-dessus de l'angle inférieur de l'omoplate. Réaction de Rivolta positive.

Début le 9 mai 1899 en pleine santé.

Épaississement considérable de la fièvre; on retire difficilement un peu de liquide. Température : 59°,4 à l'entrée.

Au niveau du sommet correspondant à l'épanchement, schéma de suppléance. Pas d'expectoration.

Injections au malade :

1er juin.	10 centimètres cubes.	
5 —	10	—
6 —	Ponctions négatives.	

Le malade sort de l'hôpital le 18 juin. A ce moment l'examen radioscopique laisse constater une transparence absolue des deux sommets et une opacité peu élevée à la base droite.

Poids :	5 juin.	58 kilogrammes.	
	12 —	50	—

Cobaye. Poids : 510 grammes.

5 juin . . . . 10 centimètres cubes.

Il pèse 670 grammes le 29 octobre. On le sacrifie. Survie : 4 mois, 24 jours. Pas de tuberculose, ni péritonéale, ni pulmonaire.

Obs. XVIII. — Eugénie A., 25 ans.

Entre à l'hôpital le 17 novembre 1898.

Début de la pleurésie fin octobre, probablement en même temps qu'une néphrite aiguë, le tout consécutif à un abcès de l'amygdale.

Pleurésie gauche et néphrite. Douleurs articulaires depuis le début de l'affection.

Pas d'expectoration.

Injections à la malade :

19 novembre.	5 centimètres cubes.	
22 —	5	—
	(Diminution considérable de l'épanchement.)	
26 —	(Disparition complète.)	

Durée de la pleurésie : 40 jours environ.

Poids de la malade : Trois mois avant le début de son affection, elle pesait, paraît-il, 64 kilogrammes.

Le 25 novembre 1898. . .	54 kilogrammes.	
Le 29 — . . .	54	—

On n'a pas injecté de cobaye.

Obs. XIX. — Fernand B., 42 ans, charretier.

Entre à l'hôpital le 25 mai 1899. Pleurésie droite : petit épanchement Début vers le milieu d'avril environ. Réaction de Rivolta —.

Schéma de suppléance au sommet du poumon correspondant à l'épanchement.

Injections au malade :

> 29 mai. . . . . . . 10 centimètres cubes.
>
> 6 juin. . . . . . . Ponction positive, mais il doit rester

peu de liquide. Amélioration considérable des signes fonctionnels et disparition du point de côté.

Il n'a plus été fait d'autre ponction; mais l'examen radiographique et les signes cliniques permettent de constater deux jours après que le liquide n'existait plus.

Poids du malade :

> 6 juin . . . . 63 kg. 800.
>
> 12 juin . . . . 64 kg. 400.
>
> 25 juillet . . . . 66 kg. 100.

A l'examen radiographique, transparence absolue des sommets.

Durée de l'épanchement : 41 jours environ.

Le liquide persistait quoique très diminué 7 jours après la 1re injection.

Cobaye. Poids : 590 grammes,

Injecté le 29 mai avec 10 centimètres cubes de liquide pleurétique.

Il pèse 425 grammes le 12 juin. Meurt accidentellement le 11 juillet 1899. Pas de tuberculose péritonéale ni pulmonaire.

LUNDI 6 AOUT

Séance du matin.

Présidence de M. le professeur MARAGLIANO.

DE LA PRODUCTION DE CHALEUR ET DES ÉCHANGES GAZEUX
PENDANT L'ACCES DE FIÈVRE PALUDÉENNE

par MM. LIKHATSCHEFF,

privat-docent,

et AVROROFF,

prosecteur à l'Académie Impériale militaire de Médecine de St-Pétersbourg.

MESSIEURS,

Le symptôme le plus frappant de toute fièvre est l'élévation de la température du corps.

Quoique ce symptôme fût connu de tout temps, ce n'est que les recherches des savants du xix" siècle qui ont plus ou moins élucidé le mécanisme de l'hyperthermie fébrile. Nous disons plus ou moins, car vous savez que même aujourd'hui tout le monde n'est pas d'accord sur le rôle qu'il faut attribuer dans l'origine de cette hyperthermie, d'une part à l'augmentation de la calorification, et de l'autre à la diminution des pertes de chaleur.

La méthode la plus sûre et la plus directe pour résoudre cette question est la méthode calorimétrique.

Or, vous savez qu'on a fait jusqu'à présent très peu d'observations calorimétriques sur l'homme en général; on en a fait encore moins sur des malades et ces dernières observations ont toujours été de courte durée.

C'est pourquoi nous croyons pouvoir appeler votre attention sur les recherches que nous avons entreprises sur une malade paludique.

Notre malade. Mlle Tsarevskaïa, une jeune fille de dix-sept ans, présentait un cas typique de fièvre, dite tertiana. Elle a eu en tout quatre accès de fièvre, dont l'intensité allait en diminuant. Malheureusement ce n'est que les deux derniers accès (et par conséquent les plus faibles) que nous avons pu étudier calorimétriquement. Outre la marche de la température, notre malade présentait aussi d'autres symptômes caractéristiques de sa maladie, à savoir : grosse rate, herpes labial, et enfin des plasmodies dans le sang.

Nos recherches ont été exécutées sur le même plan et avec les mêmes appareils que les recherches calorimétriques qu'avait faites antérieurement un de nous (Dr Likhatscheff) sur la calorification et les échanges gazeux chez l'homme normal et dont il a présenté une communication au Congrès de Rome. L'essentiel dans la méthode de ces recherches consiste en ceci : l'individu sujet de l'observation est placé dans un calorimètre à eau (système Dulong et Depretz modifié) d'une très grande précision. Les dimensions de l'appareil permettent au sujet d'y rester à son gré assis, couché, ou debout. Les recherches calorimétriques sont combinées avec l'analyse des gaz respiratoires, d'après le système du professeur Pachoutine.

La durée de chacune de nos observations était de vingt-deux heures. Pendant les deux premières observations notre malade a eu deux accès consécutifs de fièvre. Le dernier accès a eu lieu le 14/27 mai 1900 ; le 15/28 la malade reçut une dose de quinine et le 18/31 a été faite une troisième observation quand Mlle T... se trouvait sinon dans un état de santé absolue, du moins dans un état où elle ne présentait plus aucun symptôme manifeste de maladie.

Ces observations nous ont donné les résultats suivants :

Données totales pour les 22 heures.

	1re OBSERVATION	2e OBSERVATION	3e OBSERVATION
T^o maxima.	39°7	37°9	36°6
Calories produites.	1652	1492	1468
CO$_2$	589	519	514
H$_2$O par la peau et le poumon	812	674	637
Quotient respiratoire.	0.76	0.80	0.92

Outre les données totales pour toute la période de l'observation, soit pour vingt-deux heures, nous avons obtenu des données par période de une et de deux heures. Ainsi nous avons été à même de dresser les tableaux que nous vous présentons et sur lesquels différents tracés montrent la marche : 1° de la température; 2° de la calorification; 3° du rendement de chaleur total; 4° du rendement de chaleur par radiation et propagation ; 5° du rendement de chaleur par évaporation ; 6° de l'élimination de CO_2, et 7° de l'élimination de l'eau par la peau et le poumon.

Le premier tableau présente les données de la première observation, quand la malade a eu un accès prononcé de fièvre (T. max : 39°,7 C).

L'analyse de ces données nous montre ceci :

Le tracé représentant la marche de la calorification monte avant tous les autres. La production de chaleur atteint le maximum (de 112 calories par heure) au moment où la température est à près de 38° C. Alors suit une chute de calorification presque aussi rapide qu'en a été l'élévation et, au moment où la température est à son maximum, la calorification est descendue presque au niveau qu'elle avait au début de l'observation (près de 55 calories par heure).

Pendant la période de l'abaissement de la température nous remarquons une seconde élévation de calorification qui est toutefois moindre et de plus courte durée que la première élévation.

Le tracé du rendement total de chaleur reste à un niveau relativement bas (55-65 calories par heure) pendant presque toute la période de la calorification élevée, à savoir presque jusqu'au moment de la température maxima. Un peu avant ce moment, le rendement de chaleur commence à monter et l'élévation (qui atteint 112 calories par heure) correspond dans sa plus grande partie à la période de l'abaissement de la température.

Pendant la période du rendement élevé de chaleur a lieu la seconde élévation de calorification, que nous avons déjà signalée. Outre le tracé du rendement de chaleur total, nous avons dressé le tracé du rendement de chaleur par propagation et radiation et celui du rendement de chaleur par l'évaporation. (Le rendement total est obtenu en additionnant le rendement par propagation et radiation, qui est donné directement par l'appareil, et le rendement par évaporation.)

C'est au rendement de chaleur par propagation et radiation que revient le rôle principal et c'est lui qui détermine le caractère de la courbe du rendement de chaleur total. L'élimination de CO_2 commence à s'élever en même temps que la production de chaleur, mais elle atteint le maximum plus tard, au moment de la température maxima.

L'élimination de l'eau par la peau et le poumon atteint son maximum encore plus tard : à la période du maximum du rendement de chaleur, c'est-à-dire à la période de l'abaissement de la température.

Le deuxième tableau présente les données de la deuxième observation, quand la malade n'a eu qu'un faible accès de fièvre (T. max : 37°,9).

L'analyse des données du tableau nous donne des résultats tout à fait analogues à ceux de la première observation, à ceci près que pendant la période de calorification élevée, on observe ici un abaissement assez net du rendement de chaleur.

Le troisième tableau présente les données de la troisième observation quand la malade n'avait plus de fièvre (T. max : 36°,6).

Nous revenons maintenant à la question que nous avons posée au début de notre communication, à savoir : Quel est le mécanisme de l'hyperthermie des accès de fièvre que nous venons d'analyser? Cette fièvre est-elle due à l'augmentation de la production de chaleur ou bien à la diminution des pertes de chaleur et à la rétention de chaleur par conséquent?

L'analyse des données calorimétriques nous a montré que dans l'accès de la deuxième observation l'hyperthermie avait été produite par les deux causes, tandis que dans l'accès de la première observation (39°,7) cette hyperthermie avait été presque entièrement due à l'augmentation de la production de chaleur.

Pourtant si nous nous arrêtions là, nous donnerions à nos résultats une signification qui n'est pas tout à fait exacte.

Afin d'éclaircir la question, nous avons encore fait l'expérience suivante.

Un de nous (M. Avroroff), en état de santé parfait, s'est placé lui-même dans le calorimètre et y a exécuté un certain travail. Ce travail consistait à lever un poids de 16 kilogrammes à la hauteur de 40 centimètres et de le redescendre ensuite. M. Avroroff a répété ce mouvement 1200 fois en deux heures.

La calorification a monté considérablement et bien plus que dans le cas de l'accès de fièvre de notre première observation. Cependant, la température de M. Avroroff ne s'est élevée qu'à 37°,8. Cette élévation peut être considérée comme insignifiante, vu l'intensité de la calorification.

Le tableau présentant les données de cette expérience nous montre que le tracé de la perte de chaleur monte ici synchroniquement avec le tracé de la calorification, tandis qu'en cas de fièvre (1re et 2e observation) l'élévation du tracé de la perte de chaleur ne s'effectue que postérieurement à l'élévation du tracé de la calorification.

Nous croyons voir en ceci le trait caractéristique montrant la différence entre la production exagérée de chaleur physiologique et pathologique.

Attendu que (comme le démontre l'expérience que nous venons de citer) l'homme, en état normal, est à même de dégager beaucoup plus de chaleur qu'en a produit notre malade pendant son accès de fièvre, il faut reconnaitre que le fait observé de l'augmentation de calorification ne suffit pas à l'explication de l'hyperthermie fébrile. Il faut admettre encore un état anormal des mécanismes thermorégulateurs.

M. Chantemesse. — Les observations de MM. Likhatscheff et Avroroff sont extrêmement intéressantes puisqu'elles constituent les premiers faits observés chez l'homme avec des méthodes parfaites. Leurs conclusions aboutissent aux mêmes résultats que ceux qui avaient été constatés par Krehl dans ses observations sur les cobayes soumis à une intoxication fébrile. Les faits nouvellement acquis ruinent la théorie de Traube qui attribuait la fièvre exclusivement à la rétention du calorique ; cette rétention existe, mais elle est précédée d'une hyperproduction de chaleur comme l'avaient affirmé les anciens médecins.

M. Ostrowski. — J'ai quelques mots à ajouter à la remarque de M. le professeur Chantemesse. La communication remarquable de M. le professeur Likhatscheff faite sur l'homme dans un accès de fièvre tierce (en état d'impaludisme) confirme pleinement les faits expérimentaux, constatés sur les petits animaux par MM. d'Arsonval et Charrin, par MM. Charrin et Langlois dans la septicémie pyocyanique, enfin nos expériences, faites en collaboration avec M. le professeur Abelous, sur les lapins dans la mycose expérimentale par l'Oïdium albicans.

M. Maragliano. — Je me permets quelques réflexions sur la communication fort intéressante de M. Likhatscheff. Il est évident, d'après ses courbes, que chez sa malade il y a eu dans la période de la fièvre une augmentation dans la production des calories, il en ressort aussi que cette augmentation a été plus considérable lors du maximum thermique, c'est-à-dire au moment qui a précédé immédiatement la descente de la courbe. On peut donc admettre l'existence d'une période avec rétention de chaleur ; cette période coïncide avec l'élévation thermique qu'elle précède. Je suis arrivé à la même conclusion à la suite des nombreuses recherches pléthysmographiques faites dans ma clinique ; ces recherches établissent qu'une vasoconstriction très énergique précède l'augmentation de la température. Et même avec des observations calorimétriques faites à la surface du corps, j'ai pu aussi me convaincre qu'il y a rétention de chaleur au moment de l'invasion de la fièvre.

La rétention de la chaleur, j'en suis convaincu, est toujours nécessaire pour avoir de la fièvre ; on peut avoir de la fièvre même sans augmentation dans la production de la chaleur ; on ne peut pas en avoir sans rétention ; celle-ci dépend naturellement des influences nerveuses dont M. Likhatscheff a parlé tout à l'heure.

M. Likhatscheff. — Aux observations de M. Maragliano nous ferons les réponses suivantes :

1° Nous admettons certainement qu'un rôle considérable dans l'origine de l'hyperthermie peut appartenir à la rétention de la chaleur, ce qui est du reste manifeste dans la deuxième de nos observations.

2° L'augmentation de la production de chaleur pendant l'accès de fièvre est assez considérable dans la première de nos observations, elle atteint 110 calories par heure au lieu de 65 calories à la même heure, à l'état normal.

5° Les résultats de nos expériences ne peuvent pas être attribués à une erreur de méthode, nos appareils ayant été antérieurement réglés minutieusement de manière que l'erreur moyenne n'excède pas 1 pour 100 et l'erreur maximum ne passe pas 5 pour 100.

ESSAI D'UNE NOUVELLE THÉORIE BIOLOGIQUE DE LA FIÈVRE

par le docteur L. GIUFFRÉ,

Professeur de Pathologie médicale à l'Université de Palerme.

> *La vie est une fonction chimique.*
> (LAVOISIER).

1. L'étude du processus fébrile, particulièrement quant à la genèse des phénomènes thermiques qui en sont certainement les plus caractéristiques, représente encore, malgré tant de recherches et de controverses, un des problèmes les plus difficiles et les plus obscurs de toute la médecine. Sans doute dans ces derniers temps on a bien accru le nombre des données positives que nous possédons sur les inconnues de ce problème; mais elles sont encore bien insuffisantes. Pourtant nous avons cru que ce n'est pas faire œuvre complètement inutile, que d'apporter une nouvelle contribution à ces questions, en suivant la méthode biologique, laquelle, quoiqu'elle soit indispensable, a été entièrement méconnue par la plupart des observateurs, et appliquée seulement par quelques-uns d'entre eux et pas toujours avec toute l'exactitude et l'étendue désirables.

2. Dans tous les êtres vivants la *thermogenèse*, ou production de chaleur, est réglée par les mêmes lois fondamentales; car dans tous, animaux et végétaux, y compris les micro-organismes (*protophytes* et *protozoaires*), elle est en rapport avec les actes chimiques élémentaires propres de la fonction nutritive ou *métabolisme organique* (qui sont dans tous fondamentalement identiques), c'est-à-dire avec ces nombreuses réactions exo et endothermiques (oxydations et réductions, hydratations, dédoublements, polymérisations, etc.), qui s'accomplissent dans la profondeur des tissus. Mais tandis que les données que nous possédons sur cette question sont, par rapport aux organismes supérieurs, assez nombreuses, bien qu'incomplètes, elles sont

tout à fait insuffisantes, ou même erronées par rapport aux micro-organismes; nous l'avons déjà démontré dans notre travail sur les phénomènes thermiques qui se manifestent dans les cultures des micro-organismes. Là nous avons établi que, même chez les *protophytes*, ces végétaux infiniment petits, ont lieu des phénomènes thermiques positifs ou négatifs, comme dans tous les autres végétaux, même dans ceux pourvus de chlorophylle, et conformément aux mêmes activités bio-chimiques fondamentales. Par les recherches calorimétriques, que nous avons pratiquées pour les premiers, on pourrait distinguer tous ces micro-organismes (iphoblasto et schizo-mycètes) en deux grandes classes, selon que dans leurs cultures prédominaient les réactions exo ou endothermiques. Dans les premières nous constatons un dégagement plus ou moins remarquable de chaleur, dans les secondes au contraire une absorption, et dans quelques-unes d'abord une absorption et ensuite un dégagement de chaleur. Aussi avons-nous appelé *thermogènes* les premiers micro-organismes (comme par exemple le bacille d'Eberth et la levure de bière), *algogènes* les seconds (comme par exemple la bactéridie charbonneuse et quelques pyogènes), et *algo-thermogènes* les troisièmes (comme par exemple le pneumocoque de Talamon-Fränkel).

Mais il ne faut pas attribuer une valeur absolue à cette distinction, car la fonction sur laquelle elle se fonde change, comme toutes les autres des micro-organismes, dans des limites bien étendues, selon les modifications du terrain nutritif, les degrés de la température externe, etc.

5. Ces phénomènes thermiques, qui s'observent dans les cultures, c'est-à-dire quand les micro-organismes vivent d'une vie saprophytique artificielle, s'observent aussi dans les autres conditions, dans lesquelles ils vivent d'une vie naturelle, soit en saprophytes, soit en parasites, et aussi bien dans le règne végétal que dans l'animal. Pour le démontrer il suffit de rappeler d'un côté les recherches de Cohn, et de l'autre celles de Schöttelius et de Karlinski. Cohn observa que la végétation de quelques ipho-mycètes (*aspergillus* et *penicillum*) fait développer dans les restes cadavériques, qu'il me soit permis l'expression, de quelques êtres végétaux une chaleur bien supérieure à celle qui se développerait autrement. Schöttelius et Karlinski observèrent que, dans quelques organes animaux infectés avec un micro-organisme et ensevelis (par exemple dans les poumons infectés de diplococci), se dégage, pendant la putréfaction, une chaleur bien supérieure à celle qui se dégage dans les mêmes organismes non infectés.

Naturellement, dans ces cas-là, nous nous trouvons en présence de faits bien plus complexes que dans ceux que nous observons dans les cultures : dans celles-ci il s'agit de phénomènes thermiques en rapport avec la végétation d'un seul micro-organisme, tandis que dans ces autres cas il s'agit de phénomènes thermiques en rapport avec une espèce de *commensalisme*, ou la végétation de plusieurs micro-organismes.

Mais pourtant les lois fondamentales sont les mêmes dans les deux cas. En effet nous avons démontré dans le susdit travail que les phénomènes thermiques, qui se manifestent dans les cultures, dépendent des actions exo et endothermiques, et que celles-ci s'accomplissent en partie au dedans du protoplasme du correspondant microbe, en partie en dehors dans le moyen de culture : les premières actions représentent dans leur ensemble la fonction métabolique, les secondes la fonction digestive. Pour les premières, nous nous bornons à faire remarquer que dans la phase anabolique prédomine l'effet thermique positif, dans la phase catabolique l'effet positif : naturellement l'effet final varie suivant que l'emporte l'une ou l'autre phase, l'activité intégrative ou l'activité désintégrative. Quant aux réactions extra-protoplasmiques (ou digestives) nous rappelons qu'elles sont produites par des enzymes spéciaux, isolables ou non, qui font partie du protoplasme des micro-organismes, et qu'elles s'accompagnent d'un dégagement de chaleur comme cela a été particulièrement démontré pour la *zymase* de Buchner et pour l'*invertase* de Brown et Pickering.

Ces faits nous expliquent très bien pourquoi dans certaines cultures se produit un dégagement de chaleur, et que dans d'autres se fait au contraire une absorption de chaleur. Aux premières cultures (*thermogènes*) appartiennent celles qui sont représentées par les organes morts des végétaux et des animaux; et cela nous fait comprendre pourquoi le refroidissement des cadavres se fait d'abord contrairement aux lois physiques du rayonnement, et pourquoi dans certains cas on a observé des températures post-mortelles supérieures à celles observées pendant la vie.

Abordons maintenant l'étude des phénomènes thermiques, qui se manifestent dans les cas de parasitisme. Eh bien! même ici, aussi bien dans les plantes que dans les animaux, nous trouvons les mêmes faits et les mêmes lois, que nous avons trouvés dans les cultures et dans les processus putréfactifs. Pour les plantes nous nous rapportons aussi aux études de Cohn, qui ayant observé que les grains d'orge, pendant la germination, dégagent une température excédant de 20 degrés, celle de l'air ambiant, trouva que cet excédent est supérieur de 50 degrés, lorsque avec la germination de l'orge et à ses dépens se développe la végétation de l'aspergillus. Pour les animaux nous rappelons seulement l'hyperthermie locale ou partielle qui s'observe en général dans les foyers d'*inflammation*, et qui pour nous représente un fait corrélatif du précédent, et s'expliquant de la même manière. En effet, comme dans le cas de la végétation de l'aspergillus, aux dépens des grains d'orge qui germinent, dans le cas du foyer phlogistique, ou, en d'autres termes, de la végétation d'un microbe phlogogène dans l'organisme animal, a lieu précisément le même complexus d'actions exothermiques aussi bien de la part de l'hôte que du parasite.

Quant à ce dernier, on peut bien concevoir *a priori*, que non seulement l'effet thermique dû à son métabolisme, mais encore l'effet dû à ses actions digestives, sont tels qu'ils sont dans ses meilleures conditions de culture. D'ailleurs cela pour le premier effet nous est clair de lui-même; et, pour le second, il nous est démontré par les nombreuses études qu'on a faites sur les modifications engendrées par les microbes pathogènes dans les tissus animaux où ils se développent: modifications qui sont précisément dues aux actions digestives, exercées par les microbes sur les albuminoïdes et les autres composants des mêmes tissus, grâce à leurs *toxines*, ou, plutôt, grâce à des produits particuliers, *enzymes* ou *enzymoïdes*. Quant à l'organisme animal, nous y trouvons aussi le même ordre de phénomènes: d'une part nous avons l'effet thermique (*chaleur animale* proprement dite) correspondant à son métabolisme, d'autre part l'effet thermique correspondant à l'action digestive, qu'il exerce sur les micro-organismes. Du premier nous savons qu'il dépend en général de l'activité des échanges, et qu'il varie avec la variété de cette activité dans un même organe (par exemple dans le muscle); et quant au second, il faut bien l'admettre, si petit qu'il soit, depuis que les belles études de Metschnikoff sur la *phagocytose* et de Duclaux sur les *ferments digestifs* ont mis hors de doute que les leucocytes et les éléments fixes des tissus animaux exercent sur les micro-organismes une véritable action digestive.

Pourtant nous pouvons conclure, que l'explication des *hyperthermies locales inflammatoires* se trouve dans les mêmes lois qui régissent la manifestation des phénomènes thermiques dans les cultures, et dans toutes les autres conditions où se développe la vie saprophytique ou parasitaire des micro-organismes. Mais il faut bien remarquer que, dans le cas de l'homme et des animaux, doués de circulation et d'innervation, outre ce fait fondamental du *trouble local de la fonction thermogénétique*, d'autres influences interviennent accessoirement de la part des vaisseaux et des nerfs : ce sont les phénomènes vasculaires, dépendant du trouble de la fonction vaso-motrice, produit aussi par les microbes et leurs toxines.

4. Dans le cas des foyers phlogistiques, outre le phénomène thermique local (hyperthermie locale ou *fièvre topique*) nous en avons un autre général de la part de tout l'organisme : c'est l'hyperthermie générale ou *fébrile*, en un mot la *fièvre*. Il est superflu d'entrer ici dans l'examen des explications qu'on en a données : bornons-nous à énoncer celle qui à notre avis mérite d'être préférée, conséquemment aux notions (faits et lois) que nous venons d'indiquer. Nous avons dit qu'une des causes, et éventuellement la principale, de l'hyperthermie locale est l'action métamorphosante que le microbe exerce sur les tissus compris dans le foyer inflammatoire par le moyen de certains de ses produits, *protéines*, *toxines*, *enzymes*; ceux-ci, répétons-le, déterminent dans les albumines et dans les autres composants des organes atteints ces mêmes actions à effet exothermique, qu'elles déterminent dans les albuminoïdes et dans les autres substances alimentaires qui composent le substratum nutritif des cultures. Eh bien! imaginons pour un moment que tels produits, au fur et à mesure qu'ils se forment dans le foyer morbide, sont absorbés et entraînés par le courant circulatoire dans tout l'organisme, et qu'ils y trouvent dans quelques tissus des substances identiques ou similaires à celles de l'organe, le premier atteint, et nous serons naturellement portés à admettre qu'ils exercent aussi sur ces autres substances la même action modificatrice à effet exothermique que sur les premiers; et que par conséquent, comme l'effet exothermique des modifications locales se révèle par l'hyperthermie locale, ou *fièvre* topique, de même l'effet exothermique des modifications plus générales, qui se produisent dans des organes et tissus divers et éventuellement dans le sang, doivent se révéler par l'*hyperthermie générale*, ou, en d'autres termes, par l'hyperthermie qui est caractéristique de la *fièvre* proprement dite.

Cette conception trouve son fondement :

1° Dans les recherches et les études que nous venons d'exposer, et dont elle est la déduction strictement logique.

2° Dans les études sur les hyperthermies locales et générales, qu'on observe dans les inflammations de bien des tissus et organes (par exemple dans l'érysipèle, les furoncles, les phlegmons superficiels et profonds, l'abcès du foie, la pneumonie, la méningite, etc.

3° Dans les études sur les altérations des échanges nutritifs, qui se vérifient même dans ces fièvres à localisation phlegmasique.

4° Dans les études sur la réaction locale et générale, qu'on observe

après les injections de tuberculine, malléine, et substances analogues ;
et en général dans les études sur l'action altérante que les produits
bactériens exercent tant sur la structure des divers tissus et organes
(et surtout du foie et des reins), que sur la fonction de la thermogenèse. Telles sont la protéine de Buchner, la tuberculine de Koch,
la malléine, les produits du bacille pyocyanique (Charrin et Ruffer),
du bacille de Friedländer (Serafini), du pneumocoque (Lucatello), du
staphylocoque et streptocoque pyogènes (Donath et Gara), et puis la
pyrotoxine de Centanni, les toxines hyperthermisantes et hypothermi-
santes de Bouchard et Charrin, et en général toutes ou presque toutes
les diverses toxines, toxalbumines et vaccins (Gautier).

5. Enfin dans le fait même, que cette hypothèse explique mieux
que les autres le pourquoi d'un grand nombre de caractères propres
de ces fièvres, comme par exemple le frisson, le type spécial de la
courbe thermique et du cycle fébrile, le pourquoi des nombreux troubles
fonctionnels (nerveux, cardio-vasculaires, digestifs, sécrétoires, etc.),
le pourquoi de l'action modificatrice des agents antipyrétiques, etc.

Je n'entre pas dans la discussion de tous ces détails, car elle nous
entraînerait trop loin. Mais je ne peux pas passer sous silence que,
outre ce mécanisme pyrétogène, qui est le fondamental, car il regarde
la fonction même de la *thermogenèse*, il y en a d'autres, qui interviennent aussi dans le cas du processus fébrile, que nous envisageons
maintenant, c'est-à-dire du processus lié à des foyers circonscrits.
Ceux-ci consistent non seulement dans des troubles des vaso-moteurs
ou de la *thermotaxie*, qui même ici et plus que dans les hyperthermies partielles viennent s'ajouter au trouble fondamental de la
thermogenèse, mais ils consistent encore dans des troubles même de
la thermogenèse, dépendant de l'altération de l'influence trophique que
le système nerveux exerce sur les divers tissus et organes: altération
produite elle-même par ces substances, protéines, toxines, enzymes,
qui se forment dans le foyer phlegmasique, d'où elles viennent se
déverser dans le courant circulatoire.

6. Si maintenant, faisant un autre pas en avant, nous envisageons
les cas dans lesquels non plus un organe ou une partie d'organe est le
siège de la végétation microbienne, mais divers organes, ou même,
pour ainsi dire, tout l'organisme entier, comme dans les *septicémies*,
nous trouverons naturel d'admettre que les phénomènes thermiques
(hyperthermies, hypothermies) sont essentiellement déterminés par le
mécanisme pathogénique, que nous avons précédemment mis en évidence, outre, cela va sans dire, l'éventuelle intervention du système
nerveux, que nous avons déjà signalée.

7. Jusqu'ici nous nous sommes occupés des phénomènes thermiques qui se passent dans les *infections par les protophytes*. Or, pour être complets, nous devrions nous occuper de ceux qui se passent dans d'autres infections, et principalement dans celles que provoquent les *protozoaires* (fièvre paludéenne, etc.), mais deux mots suffisent, puisqu'ils sont tout à fait identiques, sauf des détails accessoires, à ceux que nous venons d'étudier, et, ce qui est plus important, l'explication en est la même, dans les deux cas.

Ainsi se trouve démontré le fait jadis intuitivement énoncé par maints pathologistes (à commencer par le savant physicien Robert Boyle du xvii⁰ siècle), et si bien exprimé dans le passage suivant du professeur Murri : « ogni micro-organismo costituisce coi suoi atti di sviluppo, di nutrizione e di riproduzione una nuova sorgente di calore, che, aggiunta a quella normale del nostro corpo, rende conto della termo-genesi in quelle febbri, che da loro prendono origine ».

8. Enfin, si de la même manière que les phénomènes *thermiques des processus* infectieux, nous examinons ceux qui sont dus à d'autres causes, nous en trouverons toujours l'explication dans un trouble pri-mitif du *métabolisme organique* ou de la *thermogenèse*, engendrée par un mécanisme identique ou similaire à celui que nous venons d'in-diquer. En effet, ce trouble qui, dans les cas précédemment envisagés, est provoqué par les produits microbiens particuliers, protéines, toxines, enzymes, dans ces autres cas est provoqué par les substances les plus différentes, lesquelles toutefois possèdent sur les échanges de la matière et sur la thermogenèse une action perturbatrice identique ou analogue (diastasique, pyogénique, nécrosante) à celle possédée par les susdits produits microbiens. Telles sont par exemple plusieurs substances toxiques (hétéro et autotoxiques, poisons, venins) dont, de même que les produits microbiens, les unes produisent des change-ments chimiques exothermiques, les autres des changements endo-thermiques ; en d'autre termes, les unes exagèrent, les autres abaissent la thermogenèse, ou, comme l'on dit, les unes sont hypertherminantes et les autres hypotherminantes.

9. Des précédentes propositions nous pouvons déduire deux corol-laires :

1° Les troubles de la nutrition, qu'on observe dans tous ces divers processus fébriles (infectieux ou toxiques), ne sont pas l'effet de la fièvre, soit de la haute température, comme jusqu'à présent cela a été accepté par la plupart, mais bien au contraire ils en sont la cause. Si on le veut, on peut avoir la contre-preuve de ce corollaire, en faisant l'étude inverse ou réciproque de l'étude que nous venons de faire, c'est-à-dire, en recherchant quels sont les phénomènes thermiques propres des troubles primitifs de la nutrition, et alors nous trouverons de l'hyperthermie, si l'on a affaire à une accélération des échanges, et au contraire de l'hypothermie, si l'on a affaire à un ralentissement; et pour apporter des exemples, nous trouverons l'augmentation de température dans la croissance (et dans certains cas une véritable fièvre *de croissance*), dans le surmenage, dans quelques cas de traumatisme (en dehors d'une infection éventuelle), et au contraire nous trouverons la diminution de la température chez les animaux hibernants (hypothermie physiologique), dans l'obésité, dans le diabète, et, chose remarquable, nous trouverons aussi des faits semblables dans la physio-pathologie des végétaux comme par exemple cette espèce de *fièvre traumatique* (sans infection) des *plantes*, étudiée dernièrement par Richards.

2° Les lésions anatomiques que nous observons dans ces différents processus fébriles sont le produit final des susdits troubles de la nutrition; et elles doivent être considérées (même celles qui ont été attribuées par quelques observateurs à l'influence des hautes températures) comme l'effet de la même cause, qui engendre l'hyperthermie.

10. Il est superflu de remarquer que dans ces différents processus fébriles (infectieux ou toxiques) de même que dans les autres, indiqués plus haut, il se peut aussi que le mécanisme *thermo-régulateur* joue un rôle. Il semble qu'il soit seulement en jeu dans la plupart des cas de *fièvre hystérique*, et de cette fièvre d'origine certainement nerveuse, qui accompagne les lésions graves et brusques des centres nerveux; mais il est possible que dans certains de ces cas le phénomène thermique trouve son explication, comme dans les cas précédents, dans un trouble de la thermogenèse, produit ici par la lésion nerveuse, selon le mécanisme signalé plus haut.

11. Après tout ce que nous venons d'exposer on comprend aisément combien est difficile l'étude de l'action des substances et autres agents, capables de modifier les phénomènes thermiques qui se manifestent chez l'animal vivant, à l'état de santé ou de maladie. Naturellement dans cette étude il faudra tenir compte de tous les nombreux facteurs que nous avons mentionnés.

12. En résumé, nous croyons avoir démontré, même dans ce rapide aperçu, auquel nous avons dû nous limiter dans cette brève communication, que notre nouvelle *théorie biologique de la fièvre* explique assez bien et mieux que les autres le plus grand nombre des faits, à savoir : les phénomènes thermiques des cultures microbiennes, les températures post-mortelles, la *fièvre*, dite du *cadavre*, les hyper-

thermies et les hypothermies partielles ou locales, les phénomènes thermiques généraux dans les infections (par protophytes et par protozoaires) et dans les intoxications (auto-intoxications, empoisonnements, etc.), dans les troubles primitifs de la nutrition, dans la croissance, dans l'hibernation, dans les traumatismes, dans les troubles primitifs du système nerveux (*fièvre hystérique*, etc...), le pourquoi des lésions anatomiques constantes dans les processus fébriles et des nombreux troubles fonctionnels qui les accompagnent, le pourquoi des différents types et cycles fébriles, de l'action si diverse des nombreux agents antipyrétiques.

Dans toutes ces conditions et tous les cas les plus divers, les phénomènes thermiques, propres à tous les êtres vivants, micro-organismes, plantes et animaux dépendent toujours des mêmes lois fondamentales.

ESSAI D'INTERPRÉTATION DE L'HYPERTHERMIE FÉBRILE

par le docteur TOURTOULIS BEY,

du Caire.

Quand nous produisons dans nos laboratoires des actes chimiques analogues à ceux qui s'effectuent dans l'intimité de nos tissus, nous remarquons qu'il y a une émission de chaleur beaucoup plus grande que celle que nous trouvons dans l'intérieur du corps. Il est donc logique de penser que la chaleur produite dans nos tissus par les actes chimiques et physiques qui s'y passent doit être supérieure à celle que nous y constatons. Une partie de cet excédent de chaleur est utilisée par les différentes fonctions physiologiques. Une autre doit être transformée sur place en tension cellulaire ou en mouvement intracellulaire, car sans cette transformation, la nutrition, les mutations nutritives ne pourraient pas se prolonger ni se continuer. En effet, dans l'élément vivant doivent exister pendant toute la vie les forces « qui s'opposent à la libre exécution des lois physiques reconnues exactes pour la matière morte ». Ce sont ces forces qui suivant les magistrales leçons du professeur Bouchard « déterminent les mutations nutritives qui ne s'effectuent pas dans la matière morte », et qui rendent à l'élément anatomique la propriété d'absorber telle substance utile et de repousser telle autre pour lui nuisible. Ces propriétés dynamiques reçues par l'élément anatomique au moment de sa naissance se détruisent vite par la rénovation moléculaire, mais elles se renouvellent aussi vite par les actes chimiques et physiques qui se passent dans leur intérieur et dans le milieu ambiant.

Il y a ainsi transformation constante d'une partie de la chaleur produite sur place en une tension ou en un mouvement intracellulaire permanent qui constitue la véritable activité cellulaire, et cette transformation doit être telle qu'avec un milieu ambiant normal et une activité cellulaire normale la température appréciable dans l'intimité de nos tissus ne doive pas dépasser les 37 ou 37°,5.

Mais si sous l'influence des agents pathogènes ou de leurs productions pyrétogènes ou autres accidentellement introduites dans l'organisme le milieu ambiant devenant défectueux, si sous cette influence nous supposons que la partie de la chaleur qui disparaît sur place ne se transforme qu'incomplètement, ne pourrions-nous pas nous expliquer ainsi et les hautes températures observées pendant les pyrexies, et l'état défectueux des éléments anatomiques pendant ces maladies? Ces éléments ne possédant pas dès lors en entier la tension voulue et nécessaire à leur nutrition normale se laissent très probablement pénétrer par des substances nuisibles, l'élaboration de la matière se fait incomplètement et nous assistons ainsi au languissement de toutes les fonctions organiques. En effet, les urines éliminent des substances mal élaborées, les fonctions cérébrales, musculaires et autres se font très défectueusement, les téguments se dessèchent et la production hématoblastique diminue considérablement pendant toute la durée de la maladie fébrile.

Quand la fin de la maladie arrive (vie restreinte des agents pathogènes le milieu ambiant devenant mortel pour ceux-ci, sécrétion des antitoxines ou autres raisons) l'élément anatomique retrouvant la tension nécessaire pour sa nutrition normale, on voit avec la chute de la température les organes reprendre leur fonctionnement physiologique.

En un mot, nous attribuons les hautes températures des maladies fébriles à une incomplète transformation de la partie de la chaleur qui normalement doit se changer en tension moléculaire ou en mouvement intracellulaire. C'est cet excédent de chaleur non transformée qui constitue la haute température des fièvres et elle est proportionnelle à l'état défectueux et anormal de l'élément anatomique.

C'est une théorie, je le sais bien, mais au moins une théorie qui explique bien la plupart des phénomènes observés dans les fièvres et qui est conforme au fait noté par la plupart de ceux qui se sont occupés de la question, à savoir : la non-existence d'un parallélisme entre les hautes températures et l'augmentation de l'urée, et la diminution

du poids du corps, celles-ci commençant à devenir plus appréciables
et plus grandes précisément au moment de la chute de la température.

M. Bouchard. — La conception théorique qui nous est soumise est ingé-
nieuse et acceptable en principe, mais il lui manque et il lui manquera
longtemps la démonstration expérimentale. Il est certain que la cellule
vivante est en état de tension, qu'elle lutte constamment contre les forces
physiques qui tendent à se mettre en équilibre. La vie s'oppose à la production de cet équilibre et cet équilibre c'est la mort. La réaction, l'état électrique ne sont pas les mêmes à la surface et au centre de la cellule, les
forces physiques tendent vers l'état neutre, vers l'équilibre, les forces de
tension, les Spannungskräfte s'opposent à la production de cet équilibre ;
mais si la vie cesse de produire ces fortes tensions l'équilibre arrive avec
la mort.

Or ces forces sont l'une des formes de l'énergie, et si l'intensité de la vie
varie, si ces forces de tension sont moindres, on conçoit que le dégagement
de l'énergie et la destruction de la matière restant les mêmes, la température augmente. A supposer que les choses se passent ainsi, il serait
désirable qu'on arrivât à le démontrer expérimentalement, qu'on indiquât
un moyen de mesurer ces forces à l'état normal et dans les états morbides.

M. Tourtoulis-Bey. — On ne sait pas quelles seraient les preuves nécessaires pour soutenir cette idée. Il est certain que quand nous produisons
dans nos laboratoires des actes chimiques analogues à ceux qui se passent
dans nos tissus, il y a production de chaleur beaucoup plus grande que celle
que nous constatons dans l'intimité de ces tissus.

Berthelot dit qu'il y a dégagement de 91 calories pendant la formation
des sels ammoniacaux, et je pense que des formations presque analogues
doivent se passer dans l'intimité de nos tissus.

Quant au non-parallélisme de l'excrétion de l'urée, les travaux de Hirtz
rapportés par Charcot sont connus. Brouardel et d'autres sont arrivés au
même résultat.

Quant à l'augmentation des pertes du poids pendant le déclin des
maladies fébriles, moi-même, avec toutes les précautions nécessaires, ayant
pesé quinze typhiques, j'ai remarqué invariablement que pendant la période
d'état avec température de 40° à 40°,5 le poids restait presque stationnaire et
que vers le déclin (sans diarrhée) et avec température de 37° les pertes du
poids devenaient plus considérables. Le docteur Sautarel, dans sa thèse sur
les pertes du poids dans les maladies dans un cas de pneumonie, dit « que
tous les signes de l'inflammation pulmonaire ayant disparu, la perte du
dernier jour est cependant de 600 grammes alors que les autres jours (état
aigu) elle était moindre ».

Tous les tableaux de Lorain examinés attentivement conduisent au même
résultat. La diminution du poids correspond donc toujours à l'élimination ;
celle-ci, petite pendant les hautes températures, augmente pendant l'abaissement, alors que les éléments anatomiques recommencent à fonctionner
normalement, ainsi que toutes les fonctions éliminatrices, élémentaires,
supérieures de l'organisme, ce qui est tout à fait conforme avec nos idées.

D'ailleurs, le professeur Bouchard vient de dire que vraiment des forces intérieures sont nécessaires à l'élément anatomique pour continuer sa nutrition. Mais où l'élément anatomique retrouve-t-il ces forces sinon dans les actions chimiques, physiques qui se passent dans son intérieur et dans le milieu ambiant? C'est là qu'il retrouve cette énergie intérieure et constante et ce n'est, croyons-nous, qu'une transformation de la chaleur produite sur place en énergie intra-cellulaire. Ce sont des preuves indirectes : mais je pense que quand une théorie explique les faits mieux que toute autre, ceci constitue des preuves suffisantes pour la rendre acceptable.

INFLUENCE DES MALADIES INFECTIEUSES SUR LE CŒUR

par le docteur S. BERNHEIM.

Nous avons réuni un certain nombre de documents expérimentaux et cliniques pour démontrer que toutes les maladies infectieuses, que toutes les intoxications exercent une influence nocive sur le cœur et les fonctions circulatoires. Très souvent, les troubles sont passagers et laissent par derrière eux des lésions organiques : c'est pour ce motif que l'action des micro-organismes et des toxines reste fréquemment ignorée et méconnue. Mais d'autres fois, il se produit, dès la première heure de l'atteinte infectieuse, des lésions sérieuses, qui se traduisent par des phénomènes cardiaques manifestes. Dans d'autres cas encore les lésions ne se produisent qu'au cours, à la fin ou même au moment des récidives de l'infection.

Jusqu'en 1865, la plupart des cliniciens avaient bien remarqué et décrit les altérations cardiaques coïncidant avec certaines maladies fébriles. Mais ils considéraient ces cardiopathies comme des épisodes intercurrents. Vers cette époque MM. Duguet et Hayem tirèrent une doctrine pathogénique nouvelle des faits épars et recueillis par leurs prédécesseurs. Ils parlèrent de septicémie sanguine, sans pouvoir encore préciser. Peu d'années après, la bactériologie donna la clef de l'énigme. En effet Virchow, Winge et Heiberg ont constaté la présence de micro-organismes divers au niveau des végétations cardiaques. En 1887, Netter établit que l'endocardite était une manifestation morbide pouvant résulter de divers états infectieux. Il constata, en outre, l'endocardite végétante ulcéreuse coïncidant ou succédant à la pneumonie. Il put enfin déterminer expérimentalement chez les animaux des endocardites pneumoniques. Dès lors, d'autres expérimentateurs et particulièrement Cornil et Babès, Wysokoswitsch, Girode, Frœnkel et Sœnger cultivèrent et expérimentèrent de la même façon et avec succès diverses bactéries. De ces recherches de pathologie expérimentale et de microbiologie clinique, on peut donc induire à la nature infectieuse de l'endocardite.

Des troubles cardiaques semblables ont pu être produits par l'intoxication expérimentale à l'aide de l'alcool, du plomb, du phosphore et surtout par l'injection de produits solubles des bactéries.

Nous n'insisterons pas davantage sur ces recherches expérimentales pour nous occuper immédiatement des cardiopathies produites par les maladies infectieuses.

Un point très important que nous avons noté dans la plupart des infections même quand il s'agit d'une affection bénigne, c'est la modification de la tension sanguine. Presque toujours la pression sanguine est perturbée. Cette perturbation de la tension artérielle au cours des maladies infectieuses peut, du reste, servir de renseignement au point de vue du pronostic. Quelquefois nous avons observé de l'hypertension, mais plus fréquemment de l'hypotension. D'après Reynaud et Olmer, plusieurs facteurs entrent en jeu pour abaisser la pression artérielle au cours des maladies infectieuses : la vaso-dilatation, les troubles cardiaques, les perturbations du système nerveux. Mais encore une fois ce qu'il importe de retenir, c'est que l'hypotension donne le plus souvent la mesure du degré d'imprégnation de l'organisme par les bactéries ou leurs toxines. Cette perturbation artérielle peut s'observer aussi bien dans le rhumatisme aigu, dans la goutte, dans l'arthritisme que dans les intoxications et dans les maladies infectieuses proprement dites.

Il en est de même d'autres troubles cardiopathiques et vasculaires qu'on observe également dans la plupart de ces maladies. Au premier rang parmi elles, se place le rhumatisme qui a une telle affinité pour le cœur, que l'on y rattachait autrefois la plupart des cardiopathies. L'une des localisations cardiaques les plus fréquentes du rhumatisme c'est l'endocarde, et cette localisation est souvent très précoce, c'est-à-dire qu'elle peut s'établir presque en même temps que le rhumatisme et quelquefois même le précéder. D'après Martha, 1/4 des rhumatismes présentent des signes d'endocardite. Non seulement, nous ne trouvons pas cette opinion exagérée, mais nous croyons qu'elle est au-dessous de la réalité. Le plus souvent, c'est le cœur gauche, au niveau de l'orifice auriculo-ventriculaire ou de la valvule mitrale, qui est le siège de l'endocardite.

La diathèse goutteuse ou plutôt l'infection goutteuse retentit également sur le cœur et surtout sur les grosses artères. C'est sans doute la raison pour laquelle la dégénérescence artérielle se montre précoce dans certaines familles d'hérédité goutteuse. Chez certains sujets même, l'artério-sclérose et l'athérome sont les seules manifestations de la goutte.

Quoique les influences toxiques sur le cœur ne soient pas tout à fait du cadre de notre sujet, nous désirons en dire quelques mots. En tête se place l'intoxication éthylique. Chez la plupart des alcooliques nous avons relevé non seulement de l'artério-stéatose, mais encore de la dilatation du cœur avec de l'hypertrophie.

L'intoxication saturnine retentit également sur la fonction circulatoire. Elle entraîne une sorte de contracture des parois vasculaires et une hypertension artérielle, cause prochaine de l'artério-sclérose. D'après une statistique de Leudet, sur 24 saturnines, il a trouvé à l'autopsie 17 lésions organiques du cœur. D'autres relevés et statistiques semblables existent.

Une alimentation trop riche, surtout chez les gens dont les émonctoires fonctionnent mal et s'éliminent par les ptomaïnes, est susceptible de produire par l'auto-intoxication des troubles artériels et cardiaques. Le surmenage et la sénilité traduisent leur action sur le cœur de la même façon et la pathogénie de cette variété de lésions cardiaques doit être également rattachée à l'auto-intoxication.

Mais ce sont surtout les maladies infectieuses proprement dites qui déterminent des altérations cardiaques. En tête de ces infections nous devons placer la fièvre typhoïde. Sur la plupart des cas que nous avons observés, nous avons pu constater de la dilatation. Notre observation clinique ne concorde pas avec un grand nombre d'autopsies où Romberg, Heuschen et d'autres n'ont pas trouvé chez les typhoïdiques de la dilatation cardiaque. Mais nous pensons que le cœur se contracte au moment de la mort et fait disparaître in ultima les traces de sa distension. Pendant la convalescence de la fièvre typhoïde on observe fréquemment de la tachycardie. Tembzez rapporte un cas de dilatation aiguë du cœur avec mort subite dans la convalescence de la fièvre typhoïde. Romberg rapporte un cas d'insuffisance mitrale d'origine éberthienne. Da Costa, qui a surveillé le cœur chez un grand nombre de soldats atteints de la fièvre typhoïde, a dit que l'organe cardiaque restait sensible et très affaibli longtemps encore après la maladie.

Les autres fièvres éruptives, scarlatine, rougeole, variole, sont fréquemment accompagnées de lésions cardiaques. Les altérations parenchymateuses du cœur y ont été observées depuis longtemps. Quant aux lésions interstitielles beaucoup moins étudiées, elles furent indiquées, pour la première fois, par Hayem. D'après le docteur d'Anfreville, on rencontre fréquemment dans le cours et pendant la convalescence des fièvres éruptives des souffles du cœur sans lésion organique. Ces souffles s'observent surtout chez les affaiblis. Ils n'ont aucune importance au point de vue de la durée, de la marche et de la terminaison de la maladie. Ils semblent être d'origine myocarditique.

Ajoutons cependant que la scarlatine et la variole se compliquent encore assez souvent d'endocardite vraie. Dans la première maladie, nous avons noté des accidents cardiaques au moment de la desquamation, dans la seconde au moment de la suppuration des pustules.

La tuberculose, cette infection chronique par excellence, s'accompagne très fréquemment de troubles cardiaques. Nous avons déjà dans des travaux antérieurs attiré l'attention sur ce point. Si on ausculte avec soin le cœur des tuberculeux, on trouve chez la plupart d'entre eux des troubles dans le rythme des bruits ou dans leur timbre; quelquefois même, on entend des souffles. Les troubles fonctionnels que l'on rencontre sont la tachycardie et les palpitations. Au dire de certains auteurs, cette tachycardie serait même un signe précoce de la phtisie.

Pour Faisaur et pour nous-même, cette tachycardie est absolument instable. La plus commune des lésions rencontrées au cours de la tuberculose, c'est le rétrécissement mitral. Puis vient le rétrécissement de l'orifice pulmonaire. Enfin les troubles du cœur droit ne sont pas rares.

Comme nous l'avons déjà démontré, le cœur est modifié dans son volume par le bacille de Koch; rarement hypertrophié, il est presque toujours atrophié. Enfin la dégénérescence graisseuse se rencontre à l'autopsie d'un très grand nombres de phtisiques.

Le paludisme exerce-t-il une influence sur le cœur? En 1870, Duroziez a réuni 20 cas de lésions valvulaires imputables à la malaria. Peu après, Lancereaux a cherché à démontrer l'existence d'une forme d'endocardite végétante et ulcéreuse due à l'impaludisme. Mais Lancereaux a soutenu que ces lésions étaient indépendantes de la malaria. Ce qui n'est nié par personne, c'est l'influence nocive de la fièvre intermittente sur le système artériel.

La syphilis, cette maladie infectieuse si répandue, agit à la fois sur les artères et sur le cœur. Nous avons observé des cardio-scléroses à la première, à la deuxième et la troisième période de la syphilis. Chiari a même rapporté des cas d'endocartite chez des hérédo-syphilitiques. Il faut cependant avouer avec Guérin que la syphilis cardiaque est rare aux 2 premières étapes et qu'elle est surtout un épiphénomène du tertiarisme. Le plus souvent ce sont les artères propres du cœur qui sont envahies tout d'abord et c'est la forme d'angine pectoro-syphilitique qui guérit le mieux.

La blennorragie, surtout la variété articulaire, s'accompagne fréquemment de troubles cardiaques. Le fait est démontré aujourd'hui expérimentalement et anatomo-pathologiquement. On peut distinguer dans l'endocardite blennorragique 3 formes : 1° une forme légère, ne s'accompagnant pas de phénomènes généraux, et qui passe souvent inaperçue; 2° une forme plus grave avec affaiblissement général, fièvre, frissons, palpitations, troubles gastriques, arythmie; 3° une forme grave qui se déroule avec le tableau clinique d'une septicémie profonde.

La diphtérie retentit d'une façon intense sur la fonction circulatoire, et les accidents cardiaques se produisant de très bonne heure, sont de fort mauvais augure. Ils se traduisent par un abaissement rapide de la pression sanguine. La paralysie vaso-motrice est suivie à bref délai de paralysie cardiaque amenant la mort. Dans la convalescence de la diphtérie, on note souvent des endocardites ou des myocardites.

Des complications cardiaques de la diphtérie, nous rapprocherons, en terminant, celles de la grippe. C'est surtout depuis les récentes épidémies d'influenza maligne qu'on a remarqué les complications cardiaques graves qu'elle suscite. A tel point qu'on décrit cliniquement une grippe cardiaque comme on décrit une grippe à forme gastro-intestinale ou pneumonique. C'est en France qu'on a rapporté les premières observations de cardiopathies grippales et ce n'est que plus tard que Hevenig (Allemagne) et Cowe (Angleterre) ont publié des travaux sur ce sujet. Schott distingue plusieurs catégories de faits : 1° les troubles cardiaques produits directement par l'influenza soit pendant la fièvre, soit pendant les récidives; 2° les complications cardiaques qui se montrent comme reliquats; 3° les accidents cardiaques qui sont la conséquence indirecte de la grippe, en ce sens que cette dernière a donné lieu à des lésions d'organes qui retentissent secondairement sur le cœur. Huchard insiste sur l'hypotension artérielle qu'on observe à la fin de la grippe ou pendant la convalescence. Enfin Custer a signalé la présence des bacilles de la grippe au niveau du cœur.

De cette étude nous pouvons conclure que toutes les maladies infectieuses ou toxiques peuvent produire directement ou indirectement des cardiopathies.

Une maladie infectieuse, par là même qu'elle a tendance à provoquer des complications cardiaques, ne tire pas seulement sa gravité de sa nature propre, mais encore des lésions de retentissement.

Ce n'est pas seulement le pronostic de la maladie qui est modifié, mais encore le traitement. On conçoit, en effet, qu'on ne traitera pas une endocardite syphilitique comme une cardiopathie goutteuse, une endocardite tuberculeuse comme une affection gonococcique. La médication doit être ici étiologique et pathogénique.

ABCÉS DE FIXATION ET DE NEUTRALISATION

par M. A. FOCHIER,

Professeur à la Faculté de Médecine de Lyon.

Dans les conditions actuelles de la science médicale l'expérimentation pathologique me paraît seule pouvoir entraîner la conviction sur l'action thérapeutique des abcès artificiels provoqués à l'aide d'injections irritantes dans le tissu cellulaire sous-cutané.

La condition préalable à toute expérimentation de ce genre consiste à trouver un germe infectieux de virulence certainement constante. M. Mérieux, ancien préparateur à l'Institut Pasteur, et moi, nous n'avons pas réussi à obtenir un streptocoque doué de virulence intense et permanente. Et nous avons dû nous rejeter sur le bacille du charbon. Voici les résultats obtenus, dont quelques-uns ont déjà été signalés à la Société de Biologie de Paris (juin 1900).

Lorsque, chez des lapins, en même temps que l'inoculation d'une culture charbonneuse de virulence intense on pratique, à distance de l'inoculation virulente, une injection sous-cutanée d'un quart de centimètre cube d'essence de térébenthine, il se produit soit une survie définitive avec guérison, soit une prolongation dans l'évolution de la maladie, alors que tous les lapins témoins succombent au bout du temps moyen.

Les solutions d'acide lactique et d'acide sulfurique au vingtième ont une action comparable, mais inférieure à celle de l'essence de térébenthine. Avec l'acide sulfurique, un lapin a survécu onze jours, et n'a présenté à l'autopsie que quelques rares bacilles. Avec l'acide lactique un lapin a survécu huit jours et, à l'autopsie, on n'a pas trouvé de bacilles, et les cultures sont restées stériles. Chez les animaux qui ont succombé, la piqûre acide était le siège d'une ulcération.

L'essence de lavande, l'essence d'origan, le xylol ont été sans action.

La peau se sphacèle rapidement, surtout avec l'essence d'origan, et tous les animaux sont morts aussi rapidement que les témoins.

L'effet curatif de l'injection térébenthinée a été, d'une façon générale, en rapport avec la réaction inflammatoire provoquée.

Lorsque l'injection de térébenthine a été faite vingt-quatre heures avant l'inoculation charbonneuse, elle a paru avoir moins d'action thérapeutique que lorsqu'elle a été faite en même temps.

Lorsque l'injection de térébenthine a été faite, soit huit heures, soit vingt-quatre heures après l'inoculation, son action curatrice a été essentiellement variable.

L'injection intra-musculaire a paru donner des résultats bien inférieurs à l'injection sous-cutanée.

Sur les animaux survivants, nous n'avons trouvé, en les sacrifiant, aucun signe de charbon, soit à l'inspection des organes, soit à leur culture.

Une nouvelle inoculation charbonneuse, pratiquée aux survivants, a entraîné la mort avec des signes atténués, mais incontestables, de charbon.

Lors même que l'injection térébenthinée était pratiquée dans la région dorsale et l'inoculation charbonneuse dans la région abdominale, nous avons vu se produire, au voisinage de l'œdème charbonneux local, un autre œdème gélatineux qui nous a paru être en relation avec un procédé de défense de l'organisme.

D'ailleurs, chez les animaux traités, l'œdème charbonneux ne s'est pas produit, ou a été moins accusé que chez les témoins ; très souvent, chez ceux qui ont succombé, les bacilles étaient moins nombreux dans la rate, et, dans quelques cas, les cultures ont été stériles.

L'abcès provoqué, lorsqu'il s'est ouvert spontanément, ou ne s'est pas infecté, l'ouverture étant restée punctiforme, ou s'est infecté, et il s'est alors produit des ulcérations sanieuses, qui ont été, sans doute, pour quelque chose dans la mort des animaux.

La défense de l'organisme est certaine. Par quels procédés s'établit cette défense ? Se produit-il, au voisinage du point primitivement infecté, une réaction locale qui limite et éteint l'infection ? Ou la défense s'établit-elle dans toute la masse sanguine, dans tout l'organisme ? Est-ce la phagocytose qui intervient ? Est-ce la formation d'antitoxines qui neutralisent l'action du microbe ou s'opposent à son développement ? L'analyse expérimentale aboutira, sans doute, à nous éclairer sur l'intimité de ces procédés de défense, mais je dois aussi signaler des résultats cliniques importants que, provisoirement au moins, je ne peux traduire que par les mots de *fixation* et de *neutralisation*.

Dans les infections généralisées, capables de devenir pyogènes à un moment donné, alors que la maladie n'a pas encore provoqué de lésions nettement localisées, la provocation artificielle d'un abcès peut améliorer l'état morbide brusquement, en douze heures, ou même en six heures, alors que le phlegmon artificiel est loin d'avoir atteint son développement complet. Comment, alors, ne pas comparer ce résultat à l'amélioration qui suit, dans ces états, une localisation nettement déterminée? Comment ne pas penser, dans les deux cas, à la fixation d'éléments ou de produits en circulation?

Le plus souvent l'amélioration est moins rapide et ne s'établit qu'au bout de trente-six ou de quarante-huit heures. A ce moment le phlegmon est en pleine évolution, en tension très accusée. Si on l'incise, l'état morbide reparaît plus intense : si on le laisse en tension, l'amélioration persiste. J'ai signalé le fait, comme très important, dès ma première publication (1891). Des expérimentateurs lui ont attribué une signification relative au mode d'action de l'abcès artificiel et ont trouvé, dans le pus de l'abcès, une substance qui empêche le développement des microbes *in vitro* et immunise les animaux auxquels elle est injectée. Je n'ai pu répéter ces expériences. Mais je suis tenté de croire qu'elles indiqueraient seulement un des procédés de la *neutralisation* que produit l'abcès artificiel, parce qu'il y a des améliorations qui s'établissent, en clinique, de la façon suivante : une première injection de térébenthine n'a pas provoqué de réaction; douze heures après, une seconde piqûre donne un peu d'induration; vingt-quatre heures après la première, une troisième a un effet plus marqué, et ainsi de suite: dans un cas, je n'ai eu d'inflammation vraie qu'à la septième piqûre.

A ce moment toutes les piqûres antérieures se mettent à suppurer et quelquefois en ordre inverse de leur ancienneté. L'état morbide alors s'améliore rapidement. Ne peut-on pas supposer que toute la masse sanguine a participé à l'élaboration de la défense qui s'est traduite par la suppuration de foyers d'irritation jusque-là torpides? La neutralisation du principe morbifère s'est faite dans tout l'organisme et non seulement par une substance élaborée au niveau de l'abcès.

Quant au procédé par lequel se fait cette neutralisation, est-ce simplement de l'hyperleucocytose? Je ne le crois pas pour les raisons suivantes :

Lorsque, dans une infection prolongée, comme on en observe, par exemple, assez souvent chez les malades qui ont perdu beaucoup de sang, on a été obligé de revenir plusieurs fois et à intervalles éloignés (quatre à huit jours) à la provocation d'abcès artificiels, il arrive parfois que chaque abcès provoque une amélioration, et que la guérison soit obtenue avant l'ouverture d'aucun des foyers de suppuration. Mais, dans d'autres cas, l'amélioration ne se produit après un abcès provoqué en dernier lieu, que lorsqu'on a ouvert les premiers. Comment expliquer ce fait, sinon en pensant que l'organisme se défend par des procédés variables, non seulement suivant la cause morbide, mais variables aussi suivant la phase à laquelle la maladie est parvenue, et que les substances élaborées au niveau d'un premier abcès peuvent devenir nuisibles à une phase ultérieure de la maladie? Les effets des sérums immunisants, soit dit en passant, devraient être observés à ce point de vue dans les infections prolongées.

Il me semble, d'ailleurs, que la défense de l'organisme est provoquée, dans certains cas, par des irritations locales qui ne vont pas jusqu'à l'abcès et que, par exemple, on peut expliquer, par cette irritation, la différence d'action entre l'injection sous-cutanée d'une solution salée et l'absorption de cette même solution par la voie rectale.

Ces irritations sous-cutanées, faibles ou violentes, sont peut-être un procédé de défense à employer intentionnellement dans les maladies chroniques relevant d'une infection ou simplement d'une intoxication. Mais je ne veux pas prévoir l'avenir, d'autant plus que je crois devoir, en terminant, formuler, aussi brièvement que possible, quelques préceptes relatifs à la pratique des *abcès de fixation et de neutralisation.*

I. — Dans les maladies infectieuses, avec ou sans localisations, capables de se généraliser et de devenir pyogènes, pour peu que le pronostic soit douteux, il faut provoquer un abcès artificiel par l'injection sous-cutanée d'un liquide irritant.

II. — Le liquide le mieux approprié paraît être l'essence de térébenthine, de préférence épaissie par son vieillissement et son oxygénation ou par l'adjonction de térébenthine de Venise (1 sur 5).

III. — L'injection d'un centimètre cube par piqûre est toujours suffisante (on peut avoir, avec un centimètre cube, des abcès de la contenance d'un demi-litre).

IV. — Lorsque l'infection est menaçante à bref délai ou reconnue comme très grave par suite d'une épidémie (dans la peste, par exemple), on peut faire plusieurs piqûres à la fois. Deux piqûres pour commencer me paraîtraient suffisantes.

V. — Dans tous les cas, si la réaction locale ne se produit pas ou est peu marquée au bout de douze heures, il faut faire une nouvelle piqûre, et répéter les piqûres toutes les douze heures ou les vingt-quatre heures. suivant l'urgence, jusqu'à ce qu'on ait obtenu de l'inflammation bien nette.

VI. — Le lieu d'élection de ces piqûres me paraît être le flanc. C'est au flanc gauche. à égale distance de l'épine iliaque et des fausses côtes, que l'abcès sera le moins gênant, le moins douloureux et risquera moins de provoquer du sphacèle des aponévroses sous-jacentes. Les piqûres subséquentes seront faites dans le voisinage des flancs sous la peau de la paroi abdominale. Pour peu que le liquide s'infiltre dans le derme, celui-ci se sphacèle sans autre inconvénient qu'une ouverture prématurée et une cicatrice.

VII. — Les abcès ne doivent être ouverts que si l'état morbide paraît jugé, ou si, un nouvel abcès ayant été provoqué, la fièvre persiste. Dans ce cas, il ne faut ouvrir que les abcès précédant le dernier établi. Lorsqu'un abcès menace de s'ouvrir spontanément, il faut en provoquer un autre avant cette ouverture, si la maladie persiste.

VIII. — Les abcès ouverts doivent être pansés avec grand soin. Ils sont aseptiques, mais peuvent s'infecter très facilement, une fois qu'ils sont évacués. Il faut se borner à presser les parois pour éliminer les débris sphacélés et s'abstenir de toute injection, de toute manœuvre dans leur cavité.

Ce n'est qu'en suivant ces préceptes qu'on aura appliqué ma méthode. On pourra réussir en ne s'y conformant pas exactement, mais il ne faudra pas dire que ma méthode a été appliquée lorsqu'on aura échoué, en méconnaissant des prescriptions aussi fondamentales que la répétition des abcès et leur non-ouverture.

M. Chantemesse fait remarquer que les malades atteints d'érysipèles, qui, pour une raison quelconque, présentent des foyers de suppuration, ne succombent jamais à cette maladie.

M. Lépine (Lyon) dit que dans deux cas il a vu chez des pneumoniques à la période de suppuration, à la suite de l'injection d'essence de térébenthine sous le peau la guérison avoir lieu, bien que la mort parût *inévitable*. Mais cet heureux résultat est fort rare, et dans un très grand nombre de cas, il a échoué, soit parce que l'intervention a été trop tardive, soit pour un autre motif. Parfois l'injection d'essence n'a été suivie d'aucune réaction.

M. Fochier. — Ce sont des faits analogues à ceux que M. Chantemesse vient de citer qui m'ont amené à l'application de ma méthode. Mais je crois que l'abcès aseptique de l'essence de térébenthine joue un autre rôle que les abcès de l'érysipèle, et que même dans les infections qui suppurent, l'abcès de fixation peut rendre des services.

Je répondrai à M. Lépine qu'il ne faudrait pas attendre que les signes de la suppuration de la pneumonie commencent à se produire pour intervenir. En ne faisant pas de piqûre aux membres, on n'imposera aux malades qu'une douleur très supportable, et il ne faudrait pas attendre qu'ils soient compromis.

NOTE SUR LA DÉGÉNÉRESCENCE HYALINE DU CŒUR
DANS L'EMPOISONNEMENT TYPHIQUE

par M. le professeur CHANTEMESSE

J'ai fait à une série de cobayes des injections sous-cutanées de toxine typhoïde soluble — toxine soluble élaborée en 6 jours dans des bouillons de culture, tuant le cobaye en vingt-quatre heures à la dose de 1 gramme par 80 grammes de poids d'animal. Les doses ont été fractionnées de façon à conserver les animaux injectés pendant un laps de temps, variant de vingt-quatre heures à un an. Les injections étaient renouvelées tous les 4 ou 5 jours, dès que l'animal avait repris son poids ; elles ont été faites jusqu'à la fin du troisième mois, puis elles ont été supprimées. Les animaux qui ont été sacrifiés au bout de 5 mois, 7 mois, 12 mois avaient engraissé et repris les apparences de la santé. La plupart d'entre eux étaient albuminuriques.

Je passe sous silence les diverses lésions constatées à l'autopsie, et en particulier celles du rein d'ailleurs très manifestes, pour ne m'occuper ici que des altérations expérimentales du cœur.

A l'œil nu les lésions ont varié suivant l'ancienneté de l'intoxication ; elles consistaient pour les états aigus et subaigus dans une congestion du myocarde due à la présence d'hémorragies endo-, péri- et myocardiques. Dans les cas anciens le cœur était augmenté de volume, dur et scléreux à la coupe, d'apparence bizarre. Il y avait parfois de la péricardite avec épanchement.

Examen microscopique. — Animaux morts spontanément ou sacrifiés, dans une période de temps variant entre vingt-quatre heures et un mois et demi. Pendant les premiers jours les lésions sont particulièrement marquées sur les petits vaisseaux : on note une congestion des capillaires ; çà et là d'énormes dilatations ayant abouti à des épanchements d'hématies et de quelques globules blancs entre les fibres musculaires dissociées ; un œdème autour des gros vaisseaux, et une infiltration leucocytaire de leur tunique moyenne ; enfin une tuméfaction accompagnée parfois de vésiculation des cellules endothéliales de la couche interne. Quelques capillaires sont obstrués par des dépôts de fibrine et de globules blancs.

Les altérations des fibres musculaires sont déjà très manifestes chez les animaux qui ont survécu une quinzaine de jours. Elles consistent dans une altération de la striation transversale, ou état granuleux de la fibre avec aspect grillagé. Ses traits scalariformes sont très accusés comme si la dissociation segmentaire était proche. Ses noyaux paraissent intacts. Vers le 40e jour la tuméfaction des fibres et leur état granuleux se sont accentués. Les noyaux se sont entourés d'une cavité. Beaucoup de fibrilles musculaires se trouvent dissociées par l'œdème, certaines sont comme coagulées et présentent, colorées par la méthode de Van Giesson (fuchsine acide dans une solution aqueuse d'acide picrique) une teinte franchement rouge, tandis que les fibres moins altérées prennent une teinte rougeâtre.

Les lésions du tissu conjonctif ne sont représentées que par de l'œdème et par une infiltration leucocytique d'ailleurs peu considérable.

À partir du 4e mois, quand les injections de toxine ont été supprimées les phénomènes congestifs proprement dits diminuent dans le myocarde, bien qu'il persiste çà et là des foyers d'hémorragie avec globules rouges conservés. Dans les mailles du tissu conjonctif, surtout en certains points et dans les vaisseaux capillaires, on trouve un grand nombre de globules blancs. Ses lésions principales portent sur les fibres musculaires, un grand nombre de celles-ci ont perdu leur striation normale, elles sont devenues opaques, cassantes ; ainsi que leurs noyaux, elles prennent mal la matière colorante.

Au bout de cinq mois on constate encore la présence d'hémorragies dans le parenchyme. Les fibres musculaires sont profondément altérées ; les lésions ne siègent pas indifféremment dans tout le muscle : elles sont constatables partout, mais plus développées dans certains foyers. En quelques points la fibre musculaire est augmentée un peu de volume par hypertrophie du protoplasma, tandis que la substance striée proprement dite a diminué de quantité ; en d'autres la cellule a beaucoup diminué de volume et n'est plus représentée que par une petite quantité de protoplasme munie d'un noyau (myophage). Les leucocytes sont nombreux dans les capillaires et on les trouve en grand nombre dans des foyers de désintégration de la substance musculaire. Dans la période qui s'écoule entre sept mois et un an les lésions que l'on constate dans le muscle cardiaque deviennent alors très particulières : elles sont caractérisées surtout par une dégénérescence hyaline qui frappe en certains points les cellules musculaires et les capillaires et qui transforme le muscle en un cœur scléreux. On trouve sans doute dans le cœur, même à ces périodes tardives, des foyers de désintégration musculaire avec diminution du volume de la fibre, perte plus ou moins complète de sa striation, prolifération de noyaux musculaires et surtout infiltration leucocytique. Mais ce que l'on trouve surtout, en certaines places, ce sont des plaques de sclérose siégeant soit dans l'épaisseur du ventricule, soit dans les gros piliers du cœur, plaques colorées en rouge intense par la méthode de Van Giesson. Ces plaques paraissent tout d'abord être formées de tissu conjonctif adulte, mais un examen plus attentif permet de constater, surtout quand on peut suivre la lésion se propageant longitudinalement dans une fibre, que cette sclérose n'est que le résultat d'une coagulation particulière, coagulation qui se propage soit en bloc dans toute la fibre, soit progressivement de la périphérie au centre. Le noyau est touché le dernier et bien souvent on reconnaît dans ces foyers de sclérose encore jeunes la présence de noyaux musculaires diminués de volume pouvant en imposer pour l'existence de cellules du tissu conjonctif. Parfois cette dégénérescence hyaline ne réunit pas dans un bloc compact toutes les parties constituantes d'une fibre, de sorte que les fibrilles séparées, devenues hyalines, onduleuses parce que leur diamètre est agrandi dans le sens longitudinal et transversal ressemblent à des trousseaux de tissu conjonctif. En d'autres points la dégénérescence hyaline est complète; elle a frappé la fibre musculaire, la plupart des noyaux, les vaisseaux capillaires et leur contenu, et elle constitue un tissu de sclérose disséminé d'une façon irrégulière sans rapport précis avec le cheminement des vaisseaux. Peut-être la cause de cette distribution est elle en rapport avec les lésions des ganglions nerveux intra-cardiaques dont je parlerai plus tard.

La dégénérescence hyaline frappe aussi la tunique externe des vaisseaux du myocarde et les fibres musculaires lisses de la tunique moyenne, car la tunique interne n'est guère représentée que par la couche de cellules endothéliales qui tapisse la face profonde de la tunique moyenne. Sous le coup de cette même dégénérescence les tuniques de l'aorte peuvent subir des épaississements localisés aboutissant à la création de saillies dans la lumière du vaisseau. Ces tuméfactions constituent de véritables plaques dont la surface la plus profonde en contact avec le sang à subi presque tout entière la dégénérescence hyaline.

Quand on pratique dans les cœurs ainsi sclérosés des coupes méthodiques suffisamment nombreuses et qu'on les colore par le bleu de méthylène, on rencontre les ganglions nerveux intra-cardiaques qui présentent — par comparaison avec les ganglions d'un cœur sain — des lésions très manifestes. Celles-ci sont caractérisées par la diminution du nombre et du volume des cellules nerveuses et surtout par l'état de beaucoup d'entre elles envahies par des globules blancs. A un degré près, les lésions ressemblent à celles que Van Gehuchten a décrites dans le ganglion plexiforme du pneumogastrique chez les chiens morts de rage.

Il est bien évident que cette altération anatomique des cellules nerveuses doit jouer un rôle important dans la distribution de la sclérose intra-myocardique et provoquer des troubles trophiques qui ne sont qu'indirectement d'origine toxique. Cette lésion fournit aussi une explication plausible de bien des manifestations cliniques observées chez les individus frappés d'une sclérose du myocarde. Avec une dégénérescence hyaline du cœur, pourvu qu'elle soit partielle, la santé des individus atteints peut se maintenir relativement satisfaisante pendant un temps prolongé. Souvent alors on assiste à l'apparition brusque de troubles cardiaques qui aboutissent vite à l'asystolie et qui ont eu pour point de départ un surmenage, une intoxication ou simplement des secousses morales. Les altérations anatomiques constatées dans le myocarde ne donnent pas la clef de la pathogénie d'accidents aussi rapides dans leur évolution ; il est probable que ceux-ci dépendent des modifications survenues dans les cellules ganglionnaires nerveuses dont l'intégrité déjà chancelante a subi récemment un choc grave.

Les lésions dont je viens de parler ne se rencontrent pas seulement dans les cœurs d'animaux soumis à des intoxications expérimentales. Dans le cœur des malades qui ont succombé à une fièvre typhoïde grave et prolongée, on trouve des altérations qui se rapprochent beaucoup, au degré près, des précédentes. En certains points, indépendamment de la congestion vasculaire avec accumulation de leucocytes, on trouve de la dégénérescence hyaline des capillaires et de certaines fibres musculaires surtout à leur périphérie. Ces lésions sont plus particulièrement accusées dans les régions du muscle qui avoisinent l'endocarde. Quelques fibres présentent une altération spéciale : la fonte, à la partie centrale de la fibre, du tissu strié en une masse compacte qui par la coloration de Van-Giesson ne prend pas la teinte rouge de la fuchsine, mais la couleur violette de l'hématoxyline. Lorsqu'on a suivi pas à pas, dans les recherches expérimentales, la création des lésions scléreuses dont je viens de parler, il devient facile d'étudier chez l'homme les modifications du cœur qui sont décrites sous le nom de myocardites scléreuses. Ces myocardites s'observent chez les personnes âgées et surtout chez celles qui sont atteintes d'artério-sclérose. L'examen attentif des coupes de ces organes colorées par la méthode de Van Giesson montre que la plupart des zones et plaques de sclérose sont formées, non de tissu conjonctif adulte et fibreux, mais d'une modification des capillaires et des fibres musculaires caractérisée par une coagulation spéciale de ces éléments, c'est-à-dire par une dégénérescence hyaline.

DE QUELQUES MODIFICATIONS HISTOLOGIQUES ET CHIMIQUES
DE L'ORGANISME DANS LES INFECTIONS

par M. H. ROGER.

Les maladies infectieuses déterminent dans les organes et les tissus, trois ordres de modifications que l'on peut mettre en évidence par l'examen microscopique, l'analyse chimique, l'étude de l'activité fonctionnelle.

Un certain nombre de ces modifications doivent être considérées comme des lésions provoquées, directement ou indirectement, par les toxines microbiennes. Les éléments anatomiques se présentent, au microscope, sous des aspects qu'on ne rencontre jamais chez les individus sains.

En face de ces lésions il faut faire une large place aux modifications histologiques qui semblent traduire une suractivité fonctionnelle, et relèvent d'une réaction de l'organisme. Le tissu ne présente plus l'aspect qu'il revêt chez un individu sain de même âge ; il devient analogue à ce qu'il était dans les premiers temps de la vie ou même pendant la période fœtale. On assiste ainsi à une sorte de rajeunissement de l'organisme.

Enfin les modifications peuvent résulter, non d'une altération des cellules, mais d'une disposition qui n'est plus normale. Dans ce cas, il y a production surabondante d'éléments cellulaires qui ne sont nullement altérés, mais ne devraient pas se trouver, au moins en même quantité, dans les points où on les rencontre. L'anomalie porte non sur la structure, mais sur la texture.

Un exemple fera mieux saisir notre pensée.

Envisageons, par exemple, ce qui se passe dans la moelle des os. Dans un grand nombre de maladies infectieuses, ce tissu subit des modifications qui justifient parfaitement la classification que nous avons admise. L'infection a pour effet de rajeunir la moelle osseuse. On sait, en effet, que chez l'adulte ce tissu est envahi par la graisse, tandis que chez l'enfant, les éléments cellulaires prédominent. Or l'analyse chimique démontre déjà que l'infection ramène la moelle vieille à l'état jeune. Les dosages que nous avons faits avec M. Josué[1]

---

1. ROGER et JOSUÉ. La moelle osseuse à l'état normal et dans les infections. 1 vol. de l'Œuvre médico-chirurgical. Paris, 1899.

et qui ont porté sur des lapins normaux et sur des lapins infectés donnent des résultats fort nets. Le tableau suivant résume cette partie de nos recherches :

	Lapins jeunes pesant de 900 à 1000 gr.	Lapins adultes normaux pesant de 1800 à 2500 gr.	Lapins adultes pesant de 2000 à 2500 gr. infectés par le staphylocoque ou empoisonnés par la toxine diphtérique.
Eau	75,59	51,69 à 51,9	69,8 à 86,87
Graisse	14,26	52,75 à 50,76	9,59 à 0,77
Albumine	2,05	1,53 à 0,77	2,65 à 4,4
Matières insolubles .	8,51	5,25 à 2,76	5,2 à 7,86

La moelle osseuse des lapins adultes infectés se rapproche donc de la moelle osseuse des lapins jeunes, par l'augmentation de l'eau, la diminution de la graisse, qui peut disparaître presque complètement. L'albumine provenant du protoplasma cellulaire et les matières insolubles constituées en grande partie par les nucléines devenant fort abondantes, nous pouvons conclure qu'il s'est produit une prolifération cellulaire. L'examen histologique confirme cette déduction. Il fait constater que la graisse est remplacée par d'innombrables cellules. La coupe a le même aspect général chez un animal adulte infecté que chez un jeune lapereau. Mais une étude plus attentive nous montre bientôt une différence. La proportion des diverses cellules n'est pas exactement la même dans les deux cas. Chez les animaux inoculés avec le staphylocoque, les éléments à grains neutrophiles sont de beaucoup les plus nombreux; les cellules de la série hémoglobique, tout en étant proliférées, sont relativement moins abondantes qu'à l'état normal. Il y a donc une modification dans la texture du tissu. Les résultats sont encore plus intéressants quand on envisage la moelle osseuse des animaux qui ont reçu la toxine diphtérique. Au début, les normoblastes prédominent. Puis les neutrophiles prennent le dessus et deviennent bientôt les éléments les plus abondants. D'un autre côté le sérum antidiphtérique provoque, comme tous les sérums, des proliférations dans la moelle des os ; mais, contrairement aux autres, il amène une prolifération portant surtout sur les normoblastes. Si donc on envisage un animal ayant reçu à la fois la toxine et l'antitoxine, on observera des figures qui tiennent le milieu entre les deux types précédents : les normoblastes seront d'emblée fort nombreux, les neutrophiles, très abondants au bout de 48 heures, céderont bientôt devant les cellules à hémoglobine qui prendront définitivement le dessus.

Il serait facile de tirer de ces résultats des déductions applicables au mécanisme de l'immunité et de la résistance aux infections. Pour nous borner à notre sujet il nous suffit d'avoir montré que, si l'infection rajeunit la moelle osseuse en provoquant la disparition de la graisse et la prolifération des cellules, elle imprime cependant une direction spéciale à la cytogenèse. Aussi, à l'examen microscopique peut-on reconnaître si la moelle osseuse provient d'un animal jeune ou d'un animal infecté et, en cas de diphtérie, si l'animal a été simplement intoxiqué ou si, en même temps que le poison, il a reçu de l'antitoxine.

Nous avons emprunté nos exemples à la pathologie expérimentale parce que la moelle osseuse des animaux réagit beaucoup plus facilement que celle de l'homme. Mais il s'en faut que la moelle humaine reste inactive; seulement la distance qui sépare la moelle adulte de la moelle jeune est plus considérable; le retour à l'état cellulaire est plus difficile. Aussi, dans la plupart des cas, la prolifération est-elle régionale: elle est cantonnée en des points peu étendus et se localise souvent autour des vaisseaux. Les proliférations portent d'ailleurs sur les mêmes éléments que chez les animaux : le plus souvent, c'est une réaction neutrophile qu'on observe, parfois une réaction normoblastique, comme nous l'avons vu dans le purpura infectieux.

A côté des modifications que nous venons d'indiquer, il faut faire une place aux lésions. Chez l'homme, comme chez les animaux, on trouve des altérations vasculaires, des dégénérescences du protoplasma, et surtout du noyau : la chromatine se fragmente, le noyau cesse de fixer ses colorants spécifiques et finit par disparaître. Ces lésions, qui s'observent dans toutes les infections, sont surtout marquées chez les animaux inoculés avec le charbon.

Si nous avons insisté longuement sur la moelle des os, c'est parce qu'aucun tissu ne présente, dans les infections, de modifications aussi profondes. L'étude que nous venons de faire va nous servir à mieux interpréter les changements qui peuvent survenir dans les autres parties de l'organisme. Ne pouvant étudier tous les organes et tous les tissus, nous nous contenterons d'envisager ce qui se passe dans la thyroïde et dans le foie.

Les recherches que nous avons poursuivies avec M. Garnier[1] établissent que la thyroïde n'est pas épargnée par l'infection. Elle présente des signes évidents de suractivité fonctionnelle, et les modifications, ainsi imprimées à la glande, peuvent être reproduites très facilement

---

1. ROGER et GARNIER. La glande thyroïde dans les maladies infectieuses. *La Presse médicale*, 19 août 1899.

chez les animaux en les soumettant à l'action d'une substance qui stimule la sécrétion, l'iode ou la pilocarpine. Dans tous ces cas, les vésicules entrent en activité et tendent à devenir semblables les unes aux autres : la matière colloïde, produite en abondance, passe dans les espaces lymphatiques. Il en résulte que les vésicules sont plus petites, plus régulières que chez l'adulte et, comme les axes conjonctifs intervésiculaires sont dilatés par la matière colloïde, l'aspect général rappelle celui de la thyroïde infantile. A ces modifications fonctionnelles, communes aux animaux qui ont été infectés et à ceux qui ont été traités par la pilocarpine ou par l'iode, s'ajoutent des lésions qui font défaut chez ces derniers. Ce sont les altérations de la matière colloïde, la transformation granuleuse, la perte des réactions colorantes normales.

La sécrétion est déviée de son type habituel, parce que les cellules ont été altérées.

Ainsi, l'examen histologique suffit à nous renseigner sur toutes les modifications qui peuvent survenir dans la thyroïde, il nous fait saisir les lésions cellulaires et les troubles fonctionnels qui en sont la conséquence ; il établit en même temps que la glande, qui sommeillait chez l'adulte, reprend l'activité qu'elle avait chez l'enfant ; la stimulation fonctionnelle ainsi provoquée a pour conséquence de donner à l'organe un aspect qui rappelle celui du jeune âge. L'infection provoque un véritable rajeunissement de la thyroïde.

Ce rajeunissement, nous allons le retrouver dans le foie des infectés. Mais ce n'est pas l'étude histologique qui va le mettre en évidence c'est l'analyse chimique. Il résulte, en effet, des nombreux dosages que nous avons faits avec M. Garnier, que l'eau diminue dans le foie, à mesure que l'individu avance en âge. C'est même une règle générale qu'un tissu contient d'autant plus d'eau qu'il est plus jeune, c'est-à-dire qu'il est plus actif. Chez un lapereau de 1000 grammes, le foie renferme environ 78 pour 100 d'eau ; chez un lapin adulte la proportion est de 70.07 à 72,69, soit en moyenne 71,55. Ayant analysé le foie de onze animaux infectés avec le pneumocoque, le streptocoque, le bacille typhique, le colibacille ou le bacille diphtérique, nous avons vu constamment augmenter la proportion d'eau : elle a oscillé entre 75,51 et 79,01 et a atteint en moyenne 77,12 pour 100. En même temps la graisse diminue ; elle tombe de 2,27, chiffre moyen normal, à 1,59, tandis que l'albumine s'élève de 2,42 à 4,22. Ainsi, l'analyse du tissu met en évidence son activité : elle est bien supérieure à l'examen histologique qui, sur ce point, ne nous fournit aucun renseignement.

Cependant, un cas fait exception. Chez l'animal intoxiqué par le poison diphtérique, la graisse est très abondante : nous en avons trouvé 5,91 pour 100. Or, l'eau atteint 77,94, tandis que l'albumine ne dépasse pas 1,66. C'est donc aux dépens de la matière azotée active que s'est produite la dégénérescence des cellules. L'étude de ce cas met en évidence la double modification que peut subir un organe chez les infectés : la lésion, représentée ici par la dégénérescence graisseuse, la réaction dont témoigne l'excès de l'eau. Ce fait va nous servir à expliquer les résultats, en apparence discordants, obtenus chez l'homme. C'est qu'en effet, tandis que la réaction l'emporte chez les animaux, ce sont, chez l'homme, les lésions qui prédominent. L'examen histologique nous préparait à cette conclusion en nous montrant qu'en général le foie de l'homme est beaucoup plus lésé, dans les infections, que le foie des animaux.

L'étude chimique conduit aux mêmes résultats. Envisageons, parmi les nombreuses analyses que nous avons faites avec M. Garnier, celles qui se rapportent à cinq maladies bien définies : la diphtérie, l'érysipèle, la fièvre typhoïde, la scarlatine, la variole. Comparant nos chiffres à ceux donnés par Bibra pour le foie humain normal, nous trouvons les résultats suivants :

	Nombre de cas.	Nombre de cas dans lesquels il y avait une augmentation de			
		l'eau.	la graisse.	l'albumine.	les matières insolubles.
Diphtérie	5	2	4	5	5
Érysipèle	9	4	5	6	8
Fièvre typhoïde . .	4	0	4	5	4
Scarlatine.	8	5	8	6	5
Variole	9	0	9	4	9
Total.	55	9	30	24	29

Sans insister sur nos dosages qui seront publiés ultérieurement, nous voyons tout de suite que, chez l'homme, la réaction est en défaut. La graisse, qui traduit l'intensité des dégénérescences, augmente fréquemment : la stéatose paraît constante dans certaines infections. L'eau qui sert à mesurer l'activité fonctionnelle des tissus se trouve en quantité absolument insuffisante. Il est donc possible que les injections d'eau salée, qui produisent des effets si remarquables dans la thérapeutique des maladies infectieuses, agissent en partie en apportant aux tissus l'eau qui est nécessaire à leur fonctionnement et en stimulant ainsi leur activité. Ce qui nous confirme dans cette opinion, c'est que nous avons constaté que, chez les animaux, les injections de sérum artificiel provoquent des proliférations cellulaires dans la moelle osseuse.

La discordance que nous avons relevée entre les modifications du foie chez l'homme et chez les animaux ne doit pas nous surprendre. Il en est exactement de même pour les autres parties de l'organisme. Nous avons déjà insisté sur la lenteur et le peu d'intensité des réactions de la moelle osseuse humaine. Il n'est donc pas étonnant que dans un organe aussi sensible que le foie, organe qui a trop souvent subi l'assaut des agents infectieux et toxiques, les phénomènes de dégénérescence l'emportent.

Les modifications que nous avons indiquées ne s'observent pas seulement dans les infections. On en rencontre d'analogues toutes les fois qu'une cause morbifique vient troubler le fonctionnement régulier de l'organisme et sa tendance progressive à passer de l'activité au repos à mesure que son existence se déroule. Les intoxications provoquent des phénomènes comparables, ce qui d'ailleurs n'est pas bien étonnant, puisque c'est par leurs produits toxiques que les microbes agissent. Mais, ce qui est plus curieux, c'est que l'inanition est également capable d'amener un rajeunissement de l'organisme. L'eau augmente dans les tissus, tandis que la graisse se résorbe. Cette modification, qui est surtout appréciable dans la moelle des os[1], se retrouve à des degrés divers dans toutes les parties de l'organisme. Chez un rat, qui a jeûné quarante-huit heures, la quantité totale d'eau, contenue dans le corps, est de 70,67 pour 100, tandis que chez un animal normal, de même espèce et de même poids, elle n'atteint que 64,57. Cette augmentation de l'eau est en rapport avec une suractivité fonctionnelle, car, malgré la suppression de la nourriture, les cellules prolifèrent abondamment : c'est ce qui ressort des recherches que nous avons poursuivies avec M. Josué sur la moelle osseuse, avec M. Ghika sur le thymus.

Si, après quelques jours de jeûne, on rend de la nourriture à l'animal, on constate que l'inanition à laquelle on l'a soumis a eu pour effet d'augmenter sa vitalité; elle a, du moins, accru sa résistance aux infections : inoculé avec une culture de colibacille, l'animal qui a été soumis au jeûne résiste à une dose qui tue les témoins. Cette expérience ne peut-elle servir à éclairer la signification des phénomènes que nous avons étudiés et n'établit-elle pas que les modifications histo-

---

1. ROGER et JOSUÉ. Des modifications histologiques et chimiques de la moelle osseuse dans l'inanition. *Soc. de Biologie*, 5 mai 1900. Influence de l'inanition sur la résistance à l'infection colibacillaire. *Ibid.*, 7 juillet 1900.

logiques ou chimiques que nous avons décrites ont bien pour effet
d'assurer la lutte contre l'infection?

En résumé, toutes les causes qui troublent la quiétude de l'organisme, suscitent des réactions qui augmentent son activité fonctionnelle, le ramènent à un état antérieur, c'est-à-dire provoquent son
rajeunissement. Seulement, à côté de ces modifications, existent des
lésions qui, souvent, sont prédominantes. Le rapport des unes et des
autres varie suivant les cas et doit certainement donner la clef de
l'évolution morbide, expliquer la guérison ou la mort. Il ne faut donc
plus considérer indistinctement les divers changements survenus dans
l'organisme sous l'influence des maladies comme des lésions : beaucoup représentent de simples modifications et traduisent des sur-
activités fonctionnelles.

ROLE PATHOGÈNE DU BACILLUS SUBTILIS ASSOCIÉ A D'AUTRES MICROBES

par MM. HOBBS et LAFOLIE.

Ayant observé, à l'occasion de recherches sur l'asepsie opératoire
en général, que, quand le catgut livré au chirurgien venait à cultiver,
il s'agissait presque toujours du bacillus subtilis; ayant eu, d'autre
part, à enregistrer des accidents septiques avec ces catguts, qui
n'avaient laissé pourtant pousser que du bacillus subtilis, ce fait
s'accordait mal avec ce que nous savons de l'histoire biologique de
ce microbe, agent indifférent la plupart du temps, et qui n'a pu
devenir pathogène que dans des conditions exceptionnellement rares,
réalisées par MM. Charrin et de Nittis.

Nous nous sommes alors demandé si, dans le cas particulier,
le bacillus subtilis, déposé à la surface du catgut, ne pouvait pas
acquérir un pouvoir pathogène du fait des microbes de l'air et, en
particulier, des staphylocoques que nous avons démontré ailleurs
tomber constamment sur le champ opératoire, les mains du chirurgien et, partant, tout ce qu'il touche. Pour vérifier cette hypothèse,
nous avons fait deux séries d'expériences, la seconde comme contrôle
de la première.

Dans la première série, nous avons inoculé séparément dans la
cavité péritonéale de cobayes des cultures sur bouillon de staphylocoque doré, d'un mélange de staphylocoque doré et de bacillus sub-

tilis, d'un mélange de staphylocoque blanc et de bacillus subtilis, et enfin de staphylocoque blanc.

Pour ce qui est de ce dernier microbe, employé seul ou associé, les résultats sont très concluants : vingt-quatre heures après, le cobaye qui avait reçu le *mélange de staphylocoque blanc et de bacillus subtilis mourait*. Dans son sang, examiné sur gélose, on retrouvait du staphylocoque et du bacillus subtilis caractéristique. Par conséquent, nous avions déjà acquis un fait : le *bacillus subtilis* était susceptible de *passer dans le sang*.

Le cobaye inoculé avec le *staphylocoque blanc seul résista*. On pouvait donc conclure, en second lieu, qu'il s'agissait d'un staphylocoque blanc dont la virulence faible avait pu être renforcée par la présence du bacillus subtilis.

Dans la deuxième expérience, le cobaye, qui reçoit un mélange de bacillus subtilis et de staphylocoque blanc meurt trente heures après l'injection intra-péritonéale; celui qui est inoculé avec le staphylocoque seul résiste vingt-quatre heures de plus; et celui inoculé avec le bacillus subtilis ne ressent aucun dommage.

De ces faits, nous croyons pouvoir conclure que le bacillus subtilis, microbe saprophyte, banal, inoffensif le plus souvent, si abondant et si résistant, peut, associé à d'autres microbes, et en particulier au staphylocoque blanc de l'air, ne pas toujours jouer un rôle aussi secondaire. Il passe dans le sang et il semble pouvoir renforcer la virulence de certains microbes. Ceci comporte comme conclusions pratiques qu'il y a lieu de pousser la stérilisation des catguts à 120 degrés pendant au moins une heure, condition nécessaire pour assurer la mort de la spore si résistante du bacillus subtilis; d'autre part, que le rôle des microbes de l'air, si peu virulents soient-ils, n'est pas à négliger, étant donné qu'ils sont susceptibles de se renforcer les uns les autres.

DE LA PRESSION ARTÉRIELLE DANS LA FIÈVRE TYPHOIDE

par M. P. TEISSIER,

de Paris.

Dans un travail sur ce sujet, paru dans la *Revue de Médecine*, en 1899, MM. Alezais et François admettent que la recherche de la pression artérielle dans la fièvre typhoïde ne donne que des renseignements de second ordre en corrélation avec la fréquence du pouls, mais d'une valeur clinique moindre, parce qu'on observe d'abord, chez les individus et sur le même individu, des oscillations très étendues, parce que l'hypotension se retrouve aussi bien et aussi marquée dans les formes légères, moyennes, que dans les formes graves et enfin parce qu'il peut y avoir dans les formes graves ou compliquées une tension suffisamment élevée et de ce fait rassurante.

Les examens que nous avons pu faire de la pression artérielle d'un certain nombre de typhiques ne nous permettent pas d'adopter entièrement les conclusions de MM. Alezais et François.

Nous pensons par exemple que la constatation d'une pression artérielle normale ou même supérieure à la normale, au cours d'une maladie aussi régulièrement hypotensive que la fièvre typhoïde, revêt une signification sérieuse, doit faire soupçonner une évolution anormale de par une cause peut-être antérieure à l'état typhique ou redouter une complication.

Nous ne croyons pas en second lieu que les irrégularités de la pression artérielle chez le typhique, toutes choses égales d'ailleurs, soient aussi étendues que le disent MM. Alezais et François et pour cette raison que la cause de ces irrégularités nous paraît résider surtout dans le choix de l'instrument fait par ces expérimentateurs.

MM. Alezais et François ont utilisé l'instrument de Verdin qui consiste à comprimer l'artère au moyen d'un ressort à boudin jusqu'à cessation des battements. Cet instrument peut à la rigueur fournir des indications sur la force de résistance de l'artère; il ne permet pas d'en déduire la mesure de la pression sanguine. Comme Marey l'avait démontré longtemps auparavant, l'effort exercé par une artère contre le poids ou le ressort qui cherche à la déformer ne dépend pas uniquement de la pression du sang dans cette artère, mais aussi de son calibre et, selon la loi de Pascal sur la proportionnalité des pressions aux surfaces, de l'étendue de la portion du vaisseau qui supporte l'appui du poids ou du ressort. Or, le calibre de la radiale, par exemple, diffère considérablement, selon les individus, sur un même sujet, d'un poignet à l'autre, et se modifie incessamment selon les alternatives de contraction et de dilatation.

L'instrument que nous utilisons depuis de longues années pour ce genre de recherches est le sphygmomanomètre de Potain, modification du sphygmomanomètre initial de Basch, et que MM. Guillain et Vaschide, dans une récente communication à la Société de biologie, considèrent comme le plus exact et le plus pratique. Avec cet instrument on agit sur l'artère par l'intermédiaire d'un corps fluide soumis à la pression nécessaire pour arrêter la progression des ondes vasculaires et sensiblement égale à la pression que détermine la progression de ces ondes, c'est-à-dire à la pression intravasculaire.

Nos examens ont porté surtout sur 12 faits de fièvre typhoïde observés l'année dernière lors d'un remplacement à l'Hôtel-Dieu et à la Charité dans le service du professeur Bouchard et suivis durant toute la durée.

Il s'agissait d'adolescents ou d'adultes des deux sexes sans tares antérieures et qui présentaient à un degré variable les manifestations locales ou générales d'une fièvre régulière jusqu'à la guérison.

Voici brièvement résumées les observations que nous avons pu faire :

α) Dans les cas particulièrement bénins, la pression artérielle ne descendait pas au-dessous de 15 à 14 centimètres, oscillant à peine de quelques dixièmes autour de ce chiffre durant toute l'évolution jusqu'à la défervescence où elle atteignait 12 à 12 cm. 1/2.

Dans tous ces cas, le pouls variait de 100 à 108 en moyenne; le dicrotisme était à peine marqué, parfois absent.

β) Dans quatre cas où les manifestations fébriles et générales furent plus marquées, la pression artérielle fut de 15 centimètres, 12 cm. 1/2, 12 centimètres avec une chute à 11 1/2 et 10 1/2, au moment de la défervescence.

Comme MM. Alezais et François, nous avons donc observé la chute constante de la pression artérielle au moment de la défervescence, mais, contrairement à eux, il nous a paru que dans les fièvres typhoïdes régulières, bénignes, les oscillations de cette pression artérielle étaient fort peu étendues, beaucoup moins, à notre avis, que chez l'homme sain.

Restent 2 faits dans lesquels au cours d'une fièvre typhoïde avec hypotension normale, la pression s'éleva subitement.

Chez un jeune homme, entré salle Saint-Louis, à l'Hôtel-Dieu, pour une fièvre typhoïde, à manifestations générales plutôt accusées, avec une pression artérielle oscillant autour de 15 centimètres et descendue lors de la défervescence à 12 ; une imprudence du malade (alimentation prématurée) fait remonter la température à 39°,8 durant que simultanément, la pression artérielle atteignait 16 centimètres de mercure, restait à 14 centimètres tant que la fièvre persistait, pour retomber à 10 1/2 avec la nouvelle défervescence.

Le second fait a trait à une jeune femme de la salle Cruveilhier, à la Charité, atteinte d'une fièvre typhoïde, assez intense, avec une pression artérielle de 15 à 15 1/2, un pouls de 112, faiblement dicrote, une température vespérale de 39°,9, et une évolution régulière jusqu'au début du troisième septénaire.

A ce moment, sans raisons apparentes, la pression artérielle s'abaisse à 10 centimètres, le *dicrotisme s'accentue*, le pouls augmente de fréquence ; cela dure ainsi 48 heures, puis le soir du deuxième jour M. Leven, interne du service, constate une pression de 17 centimètres que nous retrouvons le lendemain matin, avec un pouls de 104 et une absence complète de dicrotisme. A ce moment, la malade fut prise d'une hémorragie intestinale de moyenne abondance qui se répéta dans la journée ; la pression restait à 16 centimètres, puis la pression s'abaissa progressivement à 12 centimètres pour atteindre 11 1 2 au moment de la défervescence.

Cette observation d'exagération du dicrotisme est un nouveau témoignage de la valeur de ce signe, comme indice prémonitoire d'une hémorragie intestinale, selon la remarque faite par le professeur Bouchard en 1891, et renouvelée par Chrétien, dans deux observations, en 1895. L'abaissement subit de la pression est un signe de même valeur, déjà noté par MM. Alezais et François ; mais cet abaissement transitoire, dans le cas observé par nous, a été suivi rapidement d'une élévation anormale de la pression artérielle avec disparition du dicrotisme.

Dans un premier fait, par conséquent, l'élévation de la pression artérielle chez un typhique est le témoignage d'une réitération, dans un second, d'une hémorragie intestinale.

On a rapproché ces faits de ceux que nous avons entendu souvent rapporter par notre maître Potain de surélévation de la pression artérielle dans les fièvres typhoïdes compliquées au moment de la survenue de cette complication ; d'observations du même genre signalées par MM. Alezais et François, dans leur mémoire, il résulte que l'élévation transitoire de la pression artérielle à un taux normal ou supérieure à la normale peut, comme l'abaissement transitoire, mais pour des raisons diverses, revêtir une signification fâcheuse, parfois grave, et qu'il y a lieu de considérer la recherche de la pression artérielle comme susceptible de fournir dans la fièvre typhoïde comme dans d'autres maladies des indications précieuses.

APPAREIL POUR MESURER LE VOLUME DU SÉDIMENT SANGUIN
HÉMOSTÉRÉOMETRE

par M. G. MARCANO.

Il y a quinze ans, Blix démontra la possibilité de faire sédimenter le sang par la force centrifuge. Hédin réalisa cette idée en créant l'hématocrite, instrument destiné à mesurer le volume du sédiment formé par la centrifugation.

De son côté, le professeur Biernacki (de Varsovie) proposa en 1893 de mélanger le sang avec une substance anticoagulante, dans un vase approprié, où la hauteur du sédiment et son volume sont déterminés par une graduation tracée sur ses parois.

Ces deux espèces de sédimentation, *mécanique* et *spontanée* ont été l'objet dans ces derniers temps de vives polémiques, surtout en Allemagne. Notre intention n'est pas de les reproduire ici, pas plus que de discuter l'utilité de l'hémostéréométrie, ni la valeur respective des deux procédés auxquels elle a donné naissance. Nous bornant à la sédimentation spontanée, nous voulons attirer seulement votre attention sur ce point, que, si elle n'est pas appliquée à la clinique courante, cela tient aux inconvénients que présente le procédé de Biernacki, tout en reconnaissant que bien exécuté, il donne des résultats constants, et par conséquent, comparables entre eux.

Biernacki se sert d'un vase sédimentateur cylindrique à fond plat. Il y place trois milligrammes d'oxalate neutre de potasse en poudre, et y verse ensuite un centimètre cube de sang. Au bout de vingt-quatre heures il note la hauteur du dépôt globulaire.

Ce procédé est passible de deux objections. La première est qu'à l'examen microscopique du sédiment, on trouve les globules déformés. La seconde, que pour obtenir un centimètre cube de sang, il est nécessaire de ponctionner une veine, ce à quoi nous ne nous croyons pas autorisé, du moment qu'il s'agit d'un simple examen clinique.

Pour ces raisons nous avons fait construire un hémostéréomètre, que nous employons depuis quelque temps, et que nous avons l'honneur de soumettre à votre appréciation.

Au lieu d'oxalate de potasse, nous nous servons du formaldéhyde, dont nous avons fait connaître la propriété anticoagulante dans une note communiquée à la Société de biologie, et qui de plus a l'avantage de fixer les globules, et par conséquent d'empêcher leur déformation.

Pour obtenir une solution optima il faut mélanger le formol avec
du sérum de Malassez dans les proportions de 5 pour 100.

L'appareil se compose d'une pipette pour faire la prise de sang, et
d'un vase sédimentateur.

La pipette porte trois traits sur lesquels sont gravés les chiffres 25,
50 et 100 correspondant aux capacités en millimètres cubes.

Le vase est conique. Sur ses parois se trouvent les mêmes divisions
de la pipette, de telle façon qu'il peut lui servir de contrôle. En outre,
la portion qui est au-dessous de 50 est divisée en dix portions, dont
chacune contient par conséquent, 5 millimètres cubes.

La manœuvre de l'instrument est bien simple. Après avoir fait une
piqûre au doigt absolument pareille à celle que l'on fait pour pratiquer la numération des globules, on aspire une goutte de sang de
25 millimètres cubes. Sans perdre de temps, on essuie le bout de la
pipette et on la plonge dans le flacon au formol. On en aspire jusqu'à
ce que la colonne liquide atteigne le trait 100. Il faut avoir bien soin
de tenir pendant ce temps les deux objets horizontalement. Immédiatement après, on introduit la pipette dans le vase sédimentateur,
et on y souffle lentement le mélange en évitant les bulles d'air.

Au bout de dix-huit heures, le sédiment est définitivement formé,
et il suffit de lire le nombre de divisions qu'il occupe. Pour établir le
pourcentage, il faut multiplier le chiffre obtenu par 4, puisqu'on n'a
pris que 25 de sang. On peut aussi prendre 50, et dans ce cas il faut
multiplier par 2.

Le but de cet appareil est, par conséquent, d'établir numériquement
le rapport proportionnel des globules et du plasma, dans une quantité
déterminée de liquide sanguin.

DES RAPPORTS DES ADÉNOMES, AVEC L'ULCÈRE SIMPLE
ET LE CANCER DE L'ESTOMAC ET DU DUODÉNUM
ET DE L'ORIGINE IRRITATIVE DU CANCER

par P. MENETRIER

Professeur agrégé, médecin de l'hôpital Tenon.

Nous avons, dans des travaux antérieurement publiés[1], étudié les

1. Polyadénomes gastriques et cancer de l'estomac. *Bull. Soc. Anat.*, 1886.
Polyadénome en nappe. *Bull. Soc. Anat.*, 1887.
Des polyadénomes gastriques et de leurs rapports avec le cancer de l'estomac.
Archives de physiologie, 1888.

hyperplasies adénomateuses des glandes de l'estomac, tumeurs bénignes, non infectantes, dont nous avons passé en revue les formes diverses ; polyadénomes polypeux, depuis longtemps connus sous le nom de polypes muqueux ; polyadénomes en nappe, dont notre travail représentait le premier essai descriptif : et nous avons cherché à établir les rapports qui, selon nous, unissent ces néoplasies bénignes, aux tumeurs épithéliales malignes, au cancer de l'estomac. Nous avons en effet, montré les altérations progressives de l'hyperplasie épithéliale, d'abord ordonnée et conforme au type glandulaire, se transformant graduellement en néoplasie infectante et atypique. Et en raison des relations des adénomes avec les gastrites chroniques nous avons pensé trouver dans ces faits une démonstration de l'origine irritative du cancer, permettant de le considérer comme l'aboutissant du processus de réaction épithéliale aux irritations chroniques de toutes sortes, causes des gastrites.

C'est cette question que nous voulons reprendre ici, dans le cas spécial de l'ulcère simple de l'estomac et du duodénum, dont le rôle irritatif est particulièrement net, circonscrit, et dont d'autre part les relations avec le cancer sont connues.

Nous avons cherché si, en effet, des adénomes, c'est-à-dire des hyperplasies glandulaires sous forme de tumeurs, se produisaient avec fréquence au niveau des bords des ulcères, et si ces adénomasies étaient susceptibles de transformation cancéreuse. De ce dernier point une observation particulièrement probante nous a fourni la démonstration.

Il nous paraît inutile, de faire ici, une revue bibliographique de la question, que l'on trouvera d'ailleurs dans nos travaux précédemment cités. Nous tenons seulement à mentionner un travail de Hauser[1], qui porte presque sur le même sujet, mais qui diffère du nôtre, en ce que dans les études qu'il a faites sur le développement du cancer aux dépens de l'ulcère simple de l'estomac, cet auteur ne paraît pas avoir rencontré l'hyperplasie adénomateuse, la néoplasie bénigne, susceptible d'évolution maligne, et que nous considérons justement comme le nœud de la question.

Nous avons recueilli et étudié à ce point de vue, 15 observations d'ulcère à divers états de développement, mais tous encore en activité, le processus cicatriciel qui existait pour quelques-uns n'ayant en

---

Article « Les Tumeurs » du *Traité de Pathologie générale de Bouchard*, tome III, Paris 1899.

1. HAUSER. Das chronische Magengeschwür, sein Vernarbungsprocess und dessen Beziehungen zur Entwickelung des Magencarcinoms. Leipzig, 1883.

aucun, abouti à la cicatrisation complète. 11 de ces ulcères intéressaient l'estomac et 4 le duodénum.

Sur les 11 ulcères de l'estomac, 4 ne présentaient aucune sorte de végétations ou d'épaississements de la muqueuse des bords de l'ulcère, aucune trace d'adénomes; 6 présentaient des hyperplasies adénomateuses manifestes; et un, que nous décrirons plus en détail, présentait à la fois des hyperplasies adénomateuses simples, et des bourgeons épithéliomateux, dérivant manifestement de la transformation d'adénomes.

Sur les 4 ulcères du duodénum, 5 étaient accompagnés d'adénomes, 1 en était complètement dépourvu; nous n'avons pas pour cet ulcère observé la transformation cancéreuse.

Nous ne décrirons pas séparément chacune de ces observations, mais nous ferons seulement une description d'ensemble des lésions de chaque sorte.

Nous remarquerons tout d'abord, que les hyperplasies adénomateuses se sont surtout rencontrées dans les cas de longue durée, et chez des sujets âgés (ayant pour la plupart dépassé la période moyenne de la vie), et qu'au contraire, dans les cas où elles manquaient complètement, il s'agissait d'ulcères brusquement arrêtés à une phase encore peu avancée de leur développement par quelque complication foudroyante. Sur les 4 ulcères de l'estomac sans adénomes, 2 en effet, encore petits, de 2 et 4 centimètres de diamètre, avaient ouvert une grosse artère de la paroi gastrique, et les malades étaient morts l'un et l'autre d'hémorragie profuse; dans un 5e, également de petites dimensions, mais développé au milieu de la face antérieure et creusant profondément, une perforation gastrique avait entraîné une mort rapide. Quant aux ulcères du duodénum, le seul où nous n'ayons pas trouvé de végétations adénomateuses, était un petit ulcère rencontré chez une femme morte de tuberculose pulmonaire, ulcère non tuberculeux du reste, mais encore peu développé et vraisemblablement peu ancien.

Dans l'estomac les hyperplasies se présentent à l'examen microscopique sous des aspects multiples: rarement sous forme polypeuse, que nous n'avons rencontrée qu'une fois, c'étaient deux végétations nettement pédiculées, sur le bord d'un grand ulcère de la région pylorique, des dimensions d'un petit pois chacune, et ne différant pas d'apparence, pour le reste, des polypes muqueux des gastrites.

Le plus souvent, ce sont des adénomes plats, formant des sortes de papules de 4, 5 et 6 millimètres d'épaisseur; occupant une portion plus ou moins circonscrite du rebord de l'ulcère, et n'excédant généralement pas dans leur plus grand diamètre 1. 2 ou 3 centimètres. Leur couleur est grisâtre, gris jaunâtre, leur consistance mollasse, et en coupe on constate aisément que leur saillie tient uniquement à l'épaississement du tissu de la muqueuse, et que la sclérose réactionnelle des tissus avoisinant l'ulcère, n'y tient aucune place.

Enfin, et assez rarement, deux fois seulement, outre l'hyperplasie glandulaire des bords de l'ulcère, il y avait sur la muqueuse avoisinante, à une distance de 3 à 4 centimètres, d'autres adénomes, également circonscrits, mais sans connexion directe avec les bords de l'ulcère.

Dans le duodénum ces hyperplasies nous ont paru plus constantes (3 fois sur 4), et plus développées, formant un gros bourrelet hypertrophique, tantôt sur un point du rebord de l'ulcère, et tantôt sur toute sa périphérie. Ce sont également des masses mollasses, grisâtres ou rosées et faciles à distinguer en coupe du tissu conjonctif épaissi du fond de l'ulcère.

L'examen microscopique montre, en effet, que ces petites tumeurs sont entièrement formées de tissu glandulaire. Sur les coupes portant sur le bord épaissi d'un ulcère gastrique on trouve, en effet, dans la couche muqueuse hypertrophiée les glandes, tantôt bien reconnaissables dans toutes leurs parties, mais considérablement allongées, et tapissées d'un épithélium qui ne renferme aucune des grosses cellules pepsinifères normales ; tantôt déformées, sinueuses, contournées en circonvolutions à la manière des tubes du rein et se présentant alors sous des aspects variés selon l'incidence de la coupe ; elles sont pourtant toujours bien caractérisées par la régularité de leur revêtement épithélial et la persistance de leur membrane propre. Souvent les culs-de-sac d'une même glande ont bourgeonné, se sont multipliés de manière à lui donner l'apparence d'une glande conglobée ; enfin, des glandes entières ou des portions de glandes, apparaissent dilatées, formant des kystes de volume variable, kystes pleins de mucus, tapissés par un épithélium muqueux ou caliciforme. Ces glandes ainsi modifiées sont séparées par l'épaississement irrégulier du tissu conjonctif interstitiel, devenu fibreux par places et par places infiltré de cellules migratrices, ces dernières surtout abondantes dans la portion attenante à la surface ulcérée.

L'épithélium des glandes ainsi modifiées se présente sous des aspects très variés et différant complètement de l'état normal. On y voit des cellules cylindriques muqueuses, à protoplasma clair, la plupart caliciformes ; le noyau arrondi ou ovale occupe la base de l'élément, et seul se colore. D'autres cellules cylindriques sont colorées sur toute leur hauteur et semblables à un épithélium de revêtement. Il y a aussi des cellules prismatiques assez basses, qui tapissent les culs-de-sac; leur noyau est excentrique, arrondi, bien coloré, leur protoplasma clair et finement granuleux; des cellules cubiques ou polyédriques, petites, fortement colorée avec un gros noyau rond.

Ces éléments se montrent les mêmes que l'ulcère siège à la région pylorique, ou près du cardia, et toujours les éléments hautement différenciés des glandes pepsinifères ont disparu, remplacés par ces éléments modifiés, propres aux glandes atteintes d'inflammation chronique et qui seuls participent à l'hyperplasie adénomateuse.

Des variétés peuvent se rencontrer: celles que nous venons de décrire, les plus communes, correspondent au type histologique des polyadénomes polypeux; mais il y a d'autres fois une apparence de glandes très allongées rectilignes, à revêtement de petites cellules cubiques fortement colorées, uniformes sur toute la longueur du tube et telles que nous les avons décrites dans les polyadénomes en nappe.

Ces lésions sont en somme caractérisées, d'une part, par les altérations glandulaires des gastrites chroniques, simplification des types cellulaires, disparition des éléments hautement différenciés pour la fonction, des cellules pepsinifères dont on ne retrouve plus aucun des caractères morphologiques si spéciaux, forme, granulations, réactions colorantes, etc., et d'autre part, par la tendance hyperplasique, multiplication des cellules épithéliales, allongement des culs-de-sac glandulaires, tous éléments constitutifs de l'évolution adénomateuse, dont la cause est ici évidente, dans les troubles de toutes sortes qu'entraîne la présence de l'ulcère pour les glandes qui l'avoisinent, irritations microbiennes, vasculaires, nerveuses, actions chimiques, etc.

Dans les ulcères duodénaux, l'hyperplasie adénomateuse est, nous l'avons dit, plus constante et plus intense. L'hyperplasie porte sur les glandes de Brünner (fig. 1) et plus spécialement sur la portion sécrétoire des glandes, dont les culs-de-sac multipliés forment de gros lobules hypertrophiques visibles même à l'œil nu, tandis que leur structure histologique, et notamment leur revêtement épithélial paraissent peu différents de l'état normal. Il y a hyperplasie manifeste, mais vraisemblablement en raison de la structure plus simple des cellules, purement muqueuses, sans métatypie notable.

Telles sont les lésions adénomateuses qui se rencontrent avec fréquence au pourtour des ulcères, et qui sont la conséquence de leur action irritative: elles peuvent être le point de départ d'une évolution cancéreuse, comme le prouve le fait que nous relatons ci-après.

A l'autopsie d'une femme de quarante ans, qui avait succombé à un ictère grave, suite d'obstruction biliaire, nous avons trouvé dans l'estomac un groupe de végétations, implantées sur la grande courbure, à peu près à égale distance du pylore et du grand cul-de-sac. Ces végétations forment comme un gros chou-fleur bourgeonnant, en une masse arrondie de 6 centimètres de diamètre environ, sur

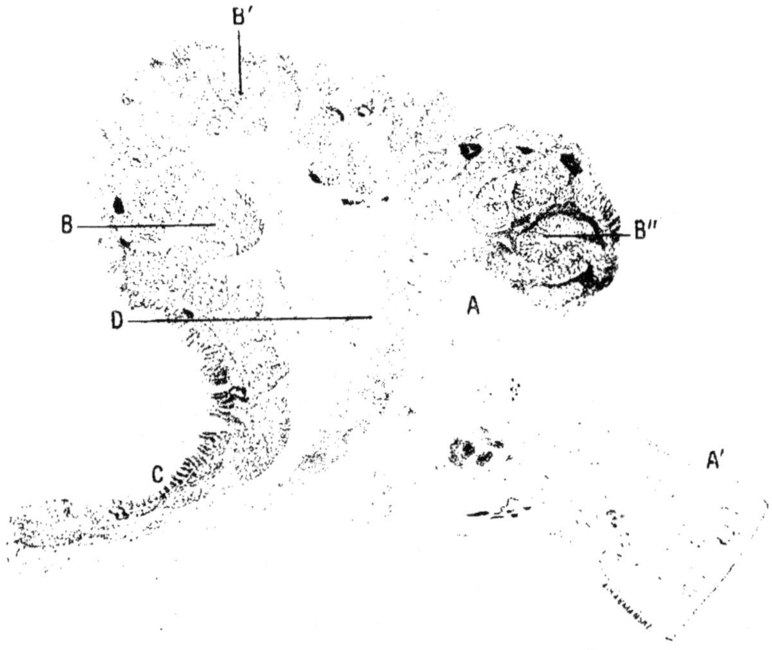

Fig. 1. — Hyperplasie adénomateuse des glandes de Brünner
au niveau des bords d'un ulcère simple du duodénum.

AA' surface de l'ulcère : repose sur un tissu fibreux dense développé aux dépens de la paroi intestinale après disparition complète de la muqueuse et des musculeuses. B, B' B''. Glandes adénomateuses ; l'hypertrophie porte sur la portion sécrétoire des glandes, dont les lobules sont beaucoup plus volumineux et formés d'un plus grand nombre d'éléments que normalement, la texture fine des glandes restant néanmoins normale. C. Muqueuse duodénale avec son épaisseur normale. D. Tuniques musculaires de l'intestin. Grossissement 7/1.

5 centimètres de hauteur. En les écartant les unes des autres (fig. 2), on aperçoit au centre de la masse une ulcération exactement ronde de 2 cm. 1/2 de diamètre et les végétations sont insérées tout autour, en bordure, sur une base d'implantation qui n'excède pas 3 à 4 millimètres de largeur. Elles sont très régulièrement disposées, assez minces à leur base, puis s'élargissent, se divisent en branches secondaires et se terminent, à leur extrémité libre, par des renflements

arrondis en massues, au niveau desquels elles présentent leur plus
grande épaisseur. Elles atteignent en hauteur 5 à 5 cm. 1,2 en
moyenne. Leur couleur est grisâtre, gris jaunâtre, gris rosé ; leur
surface est mamelonnée, avec des divisions secondaires multiples,
leur consistance assez molle ; leur aspect rappelle en somme celui
de volumineux polypes muqueux.

L'ulcération centrale est strictement ronde, son fond très légèrement creusé est lisse, uni, comme poli à la pierre ponce, ainsi qu'il
se rencontre habi-
tuellement dans les
ulcères simples en
cours d'évolution :
sans végétations,
sans tissus nécro-
sés, et n'offrant
nullement l'appa-
rence d'une surface
ulcérée, après la
chute d'une por-
tion de néoplasme ;
elle présente en
somme l'aspect tout
à fait caractéris-
tique, même à l'œil
nu, du fond de
l'ulcère simple de
l'estomac.

Sur la muqueuse
avoisinante, on

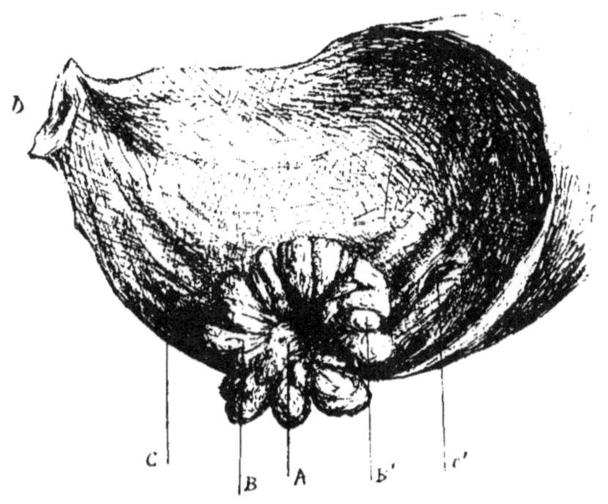

Fig. 2. — L'estomac ouvert par sa face antérieure présente au milieu de sa grande courbure un ulcère rond
(A), entouré d'une couronne de végétations polyfor-
mes B,B' qui sont écartées et rabattues tout autour
sur la muqueuse voisine pour laisser voir le centre
de l'ulcère. À peu de distance et de chaque côté en C
et C' on voit deux petites végétations adénomateuses.
D. Pylore.

trouve à droite et à gauche de la masse végétante à 1 centimètre
du rebord de l'ulcère, d'un côté, à 2 centimètres de l'autre, deux
petites végétations saillantes, du volume d'un pois, non pédiculées,
à base assez large, hautes de 5 à 6 millimètres, molles au toucher,
et de couleur grisâtre, comme le reste de la muqueuse, qui présente
seulement un état mamelonné assez accentué.

Nous ne parlerons pas des lésions des autres organes, sans connexion directe avec le fait qui nous occupe. Il n'y avait pas de ganglions cancéreux dans le petit épiploon.

L'examen à l'œil nu permettait d'affirmer qu'on se trouvait en
présence d'un ulcère simple, entouré de végétations adénomateuses
hypertrophiques sans pouvoir préciser si ces végétations étaient pure-

ment adénomateuses, ou déjà épithéliomateuses. L'étude histologique complète ces données, en nous montrant des lésions d'épithéliome dans les végétations et la paroi gastrique avoisinante, de l'adénome encore pur, dans les deux petites tumeurs situées sur la muqueuse gastrique à quelque distance de l'ulcère.

Les coupes intéressant à la fois le fond de l'ulcère, la paroi gastrique avoisinante, et une végétation implantée sur les limites de l'une et de l'autre montrent en effet les détails suivants : en partant du centre de l'ulcère, on trouve une paroi gastrique plutôt légèrement amincie, et formée par les couches séreuse et sous-séreuse peu modifiées, les musculaires très sclérosées, et une couche de tissu conjonctif fibreux, tapissant tout le fond de l'ulcération, où il ne reste jusqu'au bord aucune trace de la muqueuse.

Le bord de l'ulcère est limité par une masse végétante, énorme relativement aux dimensions de l'ulcère, et dont l'implantation se fait sur un espace très restreint, la végétation d'abord mince à sa base, se renflant en massue, et présentant ses plus grandes dimensions vers son extrémité libre, tout comme les polypes muqueux font habituellement, mais avec des dimensions beaucoup plus considérables.

Toute cette masse végétante présente, au premier abord, et à un faible grossissement, un aspect assez semblable à celui des adénomes c'est-à-dire qu'elle est formée de tubes d'apparence glandulaire et de cavités kystiques à revêtement épithélial, de formes et de dimensions diverses, et maintenus par un stroma conjonctif riche en vaisseaux. Le stroma conjonctif et les vaisseaux se continuent, au niveau du point d'implantation de la végétation avec le tissu conjonctif et les vaisseaux de la sous-muqueuse. A de plus forts grossissements, on remarque que tous ces tubes et cavités glandulaires sont tapissés d'un épithélium cylindrique, assez haut, à noyau ovoïde, rapproché de la base, à protoplasma coloré uniformément sur toute sa hauteur; cette apparence est la même dans tous les tubes glandulaires. Dans les cavités kystiques, outre le revêtement cylindrique, il y a une assez grande quantité de cellules desquamées, qui emplissent les cavités; les unes sont cylindriques et semblables à celles de la paroi, d'autres polyédriques ou irrégulièrement conformées; les unes prennent avec élection les matières colorantes, les autres sont dégénérées et mal colorées. Mais en outre, il est facile de voir que ces revêtements épithéliaux reposent directement sur le stroma conjonctif, sans l'interposition d'une membrane propre; par places même, l'apparence glandulaire est difficilement reconnaissable et des cellules épithéliales atypiques sont simplement infiltrées dans les espaces conjonctifs.

Il s'agit donc, non d'adénome, mais bien d'épithéliome, de néoplasie maligne, et du reste l'examen de la base de la végétation rend la chose parfaitement évidente en nous montrant de petits tubes épithéliaux, qui infiltrent la couche sous-muqueuse en dehors de la musculaire muqueuse, et l'on en trouve même quelques-uns dans le tissu conjonctif qui forme le fond de l'ulcère, au voisinage de ses bords. L'épithélium proliféré, a franchi les limites de son habitat normal, il est devenu infectant; mais l'ensemble de la végétation polypiforme conserve encore assez bien l'apparence glandulaire, la texture des glandes hypertrophiées, et adénomateuses, pour qu'il ne soit pas douteux, au simple examen, que la lésion résulte de la transformation évolutive d'adénomes antérieurs.

La preuve nous en paraît fournie par l'examen des deux petites tumeurs que nous avons signalées de part et d'autre de l'ulcère et de sa masse végétante circonférentielle.

Les coupes, portant sur ces petites tumeurs, nous montrent, en effet, aux grossissements faibles, une apparence de tout point semblable à celle des adénomes que nous avons précédemment décrits. La tumeur haute de 4 à 5 millimètres est sessile, large de 5 à 6 millimètres; elle est formée de glandes hypertrophiées considérablement et surtout extrêmement allongées dans leur portion excrétoire, sur laquelle paraît avoir porté principalement l'hypertrophie, contournées sur elles-mêmes à la base, dans leur cul-de-sac sécréteur. Elles sont tapissées d'épithélium muqueux, clair, transparent, jusqu'au fond du cul-de-sac, les cellules de la portion superficielle des glandes et de la surface ayant disparu, par suite de l'altération cadavérique. Il n'y a que fort peu de cavités kystiques. En somme, à l'hypertrophie près, la forme glandulaire est conservée et la membrane propre persiste. Le stroma est notablement épaissi, il forme des bandes fibreuses, parcourues de quelques vaisseaux, qui séparent sur toute leur longueur les glandes hypertrophiées, et se renflent en massue au voisinage de la surface: parfois elles s'accolent et oblitèrent alors l'orifice glandulaire.

La sous-muqueuse est intacte au-dessous de la petite tumeur, et ne renferme, ainsi que les autres tuniques, aucuns tubes, aucuns éléments épithéliaux émigrés.

La muqueuse gastrique avoisinant l'ulcère, présente des lésions de gastrite chronique régressive, avec raréfaction du nombre des glandes, épaississement conjonctif du stroma, et transformation muqueuse des épithéliums.

Ce cas nous paraît donc démontrer avec la plus grande netteté et l'influence de l'ulcère simple sur la production des adénomes, et la possibilité, pour ces derniers, de subir une évolution maligne, laquelle, en raison des apparences morphologiques qui unissent si étroitement l'adénome et l'épithéliome infectant, nous semble la continuation d'un même processus de réaction épithéliale, à l'encontre des mêmes causes irritatives, qui ont provoqué d'abord la réaction hyperplasique, et ultérieurement, par continuation prolongée des mêmes actions, l'évolution néoplasique ; la cause irritative étant dans ce cas particulièrement évidente, et assez étroitement circonscrite pour que son effet ne puisse être ni méconnu, ni attribuable à d'autres influences.

C'est pourquoi ces faits nous semblent singulièrement probants en faveur de l'hypothèse de l'origine irritative du cancer en général, de l'épithélima gastrique, le plus fréquent des cancers, en particulier, celui-ci résultant des modifications provoquées dans les cellules épithéliales par les irritations multiples et prolongées auxquelles elles ont été soumises et dont nous pouvons déjà, bien qu'incomplètement, nous faire une idée par les modifications morphologiques qu'elles ont subies.

Si nous considérons en effet les altérations de la structure des glandes gastriques chroniquement irritées, et quelle que soit la cause de cette irritation chronique, nous trouvons une série de transformations, graduellement sériées, et que nous pouvons poursuivre dans les hyperplasies adénomateuses, puis dans les néoplasies cancéreuses, ces dernières ne renfermant plus d'éléments cellulaires de morphologie normale, identiques aux cellules normales de l'organe qui leur a donné naissance, mais toujours modifiés, comme dans les inflammations chroniques de cet organe.

Ainsi dans les glandes chroniquement enflammées, ce qui frappe, surtout, c'est la simplification des types cellulaires, soit uniformément muqueux aussi bien dans la profondeur des culs-de-sac qu'au niveau des conduits excréteurs et à la surface ; soit cylindrique simple, à protoplasme uniformément coloré ; soit prismatique bas à gros noyau et peu de protoplasma ; apparences de cellules de revêtement indifférent et ne possédant plus aucun des caractères morphologiques si spéciaux, forme, granulations, réactions colorantes, des cellules pepsinifères, l'élément le plus hautement différencié de ces organes, toutes modifications correspondant pendant la vie à une suppression plus ou moins complète de la fonction glandulaire spécifique. Mais si ces glandes sont ainsi réduites, simplifiées dans leur morphologie comme dans leurs fonctions, certaines d'entre elles présentent une

évidente tendance à la prolifération de leurs cellules, à la multiplication de leurs culs-de-sac, avec dilatations kystiques et végétations épithéliales à leur intérieur, et ces lésions marquent le début de la série
d'altérations hyperplasiques que l'on peut qualifier d'évolution adénomateuse.

Ces mêmes glandes proliférées, conservant cependant leur forme,
leur membrane propre, mais allongées, avec leurs culs-de-sac multipliés, recourbés à leurs extrémités en sens divers à la manière des
tubuli contorti du rein, dilatées en kystes par places, et souvent oblité-
rées à leur embouchure, forment de véritables tumeurs, les adénomes,
où les modifications cellulaires, la prolifération hypertrophique,
vont de pair avec la suppression fonctionnelle complète, marquée par
cette oblitération des glandes à la surface, ces dilatations kystiques,
et bien en rapport avec les apparences de revêtement indifférent
prises par les cellules.

Ces modifications paraissent à peine plus accusées, quand l'altération progressant d'un degré, l'épithélium prolifère en dehors des culs-
de-sac, envahit les tissus interstitiels, les espaces lymphatiques, les
vaisseaux sanguins et devient infectant.

La néoplasie maligne est ainsi formée avec une morphologie cellulaire presque identique à celle de l'inflammation chronique, la disparition complète des éléments cellulaires hautement différenciés, la
suppression corrélative des propriétés fonctionnelles spécifiques, et
leur remplacement par une activité végétative excessive. En fait, les
types cellulaires de l'épithéliome de l'estomac se retrouvent, non
dans l'épithélium glandulaire normal, mais dans les déviations pathologiques de cet épithélium, telles qu'elles se rencontrent dans les
inflammations chroniques, et cette identité morphologique nous
permet de supposer des propriétés sinon identiques, du moins ne différant que par leur intensité.

Sous l'influence de processus irritatifs longtemps prolongés, se produisent ainsi des modifications des épithéliums qui, objectivement
consistent dans une réduction du type cellulaire, la perte des apparences de différenciation fonctionnelle, et en même temps, si un grand
nombre des éléments paraissent avoir succombé, comme en témoignent le grand nombre des cellules dégénérées, et aussi dans la
muqueuse chroniquement enflammée, la diminution du nombre des
glandes, les autres éléments, subsistant malgré les conditions défavorables du milieu, semblent en revanche surtout pourvus de propriétés
végétatives énergiques. Il y a en somme diminution ou suppression
des fonctions cellulaires normales, et une sorte d'accoutumance à des

conditions de vie végétative et de lutte persistante contre des influences nocives répétées.

On peut ainsi trouver une certaine analogie entre les conditions dans lesquelles se trouvent alors les cellules, la manière dont elles s'adaptent à de nouvelles conditions de vie, et ce que nous savons des conditions biologiques des organismes inférieurs, infusoires ou bactéries, soumis à des changements de milieu, et qui, tandis que le plus grand nombre succombent, acquièrent, pour ceux qui résistent, une vitalité nouvelle, repeuplent le liquide ensemencé, ou, s'il s'agit de microbes inoculés dans les tissus, deviennent capables d'entrer en lutte avec les éléments de l'organisme dans lequel ils ont été introduits, et de les surmonter dans cette lutte. On peut donc penser que de même, au cours des processus inflammatoires chroniques, les cellules épithéliales qui végètent et se reproduisent dans ces conditions anormales, acquièrent lentement et graduellement des propriétés nouvelles de vitalité, de prolificité, et tendent à s'isoler du reste de l'organisme dont elles souffrent et ne bénéficient pas, à se soustraire au plan d'organisation pour vivre d'une vie indépendante, cela d'autant mieux qu'elles descendent originellement de cellules indépendantes, et que toute cellule porte en elle héréditairement, à des degrés divers, les propriétés et les tendances d'un organisme autonome ; or, justement, l'essence même du processus néoplasique, caractérisé par la prolifération cellulaire indéfinie et infectante, n'est-elle pas l'affranchissement de cellules, soustraites au plan d'organisation, et se comportant comme éléments parasitaires dans l'organisme où elles sont nées?

On peut, en d'autres termes, retrouver dans ce processus comme une sorte de *sélection pathologique*, qui amène la formation de races cellulaires nouvelles, autonomes et indépendantes, et cela avec toutes les contingences, les éventualités hasardeuses d'une opération complexe et de longue durée, ne réussissant que dans un petit nombre de cas, après beaucoup de temps, moyennant de multiples conditions favorables, et selon celles-ci plus ou moins efficace, même plus ou moins rapide : tout comme on observe dans la production artificielle de races animales ou végétales par sélection.

Ces modifications cellulaires se produisent avec des degrés divers, des gradations successives, partant des réactions simples de l'hyperplasie inflammatoire, ou compensatrice, passant par l'hypertrophie adénomateuse, pour aboutir à l'épithéliome infectant et atypique. Ce dernier, stade ultime, nécessite pour sa production la longue série des évolutions antérieures, et c'est pourquoi le cancer nous apparaît toujours comme une affection secondaire, consécutive à des transformations longtemps prolongées, sous l'influence de causes irritatives multiples et probablement banales, des organes où il se développe : ces stades antérieurs, métaplasies épithéliales, hyperplasies adénomateuses, nous les supposons constants, mais ils ne peuvent être bien mis en évidence que dans les cas particulièrement favorables, tels que ceux que nous rapportons ici, où la mort étant survenue par une maladie indépendante du cancer en évolution, celui-ci est livré à l'examen à un moment où sont encore reconnaissables les lésions qui lui ont donné naissance.

ENDOTHÉLIOME INTRAVASCULAIRE
par MM. B. AUCHÉ et J. VITRAC.
de Bordeaux.

Il s'agit d'une tumeur de la région dorsale. Elle est entourée d'une zone fibreuse plus ou moins épaisse qui lui forme une sorte de membrane d'enveloppe. De la face interne de celle-ci, partent quelques larges travées fibreuses, qui s'enfoncent relativement peu dans le néoplasme, se ramifient et s'anastomosent de façon à circonscrire un petit nombre d'ilots de volume et de forme variables. Ces ilots sont toujours périphériques et représentent une très minime partie de l'ensemble de la tumeur.

Toute la tumeur, sauf quelques-uns des ilots de la périphérie, est essentiellement constituée par un système de cavités tubulées plus ou moins larges, communiquant entre elles, dont les parois sont formées par une couche externe, excessivement mince, de nature conjonctive, sur laquelle reposent des cellules volumineuses cubiques, ou cylindro-coniques, presque toujours disposées sur une seule couche conique, très rarement sur deux ou trois couches. Ces cavités contiennent un sang pur ; cependant dans quelques rares endroits, le nombre des leucocytes est un peu exagéré, et d'ici de là on trouve, isolés ou groupés, des éléments particuliers qui ne sont autre chose que des cellules détachées du revêtement des cellules cubiques. Dans l'intervalle des cavités sanguines, il y a de très fines cloisons conjonctives dans lesquelles circulent de petits vaisseaux sanguins à endothélium normal.

Dans quelques-uns des îlots périphériques, les cavités sanguines présentent tous les stades entre le vaisseau capillaire sanguin revêtu d'un endothélium normal jusqu'aux cavités tapissées de cellules cubiques, telles qu'elles ont été décrites plus haut.

Il s'agit donc d'une tumeur développée aux dépens de l'endothélium des capillaires sanguins, autrement dit d'un endothélioma intravasculaire.

Les cas identiques publiés jusqu'à nos jours sont très rares. Nous ne connaissons que ceux de Maurer, Nauwerk, Stendener, Limacher, Borrmann.

MARDI 7 AOUT

Séance du matin.

Présidence de M. le professeur PAVY.

___

MAMMITE TUBERCULEUSE EXPÉRIMENTALE CHEZ LA VACHE ET LA CHÈVRE EN LACTATION

par M. NOCARD.

d'Alfort.

La mamelle qui fonctionne se défend mal contre les infections microbiennes.

J'ai montré jadis qu'il suffit de déposer dans les sinus galactophores de la vache ou de la chèvre un peu de sang ou de culture charbonneuse pour tuer la bête en quelques jours ; même quand l'opération a été faite sans lésion aucune de la glande, ou de la muqueuse du trayon — et la chose est facile, étant données les dimensions et la dilatabilité du canal excréteur — on trouve à l'autopsie toutes les altérations du charbon naturel ; le sang, la rate et tous les organes vasculaires sont farcis de bactéridies.

Si l'on fait l'injection sur une femelle vaccinée contre le charbon, la bête résiste, mais, chose curieuse, le lait sécrété renferme de la bactéridie charbonneuse en culture pure ; tant que la mamelle fonctionne, le lait qu'elle produit renferme de la bactéridie charbonneuse, vivante et virulente. Toutefois, après quelques semaines, la sécrétion lactée diminue, la bête s'amaigrit et elle finit par succomber profondément cachectique sans que l'autopsie puisse montrer la moindre lésion viscérale capable d'expliquer la mort ; l'examen microscopique et l'ensemencement du sang et des organes vasculaires montrent l'absence totale de bactéridies.

Cette expérience est très suggestive, elle montre :

1° La possibilité pour un microbe de vivre longtemps et de se multiplier dans les humeurs d'un animal solidement immunisé contre ce microbe ;

2° L'absence de pouvoir antitoxique de l'organisme immunisé contre le charbon ; l'animal qui avait résisté sans malaise à des inoculations répétées d'une bactéridie très virulente, finit par succomber à l'action prolongée des toxines sécrétées par la même bactéridie pendant son long séjour dans les sinus galactophores ;

5° Enfin et surtout, l'absence ou l'insuffisance de la réaction phago-cytaire à la surface de la muqueuse des canaux excréteurs de la glande mammaire. La même bactéridie qui se multiplie librement, pendant des semaines dans les sinus de la mamelle, comme elle le ferait *in vitro*, est englobée immédiatement et rapidement digérée par les phagocytes quand on l'injecte sous la peau ou dans le péritoine du même sujet vacciné.

L'insuffisance de la réaction phagocytaire de la mamelle en fonc-tionnement se retrouve identique à l'égard du bacille de Koch. Il suffit d'injecter dans le trayon d'une vache ou d'une chèvre laitière une petite quantité de culture d'un bacille tuberculeux virulent pour pro-voquer le développement d'une mammite tuberculeuse à marche rapide, *galopante* si l'on peut dire, qui entraine la mort en quelques semaines. Ici encore, la mort est le résultat d'une intoxication et non de la généralisation de l'infection. Dans les deux observations que je joins à l'appui de cette note, les premiers signes de la mammite sont apparus, 6 et 15 jours après l'injection : en même temps la fièvre s'allumait et se maintenait jusqu'à la mort, entre 40° et 41° pour la vache, entre 40°,5 et 42° pour la chèvre ; la mort survenait, 29 et 55 jours après le début de l'expérience ; l'autopsie montrait tous les signes d'une cachexie profonde, une dégénérescence tuberculeuse complète des mamelles infectées et des ganglions mammaires ; un peu d'infiltration tuberculeuse des ganglions prépelviens ; mais en dehors de ces altérations prévues de l'organe infecté et de ses ganglions, il n'existait absolument aucune autre lésion ; la rate, le foie, le poumon, et leurs ganglions étaient absolument indemnes ; la mort était bien la conséquence d'une intoxication tuberculeuse.

1re EXPÉRIENCE. — *Vache bretonne en lactation.*

Le 8 mai 1900, cette vache reçoit, par le trayon des mamelles antérieure gauche et postérieure droite, 5 centimètres cubes d'une dilution légère, filtrée sur batiste, d'une culture de bacille de Koch provenant d'une mamelle tuberculeuse de vache.

Jusqu'au 20 mai, la bête conserve toutes les apparences de la santé ; sa température reste normale ; les mamelles ne sont pas modifiées ; le 14 mai, on l'a soumise à l'épreuve de la tuberculine sans qu'elle ait réagi ; le 20 mai, nouvelle épreuve de tuberculine, provoquant une réaction modérée ; en même temps les mamelles inoculées s'engorgent surtout au voisinage du trayon ; elles deviennent chaudes et sensibles ; le lait devient plus clair et charrie de petits grumeaux de muco-pus.

A compter de ce moment, la température se maintient à un chiffre élevé, avec de temps à autre, de grandes oscillations ; les mamelles continuent à augmenter de volume, leur consistance devient ferme, d'une dureté ligneuse; le lait diminue, devient séreux, charrie des grumeaux fibrino-purulents; de l'œdème apparaît en avant des mamelles et s'étend sous le ventre; — en même temps la vache s'amaigrit, l'appétit devient capricieux, puis disparaît, l'état général est inquiétant; enfin, le 10 juin, l'animal paraissant sur le point de succomber, on le sacrifie par effusion de sang.

La courbe ci-jointe montre la marche de la température depuis le début de l'expérience.

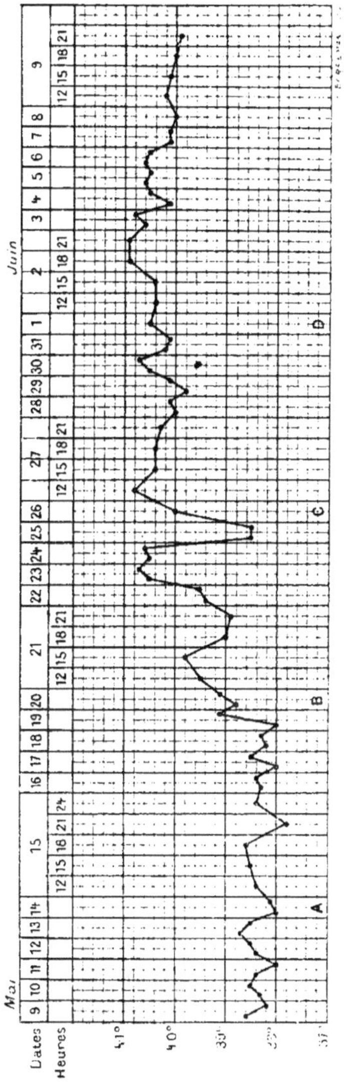

A l'autopsie, on constate tous les signes d'une cachexie profonde. La région mammaire constitue une masse énorme entourée d'un œdème considérable qui s'étend sous le ventre jusqu'au sternum.

Leur poids total est de 6 kil. 850; les deux mamelles saines (antérieure gauche et postérieure droite) pèsent à elles deux seulement 0 kilog. 950. Elles ont conservé leur aspect normal, leur souplesse, leur mollesse, leur onctuosité au toucher; au contraire les deux mamelles inoculées sont énormes, denses, fermes, d'une dureté ligneuse; sur la coupe, elles se montrent entièrement dégénérées; les lobules apparaissent plus nets que d'ordinaire, isolés les uns des autres et comme mis en relief par l'hypertrophie considérable et l'induration du tissu conjonctif interstitiel. En passant le doigt sur la coupe on éprouve la sensation d'une râpe. Les sinus galactophores sont distendus par place et pleins d'un liquide jaune séreux et granuleux; leur paroi est épaissie, bourgeonneuse et çà et là ulcérée.

Les ganglions mammaires sont énormes, gorgés de sérosités et infiltrés surtout dans leur couche corticale d'un grand nombre de granulations tuberculeuses miliaires déjà caséifiées, mais non ramollies, ni calcifiées.

Les ganglions prépelviens sont aussi volumineux et gorgés de sérosité, mais sur la coupe ils ne présentent pas trace de lésions tuberculeuses.

La rate, le foie, les reins, les poumons et leurs ganglions annexes sont absolument sains.

L'examen par la méthode de Ziehl des grumeaux du lait ou du produit du raclage des coupes de la mamelle y montre une quantité invraisemblable de bacilles de Koch, libres pour la plupart.

2ᵉ Expérience. — *Chèvre nourrice en pleine lactation.*

Inoculée le 24 juin, par injection dans le trayon droit de 1 centimètre cube d'une dilution légère, filtrée sur batiste de culture de bacille de Koch de même origine.

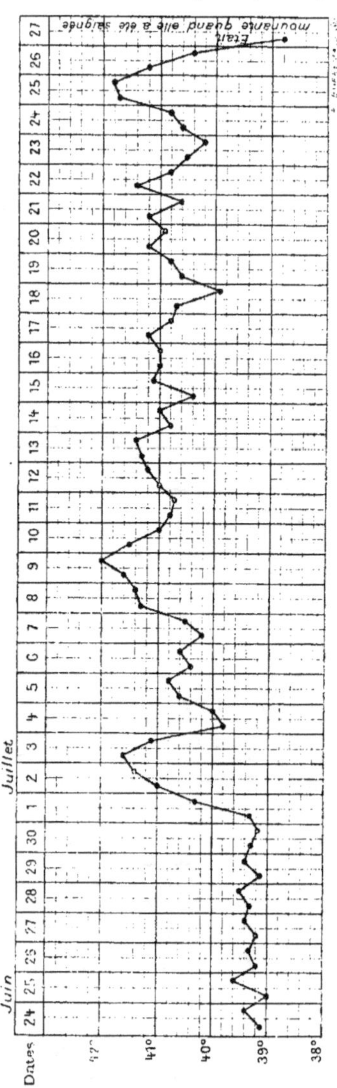

Les premiers signes de la mammite apparaissent le 29 juin. Dès le 1ᵉʳ juillet la fièvre s'allume et jusqu'à la mort survenue le 27 juillet, elle se maintient autour de 41°; très rapidement la mamelle inoculée s'hypertrophie et devient d'une dureté ligneuse; le 8 juillet on prélève à l'aide d'un trocart-harpon un petit fragment du tissu induré de la glande malade; l'examen bactériologique (préparation par frottis) le montre très riche en bacilles de Koch. La chèvre maigrit à vue d'œil; l'appétit d'abord capricieux est bientôt supprimé; la mort était imminente quand, le 27 juillet, on a sacrifié l'animal par effusion de sang.

Autopsie. — Maigreur excessive, mamelle énorme, pesant 1100 grammes. La mamelle gauche a conservé les apparences normales; elle pèse seulement 120 grammes. L'autre est ferme, compacte, d'une dureté ligneuse; sur la coupe, de consistance râpeuse, elle présente les caractères d'une sclérose interstitielle intense; çà et là les canaux excréteurs sont dilatés, pleins d'un liquide séreux jaunâtre, dans lequel nagent des grumeaux fibrino-purulents; leur muqueuse est épaissie, bourgeonneuse, ulcérée par place et semée de fins nodules jaunâtres.

Les ganglions mammaires sont très volumineux et infiltrés de granulations tuberculeuses.

Il en est de même pour deux des ganglions prépelviens.

Tous les organes viscéraux et leurs ganglions annexes sont sains; nulle part ailleurs, on ne trouve de lésion tuberculeuse.

On peut conclure de ces expériences :

1° Que la glande mammaire qui fonctionne est, de tous les tissus vivants, le meilleur milieu de culture du bacille de Koch ;

2° Que pour étudier l'intoxication tuberculeuse, il convient de s'adresser aux femelles laitières et les inoculer par le trayon.

M. le professeur ARLOING appelle l'attention sur l'importance de la communication de M. Nocard. La faible résistance de la mamelle lui permet de comprendre avec quelle facilité les abcès du sein se développent sur les nouvelles accouchées. Il y a déjà longtemps, avec le regretté Léon Tripier, nous pensions que ces abcès dépendaient d'une infection d'origine externe. La communication de M. Nocard me fait admettre que notre hypothèse d'alors était juste.

Il est bon que les gynécologistes et les chirurgiens aient l'attention dirigée sur ce point.

M. CHARRIN. — Les expériences de M. Nocard, en établissant le peu de résistance de la mamelle en lactation à différents germes, prouvent qu'il ne faut pas toujours faire grand fond sur les propriétés bactéricides de certains liquides, du lait dans le cas particulier, mises en évidence *in vitro*.

LA GENÈSE DES TARES DES REJETONS ISSUS DE PARENTS MALADES

par M. A. CHARRIN.

L'organisme, à l'état normal, est constitué de telle manière qu'il peut accomplir une évolution plus ou moins longue ; il possède, à cette fin, une résistance déterminée ; il est, en outre, armé d'une foule de moyens de défense qui lui permettent d'écarter les obstacles qu'il rencontre. Toutefois, chemin faisant, il peut être soumis à des influences diverses d'ordre physique, chimique, psychique, etc., capables d'abaisser son énergie, de préparer la voie aux maladies de différentes natures. Il arrive même assez fréquemment que, dès l'origine, dès les premiers jours, dès les premières heures, l'économie soumise à des actions nuisibles subit des modifications qui compromettent sa vitalité.

C'est qu'en effet les tares des générateurs se répercutent sur les descendants de multiples façons ; une des particularités les plus connues a trait au développement en quelque sorte extérieur, aux anomalies de la taille ; nul ne conteste, par exemple, que la syphilis des parents ne soit apte à conduire à un nanisme plus ou moins prononcé, à des difformités variées.

Or, si on s'en rapporte aux expériences que j'ai patiemment poursuivies avec Gley, expériences qui ont porté sur plus de 70 animaux

observés pendant près de quatre ans, on est tenté d'admettre que
cette tare n'offre rien de spécifique. Je m'explique.

Au cours de nos recherches, en dehors de la stérilité, de l'avorte-
ment, de la mortinatalité, des malformations, etc., nous avons vu
des lapins, issus de génératrices soumises à des inoculations bactériennes atténuées, mais répétées, plus souvent encore à des injections
de toxines pyocyanique, diphtérique, tuberculeuse isolées ou mieux
associées, effectuer leur croissance avec lenteur ; quelques-uns, à
huit ou dix mois, pesaient 605 à 800 grammes, tandis que le poids
des témoins de même âge s'élevait à 1200 à 1500.

Assurément, ces effets sont des plus inconstants ; en expérimentation comme en pathologie humaine, quand la nature tend à être
déviée du droit chemin, elle fait effort pour s'y maintenir, au besoin
pour y rentrer ; il ne s'agit donc habituellement que de troubles enregistrés plus fréquemment que dans les conditions normales, troubles
n'en demeurant pas moins relativement rares.

Quoi qu'il en soit, ces résultats enseignent que des poisons autres
que le virus syphilitique sont propres à modifier l'évolution physique ;
on ne saurait donc voir dans ces désordres une marque de spécificité.

La clinique, comme la méthode expérimentale, nous a, d'ailleurs, permis d'asseoir cette conception sur de plus larges bases. — A la Maternité,
nous avons dressé les courbes de croissance de plusieurs rejetons nés
à terme et élevés au sein dans les mêmes conditions ; tous ces rejetons
étaient donc, à certains égards, absolument comparables.

Toutefois, les uns provenaient de mères normales, les autres de
femmes atteintes, au cours de la grossesse, de tuberculose, de pleurésie,
de pneumonie, d'influenza, de suppuration, de phlegmon, etc. Des
nourrices allaitaient à la fois ces nouveau-nés issus de génératrices
malades et leurs propres descendants ; ces descendants ont ainsi joué
le rôle de témoins, attendu que le choix de ces nourrices permettait
d'exclure, de leur côté, toute tare morbide, du moins saisissable.

Obs. I. — H..., né le 9 juillet 1895, d'une mère bien portante. — A neuf
jours poids 3450 grammes ; à trois semaines 3900. Augmentation : 35 par
vingt-quatre heures.

Obs. II. — J..., né le 18 juin 1895, mère saine. — A six semaines, il pèse
4500 grammes ; à onze semaines, 5500. — Accroissement quotidien environ
25 grammes.

Obs. III. — G..., mis au monde le 21 août 1895, par une femme atteinte
de bacillose pulmonaire. — A neuf jours son poids s'élève à 3850 ; le
vingt-troisième jour, ce poids, après quelques oscillations, marque encore
3850. — Augmentation : 0.

Obs. IV. — R..., fils d'une tuberculeuse accouchée le 24 février 1895, morte peu de temps après.   A six semaines, il pèse 5050 grammes; à onze semaines 5200 grammes   Augmentation en cinq semaines : 150 grammes; soit, par jour, 4,28.

Obs. V. — C.... né le 10 mai, d'une femme ayant eu un mois avant son accouchement un vaste phlegmon. — A six semaines poids 2750 grammes; à onze semaines, 2950 grammes. — Augmentation en cinq semaines : 200 grammes, soit, par jour, 5 grammes.

Plus récemment au cours d'une épidémie de fièvre typhoïde sévissant chez des femmes enceintes au voisinage du terme, il nous a été donné d'observer des faits analogues. La plupart ont accouché quelques jours après le début du processus; néanmoins, le défaut d'ancienneté de l'infection n'a pas empêché le virus d'exercer son influence : 7 enfants sur 9, nés durant l'affection, après avoir végété pendant plusieurs semaines, ont tous succombé.

A quel facteur rapporter cette mortalité aussi accusée? La réponse ne saurait être formulée d'une façon absolue; cependant, il est permis de penser que l'intensité du mal en évolution chez la mère n'a pas été étrangère à ce résultat. Assurément, on observe pendant la grossesse des dothiénentéries bénignes : assurément aussi les conséquences de ces dothiénentéries, au point de vue de la descendance, sont parfois nulles ou sans importance; il n'en est pas moins vrai que les faits enregistrés par nous se sont présentés sous un autre aspect.

Je ne pense pas qu'on puisse accuser le traitement. — En premier lieu, les caractères de malignité ont paru manifestes dès le début; en second lieu, la thérapeutique instituée, sans prétendre en aucune manière à la perfection, semble à l'heure présente facile à justifier. Ces malades ont, en effet, été soumises à la balnéation d'après la méthode de Brandt; des défectuosités d'installation n'ont pas permis l'emploi des bains tièdes progressivement refroidis, suivant le procédé de Bouchard. Ces bains sont moins pénibles que ceux qu'on donne de 18 à 20 degrés; de plus, en raison du manque de fermeture des réseaux capillaires cutanés, le refroidissement se fait et par rayonnement et bien entendu, à cause des différences thermiques, par conductibilité. — On a, en outre, eu soin de mettre en jeu une antisepsie intestinale rigoureuse, de pratiquer des lavages des diverses surfaces; les sels de quinine ont servi à combattre l'hyperthermie; des céréales, l'orge, le seigle, le son, le maïs, l'avoine, le blé, végétaux riches en matières minérales, ont, sous forme d'infusion, fourni des aliments réparateurs des éléments de la charpente; ces aliments dérivés des êtres vivants n'exigent aucun travail notable de la part des organes digestifs et s'assimilent plus aisément que des composés analogues empruntés aux bocaux de la pharmacie. — Administré à ce même titre, et tout en réconfortant le foie, tout en augmentant le glycogène dont chacun connaît le rôle à l'état normal ou pathologique, le sucre a donné un combustible précieux, en particulier à l'heure des échanges fébriles. Assurément, nous n'avons pas supprimé le lait, agent de diurèse aimé de la circulation, n'introduisant pas de poisons venus de l'extérieur dans une économie déjà riche en toxines sous l'influence de l'infection ; toutefois, nous avons modéré son emploi, parce que ce composé réclame quelques efforts de métamorphose. — Ajoutons que chaque jour ces typhiques ont reçu des solutions salines propres à fixer quelques sécrétions microbiennes, à activer les échanges, à relever la pression, l'alcalinité humorale, etc. ; ajoutons encore qu'on a demandé à la température extérieure, à la lumière, au soleil, à la pureté d'un air largement renouvelé, etc., d'exercer leurs bienfaisantes actions sur ces organismes déprimés.

Je ne suis pas en droit, vu le petit nombre des cas, de m'appuyer sur la faiblesse de la mortalité pour proclamer l'excellence de cette thérapeutique ; néanmoins, je puis dire que j'ai vu des malades soumises à ce traitement, en dépit d'une indéniable gravité du mal, mener leur fièvre typhoïde dormant sur le côté, montrant une langue humide, causant l'esprit relativement en éveil ; ces malades ont achevé cette fièvre sans complication, et, chose plus rare, quelquefois sans perte sensible de poids! On ne saurait donc, j'imagine, incriminer l'insuffisance de la médication.

Peut-être convient-il de mettre en cause la virulence du germe? Cette hypothèse est plausible, d'autant plus que la puissance de contagion, au cours de cette épidémie, a notablement dépassé la normale qui est de 2 à 5 pour 100 : un ensemble de 14 cas soignés à la Maternité a fait naître dans le personnel infirmier 4 autres cas, dont la genèse relève manifestement de la contamination directe.

A ce motif, il semble légitime d'ajouter le défaut de résistance du terrain. — La femme qui accouche est en général hyperglycémique : son foie est souvent riche en graisse ; son urine contient de temps en temps de l'albumine ; or, ce sont là des tares, la première surtout, propres à préparer l'invasion microbienne.

Il en est une importante, qui consiste dans l'abaissement du taux de la minéralisation au point de vue du fer splénique ; avec Guillemonat, j'ai montré la réalité de cette diminution chez des femelles de cobayes pleines.

Ces différentes considérations permettent peut-être de saisir plus aisément l'intensité des influences exercées par ces tares maternelles sur les rejetons. En tout cas, au point de vue des augmentations de poids, chez les enfants de nos typhiques, l'insuffisance s'est révélée de la plus claire façon.

Obs. VI.

                 Température rectale à la naissance . . . .   36°8
                           le 20 juin . . . . . .   36°
                     —   le 9 juillet . . . . . .   35°4

Obs. VII. — L..., né le 3 mai, troisième jour de la dothiénentérie maternelle; poids 3000 grammes; 3250 le 18 mai; 2700 le 2 juin; 2550 le 7 juin 1899. — Mort le 8 juin.

                 Température rectale à la naissance . . . .   36°9
                           le 18 mai . . . . . .   37°1
                     —   le 7 juin . . . . . .   35°

Obs. VIII. — Ly..., né le 1er mai 1899, à la fin du premier septénaire de l'infection de la mère, décédée le 29 du même mois.

                 Poids à la naissance . . . .   3250 grammes.
                     —   le 15 mai   2875   —
                     —   le 28 mai   2500   —

Obs. IX. — Lor..., né le 4 mai, le treizième de l'affection très grave de la génératrice, reconnue alcoolique.

                 Poids à la naissance . . . .   2950 grammes.
                     —   le 19 mai   2600   —
                     —   le 27 mai (jour du décès).   2200   —
                 Température rectale le 14 mai . . . .   36°
                     —   le 12 mai . . . .   36°5
                     —   le 20 mai . . . . .   39° (entérite aiguë).

Obs. X. — N..., né le 8 mai 1899, au début du second septénaire, succombe le 7 juillet.
Poids oscille entre 2850 et 2150 grammes.

                 Température rectale, le 9 mai . . . .   37°
                     —   le 14 mai . . . .   36°6
                     —   le 10 juin . . . . . .   36°5

Obs. XI. — Vr..., né le 5 mai à la fin du huitième mois d'une première grossesse, au commencement de la troisième semaine de l'infection typhique maternelle, meurt le 25 du même mois.

                 Poids le 5 mai . . . .   2025 grammes
                     —   le 25 mai   2250   —
                 Température rectale à la naissance . . .   36 degrés.
                     —   —   le 11 mai   35   —
                     —   le 17 mai   36
                     —   le 24 mai   34   —

Obs. XII. — Pr.... né au huitième mois, le 19 mai, le quatrième jour de la fièvre typhoïde de la mère, pèse en naissant 2900 grammes; le 4 juin, ce poids n'a pas varié; quelques heures avant la mort, le 5 juillet 1899, il ne marque plus que 1950 grammes.

Température rectale oscillant entre 56°5 et 54°6.

Les anomalies de développement physique sont donc manifestes: nous sommes loin des accroissements normaux quotidiens de 25 à 40 grammes; ils se réduisent à 16, 12, 11, 9, 4, même à 0.

Un des caractères de ces anomalies réside dans la rapidité d'action de ce virus typhique; cette rapidité est plus manifeste encore dans les observations XIII et XIV.

Obs. XIII. — Pj..., né trois jours avant le début apparent de la dothiénentérie maternelle, succombe au bout de deux mois, le 5 juillet.

Poids à la naissance	3400	grammes.
— le 5 mai	3350	—
— le 18 mai.	3720	—
— le 5 juillet	3400	—
Température rectale le 25 avril.		57°4
— le 5 mai		56°3
— le 20 mai		57°

Obs. XIV. — S..., né cinq jours avant le début apparent de l'infection de la mère.

Poids à la naissance	2900	grammes.
quinze jours après	2800	—
— à la fin du premier mois . .	2820[1].	—

Il ne semble pas douteux qu'à l'heure où se manifestent extérieurement les phénomènes initiaux, l'infection est déjà en activité depuis un temps plus ou moins long.

Ces considérations sont à rapprocher des expériences de Ferré dépistant chez les rabiques, grâce à des appareils enregistreurs, des troubles bulbaires, circulatoires ou respiratoires, à un moment où l'aspect de l'animal ne comporte encore rien d'anormal; on peut aussi rappeler à cet égard les travaux que j'ai entrepris, avec le professeur d'Arsonval, sur l'évolution de l'intoxication tétanique, en plaçant les animaux dans le calorimètre compensateur; ces travaux établissent, en effet, que les modifications de la thermogenèse sont plus promptes qu'on ne le suppose. — Tout est relatif dans les observations, et l'imperfection des procédés d'investigation joue malheu-

---

1. L'âge de la maladie par rapport à l'accouchement, aussi bien que la gravité de cette maladie, semble avoir une réelle influence sur l'intensité des désordres.

reusement un grand rôle ; il semble en particulier bien certain que parfois les processus entrent en activité beaucoup plus vite que nous ne l'admettons.

Les faits rapportés prouvent que, chez ces rejetons débiles, les troubles de la croissance ne sont point isolés ; la température offre sa part d'anomalies, en se montrant généralement inférieure à la normale. — Il y a plus. — De longues et consciencieuses recherches poursuivies dans mon service par Bonniol, établissent que des nouveau-nés indemnes de toute influence nuisible de la part des ascendants, placés dans un calorimètre spécial de d'Arsonval, rayonnent environ 7 à 8 calories, parfois davantage, dans un temps qui varie de 50 à 60 minutes. Or, introduits dans ce même appareil, impropre à fournir des valeurs absolues, mais construit pour donner des indications relatives, comparables, les rejetons des mères infectées, en dehors de certaines conditions, en dehors des accès de fièvre, dégagent, dans une heure ou un peu moins, pour un poids déterminé, environ 5.75 de ces calories : ces chiffres, en fléchissant encore lorsque les tissus sont imprégnés de pigments biliaires ou de matières colorantes plus ou moins analogues, rappellent les courbes que j'ai obtenues, avec Carnot, en injectant de la bile à des animaux placés dans ce calorimètre. — En somme, la thermogenèse, au point de vue qualificatif, paraît nettement insuffisante, d'autant plus que ces indications ont une plus haute portée que celles des simples oscillations du thermomètre, oscillations soumises à une foule de causes d'erreur.

L'importance de cette insuffisance de la thermogenèse apparaît plus clairement, quand on précise, suivant la méthode du professeur Bouchard, les rapports de la surface et du poids ; on voit alors, avec Rubner, et comme nous l'avons indiqué avec Guillemonat, que le kilogramme, que l'unité de masse, correspond, chez les enfants sains, à 5 ou 6 décimètres cubes, tandis que, chez les débiles observés par nous, cette unité de masse a pour rayonner 7 ou 8.40 de ces décimètres : les pertes de calorique sont donc plus promptes. — Ces différences tiennent à ce que ces poids, ces volumes varient comme les cubes et ces surfaces à la façon des carrés ; autrement dit, les premiers oscillent dans de plus larges mesures que les secondes : la conséquence de ces constatations, c'est que la chaleur produite par cette même unité d'organisme a une étendue d'émission qui vaut 6 dans un cas et 7 chez les sujets tarés.

Les déperditions, chez ces sujets tarés, sont donc en général plus rapides, plus soudaines ; pourtant, sous peine de déchoir, l'économie doit maintenir sa température centrale à un niveau déterminé. —

Dans ces conditions, ce niveau est difficile à obtenir; de fait, si on consulte nos observations, on voit que le thermomètre atteint rarement la normale, en mettant à part bien entendu les périodes des poussées inflammatoires.

Pour s'élever aux chiffres voulus, les pertes étant, d'après la physique, trop considérables, il faudrait soit introduire un combustible plus abondant ou de qualité supérieure, soit hausser l'activité de l'absorption, soit perfectionner le travail des cellules ou, à défaut de ces procédés, soumettre ces cellules à un véritable surmenage.

On ne saurait ici invoquer la première de ces ressources; en dehors de l'air qui est le même pour ces nourrissons placés dans un milieu identique, l'aliment unique n'est autre évidemment que le lait, un lait qui pour tous est de semblable provenance. — Quant aux doses ingérées, elles sont plutôt moins considérables chez les enfants issus de femmes malades; fréquemment leur ration quotidienne ne dépasse pas 340, 450, 550, au lieu de 600, 700 grammes et plus de ce liquide absorbé par les témoins. — Ces chiffres, comme tous les autres, varient, du reste, beaucoup avec l'âge, avec des différences de quelques semaines.

C'est ici le lieu de rappeler que des analyses faites avec Guillemonat établissent que les proportions des matières azotées qui s'échappent par l'intestin sont plus fortes chez les descendants des mères infectées au cours de la grossesse; les quantités de substances protéiques inutilisées atteignent, par kilogramme, 0,027 à 0,048 milligrammes chez les nourrissons normaux et 0,05 à 0,12 centigrammes chez les autres. — L'examen des urines, au point de vue de cette utilisation des matériaux, conduit au même résultat; assez souvent, chez ces athrepsiques, les déchets sont plus appréciables; dans plus d'un cas l'extrait sec, comme je l'ai constaté avec Delépine, a paru plus important.

Si nous consultons les rapports de l'azote de l'urée à l'azote total, nous trouvons, chez ces débiles, des coefficients souvent insuffisants : 0,67; 0,71; 0,73; 0,74 dans les observations de Xal., de Mel., de Cun., de An. Par contre, chez des nouveau-nés dépourvus de toute tare, ce rapport s'élève à 0,82, quelquefois à 0,88, tant sont actives les combustions, les oxydations[1].

Les dosages portant sur les matières extractives, sur l'urée, sur le carbone urinaire, sur le rapport $\dfrac{C}{Az}$, mettent également en lumière

---

1. Ces chiffres sont un peu plus élevés que ceux que Ch. Michel a publiés (0,78); ils se rapprochent des résultats de Camerer (0,84) pour les sujets normaux; l'âge exerce, à cet égard, une influence marquée.

les défectuosités des mutations nutritives: il suffit, pour s'en convaincre de se reporter au mémoire récemment publié par Guillemonat, dans le *Journal de physiologie et de pathologie générale*; de nombreuses recherches effectuées tant dans mon service que dans mon laboratoire déposent dans le même sens.

Il est donc manifeste que le combustible, par sa qualité ou sa quantité, n'apporte aucune compensation, que, d'autre part, l'absorption par son infériorité ne peut qu'augmenter le déficit, qu'enfin les défauts des échanges, loin d'atténuer ces inconvénients, les aggravent : dès lors, il est clair que la thermogenèse se poursuit dans de mauvaises conditions. En définitive, ces rejetons anormaux reçoivent moins de matériaux à métamorphoser; des quantités introduites ils n'utilisent que de plus faibles proportions; d'un autre côté, les opérations effectuées à l'aide de ces matériaux moins abondants sont poussées à un degré inférieur d'oxydation; autrement dit, ces actes intimes de la nutrition pèchent et quantitativement et qualitativement. Pourtant il est indispensable de maintenir une température déterminée dans un organisme qui perd son calorique par de plus grandes surfaces; cette nécessité condamne les cellules à un surmenage fatal! De fait, on note une série de modifications connues pour être les conséquences de cet état de surmenage.

A l'état physiologique, les urines, pendant les premières semaines, sont à peine toxiques; en les injectant, on tue difficilement le lapin, à moins de faire pénétrer 115, 180, 220 centimètres cubes par kilogramme, soit 230 à 440 pour un animal ordinaire de laboratoire. — Du reste, ce manque de toxicité, ainsi que nous l'avons montré, s'explique en partie. En premier lieu, ce liquide est, à cette période, pauvre en matières colorantes, matières qui, pour Thudichum, constituent les principes toxiques urinaires prédominants: en second lieu, le lait n'apporte que de minimes doses de poisons extérieurs à l'économie, pour quelques-uns des traces de potasse: en troisième lieu, les fermentations intestinales sont réduites, grâce précisément à cette alimentation qui laisse peu de détritus: en quatrième lieu, la désassimilation est modérée, attendu que c'est l'heure de la construction, de l'édification et non de la destruction: on voit donc que les sources les plus connues de ces produits nuisibles de l'urine sont plus ou moins taries. — Par contre, chez les nouveau-nés débiles, l'entérite avec ses processus fermentatifs est relativement commune, comme, d'ailleurs, le prouvent les observations VI, VII, VIII, IX, X, XI, XII, XIII: d'autre part, le mouvement de désintégration moléculaire est plus actif.

A dire vrai, le chiffre de l'urée des vingt-quatre heures n'est pas toujours augmenté : mais il y a lieu de remarquer qu'en raison des pertes aqueuses qui se font par l'estomac ou l'intestin, le volume quotidien s'abaisse fréquemment de 450, 400, 500 centimètres cubes, à 250, à 187, à 113 chez K...; à 97 chez N...; à 84 chez L...; au voisinage de la mort, ces quantités sont parfois des plus minimes ; toutefois, si on calcule par litre, on peut, à côté de quelques proportions normales, rencontrer des nombres véritablement excessifs, 9 grammes chez K...; 12 chez L...; 14 chez Lar..., quelquefois même davantage ; pourtant, durant les derniers jours, les échanges se ralentissent au point de fournir des doses très inférieures.

Remarquons que l'uniformité de l'alimentation, que le régime lacté exclusif, en supprimant une série de causes d'erreur habituelles, confèrent à ces résultats une indiscutable valeur.

Les sources de ces poisons urinaires sont donc plus largement ouvertes chez nos athrepsiques ; on comprend, dès lors, qu'on puisse amener la mort d'un kilogramme de matière vivante en injectant 60, 90, 125 de cette sécrétion : c'est ce que j'ai constaté avec Riche.

Si on veut éviter des objections récemment formulées (défaut d'isotonicité) à l'égard de ces injections intra-veineuses, on peut mettre en évidence l'existence, dans ces urines, de divers principes nuisibles, en introduisant ce liquide sous la peau, par doses minimes, 5 à 12 centimètres cubes, fréquemment répétées durant 5 à 6 semaines, à des intervalles de 2 ou 4 jours. Encore est-il nécessaire de s'entourer des précautions antiseptiques rigoureuses ; si on néglige ces précautions on s'expose à faire naître, dans les zones soumises à ces injections, des poussées inflammatoires, de véritables abcès, qui vicient les résultats, car à partir de ce moment les animaux subissent l'influence des toxines, des staphylocoques ou des streptocoques, etc., tout comme celle des matériaux qu'on administre.

Il n'est pas rare, dans ces conditions, de voir ces animaux après un temps variable (quelques jours, quelques semaines) maigrir et succomber en offrant des lésions viscérales à prédominance hépatique. — Ces urines contiennent donc des substances morbifiques, propres à déterminer l'évolution des lésions variées ; il est même vraisemblable que les anomalies enregistrées chez ces débiles relèvent de l'action de ces substances sur les tissus.

Il y a là une sorte de choc en retour. — Ces poisons ne procèdent pas de l'extérieur, car, en dehors du lait qu'on ne peut accuser, aucun élément issu du monde ambiant ne pénètre dans ces organismes, qui respirent le même air et usent des mêmes aliments que les enfants des nourrices indemnes de tout mal. — Ces poisons ne dérivent pas davantage, tout au moins en totalité, exclusivement, des plasmas maternels, attendu qu'à partir de la naissance, comme on le constate pour quelques-uns qui reconnaissent cette origine, on les verrait fléchir, puis disparaître totalement. Or il n'en est rien. — Dans ces conditions, à défaut d'une autre hypothèse possible, on est obligé de proclamer qu'ils dérivent des cellules de ces rejetons affaiblis ; ces cellules tarées dès l'instant de la conception par les principes morbides en évolution chez la mère ou détériorées par les substances nocives reçues au travers du placenta, fabriquent ces composés toxiques, et, à leur tour, ces composés par une sorte de réciprocité altèrent ces cellules. D'ailleurs, tout organe qui se surmène donne naissance plus abondamment qu'un autre à des déchets nuisibles; or, nous savons que les nécessités d'une thermogenèse qui s'effectue avec un combustible insuffisant, condamnent l'économie à un fonctionnement excessif.

Une autre conséquence du surmenage consiste dans l'abaissement de l'alcalinité des plasmas ; or, je me suis assuré, avec Guillemonat, que dans 5 cas sur 7 cette alcalinité était diminuée, d'après le procédé de Drouin, d'un quart ou quelquefois d'un tiers.

Ces deux conséquences avec elles, différents processus font fléchir la résistance de l'économie : les expériences que j'ai jadis poursuivies démontrent clairement cette affirmation. Voilà pourquoi, chez ces athrepsiques, l'exitus terminal est fréquemment déterminé par une broncho-pneumonie à streptocoques, à staphylocoques ou à bacilles du côlon, etc. : c'est là en quelque sorte la goutte d'eau qui fait déborder le verre! Ces germes sont, du reste, le plus ordinairement dépourvus de virulence, caractère qui met une fois de plus en évidence la part prépondérante des modifications du terrain ; ces parasites sont à la portée de tous nos nourrissons; ordinairement ils n'évoluent qu'au sein des organismes qui permettent cette évolution!

Quelle est l'origine de ces différentes modifications qui font que ces descendants de mères malades offrent une série d'anomalies fonctionnelles, constituent des milieux favorables à la maladie? Faut-il, par exemple, invoquer l'infection? Le microbe est-il cause ou effet? Est-il l'une ou l'autre? Ces manières de voir ne fournissent que des explications incomplètes.

En premier lieu, les processus enregistrés, au point de vue de leur évolution, surtout au début, ressemblent bien imparfaitement aux affections bactériennes; en second lieu, les parasites habituellement isolés, streptocoques, staphylocoques, bacilles du côlon, sont en général dénués de pouvoir pathogène, à coup sûr de spécificité : en troisième lieu — raison suffisante à elle seule — si les cultures faites pendant la vie ou au moment même de la mort se sont montrées fertiles chez Ly.... chez Lar..., par contre, dans d'autres cas, spécialement dans l'observation XIII, elles sont demeurées stériles, bien que nous ayons recherché les aérobies et les anaérobies.

A d'autres égards, on ne saurait, pensons-nous, incriminer la lésion d'un organe déterminé. — Assurément, chez Ly... (obs. VIII, la muqueuse digestive est altérée : la couche glandulaire est atrophiée, tandis que la zone sous-jacente offre une sorte d'hypertrophie ; assurément aussi les cellules du foie sont riches en pigment, pendant que celles des reins présentent une tuméfaction trouble. De même, chez Lar..., on décèle également de légères modifications des parenchymes hépatiques ou rénaux, on retrouve encore, chez M..., de pareilles modifications.

Toutefois, ces anomalies anatomiques, sans excepter cette atrophie de la muqueuse gastro-intestinale souvent mise en cause, sont certainement inconstantes : Leg..., par exemple (obs. XV), possédait un intestin et un foie dépourvus de toute tare appréciable ; la broncho-pneumonie constitue peut-être l'altération la plus commune, mais cette inflammation est, il est vrai, ordinairement secondaire, terminale, d'autre part, de telles lésions sont banales, superficielles, se réduisent souvent à une simple congestion.

Il est néanmoins intéressant de constater qu'à l'origine la structure des viscères n'est pas régulièrement indemne de tout désordre pathologique : il est bon, en particulier, de noter que la méthode de Nissl a mis en lumière, dans les éléments du névraxe, plus spécialement chez Ly...., des vacuoles protoplasmiques, des granulations fixant mal les réactifs, des contours nucléaires indécis, une série de modifications compatibles avec le fonctionnement et passant, sans une recherche systématique, complètement inaperçues. Dès lors, on conçoit que de semblables tissus, quand l'existence poursuit son évolution, offrent pour ainsi dire des prédispositions, des zones où la résistance est amoindrie. Néanmoins, lorsque plus tard le mal se localise à ce niveau, on est exposé à méconnaître la vraie cause de cette localisation : le silence des premières atteintes les soustrait à l'attention des chercheurs.

Quoi qu'il en soit le point de départ de ces troubles ne saurait être dans une lésion, d'autant plus, d'ailleurs, que toute modification physique, toute dégradation d'un parenchyme évoquent fatalement l'idée d'un moteur original; cette modification, cette lésion sont choses secondaires.

Il en est de même assez fréquemment des infections les plus usuelles, de celles, par exemple, que nous avons rencontrées chez nos rejetons; elles réclament pour ainsi dire un adjuvant; elles évoluent, parce que l'intoxication, la diminution de l'alcalinité plasmatique, l'hypothermie, le surmenage, les troubles hépatiques ou rénaux, etc., toutes conditions enregistrées chez nos athrepsiques, préparent les voies à ces invasions bactériennes.

Est-on en droit, pour expliquer de telles anomalies, chez les descendants, de mettre en cause des principes toxiques? On ne saurait évidemment incriminer des produits venus de l'extérieur: les sujets sains ou malades respirent dans le même milieu, suivent un régime unique, celui du lait: en revanche, il est permis de songer aux toxines, aux composés dérivés des germes ou des cellules qui évoluent pathologiquement dans les tissus maternels. — Il est, en effet, certain que le placenta est impuissant à retenir complètement de tels composés: il est même établi par des expériences que j'ai poursuivies avec Chevallier, plus tard avec Desgrez, que les sécrétions microbiennes, celles que l'infection fait naître chez la mère, sont propres à engendrer, au point de vue de l'azoturie ou des tares de structure, etc., des anomalies comparables à celles qu'on observe dans nos cas. Mais ces produits bactériens ou cellulaires ont une existence momentanée; ils disparaissent par voie de métamorphose, plus encore d'élimination. Il n'en est pas moins vrai que dans la genèse des perturbations en cause, de tels facteurs occupent une importante place.

Il n'est que juste de réserver également une part aux éléments toxiques décelés dans les humeurs des rejetons par l'étude des urines; cette réserve est d'autant plus nécessaire que les animaux qui reçoivent le contenu vésical des enfants sains, à une dose voisine de celle qui tue, survivent en général indéfiniment, tandis que, si on introduit, dans des conditions identiques, ce contenu emprunté aux sujets débiles, il n'est pas exceptionnel d'enregistrer plus ou moins tardivement, au moment de la mort, des lésions ordinairement légères quoique nettes, en particulier du côté de la glande biliaire.

Toutefois, si les altérations viscérales supposent un facteur premier: il en est ainsi le plus habituellement des troubles des plasmas: les humeurs ne sont que ce que les font les tissus, les cellules. Aussi, à cet égard, et bien qu'elle contienne une part de vérité, la doctrine de l'auto-intoxication acide de Czerny apparaît, comme les théories anatomique ou infectieuse, à titre de processus de second plan.

Voilà pourquoi, tout en admettant qu'une fois établies l'infection, l'altération anatomique, l'anomalie humorale interviennent pour leur propre compte, on est conduit à rechercher ailleurs le point de départ des modifications observées.

On est en quelque sorte amené, en procédant par exclusion, à incriminer l'infériorité de la cellule, son défaut de résistance, son insuffisance statique aussi bien que dynamique. D'ailleurs, chez la mère, sans parler des défectuosités de provenance paternelle, la maladie détériore les organites : ceux de la génération ne sont pas à l'abri de pareilles atteintes ; or, les tissus des rejetons dérivent de ces organites, qui se divisent pour leur donner naissance. Dès lors comment concevoir que des parties puissent être indemnes de toute anomalie, quand le tout, constitué par ces parties, se révèle affaibli, lésé ?

En définitive, cette débilité du premier âge, cette athrepsie dépendent évidemment, tout au moins dans quelque mesure, de l'infection, de certaines dégradations viscérales ou de l'intoxication : mais, avant tout, l'origine, *le primum movens résident dans une tare cellulaire.*

Grâce à cette tare, qui, à des degrés divers, se retrouve dans l'ensemble des éléments de l'économie, on comprend comment de pareils terrains se distinguent des milieux normaux et par les attributs fonctionnels et par la manière d'être des organes et par la composition des humeurs.

Ces différences, qui en raison des défectuosités réalisées conduisent au surmenage, à l'hypothermie, à l'abaissement de l'alcalinité, etc., offrent aux bactéries des conditions favorables de développement. D'un autre côté, grâce aux perturbations des échanges, grâce aux détériorations histologiques, de semblables tares, en dehors de tout microbe, préparent l'avènement des processus diathésiques aussi bien que la création des affections viscérales : elles facilitent la genèse des désordres qui se développent sous l'influence du froid, des privations, etc. — Comment aussi s'étonner de voir un jour se produire chez ces descendants, quand des perturbations peu prononcées ont permis la survie, une série de réactions nerveuses anormales ! N'avons-nous pas décelé, chez Ly...., par exemple, des modifications du névraxe, sans gravité immédiate, tout en étant suffisantes pour compromettre la résistance moyenne, physiologique ?

Du reste, j'ai réussi à mettre en évidence l'infériorité fonctionnelle de quelques appareils chez ces descendants de mères malades.

Chacun sait que l'extrait du corps thyroïde entier, obtenu à l'aide de l'eau salée à 7 pour 100, introduit sous la peau d'un animal, entraîne l'amaigrissement, parfois la mort. Or, si ce corps thyroïde,

emprunté à Le Do... (obs. XVI), né avant l'éclosion apparente de la
fièvre typhoïde de la mère, a déterminé une perte de poids allant, en
six jours, de 1785 à 1590, chez Ly..., cet extrait n'a occasionné qu'une
diminution de 60 grammes, d'ailleurs promptement compensée.

A vrai dire, dans plus d'un cas, cette glande, comme je l'ai
vu il y a longtemps avec Nattan-Larrier, est histologiquement
altérée. Il était dès lors indiqué de s'enquérir des changements
qui, dans ces mêmes conditions, peuvent intéresser la constitution
chimique de ce tissu; il paraissait en particulier intéressant, en raison
de la part réservée à l'iode[1], d'examiner si cette substance, et par
conséquent, les nucléines spécifiques qu'elle concourt à former
subissent des variations. Or, nous avons été assez heureux de pouvoir,
dans le laboratoire du professeur Arm. Gautier, et grâce au précieux
concours de Bourcet, tenter de pareilles recherches absolument
indispensables dans toute étude de physiologie pathologique de cet
organe cervical.

Ces recherches ont porté sur des corps thyroïdes de nouveau-nés,
depuis l'âge de un jour jusqu'à trois mois, la plupart avaient quatre à
six semaines. Nous avons divisé, suivant le caractère positif ou négatif
des résultats, ces analyses en deux catégories; chacune d'elles nous a
permis de constituer un tableau comportant les principales indications
relatives à l'histoire des mères et des enfants, aux poids des glandes
et à leur teneur en iode.

« Il est aisé de constater, en examinant nos expériences, que
l'absence de ce produit ne s'observe que dans les cas où ces mères et
ces enfants offrent des antécédents pathologiques (voir tableaux
p. 350-351).

« L'examen de ces deux tableaux nous dispense de longs commentaires.

« Il est certain que la teneur du corps thyroïde en iode varie assez
fréquemment, au point que ce produit peut même faire complètement
défaut. Or, parmi les causes multiples, alimentation, âge, espèce, etc.,
propres à modifier les proportions de cette substance[2], les maladies
de la mère et de l'enfant semblent tenir une place des plus importantes. Quand le rejeton est fils d'une alcoolique, d'une typhique, d'une

---

1. M. le professeur Arm. Gautier a montré que, d'une façon générale, l'arsenic
et l'iode, dans quelques tissus, existent côte à côte; il s'est réservé l'examen des
variations normales ou pathologiques du premier de ces corps tant dans la thyroïde
que dans la peau.

2. Voir les travaux de Baumann, d'Oswald, de Blum, etc. *Zeit. f. phys. Chem.*,
1899, et Bd. XXI et XXIII.

Tableau I.

NUMÉROS	NOMS DES MALADES	ÉTAT DE LA MÈRE	CAUSES DE LA MORT DE L'ENFANT	POIDS DU CORPS THYROÏDE		IODE pour 100 gr. de glande sèche.
				HUMIDE	SEC	
1	Phil... . .	Santé normale.	Circulaire du cordon; mort en naissant.	Indéterm.	0.160	0.0059
2	Bar... . .	»	Id.	2.228	0.442	0.0020
3	Dez... . .	»	Compression du cordon; a vécu 2 heures.	2.501	0.486	0.0004
4	Maz... . .	»	Né à 6 mois; mort 7 heures après sa naissance.	0.586	0.081	0.0054
5	Rau... ..	Hémorragie pendant le travail; a survécu.	Mort en naissant.	3.511	0.724	0.0015
6	Cerc... . .	Syphilis.	Syphilis; a vécu 3 semaines.	0.911	0.200	0.0066
7	Korius . .	»	Syphilis; a vécu 7 semaines.	0.954	0	0.0150
8	Saur.... .	Santé.	Circulaire du cordon.	3.466	0.677	0.0011
9	Fon... . .	»	Hémorragie; mort en naissant.	1.916	0.404	0.0052
10	Del.... . .	Santé à peu près normale.	Id.	2.816	0.627	0.0013
11	Ast... . .	Pleurésie guérie.	Entérite.	0.653	0.155	0.0046
12	X... . . .	»	Asphyxie pendant le travail; mort en naissant.	1.477	0.287	0.0028
13	Ve.... . .	Tuberculose fibreuse.	Gastro-entérite.	2.572	0.756	0.0052
14	Brug.... .	Laryngite chronique peut-être bacillaire.	Broncho-pneumonie.	0.897	0.200	0.0017

Tableau II.

NUMÉROS	NOMS DE LA MÈRE	MALADIE		CORPS THYROÏDE		IODE pour 100 gr. de glande sèche.
		DE LA MÈRE	DE L'ENFANT	FRAIS	SEC	
1	X...... . .	»	"	Indéterm.	2.778	Nul.
2	Riv... . .	Alcoolisme.	Entérite.	Id.	0.158	»
3	Sird... . .	Paludisme.	Id.	0.508	0.119	»
4	Lœven... .	Tuberculose.	Broncho-pneumonie.	0.625	0.162	»
5	Sant... . .	Lithiase biliaire.	Ictère.	0.516	0.123	»
6	Cach.... .	Tuberculose.	Gastro-entérite.	0.840	0.201	»
7	Pla... . .	Id.	Ictère.	0.881	0.166	»
8	Leblon... .	Placenta prævia.	Né au 5e mois.	0.198	0.023	»
9	Mar... . .	Tuberculose 8e mois 2 jumeaux.	Broncho-pneumonie.	0.701	0.142	»
10	Mar... . .	»	Id.	1.120	0.208	»
11	Lar.... . .	Anémie.	Insuffisance hépatique.	0.424	0.097	»
12	Ad.... . .	Fièvre typhoïde.	Maladie bronzée.	0.520	0.127	»
13	Her... . .	Pneumonie.	Entérite.	1.455	0.508	»
14	Char.... .	Bronchite capillaire	Méningite suppurée.	1.267	0.263	»
15	Ric.... . .	Tuberculose.	Gastro-entérite. Ictère.	0.852	0.173	»
16	Char.... .	Id.	Rétention d'urine. Malformation.	0.852	0.580	»
17	Ito.... . .	Chloro-anémie.	Congestion pulmonaire.	1.747	0.316	»
18	Per... . .	Tuberculose ulcéreuse.	Entérite. Athrepsie.	0.265	0.056	»

paludéenne, d'une pneumonique, d'une tuberculeuse, etc., d'une femme soumise à l'infection ou à l'intoxication, vers la fin de la grossesse, quand lui même a été cachectisé par différents processus (gastro-entérite, broncho-pneumonie, etc.), généralement on constate l'absence de cet élément iodé[1]. Inversement, lorsqu'il n'existe aucune tare maternelle, lorsque le nouveau-né, d'ailleurs bien constitué, a succombé en quelques instants, pendant l'accouchement, à un accident du travail (hémorragie, asphyxie, etc.), on rencontre ordinairement, dans la thyroïde, des quantités dosables de ce principe spécifique.

« On comprend, du reste, relativement à cette présence ou à cette absence, qu'il soit délicat de fixer d'ores et déjà, des proportions bien définies : des recherches plus longtemps poursuivies pourraient les modifier, d'autant plus qu'il n'est pas toujours facile de savoir d'une façon exacte, chez le nourrisson, où commence la maladie et où prend fin l'état physiologique.

« Quoi qu'il en soit, des influences pathologiques incontestables tendent à faire disparaître complètement l'iode; d'un autre côté, comme la thyroïde exerce, en partie, grâce à cet élément, une action manifeste sur le développement de l'organisme, de telles variations ont une importance facile à saisir, surtout chez des sujets dont l'évolution laisse déjà à désirer. Mais l'ensemble des perturbations enregistrées consistant dans une exagération de l'activité des échanges, on ne saurait, par suite, tout expliquer, en faisant intervenir cet appareil thyroïdien, qui, dans l'espèce, est plutôt insuffisant, attendu que cette insuffisance détermine du ralentissement de la nutrition, et non cette exagération dans l'activité des échanges. — Du reste, au point de vue des troubles fonctionnels, d'autres viscères peuvent être en cause; par trois fois, nous avons vu, avec Langlois, le suc des capsules surrénales de semblables sujets agir médiocrement sur la pression vasculaire. »

Mais, avant tout, il faut se garder de croire à la constance de ces résultats; il est clair que des femmes enceintes peuvent contracter des dothiénentéries bénignes, conduire à terme leur grossesse, donner le jour à des enfants sains; il est également certain que chacune des modifications enregistrées est capable de faire défaut ou de présenter, au point de vue de l'intensité, des phénomènes actifs ou passifs, une série de variations.

---

1. Parmi les rejetons tarés dont le corps thyroïde contenait de l'iode, figurent ci-dessus deux syphilitiques, mais leurs mères prenaient de l'iodure de potassium.

Quoi qu'il en soit, l'observation, la démonstration directe, aussi bien que la preuve faite pour ainsi dire par exclusion, amènent à proclamer que le fond même de ces anomalies, de ces changements de terrain, qui commencent à cesser d'être des mots pour correspondre à des réalités, consiste par-dessus tout dans une tare cellulaire.

MALFORMATION ET PRÉDISPOSITION MORBIDE
par M. Ch. FÉRÉ.

Chez les organismes inférieurs, les anomalies de forme coïncident en général avec une diminution de la vitalité. L'organisme humain n'échappe pas à cette règle et on est prêt à accepter que la malformation, qu'elle porte sur la forme extérieure ou sur la structure, constitue la plus importante des conditions prédisposantes à la maladie, qu'il s'agisse d'affections générales ou locales.

Ce rapport de la malformation avec la prédisposition morbide concorde avec l'idée que J. Hunter a laissée de l'hérédité morbide : ce qui se transmet, ce n'est pas la maladie, mais la disposition à la contracter. Cette disposition est liée à une anomalie de développement, mais cette anomalie de développement n'est pas toujours transmise par hérédité, elle peut être la conséquence d'une infinie variété de troubles de la nutrition des générations depuis la fécondation jusqu'à la naissance, ou de l'enfant jusqu'à ce que le développement soit complet.

On n'hésite pas à reconnaître un rôle aux anomalies des organes de la nutrition dans la prédisposition aux infections. L'aplasie artérielle est considérée comme cause prédisposante de la tuberculose, et on la retrouve citée dans la pathogénie d'affections d'organes spéciaux, du rein par exemple. On reconnaît une valeur de condition prédisposante à toute difformité de la tête, du tronc et des membres chez les individus atteints d'affections névropathiques ou mentales. Mais le rapport entre la malformation et la condition morbide spéciale est souvent difficile à suivre; il existe cependant des faits propres à établir ce rapport d'une façon évidente.

Dans l'évolution normale des tissus, nous voyons que les parties qui se sont développées le plus lentement sont les premières à terminer leur développement, à s'atrophier et elles sont les plus fragiles.

Il y a une région du crâne particulièrement intéressante à cet égard; c'est la région de l'obélion, située vers la cinquième postérieure de la suture sagittale. Les fibrilles osseuses de la lame externe de l'os y apparaissent tardivement et leur réunion y est lente ; quelquefois même la soudure fait défaut ou est incomplète ; il reste dans cette région une fontanelle accessoire (fontanelle de Gerdy) ou des perforations latérales plus ou moins étendues (Larrey).

C'est dans cette région à évolution tardive et plus souvent imparfaite que la suture sagittale s'ossifie, s'oblitère tout d'abord. C'est de chaque côté du siège de cette ossification précoce que se montrent les plaques d'atrophie sénile qui se caractérise par l'affaissement de la lame externe de l'os. C'est aussi cette région qui est la plus vulnérable dans la période d'évolution et la plus exposée au céphalématome.

Ce rapport entre l'évolution et l'involution défectueuses d'une part, et la vulnérabilité d'autre part, d'une région du pariétal que j'ai relevé il y a longtemps n'est pas spécial à cet os. On le retrouve dans d'autres parties du squelette. Les extrémités et les épiphyses des os longs dont les points d'ossification apparaissent le plus tardivement sont les premières à terminer leur évolution, à se souder et aussi à s'atrophier.

Au fémur par exemple, on voit la fragilité s'objectiver dans la région où le tissu osseux a apparu en dernier lieu sur le col par une fragilité bien connue.

L'évolution des dents et en particulier l'évolution de la dent de sagesse montre aussi le rapport qui existe entre le retard de développement, la fréquence des anomalies, la caducité précoce et la morbidité ; et on peut relever en passant que les érosions dentaires qui résultent de troubles d'évolution constituent une prédisposition à la carie.

Certaines anomalies de développement constituent une prédisposition morbide en évoluant simplement au défaut de résistance. Les défauts des orifices abdominaux prédisposent aux hernies intestinales ou viscérales, comme des lacunes de l'aponévrose jambière prédisposent aux hernies musculaires. Ce sont des faits vulgaires qui ne méritent guère qu'on s'y arrête.

Plus intéressants sont les faits assez fréquents de dégénérescence des organes en ectopie ou des productions tératologiques. Le cancer du testicule en ectopie n'est pas très rare ; la dégénérescence de kystes dermoïdes et des tératomes de la peau l'est moins encore. On retrouve dans l'œil la dégénérescence des tissus anormaux ; on a vu une tumeur mélanosarcomateuse se développer sur une loche pigmentaire congénitale de la sclérotique.

Il existe des preuves évidentes du rôle de l'anomalie de développement dans la prédisposition. L'anomalie de développement peut rendre compte de la prédisposition qu'elle soit héréditaire ou congénitale.

car nous savons que les anomalies de développement peuvent être transmises héréditairement ou produites par des troubles de nutrition au cours de l'évolution. Ce n'est pas abuser de l'hypothèse que d'admettre que la prédisposition manifestée par une vulnérabilité particulière, par une aptitude fonctionnelle restreinte, par une myopragie comme dit M. Potain, d'un organe ou même d'un côté du corps est liée à une anomalie d'évolution.

La prédisposition latérale est indiquée par certains cas de rhumatisme latéralisé et d'autres maladies infectieuses qui peuvent atteindre avec une prédominance marquée. Hutchinson a signalé des cas de prédominance latérale de la syphilis. Chez les hystériques, qui ont presque toujours un côté plus affecté, j'ai souvent signalé des stigmates tératologiques du même côté.

Je n'ai pas la prétention d'épuiser la question, je voulais seulement relever l'intérêt de la recherche des conditions anatomiques de la prédisposition héréditaire ou innée.

Si la prédisposition héréditaire ou congénitale n'est pas une vague propriété vitale, indépendante des conditions anatomiques et physiologiques, elle n'échappe pas aux influences physiques et chimiques, capables de favoriser la nutrition pendant les premiers stades de l'évolution.

NOCIVITÉ DE L'HÉRÉDITÉ PATHOLOGIQUE

par MM. MAIRET et ARDIN-DELTEIL.

de Montpellier.

La neuropathologie contemporaine admet comme un dogme la possibilité de la transformation héréditaire des névroses les unes dans les autres (hérédité de transformation).

Or, des recherches que nous poursuivons sur l'hérédité en aliénation mentale nous portent à faire des réserves à ce sujet et à nous demander si l'épilepsie ou l'hystérie des parents peuvent donner naissance chez les enfants à une aliénation mentale banale, ordinaire.

Pour ne point faire de généralisation hâtive, nous devons dire que la question reste en suspens dans notre esprit pour l'hystérie. Mais, en ce qui concerne l'épilepsie, nos observations nous entraînent vers la négative, et c'est pourquoi nous croyons devoir soumettre au congrès les résultats auxquels elles nous amènent.

Notre conclusion pourra paraître audacieuse, allant à l'encontre d'une opinion professée par des hommes de la plus haute autorité: Pour ne citer que quelques auteurs, Guislain[1] indique nettement l'hystérie et l'épilepsie parmi les causes héréditaires de la folie. Moreau[2] y ajoute même l'état qu'il désigne sous le nom de dynamisme nerveux ou de nervosité; Morel[3] reprend l'opinon des auteurs précédents, l'adopte pour sienne, et la défend avec sa haute compétence; Dejerine[4], dans sa thèse d'agrégation, résume l'état de la question et se joint à ses prédécesseurs.

Mais quand, derrière ces affirmations unanimes, on recherche les bases sur lesquelles elles reposent, on trouve que c'est moins sur des faits précis, scientifiquement établis, que sur la simple constatation de l'association plus ou moins fréquente des différentes névroses dans une même famille. Or, ces faits impliquent simplement une parenté morbide, et non une transformation héréditaire.

Si l'on consulte les mémoires où des observations ont été consignées, on voit que les réserves avancées par nous tout à l'heure deviennent déjà moins aventureuses.

MM. Cazanvieilh et Boucher[5], voulant déterminer « sur une même masse d'épileptiques, le rapport des descendants sains aux descendants malades », ne réunissent que 14 observations et, dans aucune, ne signalent l'aliénation mentale parmi les descendants.

Foville[6], en 1868, relate sept observations d'hérédité épileptique, dont deux personnelles, et si, dans trois cas, il rencontre l'aliénation mentale chez les descendants, c'est que l'épilepsie et la folie coexistaient chez leurs parents.

La même combinaison, suffisant, par l'aliénation mentale des ascendants, à expliquer la folie des descendants, se retrouve dans le plus grand nombre des observations publiées en 1869 par Doutrebente[7].

Orchansky[8], parmi les 82 descendants de huit pères et d'une mère

---

1. Guislain. Leçons sur la phrénopathie. 2e édit., t. I, p. 456.

2. Moreau de Tours. Étiologie de l'Épilepsie. *In Mémoires de l'Académie de Médecine*, t. XVIII, 1854, p. 115.

3. Morel. Traité des maladies mentales, p. 115.

4. Dejerine. De l'hérédité dans les maladies du système nerveux. *Th. d'Agrégation*, 1886, p. 41.

5. Cazauvieilh et Boucher. De l'épilepsie considérée dans ses rapports avec l'aliénation mentale. *Th. Arch. gén. de Méd.*, t. X, 1826, p. 40.

6. Foville. Recherches cliniques et statistiques sur la transmission héréditaire de l'épilepsie. *Ann. Méd. Psych.*, 1868, p. 205.

7. Doutrebente. Étude généalogique sur les aliénés héréditaires. *In Ann. Médic. Psych.*, 1869.

8. Orchansky. *Mémoires de l'Acad. des Sciences*. St-Pétersbourg, 1894.

épileptiques, ne rencontre qu'une fois l'aliénation mentale, et encore ne donne-t-il pas les caractères de celle-ci.

Echeverria[1] est l'auteur qui paraît avoir réuni la statistique la plus importante :

Sur 533 enfants issus de 156 épileptiques mariés, il compte 11 aliénés (5 hommes et 6 femmes), soit une proportion de 2,06 pour 100. Or, dit cet auteur, « chaque cas d'aliénation, excepté deux parmi les femmes, est issu d'une classe de parents entachés eux-mêmes de prédisposition héréditaire ». Sur les 156 parents épileptiques ci-dessus 58, en effet, avaient un père, ou une mère, ou des grands-parents, ou des oncles aliénés.

Dans ces cas encore l'aliénation mentale des descendants s'explique aisément par l'aliénation mentale des ascendants sans que l'on soit obligé de faire intervenir l'épilepsie.

Notons encore ici que la modalité des troubles délirants de ces 11 aliénés n'est pas caractérisée par cet auteur.

Ainsi, les résultats que nous fournissent ces divers observateurs indiquent :

1° L'extrême rareté de l'aliénation mentale dans la descendance des épileptiques.

2° La fréquence de l'association de l'aliénation mentale à l'épilepsie des parents dont les descendants deviennent aliénés.

3° Ces observations ne mentionnent jamais, fait cependant de la plus haute importance, la modalité revêtue par la folie du descendant, de sorte qu'on ne peut savoir si cette dernière n'est pas de nature épileptique[2].

Ces diverses constatations contiennent déjà bien des restrictions relatives à l'article de foi de la transformation héréditaire des névroses, ou tout au moins de l'épilepsie, en folie.

Elles montrent que, pour se former une opinion exacte de l'influence héréditaire de l'épilepsie, il faut ne s'adresser qu'aux observations où celle-ci existe seule chez les ascendants, indépendante de toute autre cause héréditaire de folie. C'est ce que nous avons fait, et on conçoit combien cette élimination rigoureuse a singulièrement restreint le nombre de nos observations. Mais il nous semble que cette sélection même ne peut qu'en accroître la valeur.

---

1. Echeverria. Marriage and hereditariness of epileptics. *Journal of mental science*, 1880.

2. Cependant Bombard, dans son travail sur les familles des épileptiques (*Th. Bordeaux*, 1887), échappe à ce reproche. Or ses observations prouvent que la folie des descendants d'épileptiques est marquée au coin de l'épilepsie.

Pour 900 aliénés, nous avons trouvé 22 fois l'épilepsie simple ou associée dans leurs antécédents héréditaires.

8 fois seulement, soit dans 0.9 pour 100 des cas, nous avons rencontré l'hérédité épileptique simple.

Or, dans ces huit cas, tous les descendants aliénés étaient en même temps épileptiques.

Il est donc capital d'établir si leur aliénation mentale est indépendante ou, au contraire, subordonnée à la névrose dont ils sont eux-mêmes atteints. Voici ce que nous avons constaté :

1° Dans 6 observations, les troubles mentaux, imbécillité, délire, démence, que présentaient les descendants étaient sous la dépendance étroite de l'épilepsie propre du malade. Ces troubles étaient nettement consécutifs aux attaques et ne se distinguaient en rien de ceux qui sont si malheureusement l'apanage de beaucoup d'épileptiques.

Ainsi D..., fils d'épileptique, a vu, dès 5 ans, apparaître de violentes attaques d'épilepsie. Il ne présente cependant pas d'arrêt de développement intellectuel. Jusqu'à l'âge de 54 ans, les attaques ne se sont accompagnées d'aucun trouble. Mais, à cet âge, étant devenues plus fréquentes, elles ont produit un délire post-épileptique, se traduisant par de l'agitation, de l'égarement intellectuel, et de l'offensibilité marquée.

Voici une autre observation, dans un nouvel ordre de faits :

A... présente, dès les premiers jours de sa vie, des convulsions qui se sont depuis renouvelées à des intervalles plus ou moins éloignés. Puis, elles ont fait place à de véritables attaques d'épilepsie, sous l'influence desquelles s'est produit un arrêt de développement intellectuel.

Ces deux observations peuvent être considérées comme le prototype des autres.

2° Dans la septième observation, les troubles délirants du descendant sont si fortement marqués au coin de l'épilepsie, qu'on ne peut raisonnablement suspecter leur nature. Elle constitue une observation typique d'épilepsie larvée à forme psychique.

Obs. — Rib.., a son père épileptique ; un frère et une sœur de celui-ci sont des vertigineux. Rib... lui-même a eu dans le courant de sa vie des attaques, probablement peu fréquentes, et qui ne l'ont pas empêché de faire la campagne d'Italie en 1859 et la guerre de 1870-71. Il s'est livré à quelques excès de boisson et, à l'âge de 40 ans environ, les attaques sont devenues plus fréquentes, et en même temps sont survenues des modifications du caractère : Rib... se montrait d'une humeur inégale, taciturne, hypocondriaque, s'imaginait qu'on lui en voulait et se montrait menaçant. Ces troubles revenaient par crises annuelles au milieu de l'été habituellement et, en 1882, il eut à ce moment deux violentes crises d'épilepsie.

Venu à Montpellier vers cette époque, il est pris tout à coup en traversant une rue d'un violent accès de délire avec impulsions offensives. Il se rue brusquement sur deux personnes qu'il ne connaissait pas et les frappe à coups de canne avec une telle rage que l'une d'elles succombait à quelques jours de là. Conduit sur-le-champ en prison, Rib... est complètement égaré; l'œil hagard, le visage hébété, il ne se rend compte de rien; un médecin appelé, ne peut lui arracher un mot; le malade ignore absolument en quel milieu il se trouve et quelles personnes l'entourent.

Au bout de quelques jours il revient à lui, sort de son mutisme. Mais il n'a conservé absolument aucun souvenir de sa crise délirante. C'est tout au plus s'il peut se remémorer l'aura qui l'a précédée, aura constituée par des hallucinations apeurantes : il a vu à un moment donné beaucoup de monde autour de lui, mais c'est tout. Ces hallucinations de la vue, il les avait déjà eues un certain nombre de fois.

Conduit à l'asile, cet homme présente de l'hébétude intellectuelle; il conserve pendant toute la durée de son séjour un air sombre et méchant; son habitude extérieure rappelle en tous points celle de l'épileptique.

Les caractères de ce délire sont tellement nets, qu'en l'absence même de tous renseignements sur l'existence antérieure d'attaques chez Rib..., il était impossible de le rattacher à une autre cause qu'à l'épilepsie. La soudaineté de l'acte, son caractère impulsif et violent, l'acharnement mis par Rib... à frapper ses victimes, l'amnésie consécutive ne laissent aucun doute à cet égard. Ce délire a été l'équivalent d'une attaque convulsive. Il ne s'agit donc pas ici d'une transformation héréditaire d'épilepsie en aliénation mentale, mais simplement d'une épilepsie qui au lieu de se manifester sous sa forme ordinaire s'est manifestée par du délire. En d'autres termes, la névrose épilepsie existe toujours; il y a seulement changement de forme dans ses manifestations et non transformation d'une névrose dans une autre.

C'est une de ces nombreuses manifestations psychiques de l'épilepsie [1], mais nullement une aliénation mentale par transformation héréditaire de l'épilepsie.

Obs. — Gir... a un oncle paternel épileptique; une de ses sœurs est morte à 4 ans de convulsions; une autre sœur est épileptique.

Lui-même présente vers l'âge de 8 ans des attaques qui disparurent sous l'influence du traitement. Mais les attaques disparues, vers 15 ans, se produisent des modifications du caractère. Il se trouve incommodé par de fréquents maux de tête; il devient triste, jaloux, concentré. Il est très irritable, se querelle pour des riens, et en vient facilement aux mains, même sans provocation aucune. Lui-même dit souvent qu'il se battrait volontiers pour un rien.

1. Ardin-Delteil. L'épilepsie psychique dans ses rapports avec l'aliénation mentale et la criminalité. Paris, J.-B. Baillière, 1898. Mention honorable. Prix Théodore Herpin, 1899. Acad. de Méd.

Il fait la campagne de 1870-71, reste quatorze mois prisonnier en Allemagne, et durant sa captivité se masturbe avec frénésie.

De retour chez lui, il se montre sombre, offensif et dangereux. Un jour, à table, il se lève brusquement, saisit un couteau, et sans avoir été provoqué, veut le plonger dans le ventre de son cousin. Un hasard providentiel détourne son bras. Conduit à l'asile, cet homme présente les symptômes de la lypémanie et se fait remarquer par sa méchanceté, et ses brusques impulsions malfaisantes. Il ne se passe pas de semaine que le relevé des rapports journaliers ne signale quelque acte de ce genre. Un jour, il se rue sur un malade qui ne lui disait rien et le frappe violemment ; un autre jour, il veut se jeter la tête la première dans un poêle, et toujours, il ne parle que de se battre, de tuer à coups de couteau.

Enfin, nous devons indiquer que les attaques d'épilepsie signalées plus haut comme ayant disparu sous l'influence d'un traitement, ont été retrouvées à l'asile, grâce à l'observation attentive et continue à laquelle sont soumis les malades. Nous voyons quatre grandes attaques se produire successivement dans l'espace de deux années.

La huitième observation est la suivante :

Pas plus dans ce cas que dans les précédents, il n'y a transformation héréditaire de la névrose épilepsie en aliénation mentale.

Gir... est, dès l'âge de 8 ans un épileptique et si, à un moment donné, les attaques semblent disparaître, la grande névrose n'en continue pas moins ses effets sur le système nerveux qu'elle tare profondément dans son développement, et, lorsque la folie apparaît, elle la marque nettement de son empreinte en même temps qu'elle continue à affirmer de temps à autre son existence par ses symptômes ordinaires.

En résumé, dans toutes nos observations où l'épilepsie existait seule chez les ascendants comme cause héréditaire de folie, nous n'avons jamais vu cette névrose se transformer chez le descendant en une aliénation mentale ordinaire. Elle s'est toujours transmise similairement, et c'est sous l'influence de leur épilepsie propre que les descendants ont réalisé, qui un arrêt de développement intellectuel plus ou moins complet, plus ou moins précoce, qui un délire, tantôt post-épileptique, tantôt équivalentaire, qui enfin, une aliénation mentale marquée au coin de l'épilepsie.

L'observation clinique, qu'elle nous soit personnelle, qu'elle appartienne à autrui, justifie donc les réserves que nous formulions au début de cette note sur l'hérédité de transformation en ce qui concerne l'épilepsie, et par suite, nous dirons comme conclusions :

L'observation clinique montre :

1° Qu'il n'y a pas de transformation héréditaire de l'épilepsie en aliénation mentale banale, ordinaire ;

2° Qu'il y a simplement transmission similaire de l'épilepsie, laquelle peut aboutir à la folie chez le descendant et produire, soit un arrêt de développement intellectuel consécutif aux attaques, soit un délire et une folie post-épileptiques, soit un délire équivalentaire, soit une aliénation mentale marquée au coin de l'épilepsie.

NOCIVITÉ DE L'HÉRÉDITÉ PATHOLOGIQUE

par MM. MAIRET et ARDIN-DELTEIL

de Montpellier.

Au cours de recherches sur l'hérédité portant plus spécialement sur les maladies mentales, nous avons été amenés à nous demander quels étaient les facteurs de cette hérédité, et quels étaient ses effets sur la famille.

Dans la présente communication, nous voudrions indiquer certains des résultats auxquels nous avons été conduits à ce dernier point de vue.

D'abord, en ce qui concerne les causes héréditaires de la folie, nous considérons comme telles :

a) La *folie* des ascendants (*hérédité vésanique*).

b) L'existence chez les parents de *troubles du caractère* portés à un très haut degré sans toutefois constituer une véritable folie (*hérédité psychique*).

c) Certaines *maladies nerveuses* des parents, telle que l'hystérie, le nervosisme, dans son expression la plus générale (*hérédité nerveuse*).

d) Enfin, certaines maladies physiques des ascendants, telle que : la *cérébralité*, reposant sur des altérations organiques du système nerveux central, et en particulier de l'encéphale (*hérédité cérébrale*); les *diathèses* ou le groupe des maladies par ralentissement de la nutrition (*hérédité diathésique*); l'alcoolisme (*hérédité alcoolique*).

De ces maladies physiques, certaines, comme les diathèses, ne transmettent au descendant qu'une prédisposition capable d'aboutir à un seul genre d'aliénation mentale, les aliénations mentales par lésions organiques du système nerveux. Avec cette restriction, nous avons cru devoir laisser une place aux diathèses parmi les causes héréditaires de la folie.

Ces causes une fois établies, nous avons étudié, pour chacune séparément, ses effets sur la descendance des individus entachés de l'une d'entre elles.

Parmi ces effets, nous nous sommes surtout attachés à rechercher :

1° *La mortalité des descendants*, exprimant en quelque sorte le degré de résistance vitale de ceux-ci, et servant ainsi indirectement à établir leur vitalité;

Nous avons envisagé cette mortalité dans son expression la plus générale; nous avons aussi recherché dans quelles proportions elle atteignait les enfants suivant leur âge, et, sous la rubrique *mortalité en bas âge*, nous avons envisagé tous les cas dans lesquels le décès était survenu au-dessous de l'âge de trois ans;

2° *Les diverses tares du système nerveux des descendants*, en comprenant sous cette dernière dénomination les différents stigmates que l'on a coutume de regarder comme l'expression symptomatique de la dégénérescence.

3° Nous avons été obligés, pour établir nos comparaisons, de rechercher d'autres éléments tel, par exemple, le nombre des enfants par famille, ce qui nous a amenés à émettre quelques considérations sur la *natalité*.

Nos recherches ont certains points communs avec celles publiées en 1885, par MM. Ball et Régis[1], sur les familles d'aliénés paralytiques, vésaniques proprement dites, névrosiques (hystériques, épileptiques), et alcooliques. Elles en diffèrent cependant en ce que, au lieu de partir de telle ou telle catégorie d'individus atteints de troubles mentaux, elles se rapportent aux différentes maladies que la clinique nous a montrées pouvoir être des causes héréditaires de folie. Ainsi, au lieu d'étudier exclusivement, comme ces auteurs, des familles de fous paralytiques, de fous vésaniques, de fous épileptiques, ou hystériques, de fous alcooliques, nous avons étudié la descendance de fous proprement dits, de détraqués (psychiques), de névrosiques, de cérébraux, de diathésiques, d'alcooliques. Nous nous sommes donc placés à un point de vue plus général, plus étiologique, que les auteurs précédents.

Pour chacun de nos groupes héréditaires, nous avons établi des moyennes portant sur le plus grand nombre possible de familles, concernant le nombre des naissances, des décès, des décès en bas-âge, des tarés. Pour posséder un terme de comparaison aussi précis que possible, nous avons étudié au même point de vue 100 familles prises dans le

---

1. BALL et RÉGIS. Les familles des aliénés au point de vue biologique. *Encéphale*, 1885, pp. 401, 529, 712.

même milieu hospitalier, mais chez lesquelles n'existait aucune des causes précédemment mentionnées, et nous avons dressé pour elles les mêmes moyennes que ci-dessus.

Nous avons ainsi pu étudier dans leur ensemble, quant à leurs effets, comparativement entre elles et avec les familles saines, les diverses causes admises par nous.

Le tableau suivant résume les résultats de nos recherches :

Ces résultats méritent, nous semble-t-il, d'être mis en relief.

1° *Natalité*. — Si l'on s'en rapporte à la moyenne du nombre des enfants par famille, les diverses causes paraissent n'exercer aucune influence sur la diminution de la natalité, sauf peut-être en ce qui qui concerne l'hérédité vésanique.

Les familles les plus prolifiques sont celles à hérédité nerveuse et à hérédité alcoolique. Viennent ensuite les hérédités psychique, diathésique et cérébrale, dans lesquelles le montant de la natalité est à peu près la même.

	FAMILLE SAINE	HÉRÉDITÉ MENTALE	HÉRÉDITÉ PSYCHIQUE	HÉRÉDITÉ NERVEUSE	HÉRÉDITÉ CÉRÉBRALE	HÉRÉDITÉ DIATHÉTIQ.	HÉRÉDITÉ ALCOOLIQUE
Moyenne des enfants par famille	4.54	4.18	4.86	5.17	4.80	4.86	5.80
Moyenne des décès totaux par famille .	1.18	1.29	1.69	1.93	1.77	1.76	2.90
Moyenne des décès en bas-âge par famille.	0.60	0.78	1.13	1.58	1.54	0.95	1.93
Moyenne des tarés par famille	»	1.54	2.25	1.86	1.53	1.56	2.55
Moyenne des non tarés par famille . .	»	1.56	0.88	1.57	1.59	1.65	0.55
Proportion des décès totaux par rapport au nombre total des enfants	26 0/0	50.77 0/0	55.10 0/0	58 0/0	58 12 0/0	56.80 0/0	50 0/0
Proportion des décès en bas âge par rapport au nombre total des enfants . .	15.20 0/0	18.60 0/0	25.50 0/0	26 0/0	25.62 0/0	19.10 0/0	55.53 0/0
Proportion des décès en bas âge par rapport au nombre total des décès.	50 0/0	60 0/0	71 0/0	68.40 0/0	67.21 0/0	52.90 0/0	66.66 0/0

2° *Léthalité*. — Si les causes héréditaires de la folie ne diminuent pas la natalité, elles augmentent toutes en revanche la mortalité des descendants.

a) Mortalité générale. — La cause qui l'augmente le moins est l'hérédité vésanique; celle qui l'augmente le plus est l'hérédité alcoolique. Ainsi, tandis que dans les familles saines, il meurt 26 enfants sur 100, nous voyons les familles d'alcooliques perdre 50 pour 100 de leurs enfants.

Viennent ensuite, mais bien au-dessous des chiffres de l'hérédité alcoolique, ceux des hérédités cérébrale, nerveuse, diathésique et psychique.

b) Léthalité en bas âge. — Toutes ces causes marquent surtout leur action nocive sur les enfants en bas âge. Tandis que, dans les familles saines, la proportion des décès en bas âge par rapport au nombre total des enfants est de 15,20 pour 100, elle monte à 18,6 pour 100 dans les familles vésaniques, à 19,1 pour 100 dans l'hérédité diathésique, à 25,5 pour 100 dans l'hérédité psychique, à 25,62 pour 100 dans l'hérédité cérébrale, à 26 pour 100 dans l'hérédité nerveuse, enfin, 55,55 pour 100 dans l'hérédité alcoolique. Ainsi, à mesure que croît la mortalité dans ces familles, on voit augmenter à peu près parallèlement le nombre des décès des enfants en bas âge.

c) Si l'on établit une comparaison entre le nombre des décès des enfants en bas âge et le nombre total des décès pour chaque catégorie, on voit cette proportion, qui est de 50 pour 100 dans les familles saines, monter à 52,90 pour 100 dans les familles des diathésiques, à 60 pour 100 dans les familles vésaniques, à 66,66 pour 100 dans les familles des alcooliques, à 67,21 pour 100 dans celles de cérébraux, à 68,40 pour 100 chez les nerveux, à 71 pour 100 dans les familles des psychiques.

Ainsi, tandis que dans les familles saines, la moitié seulement des décès est attribuable aux enfants en bas âge, on voit successivement les 3/5, les 2/3, les 7/10 des décès relever du même facteur pour les familles des vésaniques, des alcooliques ou des cérébraux, et des psychiques.

Ces chiffres sont tout à fait remarquables, nous semble-t-il, et dignes d'être soulignés. Ils montrent combien la résistance des enfants diminue quand on passe des familles saines aux familles entachées de l'une des hérédités ci-dessus mentionnées. Ils montrent que la plus grosse part de la mortalité dans ces familles ainsi tarées revient aux décès des enfants en bas âge. Les convulsions jouent un rôle d'une importance tout à fait capitale dans la production de cette léthalité.

La mortalité est donc plus grande dans les familles tarées que dans les familles saines, et c'est dans les familles d'alcooliques qu'elle est de beaucoup la plus considérable, au lieu que c'est dans les familles de vésaniques qu'elle est la moins grande. Elle est en grande partie attribuable à une moindre résistance vitale générale des enfants en bas âge. Les hérédités alcoolique et diathésique augmentent d'une façon plus générale cette diminution de résistance; elle porte pour elles non seulement sur les enfants en bas âge, mais elle se fait aussi sentir sur les survivants. En effet, tandis que la mortalité des survivants est à peu près la même dans les familles saines que dans les familles vésaniques, psychiques, nerveuses, cérébrales, où elle enlève environ 15 pour 100 des survivants, elle double presque dans les familles d'alcooliques et de diathésiques où, respectivement, disparaissent 25 pour 100 et 22 pour 100 des survivants par famille.

Par conséquent, tandis que les hérédités vésanique, psychique, nerveuse, cérébrale, diminueraient surtout la résistance des enfants en bas âge, l'hérédité alcoolique et l'hérédité diathésique feraient porter leur action nocive sur un plus grand nombre d'enfants et la poursuivraient chez un grand nombre de survivants.

3° *Tarés.* — Au point de vue des tarés, le plus grand nombre d'entre eux se retrouve dans les cas d'hérédité alcoolique où 2,55 enfants par famille présentent des troubles du système nerveux trahissant une prédisposition: puis viennent les hérédités psychiques (2,25), nerveuse (1,86), diathésique (1,56), cérébrale (1,55), vésanique (1,54).

Au point de vue des enfants restés indemnes, on trouverait l'hérédité diathésique en tête avec 1,65 enfant sain par famille; puis l'hérédité cérébrale (1,59), l'hérédité nerveuse (1,57), les hérédités vésanique (1,56), psychique (0,88), alcoolique (0,55).

L'action nocive de l'hérédité alcoolique se confirme encore hautement ici. Il semblerait d'après les chiffres précédents, que l'hérédité alcoolique et l'hérédité psychique exerceraient sur le système nerveux une action plus générale que l'hérédité vésanique.

Les conclusions générales à tirer de cette communication seraient donc les suivantes :

1° Aucune des causes héréditaires (vésanie, psychisme, nervosisme, diathèse, cérébralité, alcoolisme), que nous avons étudiées, ne diminue la natalité;

2° Ces diverses causes diminuent toutes la résistance vitale, diminution exprimée par la léthalité plus grande des produits héréditaires; cette diminution va en s'accentuant graduellement des familles saines aux familles d'aliénés, de psychiques, de diathésiques, de nerveux, de cérébraux et d'alcooliques;

3° La diminution de la résistance vitale est surtout marquée chez les enfants du premier âge, qui présentent une léthalité allant en croissant des familles saines aux familles déjà aliénées, des diathésiques, des psychiques, des cérébraux, des nerveux et des alcooliques;

4° La léthalité des survivants serait à peu près la même dans les familles saines, vésaniques, psychiques et nerveuses; elle serait augmentée dans les familles diathésiques et alcooliques, ce qui indique dans ces dernières une action plus générale de l'hérédité sur les descendants;

5° Les causes héréditaires peuvent marquer leur action sur le système nerveux des descendants par des stigmates. A ce point de vue, celles qui marquent leur action sur le moins grand nombre d'enfants sont les hérédités vésanique et cérébrale; puis viennent les hérédités diathésique et nerveuse dont l'action est déjà plus générale; et, enfin, l'hérédité psychique et l'hérédité alcoolique dont les effets sont plus généraux encore;

6° L'hérédité alcoolique tient toujours le premier rang au point de vue de l'influence nocive sur les descendants.

M. Adolphe Bloch (Paris). — Ayant eu l'occasion de publier des travaux cliniques sur l'hérédité morbide dissemblable et sur la pathogénie des anomalies organiques (*Communications à l'Association française pour l'avancement des sciences*, années 1889, 1890, 1892 et 1895), je demanderai à faire connaître aussi brièvement que possible le résultat de mes études sur ce sujet.

Toute maladie héréditaire prédispose les descendants non seulement à une maladie semblable, mais encore à des affections absolument différentes d'elle. Elle peut aussi être un obstacle au développement régulier de l'embryon et du fœtus; tantôt un organe tantôt un autre, ou même plusieurs organes à la fois, peuvent être atteints par le trouble de l'évolution, d'où résulte la genèse de diverses anomalies organiques. Dans certains cas même, le développement intra-utérin ne peut se terminer, d'où la fréquence des avortements.

Même après la naissance, la maladie héréditaire continue son action en troublant la croissance et en produisant d'autres anomalies, comme des déformations du squelette, des malformations de certains organes, etc. Cependant il y a des enfants qui échappent entièrement à l'hérédité morbide, parce qu'ils peuvent tenir du côté sain de la famille; d'autre part, il existe des familles, sans tare héréditaire, au milieu desquelles apparaissent des sujets, dits dégénérés. Dans ce dernier cas, la dégénérescence peut tirer son origine d'un accident survenu chez la mère pendant la grossesse (affection aiguë, troubles nerveux, traumatisme, qui viennent troubler le développement régulier du fœtus). Enfin l'âge avancé, ou un état anormal de l'un des parents, pendant la conception, peut également être une cause de dégénérescence chez les descendants.

Les cas d'innéité morbide seront donc moins fréquents à mesure qu'on parviendra à mieux connaître les causes qui peuvent déterminer des troubles dans le développement du fœtus.

Les principales maladies héréditaires qui se transforment en passant d'une génération à une autre sont le *nervosisme* ou neurasthénie, la *tuberculose*, l'*alcoolisme* et même la *syphilis*. Mais la plus héréditaire de toutes au point de vue des nombreuses transformations qu'elle peut subir dans la descendance, c'est le nervosisme, car il est une névrose qui atteint tout l'ensemble du système nerveux par l'intermédiaire duquel il peut retentir sur n'importe quelle partie de l'organisme. *Protéiforme* déjà chez un même sujet, *protéiforme* il est également à travers les générations.

Nous admettons que le *nervosisme* peut engendrer chez les descendants non seulement le nervosisme lui-même ou toute autre maladie du système nerveux, mais encore la scrofule simple ou tuberculeuse, la tuberculose ou diverses anomalies organiques. Enfin l'on trouve aussi, dans les familles névropathiques, le diabète, la gravelle urique, des maladies de la peau, etc.

Mais nous insistons sur ce fait que le nervosisme de l'un des parents et surtout celui du père (parce qu'il est le plus souvent d'origine héréditaire) peut être la cause d'une prédisposition à la tuberculose chez les descendants, autrement dit le nervosisme ancestral crée le terrain sur lequel la tuberculose médicale ou chirurgicale pourra se manifester à un âge plus ou moins avancé. Mais la scrofule, simple ou tuberculeuse, est le type de la maladie qui résulte le plus souvent de l'hérédité de transformation du nervosisme. Aussi avons-nous appelé la scrofule une déviation maladive du type normal de l'organisme, résultant d'un trouble particulier dans l'évolution des organes et des fonctions, et prédisposant à certaines affections tuberculeuses ou non. (*Assoc. pour l'av. des sciences*, 1895.)

Je prends comme exemple d'hérédité de transformation : la coxalgie. On trouve rarement des coxalgiques chez les ascendants, quelquefois des tuberculeux, mais ce qu'on y rencontre le plus souvent, c'est le nervosisme chez l'un des parents, ou une autre maladie du système nerveux.

Réciproquement la *tuberculose* des ascendants engendre non seulement la tuberculose ou la scrofule dans la descendance, mais encore des névropathies ou de simples anomalies organiques.

Il en est de même de l'*alcoolisme*, et pour ce qui est de la *syphilis*, elle ne transmet pas toujours la syphilis, car elle peut donner lieu à des affections névropathiques, ou à la scrofule, ou à de la tuberculose, ou encore à de simples anomalies organiques.

Quant aux anomalies organiques, on ne doit pas toujours les considérer comme des stigmates graves de dégénérescence, car elles sont assez fréquemment la seule manifestation de la tare héréditaire (hérédité régressive).

Je terminerai en disant que ce n'est pas à l'hôpital, mais au sein des familles dont on connaît soi-même tous les ascendants et descendants que l'on peut étudier d'une manière efficace la transformation des maladies héréditaires. Ayant été médecin d'un hôpital dans une grande ville, j'ai pu remarquer que les renseignements fournis par les malades eux-mêmes sont souvent erronés, soit qu'ils aient intérêt à cacher les maladies qui ont évolué dans la famille, soit qu'ils ignorent les affections dont les parents ont été atteints. Dans la pratique civile au contraire, le médecin est le confident du chef de la famille, et d'ailleurs il n'a qu'à regarder autour de lui pour découvrir les différentes tares héréditaires qu'on pourrait lui cacher.

Je pense que sur ce point mes honorables collègues sont du même avis que moi. (Je ne parle pas naturellement de la tératogénie expérimentale, qui fournit de son côté de précieux renseignements à l'étude de l'hérédité pathologique.)

MÉCANISME DE L'INFLUENCE EXERCÉE
SUR LE FONCTIONNEMENT VITAL
PAR LES DOSES MINIMES DE CERTAINS PRINCIPES

par M. Armand GAUTIER.

On ne saurait mettre en doute aujourd'hui que chaque fonction soit liée à la spécificité des cellules qui composent l'organe fonctionnant, et que cette spécificité elle-même ne dépende uniquement, en chaque cas, du mode d'association et des propriétés intrinsèques des principes définis constitutifs des cellules de l'organe.

C'est dire que ce n'est ni dans les formes sensibles des cellules propres à chaque tissu, telles que l'histologie nous les montre, ni dans le système nerveux qui commande à leur fonctionnement, encore moins dans de vagues propriétés vitales, qu'il faut chercher l'explication de la nature propre de chaque organe. Seules, les fonctions de leurs molécules élémentaires et le mode d'association de ces matériaux primitifs spécialisent la cellule.

Je l'ai démontré d'abord, et plus particulièrement dans le cas des végétaux, en établissant expérimentalement que si quelques-uns de leurs principes définis constituants viennent à varier, tous les autres restant d'ailleurs les mêmes, le fonctionnement de l'organe varie corrélativement.

Cette conception qui relie le fonctionnement de la cellule, et la vie tout entière de l'individu, à la structure et aux fonctions chimiques de leurs principes constitutifs, est généralement comprise aujourd'hui. Elle ne l'était pas il y a vingt-trois ans, lorsqu'elle s'imposa, pour ainsi dire d'elle-même, à ma pensée à la suite des recherches que j'avais entreprises alors sur le mécanisme de la variation des plantes[1].

1. Voir *Comptes rendus de l'Acad. des Sciences*, t. LXXXIX, p. 861. — *Revue Scientifique*. 2e série, 6e année, p. 765; Mécanisme chimique de la variation des êtres vivants. — Opuscule publié en l'honneur du Centenaire de Chevreul; Mémoire sur le même sujet, 31 août 1886, p. 48. G. Masson, éditeur.

J'établis dès cette époque que le fonctionnement chlorophyllien qui préside à l'assimilation du carbone par les feuilles, quoique semblable en apparence pour toutes les plantes vertes dans ses effets définitifs, n'en diffère pas moins dans son mécanisme quand on passe de l'embranchement des dicotylédonées, qui vivent autant par leurs racines que par leurs feuilles, à celui des monocotylédonées qui se nourrissent presque entièrement par leurs parties vertes, et surtout aux plantes acotylédonées qui, lorsqu'elles sont munies de chlorophylle, peuvent vivre à l'ombre des sous-bois dans des conditions d'assimilation du carbone inacceptables pour tous les autres végétaux. Il me parut qu'une différence aussi grande dans le fonctionnement devait répondre à une différence corrélative dans la constitution du principe actif, du composé chlorophyllien, qui y préside. Je démontrai en effet que, contrairement à ce qu'on pensait alors, le principe vert assimilateur du carbone, *la chlorophylle*, loin d'être identique chez toutes les plantes, était différente de composition et de propriétés dans les trois embranchements des dicotylédonées, monocotylédonées et acotylédonées, et probablement même dans les diverses espèces végétales[1].

Plus tard, j'essayai de montrer que toute variation, non pas seulement d'espèce, mais simplement de race, dans un groupe naturel, dont chaque variété possède d'ailleurs un grand nombre d'analogies communes aux autres termes de ce groupe, correspond à une variation d'un ou de plusieurs des principes propres à ces espèces. J'établis cette proposition fondamentale surtout pour la vigne (*Vitis vinifera europæa*) dont les diverses races, ou cépages, sont regardées par les botanistes comme de simples variétés d'une même espèce végétale modifiée par le hasard des cultures, des climats, des semis, de la sélection, de la pollinisation, des inoculations fortuites, etc. Je montrai, par l'analyse des principes constitutifs de ces végétaux, que la variation de chaque cépage ne consistait pas seulement, ainsi qu'on le croyait alors, dans le changement d'aspect général des formes anatomiques, des rameaux et des feuilles, dans la robusticité, l'hâtivité plus ou moins grande de chaque race, pas même dans les quantités relatives ou le mode d'association intime des principes constitutifs généraux communs à beaucoup d'espèces : albuminoïdes, sucres, essences, tannins, matières pigmentaires, sels, etc., qui entraient dans la structure de chaque plante, je démontrai que la variation

---

1. Depuis, M. G. BERTRAND a montré qu'il y avait variation dans la nature du ligneux lui-même, quand on passe des plantes gymnospermes aux angiospermes. *Comptes rendus*, t. CXXIX, p. 1025.

s'était produite presque dans chacun des principes spécifiques servant à construire les individus de chaque race. Quoique restant toujours de même famille chimique, ces principes, lorsqu'on les isole et les étudie de près, se sont, d'une race à l'autre, modifiés par isomérisation, substitution, oxydation, etc.; ils sont devenus, en somme, d'autres espèces chimiques définies. De telle sorte que de chaque cépage on peut extraire des tannins, des chromogènes, des matières colorantes, etc., qui suffiraient chacune, au besoin, à caractériser et faire reconnaître chimiquement la race ainsi modifiée jusque dans ses molécules fondamentales. En un mot, la variation produite n'est pas simplement corrélative de la variation des formes extérieures des organes: ces organes ont varié à la suite de la variation même de leurs principes spécifiques constitutifs[1].

Ces observations relatives au mécanisme direct, jusque-là méconnu, de la variation moléculaire des végétaux, devaient s'appliquer nécessairement aux animaux. En y regardant de très près on s'aperçut qu'il n'est pour ainsi dire pas deux espèces qui aient dans leurs protoplasmas la même albumine constitutive : celle de l'œuf de poule n'est pas celle du canard, et celles-ci diffèrent de la sérine ou de la globuline du sang humain, de cheval ou de bœuf, qui elles-mêmes se distinguent en chacune de ces espèces par des différences de composition ou de structure moléculaire, affirmées par les différences de leur pouvoir rotatoire, de leur cristallisabilité, de leur précipitabilité par les sels neutres, de leur solubilité, de leur assimilabilité lorsqu'on les pousse de la veine d'un animal dans celle d'un animal d'espèce différente. De même, les matières colorantes des globules rouges des différents mammifères diffèrent notoirement entre elles. Il n'y a pas *une hémoglobine, mais des hémoglobines spécifiques propres à chaque espèce animale*. Elles diffèrent les unes des autres par leur richesse en fer, leur forme cristalline, leur facile ou difficile cristallisation, leur solubilité.

Ces différences dans la nature des matériaux spécifiques constitutifs des protoplasmas ou des noyaux cellulaires se font sentir jusque dans les produits résultant de la vie de la cellule : ainsi je viens d'établir que les différentes espèces animales fournissent des glycogènes différents[2].

---

1. Voir mes recherches sur les matières colorantes des divers cépages, sur les tannins et les catéchines. *Comptes rendus de l'Acad. des Sciences*, t. LXXXVI, p. 1507; Hommage à Chevreul, déjà cité. Paris, Masson, août 1886; Mécanisme de la variation des races, in *Revue Scientifique*, 2ᵉ série, t. VII, p. 161, 6 février 1897.

2. *Comptes rendus de l'Acad. des Sciences*, t. CXXIX, p. 701, novembre 1899.

Chaque espèce, chaque race, peut-être chaque individualité, est donc construite avec des produits chimiquement analogues chez les représentants d'une même espèce, très semblables entre eux s'il n'y a que des différences de races, dissemblables quand on passe d'une espèce à l'autre, mais toujours définis, en tant qu'espèces chimiques, par leur composition ou leur structure. Le lévulose, le glucose, le mannose, etc., sont trois sucres en $C^6H^{12}O^6$: ils diffèrent entre eux moins qu'ils ne diffèrent du saccharose, du maltose ou du tétrahlose qui répondent à $C^{12}H^{22}O^{11}$; mais tous ces corps appartiennent à la famille des sucres ; s'ils viennent à se remplacer les uns les autres dans la trame d'une cellule, ils y fonctionnent chacun autrement, y conservant leur type et leurs caractères spécifiques dérivés eux-mêmes de leur structure atomique. De cette substitution d'un sucre à l'autre, ou de leurs générateurs l'un à l'autre, résultera donc nécessairement pour la cellule tout entière une variation de propriétés, d'aptitudes et de mode de fonctionner. De sorte que chaque cellule, suivant les différentes espèces chimiques qui la constituent, est profondément frappée d'un cachet de spécificité, non pas tant en vertu des caractères plus ou moins apparents qui peuvent s'y observer au microscope, qu'en raison de la spécificité indélébile des organes moléculaires fondamentaux de ses plasmas et de ses noyaux cellulaires qui sont en chaque cas des espèces chimiquement définies, distinctes de toutes es autres.

Ces principes rappelés, nous allons maintenant en tirer les déductions qui se rapportent plus particulièrement au sujet à traiter dans ce Mémoire.

C'est surtout, disons-nous, en vertu de la structure atomique, elle-même en relation avec la nature spécifique des corps élémentaires qui la constituent, que réagit chaque principe constitutif : chacun transmet l'énergie sous des formes caloriques, lumineuses, mécaniques, chimiques, nerveuses, etc., qui dépendent surtout de la structure moléculaire des substances. Prenons, comme exemple, deux corps très simples et bien connus, l'oxyde de méthyle et l'alcool ordinaire. L'un et l'autre ont même composition chimique C^2H^6O ; mais il est facile de démontrer que l'éther méthylique possède la texture CH^3-O-CH^3 et que l'alcool répond à CH^3-CH^2-OH. De cette différence de constitution vont découler les différences d'aptitudes des deux principes. A la température de zéro, l'éther méthylique est un gaz, l'alcool un liquide. Chauffons-les tous deux également, la chaleur reçue par l'éther s'y transformera presque intégralement en puissance élastique ; dans l'alcool, elle sera presque uniquement employée à élever la température de ce corps. Mettons-les l'un et l'autre en présence d'autres matières, des acides, des bases, par exemple : au contact de l'acide chlorhydrique, même à chaud, l'éther restera inaltéré ; l'alcool s'unira à l'acide en formant un véritable sel ; inactive sur le premier, la potasse s'unira au second. Même différence d'action sur nos sens : le gaz éthéré sera anesthésiant et calmant, l'alcool, enivrant ou excitant.

Voilà donc deux *corps de même composition mais de structure différente* qui, en vertu de cette différence, réagissent chacun autrement sur les matières qu'on leur présente, faisant passer l'énergie dont ils sont momentanément le siège sous des formes diverses telles que, suivant que chacune de ces formes est en accord ou en désaccord avec celles des diverses matières ambiantes qu'on leur présente, il en résulte l'action ou l'incapacité d'action chimique, et pour nos sens, la sensation agréable ou pénible, excitante, calmante ou nulle que nous en recevons.

Les choses se passent de même pour chacun des principes qui entrent dans la constitution de nos organes. Chacun en transmettant ou produisant l'énergie dont l'être vivant est le siège, la fait passer sous un mode d'activité vibratoire, mécanique, chimique, nerveuse, etc., de forme, de période et de tension différentes, suivant la nature, la structure de ces principes et leur mode d'agencement dans la cellule.

Mais chez l'être vivant, et particulièrement chez l'animal, partout est présent un système particulier, une sorte de recenseur de l'énergie, qui en perçoit, pour ainsi dire, les formes, l'intensité et l'image qu'il réfléchit jusqu'aux centres sensitifs. C'est par les extrémités nerveuses que se transmettent aux ganglions, à la moelle et au cerveau, les notions des modes et degrés de l'énergie réalisée ou transformée en chaque cellule, et c'est à la suite de cette notion, le plus souvent inconsciente pour notre intelligence, qu'intervient la réaction centrale, directrice, modératrice ou accélératrice, qui tend à mettre les actes produits en chaque cellule en rapport d'harmonie avec ceux des autres parties de l'organe et de l'économie tout entière.

Cette réaction d'ordre nerveux, réaction indirecte qui préside à la concordance et à l'unification des actes fonctionnels par l'intermédiaire d'une réflexion issue des centres directeurs, est facile à démontrer. En voici deux preuves qui permettront d'en suivre le mécanisme : sur un chien vigoureux, je mets à nu un mètre environ d'intestin grêle, et sans ouvrir le canal, je le vide de son contenu en l'aplatissant et le faisant glisser entre les doigts. Je clos cette anse, haut et bas, par deux ligatures. Un troisième lien double et serré est placé ensuite au milieu de façon à séparer l'anse en deux parties closes de longueur égale. Dans la supérieure, j'injecte 5 grammes de sulfate de magnésie dissous dans un peu d'eau, je laisse l'autre anse vide, je rentre l'anse intestinale dans le ventre après quelques soins antiseptiques, je fais 4 ou 5 points de suture à l'abdomen, et je place l'animal dans un lieu chaud. Après 4 à 5 heures, je le sacrifie. L'irritation due au sulfate de magnésie s'est fait sentir sur l'intestin : le chien a été purgé, mais la réaction qui a suivi l'action chimique s'est faite par réflexes et non chimiquement et directement, car le liquide sécrété en vertu de cette réaction, s'est accumulé, non pas dans l'anse supérieure où a été injecté le sulfate de magnésie, mais *dans l'anse qui suit où n'a pas pénétré trace de ce sel* (et où l'on n'en trouve pas après l'expérience), anse où s'est réfléchie l'excitation sécrétoire venue des centres nerveux directeurs.

Voici un autre exemple de ce mécanisme. Qui n'a subi une brûlure aux doigts de la main ? Dès que la brûlure a eu lieu, si l'on place sur le doigt, au-dessus du point atteint par la chaleur, une ligature de caoutchouc modérément serrée, toute sensation pénible disparaît aussitôt, et avec elle toute réaction locale, la ligature empêchant la transmission nerveuse. Si après 12 heures et plus on vient à enlever cette ligature, la douleur apparaît peu d'instants après et, avec elle et seulement alors, se produit la sérosité et la phlyctène. Les réactions locales d'une brûlure ne sont donc pas les conséquences directes de l'action de la chaleur ni des modifications chimiques qu'elle peut provoquer *in situ*, mais bien la suite des excitations réflexes issues des centres sensitifs. On ne produit pas de phlyctènes par brûlure sur un cadavre, pas même sur un moribond.

C'est donc bien par l'intermédiaire des phénomènes nerveux que naissent les réactions qui généralisent les actions locales. Les extrémités nerveuses reçoivent l'impression du modificateur physique ou chimique, les nerfs en transmettent aux centres la notion, consciente ou non, et le réflexe amène par voie indirecte la réaction définitive, généralisatrice. S'il n'y a pas de système nerveux apparent, comme chez les animaux inférieurs, les êtres monocellulaires, le noyau en tient lieu comme le prouvent les expériences de Nusbaum, Grüber, Balbiani, etc., sur la mérotomie, et si le noyau manque, comme dans les bactéries et les moisissures, il est sans doute suppléé par la substance nucléinique diffusée, par points, dans la cellule (*Certes*).

C'est donc vers les centres nerveux que se portent, directement ou indirectement, les effets de toute substance active introduite dans l'économie. La circulation peut bien transmettre cette substance dans les différentes parties de l'organisme, mais ses effets arrivent à se localiser seulement dans quelques-uns des principes spécifiques qui entrent dans la structure des cellules nerveuses (nous verrons plus loin par quel mécanisme). Si le principe est très actif, s'il est alcaloïdique, métallique, c'est avec les noyaux cellulaires, dont la composition est chimiquement analogue à celle des principes essentiels constitutifs des centres nerveux, que se fait la conjugaison d'où pourra résulter indirectement la généralisation des effets produits.

Cette proposition demande quelques éclaircissements.

Un milligramme d'aconitine peut être mortel pour un homme adulte, tuant ainsi 70 millions de fois environ son poids de matière vivante. Cette substance porte-t-elle son action sur les protoplasmas, s'unissant à tous chimiquement et empêchant ainsi leur fonctionnement ? Non certes. En effet, un homme de 70 kilogrammes possède 47 kilogrammes environ (à l'état humide) de substances plasmatiques et protoplasmiques, répondant à 9 400 grammes à peu près à l'état sec. Dans l'hypothèse de la combinaison directe de l'aconitine avec les substances des protoplasmas, cette combinaison se ferait donc dans le rapport de 1 milligramme pour 9 400 grammes, c'est-à-dire de 1 partie pour 9 400 000. Or, il n'existe, et ne peut exister, aucun composé chimique de cet ordre relatif de grandeurs : les corps s'unissent en réagissant entre eux par molécules (une de l'un pour une, deux, trois, quatre... de l'autre) et ces rapports de grandeurs moléculaires de 1 partie de l'un pour plus de 9 millions de l'autre, et même pour 6 ou 5 millions, sont contraires à la loi des proportions moléculaires définies. Ils ne sauraient donc exister. D'ailleurs Wagner (*Beiträge f. Toxikol. d. Aconit*) a montré que l'aconitine n'est pas un poison des protoplasmas : les amibes vivent en sa présence ; les cils vibratiles des divers épithéliums continuent à battre plusieurs heures dans des solutions à 5 pour 100 de cette substance. Le *tænia serrata* n'est pas influencé par cet alcaloïde. Il faut donc que l'aconitine localise autre part son action. Or, M. Stassano vient d'établir[1] que les poisons, et particulièrement les corps alcaloïdiques, se portent uniquement sur les substances des noyaux cellulaires. Si l'on admettait que l'aconitine s'unit indifféremment à la substance de tous les noyaux, je ferais le même raisonnement que tout à l'heure : d'après les chiffres normaux de l'élimination de l'urée comparés à ceux de l'acide urique et de l'acide phosphorique, les nucléoalbumines, substances phosphorées et fondamentales des

---

1. *Comptes rendus*, t. CXXXI, p. 72.

noyaux, représentent environ la 58ᵉ partie du poids total des corps protéiques de l'économie, soit pour un adulte qui possède, avons-nous vu, 9400 grammes de ces dernières, $\frac{9400}{58}$ = 162 grammes de composés nucléiniques. La combinaison de 1 milligramme d'aconitine avec 162 grammes de matière nucléaire est dans la proportion de 1 à 162 000, rapport de combinaison qui est encore impossible au point de vue chimique. Il faut donc que l'aconitine, tout en s'unissant aux nucléines, s'unisse à celles-là seules qui le permettent, c'est-à-dire *dont la structure moléculaire spécifique est en rapport déterminé avec sa constitution chimique*; car, ainsi que nous le disions plus haut, cette harmonie, ce rapport de constitution, est la condition nécessaire de toute combinaison. Or, la physiologie nous apprend que l'aconitine porte, en effet, son action directe immédiate seulement sur la portion bulbaire spinale du myélencéphale, puis consécutivement sur le sympathique, pour ensuite, mais par ces intermédiaires seulement, faire rayonner son influence sur les autres organes de l'économie. C'est donc dans les cellules du bulbe, et même dans certaines de ces cellules, que l'aconitine trouve le principe chimique, la nucléoalbumine spécifique avec laquelle, et seulement avec laquelle, sa constitution spéciale lui permet d'entrer en combinaison, et cette fois en proportions relatives de l'ordre des combinaisons chimiques habituelles, car le poids de la substance spécifique atteinte dans ces cellules spéciales, localisées dans une partie restreinte du bulbe, est naturellement très petit et en rapport de masses avec le milligramme d'aconitine introduit.

Ce que nous venons de dire de l'aconitine, nous le dirions de tout autre alcaloïde. Prenons encore comme exemple l'atropine : on sait qu'elle se porte d'une façon élective sur les nucléines des cellules des centres spéciaux qui commandent à la contraction des fibres musculaires lisses, particulièrement de l'iris et du muscle ciliaire, et sur celles qui président à l'activité sécrétoire de beaucoup de glandes. C'est que dans ces cellules nerveuses spéciales, là seulement sont les nucléines dont la constitution est en rapport nécessaire avec celle de l'aconitine. C'est donc seulement là que se fait la conjugaison dont les effets se font dès lors sentir sur le fonctionnement des cellules correspondantes.

Dans le cas de la curarine, c'est uniquement dans les terminaisons des nerfs moteurs que cet alcaloïde rencontre la substance dont la structure propre répond aux conditions de sa constitution moléculaire. Ce n'est, en effet, que sur elles seules que la curarine réagit, parce que ce n'est que là que la curarine trouve l'antithèse et comme la réciproque de sa structure spécifique, condition qui lui permet d'entrer en combinaison avec ces nucléines spécifiques et de réagir par elles sur la fonction motrice.

Nous pouvons en dire autant non seulement de tous les autres poisons, alcaloïdiques ou non, de constitution chimique bien définie, mais aussi de toutes les toxines, des ferments et même des substances nutritives. Tous ces principes agissent, suivant leur texture chimique, sur celles des matières essentielles à notre organisme dont la structure est dans un rapport précis avec leur constitution propre; seuls ces rapports permettent, en effet, une combinaison qui, agissant sur l'un des rouages nécessaires de l'économie, produit dès lors des effets qui se généralisent ensuite, mais indirectement, grâce aux relations réciproques qui unissent les organes.

Plongeons des cellules de levure de bière dans un mélange aqueux de diverses espèces de sucres, naturels ou artificiels, contenant 3, 4, 5, 6,... 9,... 12 atomes de carbone. La cellule de levure se développera en s'assimilant et faisant fermenter peu à peu tous les sucres en C^3, C^6, C^9; elle laissera au contraire intacts ceux en C^4, C^5, C^7, C^8.... Leurs formes ne conviennent pas à son moule moléculaire, ne s'harmonisent pas avec son mode vibratoire; elle les ignore donc ou les refuse; elle s'approprie, fonctionne et se développe, au contraire, avec tous les sucres dont le squelette est construit avec trois atomes de carbone ou un multiple de trois atomes (*E. Fischer*).

Pour qu'un corps médicamenteux ou toxique soit actif, il faut donc qu'il possède avec l'un des principes constitutifs de nos organes (généralement de ceux qui entrent dans la composition de telle ou telle partie du système nerveux, ou des noyaux cellulaires), une relation précise de constitution, relation d'ordre géométrique, stéréochimique, sans laquelle il n'y a pas d'union, ni par conséquent d'influence possible. De tous les corps qu'il rencontre dans l'économie, l'agent étranger, médicamenteux ou toxique, introduit atteint seulement ceux auxquels il peut pour ainsi dire s'incorporer, dont il est comme l'antithèse, grâce à l'opposition régulière, symétrique, de ses formes; mais il reste inactif sur tous les autres. On voit tout de suite comment cette conception vient expliquer le rôle réciproque des toxines et des antitoxines, l'influence de l'hérédité des formes, et les idiosyncrasies.

Il faut aller plus loin et appliquer ces notions aux éléments minéraux eux-mêmes. Ils vont nous fournir de nouveaux éclaircissements.

On sait qu'en général l'argent, le cuivre, le mercure, etc., à doses souvent presque infinitésimales, empêchent le développement des micro-organismes. Des traces de cuivre, le simple passage de l'eau de pluie sur une pièce de ce métal, arrêtent tout développement de certaines algues (*Protococcus pluvialis*), ou des moisissures (*Peronospora*), toutes les autres conditions restant d'ailleurs favorables. Ces faits s'expliquent aujourd'hui que l'on sait que ces métaux vont se localiser uniquement dans les nucléines cellulaires avec lesquelles ils contractent des combinaisons qui enrayent tout fonctionnement. Il suffit de traces de ces métaux, parce que les nucléoalbumines auxquelles ils s'unissent ont un poids moléculaire énorme et n'existent dans les cellules qu'à très faible dose. Le rôle contraire, le rôle utile de traces de quelques composés minéraux nous est fourni par le zinc, l'iode, le fluor, l'arsenic. On sait que Raulin établit que si l'on fournit à l'*Aspergillus niger* tout ce qui lui convient pour vivre à l'exception d'un peu de zinc, cette moisissure végète misérablement, mais que sa reproduction devient rapide et puissante dès qu'on met à sa disposition une très faible quantité de ce métal. Où va se fixer cet élément ? Assurément dans les nucléines des noyaux (*Stassano*), et sans doute dans certaines seulement, si l'on en juge par la faible proportion qui est nécessaire.

On connaissait aussi depuis longtemps l'influence puissante qu'exercent sur l'assimilation et la vie des tissus de très petites quantités d'arsenic. Quand je l'eus découvert dans quelques rares organes, et en particulier à côté de l'iode dans la glande thyroïde, je fis observer combien il était curieux de voir le poids de $0^{mgr},15$ d'arsenic, poids que je trouvais à l'état normal dans la totalité d'une thyroïde humaine, influencer profondément la nutrition d'un homme adulte pesant en moyenne 68 kilogrammes, agir en un mot sur 450 millions de fois son poids de matière vivante! Ce quatre cent cinquante millionième est cependant suffisant et nécessaire, car il ne manque jamais dans une glande saine, et sa disparition coïncide avec les troubles les plus graves de la santé. Mais je montrai que l'arsenic assimilé dans la glande est tout entier retenu dans ses nucléines qui en contiennent environ un 5 millième de leur poids. En admettant (ce qui n'est certainement pas, d'après mes recherches) que toutes les nucléines des cellules thyroïdiennes soient arsenicales, ce rapport de 1 à 5000 entre l'arsenic et le poids de ces nucléines est de ceux qui n'excluent pas une combinaison chimique définie possible, étant donné le haut poids moléculaire de ces substances phosphorées qui paraît dépasser 12 000.

Il existe donc dans l'économie vivante des *formes*, formes moléculaires, ou résultant d'associations moléculaires, qui sont en relation avec les formes d'autres substances étrangères ou non à l'organisme. De cette correspondance absolument fortuite, de certains principes médicamenteux ou autres, résulte l'aptitude à épouser les formes réciproques des substances spécifiques essentielles de l'être vivant, en un mot, la possibilité de s'unir à elles, de réagir sur elles en activant, retardant ou annihilant leurs effets particuliers. Ces substances à formes spécifiques correspondantes sont celles que nous appelons des excitants, des anesthésiants, des poisons, des toxines, etc., suivant la nature des effets produits.

Introduisons sous la peau ou dans les veines une de ces substances. Elle se répandra un peu partout grâce au cours du sang ou de la lymphe et partout elle restera inerte jusqu'à ce qu'elle ait rencontré la forme moléculaire, le moule chimique où elle s'adapte. Si grâce à cette union, l'énergie du principe atteint au sein de l'économie est augmentée, si la substance introduite est sous cette nouvelle forme apte à réagir utilement sur nos fonctions, elle sera un excitant; tel est le cas de l'iode et de l'arsenic pour les principes thyroïdiens, de l'oxygène pour l'hémoglobine du sang, du cuivre pour la matière correspondante du sang bleu des céphalopodes, du manganèse pour le ferment oxydant du globule blanc, du fluor pour les nucléines du cerveau, etc. Si la structure de la substance introduite fait interférer au contraire son action avec celle des principes auxquels elle peut s'unir, si elle annihile leurs effets ou rend ces principes inutilisables pour le fonctionnement des organes auxquels ils sont essentiels, cette substance sera pour eux un poison : tel est le cas de l'aconitine pour certaines nucléoalbumines du bulbe, de la curarine pour celles des extrémités des nerfs moteurs, du cuivre et de l'argent pour les nucléines des moisissures. Tel est aussi le cas des antitoxines lorsque, s'accrochant aux toxines correspondantes, elles les neutralisent sans les détruire.

Quelle sera l'action de substances nouvelles, naturelles ou non, employées dans un but thérapeutique ou antiseptique? Il est impossible de répondre aujourd'hui rationnellement et d'avance en chaque cas particulier. Nul n'eût pu découvrir *a priori* les propriétés analgésiques et antifébriles de l'antipyrine, produit d'artifice, sorti des conceptions abstraites de deux ou trois cerveaux de chimistes éminents. Personne ne pourrait dire encore aujourd'hui avec quelque précision comment agissent la quinine, la morphine, les toxines. Il n'est pour le moment qu'une méthode qui révèle les effets d'un corps nouveau, c'est d'essayer; et comme nous n'avons que quelques rares analogies pour nous guider dans ce vaste inconnu, il faut tout soumettre au contrôle de l'expérimentation. Plus tard, nos successeurs tenteront de rapprocher les faits acquis pour en tirer des lois. La thérapodynamie, si délaissée encore aujourd'hui, deviendra, ainsi comprise, le flambeau qui éclairera la constitution très complexe de nos protoplasmas. En essayant sur l'ammoniaque l'action des différents types de substances, les chimistes reconnurent, grâce à la formation des sels ammoniacaux, la pentavalence de l'azote et la constitution des sels ammoniacaux. Plus tard, l'analogie des réactions leur fit rapprocher de l'ammoniaque les alcaloïdes naturels ou artificiels : la morphine, la quinine, l'aniline, etc., et découvrir qu'ils possèdent une constitution générale semblable. La connaissance de la structure générale des diverses classes d'alcool est résultée de la comparaison rationnelle des transformations et combinaisons que ces corps subissent quand on les met en rapport avec un certain nombre d'agents qu'on reconnut peu à peu réagir sur eux. Il en sera de même de nos connaissances à venir sur la constitution, infiniment plus complexe sans doute, de nos protoplasmas et de leurs principes constitutifs. Elle résultera tôt ou tard, avec évidence, de l'ensemble des aptitudes de chacun d'eux, à réagir de telle ou telle manière au contact de certaines catégories de substances spécifiques de constitution chimique connue d'avance. Ce rapport je l'ai, par une comparaison un peu trop schématique sans doute, comparé il y a longtemps, à celui de la vis qui pénètre dans son écrou[1]. Emil Fischer, à propos du rôle des ferments, a traduit depuis la constitution du ferment vis-à-vis de la matière fermentescible par l'image de la clef entrant dans la serrure qu'elle ouvre. Sans doute, la forme et la structure de la clef (de la *clef réactif*) ne donnent pas nécessairement celle de la serrure (de la *serrure moléculaire*) à laquelle elle convient, mais elle contribue à la faire connaître. C'est déjà un grand pas de fait que de savoir dans quel cas s'applique la clef, et nous venons de voir dans ce Mémoire, combien la connaissance des localisations intranucléaires de certains agents spécifiques contribue à expliquer le mécanisme de leurs effets, toujours en rapport avec la structure des substances, et des substances seules, auxquelles ces agents, fussent-ils en proportion minimale, sont propres à s'appliquer.

Il me paraît donc que la chimie qui a fait faire tant de progrès à la physiologie, qui a expliqué le mystère de la production de la chaleur chez les animaux, le mécanisme intime de la variation des races, les

---

1. Voir *Cours de Chimie*, 2ᵉ édit., t. III, p. 5 (note).

analogies qui rapprochent des fermentations proprement dites les maladies pestilentielles, etc., est appelée dans un avenir prochain à éclairer de sa puissante lumière la constitution encore si obscure et le mode de fonctionnement spécifique de chaque protoplasma, par conséquent aussi la nature de ces désordres fonctionnels qui constituent les divers états pathologiques. Je crois que cette grande découverte se fera surtout en suivant patiemment et rationnellement la voie que je viens d'indiquer.

M. le professeur BOUCHARD. —Je ne prétends pas provoquer une discussion sur la communication de M. A. Gautier. Je ne suis pas et bien peu parmi ceux qui sont ici présents seraient en état d'opposer des faits à l'ensemble de cette lumineuse systématisation. Mais j'y trouve l'indication d'une orientation nouvelle de la façon dont peuvent être comprises les modifications des activités vitales et des actions pathologiques. Par plusieurs travaux, mais surtout par celui dont nous venons d'entendre la lecture, nous avons le sentiment, en cette fin de siècle, que le siècle qui va commencer aura pour tâche d'étudier les relations des dispositions morbides ou des immunités avec ces modifications de la constitution de la matière vivante. Ce sera la continuation des recherches de chimie biologique qui ont illustré la seconde moitié du xixe siècle; mais ce ne sera plus la même chimie. Ce sera la chimie éclairée par la physique. Ce sera l'étude de l'architecture même de la molécule qui, avec les mêmes atomes et le même nombre d'atomes, peut former des substances dont l'état stéréo-isomérique n'est pas le même. Ainsi on comprend les différences spécifiques des espèces, des races, même des individus et on peut comprendre qu'un même individu ait aujourd'hui une albumine et demain, s'il est malade ou seulement moins bien portant, une autre albumine optiquement différente de la seconde.

Cette communication marque une époque dans l'orientation de notre science. Je voulais que, dans ces grandes assises, la section de Pathologie générale montrât clairement que les lueurs confuses d'une vague prescience deviennent la clarté qui éclairera la voie des futures recherches.

DÉMONSTRATION EXPÉRIMENTALE DE LA PRÉDISPOSITION
CRÉÉE PAR LA TUBERCULOSE SEPTICÉMIQUE OU INFECTIEUSE
VIS-A-VIS D'ELLE-MÊME

par M. S. ARLOING.

Bien rares sont les pathologistes qui n'admettent pas que les premières manifestations tuberculeuses prédisposent à des manifestations ultérieures.

La prédisposition en question à laquelle conduit l'observation clinique n'a jamais été prouvée expérimentalement.

Il en est de même, je crois, de la prédisposition héréditaire. On sait bien que les descendants des tuberculeux contractent très souvent la tuberculose, mais il n'a pu être établi, par l'expérimentation, que ce fait d'observation courante résultait d'une prédisposition au virus spécial de la tuberculose plutôt que d'une prédisposition générale aux agents virulents.

J'ai fait, sans succès décisif, de nombreuses expériences pour essayer de prouver que l'hérédo-prédisposition était spécifique. Simultanément, j'ai poursuivi d'autres expériences pour voir si une première infection tuberculeuse prédisposait réellement aux effets d'une infection ultérieure. Celles qui ont été faites avec une tuberculose infectieuse sont aujourd'hui assez avancées pour que je puisse en publier les résultats.

1. La tuberculose dont il s'agit a pour agent un bacille de Koch d'origine humaine que j'ai accoutumé à végéter dans du bouillon glycériné en cultures homogènes, à l'instar d'un bacille aérobie, tel que le bacille d'Eberth, par exemple. Je l'entretiens de génération en génération depuis plus de deux ans.

Avant son adaptation à ces nouvelles conditions d'existence, ce microbe possédait les propriétés pathogéniques classiques du bacille de l'homme et des mammifères.

Aujourd'hui ces propriétés sont modifiées. Ainsi, il ne produit plus que de temps en temps l'infection tuberculeuse du cobaye et du lapin, lorsqu'il est inséré dans le tissu conjonctif sous-cutané. Souvent, sur le cobaye, les effets se bornent à la tuméfaction et à la congestion des ganglions lymphatiques voisins de l'inoculation. Mais si la culture est injectée dans le sang du lapin à la dose de 1 centimètre cube, elle détermine un état cachectique suivi de mort et, pour toute lésion, une hypertrophie du foie et de la rate, mais pas de tubercules. Peu de temps après l'inoculation, les bacilles se rencontrent dans le foie, la rate et la moelle des os. Plus tard, ils deviennent rares et il faut les chercher par la culture.

C'est dans la moelle des os qu'ils subsistent le plus longtemps.

A première vue, on croirait à l'inoculation d'un bacille non tuberculigène. Mais la vraie nature du micro-organisme est fournie par les injections intra-péritonéales sur le lapin, qui provoquent de beaux tubercules épiploïques, contenant des bacilles offrant les réactions colorantes caractéristiques.

Injectée dans la veine axillaire de la poule, à la dose de 1 centimètre cube, la même culture détermine la cachexie et la mort en vingt-cinq à trente-cinq jours, une hypertrophie considérable de la rate et du foie, sans tubercules apparents ni dans ces organes ni dans les autres parenchymes ou les séreuses.

Le bacille qui servit à nos expériences étant déterminé par les propriétés pathogènes, indiquées ci-dessus, je vais exposer mon but et le programme que j'ai rempli pour l'atteindre.

II. Je voulais savoir si des injections répétées de ma culture dans le tissu conjonctif sous-cutané du lapin, dont les effets restent localisés, prédisposeraient cet animal aux effets de la même culture lorsqu'elle serait introduite dans le sang et dans la séreuse péritonéale.

J'ai donc exécuté deux séries d'expériences : l'une pour juger de l'introduction dans le sang ; l'autre, de l'introduction dans le péritoine. Chaque expérience se divisait en deux phases : dans la première, des lapins recevaient un plus ou moins grand nombre d'injections sous la peau : dans la seconde, ces animaux et des témoins recevaient une inoculation d'épreuve, soit dans le sang, soit dans le péritoine.

Les injections sous-cutanées sont bien supportées ; il est habituel de voir les animaux augmenter de poids pendant qu'on les pratique, bien qu'elles puissent s'accompagner de l'induration du tissu conjonctif sous-cutané et même de quelques petits foyers de ramollissement.

Au contraire, les injections intra-veineuses, qui paraissent sans action pendant les quinze premiers jours, déterminent rapidement pendant les quinze jours suivants un amaigrissement considérable pouvant faire perdre aux animaux les 4/10 de leur poids.

Quant aux injections intra-péritonéales, elles n'agissent pas sur l'état général, sinon au bout d'un temps très long. Dans les deux premiers mois, les animaux engraissent et donnent extérieurement les signes d'une bonne santé. Nonobstant, la tuberculose évolue dans l'épiploon et même sur quelques autres points du péritoine.

III. Quelles sont les suites de ces deux dernières injections, lorsqu'elles sont faites sur des lapins qui ont reçu préalablement 8 à 12 inoculations de 1 centimètre cube sous la peau en l'espace de 12 à 20 jours?

Les effets nocifs d'une injection intra-veineuse se déroulent alors avec une rapidité beaucoup plus grande. Tandis que les témoins survivent 35, 40, 42 jours : les lapins qui ont reçu préalablement des inoculations sous-cutanées sont emportés en 14, 15, 17 jours. Malgré la brièveté de leur maladie, ces derniers perdent de leur poids, autant, sinon plus, que les témoins.

Les effets de l'inoculation intra-péritonéale sont également favorisés, mais d'une manière plus ou moins grande. Parfois l'influence prédisposante est telle que les sujets succombent en peu de temps. Par exemple, j'ai vu un lapin mourir au bout de 21 jours après avoir perdu 880 grammes de son poids. Le sujet qui servait de témoin, sacrifié un mois plus tard, avait augmenté de 255 grammes.

D'autres fois, l'action prédisposante est moins évidente : les animaux imprégnés et les témoins survivent très longtemps. Mais si on les pèse au bout de deux mois, on constate que les premiers se sont amaigris, tandis que les témoins ont augmenté de poids. Enfin si on les sacrifie pour examiner l'état des lésions péritonéales, on s'aperçoit que les lésions sont plus confluentes et plus avancées sur les premiers lapins que sur les seconds.

IV. — De ces expériences, il ressort donc manifestement que les inoculations d'une tuberculose infectieuse ou septicémique en un point de l'organisme, où elles se bornent à produire des lésions locales insignifiantes, mettent cet organisme en un tel état de réceptivité ou de prédisposition qu'il est emporté rapidement, ou infecté plus largement lorsque le même virus est inséré ultérieurement en un point où il peut produire des effets nocifs. Autrement dit la tuberculose infectieuse exerce une action prédisposante sur l'organisme des mammifères vis-à-vis d'elle-même.

Je cherche s'il est possible de donner une démonstration expérimentale analogue pour un virus tuberculeux doué des propriétés pathogéniques classiques.

ANOMALIES DE DÉVELOPPEMENT ET CONDITIONS
DES PRÉDISPOSITIONS MORBIDES

par le docteur F. LEDOUBLE,

de Tours.

Parmi les questions proposées pour être plus spécialement traitées figure, dans le programme de la section de pathologie générale et pathologie expérimentale du Congrès international des sciences médicales, la suivante : Anomalies de développement et conditions des prédispositions morbides. Pour ne rien perdre de mes droits de priorité, je dois rappeler que dans un ouvrage, paru en 1879 et intitulé : *De l'épididymite blennorragique dans les cas de hernie inguinale, de varicocèle et d'anomalies de l'appareil génital*, ouvrage auquel la

Faculté de médecine de Paris a attribué, en 1879, la totalité du prix
Chatauvillard (2000 fr.) et l'Académie des sciences la totalité du prix
Godard (1000 fr.), j'ai établi que dans les cas de hernie inguinale, de
varicocèle ou d'anomalies du testicule, l'épididymite survenant dans le
cours d'une blennorragie a lieu presque invariablement du côté de la
hernie, du varicocèle et de l'anomalie testiculaire. Je ne m'en suis
pas tenu là : à la page 241 du même ouvrage, j'ai écrit : Les malformations ou anomalies d'un organe le prédisposent aux maladies et
j'ai terminé en formulant les conclusions générales suivantes :

Il y a deux espèces de lieux de moindre résistance :

1° Les lieux de moindre résistance accidentels (*loci minoris resis-
tentiæ fortuiti*).

Ils ont été bien décrits par le professeur Verneuil.

2° Les lieux de moindre résistance congénitaux (*loci minoris resis-
tentiæ natales*). — Ils comprennent les anomalies, les monstruosités,
les malformations, en un mot tous les cas tératologiques.

Nos organes opposent d'autant plus de résistance aux maladies qu'ils
sont plus sains et mieux conformés; absolument comme d'après la
loi de Darwin, une plante ou un animal est d'autant plus assuré de
vivre et de se perpétuer, que sa conformation extérieure le rapproche
davantage du type parfait, que sa force et sa vigueur l'assurent de
mieux lutter contre les causes de destruction dont il est entouré.

L'anomalie des viscères comme cause prédisposante de leur dégénération, de leur inflammation et même de maladies pour les parties
voisines, est, en pathologie générale, le corollaire de la grande loi
biologique proclamée par le naturaliste Darwin : la lutte pour l'existence.

Les manifestations morbides portent de préférence sur les lieux de
moindre résistance appartenant aux deux classes ci-dessus.

Il y a vingt-deux ans que j'ai écrit ces lignes et depuis mon opinion
non seulement n'a pas changé, mais encore s'est fortifiée. Et, en ce
qui concerne les variations testiculaires, *macrorchidie*, *microrchidie*,
polyorchidie, *synorchidie*, *anorchidie*, *ectopies*, *inversions*, elle a été
confirmée par divers auteurs. M. le docteur Aubert, de Lyon, frappé
des accidents locaux et généraux que provoque l'ectopie testiculaire
inguinale, préconise la castration préventive de la glande séminale
logée dans le canal inguinal. Mon ami, le docteur Viollet, a publié un
travail dans lequel il affirme que les hommes qui ont une ectopie
inguinale du testicule sont prédisposés à la hernie inguinale, et que
celle-ci siège presque invariablement du côté de l'anomalie testiculaire. On sait avec quelle facilité le testicule, retenu dans le canal

inguinal, subit la dégénérescence cancéreuse. A l'appui de cette communication que le temps, nécessairement mesuré, dont je dispose, ne me permet pas de développer plus amplement, je dépose sur le bureau le volume dont je suis l'auteur, que je viens de vous indiquer.

ROLE DE L'HÉRÉDO-SYPHILIS DANS L'ÉTIOLOGIE
DE CERTAINES CARDIOPATHIES VALVULAIRES

par le professeur COMBEMALE.

Le rétrécissement mitral pur ou congénital est des cardiopathies valvulaires le type le mieux caractérisé anatomiquement et cliniquement, mais aussi le plus obscur dans son étiologie. Le rhumatisme articulaire aigu, les maladies infectieuses de l'enfance furent surtout invoquées comme cause étiologique jusqu'au jour où Duroziez écrivit : « Cet entonnoir si pur, si net, si profond ne peut pas se former en quelques semaines : on sent là un travail long, lent, chronique par excellence, d'où l'état aigu, s'il a jamais existé, a depuis longtemps disparu; on croit voir une malformation congénitale. « Dès lors, la congénitalité du rétrécissement mitral pur ne tarda pas à devenir l'opinion générale, laquelle hésita encore entre un arrêt de développement ou une endocardite fœtale. La notion si féconde de l'influence des toxines microbiennes qui font de la sclérose à distance et à longue portée permit, il y a quelques années, de conclure à un arrêt de développement; et P. Teissier, en attribuant à la tuberculose héritée ou acquise, un rôle important dans la pathogénie de cette lésion congénitale, eut le mérite de jeter quelque lumière sur la genèse intime du rétrécissement mitral pur. Il ouvrit du même coup le champ à des hypothèses, qui du reste participent des mêmes raisons qu'il a données pour la tuberculose, et qui sont susceptibles d'expliquer les cas où cette cause étiologique ne peut être invoquée. Je veux parler de l'hérédo-syphilis et montrer qu'elle doit être rangée au nombre de ces facteurs étiologiques, au même titre que la tuberculose.

Quelques faits sont déjà en attente de classement, du reste. La coexistence d'accidents syphilitiques, voire même de stigmates avérés d'hérédo-syphilis, chez des femmes atteintes de rétrécissement mitral pur a été récemment signalée par MM. Gastou et Keim et L. Jacquet, devant la Société de dermatologie et de syphiligraphie. D'autre part, les faits cliniques où toutes les probabilités sont pour la syphilis des parents ne sont pas rares, et en France; Perdereau dans sa thèse inaugurale, Huchard dans une leçon récente, rapportent des observations où la syphilis est très probablement en cause. Dépendant vraisemblablement de la syphilis est aussi le fait suivant que j'ai observé naguère, et qui vient se mettre à côté de ceux dont j'ai rappelé l'existence :

Marie P..., fileuse, âgée de 22 ans, mère de deux enfants, entre le 27 avril 1900 dans mon service et y meurt le 9 juin. Ses plus anciens souvenirs nous la montrent dans l'impossibilité de jouer avec les enfants de son âge : dès qu'elle s'agitait, courait, montait un escalier, elle s'essoufflait et devait s'arrêter pour reprendre haleine. Toujours pâle et d'aspect chétif, elle vit ses premières règles à l'âge de 14 ans, et alors s'accentuèrent beaucoup les essoufflements, qu'accompagnèrent des palpitations et depuis lors des vertiges. A l'occasion d'une première grossesse à 18 ans, survinrent de la toux et quelques hémoptysies, puis une fois l'accouchement fait tout rentra dans l'ordre; une seconde grossesse à 20 ans se passa sans incidents. Néanmoins, depuis lors, palpitations, oppression permanente, accès de dyspnée nocturnes, accompagnés de sueurs profuses, douleurs angoissantes le long du bord gauche du sternum ne lui laissent guère de répit pour son travail, qu'elle ne peut faire sans exagérer son état; aussi malgré son courage, se décide-t-elle à entrer à l'hôpital.

La pâleur du visage, la décoloration des conjonctives et des lèvres, la rougeur des pommettes frappent tout d'abord. Mais c'est l'appareil cardiopulmonaire qui attirait l'attention. Le jour de l'entrée, nous trouvons un pouls faible, irrégulier et inégal à 110. Nous constatons la matité cardiaque augmentée du côté du ventricule droit, le battement de la pointe dans le cinquième espace, le frémissement cataire présystolique; l'état d'hyposystolie dans lequel se trouvait la malade ne permettait pas une auscultation plus précise. Lorsque par le repos le cœur eut repris du calme, le roulement diastolique et un souffle présystolique furent alternativement perçus plusieurs jours de suite à la pointe, de même que le dédoublement du second bruit, un jour.

Lors de l'entrée, un épanchement assez abondant occupait la plèvre gauche, qui s'assécha du reste en une semaine, en même temps que tombait l'éréthisme cardiaque. Une fois la plèvre libre, on chercha en vain des signes de tuberculose du poumon. L'examen des autres organes était négatif, excepté pour la menstruation qui, après avoir été irrégulière, était depuis deux mois supprimée.

Le diagnostic de rétrécissement mitral, posé de par l'examen clinique et de par l'évolution, se trouva vite vérifié par la terminaison fatale et l'autopsie.

Après une absence de quelques jours que fit la malade sur l'expresse volonté de son mari, elle rentra, le cœur véritablement affolé, en état de dyspnée permanente coupée d'accès d'orthopnée nombreux et intenses, des troubles digestifs et une albuminurie notable en plus. Bromure puis digitale restèrent sans effets : la malade succomba autant urémique qu'asystolique.

Le protocole de l'autopsie inscrit quelques adhérences pleurales récentes à gauche; un foie muscade, des reins cardiaques. Au cœur, piqueté de taches hémorragiques sur le péricarde; cavités droites dilatées et encombrées de caillots agoniques, orifices de dimensions normales. Les cavités gauches sont le siège de lésions très apparentes : l'oreillette est très dilatée, d'une contenance double environ de celle du ventricule; l'orifice auriculo-ventriculaire en forme d'entonnoir admet à peine l'extrémité du petit doigt, les deux valvules insérées sur un anneau cartilagineux épais sont elles-mêmes épaissies, résistantes, soudées entre elles sur un segment important de leur circonférence; sur la face ventriculaire l'une de ces valvules porte à l'insertion d'un cordage tendineux une excroissance nodulaire scléreuse de la grosseur d'un petit pois; le ventricule ne parait ni dilaté ni de moindre capacité que normalement; l'orifice aortique pourvu de valvules un peu dures et cartilaginoïdes est suffisant, mais le diamètre de la portion de l'aorte qui lui fait immédiatement suite n'est que de 12 mm. 5.

L'aplasie de l'aorte, compliquant le rétrécissement mitral, est donc la caractéristique anatomique de ce cas, qui rentre de ce fait, sans conteste, dans la catégorie des cardiopathies congénitales par arrêt de développement. Mais l'étiologie n'en est pas moins intéressante.

D'un interrogatoire, aussi serré que l'état intellectuel de la malade, peu ouvert du reste, l'a permis, nous avons appris que le père s'est suicidé par pendaison, après plusieurs tentatives, avortées du reste, au cours d'un accès de delirium tremens, à 57 ans; que la mère succomba à 51 ans, quelques jours après son quinzième accouchement, d'infection puerpérale: l'affirmation a été très nette que ses parents n'avaient jamais toussé. Ces antécédents héréditaires sont complétés par ceux-ci relatifs à sa proche famille; de quinze enfants, six seulement sont encore en vie; neuf sont morts en bas âge, un seizième naquit mort au septième mois. Mais, point important, l'un des frères survivants se plaint de palpitations et d'essoufflements; nous n'avons malheureusement pu l'examiner.

Quant à la malade, en dehors de sa tendance à l'essoufflement, elle n'avait jamais présenté de rhumatisme, de chorée, de maladie infectieuse; mais c'était une infantile, n'ayant que 1 m 45 de hauteur, les pieds et les mains petits et grêles, le tibia mesurant 51 centimètres, le cubitus 25 centimètres, présentant tout l'aspect d'une poupée.

La recherche des signes de dégénérescence révéla des bosses frontales et pariétales saillantes, les lobules de l'oreille adhérents, les incisives inférieures petites, irrégulières et crénelées, la voûte palatine ogivale; nous ne constatâmes pas de déformations rachitiques notables ou de cicatrices lombo-fessières.

Dans cette observation, comme dans celles de Perdereau et de Huchard, l'influence de la syphilis est à peu près certaine, à raison de la polyléthalité qui a frappé les frères et sœurs du sujet, à raison du ou des avortements qui émaillent les grossesses de la mère, à raison des signes de dégénérescence que l'on constate sur le porteur et parfois aussi sur ses frères ou sœurs, à raison des malformations cardiaques ou d'autres organes qui accompagnent le rétrécissement mitral pur. Ce n'est point ici le lieu de rechercher si le nanisme mitral dépend de la lésion cardiaque ou est une autre expression de la même cause; nous avons tendance à le ranger, lui aussi, parmi les stigmates de l'hérédo-syphilis. Il semble donc très probable que l'hérédo-syphilis est ici en cause.

Invoquer la tuberculose n'est du reste pas de mise : les géniteurs n'étaient pas tuberculeux, l'autopsie permet d'affirmer que la malade ne portait de tuberculose nulle part. Se rabattre sur l'alcoolisme que présentait sûrement le père lors de la conception ne doit pas rencontrer davantage de faveur; en effet, l'alcool est stéatosant pour l'intoxiqué; chez son descendant, il provoque l'atrophie numérique des éléments, mais il ne conduit pas à la sclérose des tissus qui est la caractéristique de ce rétrécissement mitral. A ne considérer que les lésions de dégénérescence dont le sujet était porteur, l'alcoolisme aussi bien que l'hérédo-syphilis pouvaient, en effet, être incriminés, car les troubles dystrophiques que ces deux facteurs commandent dans la descendance ont des points de ressemblance; mais si l'alcool ne sclérose pas, la syphilis emprunte souvent ce processus. Et c'est la grande raison qui doit faire triompher dans l'espèce l'hypothèse de l'hérédo-syphilis sur celle de l'alcoolisme.

Ni le rhumatisme d'autre part, ni les fièvres infectieuses ne grevaient les antécédents héréditaires et personnels de la malade. L'hérédo-syphilis a donc bien des chances d'être à l'origine de cette lésion cardiaque congénitale.

Il me parait inutile de discuter la question préjudicielle, si l'hérédo-syphilis peut donner lieu à des malformations cardiaques; puisqu'il est admis que la tuberculose, le rhumatisme des parents, conditionnent — Strehler, Eger, Friedberg l'ont démontré — quelques cas de maladie bleue, on peut bien avec Virchow et Rauchfuss croire établie pareille influence de la syphilis; la syphilis a bien certainement, quoique non découvert encore, son agent-contage et ses toxines comme la bacille de Koch et le microbe plus hypothétique d'Achalme. Et s'il est admis que telle partie du cœur est malformée du fait de cette hérédo-syphilis, il est invraisemblable que l'orifice mitral puisse échapper à cette atteinte dans certaines circonstances.

L'observation clinique, tout comme les inductions pathogéniques qu'elle suscite et autorise, porte donc à penser que dans le nombre des cardiopathies valvulaires, dites congénitales, une partie, dans une proportion que je n'essayerai pas d'établir, peut et doit reconnaitre l'influence causale de l'hérédo-syphilis : ce sont celles à mon sens où la tuberculose des ascendants manque, où le rhumatisme, les maladies fœtales ou du tout premier âge ne sont pas signalées, mais dans lesquelles polyléthalité, avortements, dystrophies diverses générales ou locales (infantilisme, anémie, rachitisme, etc.) dans la famille, imposent d'eux-mêmes à l'esprit le diagnostic rétrospectif de syphilis.

SUR L'ÉLIMINATION DU MERCURE PAR LA GLANDE MAMMAIRE

par M. C. SIGALAS,

professeur agrégé à la Faculté de médecine de Bordeaux.

et M. R. DUPOUY,

chargé de cours à la Faculté de médecine de Bordeaux.

Dans un travail récent[1] sur l'élimination du mercure par le lait de femme, M. Ettore Somma, après sept expériences faites sur des nourrices traitées soit par des frictions mercurielles, soit par des injections hypodermiques de 0 gr. 01 de sublimé, formule la conclusion suivante : « L'administration du mercure aux nourrissons faite par voie indirecte en donnant le mercure aux mères, ou aux nourrices, ou aux femelles, qui allaitent les enfants hérédosyphilitiques, n'est pas une méthode sur laquelle le clinicien puisse compter, *puisque l'élimination du mercure n'a pas lieu par le lait* ».

Cette conclusion appelle à nouveau l'attention sur la question, si sujette à controverses, de l'élimination du mercure par la glande mammaire, question importante aussi bien au point de vue de la pathologie générale que de la thérapeutique et de la toxicologie, et qui a fait l'objet d'un très grand nombre de recherches.

Pour ne citer que les travaux les plus importants, nous rappellerons que Bistrow et Seward, Schaenstein, Lewald, Labourdette, Binz, Orfila, Klink ont conclu à la présence du mercure dans le lait des nourrices soumises au traitement hydrargyrique, et que Daumond, Assalini, Colombier, Lebreton, Bouchut, Simon, C. West, se basant sur des résultats cliniques, recommandent cette méthode indirecte de traitement, particulièrement dans les formes légères d'hérédosyphilis. Par contre, Péligot écrit à la fin de son mémoire *sur la composition*

---

1. *La Pediatria*, juin 1899, p. 168-171.

chimique du lait d'ânesse[1] : « J'ai fait de nombreux essais dans le but
« de constater la présence du mercure, d'abord dans le lait d'une
« ânesse qui prenait par jour *cinq grains* de sublimé corrosif, puis
« dans le lait d'une chèvre à laquelle on a pu sans inconvénient en
« administrer jusqu'à *douze grains.*

« *Malgré le soin que j'ai mis à cette recherche, et la variété des*
« *méthodes que j'ai employées, il m'a été impossible de constater la*
« *présence du métal que je cherchais.* Il ne faudrait pas en conclure
« assurément qu'il ne s'en trouvait pas dans ces laits, les meilleurs
« procédés pour en reconnaître de très faibles quantités laissant beau-
« coup à désirer. » De même, Chevallier et O. Henry, Kahler, Lutz et
Personne dans leurs premières expériences, ne purent déceler la
présence du mercure dans le lait de femmes prenant diverses préparations mercurielles ; et un certain nombre de cliniciens, tels que
Evanson et Maunsell, Sigmund, Diday, nièrent toute influence du lait
des nourrices prenant du mercure sur la syphilis de l'enfant.

Quant aux traités classiques de pathologie générale, de thérapeutique et de pharmacologie, les avis sont aussi très partagés.

Dans un des plus récents[2], Roger termine ainsi l'étude du passage
des substances toxiques dans le lait : « Le mercure s'élimine également par la glande mammaire, mais d'une façon inconstante et variable ; aussi ne peut-on tirer une application thérapeutique de cette
propriété ».

En présence de tant de données contradictoires, le professeur Fous-
sagrives, dans l'article *Mercure* du Dictionnaire encyclopédique des
sciences médicales[3], émettait l'opinion que « le mercure qui circule
« dans le sang en combinaison intime avec l'albumine se trouve aussi
« dans le lait combiné avec le même principe.... que les recherches
« de Merget devraient désormais être utilisées pour des analyses de
« cette nature et qu'elles conduiraient vraisemblablement à constater
« la présence du mercure dans le lait des femelles qui ingèrent des
« proportions notables de ces médicaments ».

Dans la remarquable monographie qu'il a consacrée à l'étude de
l'*Action physiologique, toxique et thérapeutique du mercure*[4], Merget
dit bien que ce métal s'élimine par les sécrétions et par les
excrétions, mais il n'a pas fait de recherches spéciales sur la sécrétion
lactée.

1. *Journal des Connaissances médicales pratiques*, 1856-1857, p. 200.
2. Ch. Bouchard. *Traité de Path. gén.*, t. I, p. 697.
3. Tome 59, p. 53.
4. Bordeaux. Féret et fils, éd. 1894. 402 p. gr. in-8°.

C'est pour combler cette lacune qu'ont été entreprises les expériences qui suivent :

Méthode d'analyse. — Nos recherches ont porté sur le lait de femmes nourrices et sur celui d'une chèvre, soumises au traitement mercuriel. Nous avons eu recours, pour l'essai du lait, à la méthode de Merget qui présente une grande simplicité et une extrême sensibilité : le liquide est additionné de $\frac{1}{10}$ de son volume d'acide azotique et maintenu à l'ébullition pendant quelques minutes dans le but de déterminer la formation de nitrate mercurique. Dans le *filtratum* on immerge, à une profondeur de 10 à 15 millimètres, l'extrémité légèrement aplatie d'une tige de cuivre bien décapée. Après un séjour de 24 à 36 heures, le fil de cuivre, sur lequel le mercure a été précipité de sa dissolution, est retiré, lavé à plusieurs reprises à l'eau distillée, desséché à l'aide de papier buvard en évitant tout frottement, et, finalement, mis en présence du papier réactif à l'azotate d'argent ammoniacal avec lequel tout contact direct est évité par l'interposition de deux ou plusieurs doubles de papier de soie. Papier et fil sont alors placés entre les feuillets d'un livre pendant quelques minutes. S'il y a eu amalgamation, elle se traduit aussitôt par la formation d'une tache plus ou moins teintée qui apparaît en regard de la portion amalgamée du fil de cuivre [1].

Nous nous sommes assurés de la sensibilité de la méthode dans le cas particulier de l'analyse du lait : un litre de ce liquide additionné de 0 gr. 0005 de bichlorure de mercure fournit, dans les conditions ci-dessus, une empreinte très nette.

Ajoutons que la méthode se prête aussi, comme l'a indiqué l'auteur, à des essais quantitatifs en utilisant, dans chaque cas, la comparaison de l'empreinte obtenue, avec celle fournie, dans les mêmes conditions et dans le même temps, par une solution titrée de nitrate mercurique.

Expériences. — Deux séries ont été exécutées : la première, sur des femmes nourrices [2], syphilitiques, ayant suivi longtemps le traitement mercuriel ; la seconde, sur une femme et sur une chèvre, non traitées auparavant et chez lesquelles l'essai du lait a pu être pratiqué dès le commencement de l'absorption du mercure.

Série A.

Obs. 1. — Femme Cath. B..., syphilitique, malade du service d'accouchements de M. le professeur Lefour, soumise au traitement spécifique sous

---

1. Pour plus de détails, voir MERGET. *loc. cit.*, p. 56 et suiv.

2. Toutes nos expériences sur le lait de femme ont été faites à la clinique d'accouchements de M. le professeur Lefour.

formes variées depuis environ trois mois. Nous donnons chaque jour à la malade, à partir du 26 mai 1900, 1 centigramme de bichlorure de mercure.

L'essai du lait est pratiqué chaque jour. L'analyse des quatre premiers échantillons donne des résultats négatifs.

A partir du cinquième jour, la *présence du mercure* est nettement décelée dans le lait examiné.

Obs. II. — Femme Marie C..., syphilitique, ayant suivi le traitement spécifique pendant quatre mois. Entrée à la clinique du professeur Lefour le 5 juillet 1900. Nous la soumettons, à partir de cette date, pour combattre les accidents qu'elle présente, à des frictions mercurielles et à l'ingestion de sirop de Gibert.

a) Une première analyse a porté sur 210 centimètres cubes de lait résultant de quatre prises faites du 5 au 7 juillet.

Le résultat est nettement positif.

b) Une seconde analyse a porté sur 100 centimètres cubes de lait résultant de trois prises faites les 9, 10 et 11 juillet.

Le résultat est nettement positif.

c) Une troisième analyse est faite sur seulement 20 centimètres cubes de lait recueilli le 12 juillet.

Le résultat est aussi très nettement positif.

III. — Femme Marie G..., entrée le 50 mai à la clinique d'accouchements. N'ayant jamais suivi de traitement mercuriel. Nous lui donnons, à partir du 51, une dose quotidienne de 10 centigrammes de protoiodure de mercure.

Le lait est recueilli et analysé pendant treize jours, après lesquels la nourrice a quitté l'hôpital.

Toutes les analyses ont trouvé des résultats négatifs.

IV. — Une chèvre est soumise à partir du 5 juillet à l'ingestion de bichlorure de mercure.

Des prises de lait de 500 centimètres cubes sont faites chaque jour.

Voici le tableau récapitulatif des expériences qui montre que le mercure a commencé à passer dans le lait seulement à partir du treizième jour.

Échantillons de lait.	Dose quotidienne de bichlorure. (Gr.)	Résultat des analyses de lait.
Nº 1 (7 juillet)	0,04	
» 2	0,04	
» 5	0,05	
» 4	0,05	
» 5	0,10	Négatif.
» 6	0,10	
» 7	0,12	
» 8	0,12	
» 9	0,12	

» 10 (16 juillet)	0,12	
» 11	0,12	
» 12	0,16	
» 13	0,16	
» 14	0,20	
» 15	0,20	Positif.
» 16	0,25	
» 17	0,25	
» 18	0,25	
» 19	0,25	
» 20 (26 juillet)	0,25	

Les déductions à tirer du rapprochement des résultats expérimentaux succinctement résumés ci-dessus nous paraissent pouvoir être formulées dans les propositions suivantes :

1° Contrairement à l'opinion de certains auteurs, le mercure doit être compté au nombre des substances toxiques et médicamenteuses qui s'éliminent par la glande mammaire.

2° On observe, dans l'élimination du mercure par le lait, un retard, véritable *temps perdu* d'élimination, qui doit varier nécessairement avec la nature et la dose du produit administré, avec l'espèce animale, l'âge du sujet, etc.... Cette résistance au passage peut être considérée comme un procédé de défense de l'organisme maternel contre l'intoxication du nouveau-né.

3° Ce *temps perdu* dans l'élimination du mercure par la glande mammaire peut trouver son explication : dans les expériences anciennes d'Orfila sur le séjour de ce corps dans l'organisme; dans celles de Küssmaul et de Colson relatives à sa fixation dans certains organes (foie, os); et surtout dans les expériences récentes de H. Stassano sur le pouvoir absorbant des leucocytes (et d'autres cellules à noyaux) pour les composés mercuriels, rôle déjà attribué aux mêmes éléments par Kobert et les élèves de Dorpat à l'égard des sels solubles de fer et d'argent.

4° Le retard dans l'élimination du mercure par la glande mammaire permet de se rendre compte des résultats négatifs obtenus par les expérimentateurs qui n'ont pas trouvé ce métal dans le lait d'animaux soumis à l'usage du mercure, même à des doses très élevées, *intus* et *extra*.

5° Au point de vue thérapeutique, nos expériences établissant le passage du mercure dans le lait démontrent que le traitement indirect des nouveau-nés, par le lait de nourrices soumises à la médication hydrargyrique, est un traitement rationnel; mais que le clinicien devra tenir compte du *temps perdu* et recourir, pour combattre les accidents syphilitiques aigus et graves, à la mercurialisation directe de l'enfant.

TROUBLES PHYSIQUES ET PSYCHIQUES OBSERVÉS CHEZ L'HOMME DANS LE COCAINISME AIGU EXPÉRIMENTAL. RÉFLEXIONS GÉNÉRALES

par M. L. FUSTER

Nous étions depuis longtemps préoccupé par les résultats hypothétiques que peut donner la cocaïne agissant sur les centres nerveux supérieurs. Les expériences faites sur les animaux ont fourni quelques renseignements et c'est ainsi qu'on a constaté l'agitation, les convulsions, la syncope et enfin la mort par arrêt de la respiration. En se reportant aux intoxications aiguës accidentelles ou volontaires observées chez l'homme, on peut prévoir qu'il se produit des phénomènes intéressants à étudier.

Quelle peut être l'influence de cet agent sur les cellules nerveuses centrales et en particulier sur celles qui exercent les fonctions psycho-motrices?

Nous aurions souhaité faire avant tout quelques expériences directes sur les animaux en injectant la cocaïne dans diverses régions du cerveau et de la moelle, mais il n'est pas toujours facile d'avoir un laboratoire à sa disposition et, de ce côté, il nous a été impossible de nous adresser à l'expérimentation. Nous livrons l'idée à ceux que les hasards de la fortune ont placés en de meilleurs conditions que nous.

Nous avons expérimenté sur nous-même.

Deux voies étaient à suivre parallèlement : les injections hypodermiques et l'ingestion simple.

Voici l'exposé des résultats, notés scrupuleusement d'instant en instant.

Première série.

Obs. I. — *Injection sous-cutanée de 10 centigrammes de cocaïne.* — *Tachycardie, sécheresse de la bouche, tendance à l'excitation cérébrale, etc....*

A 11 h. 55 du soir injection de 1 centimètre cube contenant 5 centigrammes de cocaïne.

12 h. 50. Pouls régulier à 110, vague pesanteur de tête, bouche sèche, tremblement, bourdonnements d'oreilles, refroidissement des extrémités, état psychique normal, aptitude ordinaire au travail, sensibilité périphérique

conservée sans modifications : région piquée légèrement anesthésiée sur un espace égal à une pièce d'un franc environ.

12 h. 50 de nuit. Pouls à 124.

1 heure du matin. Injection de 5 centigrammes.

1 h. 5 du matin. Pouls à 130 ; vague douleur dans la région précordiale. Sécheresse de la bouche, légère excitation cérébrale.

Vers 2 heures tout rentre dans l'ordre.

Dans cette première observation, il a été injecté 10 centigrammes en deux fois à une heure d'intervalle.

Les phénomènes remarquables sont : Tachycardie, refroidissement des extrémités, sécheresse de la bouche, *tendance à l'excitation cerebrale*.

OBS. II. — *Injection de 56 centigrammes dans l'espace de trois heures environ. Troubles cardiaques, état psychique spécial, inappétence absolue, etc....*

L'état général étant normal et le pouls à 90, 92, on injecte à 4 h. 44 de l'après-midi, 2 centimètres cubes représentant 10 centigrammes.

4 h. 50. Pouls à 120, tremblement, sécheresse de la bouche, inappétence absolue, impression de moiteur froide aux extrémités.

Excitation du système nerveux moteur qui se traduit par le besoin de se mouvoir; quelques contractions spasmodiques des muscles de la face. L'intelligence est nette et le travail facile.

5 heures. Pouls à 128, petit, régulier, bourdonnement d'oreilles, pas de gêne respiratoire. La position assise est facilement supportée sans vertiges, sans crainte de syncope. Pas de dilatation pupillaire.

5 h. 10. Pouls à 120. Le tableau symptomatique précédent persiste, mais diminue d'intensité, et on a l'impression que l'action du poison est passée à son apogée.

Il faut savoir si une nouvelle dose égale à la première, aura une influence plus grande maintenant que l'organisme a déjà été impressionné.

Nous pensons à une action équivalente, car le poison semble agir rapidement et les symptômes cardinaux paraissent directement proportionnés aux doses.

5 h. 1/2. Injection de 10 centigrammes.

7 h. 1/2. Les symptômes se sont reproduits sans accentuation, mais un peu plus prolongés. En ce moment, ils ont presque disparu, sauf la tachycardie. Aussi faut-il renouveler l'expérience avec une dose supérieure.

Injection de 16 centigrammes.

7 h. 44. Excitation du système nerveux moteur, pesanteur de tête, dilatation pupillaire plus accentuée, d'où difficulté d'accommodation ; pouls régulier, petit, à 120. Tremblement, bourdonnement d'oreilles, etc.... Troubles psychiques, portant sur la mémoire actuelle, ce qui fait que l'on oublie ce que l'on voulait accomplir, ou que l'on a accompli un instant auparavant. Ceci explique encore l'hésitation que l'on éprouve devant l'orthographe d'un mot, à propos d'une lettre. L'activité cérébrale volontaire est normale et, sous sa direction, le travail intellectuel est facile.

7 h. 55. Inappétence absolue, soif nulle, état général comme précédemment.

8 h. 15. La tendance au mouvement est plus impérative et tout en m'en rendant compte, je m'y soumets volontiers et j'arrange mes papiers, mes livres. Le pouls est à 112, petit, ordinairement régulier, mais présentant, à

peu près toutes les minutes, un faux pas, un arrêt correspondant à une pulsation. Les pupilles sont plus dilatées. Il y a de la contracture des muscles de la face, car les maxillaires sont fortement appliqués l'un contre l'autre, mais cependant il est facile d'ouvrir et de fermer la bouche.

Tout le système nerveux volontaire, si je puis m'exprimer ainsi, est libre, et malgré l'impulsion à s'agiter, à agir physiquement, la volonté domine tout.

8 h. 55. Teint très pâle, blafard, pouls à 125; notons que les quarts de minute ne sont pas identiques et qu'ils diffèrent de 2 à 4 pulsations, en plus ou en moins. La respiration ne présente rien d'anormal. Il est intéressant de noter les variations du pouls suivant la position. Ainsi nous trouvons : Debout, 136; assis, 125; couché, 104. Ce n'est que l'exagération de ce qui se passe à l'état physiologique, mais c'est aussi la justification de la recommandation faite par les auteurs : « Ne faire d'injection de cocaïne qu'à des sujets couchés ». Nous ajouterons, *ne pas les laisser se relever trop vite*, une syncope cardiaque pourrait en résulter.

Les effets aigus du poison s'atténuent, et il y aura lieu de faire une nouvelle injection d'une dose supérieure à celle employée jusqu'à ce moment. Notons que le pouls, très rapide, a changé de rythme, car deux pulsations sont suivies d'un arrêt extrêmement court (pulsations couplées).

Pour des raisons indépendantes de notre volonté, l'expérimentation n'a pu être continuée, suivant notre désir.

Dans cette observation en 2 h. 45, il a été injecté 56 centigrammes de cocaïne. Il faut remarquer la *tachycardie* et les *irrégularités cardiaques*, la dilatation des pupilles, les contractures musculaires, et surtout l'état psychique qui établit déjà une gradation dans les fonctions cérébrales supérieures, en laissant toute *leur liberté à la volonté et à l'entendement*.

Deuxième série.

Obs. I. — *Ingestion de 10 centigrammes de cocaïne, troubles légers cardiaques et psychiques.*

L'état général étant bon, le pouls régulier à 92, on absorbe 10 centigrammes de cocaïne dans 90 grammes d'eau, à 9 h. 50.

10 h. 5. Quelques bourdonnements d'oreilles et impression vague, analogue à celle produite par le chloroforme. Pouls normal, tremblement léger, intelligence nette.

10 h. 20. Sensation de froid aux extrémités inférieures, légère excitation motrice et psychique. Pouls à 80-90, régulier et fort.

10 h. 50. Le pouls diminue un peu, comme fréquence et intensité.

Dans cette observation, tous les symptômes notés précédemment se sont présentés, mais *absolument atténués*. Il est intéressant de remarquer l'analogie avec l'observation I de la première série.

Obs. II. — *Ingestion de 65 centigrammes dans l'espace de 1 h. 40. Tachycardie, troubles cardiaques, etc.... Phénomènes psychiques.*

Pouls à 80-90, état général satisfaisant.

À midi ingestion de 15 centigrammes en capsules et de 5/4 de verre d'eau.

12 h. 15. Pouls à 104; un peu d'agitation motrice et psychique, tremblement léger.

12 h. 25. Pouls à 120, présentant quelques intermittences, état psychique net, volonté et intelligence libres.

12 h. 45. Pouls 89-92, faible et régulier. Un peu d'hyperexcitabilité cérébrale.

Ingestion de 20 centigrammes en capsules et d'un demi-verre d'eau.

1 heure de l'après-midi. Pouls à 105, avec des intermittences, sécheresse de la bouche, lourdeur de tête, inappétence absolue.

1 h. 5 de l'après-midi. Pouls à 120 debout; 116 assis et 92 couché. Dilatation pupillaire.

1 h. 40. Pouls à 100, régulier, intermittent; extrémités froides, tremblements. Ingestion de 50 centigrammes en capsules et d'un demi-verre d'eau.

2 h. 12. Pouls à 105, plus fort, respiration normale, accentuation des phénomènes précédents.

L'état de repos dans la simple observation de ce qui se passe est difficile, car on a une tendance générale au mouvement; la tête est un peu lourde et on a l'impression d'une compression légère, s'étendant entre les deux bosses pariétales postérieures, en passant sur la partie supérieure du crâne.

L'état psychique mérite une analyse plus détaillée. On passe d'un travail à un autre; on reprend une observation ou une lecture, avec une grande facilité et une netteté complète de l'entendement. Il semble que chaque partie, chaque travail, est localisé et que, suivant sa volonté, on reprend l'un ou l'autre. J'insiste sur cet état de la volonté, dominant l'état psychique général. Il y a là une dissociation extrêmement intéressante à noter. Pour juger de la netteté intellectuelle, j'essaie différents travaux et je les exécute avec la facilité ordinaire. Un autre fait d'une grande valeur et qui s'accorde avec l'idée de dissociation dont nous venons de parler, est le suivant : Quand je compte le pouls, si je pense à autre chose pendant quelques secondes, je continue à compter, mais dès que mon attention est ramenée vers ce point, parfois je m'aperçois que je compte les pulsations *avant qu'elles n'aient battu*. Parfois aussi, je fais une erreur de un ou deux et par exemple, je dis 82, puis 84. Je m'en rends compte très bien et, *je note que c'est toujours en plus*. De même en écrivant, une ou deux fois, j'ai inscrit seulement la fin d'un mot, mais en lui *conservant sa signification*, ainsi, je voulais écrire *poursuivre* et j'ai marqué seulement *suivre*.

2 h. 38 de l'après-midi. Il y a une heure que j'ai absorbé la dose de 50 centigrammes. La peau est moite, le visage calme, les pupilles ont conservé la dilatation déjà notée. Le réflexe pupillaire est conservé; le tremblement, qui n'exprime ici qu'un besoin de mouvement, est, pour cette cause, nettement augmenté à l'état de repos.

2 h. 55. Dans ces trois heures il a été absorbé 65 centigrammes. La température est 37,7. Comme trouble psychique, il faut encore noter une certaine hésitation dans la recherche d'un objet par exemple. On a oublié, mais on se rappelle vite, lorsque la volonté intervient.

5 h. 55. Inappétence absolue, sécheresse de la bouche, mais pas soif. Pouls à 120, mais les quarts de minute ne sont pas comparables.

L'état général reste le même, mais l'action aiguë du poison est passée à son maximum.

Le pouls conserve ses caractères; donc il ne faut pas mettre les phénomènes, psychiques ou autres, sur le compte d'une hypercirculation, comme certains auteurs seraient portés à le croire. Il y a une action directe du poison. L'état de dilution l'accentue encore parce qu'il se perd moins de médicament en route, l'action sur l'estomac étant moins anesthésique que lorsque la cocaïne est à l'état de concentration. On comprend alors qu'une même quantité (concentrée ou diluée) sera absorbée d'une façon différente par une muqueuse plus ou moins anesthésiée.

La muqueuse stomacale ou intestinale, soumise à l'influence d'un agent anesthésique, absorbe-t-elle d'une façon normale?

Il y a là une vaste question féconde, en conséquences intéressantes sur les sécrétions glandulaires, l'absorption, etc....

Mais continuons notre observation :

L'état psychique est toujours net, toujours libre, dominé par la volonté, mais à cette heure (3 h. 40) l'excitation cérébrale est moindre, tandis que les phénomènes restent les mêmes, un peu de gêne dans la région précordiale, peau moite, froid aux extrémités. Le visage calme, les yeux fixes.

5 heures. Le pouls a conservé sa fréquence. Les phénomènes généraux restent les mêmes, mais l'état psychique est plutôt déprimé, la tête lourde.

5 h. 1/2. Pouls à 112. Sensation générale de froid, dépression morale.

6 heures. État psychique normal. Tous les phénomènes physiques persistent. A ce moment je sors et je reste dehors jusqu'à dix heures sans aucune gêne.

A minuit, le pouls est à 100, l'état général est à peu près normal.

Le lendemain, 9 heures du matin. La nuit a été calme mais au réveil la tête est lourde, le pouls est petit à 80-90. La température 36°,8.

10 heures. Malaise général indéfinissable et extrêmement pénible, tremblement très accentuée, état de faiblesse tendant à la syncope.

Du côté psychique il semble que la pensée veuille se reposer en se fixant légèrement sur une idée vague, comme le regard qui se perd volontiers vers un point indéterminé de l'espace. Le travail intellectuel est possible et la valeur du jugement n'est pas altérée. Le cœur a conservé une irritabilité remarquable qui s'accuse par les variations du pouls qui passe de 80 à 100 et 110, sans cause apparente.

Vers 11 heures. État général particulièrement pénible. On a l'impression d'une syncope grave imminente. Le pouls est petit et rapide, le psychisme normal.

A midi, tout rentre dans l'ordre.

Dans cette dernière observation comme dans l'observation II de la série précédente, on voit se produire les troubles cardiaques, la dilatation pupillaire, les troubles moteurs et psychiques, etc.; notons de plus les accidents secondaires qui tendent à se produire 12 ou 15 heures après et lorsque la nuit s'est passée calme et normale.

Pour simplifier le discours, nous résumerons dans un premier tableau l'exposé des troubles produits par la cocaïne dans les deux séries d'expériences qui précèdent. Nous formerons deux groupes d'après les doses faibles ou fortes puisque la voie d'absorption ne modifie pas l'ensemble des symptômes observés. Dans deux tableaux suivants nous examinerons les principaux phénomènes moteurs et psychiques comparativement à ceux qui existent dans quelques *névroses* (?) ou *intoxications*.

I. TABLEAU.

Troubles physiques observés avec les doses faibles (0,10) et les doses fortes (de 0,56 à 0,65).

DOSE DE 0,10.	DOSE DE 0,56 à 0,65.
Tachycardie	Faux pas, intermittences, pulsations couplées et irrégularités, variation du pouls dans diverses positions.
Lourdeur de tête	Compression suivant la ligne crânio-bipariétale.
Tremblements et tendance au mouvement	Impulsion plus impérative, mais consciente, légère contracture. Bourdonnements d'oreilles. Refroidissement des extrémités, sécheresse de la bouche. Inappétence absolue, sueur froide. Dilatation pupillaire.
Accidents secondaires	Tendance à la syncope. Angoisse extrêmement pénible, survenant 15 heures après.

Pas de troubles respiratoires, pas d'hypersécrétion glandulaire proprement dite. Cependant on observe de la diarrhée passagère.

II. TABLEAU comparatif entre les phénomènes moteurs observés dans le cocaïnisme aigu et quelques autres affections.

I. TREMBLEMENT.

COCAÏNISME AIGU.	
COCAÏNISME AIGU. — Existe au repos dans les membres supérieurs, il se suspend dans les mouvements volontaires. L'écriture n'est pas modifiée. Il se développe dans les membres inférieurs lorsqu'on leur donne une position fatigante.	*Paralysie agitante.* — Le tremblement est surtout marqué au repos, mais l'écriture est altérée ou impossible. *Sclérose en plaques.* — Le tremblement est intentionnel. *Alcoolisme, hydrargyrisme* etc. — Le tremblement s'exagère dans les mouvements. *Hystérie.* — Tremblement essentiellement polymorphe. *Intoxications diverses.* — Tremblement surtout intentionnel.

1. Voir la communication de GUINARD. Étude expérimentale de quelques symptômes de la rage. *Sect. path. gén.*, 5 août. — Il y a là, il nous semble, quelques analogies à rapprocher. *Note du 5 août* 1900.

II. Tendance au mouvement.

Cocaïnisme aigu. — La tendance au mouvement se présente plus ou moins impérative, suivant les doses, mais, dans notre cas, elle est toujours consciente et soumise à la volonté. Sa marche est régulière et ferme.

Paralysie agitante. — Impulsion irrésistible, et lorsque le malade marche, il semble « courir après son centre de gravité. »

Épilepsie. — Automatisme ambulatoire impératif, ordinairement suivi d'amnésie.

Hystérie. — Automatisme ambulant inconscient ou conscient (captivés).

Intoxications diverses. — Excitation motrice inconsciente en général.

III Tableau.

Troubles psychiques dans quelques affections nerveuses.

Cocaïnisme aigu. — Avec les doses faibles, on observe une simple tendance à l'excitation cérébrale. Avec les doses élevées, il y a une hyperactivité intellectuelle. La pensée se précipite; on peut passer d'un travail à un autre, comme si chacun était localisé en un point du cerveau et fonctionnait sur l'ordre de la volonté. Les troubles portent sur la mémoire actuelle, et c'est pour cela qu'on oublie ce que l'on vient de faire, ce que l'on avait décidé de faire, une minute auparavant.

On se rappelle au moindre effort de la volonté.

Un mouvement psychique commencé, comme l'action volontaire et intelligente de compter les pulsations, se continue en se *précipitant* dès que la volonté suspend son influence frénatrice et directrice. C'est ce qui se passe aussi lorsque l'on fait un travail quelconque. Dès qu'on s'interrompt pour reporter *l'attention active* vers un autre ouvrage, on oublie le premier.

La caractéristique de l'état psychique observé dans notre cas, c'est *la liberté complète de l'entendement et de la volonté*.

Paralysie agitante. — Ne présente des troubles psychiques qu'à la fin.

Paralysie générale. — Troubles psychiques, parmi lesquels notons la diminution de la mémoire, portant d'abord sur les faits récents.

Accès maniaque. — Souvent suractivité cérébrale, au début. La confusion qui se développe de plus en plus tient à ce que le malade ne peut plus retrouver le lien qui unit les impressions intellectuelles, qui se précipitent trop vite.

Paroxysmes psychiques de l'épilepsie. — Loquacité, actes violents exécutés avec une sûreté remarquable. Amnésie consécutive. Parfois accès de manie aiguë.

Hystérie. — Notons seulement le délire « amnésique », c'est-à-dire dans lequel l'amnésie porte sur une période récente.

Alcoolisme et intoxications diverses. — Excitation consciente au début avec loquacité, suractivité cérébrale, puis souvent délire furieux ou dépression morale avec amnésie.

Maladie de Basedow. — Au début, énervement, sensation d'état anormal qu'on ne s'explique pas, irritabilité, etc.

1° La cocaïne est un poison produisant des accidents aigus dont la gravité est directement proportionnelle aux doses. Ses accidents passent rapidement ;

2° L'usage prolongé, même de petites doses, paraît être plus dangereux encore, car il en résulte une altération profonde des phénomènes biologiques, physiques et psychiques ;

3° L'état mental du sujet doit être toujours examiné, car la peur en particulier est une disposition qui multiplie d'une façon considérable l'action pathologique du poison, et il peut arriver des troubles sérieux avec des doses faibles ;

4° L'injection en vue d'une opération est moins dangereuse que l'injection expérimentale. En effet, une partie de la cocaïne est éliminée lors de l'incision des tissus, et surtout parce que pour l'anesthésie locale, l'injection sera intradermique et non sous-cutanée. L'absorption du poison est ainsi tout à fait modifiée. Il faut donc insister, avec Reclus et Isch-Wall, sur la nécessité des injections intradermiques.

On peut d'ailleurs, si la région le permet, exercer une compression annulaire circonscrivant le point piqué :

5° Le malade sera toujours dans le décubitus dorsal et il y restera un certain temps après l'opération :

6° L'inappétence est absolue, quelle que soit la voie d'absorption, si la dose est suffisante.

Ceci s'accorde parfaitement avec les expériences physiologiques qui démontrent que la sensation de faim est d'origine centrale.

Remarquons que l'on peut manger cependant, et qu'il n'y a pas de vomissements.

De même la soif est nulle, malgré la sécheresse de la bouche. Ceci se comprend puisque les sécrétions sont plutôt diminuées et qu'ainsi la teneur en eau de l'organisme est peu modifiée :

7° Les phénomènes d'excitation motrice sont probablement sous la dépendance d'une irritation spéciale de l'écorce.

Rappelons à l'appui de notre manière de voir, l'expérience de Danini qui sectionna la moelle chez un chien atteint de convulsions cocaïniques et ne put alors reproduire ces convulsions :

8° Les phénomènes moteurs présentent une certaine autonomie tout en restant soumis à la volonté, ils tendent à lui échapper lorsque l'excitation est plus violente, et il est possible qu'à un degré encore supérieur, ils deviennent totalement indépendants. C'est alors que se produiraient les convulsions observées chez les animaux, ou les délires inconscients de quelques *névroses* et *intoxications*. On peut encore admettre, qu'à ce degré, il y a diminution de l'énergie frénatrice de la volonté, ce qui permet l'irrésistibilité du mouvement ;

9° Les mouvements psychiques se sont aussi précipités et les impressions enregistrées par le cerveau semblaient plus nombreuses et plus superficielles, mais nettement coordonnées et conscientes ;

10° Parmi les facultés de l'intelligence, la première troublée a été la mémoire, et, dans ce sens, la mémoire actuelle. Ce serait donc une faculté subalterne ;

11° Les fonctions supérieures psychiques, volonté et entendement, ont conservé toute leur liberté ;

12° Il est intéressant de comparer les phénomènes observés dans cette forme d'intoxication expérimentale, avec ceux qui appartiennent à certaines névroses (?) à certaines intoxications, à certaines maladies devant lesquelles les études microbiologiques sont impuissantes à trouver le véritable agent pathogène ;

13° Nous nous rangeons absolument du côté de ceux qui font de la neurasthénie, du goitre exophtalmique, de la chlorose, etc., des maladies par intoxications ;

14° Nous pensons qu'il faut protester contre le raisonnement antiscientifique de certains auteurs modernes (Souques, article Hystérie du *Traité de médecine*) qui disent : « Si l'on ne parvient pas à rattacher à une maladie connue le complexus morbide, ou peut et on doit, par exclusion, penser à la névrose. »

Cette façon de juger était bonne peut-être du temps de Sydenham, qui s'exprimait de même, vers 1650. Mais la médecine actuelle ne saurait se contenter de *mots* dont le sens est d'autant plus vide, qu'on veut y faire entrer plus de symptômes, d'états morbides, embrouillés à plaisir, par le sot respect des systèmes créés par des hommes qui firent beaucoup et firent grand, à *leur époque*.

Il est plus juste de chercher, *en avouant* qu'on ne sait pas encore la vérité sur bien des points.

Nous pensons de plus qu'il y a lieu de battre en brèche le vaste monument des névroses, des psychoses, etc., où règne la plus parfaite incohérence théorique, clinique et anatomo-pathologique. Un grand nombre de ces affections doivent rentrer de droit dans le groupe des intoxications diverses, parmi lesquelles il faut noter les auto-intoxications amenées par trouble ou perversion des sécrétions et excrétions physiologiques *connues* et *inconnues*.

M. le professeur MAUREL.— Le professeur Maurel fait remarquer à M. Fuster que le titre a une influence considérable sur les effets de la cocaïne.

Cette influence est très marquée par la voie intraveineuse. A un titre concentré, il suffit de 0gr. 01 de cocaïne pour tuer un kilogr. de lapin, et à un titre très étendu il faut arriver jusqu'à 0 gr. 25.

Par la voie hypodermique la différence est moindre, mais encore très marquée. Par la voie gastrique elle est presque nulle.

L'observation de M. Maurel concerne donc seulement les injections hypodermiques de M. Fuster, mais il pense que pour ces expériences la différence de titre doit avoir une réelle importance.

M. CHEINISSE (Paris) fait remarquer que, en ce qui concerne les troubles psychiques, les recherches de M. Fuster n'ont qu'une valeur très restreinte, attendu qu'il s'agit d'une auto-observation où l'expérimentateur est, pour ainsi dire juge et partie en même temps. Il aurait été, en tout cas, préférable de faire porter les recherches non pas sur des éléments aussi variables et et difficiles à apprécier que la facilité de travail par exemple, mais sur des manifestations parfaitement définies, se laissant mesurer en quelque sorte; il aurait été notamment préférable d'étudier les perturbations de la température qui se produisent sous l'influence d'injections de cocaïne.

M. FUSTER. — Je réponds seulement ceci que j'ai noté une élévation légère de la température dans l'emploi des doses élevées. On trouvera ce fait dans le compte rendu des observations.

Quant à l'objection d'auto-observation les notes publiées ont été prises au moment même et leur netteté est une démonstration.

LA MÉTHODE DES CONGÉNÈRES CHEZ LES BOVIDÉS TUBERCULEUX
RÉACTION POST-CAPILLAIRE

par M. A. JULLIAN,

Vétérinaire.

Au Congrès de la tuberculose de 1898, M. le Dr Maurice Bloch présentait une note sur : *Le terrain tuberculeux, La vaccination par la famille ou par la méthode des congénères.*

Cette méthode consiste à injecter par la voie hypodermique à un sujet tuberculeux, une petite quantité de sang capillaire puisé dans le réseau sous-cutané d'un congénère sain. A la suite de cette inoculation, il se produit une réaction que M. Bloch appelle *réaction post-capillaire*, qui se manifeste par des troubles fonctionnels particuliers : vertiges, élévation de la température et surtout une lassitude des membres inférieurs, pouvant, chez les malades les plus infectés, aller jusqu'à la parésie qui les met, du jour au lendemain, dans l'impossibilité de marcher.

J'ai voulu me rendre compte si semblable phénomène pouvait

s'observer chez les bovidés tuberculeux, traités par la méthode des congénères.

Je ne parlerai pas des résultats thérapeutiques obtenus, mes observations n'étant pas encore assez nombreuses. Mais, ce que je tiens à signaler, c'est cette action déprimante particulière du sang capillaire de congénère sain injecté à faible dose à un animal tuberculeux et que j'ai pu observer dans les deux séries d'expériences que je rapporte brièvement.

Ces expériences ont porté sur deux séries d'animaux préalablement tuberculinés de façon à s'assurer qu'ils étaient tuberculeux ou non.

1re SÉRIE. — *Mai 1898*. — Sept animaux tuberculeux d'âge et de sexe différents reçoivent 2 c. c. du sang capillaire d'autre animaux sains et parents à divers degrés. Le troupeau est au paccage nuit et jour ce qui rend l'observation de la réaction plus difficile. Cependant, les vachers ont remarqué le lendemain de l'injection que les animaux traités étaient un peu tristes mangeaient moins, et semblaient éprouver une sorte de lassitude les portant à se coucher plus fréquemment qu'ils n'en avaient coutume.

2e SÉRIE. — *Mars 1899*. — Dans une étable où 21 sujets sur 22 sont tuberculeux, la seule vache saine donne du sang pour quatre génisses de 2 ans et une vache de 8 ans, cette dernière maigre, et atteinte de tuberculose pulmonaire bien caractérisée. L'injection capillaire (5 c. c.) est faite dans la soirée et je demande au propriétaire de bien noter tout ce qu'il pourra observer d'anormal sur les sujets traités, ce qui est facile, tous les animaux étant à l'étable. Dès le lendemain matin, il remarqua que les cinq vaches inoculées sont couchées, indifférentes à ce qui se passe autour d'elles, tandis que toutes les autres prennent leur premier repas comme les autres jours. Toute la matinée le même état comateux persiste. Excitées par la voix et le bâton, les vaches tentent de se relever, mais elles retombent lourdement, comme si leur membres se refusaient à les porter. A ma visite de l'après-midi, je puis constater le fait par moi-même, mais à ce moment les animaux ne cherchent même plus à se relever. Cette amyosthénie se prolonge jusque dans la nuit suivante et, le deuxième jour après l'inoculation, tout est rentré dans l'ordre, sauf pour la vache âgée qui, à partir de ce moment, dépérit rapidement et doit être livrée à l'équarrissage peu de temps après.

Tels sont, rapidement résumés, les phénomènes d'amyosthénie que j'ai pu observer sur les bovidés tuberculeux soumis à l'injection de sang capillaire. Je n'en fais pas de commentaires, espérant que des expériences actuellement en cours, feront jaillir un peu de la lumière nécessaire pour la saine interprétation de ces phénomènes.

CONSIDÉRATIONS SUR LE VRAI ROLE PATHOGÉNIQUE
DES MICRO-ORGANISMES
par M. Francisco RISQUEZ.

Depuis les constatations de Pasteur sur l'action pathogénique de la bactéridie charbonneuse, il a été établi en pathologie générale cette doctrine : que *les microbes sont les agents générateurs des maladies.* Des investigations et des preuves ultérieures ont miné peu à peu cette notion, si séduisante à cause de sa simplicité même ; mais elle domine encore dans la science, comme doctrine pathogénique, et pas un médecin, pas un auteur de pathologie, en se rapportant à une maladie infectieuse, ne se refuse à accepter ce principe sans contradiction.

Quant à moi, m'étant formé une opinion contraire, que j'ai exposée et soutenue, depuis quelques années, du haut de la chaire et dans les journaux[1], mais manquant de l'autorité nécessaire au progrès de ces innovations, j'ai attendu ce moment-ci pour demander à la suprème autorité scientifique de ce Congrès, une modification à la doctrine microbienne. Je pense qu'il appartient à la science internationale, réunie dans cette métropole de la civilisation dont la sanction semble indispensable à toute idée pour qu'elle prospère, d'établir définitivement, pour les travailleurs du siècle qui va s'ouvrir, le *vrai rôle pathogénique des micro-organismes.*

Voici les propositions sur lesquelles j'appuierai mes conclusions :

1° Il n'existe pas de spécificité microbienne, quant à ce qu'une maladie déterminée correspond à chaque espèce particulière de microbes ;

2° Les microbes n'engendrent pas les maladies ;

3° Tous ou presque tous les microbes, considérés comme des espèces pathogènes qui diffèrent entre elles, quant à leurs origines et à leurs effets, ne sont que des transformations de quelques-unes d'entre elles, et c'est à la bactériologie d'en déterminer le type et le nombre.

I

La première de ces deux propositions ne peut plus être discutée

---

1. RISQUEZ. *Gaz. Méd. de Caracas,* octobre 1895 à mai 1896. — Leçon d'inauguration du Cours de pathologie. *Gaz. Méd.,* 1898. — Cours complet de Pathol. génér. et descriptive.

aujourd'hui : « Le rêve des premières années de la bactériologie, celui d'identifier étroitement la maladie avec la cause microbienne, ne s'est pas réalisé[1]. »

« Le polymorphisme des lésions déterminées par un même microbe, n'est plus fait pour nous étonner. Nous sommes déjà loin du temps où l'on voulait édifier l'histoire de toutes les infections à l'image du charbon, dont l'étiologie, en raison de sa simplicité même, a, pendant un laps de temps, pesé un peu trop lourdement sur la pathologie des maladies microbiennes[2]. »

En effet, et pour ne citer que quelques exemples, la *bactéridie charbonneuse*, la plus ancienne, celle qu'on a le plus étudiée et qui a été la base de cette spécificité que je me refuse à accepter, n'est pas le seul microbe des affections charbonneuses. On a placé, à côté de la bactéridie de Davaine, la bactérie de Chauveau, entre lesquelles il existe de si grandes différences de formes et de réactions qu'on les considère comme des espèces différentes, et cependant les effets en sont toujours les mêmes, si on les inocule à une même espèce d'animal. Or, les expressions morbides de n'importe lequel des deux, diffèrent tant selon l'animal, la porte d'entrée et d'autres conditions, que l'on se demande sur quelle base l'on peut soutenir la spécificité du microbe du charbon.

Le *pneumocoque*, ce soi-disant microbe de la pneumonie, dont on a trouvé jusqu'à 84 variétés (Kruse et Pancini); cet hôte habituel des sujets sains, étant injecté dans un tout autre organe que le poumon, produit d'autres inflammations ou tue par septicémie sans pneumonie. Weichselbaum et Netter ont nettement démontré la localisation du diplocoque de Talamon-Fraenkel dans tous nos tissus et viscères, avec ou sans pneumonie antérieure ou concomitante[3]. Il est aussi le microbe qu'on trouve spécialement dans certaines angines pseudo-membraneuses : l'agent admis de la plupart des méningites et surtout du typhus cérébro-spinal, mais en revanche, la pneumonie peut évoluer sans pneumocoque.

La spécificité du *bacille du choléra* a été mise en doute il y a déjà quelque temps (Drasche). Liebreich a même été jusqu'à dire que la présence du bacille de Koch dans les selles ne signifiait pas plus choléra, que la présence du pneumocoque ou du bacille de la diphtérie dans la bouche ne signifie pneumonie ou diphtérie. Metschnikoff admet deux variétés de vibrions cholériques, et a transformé un

1. HALLOPEAU. *Path. gén.*, p. 125.
2. WIDAL, en *Traité de Méd.* de *Brouardel, Gilbert et Girode*, t. I, p. 515.
3. LANDOUZY, en *Traité de Méd.* de *Charcot, Bouchard et Brissaud*, t. I, p. 610.

échantillon de la première espèce dans la seconde, cette forme artificielle restant stable, identique, d'après lui, à celle qui a été isolée par Ivanoff dans la fièvre typhoïde[1]. On ne compte déjà plus le nombre des cas de choléra dans lesquels on a trouvé des microbes qui ne correspondent pas au comma-bacille de Koch, ni le nombre de microbes qui ont été isolés chez les cholériques. Sanarelli est arrivé jusqu'à 52. D'autres n'ont trouvé que des colibacilles. Enfin, « il existe toute une série de vibrions non cholériques, très voisins du vibrion cholérique. Il paraît y avoir souvent plus de différences entre deux races de vibrions cholériques, qu'entre une de celles-ci et un vibrion paracholérique[2]. »

Après les travaux de l'école de Lyon, il n'y a pas de motif pour que l'on soutienne la spécificité du *bacille d'Eberth*, simple variété de celui d'Escherich, et entre lesquels il existe toute une gamme de para-colibacilles, qui peuvent générer une grande diversité de maladies, depuis un simple abcès sous-cutané jusqu'à une septicémie mortelle sans lésions macroscopiques.

La spécificité du *gonocoque* a été niée il y a dix ans par Eraud[3], et les études de Vibert et Bordas[4], et de P. Bosc[5] ont porté le dernier coup à cette notion. L'existence du gonocoque est prouvée dans l'urètre de l'homme sain, dans les vulvites de jeunes filles, hors de toute contagion, et on le trouve constamment associé au bacille de Ducrey, dans le pus chancreux, sans qu'il y ait de blennorragie.

La tuberculose ne coexiste pas toujours avec le bacille de Koch. Le tubercule, histologiquement le même, survient après l'action de plusieurs microbes, de champignons, de parasites animaux, de substances inertes, et on a obtenu même, par des inoculations zoogléiques et des cocci isolés, la tuberculose sans microbes[6]. La vraie tuberculose bacillaire de Koch ne diffère en rien des pseudo-tuberculoses attribuées à d'autres germes, pas même par les résultats des inoculations en série, car il est démontré que ces résultats sont analogues, quel que soit le germe en expérience; ni par la production des toxines, car dans les tuberculoses locales, la formation de toxines est insignifiante ou nulle. D'ailleurs, les effets du bacille de Koch inoculé varient considérablement : tantôt c'est une simple pneumonie ou une septi-

---

1. WURTZ. *Bactériologie clinique*, p. 584.
2. COURMONT. *Précis de Bactériologie*, p. 414.
3. *Société française de Dermatologie*.
4. VIBERT et BORDAS. *Le Gonocoque en méd. lég.*, 1891. Ann. d'Hyg. publ. et de Méd. Lég.
5. P. Bosc. Le Gonocoque. *Thèse de Montpellier*.
6. THOINOT et MASSELIN. *Bactériologie*, p. 224.

cémie mortelle ; tantôt une suppuration ou une carie ; tantôt une dégénération de la peau, ou la phtisie commune ou la granulie, lésions si différentes qu'elles ont pu, au nom de la bactériologie seulement, se réunir dans un même groupe.

La diphtérie, en tant que maladies à fausses membranes, se trouve avec le bacille de Klebs-Löffler, de même qu'avec le pseudo-diphtérique, le pneumocoque, le staphylocoque, le streptocoque, le colibacille et le coccus de Brisson, seuls ou associés[1]. Les effets de ces différents microbes sont d'une spécificité si douteuse, que Grancher lui-même a fini par déclarer que, lorsqu'il s'agit du diagnostic, en cas de désaccord entre la clinique et le laboratoire, il faut accorder sa confiance à la clinique[2]. Finalement le bacille de Klebs-Löffler se trouve dans la bouche de sujets bien portants qui n'ont jamais eu de diphtérie, ou habitant dans des endroits où pendant plusieurs années, on n'a jamais vu des cas de diphtérie.

Je pourrais citer beaucoup d'autres exemples ; et pour être bref, je n'analyserai pas les autres microbes considérés comme spécifiques : ni les *streptocoques*, « le microbe à tout faire » ; ni les *staphylocoques* qui ont avec eux une analogie si intime ; ni le *vibrion septique*, qui se trouve dans différents produits pathologiques et dont les lésions se confondent avec celles du charbon symptomatique, celle du charbon bactéridien du bœuf et la septicémie de Coze et de Feltz ; ni le *bacille de Hansen*, qui malgré sa présence dans les lésions lépreuses, et là seulement, n'a pas encore pu être nettement différencié de celui de la tuberculose de Koch et qu'on n'a pas réussi à cultiver, ni à l'inoculer ; et passons à la seconde proposition.

II

La découverte des microbes a été pour la pathologie une lumière si brillante que ceux qui se livraient à l'expérimentation, ayant été éblouis, ne parvinrent à voir partout que des microbes pathogènes Mais la découverte des principes toxiques plaça vis-à-vis de la doctrine vitaliste, la doctrine chimique, et cette idée, initiée par Toussaint et Chauveau, suivie par Charrin, Roux, Chamberland, Arloing, Chantemesse et Widal et acceptée par Pasteur lui-même, dans sa lettre à Duclaux, constitue aujourd'hui une notion courante dans la science bactériologique.

« Les bactéries ne sont que des causes comme l'alcool, le froid, le

1. HALLOPEAU. *Path. gén.*
2. GRANCHER. *Bulletin médical*, 1897.

plomb, l'inanition, la fatigue, les réactions nerveuses, avec la prééminence dérivée de sa nature vivante, de sa diffusion et de ses multiples caractères[1]. »

Les microbes ne sont pas les germes producteurs des maladies. S'il en était ainsi, ils devanceraient toujours toutes les manifestations morbides, et ils ne coexisteraient pas avec elles, ou ils n'apparaîtraient pas après la maladie, comme on le voit si souvent. S'il en était ainsi, chaque maladie aurait son microbe spécifique, toujours le même et jamais un autre, pas plus qu'une autre cause, et un microbe ne pourrait jamais produire plus d'une maladie, toujours la même, ni exister en dehors de cette maladie. Enfin, s'il en était ainsi, il n'y aurait jamais une maladie infectieuse sans un microbe déterminé. Et il est bien facile de voir qu'il n'y a rien de tout cela.

La tuberculose n'exige pas la présence du bacille de Koch pour se développer : les cultures tuberculeuses avec des bacilles morts (Strauss et Gamaleïa); les cultures avec des bacilles tuberculeux bouillis et bien lavés (Pruden et Hodenpyll); les cultures privées de microbes par le filtre et les liquides pleuraux et scrotaux, d'une stérilité éprouvée par le microscope et l'ensemencement, ont donné naissance à la tuberculose chez des animaux prédisposés.

« Et comment rapprocher le mal de Pott, la coxalgie, le lupus et un abcès froid, de la granulie, la fièvre prétuberculeuse, la pneumonie caséeuse et la phtisie vulgaire? Ces modifications tendent à prouver que ce n'est pas le microbe qui fait la maladie[2]. »

Le tétanos n'est pas un effet du bacille de Nicolaïer : il est provoqué par l'inoculation de toxines tétaniques, qui d'elles-mêmes ne le produisent pas non plus, mais exigent une période d'incubation pendant laquelle c'est l'organisme qui fabrique le poison tétanigène, au moyen de conditions spéciales de température et indépendamment de la dose inoculée (Tizzoni, Cattani, Vaillard et Vincent). Les microbes tétaniques seuls sont absolument inertes, et « ils ne deviennent infectieux que s'ils sont associés à d'autres microbes, d'ailleurs très communs » (Vaillard et Vincent). L'expérience a démontré que si l'on produit le tétanos avec de la terre tétanigène, au bout de 3 ou 4 passages, ce même germe inoculé ne produit que d'inflammations, des exsudats, du pus, des eschares et parfois la septicémie de Pasteur[3]. Finalement, l'apparition du tétanos spontané, par la seule action du froid, ce qui est un fit indéniable d'une observation fréquente au

1. CHARRIN. *Semaine médicale*, n° 18, avril 6 de 1895.
2. H. ROGER, en *Traité de Méd. de Charcot, Bouchard et Brissaud*. t. III.
3. VAILLARD, cité par THOINOT et MASSELIN.

Vénézuela, serait une démonstration évidente si on n'avait pas créé cette hypothèse gratuite d'un microtraumatisme jamais trouvé et d'un microbe supposé s'introduisant par cette porte imaginaire.

Le bacille de Klebs-Löffler n'est pas l'agent nécessaire de la diphtérie. Genersich a trouvé, chez des sujets morts de cette maladie, des streptocoques et des staphylocoques seulement. Il y a aussi des diphtéries avec rien que des pneumocoques. Roux, Yersin et Löffler lui-même ont produit la maladie en inoculant des cultures passées au filtre de Chamberland, avec les mêmes caractères que lorsqu'ils employaient les cultures des bacilles vivants. On croit encore que ce n'est pas le bacille, mais l'organisme qui génère la toxine diphtérique, comme c'est déjà prouvé pour le tétanos.

Le choléra épidémique n'est ni l'effet exclusif, ni constant du bacille-virgule de Koch. Il est très rare, et parfois impossible de le trouver dans les eaux que l'on accuse de cholérigènes. Giraudeau et Renon, dans l'épidémie de Paris, en 1892, ne le trouvèrent pas une seule fois chez les malades. Dieulafoy et Netter, à l'hôpital Necker, pendant la même épidémie, ne trouvèrent que des colibacilles. Faber et Gamaleïa ont provoqué le choléra avec des cultures filtrées de comabacilles.

Les inflammations et suppurations sont provoquées expérimentalement par l'injection des substances irritantes, sans l'intervention des microbes ou des toxines, et il se produit même spontanément des abcès amicrobiens. « La suppuration est le résultat d'une réaction contre certaines substances chimiques qui sont, la plupart du temps, mais pas toujours, d'origine microbienne[1]. » En revanche, les traumatismes les plus rigoureusement traités par l'antisepsie, conservent toujours des microbes que l'on appelle pathogènes, des infections des blessures, et cependant, celles-ci sont déjà très rares.

Ajoutons à tout cela que dans la granulie on ne trouve le bacille de Koch que lorsque la période des granulations grises est passée; que, dans les lupus, il est si rare, que Cornil et Leloir, en examinant 11 cas, ne parvinrent à le trouver que dans l'un d'eux seulement, et rien qu'un bacille dans 12 coupes examinées[2]; que Malassez et Vignal arrivèrent à démontrer la transformation du coccus de la tuberculose zoogléique allant du microcoque au chapelet, à la zooglée et finalement au bacille de Koch, qui apparaissait évidemment dans les lésions, du 4ᵉ au 5ᵉ passage, ainsi qu'à obtenir au 2ᵉ passage une

1. DE CHRISTMAS. Recherches expérimentales sur la suppuration. *Annales de l'Institut Pasteur.*
2. THIBIERGE. *Traité de Méd. de Charcot, Bouchard et Brissaud*, t. III, p. 343.

tuberculose bacillaire des plus nettes, en inoculant la tuberculose zoogléique; que la preuve de la présence de la toxine typhique dans le sang ne s'obtient qu'après le développement de la fièvre; que la diffusion des bacilles charbonneux ne se fait que peu de temps avant la mort de l'animal; et tant de faits que je pourrais citer en appui de mon assertion, mais qui allongeraient outre mesure cette communication.

Enfin, si les microbes étaient la cause efficiente des maladies, il n'y en aurait aucune de celles que, par leur manière d'évoluer et de se propager sont appelées infectieuses, qui n'eût son microbe germe, qui ne pourrait échapper aujourd'hui aux recherches minutieuses de tous les jours, à la lumière des progrès du microscope, avec les procédés de culture et les moyens de coloration de plus en plus perfectionnés. Et ce sont pourtant les maladies infectieuses les plus nettement différenciées et les plus transmissibles, celles qui manquent de microbe pathogène : la rage, la syphilis, la variole, toutes les fièvres éruptives, etc.

Ainsi, donc, si les microbes considérés comme spécifiques se trouvent comme facteurs de réactions morbides différentes chez un même sujet, ou chez différents animaux; s'il est possible de provoquer des maladies sans leurs soi-disant agents microbiens; si les constatations des microbes et leurs toxines ne peuvent se faire ordinairement qu'après l'apparition et même dans les périodes avancées; si pour un certain nombre des cas il est douteux que ce soit le microbe, mais plutôt la cellule organique le générateur de la toxine; si pour un même microbe les effets de l'inoculation sont étroitement liés aux conditions des expériences, c'est-à-dire, si dans tous les cas où les conditions de sujet, de région, de procédé, etc., sont égales, on obtient les mêmes résultats, et au moment de changer les conditions les résultats varient ou sont tout à fait nuls, il faut en conclure que le microbe n'est pas le germe de la maladie, quoique parfois, de l'application de quelques-uns il s'ensuive l'apparition d'une maladie, de la même façon que le favus vient presque, non pas toujours, après le trichophytose, la gale après le sarcopte, la brûlure après le cautère et la gangrène après une constriction.

III

Avançons encore.

Si la doctrine du transformisme s'est imposée en histoire naturelle pour les êtres supérieurs de l'échelle organisée, pour ces organismes pluricellulaires et complexes dont la période d'évolution individuelle se compte par années et par siècles; leur reproduction, par mois et années; leur poids par kilogrammes et hectogrammes, il ne faut pas s'étonner qu'elle domine aujourd'hui aussi en bactériologie, alors qu'il s'agit d'êtres unicellulaires et simples qui arrivent en deux heures à l'état adulte, qui en trois jours produisent 4000 billions de descendants, et pour compléter le poids d'un milligramme il faudrait en réunir plus de 600 millions.

Le polymorphisme des microbes; le changement de virulence; celui de leurs propriétés physiques, chimiques et biologiques et de leur faculté pathogénique; la transformation expérimentale de certaines races ou variétés en d'autres; la réunion en une même espèce de simples formes considérées auparavant comme des espèces distinctes; l'obtention d'une maladie à microbes d'une certaine classe avec des microbes d'une autre espèce : voilà des faits qui sont du domaine parfait de la bactériologie moderne, dont je ne crois nécessaire ni l'énumération, ni la démonstration.

Je ne citerai qu'un exemple :

M. Terrier avait remis à M. Chantemesse des tubes fermés à la lampe contenant des fragments d'ouate sur laquelle M. Terrier avait fait passer une centaine de litres d'air puisé dans des salles de tuberculeux. M. Chantemesse inséra des fragments de cette ouate dans le péritoine des cobayes, qui moururent avec un semis de granulations tuberculeuses sur les viscères thoraciques et abdominaux, et l'examen microscopique ne montra pas un seul bacille de Koch, mais des zooglées de Malassez et Vignal (*Ann. de l'Institut Pasteur*, n° 3, 1887, cité par *Thoinot* et *Masselin*, p. 226).

« L'étude est d'hier — ajoute Rodet, — mais je ne crains pas d'affirmer que quelques types microbiens, très ressemblants morphologiquement et très distincts par leur fonction chimique, et pour cela même, séparés comme des espèces différentes, ne sont que le produit de certaines variations fonctionnelles dont nous pouvons espérer connaître le déterminisme et aspirer à le reproduire[1]. »

Ces changements en bactériologie correspondent à des variations analogues dans la clinique et ont leur expression dans ces gammes morbides qui vont, par exemple, de la fièvre de surmenage au typhus des camps; du choléra nostras au morbus asiatique; de l'angine herpétique à la diphtérie mortelle; de l'embarras gastrique à la fièvre typhoïde; de la pseudo-tuberculose à la phtisie aiguë, et celles qui ne tarderont peut-être pas à se former sur des meilleures bases,

----

1. Rodet. *Variabilité des microbes*, p. 94.

comme l'a fait Boucher avec le *rhumatisme constitutionnel* [1], et comme je me suis efforcé de le faire dans mon *Essai de nosographie rationnelle* et dans mes *Leçons de pathologie descriptive*.

Et si ces variations ont pu être démontrées et produites à volonté pour certains microbes, avec les rares moyens d'expérience que nous passédons, sans le secours de cette force inimitable et secrète de la nature qui fait par exemple la transformation de l'aliment en chyle et fèces, jugez si elles sont remarquables et fréquentes celles qui sont nées spontanément dans le sein de notre organisme, où les milieux de culture se modifient constamment à notre insu, dans ce laboratoire compliqué que tout le pouvoir de la chimie n'a pu imiter jusqu'à présent.

Qui pourrait nier, alors, que le micro-organisme de telle forme, de telles propriétés, qui forme de tels produits, par une modification du milieu se transforme en cet autre que l'on croit une espèce distincte parce qu'il a une autre forme, qu'il offre d'autres caractères et qu'il élabore d'autres produits?

S'il est démontré que le coli-bacille, l'hôte habituel de nos intestins, est le même qui produit un grand nombre d'inflammations diverses; le même qui semble être la cause du choléra nostras et du choléra épidémique; le même qu'on trouve dans la dysenterie, comme le bacille de Chantemesse; dans les voies urinaires, comme le bacille de Clado et Albarran; dans les concrétions biliaires, comme noyau; que manque-t-il alors pour admettre que c'est le même qu'a découvert M. Hayem dans la diarrhée verte, et que, en changeant de milieu, il donne le choléra en Asie, la fièvre typhoïde en Europe et la fièvre jaune en Amérique [2]?

Si entre le paludisme et la fièvre récurrente il existe des aspects cliniques que nous connaissons tous, et entre l'hématozoaire de Laveran et le spirille d'Obermeier les étroites analogies établies par Sacharoff; si encore le typhus récurrent et le typhus exanthématique se confondent dans leur étiologie et coïncident dans leur apparition; et si Lewaschew, Thoinot et Calmette ont trouvé dans le sang de la rate des typhiques des spirochètes exanthématiques ressemblant aux spirilles d'Obermeier; si, enfin, les diverses espèces d'hématozoaires admises par l'école italienne, suivant les formes du paludisme, ont été réunies en un même groupe par l'école française: pourquoi ne pas

1. Boucher. *Lois des entités morbides.*

2. Si pour le choléra et la typhoïde il n'y a plus de doutes, rappelons-nous que la fièvre jaune a été considérée par quelques-uns comme une colibacillose à virulence particulière.

admettre aussi que tous les trois dérivent du même germe modifié par la localité et le milieu, tropical pour le paludisme, tempéré ou froid pour la fièvre récurrente et le typhus d'Irlande?

Si l'on accepte que ce coccus saprophyte, l'hôte habituel de notre peau et de nos muqueuses, est le même microbe qui se trouve dans les furoncles et les abcès, dans l'érysipèle et la septicémie puerpérale, dans l'ostéomyélite et les phlegmasies des séreuses, dans les angines et dans les bronchites; qui aura le droit de nier que ce soit le même, modifié par le milieu, qui apparié, donne le pneumocoque de Talamon-Fraenkel, microbe de la pneumonie aussi bien que du typhus cérébro-spinal; allongé, donne le diplobacille de Friedländer, propre aussi des pneumonies et des bronchites; le même peut-être qu'on trouve dans les myocardites, ainsi que dans la grippe et la coqueluche; et qui sait si le même microbe qui devient bacille de Koch chez l'homme, chez les oiseaux et le bœuf, et peut-être le bacille de la morve chez les équins? Et ce coccus des inflammations et suppurations, ne serait-il pas le même qui, en acquérant certains caractères de virulence, se généralise, — et c'est le streptocoque de l'infection purulente, — s'allonge et se répand chez certains animaux, — et c'est la bactéridie de Davaine, — se fixe et sporule, chez l'homme, — et c'est le bacille de Nicolaïer, — se courbe et génère des gaz, — et c'est le vibrion septique, — étant tous des microbes d'un polymorphisme reconnu?

Si, enfin, on ne discute plus que le coccus de l'urètre et du vagin, en état normal, est le même qui, apparié et virulent, se trouve dans les blennorragies les plus aiguës et dans les orchites, ophtalmies, arthrites, péritonites, myocardites et autres phlegmasies; pourquoi ne pas s'incliner à reconnaître, en suivant ce même ordre de considérations, et guidés par l'analogie, que c'est le même qui, demeurant dans les chancres mous, devient bacille de Ducrey, avec lequel on le trouve en perpétuelle association; que celui-ci, en passant par la frontière, encore en dispute, des chancres mixtes, et en acquérant une plus grande diffusibilité et virulence, devient le bacille de Lustgarten? Et qui sait, enfin, si ce microbe de la syphilis, aussi semblable à celui qu'on trouve habituellement dans le smegma préputial et dans le mucus vulvaire, qu'à celui de la tuberculose et à celui de la lèpre, ne forme avec ceux-ci qu'une seule espèce modifiée par le milieu et se trouvant dans des lésions très différentes[1] : ulcères, engorgements,

1. Se rapportant au fait de trouver le bacille de Lustgarten dans les lésions et les produits syphilitiques, de même que dans le smegma préputial et le mucus de grandes lèvres, nous lisons en Hallopeau : « On peut se demander s'il y a une simple coïncidence, et si l'on ne pourrait pas émettre l'hypothèse d'une lointaine

néoplasies et dégénérations d'un côté; de l'autre, des granulations, des masses caséeuses, des caries, des abcès; plus loin, des taches, des tubercules, des atrophies, des destructions nerveuses; qui accompagne ces altérations dont la syphilis et la lèpre disputent la paternité et qui s'appellent maladie de Morvan, maladie de Raynaud, érythromélalgie et syringomyélie; qui corresponde dans ses périodes de transition à ces maladies hybrides ou douteuses qui ont de la syphilis, de la lèpre et du tubercule, comme les pneumopathies syphilitiques, le chancre mixte, certaines myélopathies, les bubons et le mal de Saint-Antoine.

Je sais bien que je m'engage un peu trop loin dans cette voie de la transformation des maladies et du transformisme des microbes; qu'on est encore bien distant d'avoir démontré ces variations, et que l'on trouvera audacieusement hasardées mes idées. Mais je demande, au nom de la clinique, si ce n'est pas commun de trouver certaines formes de maladies qui s'éloignent de son type pour se rapprocher d'un autre, des cas que j'ai désignés sous le nom de *limitrophes*, pour indiquer en quelque sorte un état de transition; je demande, au nom de la biologie générale, si le fonctionnement vital n'est pas capable de produire des changements impossible jusqu'aujourd'hui d'être imités; je demande, enfin, au nom de la logique, si l'on n'a pas le droit de conclure de plusieurs faits démontrés et contrôlés une loi générale applicable à des faits analogues qui n'ont pas d'autre explication.

A présent, ce sera trop dire : mais le jour viendra où la bactériologie, qui tient en constante excitation, par ses trésors inépuisables, le codex scientifique des savants, laisse lever les yeux, encore fixés sur le champ du microscope et recevoir dans toute sa splendeur cette lumière qui nous envoie l'observation à travers les siècles sur le champ de la nature, et que la clinique concentre et purifie pour le bien de l'humanité.

IV

Maintenant, finissons.

Des considérations exposées nous arrivons à la doctrine suivante que j'ose vous présenter comme l'unique qui puisse interpréter et concilier tous les faits que la médecine ancienne avec ses traditions, la science moderne avec ses conquêtes et la bactériologie avec ses démonstrations, offrent à notre étude :

1° Les microbes sont des parasites vivant d'une vie latente au

parenté entre ces agents, les espèces nocives étant nées à une époque et sous l'influence de conditions indéterminées, d'ancêtres qui leur seraient communs avec les espèces voisines. » *Path. gén.*, p. 190.

dehors ou dans l'intimité de notre organisme, jusqu'au moment où par suite de modifications subies dans le milieu extérieur ou dans notre système, ils puissent acquérir de nouvelles propriétés, traduisant alors leur présence par des phénomènes particuliers, qui en font des *facteurs symptomatiques secondaires* des maladies. La simplicité de leur organisation leur permet de changer de forme et de qualités, et d'apparaître comme des espèces différentes, dans des maladies différentes.

2° Notre organisme est un grand milieu de culture, variable à chaque instant sous l'action de causes générales et individuelles qui en altèrent la composition chimique, et pour ce motif même, capable d'attirer, de faire reproduire et de modifier les microbes qui, autrement, seraient inactifs.

3° *Une maladie infectieuse n'est pas l'effet d'un microbe.* C'est un trouble de la nutrition d'un tissu, d'un appareil ou du système entier, lesquels, par une modification chimique du milieu, que représente déjà l'état morbide, attirent les micro-organismes éloignés ou préexistants et leur donnent la faculté d'agir, de générer des toxines ou de forcer l'organisme à le faire. Les signes spéciaux qui traduisent la souffrance des organes déjà troublés dans leur nutrition et dans leur fonctionnement, complétés par ceux qui résultent *en second lieu*, de l'activité du microbe, composent la symptomatologie de l'affection. La *contagion* n'est que la pénétration de principes chimiques déterminés qui produisent ce changement de milieu, ce trouble spécial de la nutrition, qui est le fond de la maladie et qui aboutit à la pullulation des microbes. L'*infection* n'est que la production de ce trouble, soit par l'introduction, pour ainsi dire violente, d'un principe chimique spécial, soit par une modification spontanée de l'organisme due à l'action de causes générales ou de causes individuelles. Tant qu'il n'y aura pas un tissu, une humeur altérés, le microbe ne fera rien, quoiqu'il soit présent, à moins que, en certains cas, il ne soit lui-même le vecteur du principe modificateur. Si le tissu vient à se modifier, la maladie apparaîtra, même en l'absence du microbe.

4° L'idéal de la thérapeutique ne doit pas être la lutte acharnée contre les microbes qui, par leur petitesse, leur nombre et leur multiplication, constituent une source intarissable. L'idéal est plutôt de découvrir le déterminisme des changements dans la constitution chimique du milieu organique, pour les éviter ou les corriger, et en tout cas, s'opposer à l'invasion microbienne avec ses funestes conséquences.

M. le professeur Bouchard. — Cette conception du rôle que joue l'organisme animal dans la production des maladies infectieuses et du rôle plus opposé qu'il convient d'accorder aux microbes ne sera pas désavouée par les cliniciens. Des hommes qui ne sont nullement hostiles à la grande rénovation de la doctrine médicale accomplie sous l'influence de Pasteur ont dit et prouvé, je crois, que « la maladie ne résulte pas de la rencontre fortuite d'un homme et d'un microbe, » qu'il faut, pour que le microbe pénètre ou se multiplie ou agisse, une sorte de consentement de l'organisme animal, une préparation, une aptitude, une prédisposition, une opportunité. Cela est manifeste pour les agents de ce que j'ai appelé les maladies infectieuses non spécifiques pour ces pyogènes qui sont, à l'état normal, nos hôtes et nos commensaux et qui restent inoffensifs jusqu'au jour où la fatigue, la maladie ou toute autre cause de détérioration vient amoindrir nos défenses, émousse la vigilance du système nerveux ou change la composition de nos humeurs. Même pour les maladies infectieuses spécifiques, le mauvais état de la santé diminue nos résistances et rend facile le développement d'une maladie à laquelle l'homme bien portant résisterait. Mais il y a limite à tout et pour certaines maladies, pour la syphilis par exemple, le contage suffit même sans le consentement de l'organisme.

Je pense que c'est là ce qu'a voulu dire notre collègue auquel cas il a donné à une opinion très défendable et que je crois juste une formule un peu excessive et comme agressive qui donne à sa pensée l'apparence d'un recul vers une doctrine qui a peu de chance de rencontrer des adhérents dans une assemblée de médecins.

M. Tourtalis-bey. — A Vienne, trois médecins font des recherches microscopiques sur le bacille de la peste, et deux d'entre eux sont attaqués par la peste, alors qu'aucune maladie pareille n'existe dans la ville.

On voit clairement ici que c'est le bacille de la peste la cause principale de la maladie. Nous acceptons que quand l'organisme est fort grand, les éléments anatomiques sont doués de forces de résistance normale, *et cela pas toujours*. On peut être infecté, sans être atteint d'une maladie microbienne. Mais nous croyons qu'il ne peut exister de doute, que dans les maladies microbiennes, c'est le microbe qui est la cause directe, provocatrice de la maladie.

M. le professeur Risquez. — Je suis heureux de savoir que mes idées ne sont pas du tout nouvelles et que nous tous les médecins sommes d'accord, quoique nous ne le sommes pas avec les bactériologistes. Mais, que M. le professeur Bouchard me permette d'appeler son attention sur les deux points cardinaux de ma communication, qui ne correspondent pas aux idées généralement acceptées, à savoir : 1° que les microbes ne sont pas la cause nécessaire des maladies, mais la conséquence d'une altération dans la constitution chimique d'un tissu qui dans cet état les attire et les fait pulluler.

2° Que les microbes se transforment dans le sein de notre organisme, apparaissant comme des espèces nouvelles et différentes. Si l'on n'a pas encore reproduit expérimentalement toutes ces transformations, c'est que nous n'en connaissons pas le déterminisme; mais celles qui ont été déjà démontrées permettent d'espérer qu'on obtiendra le reste.

Je me suis expliqué dans ma communication sur ce point de contagion.

Un microbe déterminé peut produire dans certaines conditions une maladie spéciale, parce qu'il porte sur le système un principe chimique qui altère la constitution du milieu, c'est-à-dire, qui produit l'état morbide, lequel secondairement, permet au microbe de reproduire.

FUNDAMENTAL POINTS CONNECTED WITH THE PATHOLOGY
OF DIABETES MELLITUS

by F.-W. PAVY. M.D., LL.D., F.R.S.
Consulting Physician to Guy's Hospital.

The primary point to be dealt with in connection with Diabetes Mellitus is that carbohydrate, in the form of sugar, is eliminated with the urine in a manner that does not occur in health. From this it follows that in diabetes an inaptitude exists within the system for the proper application of carbohydrate matter to the purposes of life.

Thus, briefly stated, diabetes consists fundamentally in a malapplication of carbohydrate through an error existing somewhere or other within the system.

The amount of carbohydrate reaching the system from the food is exceedingly variable, but under natural circumstances no matter what amount, within ordinary limits, is ingested it does not afterwards become visible to us. All that is observable is that it disappears from view and that the system derives benefit from it.

Exactly the reverse is met with in diabetes. Instead of disappearing from view the carbohydrate reaching the system from the food is afterwards discoverable in the urine as sugar. Proportionately to the amount of carbohydrate ingested so is sugar discoverable in the urine.

Penetrating further, the blood of the general circulation is found to stand in a similar positio to the urine. Normally, there is in the urine a certain small proportion of sugar which is not to any sensible extent influenced by the character of the food. Normally also, in the blood, there is a certain standard amount of sugar present irrespective of the nature of the food. There is no difficulty in definitely expressing its quantity and it may be said to stand at somewhere about one per thousand. It seems to be a standard component of the blood just as we find sugar entering as a constituent into the various tissues of the body : and, moreover, it is susceptible of being shown (Pavy, *Journal of Physiology*, XXIV, p. 486) that, as in the tissues, the sugar is not solely dextrose, but dextrose associated with other cupric oxide reducing carbohydrate so as to give rise to a product possessing a cupric oxide reducing power considerably below that of dextrose. Such is a representation of the normal state, and the small amount of sugar present in the urine corresponds, it may be considered, with that existing in the blood (Baisch, *Zeitschrift f. Physiol. chem.* XX, 1895, p. 249).

Concurrently with the outflow of sugar in Diabetes, there is an increased amount recognisable in the blood. The sugar eliminated has pre-existed in the blood and the fault lies in its having been there. Carbohydrate food now leads to the undue presence of sugar in the contents of the circulation ad it is by virtue of this that it appears in the urine. The sugar escaping may be taken as an index of the sugar that has wrongly been present in the blood.

The point is thus reached that diabetes is fundamentally connected with the wrong presence of sugar in the blood and the question that next presents itself is : To what cause is the wrong presence attribuable ? Can it be that the carbohydrate of our food naturally reaches the general circulation as sugar and through failling to disappear accumulates and then passes into the urine, or is it that the carbohydrate ought not in reality to reach the general circulation and by wrongly doing so renders itself evident in the manner that is observed ?

The amount of sugar that escapes in Diabetes gives a measure of the amount of sugar that would reach the circulation from the food and have here to disappear if this constituted the natural course of events. Everything conspires to show that it is quite impossible that such an amount of sugar could enter the circulation and not be revealed in an unmistakeable manner by the urine. Indeed in proportion as sugar in any way reaches the circulation so is an effect produced upon the urine.

For sugar to reach the circulation and not influence the urine there ought to be the capacity in the blood of immediately effecting its disappearance, inasmuch as a part of the blood goes direct to the kidney where elimination would occur of a portion of the sugar. No such capacity however has been shown to exist and this affords an insuperable objection to the destiny of carbohydrate matter being its transit as sugar through the general circulation. Reliance has been placed upon old experiments wich represent a marked loss of sugar during the passage of the blood through the capillaries from the arteries to the veins. I confidently assert that the results given will not stand the test of examination. The figures are altogether discordant with those definitely known to belong to the normal state. As I have pointed out, in my " *Physiology of the Carbohydrates* " published in 1894, the experimental procedure is exceedingly open to fallacy in various directions. In my own experiments where the utmost precaution was taken to escape from fallacy, no practical difference was discoverable in the amount of sugar in arterial and venous blood and my results have been confirmed by many authors. Bing has recently published (*Skandinarisches Archiv für Physiologie*, IX, 1999, p. 556) experiments dealing exhaustively with the whole question of the presence of sugar in blood and concludes from his observations that if any difference exists in the amount of sugar present in the various parts of the circulation it must be so small as to lie within the limits of error of observation as he is unable to find any.

By approaching the subject in another way it is susceptible of being shown that sugar does not disappear during its transit within the circulation in the manner that has been represented. It can be experimentally introduced into the circulation by intravenous injection, and although only an exceedingly small quantity may be employed the results show that considerable time is taken for its removal to be effected, and further that its presence in the blood is revealed by the urine. In a series of experiments, recorded in the *Journal of Physiology* for 1899, I introduced definite quantities of various kind of sugar into a superficial vein of a rabbit's ear and noted the condition of the blood and the urine at different times after. The operation is performed like an ordinary subcutaneous injection and no disturbing effect is produced upon the animal. After a specified time the animal was killed and its blood collected in a manner to obtain it free from the influence of *post mortem* change. Atther the injection of 0.25 grms. of dextrose per kilo body weight — that is, only 1/400th of the weight of the animal — the blood at the end of a quarter of an hour showed that only a trifling disappearance of the injected sugar had occurred during this time. In experiments where with the same quantity of sugar injected, an hour was allowed to elapse, the urine secreted during that period gave distinct evidence of the passage of sugar into it, from which the inference is to be drawn that whatever sugar reaches the circulation manifests itself by the production of an effect upon the urine.

Insuperable difficulties attend the view that the carbohydrate matter of our food passes in the form of sugar through the circulation to the tissues for destruction. The facts of modern science give it no support — indeed they stand opposed to it. The transit could not occur without being brought to our knowledge by the state of the urine, and no possibility of disappearance exists of a nature to satisfy the requirements of the case. It may be truly considered that if such a transit took place we should all be glycosuric in proportion to the amount of carbohydrate ingested. The sugar assumed to pass to the tissues for destruction would also pass to the kidney for elimination. It is the same stream of blood that would administer to both purposes and for there to be no glycosuria we are forced into the position that destruction can proceed while elimination remains in abeyance. To provide for freedom from glycosuria the carbohydrate of our food must be prevented reaching the general circulation as sugar and this point brings us to the consideration of the broad question of the mode of utilisation of carbohydrate in the animal economy.

The problem now before us is : — In what way does the carbohydrate matter of our food become disposed of so as to be prevented reaching the general circulation as sugar ? Any solution that is offered of this problem to be satisfactory must locate the disposal somewhere between the seat of absorption and the point where the general circulation is reached, — that is somewhere before the hepatic veins are arrived at.

If we look broadly at carbohydrate matter in relation to the operations of life we find that by one kind of influence small molecular sized carbohydrates become built up with concurrent dehydration into large-sized molecules and that by another kind of influence the carbohydrates of large molecular size are broken down and hydrated into the forms of small molecules. The building up with dehydration is effected by protoplasmic action, or the agency of living matter, whilst the breaking down and hydration are effected by the agency of ferments. Throughout living nature these two processes are carried on. By ferment action the carbohydrate is placed in a suitable state for absorption, which is the first operation required to be carried out. After absorption has taken place the carbohydrate falls within the influence of living matter and by protoplasmic action is placed in a position to proceed towards fulfilling its purpose in the economy of life. The changes induced by protoplasmic action are designated as assimilation.

It is the change wrought upon absorbed carbohydrate that places it in a position to pass in the direction of utilisation and evidence goes to show that if this change is not brought about it remains as sugar and in this state is carried to the general circulation whence it flows off as waste material with the urine. Thus what is wanted to avert the outflow as sugar is that by the proper performance of assimilation the carbohydrate should be disposed of without sugar being permitted to reach the general circulation.

To this question of assimilation I will now direct attention. I have entered into it fully in my work on " The Physiology of the Carbohydrates ", published in London in 1894. A German translation by Karl Grube was published in the following year by Deuticke of Vienna. As a result of experimental enquiry I have been led to consider that by the following three processes the carbohydrate of our food is disposed of in the villi and in the liver and thus prevented reaching the general circulation as sugar.

1. — Transformation into fat.
2. — Synthesis into proteid.
3. — Transmutation into glycogen.

L. — Transformation into fat. — The production of fat by animals from carbohydrate was at a former time the subject of keen controversy. No doubt now exists with regard to its occurrence and from what is observable around us it is carried out upon an extensive scale. Although the question of fat production is no longer a matter of dispute the localisation of its production has not engaged the consideration it deserves. We all know that when ready-formed fat is ingested it finds its way into the villi and thence into the lacteals, to the contents of which it gives a milky character. Milky chyle, even it may be as pronounced as after fatty food, is discernible in the lacteals of the vegetable feeder after starchy food in which the amount of fat present must be regarded as altogether insufficient to account for what is observed. I look upon it that it is by protoplasmic action exerted by the cells belonging to the villi that fat is produced from carbohydrate. The cells can be seen to become loaded with fat just as is noticeable after, fatty food, and the fat thus produced passes in identically the same manner into the system as that introduced ready formed from without.

Analogy from the operations of life in the vegetable kingdom suggests that the carbohydrate becomes incorporated with nitrogenous matter into a complex molecule and that by a rearrangement within fat is cleaved off. This brings the genesis of fat as an act of assimilation into a parallel position with its genesis from the proteid constituents of the tissues which is so conspicuously made manifest to us in the condition known as fatty degeneration.

2. — **Synthesis into proteid.** — The entry of carbohydrate matter into the constitution of proteid received a large share of attention in my published work to which I have referred Recognising that carbohydrate was obtainable as a cleavage product from proteid, consideration was carried to the synthetic production of proteid by the agency of living nature and the whole was found to stand in harmony. There is no need for entering into the matter here as I think it may be said that the glucoside nature of proteid is now regarded as established.

The proposition advanced by me is that the carbohydrate of food reaching the villi as sugar, and falling within the influence of the cell protoplasm encountered, becomes incorporated into proteid which probably reaches the system through the lacteal stream. It is known that an animal constructs its own proteid instead of taking it in ready-formed from without. In the combined state the carbohydrate can be transmitted through the circulation without running off through the kidney on account of the molecule containing it being too large to pass by diffusion through the limiting membrane of the vessels. In the free state, on the other hand, in consequence of the smallness of the sugar molecules, incompatibility exists for retention in the circulation.

By synthesis into proteid the conditions harmonise with what is wanted. The carbohydrate can be conveyed to the tissues, without risk of escaping as waste material, and there applied to the purposes of lief. It is not for me to speak here of the manner in which it is applied but it is now recognised that it exists in a locked up state in the tissues and thus circumstanced it is located so as to be at all times ready to contribute as needed to meeting the wants engendered by the chemistry of life. It is not improbable that metabolism may deal with it while actually within the molecule and that a succession of changes may occur before it is finaly resolved into carbon dioxide and water. Observation in experimentally induced diabetes has disclosed that under the absence of food and, when the store of glycogen has been exhausted and the only possible source for the sugar is the tissues of the body, the relation between nitrogen and sugar in the urine shows that as much as 45 to 60 per cent. of the proteid molecules may be eliminated as carbohydrate. This forcibly points to the extent to which the synthesis of carbohydrate into proteid must be carried on in

connection with its assimilation as a subsequent step to absorption
from the food.

5. - **Transmutation into glycogen.** — This kind of opera-

tion is carried out upon a very extensive scale in the vegetable kingdom.
Through it the enormous amounts of cellulose, starch, etc., existing
take their origin.   The process consists of a building of small molecules
into large ones with a certain amount of associated dehydration and
its accomplishment is effected by the agency of living protoplasm.
The sugar, absorbed from the alimentary canal, that may happen to
escape transformation into fat and synthesis into proteid in the villi is
carried by the portal vein to the liver and here becomes transmuted
into glycogen.   In this way the liver exerts a supplementary action in
checking the passage of sugar into the general circulation ; and when,
as under natural circumstances, this is complete the general circulation
and, thence, the urine is protrected from becoming charged with sugar.
The glycogen may be looked upon as simply a convenient temporary halt
in the application of carbohydrate matter.   There are grounds for the
view that it passes into fat ; and, in the bird, where the villi and
lacteal system are in a very imperfectly developed state, the liver it
is permissible to consider occupies a position of cardinal importance
in the economy in relation to the production of fat.

Presumably it is not exclusively in the liver that thiss process of
transmutation in the direction towards glycogen is carried on.   Glycogen
is met with elsewhere and it seems to be one of the properties of
protoplasmic matter to form it when the suitable conditions exist. It
is a notable circumstance, which I have dwelt upon in my writings,
that dextrose introduced into the system by intravenous and subcutaneous injection is afterwards found to have been converted to some
extent into a substance of lower cupric-oxide reducing power and
therefore transmuted, with dehydration, in the direction of glycogen.

The proposition springing from what has preceded is that by assimilation in the manner pointed out the carbohydrate of our food is
prevented reaching the general circulation as sugar, and it follows
that if it does not reach the general circulation as sugar the opportuny
is not afforded for it to escape as sugar with the urine.

If assimilation should fail to be fully carried out the non-assimilated
carbohydrate must follow some other course, and observation tells us
that it reaches the general circulation as sugar and flows away as waste
material with the urine.   It may be said that the assimilative power is
not found in anyone to be of unlimited capacity and thus in the healthy

subject sugar may be made to appear in the urine by an excessive ingestion of carbohydrate matter.

When the assimilative power falls short of what is natural, carbohydrate that can be taken by a normal person without producing glycosuria can no longer escape doing so, and in proportion as the power is reduced so is the curtailment of the amount of carbohydrate that can be taken without throwing sugar into the urine. Very varing degrees of impairment of the power are found to exist in different cases producing varying degrees of severity of the condition to be dealt with, and this requires to be taken into account in treatment in order that a properly adjusted dietetic management may be adopted.

By a test diet information is readily obtained regarding the extent to which the assimilative power is deficient. It may happen that the loss of assimilative power is such that even with a properly constructed fully restricted diet the carbohydrate contained in it (it is not possible to construct an existence diet *entirely* free from carbohydrate) suffices to throw a certain amount of sugar into the urine. Ordinarily the loss does not amount to this, and thence by the restricted diet a sugar-free state of urine may be induced. With a less extent of loss a certain amount of food of a carbohydrate nature will be found to be susceptible of being taken without leading to the passage of sugar : and thus it is observed to run on, more and more carbohydrate being tolerated in proportion as there is less and less loss of assimilative power.

The effect of adjusting the supply of carbohydrate to the assimilative power existing to dispose of it is intrinsically to place the system in a natural state. It is no the mere fact of the waste of food attending the elimination of sugar that constitutes the source of trouble in diabetes : this is but a minor part of the question. The source of the various symptoms is the presence in the system of the sugar which has preceded the elimination. The blood of the general circulation stands in a position antecedent to the urine. The sugar found in the urine has previously existed in the blood and has thus created in this fluid a deviation from the natural state which tells injuriously upon the entire system. It is not natural for the blood of the general circulation to contain more than a certain small amount of sugar which under normal circumstances is not influenced by the presence of carbohydrate matter in the food. When an increased quantity of sugar is present as the result of faulty assimilative action, it is thrown into an unnatural state by which its fitness for administering to the nutritive and other operations of life is interfered with. The various symptoms encountered in diabetes depend upon the abnormal presence of sugar in the blood, and immediately this condition is altered by excluding from the food the carbohydrate that fails to be assimilated the symptoms subside. The speediness of the alteration in the condition of a patient is often wonderfully marked.

The transit of sugar through the system that can be controlled by the reduction of ingested carbohydrate means the infliction of unnecessary harm, and the harm inflicted stands proportionate to the amount of sugar that is allowed to reach the system and thence escape with the urine. The fact of the voidance of sugar affords evidence that the system is already overburdened with carbohydrate and anything wich conduces to its increase will have the effect of adding to the troubled state existing.

What is wanted for rectifying matters is restoration of the assimilative power. This according to my experience is not attainable unless the system is brought into a natural state by controlling the transit of sugar through it from the food. This is indicated by the removal of sugar from the urine and with this removal steadily maintained cases present themselves in which first of all a little carbohydrate food is found to be tolerated without leading to the voidance of sugar and then more and more until it may possibly happen that an ordinary diet can be resumed without occasionning a reaapperance of sugar in the urine. The class of case in which this favourable issue may be met with is that occuring amongst persons above the middle period of life, and in this class instead of being a rare event it is not uncommon to find that the assimilative power may be restored to a certain point, and at this point, more or less short of what is natural, remain. Under such circumstances as long as the carbohydrate taken is within the limit representing the assimilative power existing there is no sugar voided whilst when the limit is overstepped sugar appears in the urine in proportion to the extent to which the excess has reached.

It is the " *alimentary* " form of diabetes to which I have been referring and in this form the elimination of sugar is not only controllable by regulation of the food but there is an absence of abnormal tissue disintegration.

In the other, and more grave, form of diabetes, to which I have suggested (Lancet, Vol. I, 1900) that the term " *Composite* " should be applied, the eliminated sugar is in part derived from the tissues of the body as well as from the food. By morbid tissue breaking down the carbohydrate contained in the proteid molecule becomes cleaved off

and passing into the blood reaches the urine. Other products also arise
from this abnormal tissue disintegration and through these likewise
passing into the urine an indication is afforded of the action going on.
β-oxy-butyric and di-acetic acids accompany the sugar and distin-
guish the " *composite* " from the " *alimentary* " form of the disease.
In the latter the pathological condition is confined to a mal-assimilation
of the carbohydrate matter of food, whilst in the former there is this
and in addition an abnormal setting free of carbohydrate in the form of
sugar from a previously combined state.

If, now, we give a comprehensive glance at the position of our
knowledge of the conditions standing at the foundation of diabetes it
may be said that the effect of modern research is to carry us away
from the view that there is a functional transit of the carbohydrate
matter of our food as sugar through the general circulation to the
tissues. Under such a view we are faced with insuperable difficulties in
relation to the information we possess with regard to both health and
diabetes, whilst under the view contended for in this communication
everything satisfactorily fits in, and a rational working basis for the
treatment of diabetes is supplied.

GLYKAEMIE UND DIABETES MELLITUS

von professor J. SEEGEN.

(Wien).

Es wird heute von keinem Physiologen mehr bezweifelt, dass Zucker
ein normaler Bestandtheil des Blutes ist. Die Entdeckung *Bernard's*,
dass Zucker nicht blos als solcher in der Nahrung eingeführt wird,
sondern dass er unter jeder Ernährungsbedingung in der Leber gebildet wird, war allmälig in Misscredit gekommen: man hatte geglaubt
in dem von ihm gefundenen Blut- und Leberzucker ein Product der
Umwandlung des Leberglykogen's, die nach dem Tode stattfindet,
annehmen zu dürfen[1]. Man braucht nur ein physiologisch-chemisches

1. *Anmerkung.* Interessant ist, dass auch W. Pavy von dem diese Lehre ausging,
sich allmälig bekehrt hat. Während er früher behauptete, etwa vorhandene Spuren
Zucker im Blute seien nur auf Rechnung des Straubens des Thieres zu setzen, und
dass er schon im vorhinein sagen könne, ob geringere oder grössere Spuren gefunden werden wurden, je nachdem das Thier beim Aufbinden sich mehr oder
weniger gesträubt habe, sagt er in seiner neuesten Arbeit (Hauptpunkte betreffend
die Pathologie des Diabetes mellitus, VIIIe *intern. med. Congress*) es fände sich im
Blute « normalerweise eine gewisse stabile Zuckermenge unabhängig von der Art
der Nahrung und diese Zuckermenge » betrage 0,1 %.

Lehrbuch, das vor etwa 20 bis 50 Jahren erschienen ist, aufzuschlagen und nach den Daten über Blutzusammensetzung zu suchen und man wird finden, dass Zucker unter den normalen Blutbestandtheilen entweder gar nicht erscheint, oder es werden minimale Mengen Traubenzucker, als zu den unwesentlichen Bestandtheilen des Blutes gehörig, angeführt. Diese Anschauung hat sich vollständig geändert; *Bernard's* Entdeckung ist durch meine Arbeiten in ihr altes, gutes Recht eingesetzt; zahlreiche Analysen, von den verschiedensten Analytikern ausgeführt, haben den Zucker als normalen Blutbestandtheil kennen gelehrt und heute vermag Jeder, der mit chemischen Arbeiten vertraut ist, in einer kleinen Menge durch Aderlass oder durch 2 bis 3 Schröpfköpfe gewonnenen Blutes Zucker nachzuweisen. Durch meine Arbeiten ist aber auch zugleich festgestellt worden, dass die Zuckerbildung eine normale Function von sehr grossem Umfange und sehr grosser Bedeutung ist und dass im Laufe eines Tages bei einem erwachsenen Menschen viele hundert Gramm Zucker in den Kreislauf gelangen. *Zucker ist ein normaler und wichtiger Blutbestandtheil und Glykämie ist die Bedingung für das gesunde Leben.*

Der Zuckergehalt des Blutes bewegt sich in ziemlich engen Grenzen zwischen 0,1 bis 0,2 %. Ich habe das Blut von 10 gesunden Menschen verschiedener Berufsklassen, zwischen 20 und 50 Jahren stehend, untersucht[1], der Zuckergehalt schwankte zwischen 0,160 und 0,180 %, nur einmal bei einem ziemlich herabgekommenen Techniker fand ich 0,120 % und einmal bei einem Soldate war der Zuckergehalt 0,194 %. Die Thatsache, dass der Zuckergehalt in so engen Grenzen schwankt, gibt schon den eklatanten Beweis dafür, dass der Blutzucker ununterbrochen umgesetzt wird. Es müsste, wenn diese Umsetzung auch nur eine Stunde cistirt wird, der Zuckergehalt sehr erheblich steigen. Versuche[2] bei denen die Leber ausgeschaltet wurde, also kein neues Zuströmen stattfand, gaben das Resultat, dass schon nach kurzer Zeit der Zuckergehalt des Blutes sehr beträchtlich gesunken war.

Der normalen Glykämie steht die Hypoglykämie und Hyperglykämie gegenüber. Ueber die Erstere fehlen uns noch verlässliche Thatsachen. Es ist denkbar, dass bei übermässiger Wärmeentwicklung der Zuckergehalt des Blutes sinkt; es ist auch denkbar, dass manche Krankheiten insbesondere ausgedehnte Erkrankung des Lebergewebes, eine verminderte Zuckerproduction zur Folge haben und dass in Folge dessen der Zuckergehalt des Blutes ein geringerer wird.

1. Seegen. Zuckerbildung im Thierkörper. 2. Auflage 1900, p. 105.
2. *L. c.,* p. 184 u. s. w.

Während uns in Bezug auf Hypoglykämie verlässliche Thatsachen fehlen, ist es zweifellos, dass in sehr vielen Fällen von Diabetes mellitus ein übermässiger Zuckergehalt des Blutes, also Hyperglykämie vorhanden ist. *Bernard* hat es zuerst ausgesprochen, dass ein übermässiger Zuckergehalt des Blutes die Grundbedingung sei für das Zustandekommen des Diabetes. Für *Bernard* liegt die Grenze zwischen normaler Glykämie und Hyperglykämie bei 0,25 °/₀₀. Jenseits dieser Grenze wird ein Theil des Zuckers durch die Nieren ausgeschieden; es entsteht Glykosurie.

Die Hyperglykämie als nothwendige Bedingung für Glykosurie wurde und wird fast allgemein angenommen und nur *das Entstehen* der Hyperglykämie war Gegenstand der Discussion. Die meisten Forscher und *Bernard* an der Spitze bezogen die Hyperglykämie auf mangelhafte Umsetzung des Blutzuckers, während Andere eine Ueberproduction des Zuckers als Ursache annehmen. Zu den Vertretern der letztgenannten Ansicht gehören *Chauveau* und *Kaufmann*[1] und ihre Beweisführung, da sie auf experimenteller Basis beruht, erfordert näheres Eingehen. *Chauveau* hat schon im Jahre 1856 in einer Mittheilung an die Pariser Akademie der Wissenschaften Analysen mitgetheilt, die beweisen sollten, dass das venöse Blut zuckerärmer ist, als das arterielle. Er wusste damals die Thatsache nicht zu deuten und erst seitdem der Umfang der Zuckerbildung von mir festgestellt wurde und sich aus dessen Grösse ergab, dass der Zucker die Kraftquelle für die Arbeitsleistungen des Körpers ist, lag es nahe, die Differenz in den beiden Blutarten so zu deuten, dass der fehlende Zucker auf seinem Durchgange durch das Capilarsystem oxydirt und für die Arbeitsleistung der Organe verwendet wurde. Die Differenz in Bezug auf den Zuckergehalt zwischen venösem und arteriellem Blut (« la même infériorité du sang veineux sur le sang artériel ») ist nach *Chauveau* und *Kaufmann* auch beim Diabetes vorhanden; es folgt daraus, dass die Zuckerumsetzung keine verminderte ist und dass die Hyperglykämie nicht auf gestörte Zuckerumsetzung bezogen werden kann. Diese Beweisführung ist schon darum unstichhältig, weil die ganze Basis, auf welcher *Chauveau* und *Kaufmann* die Theorie von der Bedeutung des Blutzuckers aufbauen, eine hinfällige ist. Es steht unzweifelhaft fest, dass der Zucker das Material für die Arbeitsleistung des Thierkörpers ist. Diese Arbeit vollzieht sich im ganzen Körper. Die Zuckerverbrennung muss überall, in allen Körperorganen und Geweben unablässig von statten gehen; aber der Zuckerverlust ist nach

---

1. Chauveau et Kaufmann, Sur la Pathogénie du diabète. *Compt. rend.* CXVI.

Zeit und Raum so vertheilt, dass es ganz unmöglich ist, ihn durch unsere chemischen Hilfsmittel für quantitative Zuckerbestimmung in den kleinen Blutmengen, die wir einem Organe zum Zwecke der Analyse entziehen, festzustellen. Die beiden genannten Forscher haben die beiden Blutarten im M. masseter des Pferdes untersucht und die von ihnen gefundene Verminderung des Zuckergehaltes im venösen Blut, im Vergleiche zu dem des arteriellen ist eine so geringe, dass sie sich noch innerhalb der Fehlergrenzen bewegt. Ich habe mich durch zahlreiche Analysen derselben Blutportion überzeugt, dass nicht selten Schwankungen gefunden werden, die weit grösser sind als jene, welche *Chauveau* und *Kaufmann* zwischen arteriellem und venösem Blut gefunden hatten. Diese minimalen Differenzen, sie betragen zwischen venösem Masseterblut und Carotisblut 0,012, fanden die genannten Forscher auch bei Hunden welche durch Pancreasexstirpation diabetisch gemacht worden waren; und dadurch soll bewiesen werden, dass auch bei Diabetikern die Zuckerumsetzung in gleichem Maasse von statten gehe. Das von *Chauveau* und *Kaufmann* gefundene Forschungsresultat ist wohl richtiger so zu deuten, dass auch bei den Analysen der beiden Blutarten der diabetisch gemachten Thiere dieselben Differenzen zum Vorschein kommen, die überhaupt nicht auf Zuckerumsetzung bezogen werden können, sondern nur das Resultat unserer mangelhaften analytischen Hilfsmittel sind.

Wer übrigens Gelegenheit hatte diabeteskranke Menschen zu beobachten und insbesondere solche welche an der schweren Form dieser Krankheit leiden, wird wohl kaum ein Zweifel darüber sein, dass dieselben weniger Arbeit leisten können und weniger Wärme produciren als der gesunde Mensch. Und wenn wir wirklich so feine Reagentien hätten, um den Zuckerverbrauch in den Geweben in kleinen Blutportionen messen zu können, würde unzweifelhaft durch die Differenz im Zuckergehalte der beiden Blutarten ein geringerer Zuckerverbrauch beim Diabetiker ziffermässig nachzuweisen sein. Ein Gleichbleiben des Zuckergehaltes der beiden Blutarten könnte, wenn uns die Mittel für eine feine und exacte Zuckeranalyse zu Gebote ständen auch beim schwersten Diabetiker nicht erwartet werden, denn so lange der Diabetiker lebt muss er Arbeit leisten, also Zucker verbrennen. Die Versuche von *Chauveau* und *Kaufmann* haben uns also der Entscheidung der Frage, woher die Hyperglykämie beim Diabetesstamme nicht näher gebracht. *Hédon*[1] suchte der Entscheidung dieser Frage in anderer Weise näher zu kommen, indem er vergleichende Versuche

---

1. Hédon. Sur la Pathogénie du diabète. *Arch. de Physiologie*, 1892.

anstellte über den Zuckergehalt des Pfortader- und des Lebervenenblutes an gesunden Thieren und an solchen welche durch Pancreasexstirpation diabetisch gemacht worden waren. In einem Versuche an
einem Hunde, welchem das Pancreas vollständig exstirpirt war, wurde
das Lebervenenblut nach der Methode von *Chauveau* (Einführung
einer Canüle durch die vena jugularis bis an die Lebervene) gewonnen,
und *Hédon* fand keinen Unterschied zwischen dem Zuckergehalte der
beiden Blutarten. In späteren Versuchen hat *Hédon*[1] weitere vergleichende Analysen des Pfortader und Lebervenenblutes an gesunden
und an diabetisch gemachten Hunden ausgeführt. Das Blut der beiden
Gefässbezirke wurde aber den Thieren nach *Bernard's* Vorgang unmittelbar nach Tödtung des Thieres entnommen. In diesen Versuchen
fand *Hédon* das Lebervenenblut stets Zuckerreicher als das Pfortader-
blut, bei gesunden Thieren war der Zuckerüberschuss des Lebervenenblutes viel grösser als bei diabetischen Thieren. Aus diesen letztgenannten Versuchen könnte geschlossen werden, dass beim diabetischen
Thiere die Zuckerbildung wohl bloss nicht gesteigert sondern sogar
vermindert sei. *Hédon* hebt aber selbst hervor, dass die Blutgewin-
nungsmethode in den letztgenannten Versuchen zu unvollkommen ist
um zu Schlüssen zu berechtigen. Und in Bezug auf den ersten Versuch
der nach *Chauveau's* Methode ausgeführt wurde ist zu bemerken, dass
kein Controlversuch an einem gesunden Thiere angestellt wurde, dass
ferner nach dieser Methode überhaupt kein reines Lebervenenblut ge-
sammelt werden kann. Die geringe Differenz in dem Zuckergehalte der
beiden Blutarten in jenem ersten Versuche kann auch darauf zu
beziehen sein dass der Versuch an einem narcotischen Thiere ausgeführt worden war.

Hédon bemerkt mit Recht, dass wenn seine letzten nach *Bernard*
ausgeführten Versuche zu unvollkommen sind, um einwurfsfrei zu
beweisen dass die Hyperglykämie im Diabetes nicht die Folge über-
grosses Zuckerproduction sei, auch die Vertreter dieser Ansicht keinen
Beweis zur Unterstützung derselben erbracht hätten.

Wenn auch keine experimentellen Beweise für die Richtigkeit der
einen oder der andern Hypothese erbracht sind, so dürfen uns doch
die ärztlichen Beobachtungen zur Orientirung dienen. Wie wir später
darlegen werden kommt die Hyperglykämie nur bei der schweren
Form des Diabetes vor, und wer Kranke dieser Art oft zu sehen Gelegenheit hatte, wird kaum daran denken, dass bei diesen in ihrer
ganzen Lebensthätigkeit herabgekommenen Menschen eine so wichtige

---

1. HÉDON, Influence de la Piqûre, etc. *Ibid.*, 1894.

Function, wie die Zuckerbildung in der Leber im hohen Grade gesteigert sein sollte. Es liegt doch weit mehr im Wesen des ganzen Krankheitsprocesses, dass die Zuckerumsetzung, welche mit der Lebensarbeit parallel geht herabgesetzt ist, und dass in Folge dieser Herabsetzung der Zucker sich im Blute anhäuft. Ich weiss, es ist dieses kein stringenter wissenschaftlicher Beweis, aber gute ärztliche Beobachtungen sind in ihrer Bedeutung nicht zu unterschätzen, sie geben oft bessere Einsicht in das Wesen einer Function, als ein nicht ganz klares, und darum vieldeutiges Thierexperiment. Aber wir besitzen überdies eine analoge auf experimentellen Wege gewonnene Thatsache, die darauf hinweist, dass eine Zuckeranhäufung im Blute nicht auf erhöhte Zuckerbildung zu beziehen ist, dass sie im Gegentheile mit Verringerung der Zuckerbildung einhergeht, also nur die Folge gestörter Zuckerumsetzung sein kann.

Bei Thieren, die während längerer Zeit durch Chloroform oder durch Morphiuminjection anasthesirt waren, beobachtet man, wenn die Harnsecretion nicht ganz zum Stillstande gekommen ist kleine Mengen Zucker in dem während der Narcose secernirten Harn. Das Blut dieser Thiere zeigt oft einen über den Durchschnitt erhöhten Zuckergehalt. Ich habe in fünfzehn Versuchen an Hunden das Blut vor und nach der Narcose untersucht, ebenso in fünf Versuchen vor und nach Curarisirung das Blut auf seinen Zuckergehalt geprüft[1]. Ausnamslos war das Blut der narcosirten oder curarisirten Thiere zuckerreicher als vorher. Wenn während der Narcose oder nach Curarisirung mehrere der Zeit nach auseinander liegenden Blutuntersuchungen gemacht werden, zeigt sich ein Ansteigen des Zuckergehaltes mit der Dauer des anomalen Zustandes.

Zu einer Hyperglykämie im Sinne *Bernard's* kommt es selten mit Rücksicht auf die Kürze der Zeit, welche die Anästhesirung dauerte; doch war in einzelnen Versuchen ein Zuckerzuwachs nachzuweisen, der weit jenseits der von *Bernard* festgestellten Grenzziffer gelegen war; so war im Versuche VII der ursprüngliche Gehalt des Carotisblutes an Zucker 0.105 ⁰/₀. Das Thier wurde durch Chloroform anästhesirt, nach drei Minuten betrug der Zuckergehalt 0,122, nach zwanzig Minuten 0,175 und nach fünfzig Minuten 0,353 %, das Blut war ganz dunkel venös. Im Versuche XIX war der Zuckergehalt vor der Curarisirung 0,120, nachdem das Thier fünfzehn Minuten curarisirt war betrug der Zuckergehalt 0,258 und zwei Stunden nach Curarisirung war er auf 0,266 ⁰/₀ gestiegen. Vergleichende Bestim-

1. Seegen. *Zuckerbildung im Thierkörper*. 2. Auflage, 1900, Seite 253.

mungen[1] des Zuckergehaltes des Pfortader- und des Lebervenenblutes, die ich an anästhesirten oder curarisirten Thieren vorgenommen habe zeigten, dass die Zuckervermehrung im Lebervenenblute im Allgemeinen weit unter jener Mittelzahl steht, welche bei nicht anästhesirten Thieren gefunden würde. Die Blutzuckerbildung ist also in Folge der Anästhesirung herab gesetzt, und doch zeigt sich schon nach kurzer Zeit eine Steigerung des Blutzuckergehaltes. Die Erscheinungen im narcotisirten oder curarisirten Thiere sind gleichsam ein Bild im Kleinen von jenen Erscheinungen die wir als Diabetes bezeichnen. Bei den Zuständen liegt zweifellos eine Störung im Nervenleben zu Grunde.

Bei der Narkose ist der Zustand ein vorübergehender, die diabetischen Erscheinungen sind also nur minimal. Die lange Dauer des gestörten Nervenlebens, welches mit dem Diabetes einher geht oder denselben nicht selten veranlasst potenziert alle jene Erscheinungen die wir in der Narcose beobachten, die Zuckerumsetzung ist constant gestört, die Hyperglykämie wird eine viel bedeutendere und die Zuckerausscheidung eine grosse. Für mich steht es also unzweifelhaft fest : *dass Hyperglykämie bei Diabetes nicht durch vergrösserte Zuckerbildung entsteht, sondern nur den Ausdruck für gestörte Zuckerumsetzung bildet.*

Aber eine andere und wichtige Frage ist die : Ist Glykosurie immer nur die Folge von Hyperglykämie? d. h. muss Hyperglykämie immer vorausgehen, damit Glykosurie erfolge? Ich habe diese Frage durch Blutuntersuchungen an Diabeteskranken *verneinend* beantwortet. Ich habe bei zwölf Diabeteskranken den Zuckergehalt des Blutes untersucht[2]. Der grössere Theil der untersuchten Fälle gehörte der schweren Form des Diabetes an. Ein Theil dieser Kranken bestand aus Spitalkranken. Ich danke es dem damaligen Director des israelitischen Hospitals in Carlsbad, in welchem stets eine grosse Anzahl von Diabetikern vorhanden ist, dass es mir gestattet wurde einigen Schwerkranken eine kleine Blutentziehung zu machen. In der Privatpraxis kann eine solche Anforderung nur sehr selten mit Hoffnung auf Erfolg gestellt werden. Noch schwieriger gestaltet sich eine solche Untersuchung, wenn sie unter verschiedenen Ernährungsbedingungen ausgeführt werden soll. Da die Privatkranken nicht unter Aufsicht gestellt werden können, eignen sich für solche Untersuchungen nur intelligente, sehr gewissenhafte, nicht ängstliche Kranke, welche zugleich

---

1. *L. c.*, Seite 75.
2. SEEGEN. *L. c.*, Seite 269. und *Wiener med. Wochenschrift.* N. 47-48. 1886.

ein Interesse für eine solche Forschung besitzen. Dass solche Vorzüge sich nur sehr selten beisammen finden braucht keiner Versicherung.

Ich habe zum Behufe der Untersuchung 20 bis 25 Cubikcentimeter Blut benutzt, welches durch 2 bis 5 auf den Rücken gesetzte Schröpfköpfe gewonnen wurde. Dieses Blut wurde sogleich in bereit stehendes kochendes Wasser eingetragen und nach der Methode Schmidt-Mülheim enteiweist. Der Zuckergehalt wurde durch *Reduction* einer Fehling'schen Lösung und in den meisten Fällen durch *Vergährung* bestimmt. Die Resultate zu denen ich gelangte waren, dass bei der grössern Zahl der schweren Fälle eine hochgradige Hyperglykämie vorhanden war, der Zuckergehalt war zwischen 0,5 bis 0,4 $^{0}/_{0}$, in einigen Fällen war er sogar 0,5 $^{0}/_{0}$ ziemlich nahe, doch beobachtete ich auch einen schweren Fall, bei welchem der Zuckergehalt knapp an der von *Bernard* festgesetzten Grenze nämlich 0,254 $^{0}/_{0}$ war, in einem zweiten Falle der schweren Form war der Zuckergehalt unter dieser Grenze, er betrug 0,255 $^{0}/_{0}$, und in einem dritten Falle ergab die ursprüngliche Analyse 0.514 $^{0}/_{0}$ und nach einmonatlicher strenger Diät (Fleischkost) 0,192 $^{0}/_{0}$. Der Diabetes bestand noch fort, denn die Zuckerausscheidung betrug noch immer 0,6 $^{0}/_{0}$, diese fand also statt, ohne dass Hyperglykämie vorhanden war.

Die Grösse des Blutzuckergehaltes ging nicht immer parallel mit der Zuckermenge des Harns, so war im zweiten Falle die Zuckerausscheidung durch den Harn in zwei und zwanzig Stunden 590 Gramm der Blutzuckergehalt betrug 0,577 $^{0}/_{0}$, und im dritten Falle war die tägliche Zuckerausscheidung durch den Harn 505 Gramm und der Blutzuckergehalt war 0,417 $^{0}/_{0}$.

Das wichtigste Ergebniss meiner Analysen war, dass in den Fällen der leichten Form, von denen ich vier für diese Untersuchungen benutzen konnte *der Zuckergehalt des Blutes weit unter der von Bernard festgestellten Grenze stand*, und niemals 0,2 $^{0}/_{0}$ erreichte, trotzdem der Zuckergehalt des Harns in einzelnen Fällen sehr beträchtlich war, zwischen 2 bis 5 $^{0}/_{0}$, während bei den gleichen oder selbst noch geringeren Zuckergehalte bei Fällen der schweren Form ein unendlich höherer Blutzuckergehalt vorhanden war. Zwei Fälle sind besonders interessant, nämlich Fall VII und Fall X. Bei dem erstgenannten war bei gemischter Kost der Zuckergehalt des Harns 5,8 $^{0}/_{0}$ und der Blutzuckergehalt 0,182 $^{0}/_{0}$, nach zweitägiger absoluter Fleischkost war der Zuckergehalt des Harns auf 0,6 $^{0}/_{0}$ gesunken, der des Blutes war unverändert. In dem zweitgenannten Falle war bei entsprechender antidiabetischer Kost, wie ich sie stets verordne, der Zuckergehalt des Harns 0,2 $^{0}/_{0}$ und der des Blutes 0,182 $^{0}/_{0}$, und nachdem ich den

Kranken des Experimentes wegen veranlasst hatte, durch einige Tage von der Diät abzuweichen, und viel Stärkemehlnahrung zu geniessen war der Zuckergehalt des Harns auf 1,4 % gestiegen, während der des Blutes gleich geblieben war. Diese Thatsachen sind von grosser Bedeutung, sie beweisen, dass in der leichten Form des Diabetes Zuckerausscheidung durch den Harn besteht, ohne dass Hyperglykämie vorhanden ist, dass in diesen Fällen durch Stärkemehlnahrung die Zuckerausscheidung durch den Harn steigt, ohne dass der Gehalt des Blutzuckers tangirt wird. *Hédon* hat eine dieser Erfahrungen entsprechende wertvolle Beobachtung mitgetheilt, dass bei Thieren die durch Pancreasexstirpation diabetisch gemacht wurden eine ziemlich starke Glycosurie mit fast normaler Glykämie einhergehen kann, *vorausgesetzt dass der Fall der leichten Form angehört.* Er beobachtete einen Fall, bei welchem im Blute der Zuckergehalt 0,15 % nicht überstieg, während im Harn 1 bis 1,2 % Zucker vorhanden war.

Diese Differenz in Bezug auf Hyperglykämie ist von grossem Interesse. Die beiden Formen in welchen Diabetes mellitus zur Erscheinung kommt repräsentiren, wie dies heute unbezweifelt feststeht, nicht zwei Stadien derselben Krankheit, sie weisen offenbar, je nachdem sie von der Nahrung resp. von der von aussen stammenden Zuckereinfuhr abhängig sind oder nicht auf zwei in ihrem Grundwesen verschiedene Formen der Krankheit hin. Es ist für die Behandlung wie insbesondere für die Prognose von grosser Wichtigkeit, in jedem einzelnen Falle darüber ins Klare zu kommen welcher Form er angehört. Die Entscheidung ist oft schwierig. Der Cardinalunterschied, dass bei den Fällen der schweren Form das Ausschliessen der Amylacea den Harnzucker nicht verschwinden macht, während jene Fälle der leichten Form zuzuzählen sind, bei welchen mit Ausschluss der Amylacea auch die Zuckerausscheidung aufhört, vermischt sich oft in der Praxis und in schweren Fällen der leichten Form bedarf es oft einer durch mehrere Wochen fortgesetzten Ausschliessung von Amylaceis um den Zucker aus dem Harn verschwinden zu sehen. Es wäre nicht bloss von grossem wissenschaftlichen Interesse, sondern auch von hohem practischen Werte, wenn es fest stünde, dass nur der schweren Form des Diabetes eine Hyperglykämie vorausgeht; eine kleine Blutentnahme mittelst einiger Schröpfköpfe und eine genaue Zuckerbestimmung würde genügen um in schwierigen Fällen die Form des Diabetes fest zu stellen. Aber die Zahl der Blutanalysen bei Diabetikern ist noch viel zu gering, um in Bezug auf diese wichtige Frage zur Entscheidung zu kommen. Vielleicht wird die Andeutung von der eventuellen Bedeutung der Blutanalyse jene Collegen, welche Gelegenheit haben viele

Diabetiker zu behandeln veranlassen, die Bestimmung des Zucker-gehaltes im Blute in ihr Beobachtungsprogramm aufzunehmen. Die mässige Zahl meiner Beobachtungen gestattet keine weit gehenden Schlüsse, aber sie bildet die genügend feste Grundlage für die That-sache, dass selbst eine ziemlich bedeutende Zuckerausscheidung durch den Harn bestehen kann, ohne dass eine Hyperglykämie vor-handen ist.

LE DIABÈTE ENVISAGÉ COMME SYNDROME D'UN DÉSORDRE MATÉRIEL OU FONCTIONNEL DU PANCRÉAS

par M. LANCEREAUX,

de Paris.

De même que l'albuminurie, la glycosurie a été considérée pendant longtemps comme une maladie distincte, une *véritable entité patholo-gique.* — Cependant, en l'absence d'une cause toujours semblable, d'une lésion et d'une évolution constantes, il était facile de reconnai-tre que ce terme ne pouvait représenter qu'un symptôme ou un syn-drome.

A la suite d'une communication faite par nous en 1877 à l'Acadé-mie de médecine, quelques médecins hésitèrent à admettre l'exis-tence d'un diabète lié à l'altération ou à la destruction du pancréas et cela malgré des caractères tout à fait particuliers, à savoir : polyurie intense, polydipsie abondante et polyphagie contrastant avec une mai-greur telle qu'il nous parait devoir être désigné sous le nom de *dia-bète maigre*.

Il n'en a plus été de même après une nouvelle communication en 1888, et lorsque Von Mering et Minkowski, conduits par nos recher-ches cliniques à pratiquer l'extirpation du pancréas, furent parvenus à reproduire tous les phénomènes constatés à la suite de la destruction spontanée de cet organe.

L'expérimentation venant s'ajouter à l'observation anatomique et clinique, il ne pouvait rester de doute sur l'existence d'un diabète pancréatique, quand surtout, ce diabète se distinguait indépendam-ment de ses symptômes, par une marche rapide et par une terminai-son pour ainsi dire fatale.

Ce fait une fois acquis, ne tarda pas à être confirmé par un grand nombre de physiologistes et de médecins, de telle sorte que le diabète pancréatique n'est plus contesté. Mais ce que nous voudrions mettre en évidence aujourd'hui, c'est que tout désordre matériel ou simplement fonctionnel du pancréas entraînant l'insuffisance de cette glande est suivi de glycosurie, de même que tout désordre matériel ou fonctionnel du rein produisant l'insuffisance urinaire est suivi d'albuminurie et d'urémie.

Localisées à la cellule épithéliale primitivement, ou secondairement à la modification de l'élément conjonctif ou vasculaire, les altérations du pancréas ont pour effet constant la production d'un diabète maigre. Il en est de même des altérations des canaux de Wirsung et de Santorini aboutissant à l'atrophie du pancréas comme aussi de l'aplasie de cette glande qui nous a fourni chez l'enfant et le jeune homme plusieurs exemples de diabète des plus graves.

Ainsi : pancréatites épithéliales, stéatose, sclérose pancréatique, primitive ou consécutive à une artérite ; lésions des voies pancréatiques, atrophie et aplasie du pancréas, sont autant de désordres matériels qui conduisent trop souvent à l'insuffisance fonctionnelle de cette glande et au diabète maigre. Ce diabète, en conséquence, n'est que le syndrome d'une altération pancréatique, d'autant mieux que son intensité est en raison directe de celle de cette altération.

Ce second point une fois établi, il est facile de concevoir qu'un simple trouble fonctionnel annihilant la double fonction du pancréas, puisse avoir les mêmes effets que les désordres matériels de cette glande, c'est en réalité ce qui a eu lieu.

Le pancréas, comme tout organe glandulaire, possède deux ordres de nerfs : les uns, vaso-moteurs, les autres, sécrétoires, quoique le mode d'action de ces nerfs ne soit pas définitivement établi. Cependant, après Claude Bernard, qui découvrit, dans le bulbe, le centre fonctionnel de l'appareil glycogène, Chauveau et Kauffmann attribuent à cet appareil deux centres nerveux distincts : l'un excito-sécréteur du pancréas ayant son siège dans le bulbe ; l'autre fréno-sécréteur du foie et situé dans la moelle épinière. De leur côté, Morat et Dufourt considèrent le sympathique comme la voie centrifuge des excitations sécrétoires de l'appareil hépato-pancréatique, et le pneumo-gastrique, comme celle que suivent les incitations fréno-sécrétoires.

Si ces données laissent encore à désirer, il ne faut pas moins retenir qu'il existe dans le bulbe, un centre nerveux destiné au fonctionnement du pancréas en tant que glande à sécrétion interne, et que, de ce centre, partent des filets contenus, les uns dans le grand sympathique, les autres dans le pneumo-gastrique. Tous ces filets aboutissent au plexus solaire, et de ce second centre partent les divisions qui, en suivant les branches artérielles, se rendent au pancréas, où elles se distribuent soit aux petits vaisseaux, soit aux éléments glandulaires, en sorte que les désordres nerveux susceptibles de modifier la fonction du pancréas peuvent avoir des sièges multiples : centre bulbaire, nerfs centrifuges ou centripètes et plexus solaire.

L'expérimentation, l'observation clinique et anatomo-pathologique ont démontré en effet que des lésions matérielles de ces différentes parties (tumeurs du bulbe de la moelle épinière, du plexus solaire, etc., etc.), peuvent être suivies de glycosurie et que ces lésions exercent leur action sur le pancréas plutôt que sur le foie, car si, à l'exemple de Kauffmann, on vient à sectionner tous les nerfs qui se rendent à cette dernière glande, on n'évite pas pour cela la glycosurie ; et le diabète qui se manifeste alors est toujours un diabète pancréatique.

Il n'en est pas autrement du diabète que nous avons appelé réflexe, lequel peut se produire à la suite de névralgies intenses, de brûlures cutanées superficielles et étendues, d'opérations sur le pancréas, et de beaucoup d'autres états pathologiques, ou survenir au cours de crises de coliques pancréatiques comparables à l'anurie qui accompagne parfois une crise de colique néphrétique. Ce dernier diabète, souvent accompagné de stéarrhée, a toutes les allures du diabète maigre, avec cette différence qu'il est assez généralement passager et cesse d'ordinaire avec la crise qui l'a provoqué. Il est en somme l'effet de l'irritation douloureuse émanée de la membrane muqueuse des canaux pancréatiques, et de l'inhibition consécutive des centres fonctionnels du pancréas, de même que la présence d'un calcul dans l'uretère paralyse ceux des reins, d'où l'anurie. Le diabète qui se montre dans tous ces cas est donc incontestablement lié à un désordre du pancréas.

Une dernière forme de diabète, très différente de celles qui précèdent, et dans laquelle l'individu, au lieu de maigrir, acquiert un embonpoint parfois excessif, est le *diabète gras*, diabète *arthritique* ou *goutteux*. Essentiellement héréditaire, cette forme diabétique, d'ordinaire associée à des poussées articulaires, des migraines, des névralgies, de l'asthme, des hémorroïdes, etc., est manifestement aggravée par les fatigues intellectuelles et physiques, par les vives émotions, et par tout ébranlement nerveux, tandis qu'elle s'améliore sous l'influence du repos, d'un régime et d'une hygiène appropriée. Sa marche, du reste, est inégale, intermittente, et toutes ces circonstances ne peuvent laisser de doute sur sa subordination à un trouble de l'appareil nerveux. La question se pose alors de savoir si ce trouble atteint le système nerveux général ou s'il se localise simplement à celui du pancréas.

L'obésité qui en général, précède ce diabète et s'y associe pour ainsi dire toujours, plaide en faveur d'un trouble général, comme aussi l'artério-sclérose qui lui fait souvent cortège. Cependant, si on remarque que ce diabète coexiste fréquemment avec une albuminurie d'une durée de dix, quinze et vingt ans, sans lésions rénales appréciables, et alterne parfois avec la glycosurie, on est conduit à le rattacher à un trouble fonctionnel du système nerveux pancréatique, ayant son siège dans le bulbe, et à le rapprocher de celui qui se lie à un désordre matériel de ce centre.

En conséquence, malgré des différences notables, les diverses formes de diabète semblent bien avoir, sinon une origine, au moins une pathogénie commune, et se rattacher à un désordre matériel ou fonctionnel du pancréas. Dans ces conditions, le clinicien, en présence d'un glycosurique, doit avant tout rechercher l'état matériel ou fonctionnel du pancréas, de même qu'en présence d'un albuminurique, il a à se préoccuper de l'état matériel et fonctionnel des reins. A cet effet, il lui faut tenir compte de la quantité de sucre éliminé dans les 24 heures, de l'évolution de la glycosurie et des manifestations qui lui font cortège.

Lorsque la quantité de sucre des urines des 24 heures s'élève au-dessus de 500 grammes et atteint *a fortiori* le chiffre de 500 à 1000 grammes, l'existence d'un désordre matériel du pancréas est certaine, si surtout il existe simultanément une maigreur progressive et une perte rapide des forces. Entre 150 et 500 grammes, la lésion matérielle du pancréas est encore la règle, mais parfois aussi la glycosurie est simplement fonctionnelle, causée par un désordre direct ou réflexe du système nerveux. Tels les cas de tumeur bulbaire et de lithiase pancréatique.

Au-dessous de 150 grammes, le diabète est généralement goutteux, surtout s'il se trouve associé à un fort embonpoint. Ainsi la glycosurie est un élément de diagnostic des plus importants pour le déterminisme des circonstances pathologiques qui président à la genèse du diabète, et cet élément acquiert sa plus grande valeur quand la polydipsie, la polyurie, la polyphagie et la maigreur sont en raison directe de son intensité.

L'évolution de la glycosurie est un élément non moins précieux de diagnostic. La brusque apparition de ce symptôme avec une polydipsie, une polyurie et une polyphagie abondantes contrastant avec une émaciation rapide et la perte des forces, indique sûrement l'altération ou la destruction du pancréas, et une terminaison fatale dans l'espace de quelques années.

Un début insidieux sans polydipsie, polyurie et polyphagie appréciables, est le signe d'un diabète goutteux, affection peu grave, quand surtout il s'y joint de l'obésité.

Une glycosurie associée, dès son début, à des désordres nerveux, principalement bulbaires, révèle l'existence d'un diabète par lésion encéphalique.

Ce même symptôme, accompagné ou précédé de douleurs abdominales, de polydipsie, de polyurie et de polyphagie, conduit à diagnostiquer l'existence d'une crise de lithiase pancréatique, et ce diagnostic n'est pas douteux, quand, au bout de plusieurs jours, ces phénomènes venant à disparaître, la santé se rétablit.

Ces exemples suffisent, je pense, à montrer que toute glycosurie doit être soumise à une analyse minutieuse et que les diverses formes de diabète généralement admises, telles que : diabète maigre, diabète nerveux, direct ou réflexe, diabète gras même, ne sont pas autant d'entités distinctes, mais des syndromes intimement liés au fonctionnement du pancréas, en sorte que c'est dans l'état de cette glande qu'il faut chercher les indications propres à nous renseigner sur leur gravité et leur issue.

De même, les indications thérapeutiques les plus rationnelles du diabète se tirent de la connaissance que nous pouvons avoir de l'état pathologique du pancréas, car étant la condition pathogénique de la glycosurie, c'est à lui qu'il convient de s'adresser avant tout, pour lutter contre ce symptôme. Les moyens, on le conçoit, diffèrent avec la nature des lésions existant tant du côté du pancréas que du système nerveux. Il reste enfin à s'occuper de l'intoxication diabétique qui doit être de la part du praticien l'objet d'une grande attention, et qu'il faut s'appliquer à prévenir dans la mesure du possible et à combattre de la façon la plus énergique.

PATHOGÉNIE DU DIABÈTE SUCRÉ

par M. R. LÉPINE.

Cl. Bernard et, plus récemment (1893), MM. Chauveau et Kaufmann[1], ont affirmé que l'hyperglycémie du diabète sucré est exclusivement

----

1. On sait que dans des travaux postérieurs (*C. R. de la Société de Biologie*, 1896), M. Kaufmann n'a pas maintenu cette doctrine exclusive.

due à l'augmentation de la production du sucre. Il est, à la vérité, hors de doute, et j'ai toujours admis, dès mes premières publications sur le diabète[1], que, dans certains cas de cette maladie, l'économie produit en vingt-quatre heures plus de glucose qu'à l'état normal[2]; mais il est certain, d'autre part, qu'à cette anomalie il s'en joint une autre : le défaut de destruction du glucose. Dans le tome III du *Traité de pathologie générale*, le professeur Bouchard a donné une démonstration tellement probante du défaut de la glycolyse dans l'organisme du diabétique, qu'il me suffit d'y renvoyer.

C'est par l'étude de la glycosurie alimentaire (faite d'une certaine manière) que le professeur Bouchard évalue l'énergie glycolytique du sujet. Pour écarter l'influence du foie et déterminer avec précision l'énergie glycolytique des seuls tissus, MM. Achard et Weil, au lieu de faire ingérer le glucose à leurs malades, l'ont injecté sous la peau.

On sait que Fr. Voit, après l'injection sous-cutanée d'une quantité assez considérable de glucose (60 gr.) chez un sujet sain, n'a observé que des traces de glucose dans l'urine. Il en est autrement chez certains sujets arthritiques et gras. Chez eux, quelques grammes seulement de glucose sous la peau *peuvent* amener de la glycosurie. — Ce sont des prédisposés au diabète. — Enfin, chez les diabétiques véritables, l'injection sous-cutanée d'une quantité presque insignifiante de glucose (2 gr. 5) peut être suivie d'une recrudescence très nette de la glycosurie (Achard et Weil).

Les recherches que M. Barral et moi avons poursuivies sur la glycolyse dans le sang *in vitro*, nous ont permis de constater, *chez le plus grand nombre des diabétiques* examinés à ce point de vue, que leur sang veineux, défibriné, maintenu une heure à 59° C., perd moins de sucre que le sang normal. Cette détermination, je l'avoue, ne prouve pas *directement* le défaut de la glycolyse dans l'organisme du diabétique; mais elle nous renseigne au moins sur la diminution de l'activité glycolytique d'un des tissus les plus importants de l'économie[3].

---

1. Voir notamment mon article de la *Revue scientifique*, 28 fév. 1891, p. 784, où je dis : « L'élimination du sucre chez certains diabétiques est tellement considérable qu'elle paraît évidemment dépasser la production normale. — Un autre argument, témoignant également en faveur de l'hyperproduction du sucre, se tire de l'action favorable de l'opium et de l'antipyrine, médicaments qui enrayent à la fois la *destruction* du sucre et sa *formation*. »

2. Tout récemment, MM. Gilbert et Lereboullet ont aussi exprimé l'idée que « *l'hyperhépathie* paraît jouer un rôle important dans nombre de cas de diabète. » *C.-R. de la Soc. de Biologie*, 1900, p. 469.

3. Les études que j'ai faites sur la glycolyse *in vitro*, avec MM. Barral et Métroz, n'ont pas toujours été bien interprétées. Plusieurs personnes ont *supposé* que, d'après nous, la destruction du sucre se fait exclusivement dans le sang. Telle n'a

Il est à remarquer que, plusieurs fois chez les mêmes sujets, MM. Achard et Weil ont noté l'insuffisance glycolytique par la méthode de l'injection sous-cutanée et la diminution du pouvoir glycolytique du sang *in vitro*.

La glycolyse (mot qui, étymologiquement, veut simplement dire *disparition* du sucre) n'est pas un phénomène *simple* : le sucre, en effet, peut disparaître parce qu'il est *utilisé* par les tissus pour produire de l'énergie, ou bien il peut être *transformé* et emmagasiné comme *réserve*, soit à l'état de glycogène, soit à l'état de graisse. Or, chez certains diabétiques, peut-être chez tous, c'est non seulement l'utilisation du glucose par les tissus qui est insuffisante, mais aussi l'emmagasinement de la réserve : l'expérience de Hanriot le prouve. On sait que ce physiologiste a constaté chez deux diabétiques que, *contrairement à ce qui a lieu chez l'homme sain*, l'ingestion de 100 grammes de sucre n'est pas suivie d'une augmentation de l'exhalation d'acide carbonique[1].

A quoi tient l'insuffisance de la glycolyse?

Il se peut que chez certains sujets, par suite d'une disposition (goutteuse) héréditaire ou acquise, il y ait une impuissance du protoplasma à détruire le sucre aussi complètement qu'à l'état normal[2]. Quoi qu'il en soit de cette hypothèse, nous connaissons deux autres conditions dans lesquelles la glycolyse est diminuée. Ce sont : 1° certaines actions nerveuses; 2° le défaut de la sécrétion interne du pancréas.

Je serai bref sur la première, qui est généralement acceptée, depuis que Brown-Séquard a montré qu'une action nerveuse peut amener l'arrêt brusque des échanges dans les tissus, avec rutilance du sang veineux, etc. Mais l'influence du pancréas sur la glycolyse a été davantage discutée, et depuis plus de dix ans que je l'ai signalée, elle n'est pas encore admise par tous les auteurs.

On objecte que le parenchyme (ou le suc) du pancréas, en contact avec une solution sucrée, ne produit pas une glycolyse *appréciable*, et que, lorsqu'on constate une perte de sucre, on peut soupçonner l'in-

---

pas été notre pensée : nous n'avons jamais songé à contester que le sucre se détruise dans tous les tissus. Mais d'autre part nous avons admis avec les physiologistes les plus autorisés (voir Hamburger, *Revue de médecine*, 1894, p. 1141) qu'il se détruit *normalement* du sucre dans le sang. Or le sang retiré des vaisseaux jouit encore quelque temps de ses propriétés vitales; on peut donc en étudier *in vitro* les effets, ce qui n'est pas, en général, possible avec les autres tissus.

1. Voir pour plus de détails mon Rapport sur le diabète (*Revue de méd.*, 1894, p. 884). Le fait a été confirmé par WEINTRAUD et LAYES.

2. Le professeur EBSTEIN a soutenu l'idée d'un vice originel du protoplasma, mais en admettant à tort, je crois, que ce vice amène dans les tissus une plus grande production de sucre.

tervention de microbes. — Je reconnais le bien fondé de cette remarque d'Umber, mais j'y oppose les faits positifs que voici :

1° Quelques heures après la faradisation des nerfs du pancréas, la teneur du sang en sucre *a diminué* très notablement, et si, à ce moment, on détermine le pouvoir glycolytique de ce sang, on trouve qu'il est considérable[1].

2° Si l'on chauffe le pancréas (sorti de l'abdomen, maintenu dans un appareil où circule de l'eau à une température supérieure à 40°), on obtient exactement les mêmes résultats. Ainsi, l'exaltation des propriétés vitales du pancréas, produite par une chauffe modérée, amène une *hypoglycémie* et une augmentation du pouvoir glycolytique du sang[2].

Les deux expériences précédentes, qui ont été chacune répétées un très grand nombre de fois, donnent des résultats tellement nets que l'influence du pancréas sur la glycolyse est un fait hors de doute. Il s'agit maintenant de concilier ce fait avec celui sur lequel s'appuient mes contradicteurs, à savoir le défaut de glycolyse dans une solution sucrée maintenue en contact avec le tissu ou le suc pancréatique.

Sans m'arrêter aux explications que j'avais autrefois données, je crois aujourd'hui qu'il s'agit d'une influence *indirecte* sur la glycolyse (et non *directe*) : le pancréas ne fait pas *à lui seul* la glycolyse, mais il exerce sur elle une action *adjuvante*.

On en a la preuve en introduisant, dans différents ballons renfermant une solution sucrée, une petite quantité de levure (la même pour chaque ballon) et un fragment (de même poids) de différents organes broyés. Dans le ballon qui renferme du tissu pancréatique *préalablement excité par l'électrisation de ses nerfs*, la glycolyse est toujours plus forte. (Lépine et Martz.) Si, au lieu d'introduire des fragments d'organes dans les ballons en fermentation, on y ajoute 10 centimètres cubes de différents échantillons de lymphe recueillis dans le canal thoracique d'un chien, *la perte de sucre est plus grande dans le ballon qui a reçu la lymphe recueillie aussitôt après l'électrisation des nerfs du pancréas*. (Lépine et Boulud.) Il y a dix ans, j'avais déjà montré qu'on peut (temporairement) supprimer le diabète chez un chien privé de pancréas, en lui injectant dans les veines de la lymphe d'un chien dont le pancréas est en état de fonctionnement.

<hr>

1. Lépine. *Volume jubilaire du cinquantenaire de la Société de Biologie*, 1899, p. 552.

2. Lépine. *C.-R. de la Soc. de Biol.*, 1899, 20 mai, p. 599.

La sécrétion *interne* du pancréas exerce donc une action *certaine* (bien qu'indirecte) sur la glycolyse dans les tissus. Il serait prématuré de vouloir expliquer *comment* s'exerce cette action. Le tissu du pancréas, après l'électrisation de ses nerfs, renfermant plus de peptone que le pancréas d'un chien sain à l'inanition, j'ai émis l'idée que les peptones pancréatiques, résorbées par la sécrétion interne et portées aux tissus par la circulation, pouvaient favoriser la glycolyse; mais cette idée est jusqu'ici purement hypothétique.

La sécrétion interne du pancréas n'a pas pour seule fonction d'exciter la glycolyse : elle modère la production du sucre dans le foie (Chauveau et Kaufmann). Martz et moi avons confirmé ce fait par nos expériences de circulation artificielle dans le foie isolé et dans le foie uni au pancréas. Dans ce dernier cas, le foie perd beaucoup moins de son glycogène. Ainsi la sécrétion interne du pancréas est éminemment *euzoamylique*[1], c'est-à-dire qu'elle favorise la conservation du glycogène dans le foie.

La condition opposée à l'*euzoamylie*, et que l'on peut désigner sous le nom d'*azoamylie*[2], n'est pas seulement sous la dépendance d'un défaut de la sécrétion interne du pancréas; elle peut être provoquée par une action nerveuse, ainsi que l'ont observé autrefois Naunyn et son élève Seelig (1874), consécutivement à la piqûre du plancher du quatrième ventricule[3].

On sait qu'après Tscherinow, Pavy a soutenu que le foie a pour fonction *essentielle* d'empêcher le passage dans la grande circulation du sucre absorbé par la veine porte, et que, d'après lui, le diabète est le résultat de ce que nous appelons aujourd'hui *azoamylie*. Ainsi présentée, cette théorie est absolument inacceptable: mais elle renferme au moins une parcelle de vérité : « On doit, dit Seegen, considérer la forme légère du diabète comme résultant d'une incapacité de la cellule hépatique à faire subir aux hydrates de carbone alimen-

---

1. Rouget a donné à la matière glycogène le nom de *zoamyline*. L'*euzoamylie* est la condition dans laquelle le foie possède beaucoup de zoamyline.

2. Naunyn a proposé le mot de *dyszoamylie*. Mais *azoamylie* ne veut pas dire *absence* de zoamyline, pas plus qu'*asystolie* ne veut dire *absence* de systoles.

3. On aurait pu supposer que l'hyperglycémie consécutive à la piqûre du bulbe est le résultat d'un *arrêt* de l'action du pancréas. Mais cette hypothèse cadre mal avec le fait constaté par Hédon que l'hyperglycémie augmente chez le chien dépancréaté, si on fait la piqûre du bulbe. Il est vrai que dans ce cas on pouvait admettre que l'exagération de l'hyperglycémie était due à l'exagération des nerfs hépatiques glyco-sécréteurs dont l'existence a été démontrée par Morat. Mais l'insuffisance de cette explication est prouvée par l'expérience de Kaufmann qui a vu l'hyperglycémie augmenter, après la piqûre du bulbe, chez le chien dépancréaté et dont le foie est énervé.

taires leurs transformations normales[1]. » Plus récemment, MM. Gilbert et Weil[2] ont de nouveau insisté sur cette forme et donné quelques caractères de l'urine propres à la faire reconnaître.

Le sucre est toujours en faible proportion ; on ne le rencontre guère que pendant la période digestive dosé avec la liqueur de Fehling, il paraît plus abondant que s'il est dosé avec le polarimètre, par suite de l'abondance des matières réductrices. Le spectroscope décèle quelquefois de l'urobililine, plus souvent de l'indican ; l'urée est relativement peu abondante ; au contraire, la proportion d'acide urique est assez élevée. Enfin ce diabète est susceptible d'être amendé par l'opothérapie hépatique.

Voilà comment se présente cette forme de diabète léger, où l'azoamylie joue assurément un rôle important, mais *non exclusif*; car le foie n'est pas le seul organe où s'emmagasinent les hydrates de carbone apportés par l'alimentation. On en a la preuve par le fait, indiqué par Seegen lui-même, que le sang des veines sus-hépatiques est riche en sucre après l'ingestion d'hydrates de carbone, et par cet autre fait mis en lumière par Brasol, que *tous* les tissus emmagasinent le sucre après l'ingestion intra-veineuse d'une solution sucrée. De plus, il est bien difficile d'admettre qu'une diminution plus ou moins considérable de la glycolyse ne vienne pas contribuer, dans les cas visés par MM. Gilbert et Weil, à la production du diabète. En somme, l'azoamylie peut, dans certains cas, être un élément pathogénique important d'un diabète, mais il est plus que douteux qu'elle en soit jamais le seul facteur.

Nous venons de passer en revue plusieurs éléments pathogéniques constitutifs du diabète : mais il en est encore bien d'autres que les progrès de la science ne tarderont sans doute pas à dégager. Quoi qu'il en soit, ce serait, selon moi, se faire une idée inexacte de la pathogénie de cette maladie, que de ne pas avoir toujours en vue la *multiplicité* de ces éléments. Je ne crois pas qu'il existe un diabète dû à la formation exagérée du sucre, un autre dû exclusivement à la diminution de la glycolyse : chaque cas est complexe dans sa pathogénie, et si chacun d'eux se présente avec une physionomie particulière, c'est parce que les éléments qui le constituent varient en nombre et en intensité.

M. Blumenthal (Berlin). — Mes expériences dont M. Lépine a parlé n'étaient pas faites pour prouver la théorie glycolytique du pancréas, mais

1. Seegen. La glycogénie animale, traduction française. Paris, 1890, p. 259.
2. Gilbert et Weil. Du diabète sucré par l'insuffisance chronique du foie. *Semaine médicale*, 1899, p. 585.

seulement pour décider la question de l'existence du ferment glycolytique et de son identité avec ferment oxydatif. J'ai eu un résultat positif à l'existence du ferment glycolytique et un résultat négatif à l'égard de son identité avec le ferment oxydatif. La glycolyse que j'ai trouvée dans le pancréas était, comme M. Lépine a déjà signalé, très petite. M. Umber a nié l'existence d'un ferment glycolytique dans le pancréas. Mais ses expériences ne peuvent être comparées aux miennes, parce que j'ai fait agir 1500 grammes de substance sur le sucre tandis que Umber n'a fait usage que de 15 à 50 grammes à peu près. Malgré cela deux de ces cinq expériences sont nettement positives. Ensuite j'ai pris dans mes expériences le chloroforme comme antisepticum, tandis que Umber s'est servi du toluol dont on ne connaît pas l'action sur le ferment glycolytique. Encore Umber a alcalisé ses liquides, tandis que j'ai travaillé à réaction neutre ou un peu acide. Comme les expériences d'Umber et de moi ont été faites sous des conditions diverses elles ne peuvent être comparées.

M. le professeur BOUCHARD. — Je crois qu'il y a moins de différence qu'il ne semble entre les opinions de MM. Lancereaux et Lépine et ma conception pathogénique du diabète.

Si, comme je le crois, la glycosurie est l'effet d'une accumulation de sucre due à ce que ce sucre n'a pas été détruit comme il devrait l'être à l'état normal, j'accepte que cette destruction normale est due à un ferment glycolytique lequel serait, je le pense, un produit de la sécrétion interne du pancréas. Ainsi, que le diabète soit goutteux, nerveux, pancréatique, peu importe : il dépend d'une insuffisance d'action du ferment glycolytique et par conséquent de la sécrétion pancréatique; et les faits de M. Blumenthal rendent encore plus vraisemblable cette conception.

Une légère divergence existe peut-être entre la conception de M. Pavy et la nôtre. Nous admettons que le sucre, pour une part, résulte de la destruction de l'albumine et que le sucre diabétique a parfois cette origine. M. Pavy pense que la glycose peut servir à faire l'albumine. La première conception qui était rendue vraisemblable par la constitution théorique attribuée à la molécule d'albumine a été expérimentalement démontrée vraie par M. Blumenthal. Peut-être l'expérience démontrera-t-elle un jour que la glycose forme l'albumine. Mais la preuve n'est pas encore faite.

M. CHARRIN. — Chez les femmes enceintes, où tant de raisons nous conduisent à admettre un fréquent retard de la nutrition, nous avons vu, avec Brocard, une véritable insuffisance de la glycolyse. D'autre part, expérimentalement, chez des animaux acidifiés, ces échanges se ralentissent et cette glycolyse s'abaisse également.

M. RAPPIN (Nantes). — A propos de la pathogénie du diabète pense que dans l'étude de cette question encore enveloppée de tant d'obscurités, malgré les travaux considérables de maîtres, tels que Lépine, Blumenthal, Lancereaux, Bouchard et tant d'autres, on oublie trop le rôle des ferments figurés de l'intestin.

Il rappelle que, l'an dernier, il a eu l'honneur de présenter au Congrès de Boulogne, avec M. Fortineau, son préparateur, une note résumant ses expériences sur la production du sucre dans des bouillons de culture additionnés de substances amylacées (pois, fécule ou pommes de terre) et ensemencés avec une bactérie, hôte ordinaire de l'intestin — le bacillus mentericus

vulgatus. — Dans ces bouillons, on constate assez rapidement l'élévation du **taux du glucose** qui peut monter, dans quelques cas à 4, 8 ou 10 pour 100 dans l'espace de quelques jours, ainsi que l'avait du reste noté autrefois Vignot.

Inversement, ils ont étudié l'action comparative de quelques autres espèces bactériennes végétant habituellement dans le tube digestif — le coli-bacille — par exemple et ils ont constaté que ce germe au contraire consomme le sucre et le détruit.

Il existe donc constamment dans l'intestin, des microbes exerçant leur action en sens inverse, en quelque sorte, les uns produisant du sucre, au contact des substances amylacées fournies par l'alimentation, les autres au contraire détruisant le sucre produit.

Ceux-ci mêmes, et le coli-bacille en particulier poursuivent encore leur action plus loin, puisque, d'après des expériences faites cette année après les précédentes, on constate dans les bouillons de cultures glycosés et ensemencés de coli-bacille, après la disparition du sucre, la production de certaines quantités d'alcool et même de d'acétone.

Il y a donc lieu de tenir compte, au moins dans une certaine mesure, mais avant tout de l'action si complexe et en même temps si nette, au point de vue de la glycogenèse et de la glycolyse du rôle des ferments figurés qui végètent constamment dans l'intestin.

Il est inutile ici de rappeler les données que l'observation clinique fournit à l'appui de ces expériences de laboratoire.

Et d'ailleurs, s'il fallait faire appel à certaines vues de l'esprit pour justifier cette conception, et en se rappelant au moins un passage des œuvres de Cl. Bernard, on pourrait jusqu'à un certain point, la concilier avec les théories et les expériences établies par nos maîtres sur le rôle du système glandulaire en général et du pancréas en particulier dans le diabète, en pensant que peut-être les germes, les ferments détaillés, sécrétés ainsi constamment par les germes intestinaux cités ici peuvent bien être repris simplement par ces glandes qui ne serviraient en quelque sorte que de substratum et n'agiraient que comme organes de sélection.

Quoiqu'il en soit, il convient, de ne pas oublier dans une étude aussi complexe, le rôle que jouent ici, dans ces phénomènes de la nutrition, les ferments figurés intestinaux, rôle qu'il a paru utile de rappeler.

M. Dewomixus. — En voulant étudier les conditions du sang dans la chlorose pure, j'ai constamment trouvé une glycémie considérable, qui rejoint le taux de 1.75 à 2.25 de sucre 0/00, à peu près comme dans le diabète. Et néanmoins les globules rouges étaient très décolorés, mais il en était conservé, le numéro 4 à 6 000 000, dont la forme est presque conservée, mais ils sont rapetissés.

L'hémoglobine signe b à 4 0/0 à l'hématoscope d'Hénoque.

Rien de relevant dans les éléments incolores.

La manière de se comporter de la chlorose dans son développement, dans sa marche et dans ses rapports avec les conditions des autres parties de l'économie, autorise à croire qu'elle, comme la goutte et le miscédium et le diabète sucré, soit un diabète elle-même.

MARDI 7 AOUT

Séance de l'après-midi.

DIABÈTE MAIGRE ET APLASIE DU PANCRÉAS

par le professeur P. SPILLMANN,

de Nancy.

L'auteur, à propos de deux cas d'aplasie du pancréas, observés chez deux malades âgés l'un de 17 et l'autre de 19 ans, présentant tous deux le type infantile, avec glycosurie très abondante, polydipsie excessive, marche rapide de l'émaciation, petitesse de la glande pancréatique sans lésion apparente de ses éléments glandulaires, avec augmentation de volume du foie, pense qu'il s'agit là d'une vérification clinique des expériences physiologiques de von Mering et Minkowski, Hédon et Thiroloix sur la suppression de la fonction pancréatique à la suite de l'ablation du pancréas ou de l'injection de paraffine. Ces expériences prouvent l'association glandulaire du pancréas et du foie au point de vue de leur sécrétion interne. La filtration permanente du sucre s'explique par l'association des éléments nerveux phréno-glandulaires et excito-sécréteurs découverte par Chauveau et Kauffmann entre le foie et le pancréas.

Décrite pour la première fois par Lancereaux, cette affection, dont plusieurs observations ont été publiées par von Iaksch et par A. Mathieu se rencontre chez des adolescents. Elle est caractérisée par le syndrome intense suivant : diabète maigre à marche rapide, abondance de la glycosurie, polydipsie excessive, polyphagie intense, émaciation rapide, phénomènes comateux terminaux.

Au point de vue anatomo-pathologique, ce type morbide est caractérisé par des lésions toujours identiques, à savoir : la petitesse du pancréas, avec intégrité apparente de ses éléments cellulaires et l'augmentation de volume du foie.

Nous avons pu recueillir deux observations intéressantes d'aplasie pancréatique.

G..., cordonnier, âgé de 17 ans. Excès alcooliques. Le malade a eu la fièvre typhoïde à onze ans et la grippe en 1897. Après cette grippe, qui a duré huit jours, le malade fut pris de polyphagie et polydipsie.

Il entre à l'hôpital le 4 janvier 1899. Il est pâle, amaigri, *peu développé pour son âge*, glabre de tempérament, lymphatique accentué (téguments pâles, type vénitien). Apyrexie. Ce sont surtout des symptômes digestifs (vomissements, douleurs stomacales après les repas) qui le décident à entrer à l'hôpital.

Le malade n'est pas à rassasier : il souffre d'une soif continuelle. (Le malade boit environ six litres de liquide par jour.)

Digestion pénible. Pas de vomissements depuis quelques jours.

Ventre ballonné — pas de clapotement stomacal. Paroi abdominale sensible à la palpation.

Diarrhée légère.

Dentition en bon état.

Les urines sont abondantes (5000 ^{cc}), claires ; elles renferment par 24 heures :

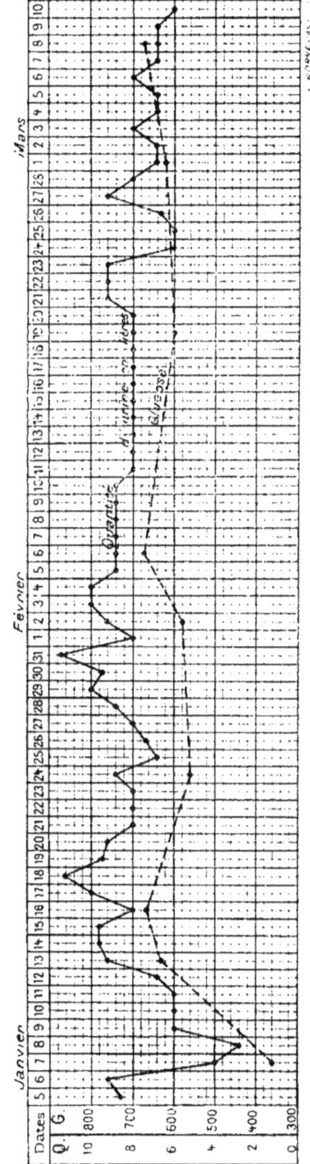

Urée	55	grammes.
Azote total. . .	60	gr. 72
Glucose	511	40

Le malade se plaint d'une lassitude générale. Il dort bien, sans cauchemars. — Intelligence intacte. — Réflexes abolis sauf le réflexe crémastérien. — Aucun trouble des organes des sens.

Le malade est mis au régime mixte, on lui donne deux cuillerées de liqueur de Van Swieten par jour. L'émission d'urines varie de 8 à 12 litres ; la polydipsie persiste.

15 janvier. — On fait une analyse des urines, on trouve 654 grammes 52 de glucose en 24 heures.

Le 16 janvier. — 655 grammes 68 de glucose.

Le 22 janvier. — 585 grammes 04 de glucose, 58 grammes d'urée.

1er février. — Suppression de la liqueur de Van Swieten. Diarrhée pendant trois jours.

15 février. — On trouve dans les urines 575 grammes de glucose. Polyurie et polydipsie diminuent, le malade pèse 57 kilos.

20 février. — On soumet le malade au traitement par la pancréatine, on lui en administre deux ampoules par jour ; l'analyse donne 546 gr. 04 de glucose.

24 février. — La polyurie a notablement diminué ; le malade n'urine plus que six litres par jour.

1er mars. — Augmentation du sucre, 604 gr. 04 par 24 heures.

Le 8, le sucre a encore augmenté (651 gr. 56).

Le 10, le malade sort ; il avait pris cinquante tubes de pancréatine.

Après un repos de quelques jours le malade reprend son travail jusqu'au 20 novembre.

Ce jour-là le malade eut une indigestion ; du reste, depuis huit jours il était indisposé et avait cessé son travail.

Il revient à l'hôpital le 29 novembre, se plaignant de douleurs lombaires et de lassitude générale.

Amaigrissement considérable (le malade ne pèse plus que 49 kilos). La polydipsie et la polyurie empêchent tout sommeil.

L'émission d'urine est toujours considérable, elle monte le 8 décembre jusqu'à 14 litres 400.

La quantité de sucre par 24 heures est considérable ; le 8 décembre elle est de 750 grammes.

On essaie de traiter le malade par le cacodylate et le vanadate de sodium ; ces médicaments ne produisent aucun résultat.

Le 18 décembre. — Constipation ; lassitude.

Les 24 et 25 décembre. — Le malade demande à sortir chez ses parents.

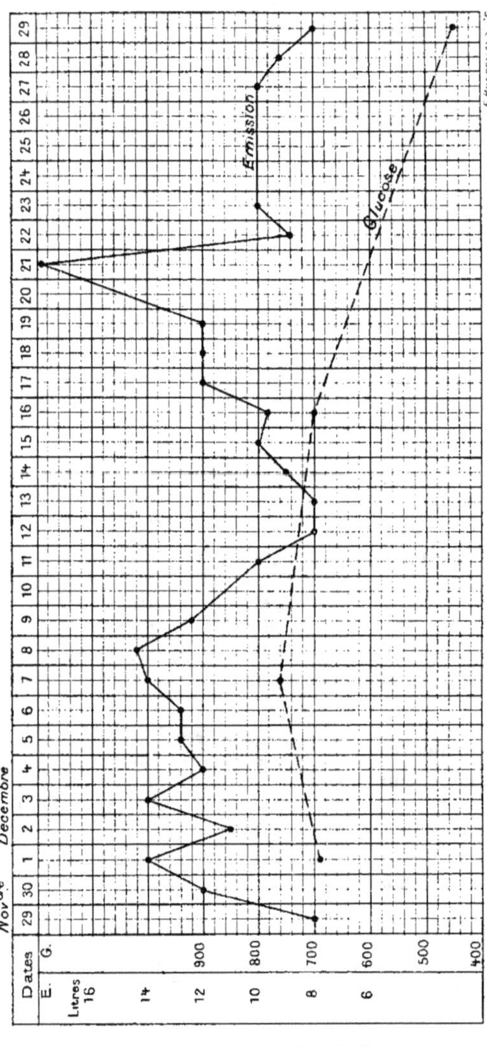

Le 28 décembre. — La lassitude augmentant, on supprime toute médication.

Le 29 décembre, 8 litres d'urine. — Le malade se réveille à six heures et demie après avoir passé une bonne nuit : il se plaint de céphalée et de douleurs au creux épigastrique. A huit heures du matin, il tombe dans le coma. Ses extrémités sont froides, le pouls est petit et lent, la respiration stertoreuse. L'auscultation ne révèle rien de spécial.

On fait une injection de 500 c. c. de sérum artificiel.

Le 30 décembre. — Après avoir repris connaissance pendant quelques instants, il meurt à quatre heures du soir.

Autopsie le 31 décembre. — On est frappé par une énorme dilatation du côlon et de l'estomac qui refoulent les poumons et le cœur jusqu'au-dessus du quatrième espace intercostal. Poumons : légères adhérences à droite, un peu d'emphysème ; congestion surtout intense aux deux bases. La coloration des lobes inférieurs et du lobe moyen droit est violacée.

A leur surface existent 5 ou 6 petites taches rondes de la grosseur d'une lentille, ces taches sont jaunes et ressemblent aux traces que laisse un vieil infarctus.

A la coupe : ces lobes sont assez durs (consistance du foie) et aux petites taches rondes de la surface correspondent des pertes de substance dans le tissu pulmonaire. A la base droite, deux de ces cavités correspondent entre elles ; elles sont de la grosseur, l'une d'un haricot, l'autre d'une noisette. Il existe encore une demi-douzaine de ces cavités environ, les unes contiennent du liquide puriforme. Examiné au microscope, ce liquide ne renferme ni bacille de Koch, ni aucun autre élément microbien.

D'autres sont occupées par une substance jaunâtre, disposée en couches concentriques et de consistance du mastic. Cette substance est difficile à énucléer des cavités, elle n'est enfermée dans aucune membrane d'enveloppe.

Au microscope : on contate que dans cette substance jaunâtre, les parois alvéolaires sont épaissies, elles ne contiennent plus de vaisseaux ; à leur intérieur sont des moules fibrineux. Plus d'épithélium. Les noyaux ne se colorent pas.

A la périphérie on constate de la pneumonie interstitielle.

Le cœur est petit ; le cœur droit est plus ferme que le cœur gauche.

Foie : 2260 grammes, très pâle : surface marbrée de taches jaunâtres. Cet organe est dur à la coupe et la surface de section marbrée comme la surface.

Rate dure.

Rein droit pèse 200 grammes et rein gauche pèse 185 grammes. Ils sont tous deux pâles et se décortiquent bien.

Les uretères sont très dilatés ; leur calibre est doublé.

Vessie dilatée.

Estomac très dilaté.

Piqueté hémorragique sur la grande courbure vers le pylore.

Pancréas. — Petit, atrophié, de consistance dure, poids 30 grammes.

Il mesure :

Longueur	10 centimètres.
Largeur	4
Épaisseur	1 3/4.

L'examen histologique n'y révèle rien d'anormal si ce n'est peut-être une diminution de calibre des vaisseaux.

Centres nerveux. Rien de spécial.

Les ganglions du mésentère ont le volume d'un pois.

Aplasie pancréatique. — Diabète maigre.

Il s'agit d'un jeune homme de 20 ans. Sa mère serait morte à 56 ans d'un néoplasme gastrique. Le père est vivant.

Le malade a eu des kératites pendant son enfance : il porte une taie sur la cornée gauche. Impétigo du cuir chevelu. Aucune maladie sérieuse antérieure.

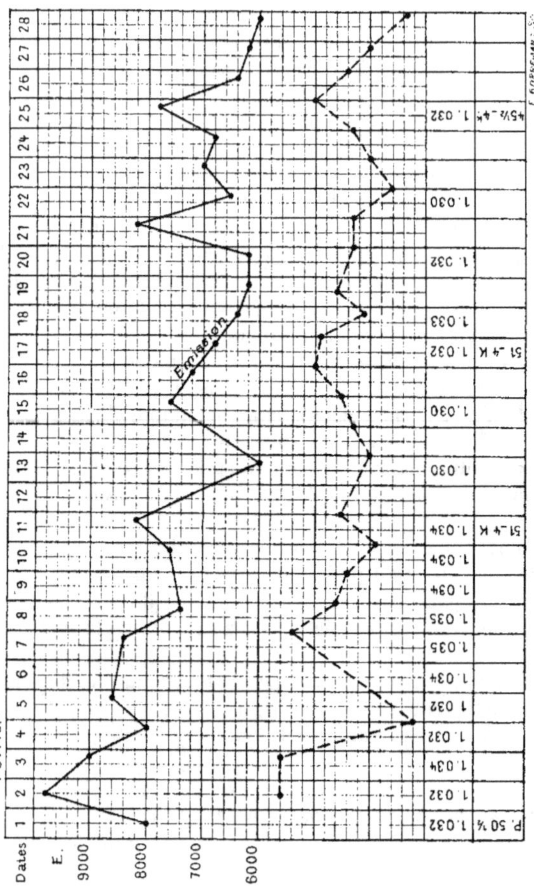

Depuis un an le malade a perdu ses forces et a dû cesser son travail ; il a maigri rapidement, de plus de 55 livres. Prurit généralisé depuis plusieurs mois ; balanite ; polydipsie, polyurie ; appétit exagéré depuis six mois. Avant cette époque, vomissements incoercibles ayant duré deux mois. Constipation habituelle.

1er février. — *État actuel*. Infantilisme. Le malade est absolument glabre. Poids 40 kilos et demi, le soir 38 1/2. Sueurs nocturnes.

Appareil digestif. — Soif vive. Le malade boit 8 à 10 litres de boissons par 24 heures. Appétit exagéré, constipation. Ventre souple.

Le foie ne déborde pas les fausses côtes d'une façon appréciable.

Appareil respiratoire. — Toux, expectoration assez abondante. Thorax amaigri. Inspiration rude avec expiration soufflée en avant et en arrière, à droite.

Cœur. — La pointe bat dans le cinquième espace. Aucun bruit anormal.

Urines très claires, limpides. Le malade en rend de 9 à 11 litres par jour. Glucose, de 450 à 700 grammes par 24 heures. Chlore des chlorures de 10 à 12 grammes. Urée en moyenne 55 grammes.

Peau sèche: légère desquamation épidermique.

Système nerveux. — Insomnie, agitation nocturne, crampes sous les mollets. Abolition du réflexe rotulien. Diminution marquée de la vue. Impuissance génitale absolue.

Le malade est soumis à un régime reconstituant et prend un peu d'opium associé à de l'extrait de belladone.

Il continue à maigrir et à perdre ses forces.

Vers la fin de février, il tombe dans un état de marasme. La cavité buccale se couvre de muguet. Le 1er mars, dyspnée intense que n'explique aucune complication thoracique. Vomissements répétés.

Dans la journée du 5 mars le malade est pris de mouvements convulsifs. A sept heures du soir, coma avec odeur d'acétone. Nouvelles convulsions pendant la nuit. Le matin dyspnée intense, refroidissement des extrémités, pouls imperceptible, anurie, pupilles dilatées. Odeur très forte d'acétone. On cherche à sonder le malade qui succombe au même moment.

A l'autopsie, on trouve les poumons très congestionnés avec quelques tubercules au sommet droit.

Le cœur est petit. Quelques plaques arthéromateuses dans l'aorte. Foie volumineux ; la lobulation a disparu ; foie gras.

Rate grosse, ferme.

Pancréas très petit, atrophié, ne présentant aucune altération à l'œil nu. Poids : 29 grammes.

Reins volumineux, se décortiquant facilement, pâles, et présentant l'aspect du gros rein blanc.

Un peu d'œdème sous-arachnoïdien ; léger piqueté à la coupe du cerveau. On n'observe aucune lésion ni au quatrième ventricule ni au bulbe.

L'examen histologique du pancréas ne permet de reconnaître aucune altération de la glande. Les vaisseaux seuls paraissent réduits de volume.

Il s'agit, en somme, de deux cas d'aplasie pancréatique survenus chez deux adolescents qui ont succombé rapidement avec des symptômes comateux et chez lesquels on a trouvé, en dehors de l'atrophie du pancréas, un foie volumineux et des lésions pulmonaires.

On n'a pas cherché jusqu'à présent à interpréter ces faits. Il semble résulter des recherches anatomiques que la glande est normale, mais qu'elle a subi un arrêt de développement, qui ne lui permet plus de suffire à l'accomplissement de sa tâche.

Nous croyons pour notre compte qu'il s'agit là d'une vérification clinique des expériences physiologiques de von Mering et Minkowsky, Hedon et Thiroloix sur la suppression de la fonction pancréatique à la suite de l'ablation du pancréas ou de l'injection de paraffine.

Ces expériences prouvent l'association glandulaire du pancréas et du foie au point de vue de leur sécrétion interne. La filtration permanente du sucre s'explique par l'association des éléments nerveux phréno-glandulaires et excito-sécréteurs découverts par Chauveau et Kauffmann entre le foie et le pancréas.

CARACTÉRISATION DU SUCRE DE L'URINE DES DIABÉTIQUES

par le docteur LE GOFF.

De nombreux auteurs ont étudié le sucre de l'urine des diabétiques et ont cru pouvoir l'identifier avec le glucose. Cependant, tout récemment encore, certains médecins lui ont attribué des propriétés toutes particulières et n'ont pas voulu admettre cette identité (Bulletins et Mémoires de la Société médicale des hôpitaux de Paris n° 6 ; 1898). Aussi il m'a paru intéressant de reprendre cette question.

J'étais poussé dans cette étude par le désir de savoir à quel isomère du glucose il fallait rapporter le sucre des urines ; de plus, j'étais désireux de rechercher le rôle que peut jouer ce sucre dans la production des réactions colorées des globules rouges du sang des diabétiques. On sait, en effet, que les hématies des diabétiques se colorent par les couleurs d'aniline basiques, tandis que celles du sang normal se colorent par les couleurs acides.

J'ai d'abord extrait des urines diabétiques le glucose pur : La méthode classique consiste à précipiter les sels et les matières colorantes de l'urine par le sous-acétate de plomb, à éliminer l'excès de plomb par l'hydrogène sulfuré, à concentrer dans le vide jusqu'à consistance sirupeuse, à reprendre par l'alcool et faire cristalliser. Ce procédé ne m'a pas donné de bons résultats. Voici donc celui que j'ai employé :

« Quatre litres d'urine de M.G.., diabétique acromégalique du service de M. le D' P. Marie à l'hospice de Bicêtre sont filtrés, puis évaporés dans le vide jusqu'à consistance sirupeuse. Le sirop, abandonné dans un lieu frais, se prend en masse cristalline au bout d'une quinzaine de jours. Les cristaux sont broyés et lavés à l'alcool à 90° froid qui enlève l'urée, les principes colorants et extractifs, et la plus grande partie des chlorures. Ils sont ensuite dissous dans l'alcool à 95° bouillant ; la solution filtrée sur du noir animal exempt de chlorures et de phosphates est soumise à la cristallisation dans le vide. Le glucose se dépose le premier, lentement, en cristaux fins et brillants. On enlève les eaux-mères et l'on redissout les cristaux formés dans l'alcool à 95°. J'ai répété plusieurs fois cette opération et j'ai obtenu ainsi du glucose chimiquement pur.

Si, au lieu d'enlever le liquide dans lequel se sont déposés les cristaux ci-dessus, on laisse évaporer à sec, on obtient en même temps des cristaux de glucose et de chlorure de sodium. Ceux-ci sont trop volumi-

neux et se distinguent nettement des cristaux de glucose dont on les
sépare en les enlevant au moyen d'une pince. Ce procédé m'a donné
des résultats moins satisfaisants que le précédent.

Les cristaux que j'ai obtenus ont pour formule $C^6 H^2 O^6 + H^2O$ après
évaporation à l'air de tout l'alcool : ils fondent vers 100°. A la température ordinaire, ils se transforment en glucose anhydre.

Le glucose que j'ai obtenu fermente sous l'influence de la levure
de bière, il réduit la liqueur de Fehling. Il est dextrogyre, $z_D = 49°46$
pour $C^6 H^{12} O^6 + 1/2 H^2O$, formule du corps tel que je l'ai pris pour le
dissoudre.

Une solution aqueuse étendue, traitée par la phénylhydrazine
dissoute dans l'acide acétique donne une ozone qui cristallise en fines
aiguilles jaunes fondant à 250°.

Cette réaction si importante ne permet pas cependant de dire à
quel isomère du glucose on a affaire, puisque théoriquement plusieurs
de ces sucres fournissent la même osozone. Pour établir d'une façon
irréfutable quel est celui des seize isomères du glucose qui doit être
considéré comme identique au sucre de l'urine, il est nécessaire de
préparer l'acide glucosique correspondant. Les sels des acides provenant de l'oxydation des isomères du glucose ont été étudiées avec soin.
Une solution à 5 pour 100 du gluconate de calcium que j'ai préparé
me donnait comme pouvoir rotatoire spécifique :

$$\alpha_D = + 6°5'.$$

Le gluconate de calcium accuse :

$$\alpha_D = + 6°15'.$$

Je puis donc dire, d'après l'ensemble de ces constatations, que le
sucre de l'urine est le glucose d.

L'existence de ce sucre dans les urines diabétiques et dans le sang
est probablement le cas le plus général, cependant, dans ces dernières années, on a publié des observations de pentosurie, lévulosurie,
lactosurie, et moi-même j'ai eu l'occasion d'étudier une urine qui
présentait certaines réactions me permettant d'affirmer qu'elle renfermait du lévulose.

En réalité, le phénomène de l'élimination des hydrates de carbone
est très complexe et j'ai l'intention de poursuivre mes recherches
dans cette voie.

La détermination de la nature exacte du sucre qui, en chaque
cas, passe dans les urines est, en effet, d'une importance capitale
pour le médecin qui doit constituer le régime alimentaire du
malade.

SUR LA PENTOSURIE

par M. le docteur F. BLUMENTHAL,

assistant du professeur de Segelet.

La découverte de Salkowski et de Sastrowik qu'il y avait dans l'urine d'un morphiniste une pentose à côté de la dextrose, était intéressante parce que pour la première fois on avait vérifié des pentoses dans la vie des animaux. Et lorsque ensuite Salkowski et moi avaient trouvé deux cas dans lesquels furent excrétés constamment des pentoses, nous avons établi une nouvelle anomalie nommée par nous pentosurie. La source pour la pentose nous semblait être la nucléine dans laquelle nous avions découvert un groupe de pentoses.

Les faits n'ont pas été acceptés par des auteurs importants.

Naunyn veut déclarer l'existence des pentoses dans quelques urines par la nourriture avec laquelle nous prenons quelques pentoses, par exemple dans les fruits, fait vérifié par Tollens, Bourquelot et d'autres.

Friedrick Müller croit que nous avions confondu la pentose avec l'acide glycuronique, qui donne des réactions semblables aux pentoses. Il dit que les preuves fournies par nous ne suffiraient pas, c'est-à-dire la formation d'une osazine et l'analyse de celle-ci.

D'après lui la pentose ne se forme jamais dans les corps des animaux, elle est le sucre des plantes tandis que l'acide glycuronique se forme sous diverses conditions dans la vie des animaux.

C'est pour cela que nous avons toujours repris la question chimique pour démontrer le fait biologique que les animaux peuvent aussi former des pentoses comme les plantes.

La question était encore curieuse à un autre point de vue parce que la pentose excrétée dans les urines semblait être inactive. Jusque maintenant on n'a jamais trouvé dans la nature un vrai sucre qui ne déviait pas le plan de polarisation. Voilà encore une question qui valait la peine d'être vérifiée.

D'abord j'ai démontré, avec Bergell, qu'on peut faire une combinaison des pentoses avec la baryte et nous avons présenté et analysé cette combinaison dans les urines. Cette analyse montrait que la pentose se trouvait dans nos urines, non l'acide glycuronique. Ensuite nous avons mis en liberté le sucre de cette combinaison et nous sommes arrivés à une solution qui contenait 8 0 0 de pentose.

Comme cette solution même ne déviait point du tout le plan de polarisation, nous avons démontré sûrement que notre pentose était inactive.

Ensuite nous sommes arrivés jusqu'à faire cristalliser notre sucre qui sentait doucement, mais qui n'était pas encore pur.

D'arriver au sucre tout à fait pur et déclarer sa constitution, c'était réservé à M. Neuberg, assistant du professeur Salkowski. Neuberg a démontré que le sucre est l'arabinose inactive. Vous voyez ici les préparations.

Résultats de ces recherches chimiques : La pentosurie nous montre deux phénomènes inconnus auparavant, c'est-à-dire à la fois la formation d'un sucre inactif et d'une pentose.

Nous arrivons maintenant à la question de l'importance clinique de la pentosurie.

Il faut faire une différence entre les cas de pentosurie dans lesquels se trouve la pentose à côté de la glycose et ceux dans lesquels se trouve la pentose seule et constamment dans les urines.

Les premiers cas, c'est nombre de diabétiques. La pentose s'y trouve toujours en très petite quantité à côté de la glycose. Ces cas ne nous intéressent pas.

Le deuxième groupe contient la vraie pentosurie. Il existe cinq cas ; deux de la clientèle du D' Ferlihenfeln publiés par Salkowski et moi, deux publiés par Bial trouvés dans mon laboratoire, et un cas que je viens de trouver avec Fritz Meyer.

De ces cinq cas, quatre ont été considérés comme diabétiques, jusqu'à ce que l'erreur ait été signalée par nous.

Le premier cas fut repoussé par l'assurance sur la vie à cause de son diabète.

Le deuxième cas fut soumis de temps en temps au régime des diabétiques.

Le troisième fut envoyé de Varsovie à Kiningen à cause du diabète.

Le quatrième se trouvait depuis deux ans soumis à un régime sévère azotique et avait pris les eaux de Carlsbad.

Deux questions se posent.

Comment faire le diagnostic entre la pentose et la glycose, et y a-t-il une différence clinique entre le diabète et la pentosurie ?

Quant à la première question, la pentose donne la réaction de Trammer, de Nylander et de Finher avec phénylhydrazine. Mais la pentose ne fermente pas avec la levure de bière et ne dévie pas au polarimètre.

Très importante est la réaction avec l'orcine, réaction caractéristique pour la pentose.

La réaction se fait dans les urines d'après mes expériences le mieux de la manière suivante :

Cinq centimètres cubes d'urine sont chauffés dans une éprouvette avec de l'acide muriatique concentré en ajoutant un petit morceau d'orcine. En présence de la pentose, le liquide se colore en vert en quelques secondes et laisse tomber un résidu vert. En ajoutant de l'alcool amylique, il reprend la couleur verte et donne, vu dans le spectroscope, une ligne noire au rouge entre *l* et *d*.

Aussi l'osazone se diffère nettement de la glycosazone, car elle se liquéfie à 160° environ, tandis que la glycosazone se liquéfie à 205°.

Quant aux symptômes cliniques, je me restreins aux trois cas que j'ai observés moi-même.

Dans le premier cas, outre une maigreur très remarquable, on ne peut reprocher rien de morbide. C'est le cas qui a été repoussé par l'assurance sur la vie.

Dans le deuxième cas, on voit dans la famille beaucoup de diabètes. Il s'agit aussi d'un homme maigre très neurasthénique qui souffre beaucoup de la migraine.

Dans le troisième cas il s'agit d'un homme extrêmement maigre et neurasthénique. C'est le cas traité depuis deux ans par le régime azoté.

Vous voyez que la maigreur et la neurasthénie sont les seuls symptômes qu'on peut remarquer jusque maintenant dans la pentosurie. Il n'y a ni polydypsie, ni polyurie.

Quant à l'étiologie, il s'agit naturellement d'un dérangement dans l'économie du corps et la question est de savoir si, en analogie avec le diabète, la capacité de brûler les pentoses introduites par la nourriture ou formées dans l'organisme est diminuée dans les cas de pentosurie.

Quoique nous prenions des pentoses avec la nourriture sous forme de leurs anhydrides comme la pentose dans les fruits et dans le blé, il est impossible que les pentoses en proviennent seulement, parce que la quantité des pentoses prises dans la nourriture est trop petite pour être accusée de la cause de notre anomalie.

Outre cela, la pentose de la nourriture c'est l'arabinose ou hylose déviant à gauche au polarimètre, tandis que dans les urines se trouve l'arabinose inactive. Encore si l'on reprend toutes les pentosanes de la nourriture, la pentosurie reste inaffaiblie.

Dans les derniers temps les chimistes français et allemands ont découvert que la pentose peut former des glycoses, c'est-à-dire des hexoses. C'est pour cela qu'on a eu l'idée que la pentose provient des hydrates de carbone pris comme amylacées, etc.

Cette idée ne peut pas être vérifiée, car j'ai pu montrer qu'un régime sévèrement azoté ne fait pas disparaître la pentose. Encore j'ai ajouté 100 grammes de sucre de raisin à la nourriture, la pentosurie n'a pas augmenté. M. Bial a fait la même expérience avec le même résultat.

Voilà le résultat de ses expériences : Dans la pentosurie, la rapacité pour les hydrates de carbone n'est pas diminuée. *La pentosurie n'a donc rien à faire avec le diabète.*

Reste encore deux possibilités : la pentose est formée soit aux dépens des albuminoïdes, surtout des nucléines, soit synthétiquement.

En poursuivant la première idée, j'ai déterminé la quantité des matières se formant aux dépens des nucléines : et j'ai trouvé une augmentation de l'acide phosphorique (2,7-5,5 gr.) par jour, de l'acide sulfurique (4 jusque 4,5 grammes), tandis que l'azote était de 16,0-17,0 grammes mais comme la quantité de l'acide urique était normale, 0,6-0,7 grammes par jour, on ne peut prouver jusque maintenant que les pentoses sont formées aux dépens des nucléines.

Quant au traitement de la pentosurie, j'ai vu se réduire la quantité des pentoses excrétées à la moitié sous un régime lacté.

Toujours les quantités de pentoses étaient plus grandes sous un régime azoté que sous un régime mixte. *C'est ce qui diffère encore extrêmement le diabète de la pentosurie.*

Messieurs, je sais que je ne suis pas arrivé à éclaircir complètement l'étiologie de la pentosurie surtout parce que mes malades provenaient tous de la pratique privée. Ces hommes-là refusaient tout ce qui leur semblait une expérience.

Malgré cela, j'ai osé parler à cet illustre congrès sur cette anomalie parce que je ne crois pas que les cinq cas vérifiés jusque maintenant et trouvés tous par ou avec moi soient les seuls qui existent. Comme quatre de ces cinq cas ont été confondus avec le diabète et comme la pentosurie n'a rien à faire avec le diabète, vous voyez l'importance clinique de ces cas.

APPLICATIONS DE L'HÉMATOSCOPIE A LA PATHOLOGIE GÉNÉRALE
INFLUENCE DE L'APNÉE ET DES LÉSIONS BULBAIRES SUR L'ACTIVITÉ
DES ÉCHANGES RESPIRATOIRES INTERSTITIELS

par M. A. HÉNOCQUE.

Directeur adjoint du Laboratoire de Physique biologique au Collège de France.

L'hématospectroscopie est une méthode d'analyse physiologique qui fournit des données importantes sur la richesse du sang en hémoglobine et sur l'activité des échanges respiratoires entre le sang et les tissus; elle offre un grand nombre d'applications à la pathologie générale non seulement au point de vue de la sémiologie du sang, mais aussi dans l'étude de la nutrition et de ses modifications.

Des recherches récentes m'ont apporté sur la valeur physiologique de l'étude de l'activité de la réduction de l'oxyhémoglobine des démonstrations dont je communique succinctement les conclusions.

I. — Étudiant les variations de l'activité de la réduction chez le même individu en déterminant la durée de la réduction dans le pouce ligaturé, et en faisant précéder la ligature par une période d'apnée ou d'arrêt de la respiration plus ou moins prolongé volontairement, ou dans certaines conditions de respiration rare, j'ai conclu de plus de cent examens que la durée de la réduction est la même si l'on arrête le renouvellement de l'oxygène dans le sang, soit au moyen de l'isolement de la phalange du pouce par une ligature, ou bien si l'on empêche par l'apnée ou arrêt de la respiration le phénomène de réoxygénation de l'hémoglobine dans les poumons.

Par exemple, la durée de la réduction mesurée par la ligature du pouce étant de 60 secondes, si l'on produit un arrêt de la respiration pendant 20 secondes avant de faire la ligature, on trouve que la durée de la réduction n'est que de 40 secondes pendant la ligature, c'est-à-dire que la durée de la réduction aura pour mesure 20 secondes pendant l'apnée, 40 secondes pendant la ligature, et en somme la durée de la réduction totale est $40'' + 20'' = 60''$, la même que dans la réduction par simple ligature.

La conséquence de ce phénomène est que l'activité de la réduction mesurée au pouce représente réellement l'activité des échanges respiratoires entre le sang et les tissus dans l'ensemble de l'organisme.

II. — Il n'en existe pas moins des variations partielles dans la durée de la réduction pour divers organes lorsqu'on modifie les conditions de la circulation locale, et l'on peut démontrer directement l'influence du système nerveux sur l'activité de la réduction.

En effet, lorsqu'on détermine la mort instantanée par l'écrasement ou la section du bulbe chez le cobaye et le lapin, on observe ce résultat remarquable que la réduction de l'hémoglobine se produit presque immédiatement dans le sang qui s'écoule par le nez ou les oreilles, la plaie ou les vaisseaux du cou et de l'encéphale. Tandis que si l'on a arrêté préalablement la circulation dans un des membres postérieurs, la réduction dans le sang de la partie ainsi isolée apparaît moins rapidement que dans le sang du reste du corps, et plus particulièrement de la tête, des poumons et du cœur.

La destruction du bulbe et l'asphyxie qui en est la conséquence déterminent donc une réduction plus rapide et plus complète que la ligature ou l'apnée simple.

Bien plus, si l'on pratique préalablement la section d'un des nerfs sciatiques, la réduction produite par l'écrasement ou la section du bulbe se fait plus lentement dans le membre dont le sciatique a été coupé que dans le reste du corps, et enfin même plus lentement que dans le second membre dont la circulation est arrêtée par une ligature aussitôt avant la lésion du bulbe. La différence de la durée de la réduction dans ces cas peut varier entre 20″, 50″ et même davantage.

La première partie de ces recherches a été publiée dans le cinquantenaire de la Société de Biologie, la seconde partie est restée inédite jusqu'à ce jour.

RECHERCHES EXPÉRIMENTALES SUR LA NÉCROSE DE LA PAPILLE RÉNALE
par M. C. LEVADITI.

de Bucharest.

(Travail de l'Institut de Thérapeutique expérimentale de Francfort s. M.

Directeur professeur P. Ehrlich).

Une des plus intéressantes questions toxicologiques est celle qui a trait aux rapports qui existent entre les agents toxiques et les tissus sur lesquels ces agents exercent leur influence morbigène. Des recherches récentes ont démontré que les divers ordres de poisons ne se comportent pas de la même manière, au point de vue de leur fixation sur les éléments cellulaires. Tandis que les alcaloïdes, les matières colorantes et d'autres composés chimiques contractent avec les tissus des liaisons faibles, se rapprochant de ce qu'on connaît en chimie physique sous le nom de *starre lösung*, les toxines microbiennes paraissent au contraire former avec ces tissus des combinaisons chimiques stables (Ehrlich, Dönitz). Entre ces deux ordres de composés, toxines et alcaloïdes, trouve place un troisième, établissant une sorte de passage : ce sont des corps bien définis chimiquement qui, grâce à leur faculté de se combiner avec une extrême facilité, sont capables d'entrer synthétiquement dans la constitution du protoplasma vivant et de déterminer ainsi des troubles morbides. La vinylamine en est un exemple.

Ce qui détermine la genèse de ces différents modes de fixation des agents toxiques sur les tissus, ce sont, d'une part, la constitution chimique de ces agents, d'autre part les caractères fonctionnels des cellules sur lesquelles ils exercent leur action morbigène. Il est probable que si un poison quelconque modifie dans l'organisme un système cellulaire à l'exclusion de tout autre, c'est que des affinités physico-chimiques, conditionnées par la constitution des molécules en jeu interviennent pour réaliser des combinaisons plus ou moins stables entre ce poison et ce système cellulaire. Dans ces rapports de constitution, la composition élémentaire, surtout la constitution moléculaire du protoplasma des diverses cellules entre pour une large part, et c'est là une notion qui seule peut expliquer pourquoi un organe en apparence homogène n'est en réalité qu'une colonie d'éléments essentiellement différents quant à leur sensibilité vis-à-vis d'un même poison. En effet, les unités histologiques qui entrent dans la constitution d'un tel organe ont souvent des fonctions différentes ; partant, la constitution chimique de leur protoplasma, loin d'être identique, offre des écarts en rapport avec ce fonctionnement. La molécule toxique se trouve ainsi dans l'organisme en présence d'un infinité de variétés protoplasmiques, variétés qui diffèrent par leurs propriétés fonctionnelles et chimiques. Il n'est pas douteux que dans ce cas, seuls les éléments cellulaires dont le protoplasma possède une affinité chimique et spécifique vis-à-vis de la molécule toxique, seront capables de réagir fonctionnellement et morphologiquement.

La réalité d'une spécificité fonctionnelle et chimique du protoplasma des diverses cellules résulte nécessairement de toute une série de recherches physiologiques et histochimiques ; elle ressort surtout des innombrables faits établis par la toxicologie, en particulier de ceux qui concernent l'étude des toxalbumines et des toxines microbiennes.

Je me permets de communiquer au Congrès les résultats d'une série de recherches entreprises dans le laboratoire et sous l'inspiration du professeur Ehrlich, recherches qui, à mon avis, peuvent apporter une contribution à l'étude de cette spécificité fonctionnelle et chimique du protoplasma vivant, dans ses rapports avec l'action morbigène de certains agents toxiques.

J'ai employé comme méthode d'analyse l'influence de la *vinylamine* sur le rein. J'ai choisi cet organe précisément parce que, si sa physiologie générale est une, la sécrétion urinaire, sa constitution intime est essentiellement complexe : les différentes espèces d'épithélium rénal conservent en effet au point de vue sécrétoire un certain degré d'indépendance. J'ai choisi la vinylamine parce que des recherches antérieures ont montré à M. Ehrlich que ce poison est doué d'une action nécrotisante, spécialement localisée sur la papille rénale.

La vinylamine, $CH_2\,CH\,NH_2$, a été obtenue pour la première fois par M. Gabriel[1], en traitant à chaud le bromhydrate de brométhylamine avec de la soude :

$$CH_2\,Br - CH_2 - NH_2 + HBr + 2KOH = CH_2 = CH\ NH_2 + 2KBr + 2H_2O$$

En additionnant la liqueur d'un excès de soude et en distillant, on obtient une dissolution aqueuse de vinylamine. C'est une base fortement alcaline et très peu stable ; aussi est-il préférable de l'employer rapidement et à l'état de chlorhydrate. Elle se transforme spontanément en un corps qui correspond à la formule $C^2H^2N^2O$; l'acide picrique permet de constater cette destruction spontanée de la base libre : il y a dans ce cas formation de précipité.

L'histoire chimique de la vinylamine offre certains points intéressants ; je citerai en premier lieu la formation de la *taurine* aux dépens de ce corps et de l'acide sulfureux :

$$NH_2 - CH = CH_2 + SO_2 + H_2O = NH_2 - CH_2 - CH_2 - SO^3H.$$

En second lieu, ses rapports avec la *névrine*, comme on peut le constater d'après la formule :

$$CH_2 - CH - N \begin{cases} CH_3 \\ CH_3 \\ CH_3 \\ OH \end{cases} \text{(neurine ou triméthylamonioléthane.)}$$

Mes recherches ont consisté à administrer à 24 cobayes et 15 lapins des doses appropriées de chlorhydrate de vinylamine afin d'obtenir des empoisonnements aigus et chroniques. J'ai fait en outre l'examen histologique des organes provenant des nombreux animaux (lapins,

1. Ueber Vinylamin und Bromäthylamin. *Ber. der Deutsch. chem. Gesellsct.*, XXI, 1049.

2. Le titrage de la solution en base libre était fait à l'aide de la solution normale de HCl.

souris, chiens et chèvres) ayant servi aux expériences antérieures de M. Ehrlich.

La vinylamine est un poison extrêmement actif.

0,025 à 0,05 de chlorhydrate de vinylamine par kilogramme tue le *lapin* en moins de 24 heures: 0,012 à 0,02 détermine chez cet animal un empoisonnement subaigu, évoluant en 2 à 7 jours ou davantage.

La dose rapidement mortelle (4 à 10 heures) pour le *cobaye* est de 0,05 par 1000 grammes, tandis que 0,008 à 0,015 tue cet animal dans un délai de un à quelques jours; 0,01 est supporté sans troubles apparents.

La dose capable de produire une intoxication aiguë chez la *souris* est de 0,025 par kilogramme; 0,022 n'est mortel que dans une proportion de 5 pour 100, et 0,017 ne produit aucun trouble morbide.

Si l'on injecte à un animal la dose rapidement mortelle, on constate, *après une période d'incubation* qui peut varier de une à quelques heures, les phénomènes suivants : l'animal, un moment agité, devient parétique, ses mouvements s'affaiblissent de plus en plus, la démarche s'effectue difficilement. Surviennent alors des convulsions généralisées, qui, chez le cobaye en particulier, se manifestent sous la forme de torsions autour de l'axe du corps et des contractions des muscles de la nuque. Ces convulsions, souvent intermittentes, deviennent de plus en plus rapprochées, presque subintrantes; la mort survient au bout de quelques heures par l'arrêt de la respiration et des crises convulsives préagoniales. Au cours de cette intoxication aiguë, on observe une augmentation de la sécrétion lacrymale et salivaire, et du nystagmus.

Si la dose administrée est inférieure, les symptômes nerveux sont plus légers, ou peuvent manquer tout à fait. Dans ce dernier cas les animaux, après une période d'incubation plus ou moins longue, deviennent manifestement malades; ils maigrissent, refusent de manger et meurent dans le coma. Les chèvres peuvent succomber après un laps de temps assez long (6-8 mois); elles présentent alors de la polyurie, de l'albuminurie légère, etc. Enfin, j'ai observé quelquefois que des cobayes qui survivaient longtemps et qui paraissaient tout à fait bien portants, n'en étaient pas moins porteurs de lésions rénales.

Au cours de l'intoxication par la vinylamine, l'urine contient presque constamment des globules rouges, des détritus épithéliaux et des leucocytes; plus rarement elle renferme des cylindres.

Chez les animaux morts rapidement, on trouve à l'endroit de l'inoculation une tuméfaction considérable du tissu sous-cutané; cette tuméfaction est formée par un œdème hémorragique et gélatineux. Le poumon est hyperhémique, quelquefois œdémateux, le foie est congestionné, le rein est rempli de sang, surtout au niveau de la zone médullaire.

Dans les cas d'intoxication plus lente (20 à 24 heures), on découvre une hémorragie et un commencement de nécrose de la papille et de la substance médullaire du rein, coexistant avec une intégrité presque absolue de la substance corticale. On décèle aussi des hémorragies étendues de toute la paroi de la vessie urinaire, plus accentuées au niveau de la muqueuse et intéressant fréquemment l'uretère et l'urètre.

Chez les animaux qui succombent quelques jours après l'inoculation, la papille rénale et la substance médullaire sont totalement nécrosées, blanches, opaques, friables. Les lésions du bassinet, de l'uretère et de la vessie sont alors plus prononcées, ce dernier organe est, de plus, le siège de petites ulcérations ayant un aspect blanc grisâtre. La substance corticale du rein est normale. Enfin, j'ai trouvé, surtout chez le cobaye, une transformation calcaire de la papille nécrosée.

L'examen histologique permet de voir que la substance corticale du rein est intègre, ou peu s'en faut : on ne trouve de pathologique que quelques cylindres hyalins à l'intérieur des tubes contournés, dont l'épithélium est intact, et une légère hyperémie glomérulaire. Au contraire, la papille et une grande partie de la substance médullaire, entourées par une zone hémorragique et inflammatoire, montrent un épithélium totalement mortifié. Les noyaux, gonflés, se fragmentent, disparaissent, le protoplasma devient opaque, vacuolaire, se charge de graisse, ou montre des lésions de coagulation fibrineuse. Les tubes excréteurs contiennent ici des cylindres hyalins, cireux ou cellulo-fibrineux, des détritus cellulaires et des cristaux d'urate. Le tissu interstitiel est infiltré de sang, ses noyaux se colorent faiblement, il est quelquefois le siège d'une inflammation formée par des éléments embryonnaires entièrement dégénérés et fragmentés. Les vaisseaux ne contiennent jamais des thrombus ou d'autres lésions capables de modifier leur perméabilité.

Ces lésions sont plus accentuées chez les animaux qui succombent tardivement; elles sont d'autant plus profondes, qu'on considère des points situés plus près de l'extrémité de la papille. Enfin, dans des cas tout à fait chroniques, il n'est pas rare de trouver une dilatation des tubes contournés et de la capsule de Bowmann, déterminée par l'obturation des canaux excréteurs ; on voit alors que le tissu interstitiel s'épaissit, se sclérose et donne naissance à des travées fibreuses qui rappellent jusqu'à un certain point les altérations caractéristiques du rein atrophique (lapin et chèvre).

L'appareil uro-excréteur est, à partir du bassinet et jusqu'à la vessie, profondément lésé. A part l'hémorragie intra et sous-épithéliale qui intéresse cet appareil dans toute son étendue, on découvre au niveau de la vessie de vraies ulcérations, dont le fond, dépourvu d'épithélium, est constitué par un tissu inflammatoire et nécrotique. Presque toute la paroi vésicale, le tissu sous-péritonéal y compris, est le siège d'une exsudation diffuse fibrino-albumineuse ; non rarement on décèle au milieu de cette exsudation, des vaisseaux oblitérés par des thrombus leucocytaires. Quelquefois ces ulcérations vésicales laissent passer secondairement des microbes (bacilles ou microcoques) qui pénètrent alors à l'intérieur des tissus, en suivant les voies lymphatiques.

De toutes ces constatations, on peut, je pense, tirer une série de déductions histologiques et toxicologiques.

Ce qui frappe surtout dans l'histoire toxicologique de la vinylamine, c'est en premier lieu son influence pour ainsi dire spécifique sur certaines parties du système uro-poiétique. Aussi, ce fut cette action particulièrement élective, observée déjà depuis longtemps par M. Ehrlich, qui intéressa M. Metchnikoff et qui détermina ce savant à demander à M. Ehrlich une quantité de vinylamine, afin de soumettre cette substance à une étude détaillée. Les recherches que M. Lindemann[1] entreprit avec ce produit dans le laboratoire de M. Metchnikoff, ont abouti à des résultats qui sont en contradiction absolue avec les nôtres. En effet, Lindemann ne trouve dans le rein que des lésions de néphrite banale et point de nécrose papillaire. Ne serait-ce une question de dose et la destructibilité spontanée de la vinylamine, qu'on ne pourrait pas comprendre un tel écart dans des recherches aussi simples et cela d'autant plus, que Lindemann et moi, nous avons travaillé avec une même préparation. Le fait est que cet auteur, n'ayant pas précisé la dose qui, injectée *en une seule fois* puisse déterminer une intoxication subaiguë, a été obligé d'utiliser la méthode des injections répétées, et cela malheureusement avec une substance qui se détruit spontanément. Il n'est donc pas douteux que même à partir du deuxième jour, Lindemann n'injectait pas de la

---

[1]. Sur le mode d'action de certains poisons rénaux. *Ann. Institut Pasteur*, t. XIV, n° 2.

vinylamine, mais un produit résultant de la transformation spontanée de ce corps, produit vraisemblablement impropre à engendrer une nécrose papillaire.

Nos recherches établissent cette action spécifique de la vinylamine sur une partie déterminée du système uro-poïétique, à savoir : la papille rénale, le bassinet, l'uretère, la vessie et parfois l'urètre. — Comment expliquer ce fait? Une première supposition est que la vinylamine ne s'éliminerait qu'au niveau des tubes droits et que par conséquent ce produit ne serait capable d'altérer que les parties sous-jacentes de l'appareil urinaire. Cette hypothèse tombe d'elle-même, si l'on se rappelle que la lésion primordiale, surtout chez le cobaye, est située tout à fait à la pointe de la papille et que dans cette région, le grand épithélium cylindrique qui tapisse les tubes excréteurs et qui est identique à celui du bassinet, ne saurait être doué de propriétés sécrétantes aussi spécifiques.

Une autre hypothèse est celle qui voit dans cette action élective un fait de concentration. — En effet, on peut admettre que l'urine ne détruit l'épithélium rénal (sans distinction de région) qu'à la condition d'être suffisamment riche en vinylamine. S'il en est ainsi, on peut penser que cette urine, pauvre en agent nécrotisant au niveau des glomérules et partant incapable de produire des lésions corticales, s'enrichit, par suite d'une résorption d'eau, au fur et à mesure qu'elle se rapproche de la région papillaire et atteint dans cette région, et seulement là, le degré de concentration nécessaire à la genèse des altérations nécrotiques. De ce fait, les épithéliums papillaire et vésico-urétral sont seuls à réagir au contact de cette urine nécrotisante[1]. Il faut pourtant remarquer que si elle était vraie, cette hypothèse devrait avoir une portée beaucoup plus générale ; les substances capables d'engendrer des nécroses papillaires à l'exclusion de toute lésion corticale devraient en effet être plus nombreuses, et c'est justement le contraire qui a lieu[2]. D'ailleurs, si l'on voulait interpréter de la même façon le fait que la plupart des poisons rénaux portent leur action presque uniquement sur la substance corticale, on serait obligé d'admettre que l'urine, suffisamment riche en poison au niveau des glomérules, ne le serait plus au niveau de la papille et cela malgré sa concentration progressive. On serait ainsi amené à conclure que dans ces cas, l'épithélium papillaire est plus résistant

---

1. Cette hypothèse repose sur la théorie de Ludwig, en partie contestée.

2. M. EHRLICH a trouvé qu'en dehors des corps que nous avons étudiés, d'autres substances, en particulier la thaline, la tétrahydroquinoline, la résorcine sont également capables de produire une lésion papillaire.

que celui de l'écorce, en d'autres mots, que les conditions qui dominent la genèse des lésions spécifiques du rein, ne résident pas tant dans le degré de concentration de l'urine, que dans la sensibilité plus ou moins grande des diverses espèces épithéliales vis-à-vis d'un même poison.

Il ne reste donc à accepter comme probable que l'hypothèse d'après laquelle l'action élective de la vinylamine s'expliquerait grâce à l'existence d'affinités spécifiques entre ce corps et l'épithélium papillaire, urétral et vésical. Il est possible que cette affinité soit en grande partie conditionnée par la constitution chimique du protoplasma de ces épithéliums, constitution qui est probablement différente de celle des autres cellules du rein. — On est ainsi amené à faire une distinction marquée entre deux ordres d'éléments appartenant à un même organe, distinction basée sur des différences dans la constitution chimique, dans le fonctionnement, peut-être aussi dans le développement embryologique. — Cette notion n'est d'ailleurs point nouvelle : les physiologistes, surtout Heidenhain et Chrzonsczewski nous ont montré combien sont différents les divers éléments qui tapissent les canalicules du rein, au point de vue de leurs propriétés de sécrétion.

Si l'on examine la constitution moléculaire de la vinylamine $\left(\begin{array}{c} CH_2 \\ \| \\ CH - NH_2 \end{array}\right)$, on s'aperçoit aisément de l'existence dans la molécule d'un groupement caractéristique $C = CH - NH_2$. Depuis ces premières recherches sur ce sujet, M. Ehrlich[1] s'est demandé si ce n'est pas la présence de ce groupement qui est essentiellement nécessaire à la genèse des lésions papillaires. — En effet, si l'on étudie l'action toxique d'autres amines non saturées, on constate que tandis que l'*allylamine* ($CH_2 = CH - CH_2 - NH_2$) est dénuée de toute propriété nécrotisante, l'*isoallylamine* de Gabriel et Hirsch[2] ($CH_3 - CH = CH - NH_2$) produit des graves lésions de la papille rénale. La toxicité de ce dernier corps est inférieure à celle de la vinylamine; la dose mortelle pour le chien est 0.05 par kilogramme, pour la chèvre 0.01, pour le cobaye 0,04, pour la souris 0.05. Les lésions obtenues, sont très proches de celles de la vinylamine; elles n'en diffèrent que par l'abondance des foyers d'inflammation formés par des polynucléaires fragmentés. — Or, si l'on compare les formules de l'allylamine et de l'isoallylamine, on

---

1. Voir à ce sujet Gabriel und Hirsch. *Ber. der Deutsch. chem. Gesellsch.*, t. XXIX, 2747.
2. Ebenda.

s'aperçoit que la première manque de groupement $C = CH - NH_2$,
tandis que la seconde le possède, ce qui autorise à penser que ce
groupement entre pour une part dans la genèse des altérations papillaires.

Guidé par ces considérations, j'ai entrepris des expériences avec la
camphénamine. Cette vinylamine du groupe du camphre correspond à
la formule $C_8H_{14}\begin{smallmatrix} \diagup C - NH_2 \\ \diagdown CH \end{smallmatrix}$; elle a été préparée récemment par Duden
et Macintyre[1] à l'aide de l'amidobornéol et du pentachlorure de phos-
phore. Le chlorhydrate que j'ai employé (1 gr. $= 0,805$ base) est une
poudre blanche très soluble dans l'eau. Administrée à un lapin à la
dose de 0,45 par kilogramme elle est rapidement mortelle; 3 à 5 minutes après l'injection, l'animal est pris de tremblements violents et
généralisés, devient agité, s'affaiblit, et offre des convulsions chroniques intermittentes. Ces convulsions deviennent plus fréquentes vers
la deuxième heure, s'accompagnent de troubles respiratoires, d'un
léger nystagmus; surviennent ensuite le coma, les râles trachéaux
et l'animal meurt en deux ou trois heures. La nécropsie ne laisse voir
aucune lésion du rein ou des autres organes : 0,2 à 0,5 par 1000 de
camphénamine ne tue pas le lapin; on observe seulement des troubles
nerveux plus ou moins accentués et si l'on sacrifie plus tard les animaux, on ne décèle aucune lésion organique[2].

On voit, d'après ce qui précède, qu'à l'encontre de la vinylamine, la
camphénamine est un poison qui agit rapidement, sans période d'incubation et qu'en outre, les troubles qu'elle provoque sont purement
nerveux. Or, en examinant la constitution moléculaire de ce corps,
on s'aperçoit que le groupe $C = CH - NH_2$ existe, mais qu'il est relié
en chaîne fermée avec un groupement atomique assez complexe, le
C_8H_{14}. Il est possible, quoique rien ne le prouve avec certitude, que la
présence de ce groupement camphénique joue ici un certain rôle, en
ce sens qu'il annihile les propriétés nécrotisantes du complexe
$C = CH - NH_2$. Le poids moléculaire énorme de la camphénamine,
par rapport à celui de la vinylamine, comme aussi la stabilité du
chlorhydrate de camphénamine expliquent jusqu'à un certain point
l'effet nul que ce corps exerce sur la papille rénale.

On sait que la constitution moléculaire de la vinylamine permet de

---

1. Ueber das Vinylamin der Camphergruppe. *Ber. der Deutsch. chem. Gesellsch.*,
t. XXXIII, n° 5.

2. La dose minima mortelle pour le cobaye est de 0,2 par 1000; 0,15 à 0,17 ne
déterminent que des symptômes passagers.

rapprocher ce corps de l'*éthylénimine*, dont la formule $\begin{smallmatrix} CH_2 \\ | \\ CH_2 \end{smallmatrix}\Big\rangle NH$ est
en chaîne fermée et ne possède pas le groupement $C = CH — NH_2$.
Markwald pense qu'il s'agit d'une vraie identité et que ce que Gabriel
considère comme l'amine primaire du groupe vinyl, n'est en réalité
que l'éthylénimine. Nous avons, M. Ehrlich et moi, essayé de trancher
cette question de constitution chimique, en expérimentant avec un
homologue supérieur de l'éthylénimine, la *triméthylénimine*.

La formule de cette base liquide est $CH_2 \Big\langle \begin{smallmatrix} CH_2 \\ CH_2 \end{smallmatrix} \Big\rangle NH$; son action sur
l'organisme n'est pas comparable à celle de la vinylamine ou de l'iso-
allylamine, puisque la souris supporte sans réagir jusqu'à 2 grammes
pour 1000 de chlorhydrate, et que cet animal ne succombe que si on
lui injecte 2 gr. 21 pour 1000. On observe dans ce cas de la somnolence, une parésie générale, des convulsions: la mort survient en
moins d'une heure, et à la nécropsie on ne trouve rien du côté des
reins. — La triméthylénimine étant très faiblement toxique, on
devrait s'attendre à ce que son homologue inférieur, l'éthylénimine
hypothétique de Markwald, soit aussi incapable d'engendrer des troubles morbides, surtout de la nécrose rénale. Or, il se trouve justement
que le corps C_2H_5N est essentiellement doué de propriétés nécrotisantes; de plus, l'isoallylamine, homologue supérieur de la vinylamine possédant le groupe $C = CH — NH_2$, est aussi nécrobiosante que
ce dernier corps. Il est donc probable que la formule qui répond réel-
lement au composé C_2H_5N est celle proposée par Gabriel $\left(\begin{smallmatrix} CH_2 \\ \| \\ CH — NH_2 \end{smallmatrix} \right)$
et non celle de Markwald, et que, de plus, c'est au groupement
$C = CH — NH_2$, que cette série de corps doit son action spécifique sur
le rein.

L'importance de la double liaison du groupe $C = CH — NH_2$ dans la
genèse des troubles morbides ressort encore de l'étude de quelques
dérivés du radical *ammonium*. Si l'on compare la toxicité de la *neurine*
la base triméthylée du groupe vinyl, avec celle du même dérivé du
groupe aethyl, la *choline*, on voit que tandis que le premier de ces
deux corps est très actif, le second ne tue qu'à des doses vingt fois
plus fortes (Cervello, Böhm). Or, il est important de remarquer que
la neurine très toxique, contient la double liaison dans le groupe
$CH_2 = CH — N$, tandis que la choline inactive en est dépourvue.

Enfin, je crois qu'on peut expliquer l'action insidieuse de la vinylamine et surtout son caractère de n'agir qu'après une période d'incu-

bation, si on se rappelle que ce corps est, d'après Gabriel, essentiellement capable de se combiner même à des températures peu élevées
avec les hydracides, le HCl par exemple. La double liaison qui réunit
le CH_2 avec le reste $CH — NH_2$ se détruit, il y a dans ce cas formation
d'un dérivé halogéné saturé, le chlorhydrate d'aminochloraetane :
$CH_2Cl — CH_2 — NH_2$, HCl. Une telle opération pourrait aussi s'effectuer
dans l'organisme, grâce à l'intervention de certains groupements protoplasmiques doués de fonctions analogues à celles de ces hydracides.
Cette substitution de la molécule de vinylamine ne serait pas sans
faciliter l'entrée de cette molécule dans la constitution du protoplasma
de certaines cellules (nerveuses et rénales) et entrainer ainsi de profondes modifications dans le fonctionnement de ce protoplasma.

C'est l'existence d'une telle combinaison ferme et durable entre le
protoplasma et certains composés toxiques, qui rend compte de l'incubation et surtout de l'action prolongée que ces composés exercent
sur l'organisme. La chose est évidente pour ce qui concerne les toxalbumines et les toxines microbiennes, où, à côté du groupe *toxophore*,
Ehrlich a démontré l'existence d'un groupe *haptophore*, doué d'affinités spécifiques vis-à-vis des récepteurs cellulaires, et destiné à
fixer la molécule de toxine sur certaines chaînes latérales du protoplasma vivant.

En terminant, j'accomplis un précieux devoir en remerciant
M. Ehrlich pour l'extrême bienveillance avec laquelle il a suivi et
dirigé mes recherches.

ACTION DE LA TOXINE STAPHYLOCOCCIQUE SUR LE REIN

par MM. Max NEISSER et C. LEVADITI.

de Francfort sur le Mein.

On sait que les poisons sécrétés par les microbes sont extrêmement
complexes et qu'à côté des principes spécifiques, caractéristiques de
l'empoisonnement des toxi-infections naturelles, les cultures contiennent une foule d'éléments qui en diffèrent plus ou moins par leurs
affinités vis-à-vis des anticorps ou par leur action pathogène. C'est
ainsi qu'Ehrlich distingue, dans le poison diphtérique, des toxines, des
toxoïdes et des toxones ; dans les sécrétions du bacille de Nicolaïer, des
toxines (tétanospamine) et des tétanolysines. Le poison staphylococcique se comporte de la même manière, puisqu'il contient une *leucocydine* (Van de Velde) et une hémolysine (Krause et M. Neisser).

L'un de nous (Neisser) ayant injecté à des lapins des doses répétées de culture *filtrée* de staphylocoque, culture riche en hémolysine et leucocydine, observe après un temps assez long (15 jours) un état anormal des reins. En poursuivant ces recherches, nous avons constaté que les animaux qui reçoivent dans les veines, (l'injection sous-cutanée reste sans effet sur le rein) quelques centimètres cubes de cette toxine (1 à 3), et qui succombent après 5, 8 et 15 jours, offrent très souvent des altérations caractéristiques des reins. Ce sont des préparations de ces reins que nous avons l'honneur de présenter au Congrès.

Chez un lapin ayant succombé 8 jours après la première injection de toxine, on constate une lésion qui intéresse toute la surface du rein et qui s'étend en profondeur jusqu'au niveau de la zone intermédiaire. La surface de l'organe est blanc grisâtre et parsemée de taches irrégulières rouges, plus foncées. A la section, on voit que dans une étendue de 1 à 2 millimètres, toute la partie externe de la région corticale est blanche, opaque, quasi purulente. La substance médullaire et la papille ont un aspect normal, ou sont légèrement hyperémiées. — Au microscope, on constate que deux zones inflammatoires, constituées par des leucocytes polynucléaires fragmentés, circonscrivent une troisième zone intermédiaire, celle-ci essentiellement nécrotique. A ce niveau, les cellules des tubes contournés sont mortifiées, leurs noyaux sont à peine colorés, quelquefois fragmentés. Les bouquets glomérulaires sont remplis de sang et bouchent entièrement la capsule de Bowmann ; d'autres fois, ces bouquets sont nécrobiosés et refoulés par un exsudat albumineux ou hémorragique. La capsule glomérulaire est épaissie, son endothélium n'existe plus, ou est au contraire proliféré. On voit souvent des glomérules où l'endothélium pariétal persiste, tandis que les éléments qui entourent les vaisseaux sont totalement nécrotiques.

Mais, ce qui est plus frappant, c'est que les petits vaisseaux situés en dessous ou au niveau de la zone limitante interne, sont assez souvent obstrués par de petits bouchons formés par des leucocytes fragmentés ou par des thrombus fibrineux.

La substance médullaire et la papille sont absolument normales.

Il s'agit donc d'infarctus généralisés déterminés par l'obstruction des petits vaisseaux de la région corticale du rein, infarctus qui intéressent toute la surface de l'organe.

Chez les lapins ayant survécu cinq jours, les lésions sont plus limitées : elles se présentent sous la forme d'îlots irréguliers, situés toujours dans la région corticale du rein.

Le mécanisme de cette lésion est difficile à préciser. Toutefois, on ne peut pas s'empêcher de penser qu'il peut y avoir un rapport de cause à effet entre le pouvoir leucolytique du poison staphylococcique et l'obstruction vasculaire dont il a été question. Il est possible en effet que la toxine injectée directement dans le sang puisse produire dans ce milieu une dissolution ou une fragmentation d'un certain nombre de globules blancs ; les détritus leucocytaires seraient dans ce cas, capables de déterminer l'obstruction de certains territoires vasculaires, ayant une prédisposition anatomique particulièrement favorable. Il faut naturellement tenir compte dans ce processus des vaso-constrictions réflexes, comme aussi de l'existence d'un système porte rénal, deux conditions favorables à la genèse de ces thromboses emboliques. Ce qui plaide en faveur de cette hypothèse, c'est, en premier lieu, l'absence de lésions rénales chez des animaux qui reçoivent la toxine sous la peau (résorption lente, fixation locale[1]), en second lieu, le fait que la toxine chauffée ayant donc perdu ses propriétés leucocytiques, n'est plus en état de déterminer la formation de ces infarctus (Neisser).

Quoi qu'il en soit, ces recherches établissent la possibilité de produire des infarctus du rein, à l'aide seulement d'une sécrétion microbienne, débarrassée par la filtration de tout élément figuré.

LA POMME DE TERRE COMME ALIMENT DANS LE DIABÉTE SUCRÉ

par M. le docteur A. MOSSÉ

de Toulouse.

Faut-il interdire, peut-on permettre, et dans quelles proportions, les pommes de terre aux diabétiques? Les uns (Bouchardat, Munk et Ewald, Ebstein) sont pour la proscription absolue ou à peu près: d'autres, d'après la constitution chimique comparée du pain et de la pomme de terre (Boussingault, Balland) autorisent, non sans restrictions formelles, 100 à 150 grammes de celle-ci à la place de celui-là (G. Sée, Bouchard, Lépine, Lecorché, Robin, Esbach, etc.). Enfin, beaucoup de médecins craignant l'abus de cette autorisation inclinent, comme Dreyfus-Brisac, à l'interdiction complète.

---

1. L'injection sous-cutanée détermine une induration locale allant jusqu'à la nécrose.

La fréquence du diabète, chaque jour plus grande, et la place primordiale que la parmentière occupe dans l'alimentation de l'Europe, montrent l'intérêt pratique d'une réponse précise à cette question. Mais le problème n'est pas simple. D'une part, il n'y a pas *un* diabète : ce trouble de la nutrition se présente sous des formes clinique très différenciées ; d'autre part la constitution chimique des pommes de terre varie suivant les espèces employées, le mode de culture, etc. D'où la crainte que ces diverses variables rendent trop aléatoires les résultats espérés et, en fin de compte, l'abstention plus ou moins complète :

Nos recherches antérieures ont établi que certains diabétiques, avec accidents caractérisés, peuvent prendre pendant quinze jours, un mois, une dose quotidienne de 1500 grammes de pommes de terre à la place de pain et tirer bénéfice de cette substitution (Congrès de l'A. F. A. S.; Nantes 1898 ; V° Congrès français de médecine, Lille 1899[1]). Sous les réserves imposées par une expérimentation restreinte, ces premiers résultats nous avaient conduit à formuler la proposition suivante : *Dans certains cas de diabète de moyenne intensité, particulièrement dans le diabète arthritique, les pommes de terre peuvent être non seulement autorisées, mais avantageusement conseillées pour remplacer le pain pendant une période plus ou moins longue.*

Nous avons poursuivi notre enquête. Deux faits récemment observés ont permis de constater : l'un, que la substitution des pommes de terre au pain peut aussi influencer favorablement le syndrome urologique et l'état général dans le diabète maigre à marche rapide (D. pancréatique) ; l'autre, d'enregistrer après l'administration longtemps continuée de 1200 à 1400 grammes de pommes de terre à la place de pain complètement supprimé chez un diabétique arthritique avéré et *continuant à vaquer à ses affaires*, les bons résultats déjà obtenus chez nos sujets hospitalisés.

Voici, brièvement résumés, nos deux nouveaux faits. Nous les soumettons à l'appréciation du Congrès, en sollicitant des expériences contradictoires.

I. — *Effets comparés du pain, des pommes de terre et de l'association de ces deux aliments dans le régime d'un diabétique arthritique continuant sa vie ordinaire.*

M. X.... 59 ans, pharmacien. Arthritisme, tendance à l'obésité. Signes caractéristiques du diabète. Plusieurs analyses pendant les 18 mois qui ont

1. *Bulletin de Thérapeutique*, 15 janvier 1900.

précédé la phase actuelle, décelaient 100 grammes de sucre environ dans trois litres d'urines par jour. Influenza pendant l'hiver 1899-1900.

M. X..., qui avait très bien supporté, jusque-là, son diabète et gardé un aspect extérieur florissant, maigrit, éprouve des douleurs dans les membres, s'enrhume facilement, sent décroître, plus rapidement encore que par le passé, sa résistance à la fatigue et commence à se préoccuper. Augmentation de la diurèse et de la glycosurie (200 grammes de sucre environ en 24 heures). M. X..., décide de tenter la substitution rigoureuse des pommes de terre au pain.

1° *Du 7 mars au 15 avril, chaque jour, 1200· à 1400 gramme d'Early's rose: suppression complète du pain.* - - Régime supporté très facilement. Amélioration notable de l'état général ; augmentation de poids (2 kilog.) ; diminution de la sécheresse de la bouche, de la soif. Deux analyses, faites le 15ᵉ et le 22ᵉ jour, démontrent la diminution de la quantité, de la densité des urines et surtout du sucre (84 et 104 grammes en 24 heures au lieu de 214 et 184 grammes éliminés les 2 et 6 mars) M. X... reprend confiance et entrain. Comme médicaments, pendant cette période : (Bicarbonate de soude, lithine, teinture de quinquina et, depuis le 1ᵉʳ avril, deux cuillerées de sel du Sprudel par semaine).

2° *Du 14 avril au 8 mai, le retour au régime du pain* fait perdre en partie les résultats acquis (perte de 1 kilog.), élève le chiffre de la diurèse (4 litres), de la densité et de la glycosurie (250 et 240 grammes après 16 et 22 jours de régime). La sécheresse de la bouche et la soif augmentent.

3° *Substitution à nouveau des pommes de terre au pain, du 9 au 24 mai.* Mêmes bons effets généraux et locaux que dans la première période. Le sucre tombe à 90 grammes en 24 heures. La perte du poids est réparée.

4° *Régime mixte du 24 mai au 20 juillet.* Les nouvelles pommes de terre, maintenant employées, remplacent d'abord moins facilement le pain. En raison de leurs petites dimensions l'ingestion d'une quantité supérieure à 1 kilog. deviendrait fatigante. M. X... prend donc 1 kilog. de pommes de terre et 150 à 200 grammes de croûte de pain par jour. Régime bien supporté. Le poids reste d'abord stationnaire, puis augmente légèrement. Bon appétit. Une diabétide cutanée, en juin, facilitée peut-être par un traumatisme. Même état général. Une seule analyse, faite le 18 juillet, indique une notable diminution de la diurèse — (les grandes chaleurs ont déterminé d'abondantes sueurs) — avec une augmentation de la densité et chiffre de glycose ; sucre 157 grammes.

En résumé, *à deux reprises*, la substitution rigoureuse des pommes de terre au pain n'a provoqué aucun trouble ou accident chez un diabétique avéré, fléchissant sous les effets de la grippe et de la neurasthénie post-grippale. Elle a été suivie, chaque fois, d'une amélioration de l'état général et du syndrome urinaire. *A deux reprises* aussi, le retour au régime du pain, essayé à titre de contre-épreuve, a enrayé cette amélioration. Le régime mixte (pommes de terre. 1 kilogramme; croûte de pain. 150 à 200 grammes par jour). institué depuis deux mois est très bien supporté. Les effets se rapprochent de ceux obtenus pendant le régime de pommes de terre.

II. — *Effets comparés du régime des pommes de terre, du pain et du régime mixte dans un cas de diabète maigre.*

Homme de 24 ans. Amaigrissement considérable (11 kilos) depuis 5 mois. Pertes des forces et de toute résistance à la fatigue. Pas de fièvre; pas de maladie infectieuse récente. Grand appétit; soif. Glycosurie et azoturie très marquées; foie volumineux; diarrhée récente; œdème des membres inférieurs. Pas d'albumine; pas d'affection organique du cœur. Taille 1m,85. Poids 65 kilos après quelques jours de repos, cessation de la diarrhée et alimentation des faméliques.

Grâce au concours de notre élève, M. Getten, nous avons pu suivre les variations nychthémérales des modifications de l'excrétion urinaire, depuis l'entrée du malade dans notre clinique jusqu'à ces derniers jours (15 janvier fin juillet) et en dresser le graphique.

Dans une première phase, comme il fallait s'y attendre, malgré le régime et les médicaments (alcalins, bromure, cacodylate, levure, antipyrine), on voit s'accentuer la marche progressive des divers éléments du syndrome urinaire. Cependant l'état général s'améliore; le malade regagne une partie du poids perdu. La diurèse et la glycosurie sont moindres pendant les périodes du régime des pommes de terre.

Dans une seconde phase (15 avril-11 juin) tout traitement médicamenteux est supprimé, et nous cherchons les effets des modifications du régime seul: pain, pommes de terre, régime mixte. Pendant la première partie de cette seconde phase, le malade atteint son poids le plus élevé qu'il perd ensuite en partie. État général stationnaire, plutôt amélioré.

Enfin, dans une troisième phase (12 juin-20 juillet), les traitements médicamenteux et opothérapiques sont associés au régime. Les résultats de la deuxième phase nous intéressent surtout ici, quoique ceux obtenus en dehors d'elle soient instructifs aussi.

Comme on le voit sur le graphique, la ligne de la diurèse, pendant les périodes du régime des pommes de terre (1 kilo 500 par jour), reste régulièrement au-dessous du niveau atteint pendant les périodes d'ingestion du pain. Il en est de même, malgré quelques irrégularités, pour l'excrétion du sucre. L'azoturie reste à peu près stationnaire, avec un léger relèvement pendant les périodes de pommes de terre. La soif a été diminuée pendant ces périodes, le régime accepté avec plaisir a été continué sans fatigue.

La modification de l'excrétion urinaire est résumée par le tableau des moyennes nychthémérales correspondant à chacune des périodes des divers régimes suivis pendant cette deuxième phase de l'observation.

	Quantité	Réaction	Urée	Sucre
Pain (16-24 avril).	8.600 cc	Acide	75 gr. 20	659 gr. 60
Pom. de terre (24 avril-5 mai)	7.920 cc	- -	78 gr. 26	584 gr. 26
Pain (5-12 mai).	8.870 cc	—	70 gr. 22	644 gr. 58
Pom. de terre (12-29 mai). .	7.528 cc	. .	71 gr. 12	537 gr. »
Régime mixte (29 mai-10 juin) Pommes de terre (750 gr.) Pain (250 grammes). .	8.100 cc	-	65 gr. 60	588 gr. 70

Ces résultats confirment donc entièrement la conclusion de nos précédents travaux. Ils permettent d'étendre au diabète pancréatique ce que nous avons avancé pour le diabète arthritique, mais toujours avec prudence et sous la réserve d'une surveillance attentive des effets produits.

M. Desgrez demande à M. Mossé s'il a tenu compte de la différence de composition existant entre le pain et les pommes de terre, au point de vue des hydrates de carbone. Le pain contient, en effet, presque trois fois plus d'hydrocarbonés que la pomme de terre. De plus, ces hydrocarbonés ne sont pas dans un même état de condensation moléculaire. Il se peut, comme conséquence, que les hydrates de carbone de la pomme de terre passent plus volontiers dans les fèces où il serait intéressant d'en faire un dosage. On saurait ainsi si l'amélioration des diabétiques par la pomme de terre n'est pas due à l'assimilation de l'albumine et si le pain ne doit pas son intervention fâcheuse à une digestion plus parfaite des hydrates de carbone.

M. Mossé s'est surtout placé au point de vue clinique et est heureux de voir que l'expérimentation confirme ce que lui avait montré l'examen attentif des malades.

M. Brocard. — Je tiens à faire remarquer que malgré la restriction qu'apporte M. Mossé au sujet des femmes enceintes, je reste persuadé que l'idée générale qu'il défend s'applique à celles-ci comme aux diabétiques vrais.

Dans les expériences qu'a bien voulu rappeler tout à l'heure M. Charrin et qui ont été faites sous l'inspiration de M. le professeur Bouchard, j'ai montré en effet que *des quantités isodynames des divers hydrates de carbone n'ont pas le même pouvoir glycosurique.* Chez des sujets qui me donnaient une glycosurie supérieure à 1 gramme avec 75 grammes, 100 grammes, 125 grammes de glycose, je n'ai pu par exemple constater aucune trace de sucre dans les urines avec 500, 600 et 700 grammes de pommes de terre.

Il faut retenir, d'ailleurs, comme le faisait remarquer tout à l'heure M. Desgrez que la pomme de terre est moins riche en hydrate de carbone et plus riche en cellulose. J'ajouterai que le pain est constitué par un hydrate de carbone plus alibile que celui de la pomme de terre et que sa croûte est déjà partiellement transformée en dextrine, plus riche encore en glycose à poids égal. Des recherches nouvelles m'ont conduit à formuler cette loi générale : *Le pouvoir glycosurique des divers hydrates de carbones sont en raison inverse de leur polymérisation.*

Si un poids p d'un monosaccharose C^n (H^2O)^p produit la glycosurie, un polysaccharose $[C^n$ (H^2O)$^p]^m$ ne fournira la même glycosurie qu'avec un poids $p' > p$, p' étant d'ailleurs d'autant plus grand que m sera plus grand. Il est donc assez naturel que la pomme de terre, comparée au pain, diminue la glycosurie et la soif du diabétique puisque la pomme de terre contient proportionnellement beaucoup moins d'hydrates de carbone et beaucoup plus d'eau que le pain.

SUR LA MESURE DES ÉCHANGES NUTRITIFS PAR LA MÉTHODE
DE M. LE PROFESSEUR BOUCHARD

par M. ALY ZAKY.

C'est parce que j'ai eu l'occasion, dans mes recherches, de m'occuper un des premiers des idées récemment introduites dans la chimie de la nutrition par M. le professeur Bouchard, que j'ai sollicité la faveur d'en interpréter les principes généraux devant notre section. Il ne suffit pas, messieurs, de faire une analyse d'urine, il faut savoir en tirer les renseignements les plus utiles au malade; il faut aussi savoir associer, au besoin, à la recherche des éléments urinaires les autres investigations d'ordre chimique, capables d'éclairer le diagnostic. Il paraîtrait superflu d'expliquer pourquoi on ne saurait aujourd'hui, comme on le faisait autrefois, se contenter, pour apprécier l'état d'un malade, de connaître les matériaux contenus dans un litre d'urines, sans rapporter les résultats au volume des 24 heures. Quand on a cette dernière notion, il faut encore savoir si on a affaire à un nouveau-né, à un adulte ou à un vieillard. Il n'est pas possible, non plus, pour un même âge, d'assimiler un nain à un colosse! Ce sont des choses évidentes.

Mais n'est-il pas aussi évident que le kilogramme corporel n'est pas une unité qu'on puisse adopter comme terme de comparaison pour l'estimation de l'intensité nutritive? Il y a, messieurs, un autre kilogramme qui est la seule bonne unité, l'unité vraie. En effet, quand le corps d'un homme normal double de poids, par le fait de l'obésité, au kilogramme normal s'est ajouté un kilogramme de graisse, de sorte que le kilogramme du corps de cet obèse représente un demi-kilogramme de ce corps normal additionné de un demi-kilogramme de graisse. Or la graisse est inactive et, au point de vue de l'activité vitale, un kilogramme de l'obèse que nous considérons ne doit être comparé qu'à un demi-kilogramme de l'homme normal. Si ces deux hommes avaient la même activité, ils devraient tous deux émettre une même quantité d'urée, par exemple, et le kilogramme de l'obèse n'en devrait produire que moitié moins que le kilogramme d'homme normal. Or l'analyse nous a donné pour l'obèse un chiffre supérieur à la moitié de ce qu'elle nous indique pour l'homme normal. La raison de cette apparente anomalie est que l'activité nutritive augmente chez l'obèse, non par action des causes de l'obésité, mais du fait même et comme conséquence de cette obésité. Cette obésité, en effet, augmente

la surface du corps, c'est-à-dire la déperdition du calorique, et exige,
pour maintenir l'invariabilité de la température, une destruction plus
active de la matière. Il faut donc tenir compte non seulement du
poids, mais encore de la surface allouée à l'unité de poids, car il se
fait une incitation à la destruction de la matière proportionnelle à
l'étendue de la surface du corps.

Il n'y a toutefois qu'une bonne manière de tenir compte du
poids.

Le kilogramme corporel est, en effet, d'après ce que nous avons dit,
une unité de composition inconstante, il contient plus ou moins de
parties inertes.

Ce qui est actif, ce qui commande et effectue les métamorphoses de
la matière, ce n'est ni l'eau, ni les substances minérales, ce n'est pas
non plus la graisse, mais c'est l'ensemble des tissus azotés ; dans ces
tissus, c'est l'albumine. Nous sommes donc amenés à cette conception
nouvelle, fondamentale, que la seule unité active, c'est-à-dire l'unité
réelle, c'est le kilogramme de l'albumine constitutive de nos tissus.
Ce n'est pas toute albumine, ce n'est pas l'albumine circulante, celle
du sang ou de la lymphe ; c'est l'albumine fixe qui, à la faveur de
l'eau et en utilisant la partie minérale, accomplit dans l'économie
tout ce qui est action. Le kilogramme d'albumine fixe sera donc notre
unité vivante. Nous l'adoptons.

Pour faire une bonne détermination de la valeur des échanges
nutritifs, nous sommes ainsi amenés à la nécessité de connaître deux
choses : nous devons d'abord déterminer la surface du corps, nous
devons aussi déterminer le poids de la substance agissante de l'organisme, c'est-à-dire son albumine fixe.

Pour acquérir plus facilement ces deux notions de surface et de
matière vivante, M. Bouchard considère l'homme comme ayant une forme
simple géométrique, c'est-à-dire comme un cylindre dont la hauteur
est la taille de l'individu, le volume celui de l'individu, la masse son
nombre de kilogrammes. Ce cylindre est supposé divisé en tranches
ou segments de un décimètre de hauteur. *Le segment anthropométrique*
est ainsi cette fraction du cylindre total qui a pour hauteur l'unité,
c'est-à-dire le décimètre, pour formule $\dfrac{P}{H}$ c'est-à-dire le poids exprimé
en kilogrammes divisé par la taille exprimée en décimètres. La formule
simple $\dfrac{P}{H}$ indique le poids du segment, et sensiblement, son volume.

Le segment anthropométrique est donc un cylindre dont la hauteur
est un décimètre et dont la base a pour surface un nombre de déci-

mètres carrés qui sera également $\frac{P}{H}$. Les individus différeront : 1° par
le nombre de segments dont la superposition constitue le corps :
2° par le volume et par la composition de ces segments.

C'est, messieurs, cette notion du segment anthropométrique qui
rend possible l'estimation de la composition du corps, de la part proportionnelle de chacun des principes immédiats dans cette composition.
La composition moyenne du kilogramme de corps humain est, d'après
von Noorden, de :

> Albumine. . . . .   160 grammes,
> Graisse.   150   —
> Eau   600   —
> Matières minérales.   50   —

Vous aurez la composition du segment en multipliant chacun de ces

nombres par $\frac{P}{H}$, c'est-à-dire par le poids du segment exprimé en kilo-

grammes. Pour un individu pesant 64 kilogrammes, ayant une taille

de 1 m. 60, $\frac{P}{H} = \frac{64 \text{ kilogr.}}{16 \text{ décim.}} = 4$.

Le segment contient $160 \times 4 = 640$ gr. d'albumine, $130 \times 4 = 520$ gr.
de graisse, etc.. à condition, naturellement, que 4 soit le poids normal du segment d'un homme de cette taille.

Nous connaissons le poids de l'albumine totale du segment, si nous
en déduisons l'albumine du sang et de la lymphe, c'est-à-dire l'albumine circulante, nous aurons le poids de cette albumine fixe qui nous
intéresse surtout, dont le kilogramme est notre unité. On trouve ainsi
que le kilogramme de l'homme normal renferme 148 grammes d'albumine fixe.

Si le segment pèse 4 kilogrammes, vous aurez $148 \times 4 = 592$ gr.
d'albumine fixe pour le segment normal considéré. Mais comment

peut-on savoir de combien le rapport $\frac{P}{H}$ d'un malade, c'est-à-dire le

segment réel de ce malade, diffère du segment normal. Il n'y a pas un
segment normal unique. Les variations de poids, en effet, ne sont pas
seulement proportionnelles à la taille, car à mesure que la taille
augmente, si les os deviennent plus longs, ils deviennent également
plus larges, plus épais : les muscles deviennent plus gros. Il fallait
donc dresser le tableau des segments des hommes normaux de chaque
taille, c'est-à-dire le tableau des segments moyens, pour ne comparer
entre eux que des segments correspondant à une même taille. S'il

y a un segment moyen pour chaque taille, il n'y a cependant pas,
pour chaque taille un unique segment moyen. Des hommes normaux,
d'une même taille, peuvent avoir des poids différents, une corpulence
différente, sans cesser d'être des hommes normaux. Il est dès lors
nécessaire d'effectuer des corrections relatives à l'âge, à la musculature
et à la complexion.

Outre le tableau des segments moyens correspondant à la taille,
calculés par centimètres de 1 m. 40 à 2 mètres, M. Bouchard nous a
donné les coefficients de correction relatifs à l'âge, à la musculature
et à la complexion. C'est en multipliant, par ces coefficients de correction, les données relatives au segment moyen que l'on peut établir ce
que serait, comme poids et comme composition, le corps d'un sujet,
si ce sujet était normal. C'est le segment normal qui se trouve déduit
par ces calculs du segment moyen. On peut dès lors comparer le segment réel au segment normal. Nous connaissons le poids du segment
réel par la mesure du poids et de la taille du sujet. Les différences
de poids du segment réel et du segment normal nous conduisent à
connaître la composition du segment réel. Si le poids du segment réel
est supérieur au poids du segment normal, la différence est attribuable
exclusivement à la graisse. Si le poids du segment réel est inférieur
au poids du segment normal, la différence porte à la fois sur la graisse
et sur l'albumine. On sait, en effet, que pour un gramme de perte de
poids par amaigrissement, l'homme perd 0 gr. 21 de graisse et 0 gr. 14
d'albumine fixe. Connaissant ainsi la quantité d'albumine du segment
réel, on n'a plus qu'à multiplier cette quantité par le nombre de
segments, c'est-à-dire par le nombre de décimètres de la taille, pour
avoir l'albumine totale du corps.

Nous avons donc le moyen de mesurer l'albumine fixe du corps : il
nous resterait à dire comment on peut en déterminer la surface.
Différents procédés ont été proposés. On aura donc le choix. M. Bouchard indique une nouvelle méthode ; il utilise d'ailleurs encore, pour
la mesure de la surface, le segment anthropométrique tel que nous
l'avons défini plus haut ; les dimensions de ce cylindre élémentaire,
convenablement combinées, conduisent à des formules qui permettent
avec l'aide de quelques coefficients de correction, d'obtenir la surface
du corps. M. Bouchard a d'ailleurs pris la peine d'effectuer d'avance tous
les calculs préliminaires et a dressé, de ces résultats, un tableau qui
permet de déterminer la surface du segment anthropométrique, à
l'aide de trois opérations simples : une multiplication, une division
et une addition.

Et l'on a ainsi les surfaces de tous les segments dont le poids est compris entre 1,49 et 10,24, c'est-à-dire tous les cas possibles.

Excitation catalytique. — Pour tirer profit de ce que nous connaissons maintenant, ce que nous avons à considérer, c'est non le raport de la surface au poids du corps, mais le rapport de la surface au poids de l'albumine fixe. Nous saurons ainsi que l'unité de poids de matière agissante, le kilogramme d'albumine peut avoir 10, 20, 25 décimètres carrés à sa disposition. Ces nombres, soit à l'état normal, suivant l'âge et la taille, soit dans les états pathologiques d'obésité et de marasme, présentent de telles différences qu'on ne peut nullement négliger l'estimation de la surface corporelle, quand on veut apprécier l'intensité de l'activité destructive, puisque nous savons que la destruction est en rapport avec la surface.

Sachant, par exemple, ce qu'un homme perd d'urée par kilogramme d'albumine fixe et par heure, il faut rechercher de combien de décimètres carrés se compose la surface d'émission allouée au kilogramme d'albumine fixe de cet homme. On doit ensuite la comparer à la surface d'émission d'un homme moyen de même taille, afin d'en déduire ce que serait la destruction si cet homme, gardant son activité catalyique, était incité à la destruction par la déperdition de calorique, elle qu'elle s'effectue par la surface moyenne.

Je crois nécessaire de m'expliquer. Divisant la surface par le poids de l'albumine fixe, nous avons la quantité de décimètres carrés qui servent de surface d'émission au kilogramme d'albumine fixe. Plus cette surface est grande, plus est grande l'incitation à la destruction, c'est-à-dire l'*excitation catalytique*. Si vous voulez le degré de cette excitation, il faut comparer la surface d'émission par kilogramme d'albumine fixe, chez le sujet étudié, à la même surface chez l'homme moyen de même taille. Divisant la première par la seconde, vous avez le *coefficient d'excitation catalytique*.

Nous savions que la vie provoque la destruction de la matière proportionnellement à la surface du corps; nous savons donc, en outre, comment on peut comparer cette incitation chez différents individus.

Histolyse. — L'histolyse est la destruction de l'albumine fixe des tissus. Pour la mesurer, il faut diminuer le plus possible les besoins fonctionnels de l'organisme et ses besoins de calorification, il faut donner satisfaction, par des aliments non azotés, à ce qui persiste de ces besoins, recueillir l'urine aussi loin que possible du dernier repas azoté, sans que cependant le sujet soit en état d'abstinence. Pour cela, on recueille les urines du matin, de sept à dix heures, le sujet restant couché; il prend à son réveil une boisson sucrée. Dans les urines ainsi recueillies, on dose l'azote total; le chiffre de ce dernier multiplié par 6,737 donne l'albumine correspondante. La qualité de l'histolyse se mesurera par la quantité d'albumine totale élaborée, pendant l'unité de temps, par l'unité de poids de l'albumine fixe.

Nous pouvons ainsi savoir quelle quantité d'albumine, tant fixe que circulante, est élaborée, dans l'unité de temps que nous avons choisie, par l'unité de poids de l'albumine des tissus, dans les conditions que nous venons de fixer. On admet en outre, que cette unité de matière agissante est incitée à la destruction par une surface d'émission normale. Il reste à savoir ce que perd, dans les mêmes conditions, un homme de même âge. M. Bouchard a dosé l'albumine détruite par kilogramme d'albumine fixe et par heure chez des sujets sains dont l'âge était compris entre quatorze et soixante-dix ans. Il a pu ainsi dresser un tableau où est indiqué, en regard de l'âge, le nombre de milligrammes d'albumine détruits en une heure par kilogramme d'albumine fixe. Dans une seconde colonne se trouve la fraction de l'albumine totale, fixe et circulante, qui est détruite en vingt-quatre heures. Connaissant ainsi le nombre de milligrammes d'albumine réellement détruite, chez un sujet, en une heure, par le kilogramme d'albumine fixe, si on divise ce nombre par le coefficient d'excitation catalytique, on a le nombre de milligrammes qui seraient vraisemblablement détruits si la surface d'émission était moyenne. On aura enfin le chiffre de l'activité histolytique en divisant ce dernier nombre par le chiffre de milligrammes d'albumine que le kilogramme d'albumine fixe élabore en une heure, chez un homme sain, de même âge que le sujet étudié, ce chiffre étant fourni par le tableau de l'activité histolytique suivant les âges.

La notion de l'activité histolytique est la plus importante : c'est elle qui permet de comparer l'intensité vitale dans les diverses phases de la vie normale, de comparer l'état morbide à l'état normal, d'établir que certains individus, avec une apparence normale, ont une rénovation de leurs tissus moins rapide que d'autres hommes observés dans les mêmes conditions.

Glycolyse. — Nous connaissons le principe de la mesure de l'histolyse. Voyons maintenant comment on peut mesurer l'activité destructive du sucre par les tissus, c'est-à-dire la glycolyse.

La consommation du sucre varie suivant les états de santé ou de maladie : c'est une chose évidente. Elle varie aussi suivant les âges. Des expériences faites par M. Bouchard, il résulte, par exemple, que pour un sujet de dix-sept ans, la consommation totale possible de sucre, rapportée au kilogramme d'albumine fixe, était de 95 gr. 7. Chez un homme dans la maturité de l'âge, c'est-à-dire de quarante ans, elle était de 62 gr. 2. Il est bien entendu que nous supposons des conditions bien déterminées, par exemple, l'état de moindre sollicitation à la destruction, l'homme étant au lit, au repos, soustrait aux causes de refroidissement. Cette propriété de la substance agissante de nos tissus, c'est-à-dire de l'albumine, de transformer, en vingt-quatre heures, 62 gr. 2 de glucose, ce sera pour nous l'*unité*.

L'homme sain a une consommation toujours inférieure à l'unité. Chez l'homme de quarante ans dont nous venons de parler, la consommation moyenne était de 37 gr. 6, ce qui, par rapport à 62 gr. 2, chiffre maximum de consommation possible, est comme 0,60 par rapport à 1.00. Tant que cet homme n'a pas de sucre dans l'urine, on ignore sa puissance glycolytique; si on peut la mesurer, c'est en l'obligeant, par excès de l'apport, à voir apparaître le sucre dans ses urines. Pesez ce que l'homme ingère d'hydrates de carbone, dosez l'azote total de ses urines, vous saurez quelle quantité de sucre l'homme a élaborée; vous ne saurez pas ce qu'il peut élaborer. Mais si l'ingestion restant ce qu'elle est, lorsque la consommation moyenne est de 37 gr. 6, comme chez notre individu de quarante ans, vous arrivez quelque jour à trouver du sucre dans les urines, vous pourrez conclure que cet individu est arrivé à peine à détruire la quantité de sucre normalement formée, que son activité n'est plus 1, mais 0,60. Quiconque n'a pas de sucre dans l'urine aura une activité glycolytique comprise entre 0,6 et 1.

Tout malade diabétique a une activité glycolytique inférieure à 0,6. Et c'est, messieurs, entre 0 et 0,6 que sont compris tous les degrés de la nutrition du diabétique.

Voici comment on les détermine :

Supposons un diabétique chez qui le sucre disparaît sous l'influence de l'éloignement du repas ou du changement de régime. Notons l'heure qui marque le début de l'expérience. Nous administrons alors du sucre en quantité faible, qui, renouvelée d'heure en heure, provoque une glycosurie modérée. Nous maintenons cette glycosurie pendant plus de vingt-quatre heures; le malade récolte la totalité de ses urines et suit le régime alimentaire ordinaire, ne contenant comme hydrates de carbone que le sucre dont nous connaissons la quantité. Nous cessons de faire ingérer du sucre, au bout de cinq heures, par exemple, Nous continuons à recueillir les urines et notons l'heure à laquelle le sucre disparaît. L'expérience est terminée. La provision de glycogène, à la fin de cette glycosurie doit être la même qu'au début de l'expérience, l'état final identique à l'état initial. Nous dosons, dans les urines, le sucre et l'azote total. En multipliant par 5,759 le chiffre de l'azote total, nous avons le sucre formé par hydratation de l'albumine ; à cette quantité, nous ajoutons le poids du sucre ingéré. La somme correspond au poids du sucre mis à la disposition de l'organisme. Nous retranchons de cette quantité le sucre trouvé dans les urines ; nous avons, par différence, le poids du sucre élaboré que nous rapportons à vingt-quatre heures et au kilogramme d'albumine fixe. Le nombre obtenu divisé par 62.2 donne l'activité glycolytique de notre sujet.

Dans la pratique, on peut opérer plus simplement, qu'il s'agisse, d'ailleurs, d'un diabétique continu ou intermittent. Le dernier repas ayant eu lieu la veille à 7 heures, faisons uriner notre malade à 7 heures du matin et administrons une boisson aromatique additionnée de 100 grammes de sucre. Le malade reste au lit, sans prendre aucun aliment ; les urines sont récoltées jusqu'à midi. On dose le sucre et l'azote total de ces urines. Bien entendu, si elles ne contenaient pas de sucre, on recommencerait l'expérience un autre jour, avec une dose double de saccharose.

Je vous demande, messieurs, pour rendre mon rapport plus intelligible, la permission de vous présenter les résultats d'une application générale des principes précédents. C'est la feuille d'observation d'un diabétique, dressée suivant le modèle proposé par M. Bouchard. Je n'y ai pas fait figurer les coefficients urinaires azoturique et autres, dont je n'ai pas parlé dans mon rapport. Cette feuille d'observation vous montre, messieurs, que les données nouvelles que nous venons de définir, s'expriment par des nombres qui représentent exactement l'état de la nutrition de notre malade. C'est, pour tout dire en un mot, l'application à la médecine des mesures précises sans lesquelles il n'y a pas de véritable science.

Nom. . . . . *Salle.* . . . . N°. . . . *Date.* . . 5 juin 1900.
Sexe. . . . . Masculin. Correction pour la surface. . . . . . . 1)
Age. . . . . 66 ans.   »   le poids. 1,
Complexion . . . . Moyenne.   (»   »   . . . . 1)
Musculature . . . . Moyenne.   »   »   1,
Diagnostic. . . . . Diabète sucré.

Données anthropométriques. . . . . . .
$\begin{cases} \text{Poids} \dots \dots \dots P = 69 \text{ kilogr} \\ \text{Taille} \dots \dots \dots H = 16,09 \\ \text{Tour de taille} \dots \dots C = 9,6 \end{cases}$

	$\frac{P}{H}$	$\frac{S}{H}$	$\frac{A}{H}$	$\frac{S}{A}$	A	$\frac{G}{H}$	G
Segment moyen.	3.96	11.07	586	18,89	9.411	515	8291
Segment normal.	3.96	✕	586	✕	✕	515	✕
Segment réel . .	4,29	11,64	586	19,87	9,411	845	1559

Excitation catalytique. .	1,05
Activité histolytique. . .	0,94
Fraction de l'albumine totale qui serait détruite en 24 h.	$\frac{1}{149}$
Activité glycolytique . .	0.38

Quantité de l'urine émise en 24 heures . . . . 1108 cc.
Densité 1025

Composition par litre. . . . .
$\begin{cases} \text{Chlorure de sodium.} \dots \dots \dots 11,16 \\ \text{Urée.} \dots \dots \dots \dots 32,80 \\ \text{Azote de l'urée.} \dots \dots \dots 15,31 \\ \text{Azote total 17,03 en 24 h..} \dots \dots 17,03 \\ \text{Carbone de l'urée.} \dots \dots \dots 6,78 \\ \text{Carbone total.} \dots \dots \dots 28,14 \\ \text{Acide phosphorique.} \dots \dots \dots 4,10 \\ \text{Sucre en 24 h.} \dots \dots \dots 29,02 \end{cases}$

Données de l'analyse urinaire par kilogramme d'albumine fixe et par heure.
(Les poids en milligrammes, la quantité d'urine en centimètres cubes.)

URINE	URÉE	AZOTE DE L'URÉE	CARBONE DE L'URÉE	AZOTE TOTAL	CARBONE TOTAL	ACIDE PHOSPHORIQUE
6,6	97	45,5	19,4	49,2	49,3	
Si la surface était normale.	92,4			46,9		

Albumine réellement détruite par heure et par kilogramme d'albumine fixe . . . 331,4
Albumine qui serait détruite si la surface était la surface moyenne 302
»   »   »   »   normale. 331
Fraction de l'albumine totale qui serait détruite en 24 heures. . . . . $\frac{1}{149}$
»   »   »   »   normale . . . . . $\frac{1}{156}$

En cas de glycosurie.   Gr.

En 24 heures et par kilogramme d'albumine fixe.
$\begin{cases} \text{Sucre éliminé} \dots \dots \dots 5,07 \\ \text{Sucre formé par l'hydratation de l'albumine élaborée.} \quad 6,33 \\ \text{Sucre ingéré} \dots \dots \dots 20 \\ \text{Sucre consommé} \dots \dots \dots 23,76 \end{cases}$

CONTRIBUTION A L'ÉTUDE DES OIDOMYCOSES. OIDIUM LACTIS

par le docteur OSTROWSKY,

Lauréat de la Faculté de Medecine de Paris.

Je me permets de rappeler que j'ai autrefois étudié avec M. le professeur Charrin, au laboratoire de M. le professeur Bouchard, la biologie de l'Oïdium albicans.

Je l'ai surtout examiné en tant qu'agent capable de produire expérimentalement une septicémie, une infection générale et dès cette époque j'ai analysé les procédés mis en jeu par cet élément pathogène pour créer la maladie.

Je suis arrivé à ces conclusions qu'étant donné la virulence de mon champignon, les conditions où je me suis placé, ce champignon agissait mécaniquement, en raison de son volume et chimiquement, par ses produits toxiques. Voici, d'ailleurs, textuellement, une des conclusions de ma thèse : « Ce champignon peut se cultiver dans les différents viscères de l'organisme et les désordres qu'il y détermine, sont surtout d'origine mécanique. » Ce qui ne veut pas dire exclusivement, d'origine mécanique, comme le pense le Dr Noisette.

Dans plusieurs publications je fis remarquer qu'en exaltant la virulence du champignon, on peut modifier ces modes d'action et augmenter la propriété d'engendrer les poisons chimiques. J'ai même fait des essais de vaccination avec les produits solubles du champignon du muguet et même je crois que c'est la première fois qu'on a obtenu une inmunité contre un champignon aussi élevé dans l'échelle botanique. D'ailleurs, je ne rappelle ces faits que pour montrer que depuis longtemps je m'occupe de cette question des Oïdomycoses.

J'ai poursuivi ces recherches à l'occasion du travail du Dr Weydenbaum de Saint-Pétersbourg, et je viens sur un point spécial compléter et modifier une des opinions que j'ai formulées dans ma thèse.

Ainsi, dans le chapitre de ma monographie qui traite de l'étiologie des affections produites par l'Oïdium albicans, j'ai émis la supposition que le muguet peut-être transmis à l'homme par quelques animaux domestiques, qui sont atteints quelquefois d'une maladie, décrite par Sedomgrodsky, Gofmeister, Zurn, qui présente beaucoup d'analogie avec la stomatite crémeuse de l'homme. Pour incriminer cette transmission je me suis basé sur ce fait que le lait des animaux malades contient dans certains cas un champignon auquel on a donné le nom

de l'Oïdium lactis, qui pour plusieurs auteurs n'était autre que
l'Oïdium albicans. La littérature sur l'existence de l'Oïdium lactis, ou
son identité avec l'Oïdium albicans a été très controversé, puisque
Zurn croyait à la transformation de l'Oïdium lactis en Oïdium albicans, de Seynes rejetait cette hypothèse. Hessling, Gergardt, Sorokine
et plusieurs botanistes niaient l'autonomie de l'Oïdium lactis et pro-
fessaient que les deux Oïdiums ne font qu'un; Grawitz seul n'admettait pas l'identité de deux champignons. A mon avis, il n'y avait pas
lieu de tenir compte de ces opinions contradictoires, puisque tous ces
travaux ont été publiés à une époque antérieure à la technique bactériologique moderne, et les auteurs qui se sont occupés de ces champi-
gnions ont opéré avec des cultures impures. Sur cette question j'étais
d'accord avec M. le professeur R. Blanchard, qui a écrit que les
rapports entre les deux Oïdiums méritaient d'être déterminés avec
plus de précision bactériologique. Un excellent travail du Dr Weydenbaum sur la Morphologie et la Biologie de ces deux champignons, que
j'ai méconnu en 1896, modifia mon opinion, et je tiens à présenter
le résumé de ses recherches concernant principalement l'Oïdium
lactis, dont la partie bactériologique a été contrôlée par moi.

Historique. Habitats. — L'Oïdium lactis a été décrit par G. Frésénius
en 1850, qui l'a découvert sur la crème (le coagulum) du lait aigri,
sous la forme des amas de moisissure, de couleur blanche. On le rencontre également sur les excréments humains et le fumier (de Bary,
Reess). Cette dernière constatation expliquerait les faits de contamination du lait dans les vacheries où l'Oïdium lactis trouve son milieu
préféré, le fumier. D'après A. Jörgensen on le trouve aussi sur le
voile qui se forme quelquefois sur la surface de la bière ou du vin,
pendant la fermentation qu'il entrave, puisqu'il désorganise les cellules
des Saccharomycètes.

La place de l'Oïdium lactis en botanique systématique n'est pas
déterminée, comme d'ailleurs celle du champignon du muguet.
Autant d'auteurs, autant d'opinions: pour Goffmannt, l'Oïdium lactis
présente un stade de développement de Penicillium. Reess supposait
que l'Oïdium lactis présente la forme conidiale d'un autre ascomycète
qui habiterait normalement le fumier. Zopf et Brefel admettaient qu'il
constitue le stade de développement d'un hyménomycète (peut-être
basidiomycète, puisque ces auteurs et Hansen ont observé dans les
vieilles cultures de l'Oïdium lactis une couche, qui était composée
des éléments en forme de quilles disposées verticalement, qui rappe-
laient les basidies.

Cette question reste ouverte puisqu'on n'a pas démontré la fructification des basidiomycètes. Haberlandt croyait voir des Sporanges et le rapportait à la famille des Mucors.

Seule la découverte d'un organe durable de fructification, analogue à la forme chlamydospore de l'Oïdium albicans trancherait la question de la place de l'Oïdium lactis en botanique systématique, et nous pensons que les deux champignons n'ont de commun que le nom générique de morphologie de l'Oïdium lactis.

Au microscope, l'Oïdium lactis se présente comme constitué par des filaments longs, ramifiés, divisés par des cloisons en articles qui, en se séparant du filament principal, forment des chaînettes, des gonidies, que la plupart des auteurs prennent pour de véritables spores. Les gonidies, longues de 8 à 11 μ, sont de forme allongée avec des bouts arrondis. Quand ce champignon couvre une surface considérable, il se présente sous la forme d'un enduit blanchâtre qui rappelle la surface laineuse de la pêche. Ce duvet est constitué par un mycélium ramifié, cloisonné qui ressemble grossièrement au Penicillium. De la base du mycélium s'élèvent à une hauteur de 5 millimètres les hyphes, qui sont un peu plus épais que le mycélium lui-même. Le hyphe est divisé par des cloisons en une série d'articles cylindriques représentant des gonidies, excepté une colonnette qui le soutient. Une fois que la chaînette des articles est formée, commence sa dissociation en gonidies, qui germent aux deux bouts en un ou deux tubes qui se segmentent en articles. Pendant la mauvaise nutrition, on observe la dissociation du tube lui-même en gonidies.

Les gonidies peuvent donner naissance aux filaments et au mycélium d'épaisseur différente, et par conséquent on reçoit une impression comme s'ils appartenaient aux deux champignons différents. D'après Sorokine, on rencontre la forme la plus typique sur les excréments humains, quant aux filaments, qu'on trouve dans le lait aigri, on en observe sur 100 échantillons 2 ou 3 typiques, tous les autres représentent les formes d'involution. Ces filaments se ramifient de différentes manières, et chaque branche porte sur le sommet quelques chaînettes de gonidies.

Il est fort intéressant d'observer la formation des branches latérales du champignon quand il germe dans un liquide : le petit mamelon sort ordinairement du filament par une fissure de la membrane d'enveloppe de la cellule-mère.

En résumant toutes ces notions, nous voyons que l'Oïdium albicans et l'Oïdium lactis (formes filamenteuses) se ressemblent morphologiquement, mais se différencient notablement par leur mode de multiplication : l'Oïdium lactis forme de longs filaments par la voie de

segmentation du bout terminal ou grâce à la dissociation d'une partie
du filament en articles; chaque article isolé de l'élément dissocié
constitue une gonidie, tandis que l'Oïdium albicans forme des filaments et des gonidies (forme globuleuse) par gemmation, à la manière
des levures. Les filaments une fois formés ne se dissocient jamais en
article pour donner naissance aux formes levures, ce qui constitue
une différence essentielle avec l'Oïdium lactis.

Bactériologie de l'Oïdium lactis. — Ayant contrôlé les recherches
bactériologiques du Dr Weydenbaum sur l'Oïdium lactis je peux confirmer en tous points sa description des cultures de ce champignon
sur les différents milieux. Le champignon qui a servi pour notre
étude s'est développé spontanément dans du lait aigri. L'Oïdium
lactis isolé en état de pureté a été ensemencé sur les milieux
habituels de culture, et il se présente sous les aspects suivants :

Culture de l'Oïdium lactis sur gélatine. — Un tube de gélatine (réaction à peine acide) ensemencé avec l'Oïdium lactis, liquéfié à une
douce chaleur, a été coulé dans une boîte de Petri. La culture se faisait
à la température du laboratoire. Apparition au troisième jour des
petits points blancs, de la grandeur d'une tête d'épingle avec des
contours diffus. A un faible grossissement, on reconnaît que ces points
blancs constituent les colonies filamenteuses du champignon.

Au centre, ces filaments sont très nombreux et tellement enche-
vêtrés qu'ils forment une masse homogène. Au fur et à mesure qu'ils
progressent du centre vers la périphérie, ils se disposent en rayons
éloignés l'un de l'autre d'une certaine distance. Chaque filament en
s'allongeant donne une branche latérale. Les colonies qui ont atteint
la surface se présentent de couleur blanche sans éclat. Elles s'élèvent
au-dessus du niveau de la surface de la culture. A un fort grossissement, la colonie se montre laineuse comme le duvet. Cette culture,
âgée de dix jours, émet une forte odeur aigrelette.

Culture sur gélatine (en strie). — Au trosième jour apparaît un sillon
de couleur blanche mate avec des bords taillés à pic, et à surface
duvetée. De la base de se sillon partent des filaments qui se ramifient dans la couche superficielle de la gélatine, à la manière des
racines.

Au bout de cinq à six jours, le sillon s'élargissait et couvrait de
l'enduit blanchâtre toute la surface du tube. A l'examen microscopique, en goutte suspendue (grossissement de 4500), cet enduit est
constitué de filaments incolores, cloisonnés et de gonidies, tantôt
réunies en chaînette, tantôt éparpillées en désordre. Ces gonidies,
dans la plupart des cas, ont une forme quadrangulaire avec des angles

obtus, leur longueur surpasse deux fois leur largeur. Les chaînettes sont composées de 5-6 gonidies, disposées en ligne brisée.

Culture sur gélatine (en piqûre). — Au troisième jour, apparaît un point blanc, d'où pénètrent dans la profondeur de la piqûre des filaments longs et effilés. Dans la masse de la gélatine se forme une bandelette avec des branches qui divergent dans tous les sens. Au bout de cinq à six jours, le point couvre déjà toute la surface et la culture ne se modifie plus, si la réaction du milieu est neutre ou alcaline. La gélatine se liquéfie lentement sous l'influence du champignon quand sa réaction est acide : la culture surnage alors au bout de deux à trois semaines.

Culture sur gélose : même tableau. — L'addition de la glucose à la gélatine et à la gélose a une influence favorable sur les cultures (arrondissement des gonidies).

Culture sur pomme de terre (dans les tubes de Roux). — La culture apparaissait au troisième jour sous forme d'une traînée blanchâtre, à bords élevés. Au sixième jour, toute la surface se couvrait d'un enduit blanc velouté qui à un grossissement convenable, se présentait comme composé de filaments ou hyphes disposés quelque peu obliquement. La structure de ces hyphes est la même que sur les autres milieux.

La segmentation du hyphe en gonidies se poursuit, comme nous l'avons observé plusieurs fois, dans l'ordre successif qui consiste dans ce fait que le bout terminal du hyphe, se transformant en gonidie, est remplacé par un article qui se développe derrière lui. Il arrive assez souvent que 5 ou 6 gonidies développées du bout terminal du hyphe ou de son rameau restent unis comme si la chaînette des gonidies présentait le prolongement du hyphe. Cette union entre le hyphe et la chaînette se conserve jusqu'au moment où une gonidie, qui la suit, ne soit pas déplacée, alors, toute la chaînette se sépare d'un seul coup et dans sa chute se dissocie en gonidies isolées.

Culture dans le bouillon de viande. — Au bout de quarante-huit heures, sur la surface du tube apparaît un voile mince et gris, sous la forme d'îlots isolés. Déjà le lendemain toute la surface est recouverte d'un enduit blanc terne. Si on imprime des secousses au tube, la culture ne tombe pas au fond et les gouttelettes du bouillon ne mouillent pas la surface du voile. Le tube transparent dans ses couches supérieures présente un trouble qui louchit le fond. A l'examen microscopique, le voile présente les mêmes hyphes que sur la pomme de terre. L'addition de la glucose accélère la culture ; la température de 57 degrés la retarde.

Culture dans du lait. — Déjà le lendemain, on remarque sur la surface du lait l'apparition des ilots de couleur blanche mate, qui la couvrent progressivement. L'examen microscopique révèle le même tableau que sur les autres milieux.

Ainsi, l'Oïdium lactis se cultive sur tous ces milieux avec de tels caractères propres, qui permettraient toujours de le différencier avec l'Oïdium albicans (voir la description dans ma thèse).

Caractères biologiques de l'Oïdium lactis. — Le Dr Weydenbaum confirme l'opinion de Joergensen, qui admettait déjà que l'Oïdium lactis produisait la fermentation alcoolique, et même il démontre que c'est un ferment alcoolique supérieur à l'Oïdium albicans. Les conditions dans lesquelles cette fermentation s'effectue sont différentes pour les deux champignons; l'Oïdium albicans fait mieux fermenter à la température de 57 degrés, tandis que la température de la chambre est plus favorable pour l'Oïdium lactis. De même, l'Oïdium lactis pendant la fermentation se tient à l'inverse de l'Oïdium albicans sur la surface du liquide fermentescible. La production de l'alcool, d'après les expériences du Dr Weydenbaum, croit proportionnellement à la surface du liquide fermentescible.

Diamètre du ballon 6cm.   0,05 0/0 d'alcool
—   15cm.   0,59 0/0   —

ce fait pourrait s'expliquer par le plus grand contact du ferment avec le liquide, puisque l'Oïdium lacits appartient aux champignons mycodermes, c'est-à-dire qui forment un voile. La production de l'alcool par l'Oïdium lactis, d'après M. Weydenbaum, ne dépend pas de la présence de l'air dans le ballon, car sa proportion reste sensiblement la même quand on remplace cet air par l'hydrogène ou l'acide carbonique. Ce fait à lui seul pourrait faire différencier les deux champignons, puisque nous avons démontré avec M. le professeur Charrin que l'Oïdium albicans en absence de l'oxygène ne vit plus.

Pathogénèse. Ayant appris à bien connaître l'Oïdium lactis, nous passerons maintenant à la dernière partie de notre étude, à la pathogénéité de ce champignon.

Nous ne nous arrêterons pas longtemps sur les anciennes expériences de Haussmann et Grawitz sur l'inoculation de ce champignon sur les muqueuses, sur la peau ou dans la chambre antérieure de l'œil des animaux pour la raison que ces auteurs opéraient avec des cultures impures. Au contraire, les recherches très précises ont montré au docteur Weydenbaum que l'Oïdium lactis est dépourvu de toute action pathogène puisque inoculé il ne germe pas sur la muqueuse des animaux, que les gonidies ne donnent jamais naissance au mycélium et qu'on ne peut déceler ce champignon que pendant les premières heures de l'expérience. Ainsi, toutes les inoculations avec les cultures pures de l'Oïdium lactis pratiquées par le docteur Weydenbaum aux poules et aux pigeons (sur la muqueuse), à deux lapines (vagin), dans la chambre antérieure de l'œil et dans les veines à des lapins, à trois hommes (sous l'épiderme, par excoriation), sont restées négatives. D'autre part, les inoculations avec l'Oïdium albicans au pigeon (sur la muqueuse) et à une lapine (vagin) ont donné au docteur Weydenbaum des résultats positifs. Si nous rapprochons de cette constatation du docteur Weydenbaum le fait du vétérinaire Delafond, qui a provoqué avec le champignon du Muguet la stomatite crémeuse chez des brebis malades et le cas de Haubner (inoculation positive du Muguet sur la muqueuse de la langue aux petits chiens), et les expériences positives de Plant sur l'inoculation du Muguet aux poules et aux pigeons, et tous les faits cliniques, nous pourrons tirer cette conclusion que l'Oïdium albicans, pathogène pour les animaux et l'homme, est seul capable de produire le Muguet, à l'exception de l'Oïdium lactis qui est un vulgaire saprophyte.

MERCREDI 8 AOUT

Séance du matin.

Présidence de MM les professeurs VIRCHOW et NAUNYN.

———

M. Ewald. — Si vous me voyez à cette place, permettez-moi d'abord de vous dire que je ne suis pas du tout ici comme rapporteur sur cette question intéressante et bien compliquée de l'auto-intoxication. C'était à M. Albu de faire ce rapport et c'est par erreur que vous trouvez mon nom sur le programme préalable des séances de la section de pathologie générale. Malheureusement M. Albu n'est pas en état de tenir son rapport et comme je me suis occupé depuis longtemp des auto-intoxications, on a bien voulu me demander de faire quelques remarques sur ce sujet.

Qu'il y ait une auto-intoxication c'est hors de doute. Les expériences cliniques obtenues par des observations très nombreuses des états pathologiques divers forcent à admettre l'existence d'une into-intoxication dans l'organisme.

Nous observons des malades atteints de troubles gastro-intestinaux graves et qui sont pris brusquement de phénomènes syncopaux et se rétablissent aussi très vite dès que les troubles du canal intestinal disparaissent; il en est de même pour l'intoxication urémique, le coma diabétique ou cancéreux, quand nous observons certaines affections chroniques, la diminution, l'aggravation, les oscillations des phénomènes, comme on le voit dans l'anémie pernicieuse, la maladie d'Addisson, le myxœdème, etc. Tous ces faits nous incitent à admettre l'existence d'un poison circulant dans l'organisme, poison qui d'origine intestinale ou interstitielle, tout en ne provoquant pas la maladie tout entière, la provoque en partie, peut-être l'ensemble de ses symptômes.

Quelles sont les substances toxiques qui produisent l'auto-intoxication?

Je les ai cherchées — et avec moi beaucoup d'autres — dans les urines. J'ai réussi à trouver des corps de la nature des diamines. Mais les combinaisons des groupes des diamines isolés à l'état de sels de platine, d'or ou de picrates dans différentes maladies par Griffit, Baumann, Brieger, Albu, Ewald sont d'une part très instables, d'autre part leur quantité est trop minime pour qu'on puisse provoquer à l'aide de ces substances des phénomènes certains d'intoxication. Toutes ces expériences n'ont pas donné de preuve irréfutable et nous devons dire que nous n'avons pas en main de preuves vraiment concluantes.

Reste la recherche de la toxicité des urines. Vous savez tous, Messieurs, que c'est notre éminent et vénéré collègue M. Bouchard, à qui nous devons tant d'expériences brillantes et intéressantes sur la toxicité des urines, qui nous a donné le coefficient urotoxique. C'est toute une armée de publications et d'observations qui ont pour base les travaux de M. Bouchard.

Ces travaux ne sont pas restés sans objections. Quant à moi, je ne me suis pas occupé expérimentalement de cette question, mais j'ai réuni certains points qui ne semblent pas être en harmonie avec les idées de M. Bouchard, il y a quelque temps dans une revue que j'ai faite sur ces questions dans la *Berlin. Klin. Wochenschrift*. Ce sont Messieurs, des faits qui s'opposent à la théorie du coefficient urotoxique ou plutôt qui compliquent la question.

Si M. Bouchard veut bien avoir la complaisance de nous donner un résumé de ses idées et de ses expériences, cela servira beaucoup à nous informer et à dissiper des erreurs et des difficultés.

M. Bouchard. — Je n'avais pas la pensée de prendre part à cette discussion ; mais je cède aux amicales sollicitations de nos collègues, bien que j'aie peu d'arguments nouveaux à verser aux débats.

S'il me revient une part dans la systématisation scientifique des auto-intoxications et dans leur interprétation, je ne saurais avoir et n'ai jamais eu aucune prétention à les avoir conçues On savait avant moi que la créatine était toxique, que les acides biliaires étaient toxiques, on avait eu l'idée que la rétention de ces principes et de plusieurs autres, ou que leur pénétration dans le sang pouvaient amener des empoisonnements. Il suffit, en remontant vers le passé, de nommer Schottin, Frerichs, Bernard pour évoquer des souvenirs qui me dispensent de tout développement. Hippocrate en avait une conception très claire quand il attribuait la maladie aux matières fluantes, et la guérison à l'expulsion ou à la coction de ces matières ; et l'antiquité, le moyen âge, les temps modernes s'inspirant de ces idées ont fait reposer leur thérapeutique sur cette quadruple base : les vomitifs, les purgatifs, les diurétiques, les sudorifiques. Peut-être avons-nous compris les choses d'une façon un peu différente, précisé quelques-unes des conditions de l'auto-intoxication, substitué çà et là à l'hypothèse un commencement de démonstration scientifique.

Qu'ai-je dit et qu'ai-je fait ? J'ai dit que l'économie est un laboratoire et un réceptacle de poisons. J'ai montré que la matière vivante se charge de poisons qu'on trouve dans l'extrait alcoolique des tissus, que Charrin et Rüffer ont vus dans l'infusion aqueuse de ces tissus faite à chaud, que Roger a trouvés à un plus haut degré d'activité dans l'infusion aqueuse faite à froid, ce qui était un premier pas dans la voie de la découverte des toxalbumines.

J'ai pensé que ces poisons normaux se détruisaient ou s'éliminaient, ou que l'économie avait recours à ces deux modes de protection ; et nos recherches expérimentales ont été poursuivies dans cette double voie. Je ne ferai allusion ici qu'à celles qui visent l'élimination.

Si les poisons formés dans les tissus s'éliminaient, ils devaient avant d'arriver aux émonctoires passer dans le sang, et j'ai eu l'illusion de croire que je les y démontrerais.

L'illusion a été de courte durée. En effet si un animal meurt par auto-intoxication, par l'accumulation graduelle, dans son sang d'une quantité de poison qui finit par être incompatible avec la vie, il arrive nécessairement que, au moment de la mort, 77 centimètres cubes du sang, de cet animal contiennent exactement la quantité de poison nécessaire pour tuer le kilogramme de matière vivante qui est irrigué par ces 77 centimètres cubes, le sang représentant le treizième ou les soixante-dix-sept millièmes du poids du corps. Si donc on voulait démontrer la toxicité de ce sang en l'injectant à un animal sain, il semble, à supposer que la toxicité seule intervienne, qu'on n'arriverait à provoquer la mort qu'en injectant 77 centimètres cubes de ce sang par kilogramme d'animal. Or, il suffit de 25, 22 et 19 grammes de sang humain même normal pour tuer un kilogramme de lapin.

Cela pour deux raisons : parce que quelque chose autre que le poison intervient et parce que la mort ou simplement l'issue hors des vaisseaux font apparaître dans le sang des modifications qui augmentent sa toxicité.

Cette critique ne vise pas d'autres travaux précieux qui ont établi la toxicité excessive et spécifique de certains sangs ; elle tend seulement à expliquer comment par la voie que j'avais abordée, je ne pouvais arriver à démontrer l'auto-intoxication.

Laissant le sang de côté, j'ai cherché le poison dans les liquides où le sang se décharge des matières qu'il a puisées dans les tissus et particulièrement dans les urines, dans une humeur où j'avais des raisons de penser que les poisons organiques se trouveraient proportionnellement en plus grande quantité que dans le sang, attendu que certaines matières dissoutes dans le sang sont dans l'urine à l'état de concentration. L'urée, par exemple, dont il y a 16 centigrammes dans un litre de sang peut, au même instant, se rencontrer dans l'urine qui sort de ce sang dans la proportion de 16 grammes par litre, cent fois plus concentrée.

En fait l'urine est toxique, personne n'en doutait ; c'était si bien dans la conscience des médecins qu'on n'avait pas pris la peine de le prouver. Or, Muron, en 1868, ayant voulu en donner la démonstration expérimentale dut conclure à la non-toxicité de l'urine. Pendant treize ans le nouveau dogme régna sans conteste. C'est en l'injectant sous la peau que Muron avai reconnu que l'urine ne tue pas. En 1881, Feltz et Ritter l'injectent dans les veines, les animaux meurent au cours de l'injection. En 1882, nouvelle démonstration par Bocci de la toxicité urinaire. J'arrive troisième en 1884. Mais si je suis le troisième pour établir la toxicité urinaire, peut-être m'accordera-t-on que j'ai été le premier à l'analyser et à la mesurer.

Entre temps, Gautier trouvait les alcaloïdes des tissus normaux, Pouchet ceux des urines et j'établissais leur existence dans les matières intestinales. Je prouvais en même temps et je mesurais la toxicité de ces matières et celle de leur constituant le plus important : la bile.

Pour l'urine j'ai démontré non pas seulement qu'elle tue, mais qu'elle contracte la pupille au point de la rendre ponctiforme, qu'elle est convulsivante, qu'elle arrête parfois le cœur, qu'elle peut provoquer la sécrétion lacrymale, qu'elle est sialogogue, qu'elle est diurétique, qu'elle est hypothermisante.

J'ai prouvé que ces multiples actions physiologiques ne sont pas les propriétés diverses d'un même poison ; j'ai fait voir qu'il y a plusieurs poisons urinaires ; que si la potasse, seul poison urinaire pour Feltz et Ritter, concourt par une part importante, parfois prédominante, dans la toxicité, elle est le plus souvent inférieure comme action nocive à l'ensemble des matières organiques ; que si la potasse tue avec arrêt du cœur, cet arrêt du cœur est l'exception dans l'intoxication par l'urine ; que si la potasse est convulsivante il y a dans l'urine d'autres matières convulsivantes qui sont organiques ; que certains poisons urinaires sont solubles dans l'alcool, d'autres insolubles ; que certains se fixent sur le charbon, à la façon des matières colorantes, et que l'urine décolorée a perdu la plus grande part de sa toxicité. J'ai cherché enfin à faire la part de ce qui revient à chacune des espèces chimiques connues dans la toxicité générale de l'urine et j'ai mesuré cette toxicité générale de l'urine comme j'ai tenté de mesurer les toxicités partielles.

J'ai appelé *urotoxie* la quantité de poison urinaire qui tue un kilogramme de lapin, au cours de l'expérience, quand l'urine en nature est poussée dans les veines, je ne dirai plus aujourd'hui : avec une vitesse constante; je dis : avec une vitesse telle que la mort survienne toujours dans le même temps, dix minutes après le début de l'injection. J'ai cherché enfin quelle fraction d'urotoxie est élaborée dans l'unité de temps par l'unité de poids, combien de grammes de lapin sont tués par le poison que fabrique et élimine en vingt-quatre heures le kilogramme corporel humain. Ce nombre de grammes m'a paru être 460 pour les adultes sains, ce qui m'a amené à attribuer 0,46 comme coefficient urotoxique à l'homme normal, ce qui veut dire que l'homme fabrique et élimine en vingt-quatre heures 46 centièmes d'urotoxie.

J'étais ainsi arrivé à établir une unité, je possédais un terme de comparaison. J'estime que ce n'était pas chose vaine. Je m'essayais déjà à déterminer des unités en vue des études pathologiques parce que je pensais et je pense chaque jour davantage qu'une science d'observation ne mérite pas le nom de science si elle ne peut pas comparer les objets de son étude. Or, on ne compare pas si on ne peut pas mesurer, et on ne mesure pas si on ne possède pas des unités.

Grâce à cette méthode, j'ai reconnu que si l'élimination du poison urinaire est soumise à des variations même dans l'état physiologique, ces variations peuvent être énormes dans les maladies. L'urotoxie à l'état normal est renfermée dans 40 à 45 centimètres cubes d'urine prélevés sur la masse rendue dans les vingt-quatre heures. J'ai vu dans certains troubles de la fonction hépatique des urines qui tuaient le kilogramme à la dose de 7 centimètres cubes; j'en ai vu, dans certains troubles de la fonction rénale, où le même effet réclamait l'injection de 180 centimètres cubes d'urine. Les urines les moins toxiques sont les urines rendues par les malades urémiques. Elle sont moins toxiques que l'eau distillée. On tue le kilogramme avec 90 à 120 centimètres cubes d'eau distillée, il faut 120, 140, 180 centimètres cubes d'urine d'urémique.

C'était déjà un argument puissant en faveur de l'hypothèse de la rétention des poisons urinaires; je suis arrivé, je crois, à la preuve décisive. L'urine de l'homme sain injectée à l'animal amène le myosis; l'homme qui ne sécrète pas d'urine, comme c'est le cas dans l'anurie par obstruction calculeuse double, a les pupilles ponctiformes. Or, j'ai montré que les urines des urémiques peuvent ne pas contracter la pupille des animaux; et j'ai reconnu que, chez les urémiques vrais, les pupilles sont ponctiformes. J'ai pu conclure que, dans les maladies du rein qui causent les accidents dits urémiques, au moment de ces accidents l'urine ne contient pas l'un des poisons urinaires, mais à ce moment aussi les malades offrent le symptôme caractéristique de l'accumulation de ce poison dans le sang. N'était-ce pas la preuve de la réalité de l'auto-intoxication?

J'ai ajouté quelques traits au tableau de la toxicité urinaire. J'ai montré que, comme les poisons venus de l'extérieur, comme les poisons élaborés par nos cellules, les poisons microbiens s'échappent par les urines. Avec l'urine stérilisée et filtrée d'animaux atteints de la maladie pyocyanique, j'ai

provoqué chez l'animal sain les signes de l'intoxication par les produits du
bacille pyocyanique et plus particulièrement ce symptôme caractéristique :
la paraplégie pyocyanique. Plus tard Roux et Yersin ont fourni une démonstration du même ordre : ils ont produit la paralysie diphtérique en injectant
l'urine d'un enfant affecté de diphtérie.

Et si les poisons bactériens s'éliminent par le rein, les matières vacci-
nantes le traversent aussi : j'ai vacciné avec des doses minimes d'urine
stérilisée fournie par des animaux pyocyaniques. Mais il n'en est pas de
même des matières qui, chez le vacciné, donnent au sang ses qualités bactéricides ou antitoxiques : les matières protectrices qui d'ailleurs ne sont pas
bactériennes, ne passent pas.

La doctrine paraissait donc complète : les poisons produits par l'économie
et les poisons fabriqués dans l'organisme, ceux qui viennent des cellules et
ceux qui viennent des microbes s'éliminent par les urines; mais il est des
lésions du rein ou des troubles de la fonction rénale qui font que ces poisons
n'existent plus dans les urines qu'en quantité minime ; alors du même coup
les malades présentent les signes de l'intoxication par ces poisons. A ce
moment de l'histoire de la doctrine de l'auto-intoxication on est venu nous
dire : l'auto-intoxication n'est pas démontrée: puis cette proposition a été
formulée : l'urine n'est pas toxique. Ce n'est pas qu'on méconnût la gravité
des effets du défaut de perméabilité du rein, mais on pouvait les expliquer
autrement que par l'intoxication. Ce n'est pas non plus qu'on ait nié que la
mort peut résulter de l'injection intra veineuse d'urines normales; mais on
pensa que la concentration moléculaire des urines normales plus grande que
celle du sang devait, par son mélange avec cette humeur, amener un changement brusque et considérable de la tension osmotique du plasme et bou-
leverser les conditions de la vie globulaire assez pour provoquer la mort,
ainsi que cela a lieu si l'on injecte des solutions non isotoniques de chlorure
de sodium, un sel qu'on considère avec raison comme n'étant pas toxique.

Que l'on puisse tuer par excès de tension osmotique, cela n'est pas douteux; peut-être vaccinera-t-on avec des solutions de chlorure de sodium;
mais je voudrais qu'on me montre avec de telles solutions la contraction
pupillaire ou la paralysie pyocyanique ou la paralysie diphtérique. Au surplus j'ai une expérience qui met à néant cette objection, au moins dans ce
qu'elle a d'excessif. Une urine normale congelait à — 1°,96 et tuait le
kilogramme à la dose de 42 centimètres cubes ; cette urine est décolorée par
le noir animal, le point de congélation devient alors — 1°,92 relevé seulement de quatre centièmes de degré : la tension osmotique n'avait donc pas
été sensiblement modifiée, elle restait toujours de beaucoup supérieure à
celle du sang qui congèle à — 0°,56 ; mais la toxicité avait diminué à tel
point que pour provoquer la mort du kilogramme, il fallait 145 centimètres
cubes de l'urine décolorée et l'animal mourait avec la pupille non contractée.
Avec l'urine décolorée il mourait donc sans les signes de l'intoxication; et
l'excès de la tension osmotique provoquée par la grande quantité du liquide
injecté intervenait peut-être pour une part dans la production de la mort.

Le défaut d'isotonie intervenait, peut-être aussi la pléthore : et ces deux
circonstances ont été invoquées. Je n'hésite pas à déclarer que je les considère toutes deux comme réelles, mais je maintiens que dans les injections
intra-veineuses d'urine, il y a un troisième facteur qui intervient : à savoir

la toxicité. J'ai cherché à établir expérimentalement la part qui appartient à chacune de ces influences nuisibles et deux de mes collaborateurs, Claude et Balthazard se sont également attachés à cette question.

J'ai cherché d'abord quelle quantité d'un poison est nécessaire pour tuer 1000 grammes d'animal quand on l'introduit en solution isotonique sans modifier d'une façon appréciable la masse du sang. J'ai choisi pour cela un poison très énergique, le sulfate de strychnine, en solution assez concentrée pour que la dose mortelle ne dépassât pas 1 centimètre cube ; j'avais d'ailleurs eu soin d'ajouter à la solution du chlorure de sodium de façon que le point de congélation fût — 0°,56. On ne pouvait dès lors me repprocher de tuer ni par pléthore ni par excès de tension osmotique. Je fis d'autres solutions plus diluées, toujours rendues isotoniques par additions de NaCl. Il me fallait pour tuer un plus grand volume de solution, mais une moindre quantité de poison. Pour chaque dilution, je déterminai le volume mortel et en même temps la proportion du poison contenu dans ce volume comparé à la quantité de poison qui tue quand elle est dans 1 centimètre cube. Je remplaçai alors la strychnine par un poison plus maniable, le chloral avec lequel on évite à peu près toute secousse nerveuse et tout accident au cours de l'opération et qui a ces deux avantages très précieux que la dernière respiration marque très exactement l'instant de la mort, et que la contraction pupillaire qui commence après l'injection de la moitié de la dose mortelle et qui rend la pupille ponctiforme quelques instants avant la mort permet de savoir si la mort est bien due au poison ou si une autre cause est intervenue.

Les solutions de chloral plus ou moins étendues ont encore été rendues isotoniques par addition de NaCl, et j'ai pu comparer la dose mortelle du poison dans chaque dilution.

Choisissant les expériences où la mort avait été produite par un même nombre de centimètres cubes de solution chloralée et de solution strychninée, j'en ai déduit théoriquement la quantité de chloral qui tuerait 1000 grammes s'il était introduit sans modifier la masse du sang. Ce chiffre étant supérieur à la quantité de chloral contenue dans la dose mortelle des diverses dilutions, j'en ai déduit combien de grammes, dans chaque cas, étaient tués par toxicité, combien par pléthore, et j'ai pu établir géométriquement, pour chaque volume mortel, le nombre de grammes tués par toxicité, et le nombre de grammes tués par pléthore. Ainsi, agissant toujours en solution isotonique, j'avais pu déterminer l'action du poison quand il était le seul facteur, puis l'action du poison et celle de la pléthore quand ce second facteur intervenait.

Je fis alors une nouvelle série d'expériences où je ne laissai encore intervenir que deux facteurs : la pléthore dont je savais mesurer l'action, et le défaut d'isotonie ; je supprimais l'autre facteur, le poison. J'opérai avec des solutions de chlorure de sodium de plus en plus concentrées à partir de celle qui congèle à — 0°,56. J'arrivai ainsi à faire la part de ce qui, dans un volume mortel d'une solution non toxique, appartient à la pléthore et de ce qui appartient au défaut d'isotonie.

Connaissant le volume mortel d'une solution dont je déterminais le point de congélation, je pouvais dès lors, par le calcul, savoir combien de grammes sur 1000 avaient été tués par l'augmentation de la masse du sang.

combien, par le défaut de tension osmotique. Par différence je savais combien de grammes avaient été tués par le poison. Enfin, à titre de contrôle, je fis une série d'expériences avec des solutions de chloral aux titre de 44-22-8,8-4,4 pour 100 et par addition de NaCl, j'amenai chacune de ces solutions à congeler à — 0,56, — 0,84 — 0,96 — 1,26, — 2,50.

J'avais ainsi vingt solutions toxiques qui, quatre par quatre, avaient le même titre, mais avaient des tensions osmotiques différentes, qui cinq par cinq, avaient la même tension osmotique, mais avaient des titres toxiques différents. M. Balthazard vous dira comment il a utilisé les résultats fournis par les nombreuses expériences effectuées à l'aide de chacune de ces vingt solutions pour dresser un tableau empirique pour la mesure des toxicités. Si l'on connaît le volume mortel d'une solution toxique, et en particulier d'une urine, et son point de congélation, on peut lire immédiatement sur ce tableau le nombre de grammes tués par toxicité, sans qu'on ait besoin, au préalable, de déterminer ce qui appartient à la pléthore et ce qui dépend du défaut d'isotonie. Il vous dira que, dans les limites de volume injecté et de température de congélation où nous opérons pour déterminer la toxicité d'une urine normale, la part imputable au poison n'est jamais inférieure à 750 grammes sur 1000.

Il en résulte que si, grâce au progrès que des critiques très judicieuses nous ont obligé à accomplir, nous serrons aujourd'hui de plus près la vérité, nous ne sommes pas obligé pour cela de rejeter comme entachés d'erreur tous les résultats obtenus avant l'adoption de ces corrections. Qu'importe, en effet, une erreur qui ne dépasse pas 25 pour 100 quand, pour les besoins de la clinique, il nous suffit de savoir qu'une urine qui tue le kilogramme à 20, 15, 7 centimètres cubes contient beaucoup plus de poison qu'à l'état normal ; qu'une urine qui tue à 120, 140 et 180 centimètres cubes ne contient presque pas de poison.

M. Charrin. — On peut étudier la toxicité des urines par voie sous-cutanée quand on vise certains points de vue et non la toxicité globale.

En injectant durant des semaines des doses répétées d'urine de nouveau-nés sains et de nouveau-nés issus de mères malades et malades eux-mêmes, les animaux qui reçoivent les secondes urines présentent parfois des lésions du foie. Il y a donc des poisons dans ces urines et ces poisons proviennent des cellules, car le lait n'en introduit pas : il y a auto-intoxication.

M. le professeur Gautier. — Messieurs, je n'aurais pas pris la parole si, dans son discours, M. Ewald n'avait pas pensé devoir essayer de démontrer encore, en s'appuyant sur la clinique, la *réalité des auto-intoxications*, et n'avait cité comme ayant apporté à cette réalité des preuves palpables, les recherches de Griffith, de Brieger et les siennes propres. Je suis obligé de rappeler l'origine de cette question et la part que j'ai prise à ces preuves et à cette idée. Elle est née, pour ainsi dire, comme une conséquence nécessaire des recherches que je poursuivais dès 1873, sur les produits toxiques, alcaloïdiques ou autres ferments, par les bactéries anaérobies et de l'observation que je fis alors que les produits putréfactifs ressemblaient si complètement, même dans les détails, aux produits de la vie animale ordinaire, qu'il y avait lieu de penser que les tissus et organes des animaux fabriquaient eux aussi des poisons par le seul fait de leur fonctionnement normal et que la *maladie résultait de l'intoxication par ces produits* lorsqu'ils étaient fabriqués en quantité trop grande, lorsqu'ils n'étaient pas bien excrétés au dehors, ou lorsque n'intervenaient pas suffisamment les phénomènes d'oxydation. Ces idées, je les ai fait connaître pour la première fois en 1881, dans un article sur les ptomaïnes publié au *Journal d'anatomie et de physiologie* de M. Ch. Robin où je disais : « Comment ne pas s'attendre à rencontrer dans les urines, le sang, le liquide de nos glandes et de nos tissus les autres produits si importants de la fermentation putride, ces alcaloïdes organiques, toxique dont l'histoire sommaire fait le sujet de ce mémoire? Je viens, en effet, de les signaler dans les urines, les vomies, la salive et l'on ne peut manquer de les retrouver dans les liquides musculaires, la sécrétion glandulaire, le sang où ils paraissent s'accumuler dès que le rein, la peau, le tube digestif ne les éliminent plus. » En agissant alors sur les centres nerveux, ces principes deviennent l'origine d'une suite de phénomènes d'ordre pathologique qui se déroulent et se succèdent nécessairement et dont l'ensemble contribue à former le tableau de chaque maladie.

Cette remarque fondamentale qui faisait de la maladie non pas la cause des *humeurs peccantes*, mais la conséquence de l'empoisonnement de l'économie par la rétention des produits issus du fonctionnement des tissus, je l'avais résumée en 1885, en un terme un peu impropre, en l'appelant une auto-infection.

Il eût mieux valu dire, pour exprimer ma pensée, une auto-intoxication, quoique le mot auto-infection soit défendable, aujourd'hui qu'on sait que les microbes eux-mêmes agissent par leurs poisons.

Mais déjà en 1877, mes élèves et moi nous avions démontré par les faits la réalité de l'existence des poisons de l'économie : à ma demande mon préparateur d'alors, M. G. Pouchet avait étudié les urines normales et en avait retiré un alcaloïde de la nature de ptomaïnes, alcaloïde cristallisable décrit dans sa thèse de doctorat. Il avait observé aussi que le résidu incristallisable des urines normales jouit d'une grande toxicité.

Plus tard, dans mon laboratoire aussi, Mme Eliacheff avait découvert, en dialysant à fond les urines, deux substances indialysables à la fois sulfurées, azotées et phosphorées, qui sont presque aussi vénéneuses quand on les injecte aux animaux, que le venin des serpents. Et moi-même j'avais découvert et extrait des tissus ces substances, se comportant comme des alcaloïdes faibles, auxquelles j'ai donné le nom de *leucomaïnes*, substances définies, cristallines, qui sont des poisons plus ou moins actifs pour l'économie.

Avant ces recherches la preuve que la maladie provient d'un empoisonnement n'était pas faite. Les matières toxiques reconnues dans les urines ou les humeurs, étaient considérées comme les produits de la maladie bien plutôt que comme agents morbifiques. J'ai rappelé plus haut comment j'ai été amené à renverser les rôles.

En tout cas, ces poisons, il fallait les montrer, les saisir, les séparer ; je l'ai fait le premier avant tous les auteurs cités par M. Ewald au cours de ces quinze années de recherches que je signalais plus haut et dans un ensemble de plus de 25 mémoires sur les ptomaïnes et les leucomaïnes ainsi que sur la vie anaérobie des tissus que l'on n'avait même pas soupçonnée jusque-là.

M. Ewald. — Messieurs, permettez-moi, en terminant cette discussion, de déclarer une fois de plus qu'il n'y a pas de désaccord entre nous tous quant à l'existence d'une auto-intoxication provoquée par des substances toxiques qui se trouvent dans le sang et en conséquence dans les urines.

Mais M. Bouchard a dit très sagement que notre but doit être d'obtenir en pathologie des mesures certaines et des données comparables entre elles-mêmes, pour l'étude des faits pathologiques. C'est pourquoi il a introduit dans la science le coefficient urotoxique. On a évoqué de fortes objections contre cette théorie parce qu'elle ne semblait pas répondre aux exigences d'une mensuration exacte.

Une grande partie des objections faites est enlevée par M. Bouchard par le discours approfondi et lucide qu'il vient de prononcer.

Nous savons que la toxicité des urines se compose de trois facteurs dont nous en connaissons deux : la constitution moléculaire et le contenu des urines en sels toxiques. Nous sommes en état d'étudier d'une manière suffisante l'effet de ces facteurs. Reste un troisième facteur, la toxicité inconnue des substances organiques d'origine inconnue.

Il s'agit maintenant d'étudier ces dernières et de résoudre la question encore ouverte; s'il y a, en effet, une relation constante entre les diverses maladies et sa quantité, cela veut dire la toxicité des urines moins les deux facteurs antérieurement dits.

Je termine en remerciant M. le professeur Bouchard des éclaircissements qu'il a bien voulu nous donner sur sa doctrine et d'avoir en quelque sorte donné le programme des recherches que nous poursuivons tous.

RECHERCHES SUR L'ACTION DE CERTAINS ORGANES
SUR QUELQUES POISONS

par MM. L. THOINOT et Georges BROUARDEL.

L'action d'arrêt du foie sur certains poisons est bien connue depuis les travaux de M. Roger : d'autre part, les expériences récentes de Wassermann interprétées comme elles doivent l'être (Metschnikoff, Marie), montrent que la substance nerveuse arrête la toxine tétanique : MM. Widal et Nobécourt nous prouvent que la même substance arrête aussi la strychnine, et nous avons nous-mêmes fait voir que des substances végétales et minérales peuvent jouer le même rôle.

Plus récemment, M. Roger a publié une série de recherches très intéressantes, étudiant, d'une part, l'action du poumon sur quelques substances toxiques, et, d'autre part, avec M. Josué, l'action de la névrine.

Dans les expériences que nous présentons aujourd'hui, nous avons cherché, par une méthode très simple et peut-être un peu grossière, à connaître quelle action d'autres organes peuvent exercer sur certains poisons nettement définis ; cette méthode (déjà plusieurs fois employée) consiste à extraire un organe sur un animal qu'on vient de tuer, à triturer immédiatement une portion bien pesée et toujours identique de cet organe avec une quantité donnée de poison, à filtrer le mélange sur une compresse stérilisée, en ayant soin de pressurer de telle sorte qu'aucun résidu ne demeure sur le filtre et à injecter de suite à un animal, toujours de même espèce, le résultat de la trituration. On injecte en même temps à un témoin une dose égale de poison, passée elle-même sur un filtre analogue pour éviter toute cause d'erreur provenant de l'arrêt, très léger d'ailleurs, du toxique sur le filtre.

Les solutions contenant les substances expérimentées avaient été préparées en grande quantité ; ce sont les mêmes qui ont été constamment employées, car on sait quelle différence de toxicité un poison peut présenter suivant l'époque, le mode de sa préparation, suivant aussi son degré de dilution. Les quantités ont toujours été calculées pour 100 grammes d'animal.

L'animal employé a été le cobaye ; le poids de tissu organique a été de 5 grammes pour chaque expérience, sauf le rein ; la toxicité particulière du tissu rénal en effet nous a empêchés d'en employer une quantité supérieure à 2 grammes.

Les résultats obtenus avec chaque poison diffèrent suivant les organes ; et un fait général se dégage, c'est que l'action exercée par ces derniers est en réalité double et opposée : c'est tantôt une action d'arrêt et tantôt une action de renforcement.

D'autres fois encore, il ne se produit aucune action, le poison agissant comme s'il était isolé.

Voici, sommairement exposés, les résultats obtenus :

A. *Sulfate d'atropine.* — Le tissu pulmonaire neutralise fortement le sulfate d'atropine : lorsqu'on triture 5 grammes de ce tissu avec le poison, il faut en injecter deux fois et demie la dose mortelle minima habituelle pour tuer l'animal.

Les substances rénales, musculaires et hépatiques se montrent douées aussi d'un pouvoir d'arrêt pour ce poison, mais à un moindre degré : la dose injectée ne tue que lorsqu'elle égale une fois et demie la dose mortelle habituelle.

Le parenchyme cardiaque n'exerce aucune action.

B. *Arsenic.* — La substance rénale et la substance hépatique exercent une action d'arrêt sur ce poison qu'il faut — mélangé à 2 et à 5 grammes de chacune de ces pulpes — injecter à raison d'une fois et demie la dose mortelle minima habituelle pour tuer l'animal. Mais avec les tissus musculaires, cardiaque et cérébral apparait le renforcement de la toxicité signalé plus haut : il suffit du tiers de la dose mortelle ordinaire trituré avec 5 grammes de cœur ou de muscles pour tuer l'animal, et des deux tiers avec 5 grammes de cerveau.

Le poumon, si actif avec le sulfate d'atropine, est ici sans action.

C. *Sulfate de strychnine.* — Pour ce poison, c'est la substance hépatique qui est douée du plus grand pouvoir de neutralisation. Lorsqu'on le triture en effet avec 5 grammes de cette matière, il faut en injecter quatre fois la dose mortelle minima habituelle pour tuer l'animal. Les tissus musculaire, rénal, pulmonaire et cérébral neutralisent aussi une certaine quantité, moindre pourtant que le tissu hépatique ; il faut en effet, pour causer des accidents mortels, injecter trois fois la dose habituelle du poison, lorsqu'on le triture avec 5 grammes de la première substance, et deux fois lorsqu'on le triture avec 2 et 5 grammes des dernières.

D. *Chlorhydrate de morphine.* — Trois substances jouent nettement le même rôle d'arrêt : trituré en effet avec 5 grammes de substance musculaire ou avec 2 grammes de substance rénale, le poison ne tue qu'à raison de une fois et demie la dose mortelle habituelle. Le tissu hépatique nous a semblé jouer constamment le rôle d'arrêt, mais dans des proportions qui ont varié suivant nos séries d'expériences.

Les substances cérébrale et cardiaque neutralisent aussi, mais très faiblement, le poison : l'animal, injecté avec la dose mortelle habituelle triturée avec 5 grammes de chacune d'elles, ne meurt pas, mais est tué à coup sûr par une quantité très légèrement supérieure.

En résumé :

Deux parenchymes arrêtent, neutralisent tous les poisons essayés par nous en proportions variables, mais d'une façon constante : *le foie* et *le rein.* Le premier a l'action la plus forte vis-à-vis de la strychnine : c'est aussi sur ce toxique que le rein exerce l'arrêt le plus net, mais à un plus faible degré. Également constante, mais moindre, est l'action de ces parenchymes sur l'arsenic et l'atropine.

Le tissu musculaire neutralise une assez forte proportion de strychnine et une moindre dose de morphine et d'atropine ; il remplit à l'égard de l'arsenic un rôle de renforcement.

La substance cardiaque neutralise nettement la strychnine, faiblement la morphine, laisse l'atropine intacte et exagère légèrement la toxicité de l'arsenic.

Le tissu pulmonaire arrête surtout l'atropine, plus faiblement la strychnine et la morphine : il est sans effet sur l'arsenic.

Quant au tissu cérébral, il neutralise la morphine et la strychnine, reste indifférent vis-à-vis de l'atropine mais exalte notablement l'action de l'arsenic.

Nous ne faisons ici qu'appeler l'attention sur le rôle d'exaltation que nous avons constaté plusieurs fois au cours de ces expériences encore trop incomplètes, sans chercher à l'expliquer. Peut-être peut-on rapprocher cette action de celle que M. Teissier a signalée au congrès de Lyon, pour le foie vis-à-vis de certaines toxines, la toxine diphtérique et la pneumobacilline.

M. Roger. — Parmi les organes qui peuvent agir sur les poisons, il en est un dont l'influence n'est connue que depuis peu de temps, c'est le poumon. J'ai montré qu'une solution diluée de strychnine est plus toxique lorsqu'on l'injecte dans le bout central de la carotide que lorsqu'on introduit par une veine périphérique. En utilisant une solution à $1/100\,000$ dont on introduisait 2 centimètres cubes par minute et par kilo, j'ai trouvé que la dose mortelle était de 0 mg. 15 dans le premier, 0,6 dans le second. Ces faits ont été confirmés par Boeri, Giuranno, Cafiero qui ont étudié douze substances différentes.

On peut mettre encore en évidence l'action de poumon en opérant en dehors de l'organisme et en faisant des circulations artificielles dans cet organe. Mais c'est à la condition de pratiquer en même temps une respiration artificielle et de faire circuler de l'oxygène dans les voies respiratoires. Si l'on utilise un gaz inerte, comme l'hydrogène, l'action du poumon ne se manifeste plus. Cafiero a donné une démonstration analogue en opérant sur l'animal vivant : il a établi que l'asphyxie entrave l'action de la glande.

On peut donc conclure que le poumon protège l'organisme contre les substances toxiques, même contre celles qui ne sont pas volatiles. Étant donnée sa situation, on conçoit que toute substance introduite dans l'économie, que ce soit par la voie sous-cutanée ou par la voie digestive, doit, avant d'arriver aux centres nerveux, traverser le réseau pulmonaire. L'action du poumon a donc constamment lieu de s'exercer.

DE LA VALEUR DE L'OSMONOCIVITÉ DANS LA RECHERCHE DE LA TOXICITÉ DES LIQUIDES EN INJECTIONS INTRAVEINEUSES ET EN PARTICULIER DE L'URINE

par F. J. BOSC et V. VEDEL,

de Montpellier.

On a soulevé des objections sur la valeur des résultats obtenus dans la recherche de la toxicité des urines par la méthode des injections intraveineuses en se basant sur ce qu'il n'avait pas été tenu compte de la pression osmotique.

Pour élucider le rôle de cette pression (osmonocivité), nous avons étudié d'abord des solutions de corps toxiques simples, puis des mélanges de sels de propriétés variables, des mélanges plus complexes représentant artificiellement un liquide comme l'eau de mer, des substances à propriétés particulières comme l'urée, de façon à arriver à l'expérimentation d'une urine artificielle dont la composition exacte et l'action de chacun de ses composants seraient déjà bien connues. Les résultats qui suivent sont basés sur la recherche de la *toxicité immédiate* par injection intraveineuse chez le chien et chez le lapin à la *vitesse constante* de 5 centimètres cubes par minute.

I. — *Sels isolés.* — Nous avons expérimenté des sels toxiques (chlorure de magnésium, sulfate de magnésium, azotate de magnésium, chlorure de potassium, sulfate de potassium) et des sels peu toxiques comme NaCl en solutions iso, hypo et hypertoniques de degré variable.

La toxicité comparée de chacune de ces solutions s'est montrée variable d'un sel à l'autre, mais d'une façon générale, on constate des solutions hypotoniques aux solutions isotoniques et hypertoniques *une augmentation progressive du degré de toxicité*. Il n'y a donc pas de relation directe entre ce degré de toxicité et l'écart de ces solutions de leur état isotonique. Il ne nous a pas été possible de mettre en évidence dans la mensuration de la toxicité une part nettement attribuable à l'osmonocivité. La réduction à l'isotonie n'a donc qu'une médiocre importance dans la détermination de toxicité des solutions simples.

		HYPO	ISO	HYPER
Progressif. . . .	Chlorure de magnés.	0.52 } 0.55 0.58 } —	0.55 } 0.49 } 0.48 0.42 } +	0.42 } 0.415 0.41 } ++
Progressif léger .	Azotate de magnésie.	0.60	0.51 } 0.66 } 0.65 0.75 } +	0.49 ++
Progressif. . . .	Chlor. de potassium.	0.55 —	0.29 +	0.25 ++
Progressif très net.	Sulfate de potasse. .	0.57	0.19	0.11
Irrégulier. . . .	Sulfate de magnésie.	0.50 +	0.50 +	0.69 —

On pourra se servir pour cette détermination de solutions hypotoniques ou hypertoniques, à condition de ne pas s'écarter d'une concentration moléculaire égale à la moitié ou au double de l'isotonie. La dilution du sel toxique explique la progression de toxicité des solutions hypo aux solutions hypertoniques. Ces conclusions sont encore plus évidentes pour les sels peu toxiques comme NaCl : les solutions hypo et isotoniques sont dépourvues de toxicité (nocivité faible du sel, action diurétique) ; il faudra se servir de solutions hypertoniques si l'on veut mettre en évidence le degré et les caractères de la toxicité des sels de cet ordre.

II. — *Mélange de deux sels.* — Dans les mélanges de deux sels, l'un toxique, l'autre de toxicité très faible (NaCl), la toxicité du sel toxique pourra être diminuée d'un quart à la moitié. Cette diminution est attribuable :

1°) A la non-nocivité des solutions faibles de NaCl ;

2°) A l'action diurétique de ces solutions ;

3°) A la dilution du sel toxique.

La proportion des deux sels dans le mélange pourra même être telle que toute toxicité disparaisse. — Il existe donc des *sels atténuants,* comme NaCl, capables par leur action physiologique d'abaisser la toxicité d'un autre sel très toxique et par leur proportion dans le mélange d'empêcher en solution iso et surtout hypotonique la manifestation de toute toxicité. L'osmonocivité ne nous paraît pas encore ici avoir une part évidente dans les variations de toxicité.

III. — *Mélange de plusieurs sels.* — (Chlorure de magnésium, sulfate de magnésie, chlorure de potassium avec ou sans NaCl). Ce mélange constitue, d'après les doses, une *eau de mer artificielle* dont l'action pourra être rapportée à celle de l'eau de mer naturelle. Nous trouvons encore la même progression de toxicité des solutions hypotoniques aux solutions isotoniques. La toxicité s'accroît avec le degré de concentration saline.

B

Hypertoniques — 1.484 . . . . $\begin{cases} \text{Chlorure de magnésium } 40\ 0.00. \\ \text{NaCl } 10\ 0.00. \\ 0.55. \\ \text{Sel isolé } 0.41. \end{cases}$

Isotoniques — 0.55 . . . . $\begin{cases} \text{Sulfate de potasse isol...} \\ \text{NaCl isol.} \\ 0.48. \\ \text{Sel isolé } 0.19. \end{cases}$

L'adjonction du sel atténuant (NaCl) donne les mêmes résultats que pour le mélange des deux sels.

Avec les solutions hypotoniques dont le degré de dilution est gouverné surtout par la proportion élevée de NaCl comparativement aux corps toxiques, l'on opère à peu près comme si l'on injectait une solution simple de Nacl. Des solutions amenées à l'isotonie peuvent aussi, suivant la proportion du sel atténuant et des sels toxiques, entraîner les mêmes effets négatifs, de sorte que la réduction d'une solution hypertonique à l'isotonie pourra avoir pour effet d'empêcher la manifestation de toute toxicité.

IV. — *Eau de mer*. — L'eau de mer ordinaire de $\Delta - 2,12$ tue avec des caractères toxiques propres et pour une quantité déterminée de chacun des sels qu'elle contient.

Les solutions très hypertoniques de ($\Delta - 4.24$, $- 6.36$, $- 8,48$) ont des effets variables. Leur degré de toxicité ne s'accroit pas en raison directe de l'augmentation de l'hypertonie, grâce sans doute à une osmose plus forte déterminée par la quantité de NaCl, mais cette toxicité augmente brusquement au $\Delta - 8,4$. Il faut penser qu'à ce degré de concentration il se produit une action rapide d'arrêt sur le cœur (sels de potasse et de magnésie) non atténuée par l'action de NaCl.

Si l'on ramène l'eau de mer *à l'isotonie* on n'obtient plus la mort de l'animal malgré des doses de 60,5 centimètres cubes par kilogramme, la dose des sels toxiques étant plus que suffisante pour tuer l'animal. La dilution des sels toxiques, leur introduction lente dans l'organisme, l'action diurétique de NaCl empêchent la manifestation de toute toxicité, l'élimination du poison étant parallèle à son introduction (analyses d'urines).

Le passage à l'isotonie est en effet gouverné par la forte proportion de NaCl dans l'eau de mer (30 0/0) par rapport aux sels toxiques (5,8 0/0), de sorte qu'il faut ajouter plus de deux litres et demi d'eau distillée à un litre d'eau de mer.

C

$$\Lambda \dots \dots \dots \dots \begin{cases} 42 \text{ cc. de solution isot. (0 gr. 50).} \\ \text{Solut. isot. de NaCl 957.} \end{cases}$$

D

Eau de mer *ordinaire* $\Delta - 2.12$.

$$\text{Lapin} \dots \dots \dots \begin{cases} \text{NaCl.} \dots \dots \dots \quad 3,07 \\ \text{Chlorure de magnésium.} \quad 0,33 \\ \text{Sulfate de magn.} \dots \quad 0.25 \\ \text{Chlor. de pot.} \dots \dots \quad 0.05 \end{cases}$$

Eau de mer $\Delta - 4.84$.

$$\text{Lapin} \dots \dots \dots \begin{cases} \text{NaCl.} \dots \dots \dots \quad 3,682 \\ \text{Chl. de magn.} \dots \dots \quad 0,39 \\ \text{Sulf. de magn.} \dots \dots \quad 0,31 \\ \text{Chl. de pot.} \dots \dots \quad 0.06 \end{cases}$$

Eau de mer Δ   6.56.

Lapin. . . . .
$$\begin{cases} \text{NaCl} \dots \dots \dots \dots & 2.71 \\ \text{Chl. de magn.} \dots \dots & 0.51 \\ \text{Sulf. de magn.} \dots \dots & 0.25 \\ \text{Chl. de pot.} \dots \dots & 0.04 \end{cases}$$

Eau de mer Δ   — 8.48.

Lapin. . . . .
$$\begin{cases} \text{NaCl} \dots \dots \dots \dots & 1.50 \\ \text{Chl. de magn.} \dots \dots & 0.14 \\ \text{Sulf. de magn.} \dots \dots & 0.10 \\ \text{Chl. de pot.} \dots \dots & 0.02 \end{cases}$$

Donc nous retrouvons pour les mélanges naturels ce que nous avions constaté pour les mélanges artificiels.

1° La toxicité d'une solution n'augmente pas en rapport avec son éloignement de l'isotonie ; il n'y a pas d'osmonocivité évidente.

2° La réduction à l'isotonie peut même, s'il existe des sels atténuants et suivant la proportion de ces derniers, constituer une cause d'erreur grave dans la mensuration de la toxicité.

3° Des variations rapides de toxicité peuvent s'observer avec certaines solutions et peuvent être en rapport avec des concentrations telles de sels toxiques que ceux-ci ont une action immédiate, empêchant l'action atténuante des autres sels (solutions très hypertoniques d'eau de mer).

V. — *Urée.* — L'existence dans les mélanges d'un corps échappant aux lois de l'isotonie peut rendre encore les résultats plus précaires.

L'urée qui n'est pas soumise à l'isotonie et qui est dépourvue de toxicité dans ses solutions équimoléculaires, faussera à coup sûr les résultats si l'on tient compte uniquement de la concentration moléculaire globale du mélange dans lequel elle entre, lorsqu'on voudra réduire ce mélange à l'isotonie. Cette erreur sera d'autant plus considérable que l'urée pourra ajouter ses propriétés atténuantes (diurétiques) à celles d'autres corps atténuants comme NaCl. La réduction à l'isotonie aboutira en réalité à des solutions fortement hypotoniques dans lesquelles la dilution des corps nocifs du mélange et l'action atténuante de certains sels empêcheront la mensuration de la toxicité. Ce qui rend encore plus complexe le problème, c'est que d'après nos expériences, *l'urée est un corps toxique* et que, contrairement à ce que l'on a dit, elle peut agir. mais seulement en solution forte 20 pour 100 pour détruire le globule rouge au même titre que l'eau distillée. Il existe donc des corps variables dans leur action paraissant échapper aux lois de l'isotonie, tantôt atténuants, tantôt toxiques et capables de provoquer une erreur d'autant plus considérable que leur présence peut être inconnue dans les mélanges.

E

X . . . . . . { Sol. d'urée à 20 0/00 . . . . { Toxicité = 182 cc. par kilogramme.
             { Eau distillée. . . . . {

La toxicité de l'eau distillée est abaissée par la présence de l'urée.
On a injecté 5 gr. d'urée par kilogramme.

E·

X . . . .   Sol. équim. d'urée dans sol. isot. de NaCl . . . . .   840 cc. par kilogramme

A mesure de l'injection, l'eau et les sels s'éliminent par les urines.
On a injecté :   Gr.
    Urée par kilog.   16,08
    NaCl 7.9

M

Même en solution salée l'urée est toxique à 12 gr. par kilog., *mais en solution forte*
$\left(\dfrac{1}{10}\right) \cdot \dfrac{10}{100} \cdot$

    Lapin reçoit . . . . { 125 cc. par kilogramme.
                                           { Urée 12 gr.

N

Sol. d'urée à 20 0/0 dans eau distillée = 58 cc. par kilogr. . . . { Urée = 7 gr. par kilog.
                                                                    { (Hématuries).

Urée à 20 0/0 dans sol. isot. de NaCl = 63 cc. par kilogr. . . .   { Urée = 11,3 par kilog.
                                                                    { (Hématuries).

VI. — *Urine artificielle*. — Tenant compte de ces données acquises nous avons réalisé un mélange qui reproduise artificiellement l'urine ; un sel de potasse (sulfate) représentant l'ensemble des corps toxiques. La formule de ce liquide est : NaCl 7 gr. 39, urée 20, sulfate de potasse 4,80, eau q. s. pour 1000 et présente un Δ de — 1,12 ; il tue à la dose de 185 centimètres cubes par kilogramme, avec 0 gr. 88 de sulfate de potasse. Nous vérifions ici l'action atténuante et diurétique de NaCl et de l'urée, l'action non toxique de l'urée en solution faible. Si l'on veut ramener ce Δ élevé à l'isotonie en calculant la concentration moléculaire globale, il faut doubler la quantité d'eau : or cette solution dite isotonique ne se montre toxique qu'à la dose énorme de 441 centimètres cubes par kilogramme avec un 1 gr. 04 de sulfate de potasse. En réalité, si l'on tient compte de la non-aptitude de l'urée à l'isotonie et par suite si on enlève la valeur du Δ de l'urée (— 0,57), nous sommes en présence d'une solution de $\Delta = — 0,27$, c'est-à-dire d'une solution fortement hypotonique. Cette toxicité diminue d'autant plus que l'hypotonie sera plus forte et l'on pourra injecter de la solution pour ainsi dire à l'infini. La réduction à une fausse isotonie est donc capable de produire des erreurs graves. Il faudra se méfier, dans l'étude expérimentale d'un liquide pareil, non seulement de la présence de substances atténuantes à des degrés divers, non seulement de la proportion élevée des sels atténuants par rapport aux sels toxiques, mais encore de la présence de substances dérogeant aux lois ordinaires, non aptes par exemple à l'isotonie, dépourvues de toxicité ou toxiques, destructives ou non du globule rouge suivant leur proportion.

Conclusion générale. — Il n'est pas nécessaire de ramener exactement un liquide à l'isotonie pour mesurer sa toxicité, et cela d'autant plus qu'il s'agira d'un liquide complexe renfermant des substances de toxicité et de propriété variables : cette réduction à l'isotonie pourra dans ce cas, être nuisible à la mensuration de la toxicité. On essaiera les solutions hypo et hypertoniques en indiquant leur Δ jusqu'à ce qu'on ait trouvé la solution qui donne les caractères de toxicité les plus précis en reconnaissant toutefois qu'il sera utile pour un sel isolé de connaître en tant que point de repère les effets de la solution isotonique.

A la recherche de la toxicité urinaire s'appliquent entièrement les conclusions précédentes tirées successivement de l'étude des mélanges de sels et de corps variables. Étant donnée la valeur des Δ des urines normales et pathologiques il sera préférable et même nécessaire d'injecter l'urine en nature.

DE LA TOXICITÉ URINAIRE
par MM. H. CLAUDE et BALTHAZARD.

En 1881, Feltz et Ritter ont montré que l'injection intraveineuse d'urine amène la mort des animaux en expérience; en 1885 le professeur Bouchard a mesuré la toxicité de l'urine et édifié la doctrine de l'auto-intoxication. Cette doctrine repose entièrement sur la toxicité urinaire. Il faut admettre en effet, pour qu'il puisse y avoir auto-intoxication, que l'organisme fabrique des poisons qu'il excrète à chaque instant par la voie rénale, d'où toxicité du liquide excrété, et enfin que dans certains états pathologiques les poisons ayant été produits en même quantité que normalement, il en a été excrété une moindre quantité, d'où diminution de la toxicité urinaire. Alors que la majorité des médecins s'est ralliée à la doctrine de l'auto-intoxication. l'invoque fréquemment en pathogénie, trop facilement même quelquefois, nombreux sont encore ceux qui rejettent soit la réalité de la toxicité urinaire, soit la possibilité de mesurer cette toxicité. Or à l'heure actuelle le problème est nettement posé : la toxicité de l'urine normale est une réalité bien établie : il est possible de trouver dans la quantité de poisons éliminés par le rein des différences nettes et sûres d'un malade à l'autre, et alors on peut faire intervenir l'auto-intoxication dans un certain nombre d'états morbides. Ou bien la toxicité urinaire est une chimère, et l'auto-intoxication n'est plus qu'une séduisante hypothèse, dont il faut attendre la démonstration. Alors même, en effet, qu'on pourrait dans quelques cas prouver la production exagérée de poisons dans l'organisme, on ne peut établir leur nocivité que si l'on montre qu'ils restent en excès dans l'organisme, c'est-à-dire que la toxicité urinaire reste normale ou inférieure à la normale.

Nous montrerons que la réalité de la toxicité urinaire est établie malgré les critiques récentes, et que s'il existe des causes d'erreur dans le procédé de mesure primitivement adopté, il est possible d'en tenir compte dans l'évaluation de la toxicité.

Réalité de la toxicité urinaire. — L'urine d'un individu normal dans les conditions ordinaires de vie et d'alimentation injectée dans la veine marginale de l'oreille du lapin, tue à la dose d'environ 40 centimètres cubes par kilog. : c'est là un fait que chacun est à même de constater et que personne, pensons-nous, ne contestera. Mais on doit se demander quelles sont les causes de la mort du lapin dans ces conditions.

On a successivement incriminé, en dehors de la toxicité urinaire ou action nocive des poisons chimiques contenus dans l'urine, les causes de nocivité suivantes :

1° Augmentation de la pression intravasculaire produite par l'injection ;

2° Température du liquide injecté différente de celle du lapin ;

3° Acidité de l'urine modifiant la réaction des humeurs du lapin ;

4° Propriétés coagulantes de l'urine ;

5° La pléthore ;

6° L'action globulicide de l'urine due à la différence de tension osmotique entre le sang du lapin et l'urine injectée.

Nous étudierons plus loin en détail chacune de ces causes de nocivité et nous distinguerons celles qu'il faut rejeter, celles dont il faut tenir compte ; mais on peut dès à présent démontrer la réalité de la toxicité urinaire par la simple constatation des phénomènes qui se produisent pendant l'expérience et lors de la mort de l'animal.

Lorsqu'on pratique en effet des injections intravasculaires d'urine, le lapin présente des convulsions précoces, de l'exophtalmie marquée, un myosis extrême ; la mort survient par arrêt de la respiration, le cœur battant encore un certain temps. Jamais l'injection de liquides non toxiques, solutions de chlorure de sodium par exemple, ne produit de pareils symptômes, alors même que les solutions ne sont pas isotoniques, alors même qu'on en injecte des quantités considérables ; on peut noter des convulsions, mais peu violentes et seulement à la fin de l'injection, de l'exophtalmie, mais causée uniquement par la pléthore, jamais de myosis.

Ces arguments invoqués dès l'origine par le professeur Bouchard nous semblent péremptoires.

Depuis, Phisalix, étudiant la toxicité du venin et du sérum de crapaud pour la grenouille, a constaté que l'intoxication présentait des caractères très spéciaux qu'il a retrouvés en injectant l'urine du crapaud.

Enfin l'analyse chimique apporte une preuve définitive de la toxicité de l'urine en établissant l'existence dans cette sécrétion de principes éminemment toxiques, comme la potasse, la créatine, la créatinine, la xanthine, des leucomaïnes, etc. Il semble d'ailleurs que la chimie ait été impuissante jusqu'à présent à définir nettement dans l'urine les substances qui occupent le premier rang au point de vue du pouvoir toxique ; on sait seulement, comme nous le verrons plus loin, que ces substances se fixent en grande partie sur le noir animal, avec les matières colorantes.

Mesure de la toxicité urinaire. — Nous mesurons la toxicité urinaire, en injectant l'urine filtrée dans la veine marginale de l'oreille du lapin, à l'aide d'une seringue de 20 centimètres cubes, pourvue à son extrémité d'un robinet à deux voies qui permet de la remplir autant de fois qu'il est nécessaire, sans introduire de bulles d'air dans les vaisseaux de l'animal.

On a objecté tout d'abord que la mesure faite plusieurs fois de suite avec la même urine donnait des résultats différents ; ce fait ne se produit jamais lorsqu'on emploie une technique invariable. Celle que nous utilisons au laboratoire du professeur Bouchard consiste dans l'injection très régulière de l'urine avec une vitesse telle que la mort du lapin survienne en 10 minutes ; pour arriver à ce résultat, il est nécessaire de faire une expérience préalable, donnant une idée approximative de la toxicité de l'urine ; lorsqu'on a ce renseignement, il est facile de calculer la vitesse d'injection nécessaire pour faire pénétrer en 10 minutes environ dans la circulation la quantité de liquide qui détermine la mort. Dans ces conditions, les résultats obtenus sont très voisins les uns des autres, et les écarts négligeables; c'est ainsi qu'avec une solution d'hydrate de chloral à 17 pour 100 additionnée de chlorure de sodium, de telle façon qu'elle ait même point de congélation que le sang, c'est-à-dire —0,56, il a fallu dans quatre expériences par kilog. de lapin 23 centimètres cubes 8, 23 centimètres cubes 4, 23 centimètres cubes 5 et 24 centimètres cubes 4, soit en moyenne 23 centimètres cubes 8, avec un écart moyen de 0 centimètre cube 5,

soit $\frac{1}{80}$ de la dose mortelle et un écart maximum de 0 centi-

mètre cube 6, soit $\frac{1}{40}$ de la dose mortelle.

Cette approximation, avec le grand soin apporté dans ces expériences dont la durée a varié seulement de 9 à 11 minutes, n'est pas toujours atteinte, et n'est nullement nécessaire pour estimer la valeur de la toxicité d'une urine.

Lorsque les poisons sont dilués dans une grande quantité d'eau, lorsque la dose mortelle par kilog. dépasse 100 centimètres cubes, la précision est beaucoup moins grande, car la mort survient autant du fait de la toxicité chimique que du fait de la pléthore qui semble apporter un élément un peu variable d'un lapin à l'autre. C'est ainsi que dans quatre injections d'une durée de 9 à 10 minutes pratiquées avec une solution de chloral à 4 pour 100, rendue isotonique par addition de chlorure de sodium, nous avons obtenu pour la dose mortelle par kilog. les valeurs suivantes : 118 centimètres cubes, 107 centimètres cubes, 100 centimètres cubes, 93 centimètres cubes; la moyenne est de

104,5 et l'écart moyen de 8 centimètres cubes, soit $\frac{1}{13}$ de la dose

mortelle et l'écart maximum 13 centimètres cubes 5 ou $\frac{1}{8}$ de la

dose mortelle. Il suffira, lorqu'on mesurera la toxicité d'urines tuant des doses supérieures à 100 centimètres cubes, de multiplier les expériences, l'approximation obtenue ci-dessus étant encore très suffisante au point de vue des déductions pathologiques.

Ainsi l'injection intraveineuse constitue une méthode qui, employée avec une technique précise, fournit des résultats suffisamment constants, mais il nous reste à rechercher si, à côté de la toxicité chimique, n'interviennent pas d'autres causes de nocivité dont il est nécessaire de tenir compte lorsqu'on veut mesurer cette toxicité.

Critique des objections faites à la mesure de la toxicité urinaire. — En dehors de l'objection qui vise l'instabilité des résultats obtenus, et qui tombe devant les faits que nous venons de rapporter, à condi-

tion que l'on emploie toujours la même technique, on a soulevé
d'autres critiques qu'il nous faut maintenant passer en revue.

Tout d'abord on a pensé que l'injection élevait la tension intravasculaire et qu'il en résultait une gêne notable pour le bon fonctionnement du cœur; mais la pression intra-vasculaire reste indépendante de
la pression qui existe dans la seringue à injection, l'aiguille de Pravaz
constituant un tube capillaire interposé entre la seringue et les vaisseaux et ces derniers réglant eux-mêmes la pression intra-vasculaire.
Cette critique disparaît d'ailleurs devant les mesures de Dastre et Loye
qui prouvent que la pression du sang varie à peine pendant l'injection.
On pouvait se demander si le liquide injecté étant à la température
ordinaire, il n'en résultait pas pour le lapin un refroidissement nuisible; la température du lapin est 40° environ, si le le liquide injecté
à la température de 15°, la différence est de 25°; si l'on injecte
40 centimètres cubes par kilog., l'animal portera ces 40 centimètres
cubes de 15° à 40°, ce qui exigera une dépense de 1 cal. $\times 25 \times 0,040$,
soit 1 calorie par kilog. Il en résulte que si le lapin emprunte cette
calorie à ses propres tissus, sa température s'abaissera seulement de
1° environ, en admettant même qu'il soit incapable de mettre en jeu
d'une façon réflexe les centres thermorégulateurs, et de diminuer
ainsi la déperdition extérieure de calorique. Ce raisonnement est
d'accord avec les faits, et la toxicité n'a pas changé lorsqu'au lieu
d'injecter l'urine à la température ordinaire, on l'a préalablement
portée à la température du lapin.

Un raisonnement analogue permet d'affirmer que l'acidité de l'urine
ne peut pas être un facteur de nocivité au cours de l'injection. En effet
l'acidité urinaire normale est de 2 gr. en acide oxalique par 24 heures
(A. Gautier), soit environ 1 g. 50 par litre.

Or si l'on injecte 40 centimètres cubes d'urine par kilogramme,
l'acidité de ces 40 centimètres cubes correspondra à 0 gr. 052 d'acide
oxalique, puisque l'acidité de 1000 centimètres cubes est 1 gr. 50.
Ces 0 gr. 052 d'acide oxalique seraient capables de saturer, comme
un calcul simple permet de le voir, 0 gr. 046 de soude. Or l'alcalinité
du sang du lapin répond à celle d'une solution de soude renfermant
de 2 à 4 grammes de soude par litre (Drouin), soit 3 grammes; les
77 grammes de sang que possède le lapin par kilogramme ont donc
une alcalinité qui répond à $\dfrac{3^{gr} \times 77}{1000} = 0^{gr}. 251$; comme l'urine
injectée n'est capable de saturer que 0 gr. 046 de soude par kilo-
gramme, l'injection aura pour effet d'alcaliniser les $\dfrac{0.046}{0.251}$ ou $\dfrac{1}{5}$ de

l'alcalinité du sang. Ainsi l'acidité de l'urine diminuera du cinquième de sa valeur l'alcalinité du sang de lapin, ce qui ne peut être une condition nocive puisque normalement cette alcalinité peut varier du simple au double.

Telle est, à notre avis, le meilleur argument pour prouver que l'acidité de l'urine n'intervient pas dans la toxicité urinaire. Certes de nombreux auteurs ont pu montrer directement que la neutralisation de certaines urines n'a pas changé leur toxicité, mais on conçoit qu'une semblable expérience ne puisse réussir avec toutes les urines. En effet, avec les urines un peu denses, la neutralisation amène la précipitation d'un certain nombre de sels et surtout de phosphates; ceux-ci sont capables d'entraîner avec eux les substances les plus toxiques de l'urine, de la même façon qu'ils peuvent, dans d'autres conditions, entraîner les diastases; si bien qu'en injectant les urines neutralisées et filtrées, il est possible de constater une diminution de la toxicité urinaire, mais cela, non pas parce qu'on a neutralisé l'urine, mais parce qu'au cours de cette opération on a pu faire disparaître des substances qui intervenaient dans la toxicité urinaire.

Il nous reste encore une objection à écarter avant d'arriver aux critiques justifiées que nous devrons retenir. C'est celle qui a trait à la possibilité de coagulations intra-cardiaques ou intra-vasculaires provoquées par l'injection d'urine; ces coagulations, qui peuvent amener la mort de l'animal à un moment quelconque de l'expérience et conduisent par suite à une évaluation erronée de la toxicité, prennent une importance capitale lorsqu'il s'agit d'injection de sang ou de sérum sanguin, et constituent un obstacle insurmontable à la mesure de la toxicité de ces humeurs par injection intra-vasculaire; mais nous ne pensons pas que l'urine possède un pouvoir coagulant dont il faille se préoccuper. Au cours des nombreuses injections d'urine que nous avons pratiquées, nous n'avons jamais observé de coagulation. Nous ne nions d'ailleurs pas qu'il soit possible d'en rencontrer avec certaines urines, en particulier avec celles qui renferment de grandes quantités d'albumine, du sang ou du pus, mais il suffit de pratiquer l'autopsie du lapin immédiatement après sa mort et de rejeter l'expérience lorsque, exceptionnellement, on constatera l'existence d'un caillot intracardiaque.

Influence de la pléthore et de l'isotonie sur la toxicité urinaire. — Certains auteurs refusent d'admettre la possibilité de mesurer la toxicité urinaire et attribuent la mort au cours de l'injection intravasculaire à l'action globulicide exercée par l'urine injectée, celle-ci

n'étant pas isotonique avec le sang du lapin. Van den Bergh, allant
plus loin encore, nie la réalité de la toxicité urinaire et attribue
uniquement au défaut d'isotonie la mort de l'animal. Nous avons au
début de ce travail exposé les arguments qui permettent d'affirmer la
réalité de la toxicité urinaire; les expériences suivantes du professeur
Bouchard montrent que l'action globulicide de l'urine ne doit intervenir que pour une part minime dans la mort du lapin. Une urine
congelant à — 1°,96 et par suite très hypertonique tuait à la dose de
42 centimètres cubes par kilogramme; agitée avec du noir animal
très pur et filtrée, l'urine décolorée avait pour point de congélation
— 1°,92 et tuait à la dose de 145 centimètres cubes par kilogramme.
Cette expérience, répétée nombre de fois avec les urines les plus
diverses, a toujours donné des résultats analogues. Ainsi la décoloration de l'urine par le noir animal, qui a fait varier à peine la tension
osmotique du liquide (la variation du point de congélation a été
seulement de 0°,04), a suffi pour rendre la toxicité près de quatre fois
plus faible. Ce fait établit nettement le rôle secondaire de l'action
globulicide de l'urine injectée dans la mort du lapin; il s'explique
facilement quand on remarque que les substances les plus toxiques
de l'urine qui se fixent en même temps que les matières colorantes
sur le noir animal, sont formées de molécules très grosses et par suite
très nombreuses, influant peu sur le point de congélation de l'urine et
sur sa tension osmotique.

Mais de ce que le défaut d'isotonie n'est pas la cause unique de la
mort du lapin au cours des injections intra-veineuses d'urine, alors
même qu'il serait prouvé que l'osmonocivité n'intervient que pour
une fraction assez faible, il n'en résulte pas qu'on doive négliger cette
cause d'erreur quand on mesure la toxicité urinaire. Aussi avons-nous,
dès le début de l'année dernière, cherché à établir directement la
part du défaut d'isotonie, la part de la toxicité dans la mort de
l'animal.

Nous nous sommes d'abord proposé de rechercher combien il faut
ajouter d'eau à une urine pour la rendre isotonique avec le sang du
lapin. Pour cela nous avons injecté l'urine en nature, et déterminé la
dose mortelle par kilogramme, puis les dilutions successives de
l'urine; quand on procède de cette façon, on voit que la dose mortelle
va en croissant tout d'abord quand on dilue l'urine, puis à partir d'un
certain moment, en décroissant. Si l'on calcule la toxicité inverse de
la dose mortelle, cette toxicité dite globale ou expérimentale va en
décroissant, puis en croissant ensuite. Or la toxicité globale se compose de la toxicité chimique et de l'action nocive due au défaut

d'isotonie. La toxicité chimique étant invariable dans les diverses dilutions rapportées au volume d'urine primitif, tandis qu'au contraire l'osmonocivité varie, il est clair que la dilution pour laquelle

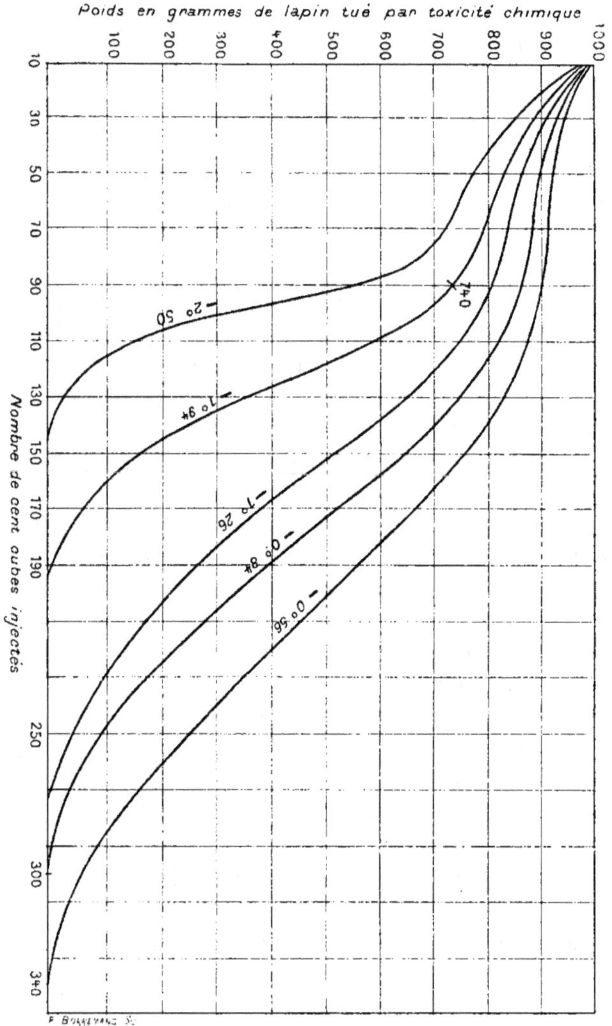

la toxicité est minima répond à l'isotonie avec le sang. Nous avons pu déterminer ainsi expérimentalement la concentration moléculaire des dilutions urinaires isotoniques avec le sang pour quatre urines, et nous l'avons trouvée voisine de celle du sang, c'est-à-dire que cette dilution semble avoir le même point de congélation que le sang, soit 0°.56. Étudiant un certain nombre d'urines de toxicité variable et de tension osmotique très différente, nous avons évalué la correction due au défaut d'isotonie, de telle façon que connaissant la toxicité de l'urine injectée en nature, le point de congélation de cette urine, il est possible de connaître avec une approximation suffisante pour l'expérimentation journalière la toxicité qu'aurait cette urine si elle était dépouillée de la cause de nocivité que constitue son défaut d'isotonie avec le sang. La table de correction à laquelle nous faisons allusion a été publiée dans le *Journal de Physiologie et Pathologie générale, janvier* 1900.

Dans les expériences précédentes nous n'avons pas tenu compte explicitement de l'influence de la pléthore, mais en réalité nous avons été frappé des inconvénients des injections abondantes qui nuisent plus par la pléthore qu'elles déterminent que par leur toxicité. Aussi avons-nous rejeté *a priori* le procédé qui a été employé dans des recherches parues ultérieurement et dues à Lesné, L. Bernard, Lesné et Bousquet, et qui consiste à mesurer la toxicité de *toute* urine en la diluant préalablement de façon qu'elle congèle à 0°.56, et rapportant ensuite au volume de l'urine primitive.

En opérant ainsi, en effet, il n'est pas rare de rencontrer des urines qui diluées à l'isotonie donnent une toxicité plus grande que lorsqu'elles sont injectées en nature (Lesné, L. Bernard). Par suite, en cherchant à éviter l'erreur due au défaut d'isotonie, on en introduit une autre due à la pléthore et qui peut être beaucoup plus considérable.

Pour éviter cette intervention de la pléthore, nous avons voulu indiquer une formule de correction qui permit de déduire la toxicité vraie de la toxicité mesurée avec l'urine en nature, non diluée, la mort ayant été produite par l'injection d'un faible volume.

Pour établir la correction nous avions choisi un certain nombre d'urines assez toxiques pour que la pléthore n'intervint que pour une part minime dans la mort de l'animal, alors même que l'urine était diluée à l'isotonie; puis ayant trouvé une formule de correction qui convenait d'une façon satisfaisante pour les urines que nous avions étudiées, au nombre d'une douzaine, il nous a semblé légitime de l'étendre à toutes les urines.

La table que nous signalons plus haut nous paraît, pour ces raisons, fournir une correction qui, si elle n'est pas parfaite, rapprochera tout au moins sensiblement de la vérité.

Le dernier mot est d'ailleurs loin d'être dit sur cette question, et récemment le professeur Bouchard a étudié directement l'influence de la pléthore et de l'osmonocivité sur la toxicité. Si l'on injecte une solution d'hydrate de chloral isotonique à 45 0/00 congelant à — 0°56, il faut 425 milligrammes de chloral pour tuer un kilo de lapin en dix minutes, cette dose étant dissoute dans 10 centimètres cubes environ. Diluons cette solution de chloral de façon qu'elle ne renferme plus que 22 0/00, 8, 8 0/00, 4, 4 0/00 de chloral; la tension osmotique restant invariable, grâce à l'addition de chlorure de sodium qui maintient le point de congélation de la solution à — 0°56, on constate qu'il ne faut plus avec ces diverses solutions que 405, 398, 392 milligrammes dissous respectivement dans 20, 45 et 90 centimètres cubes environ pour tuer un kilo de lapin.

Il faut 425 milligrammes pour tuer un kilo en solution dans 10 centimètres cubes, il n'en faudra plus que les 0,95 en solution

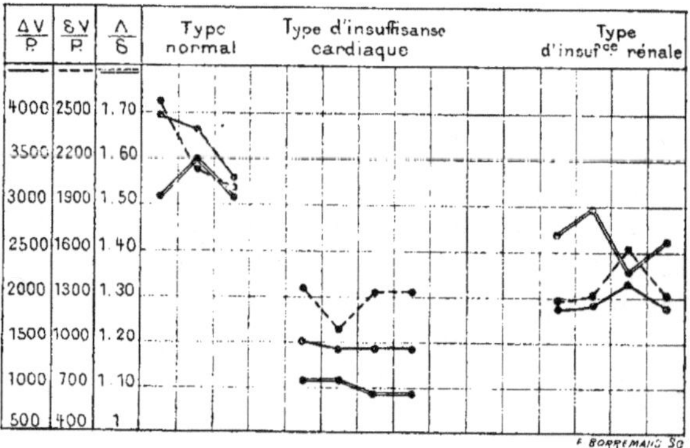

dans 20 centimètres cubes, les 0,95 dissous dans 45 centimètres cubes et les 0,92 dissous dans 90 centimètres cubes. Ce qui revient à dire que si l'on néglige au point de vue de la pléthore les 10 centimètres cubes injectés dans la première expérience, on aura dans cette expérience 100 grammes de lapin tués par toxicité vraie, la solution étant isotonique et l'osmonocivité n'intervenant pas. Dans la seconde expérience avec la solution à 22 0/00, les 20 centimètres cubes injectés ont tué seulement 960 grammes par toxicité vraie et 40 grammes par pléthore, la solution étant toujours isotonique. Et de même pour les expériences suivantes ; la dernière montre qu'avec la solution à 4, 4 0/00 les 90 centimètres cubes injectés ont tué 920 grammes par toxicité chimique et 80 grammes par pléthore.

Il est donc possible de mesurer expérimentalement l'action de la pléthore en solution isotonique.

On pourra dire que si l'on tue un kilo d'animal avec 90 centimètres cubes d'une solution isotonique quelconque, 80 grammes de lapin ont été tués par la pléthore, 0 gramme par osmonocivité, 920 grammes par toxicité chimique. Enfin si l'on injecte une solution de chlorure de sodium à $-0°56$ elle tue uniquement par pléthore, et il en faut 540 centimètres cubes par kilo.

La pléthore exerce une perturbation dans la mesure de la toxicité de deux façons : en gênant le fonctionnement des divers organes par l'augmentation de la masse du sang, et en modifiant les rapports entre la surface des capillaires par laquelle diffuse le poison et la teneur du sang en poison. Ce que nous avons mesuré expérimentalement est l'ensemble de ces deux causes. Le professeur Bouchard s'est demandé si ces deux causes agissaient dans le même sens, et a cherché à déterminer théoriquement l'influence de la variation de la surface d'absorption.

Si l'on compare les capillaires à des portions de petites sphères de rayon R, il est facile de calculer leur surface en fonction de leur volume, et ce qu'on dira pour un capillaire pourra être étendu à tous. La surface du capillaire est

$\frac{2}{3} \pi R^2$, le volume $\frac{4}{3} \pi R^3$.

$$S = \frac{2}{3} \pi R^2 \qquad V = \frac{4}{3} \pi R^3$$

On en déduit $R = \sqrt[3]{V} + \text{constante}.$

Par suite $S = (\sqrt[3]{V})^2 + \text{constante}.$

La diffusion du poison contenu dans le sang hors des vaisseaux est proportionnelle à la surface des capillaires, c'est-à-dire à $(\sqrt[3]{V})^2$ et inversement proportionnelle au volume du sang dans lequel ce poison est dissous, c'est-à-dire à V. On peut donc dire que la rapidité de diffusion est proportionnelle à $\dfrac{(\sqrt[3]{V^2})}{V}$, ce qui peut s'écrire plus simplement $\dfrac{(\sqrt[3]{V})^2}{(\sqrt[3]{V})^3}$ ou $\dfrac{1}{\sqrt[3]{V}}$ proportionnelle par suite à l'inverse de la racine cubique du volume du sang.

Or, c'est le volume du sang V qui se compose du volume normal 77 centimètres cubes par kilo, plus la quantité de liquide introduite dans les veines par kilo soit v. $V = 77 + v$, et la rapidité de diffusion du poison dans l'organisme varie comme $\dfrac{1}{\sqrt[3]{77+v}}$. Donc si une même quantité de poison est dissoute dans des volumes variables de liquide et injectée dans les veines, la rapidité de diffusion diminuera quand augmentera le volume de liquide injecté.

Mais l'expérience nous a montré que 425 milligrammes de chloral dissous dans 10 centimètres cubes d'eau tuent un kilo d'animal, alors que 592 milligrammes dissous dans 90 centimètres cubes tuent le même poids de lapin. Cette différence d'action, nous l'avons rapportée à la pléthore agissant comme cause nocive et comme modificatrice de la rapidité de diffusion; ces deux causes agissant en sens inverse, puisque quand la pléthore augmente, la rapidité de diffusion diminue.

Si le poison agit comme 1 quand il est dissous dans 10 centimètres cubes, il agira, grâce à la variation de la rapidité de diffusion, comme $\dfrac{1}{\sqrt[3]{77+90}} : \dfrac{1}{\sqrt[3]{77+10}}$ quand il sera dissous dans 90 centimètres cubes, soit comme 0,80. Par suite, 425 milligrammes de chloral qui tuent 1000 grammes dissous dans 10 centimètres cubes ne tueraient plus que 800 grammes dissous dans 90 centimètres cubes si la rapidité de diffusion variait seule. En réalité, il ne faut plus que 592 milligrammes pour tuer 1000 et 425 milligrammes tuent 1084 grammes; cela signifie que la pléthore en elle-même intervient pour tuer 200+84, soit 284 grammes; 90 centimètres cubes en solution isotonique tuent par pléthore 284 grammes.

Ces considérations, qui montrent combien le professeur Bouchard a poussé loin l'analyse des effets produits par les injections intra-vasculaires, ne sont pas indispensables au point de vue pratique, et il suffit de connaître la résultante déterminée expérimentalement des divers effets produits par la pléthore.

En résumé nous savons pour les solutions isotoniques quelle part revient à la pléthore et nous pourrons dire avec une approximation satisfaisante que si l'on admet qu'en injectant 10 centimètres cubes par kilo pour tuer l'animal, l'effet de la pléthore est négligeable, on tuera 50 grammes sur 1000 par pléthore quand on devra injecter 20 centimètres cubes, 70 grammes pour 45 centimètres cubes, 80 grammes pour 90 centimètres cubes, 580 grammes pour 200 centimètres cubes et finalement 1000 grammes pour 540 centimètres cubes. A l'aide de ces données on pourra dire que si une solution isotonique tue à la dose de 120 centimètres cubes par kilo, ces 120 centimètres cubes tuent 150 grammes par pléthore et seulement

870 grammes par toxicité, l'osmonocivité étant nulle, c'est-à-dire qu'ils renferment 0 toxie 870 de toxicité chimique[1].

Il faut faire une correction analogue lorsque les solutions ne sont plus isotoniques. Nous prendrons un exemple en opérant avec des solutions de chloral et de chlorure de sodium congelant à — 1°.26. La solution à 44 0/00 de chloral congèle à — 0°.56 et tue à la dose de 425 milligrammes de chloral par kilo ; additionnée de chlorure de sodium pour qu'elle congèle à — 1°.26, elle tue à la dose de 421 milligrammes de chloral. Le volume injecté a peu varié et seule est intervenue l'osmonocivité de la solution hypertonique ; la dose mortelle qui tuait 1000 grammes par toxicité, dans le cas de solution isotonique, ne tue plus que 990 grammes avec la solution à — 1°.26, 10 grammes étant tués par osmonocivité. Donc, avec les solutions congelant à — 1°.26 et tuant avec 10 centimètres cubes environ par kilo, la toxicité chimique intervient pour 0,99, l'osmonocivité pour 0,01. On peut répéter avec les solutions à — 1°.26 les expériences déjà faites sur l'influence de la pléthore avec les solutions isotoniques et on trouve les résultats suivants :

Quantité de chloral contenue dans la dose mortelle.	44 $^0/_{00}$ chloral	22 $^0/_{00}$	8,8 $^0/_{00}$	4,4 $^0/_{00}$.
	421^{mmgr}	400	576	558.
	dissous dans 10^{cc} environ	dans 20^{cc}	dans 42^{cc}	dans 80^{cc}.

Solution d'hydrate de chloral et de chlorure de sodium congelant à — 1°.26.

La solution à 8, 8 0/00 de chloral, additionnée de Na Cl en quantité suffisante pour qu'elle congèle à — 1°,26 tue à la dose de 576 milligrammes de chloral, soit les 0,89 de 421 milligrammes, dose mortelle de la solution à 44 0/00. Ce qui veut dire que si le poison dissous dans 42 centimètres cubes qui tue un kilo d'animal était dissous dans 10 centimètres cubes, avec la même tension osmotique, il ne tuerait plus que 890 grammes.

Pour avoir le nombre de grammes de lapin que tuerait ce poison s'il était dissous dans 10 centimètres cubes de solution isotonique, il faut multiplier 890 par 0,99, ce qui donne 880 grammes. En résumé, lorsque 42 centimètres cubes d'une solution congelant à — 1°,26 tuent un kilo de lapin, ils tuent 880 grammes par toxicité chimique et 120 grammes par pléthore et osmonocivité.

Tous ces résultats et ceux obtenus avec des solutions congelant à — 0°.84, — 1°.94, — 2°.50 sont réunis dans le tableau annexé à ce

---

1. La toxie, unité de toxicité, est la quantité de toxicité qui tue 1 kilogramme de lapin, dans les conditions que nous avons indiquées.

vail. Sa lecture est très facile ; chaque courbe représente les résultats obtenus avec des solutions isotoniques entre elles. Supposons une solution d'hydrate de chloral et de chlorure de sodium congelant à — 1°,94 dont il a fallu par exemple 90 centimètres cubes pour tuer un kilo d'animal : nous chercherons 90 sur l'axe des abcisses et sur l'ordonnée passant en ce point nous trouverons sur la courbe — 1°,94 un point qui correspond à 740 ; cela voudra dire que les 90 centimètres cubes de la solution expérimentée qui ont tué un kilo de lapin n'ont tué que 740 grammes par toxicité vraie, le reste étant tué par la pléthore et l'osmonocivité.

L'établissement d'un pareil tableau a coûté beaucoup d'efforts, car il a nécessité près de 160 expériences : il donne, comme on voit, la correction de pléthore et d'osmonocivité pour les solutions de chloral et de chlorure de sodium de titre quelconque en chloral, et congelant entre — 0°,56 et — 2°,50. On pense bien que la régularité des expériences n'est pas aussi parfaite que celle des courbes, mais néanmoins ce tableau correspond assez bien, sinon à toutes les expériences, du moins à l'ensemble des résultats obtenus.

Est-on en droit d'appliquer aux urines les corrections indiquées dans ce tableau pour les solutions de chloral ? Nous ne le pensons pas et souvent en effet ces corrections sont plus faibles que celles que nous avons mesurées directement avec les urines. Néanmoins, il est certain que l'emploi de ce tableau sera très avantageux surtout avec les urines peu toxiques pour lesquelles intervient surtout la pléthore, il approchera sensiblement de la vérité ; mais il est nécessaire de reprendre ces expériences avec d'autres alcaloïdes, avec des urines, de façon à obtenir une correction plus précise encore.

Nous connaissons les volumes maxima que l'on peut injecter pour les diverses concentrations moléculaires, c'est-à-dire que lorsque nous aurons pu injecter par kilo par exemple 270 centimètres cubes d'une solution congelant à — 1°,26, nous serons en droit d'affirmer qu'elle ne renferme pas de substance toxique.

Une observation importante se dégage de l'examen du tableau, c'est que tant que l'on injecte moins de 100 centimètres cubes et que la solution congèle à moins de — 1°,94, les 7/10 au moins de l'effet produit doivent être rapportés à la toxicité.

Or ce sont là les limites habituelles de tension osmotique pour les urines que nous avons à injecter.

On pourrait encore objecter que nous considérons comme négligeable, au point de vue de la pléthore, l'injection de 10 centimètres cubes, alors que nous prouvons l'effet nocif de l'injection de 20 centimètres cubes. En réalité nous ne considérons pas l'injection de 10 centimètres cubes comme négligeable, mais étant donné qu'il est exceptionnel de rencontrer des urines assez toxiques pour tuer avec une dose moindre de 10 centimètres cubes, en ramenant pour toutes les urines l'action des poisons urinaires à celle qu'ils auraient s'ils étaient dissous dans 10 centimètres cubes en solution isotonique, nous avons des résultats absolument comparables ; or c'est là tout ce que nous cherchons, la toxicité urinaire étant une valeur relative et non absolue.

Interprétation des résultats obtenus en mesurant la toxicité urinaire.

En procédant avec les précautions que nous avons indiquées et en tenant compte des corrections formulées, nous pensons être sûrs que l'erreur finale ne doit pas dépasser 1/4 ou 1 3 au plus, dans les cas les plus désavantageux, de la toxicité exacte, mais cette approximation suffit pour interpréter les phénomènes de l'auto-intoxication, comme nous le prouverons dans les deux exemples suivants.

Les recherches ultérieures permettront de serrer de plus près encore la vérité.

Définissons auparavant le *coefficient urotoxique*, quantité de toxicité éliminée par la voie rénale dans les 24 heures par kilogramme d'albumine fixe du corps : ce coefficient varie normalement de 2 à 3, c'est-à-dire que le kilo d'albumine fixe fabrique chaque jour de quoi tuer 2 à 3 kilos de lapin.

Obs. I. — Ictère catarrhal, 28 ans, 8 kg. 24 d'albumine fixe. La maladie a débuté trois semaines auparavant par des troubles gastro-intestinaux, vomissements, diarrhée ; ictère depuis huit jours, pigments biliaires dans l'urine, selles non entièrement décolorées. A son entrée le 20 avril, le malade a des saignements de nez, une céphalée violente. Il urine 1250 grammes d'urine dans les 24 heures, congelant à — 1°.55 et tuant à la dose de 89 centimètres cubes par kilogramme ; le coefficient urotoxique est de 1.282, c'est-à-dire que le malade a éliminé par kilogramme d'albumine fixe seulement de quoi tuer 1280 grammes de lapin, ce qui est inférieur de plus de moitié à la normale. Ainsi non seulement dans l'ictère catarrhal il y a, ce qui n'a guère besoin d'être démontré, production excessive de poisons, mais encore ces poisons sont pendant la période d'état éliminés en quantité insuffisante.

Les jours suivants, sous l'influence du repos au lit, du régime lacté et des lavements froids, l'état général se relève, l'abattement diminue, la diurèse augmente et nous suivons la marche de l'élimination des poisons jusque-là retenus dans l'organisme.

Nous avons réuni ces résultats dans le tableau suivant :

DATES	VOLUME D'URINE DES 24 HEURES	Δ POINT DE CONGÉLATION	DOSE MORTELLE PAR KILOG.	COEFFICIENT UROTOXIQUE
21 avril	1250	1°55	89 cc.	1.280
25 —	1200	1 28	50 »	5.810
24 —	1850	1 05	11 »	14.600
28 —	5000	0 71	17 »	21.000
50 —	2450	0 84	56 »	7.600
4 mai	2200	0 94	52 »	4.700

La toxicité des 24 heures arrive à prendre une valeur près de vingt fois plus forte, au moment de la convalescence, qu'au moment de la période d'état; comment expliquer de pareils résultats par l'osmonocivité puisque c'est justement lorsque la toxicité augmente que la tension osmotique diminue et se rapproche de celle du sang; on ne peut pas invoquer non plus la pléthore, puisque c'est quand la toxicité est maxima qu'il a fallu injecter le moins d'urine et que par suite l'intervention de la pléthore a été minima.

Obs. II. — Néphrite *a frigore* avec urémie.

En pleine crise urémique le malade urine en 24 heures, 400 centimètres cubes d'urine congelant à — 0°,57, et tuant à la dose de 102 centimètres cubes par kilogramme. Albumine fixe 10 kilogrammes.

Le coefficient urotoxique ne dépasse pas 0,630, au lieu de la valeur normale de 2 à 3.

Dix jours plus tard, après une saignée, les symptômes urémiques ont disparu, le malade émet 5100 centimètres cubes d'urine congelant à — 0°,66 et tuant à la dose de 58 centimètres cubes par kilogramme, ce qui donne un coefficient urotoxique de 5,200, près du double de la normale.

Ceci montre bien le rapport qui existe entre la diminution de la toxicité urinaire, la rétention des poisons dans l'organisme et les symptômes d'intoxication urémique.

Si l'on retranche quelques arguments qui nous sont personnels et si l'on distrait la part que nous avons prise depuis deux ans aux dernières recherches, tout ce travail n'est que le reflet de l'enseignement si précis, des idées si fécondes du professeur Bouchard, et nous remercions notre maître d'avoir bien voulu nous confier la mission de présenter devant le Congrès l'étude critique de la toxicité urinaire.

APPLICATIONS DE LA CRYOSCOPIE DES URINES A L'ÉTUDE DES MALADIES DU CŒUR ET DES REINS

par MM. H. CLAUDE et V. BALTHAZARD.

Les remarquables études du professeur Von Koranyi et de ses élèves nous ont fait connaître les principales applications de la cryoscopie des urines et du sang à l'étude des fonctions du cœur et du rein; nous savons de même depuis les travaux du professeur Bouchard que cette méthode d'examen des urines permet d'arriver indirectement à des notions suffisamment précises et comparables entre elles sur les phénomènes de la nutrition et sur la valeur des échanges. Au double point de vue qu'ont eu pour objectif les auteurs, la cryoscopie est devenue un procédé d'investigation pratique, capable de fournir des éléments de mesure précieux pour le médecin, et cette méthode, qui, entre les mains des physiciens, des chimistes et des physiologistes avait été déjà si féconde en résultats intéressants, est devenue un instrument d'exploration des fonctions organiques, appelé à fournir des indications utiles au clinicien. Dans des publications antérieures nous avons, pour notre part, en mettant à profit les résultats déjà obtenus par Koranyi, cherché à déterminer, au moyen de formules courtes et faciles à établir, les caractères des modifications que décèle la cryoscopie dans les urines des individus atteints d'insuffisance fonctionnelle cardiaque et rénale.

Le point de congélation Δ d'une urine peut être considéré comme représentant, d'après la loi de Raoult, le nombre des molécules contenues dans l'unité de volume, dans un centimètre cube; si V est le volume d'urine rendue dans les vingt-quatre heures ΔV nous indiquera la quantité de molécules qui auront été excrétées par les reins et P étant le poids de l'individu, $\dfrac{\Delta V}{P}$ représentera la *diurèse* moléculaire totale par vingt-quatre heures et par kilogramme de poids du corps. Il serait plus juste de rapporter cette diurèse à une unité anthropométrique constante, invariable, au kilogramme d'albumine fixe corporel qu'on déterminera suivant les indications données par M. Bouchard : on obtiendrait ainsi une autre valeur $\dfrac{\Delta V}{A}$ qui constituerait un terme de comparaison plus précis.

Nous considérons encore une autre valeur $\dfrac{\delta V}{P}$ dans laquelle δ est obtenu en déduisant du chiffre Δ, point de congélation de l'urine totale, le point de congélation du chlorure de sodium contenu dans cette urine. Après avoir dosé ce dernier aussi exactement que possible, nous calculons le point de congélation de cette quantité P de NaCl pour 100 centimètres cubes en multipliant ce nombre par 0,61, point de congélation de la solution à 1 pour 100 de NaCl. Une urine contient 6 grammes de NaCl par litre : $0,6 \times 0,61 = 0,56$ indique le point de congélation propre au NaCl dans cette urine, et si Δ de l'urine totale est $-0°,80$, $0,80 - 0,56 = 0°,44$ représente le point de congélation des substances achlorées ou élaborées, c'est-à-dire des matériaux les plus importants de l'urine.

$\dfrac{\delta V}{P}$ *constitue pour nous la diurèse des molécules élaborées par vingt-quatre heures et par kilogramme de poids du corps.*

Le rapport entre $\dfrac{\Delta V}{P}$ et $\dfrac{\delta V}{P}$ ou $\dfrac{\Delta}{\delta}$ peut être considéré, si l'on admet la théorie physiologique de la sécrétion urinaire proposée par Kosonyi (ou théorie de l'échange moléculaire) et que nous avons exposée ailleurs, comme représentant le taux des échanges moléculaires. Dans cette théorie on suppose que le glomérule laisse filter une solution de NaCl (eau + NaCl) issue du sang. En passant dans les tubes contournés, cette solution (en même temps qu'elle perd de l'eau par résorption) échange au contact des épithéliums, pour une molécule de NaCl absorbée, une molécule de substance élaborée qui est déversée dans le contenu du tube. Si les épithéliums fonctionnent normalement, cet échange de molécules de NaCl sera sous la dépendance de la vitesse de circulation dans les tubes urinaires, elle-même en rapport avec la vitesse et la pression du sang dans les vaisseaux du rein (Heidenhain). Si la circulation intratubulaire se fait lentement, l'échange des molécules de NaCl pour des molécules de substances élaborées sera poussé à un haut degré : il y aura donc dans les tubes une grande quantité de substances achlorées ou élaborées et la valeur $\dfrac{\Delta}{\delta}$ se rapprochera de l'unité. Si la vitesse de circulation est très grande, le phénomène inverse se produit, $\dfrac{\Delta}{\delta}$ a une valeur plus élevée. Mais en même temps la résorption aqueuse au niveau des tubes a subi les mêmes variations; pour une vitesse de circulation faible $\dfrac{\Delta V}{P}$ est faible, pour une vitesse plus grande $\dfrac{\Delta V}{P}$ augmente. Ainsi, quand les épithéliums fonctionnent normalement, la valeur $\dfrac{\Delta}{\delta}$ doit subir des variations à peu près parallèles à celles de $\dfrac{\Delta V}{P}$. Si, toutes choses égales, les épithéliums ne remplissent plus leurs fonctions dans les conditions normales, l'échange moléculaire ne se fait plus aussi complètement, les molécules de NaCl sont relativement aux conditions de circulation en nombre plus considérable, la valeur δ faiblit, et $\dfrac{\Delta}{\delta}$ répond à un chiffre plus élevé. Si on compare ce dernier aux valeurs de $\dfrac{\Delta V}{P}$ observées dans les mêmes conditions de vitesse circulatoire, il apparaîtra plus élevé.

La pratique justifie pleinement ces considérations théoriques: l'examen cryoscopique des urines, et la détermination des trois formules que nous indiquons permettent de reconnaître un certain nombre de types qui caractérisent, par exemple, l'individu normal dans les conditions ordinaires de régime et de vie, ou bien les perturbations dans le fonctionnement du cœur et du rein. Ces types sont d'ailleurs variables, ils peuvent subir des modifications, car ils caractérisent non pas un état anatomique, mais une valeur fonctionnelle, et nous savons bien qu'un organe même profondément altéré peut, pendant un certain temps et sous certaines influences, remplir suffisamment sa fonction. Enfin, les divers types que nous avons en vue répondent à une manière d'être de l'organisme toujours semblable à elle-même dont les transformations sont lentes et progressives. Mais qu'il survienne une modification accidentelle brusque, telles qu'en produisent les injections ou les intoxications, les actions médicamenteuses, on assistera à une perturbation des types souvent d'une interprétation difficile. C'est pourquoi à côté des types fixes que nous allons étudier chez l'individu normal ou dans les maladies chroniques en cours d'évolution régulière, nous avons essayé de définir le type que revêtent à l'examen cryoscopique des urines certaines maladies infectieuses à marche cyclique bien déterminée[1].

1. *Individus normaux*. — Lorsqu'on suit pendant plusieurs jours un individu normal, vivant dans les conditions qui lui sont habituelles, en observant à peu près le même régime alimentaire, les variations journalières ne sont pas considérables, $\dfrac{\Delta V}{P}$ oscille entre 5000 et 4000.

---

1. Voir H. Claude, Balthazard et Savelli. La cryoscopie des urines dans les maladies infectieuses. *XIIIᵉ Congrès international de médecine*, 1900.

$\frac{\partial V}{P}$ entre 2000 et 2500, $\frac{\Delta}{\delta}$ décrit en général une courbe parallèle à celle de $\frac{\Delta V}{P}$; nous avons dressé empiriquement, en utilisant des cas bien définis, le tableau des valeurs que $\frac{\Delta}{\delta}$ ne doit pas dépasser pour une valeur donnée de $\frac{\Delta V}{P}$, quand les épithéliums rénaux sont dans leur état physiologique.

Pour $\frac{\Delta V}{P}$ =	500	$\frac{\Delta}{\delta}$ ne doit pas dépasser	1.
—	1000	—	1,10.
—	1500	—	1,20.
—	2000	—	1,30.
—	2500	—	1,40.
—	3000	—	1,50.
—	3500	—	1,60.
—	4000	—	1,70.
—	4500	—	1,80.
—	5000	—	1,90.
—	5500	—	2.
—	6000	—	2,10.

Sur ce tableau on voit que, lorsque le rein fonctionne normalement, on peut tracer un graphique des variations des trois valeurs indiquées et ces courbes montrent que dans les conditions normales la courbe de $\frac{\Delta}{\delta}$ reste toujours inférieure à celle de $\frac{\Delta V}{P}$ et son tracé demeure dans la partie moyenne du tableau. Des variations se présenteront toutefois entre individus normaux, suivant que le régime alimentaire sera plus ou moins copieux, que le travail mécanique fourni dans les vingt-quatre heures aura été plus considérable. Ces conditions particulières doivent être connues, elles modifient les valeurs de $\frac{\Delta V}{P}$ et $\frac{\partial V}{P}$, mais n'influencent pas sensiblement le rapport de $\frac{\Delta}{\delta}$ par rapport à $\frac{\Delta V}{P}$. Le régime lacté et le repos au lit abaissent les chiffres de ces valeurs qui toutefois ne descendent pas aussi bas que dans l'insuffisance cardiaque.

Nous connaissons le rôle de NaCl dans les échanges intratubulaires, et nous admettons que l'excrétion des matières élaborées est étroitement liée à la résorption des molécules de NaCl, ce qui nous a conduit

à admettre un type rénal en rapport avec l'insuffisance de résorption
de celui-ci. Nous avons recherché si l'introduction dans l'organisme
de grandes quantités de NaCl ne provoquerait pas les mêmes phénomènes et n'entrainerait pas des modifications dans les valeurs
considérées, qui conduiraient à une interprétation erronée. Nous
avons vu, en effet, que, consécutivement à l'absorption de doses de
NaCl doubles ou triples de celles qui sont consommées à l'état normal,
la quantité de NaCl des urines augmente et la valeur $\frac{\Delta}{\delta}$ atteint des
chiffres supérieurs aux valeurs de $\frac{\Delta V}{P}$ et ferait croire à l'existence
d'une insuffisance rénale. Il est probable que les épithéliums dans ces
conditions ne peuvent, bien qu'intacts, suffire à la suractivité des
échanges moléculaires qui leur est imposée tout à coup et qu'une
quantité de NaCl en excès est entraînée dans les urines. De semblables
causes d'erreur doivent être présentes à l'esprit. La cryoscopie des
urines, appliquée, suivant les procédés que nous indiquons, est une
méthode très délicate qui doit être employée en mettant les individus
dans des conditions de régime aussi semblables entre elles que possible; enfin il conviendra de pratiquer les examens pendant plusieurs
jours consécutifs avant de conclure à l'existence d'un type. En effet,
les urines émises aux différents moments de la journée présentent à
l'examen cryoscopique des caractères très variables, et les résultats
que nous obtenons en opérant sur l'urine des vingt-quatre heures ne
sont que l'expression d'une moyenne qui devra être établie pendant
plusieurs jours.

En résumé, en établissant les trois formules que nous avons indiquées chez des individus indemnes de troubles cardiaques ou rénaux,
et dans les conditions ordinaires de régime et de travail, on obtient
un type assez fixe, bien distinct des types réalisés au cours des
troubles fonctionnels du cœur et des reins.

II. *Cryoscopie dans les affections cardiaques.* — Il faut distinguer
les cas où il existe de l'hypersthénie, de l'éréthisme cardiaque avec ou
sans hypertension artérielle, et ceux dans lesquels l'asthénie cardio-
vasculaire est le symptôme caractéristique. Dans le premier cas $\frac{\Delta V}{P}$
atteint des chiffres toujours élevés, $\frac{\Delta}{\delta}$ a une valeur également élevée,
mais inférieure au chiffre correspondant à la valeur de $\frac{\Delta V}{P}$, qui figure
sur notre tableau. Toutefois bien souvent il se rapproche beaucoup

de ce dernier, de sorte que les tracés des deux courbes sont très voisins l'un de l'autre. Quand le cœur tend au contraire à faiblir non seulement dans les états asystoliques, mais lorsqu'il existe un obstacle circulatoire, dû à une maladie de l'appareil respiratoire (pleurésie, emphysème, asthme), on voit le chiffre de $\frac{\Delta V}{P}$ baisser sensiblement (1000 à 2000) ; en même temps $\frac{\Delta}{\delta}$ descend au voisinage de 1, 1.10, 1,15. Dans l'asystolie complète ces caractères sont encore plus marqués.

Au contraire, sous l'influence d'une cause réveillant l'activité cardiaque (digitale, théobromine) ou diminuant la gêne circulatoire mécanique (saignée), on voit $\frac{\Delta V}{P}$ atteindre les chiffres beaucoup plus élevés et même dépasser de beaucoup le type normal : la courbe $\frac{\Delta}{\delta}$ se relève de même et peut, dans certains cas, figurer même pendant un jour ou deux un type d'insuffisance rénale pour reprendre ses caractères ordinaires plus tard.

III. *Cryoscopie des urines dans les affections des reins.* — Lorsqu'on étudie, au moyen des mêmes formules, les urines d'individus atteints de néphrite caractérisée cliniquement par les phénomènes urémiques ou suburémiques, les troubles circulatoires, les œdèmes, en un mot qui présentent l'aspect clinique de l'insuffisance rénale, on trouve constamment un type caractérisé par des valeurs de $\frac{\Delta}{\delta}$ considérables par rapport aux valeurs de $\frac{\Delta V}{P}$, par exemple 2500 et 1,90, 1500 et 1.70, etc. Or, nous savons que, chez les individus dont le rein est indemne, on ne trouve pas de semblables relations. Aussi, en rapprochant les cas dans lesquels nous pouvons affirmer l'intégrité des épithéliums rénaux et ceux où ils étaient lésés d'une façon avérée, avons-nous dressé empiriquement un tableau des valeurs maxima de $\frac{\Delta}{\delta}$ par rapport à $\frac{\Delta V}{P}$ à l'état normal : cette proposition a pour corollaire que toute valeur de $\frac{\Delta}{\delta}$ supérieure à celle indiquée par une valeur correspondante de $\frac{\Delta V}{P}$ décèle l'insuffisance des épithéliums des reins.

Sur les graphiques, le tracé répondant à $\frac{\Delta}{\delta}$ sera donc au-dessus du tracé figurant les valeurs de $\frac{\Delta V}{P}$. Ces caractères, que le raisonnement nous faisait prévoir, reconnus constamment vrais dans les cas d'insuffisance rénale cliniquement et anatomiquement constatée, que nous avons eu l'occasion d'observer, nous ont conduit à admettre l'existence d'un trouble fonctionnel du rein dans les cas où nous le rencontrions en l'absence même de manifestations cliniques. Nous savons qu'il existe toutefois des cas où ce caractère perd sa valeur (régime riche en chlorures, actions médicamenteuses), mais ces réserves faites, ce type décelé par l'examen cryoscopique lorsqu'il est observé d'une façon régulière, traduit très sûrement l'insuffisance fonctionnelle des épithéliums rénaux, de même que la faible valeur de $\frac{\Delta V}{P}$ que l'on constate en même temps permettra de mesurer l'élimination rénale et de caractériser le taux de la perméabilité des reins. Ces signes généraux de l'insuffisance rénale admis, il était intéressant de suivre un certain nombre de maladies des reins, bien différenciés cliniquement d'étudier les modifications et de les suivre dans les divers cas.

Dans la néphrite chronique interstitielle, il faut distinguer des périodes de perméabilité normale et des périodes d'insuffisance rénale. Pendant les premières, les éliminations sont abondantes, et souvent même très abondantes ; comme il existe de l'hypertension artérielle et de la suractivité cardiaque, $\frac{\Delta V}{P}$ atteint souvent 5000 et 6000,

et $\frac{\delta V}{P}$ 2800 à 3500 : or, pendant ces périodes, la valeur $\frac{\Delta}{\delta}$ peut rester longtemps faible, et sa courbe ne retrace pas le type que nous connaissons de l'insuffisance rénale. Puis, à un certain moment, sous une influence restée inconnue ou à la suite d'une infection ou d'une intoxication même bénigne, on voit le type précédent se modifier, la valeur $\frac{\Delta V}{P}$ reste toujours élevée, mais $\frac{\delta V}{P}$ s'abaisse en même temps que $\frac{\Delta}{\delta}$ atteint un chiffre trop élevé pour la valeur correspondante de $\frac{\Delta V}{P}$ et indique l'insuffisance rénale. Les phénomènes peuvent demeurer stationnaires assez longtemps sans que l'observation clinique dénote aucune modification de la santé générale, ou bien on assiste à des variations incessantes, quelquefois journalières, dans le type de l'élimination qui est tantôt suffisante, tantôt insuffisante, enfin, sous l'influence du régime et du traitement, le type normal se rétablit.

D'autres fois, au contraire, le type d'imperméabilité subsiste, on voit la valeur $\frac{\Delta V}{P}$ s'abaisser comme chez les cardiaques, bien que le taux des urines reste encore suffisamment élevé; lorsque les éliminations persistent aussi faibles pendant quelque temps, et qu'on a des valeurs de $\frac{\Delta}{\delta}$ élevées, on peut affirmer que la situation devient grave et porter un pronostic sombre. Un tel état traduit en effet non pas seulement l'imperméabilité rénale, mais l'asthénie cardio-vasculaire, l'insuffisance circulatoire, de sorte que chez ces malades, bien que la diurèse aqueuse paraisse parfois encore satisfaisante, la diurèse moléculaire reste bien au-dessous de la normale. Chez les artério-scléreux, l'intermittence de ces poussées d'insuffisance rénale est encore plus caractéristique, et généralement le type d'insuffisance continue ne s'établit que tardivement, surtout à la faveur d'un incident nouveau (infection, intoxication). C'est chez ces malades que sous l'influence du régime et d'un traitement approprié, on obtient les modifications les plus accusées dans l'élimination. Chez ces malades, qui ont été suivis et bien soignés pendant longtemps, la période terminale apparaît sur les courbes de nos formules de cryoscopie, représentée par un type indiquant aussi bien l'insuffisance cardio-vasculaire que l'insuffisance rénale.

Dans les néphrites subaiguës ou chroniques, de formes si diverses, et qu'on groupe en clinique sous la dénomination de néphrites parenchymateuses, la persistance du type d'insuffisance rénale est en général le caractère dominant. Il convient toutefois de distinguer les cas : certaines de ces néphrites, telles quelques néphrites *a frigore*, évoluent plutôt vers la sclérose; chez ces malades, la cryoscopie nous montre qu'il existe, pendant des périodes assez longues, des éliminations normales ou même exagérées, qu'à certains moments même les valeurs $\frac{\Delta V}{P}$ indiquent une activité circulatoire très grande; l'insuffisance de la perméabilité n'apparaît qu'à de rares intervalles, et cette insuffisance n'est souvent que relative, le taux de la diurèse des matières élaborées restant assez élevé. Cependant les quantités d'albumine restent sensiblement les mêmes, on note des œdèmes légers, de la céphalée et une série de petits symptômes brightiques qui ne varient guère.

Mais, le plus souvent, ces néphrites parenchymateuses nous ont paru caractérisées par un type d'insuffisance rénale continue, $\frac{\Delta}{\delta}$ supérieur à la valeur correspondante de $\frac{\Delta\Lambda}{P}$. Toutefois les éliminations de ces substances élaborées ne sont pas, durant un laps de temps souvent fort long, trop inférieures à la normale. Ces individus étant généralement couchés ou au repos, soumis au régime lacté ou à une alimentation peu copieuse, on peut dire qu'ils éliminent d'une façon relativement assez satisfaisante. Aussi malgré la continuité du type d'insuffisance rénale, les phénomènes d'auto-intoxication ne font-ils, dans certains cas, leur apparition qu'après un temps assez long, durant lequel l'organisme a montré une grande tolérance.

Dans les divers cas de néphrite aiguë *a frigore* que nous avons suivis dès l'origine de la maladie, nous avons constaté des types de courbes assez analogues. Dans les premiers temps, les valeurs de $\frac{\Delta\Lambda}{P}$ sont faibles et même très faibles, indiquant une circulation défectueuse, soit par asthénie cardiaque, soit par suite d'imperméabilité glomérulaire, tandis que $\frac{\Delta}{\delta}$ élevé, caractérise l'insuffisance des épithéliums. $\frac{\partial\Lambda}{P}$ faible, indique une élimination très pauvre en substances élaborées, puis les courbes s'élèvent progressivement $\frac{\Delta\Lambda}{P}$ et $\frac{\partial\Lambda}{P}$ viennent osciller entre les limites normales et souvent même les dépassent, traduisent des éliminations exagérées et une hyperactiité circulatoire, en même temps $\frac{\Delta}{\delta}$ prend des valeurs assez variables d'un jour à l'autre qui dénotent une insuffisance rénale peu intense et qui fait même défaut certains jours. Les cas observés se présentaient au point de vue clinique, comme assez bénins, malgré des quantités élevées d'albumine au début (2 grammes dans un cas), et tendirent ultérieurement vers la guérison.

Nous avons retrouvé aussi le type de l'insuffisance rénale dans les néphrites aiguës des maladies infectieuses, nous y reviendrons dans notre étude, au point de vue cryoscopique, des urines dans les maladies infectieuses.

Dans notre premier travail paru dans la *Presse médicale*[1], nous avons indiqué les caractères que présentaient à l'examen cryoscopique, les urines des cardio-rénaux. Bien que la clinique nous fournisse à l'infini des exemples de ces maladies complexes, dans lesquelles il est fort difficile de déterminer la subordination et l'ordre de succession

1. *Presse médicale*, février 1900.

des accidents relevant du cœur ou du rein, nous n'y insisterons pas davantage, les détails dans lesquels nous sommes entrés précédemment nous en dispensant. Chez ces malades, on trouvera, tantôt une prédominance du type considéré par les indications de la cryoscopie, comme caractéristique de l'insuffisance cardiaque, tantôt les caractères de l'insuffisance rénale. Le plus souvent, les deux types sont étroitement unis, mais de temps en temps, les courbes des diverses valeurs que nous considérons viennent indiquer, par leurs modifications, l'accentuation de l'insuffisance fonctionnelle d'un des deux organes.

Les indications fournies au médecin par la cryoscopie des urines sont précieuses dans un certain nombre de cas au point de vue du pronostic et du traitement. Grâce à la recherche du signe de l'insuffisance cardiaque (faibles valeurs de $\frac{\Delta V}{P}$ et de $\frac{\Delta}{\sigma}$), on peut dépister les états sub-asystoliques, la menace de déchéance du myocarde et dans certaines maladies où l'état du cœur n'attirait pas particulièrement l'attention, le médecin pourra être prévenu de l'urgence d'un traitement toni-cardiaque.

On sait à quelles difficultés se heurte souvent le clinicien pour établir le pronostic d'une albuminurie. Il n'est pas indifférent de savoir si ce symptôme est l'indice d'une altération fonctionnelle grave ou d'une simple modification névro-motrice, ou encore d'une lésion limitée, isolée au sein d'un organe parfaitement normal pour le reste dans son fonctionnement. Parmi les moyens d'investigation que le clinicien peut appeler à son aide pour fixer son opinion, nous pensons que la cryoscopie des urines, dans les conditions que nous avons indiquées, est un des plus sûrs, des plus pratiques, et quoi qu'on en ait dit, des moins compliqués.

La technique de ce procédé est des plus simples, mais elle exige beaucoup de soins. Avec une installation convenable, les résultats sont obtenus en très peu de temps. Enfin, nous estimons que les indications fournies par la méthode que nous avons proposée, dans les maladies du cœur et des reins, sont bien en rapport avec les faits. Si certains résultats ont paru d'une interprétation difficile, c'est que, d'une part nous ne connaissons guère la nature et les modalités d'un grand nombre de processus morbides, et, d'autre part, qu'il est nécessaire de fixer un certain nombre de particularités relevant du régime, des conditions d'existence, des influences nerveuses, etc., qui, dans l'emploi d'une méthode aussi récente peuvent nous échapper, et qui ne peut être perfectionnée que par l'expérience.

CRYOSCOPIE DES URINES DANS LES MALADIES INFECTIEUSES
par MM. H. CLAUDE, BALTHAZARD et SAVELLI

L'étude des urines au moyen de la cryoscopie nous ayant donné des indications sur la valeur fonctionnelle du cœur et des reins dans les cardiopathies et les néphrites, nous avons cherché s'il était possible de déceler les modifications des fonctions de ces organes dans certaines maladies infectieuses et d'en retirer des renseignements utiles sur l'évolution de celles-ci.

Pneumonies et broncho-pneumonies. — Les pneumonies et broncho-pneumonies que nous avons suivies ont eu une marche régulière et n'ont présenté aucune complication. Ce qui frappe dans l'étude des courbes c'est la richesse des éliminations pendant la période fébrile par qui se traduit des valeurs élevées de $\frac{\Delta V}{P}$ et surtout très élevées de $\frac{\delta V}{P}$ phénomène en rapport avec l'intensité des combustions et que la composition des urines faisait prévoir. Au contraire la courbe de $\frac{\Delta}{\delta}$ se tient pendant cette même période entre 1 et 1.05. Ce dernier tracé n'indique pas une insuffisance cardiaque puisque $\frac{\Delta V}{P}$ a une valeur normale mais est sous la dépendance de l'excrétion chlorurée très pauvre dans la pneumonie, soit qu'il y ait rétention des chlorures au niveau du poumon, soit que suivant la théorie de la sécrétion rénale fondée sur l'échange moléculaire, la grande quantité de substances élaborées excrétées en échange d'une qualité semblable de molécules de NaCl resorbé ait réduit le nombre de celles-ci à un chiffre très minime. Le jour où se produit la défervescence les éliminations sont moins abondantes, les jours suivants elles s'élèvent de nouveau pour revenir aux quantités normales ensuite.

Pendant cette dernière période la courbe de $\frac{\Delta}{\delta}$ se modifie mais seulement dans les trois jours après la défervescence; on la voit en effet s'élever de plus en plus en même temps que le chiffre des chlorures augmente dans les urines et bientôt elle arrive au voisinage de la courbe de $\frac{\Delta V}{P}$ qu'elle peut dépasser comme dans le type d'insuffisance rénale, puis elle prend un type normal. Ce type rénal passager n'a donc pas de signification pathologique, il est déterminé par l'élimination chlorurée en excès, comme dans les cas d'alimentation riche en chlorures dont nous avons parlé dans un autre mémoire. Il conviendra donc de rechercher dans les pneumonies ou broncho-pneumonies compliquées les variations de ces courbes, qui donneront peut-être aussi des indications sur les rechutes ou les complications éloignées.

Fièvre typhoïde. — Dans les fièvres typhoïdes sans complications la courbe de $\dfrac{\Delta V}{P}$ reste dans les limites normales pendant toute la période fébrile, elle ne présente des valeurs un peu plus élevées et variables d'ailleurs d'un jour à l'autre que pendant la période de défervescence. La courbe de $\dfrac{\partial V}{P}$ accuse des éliminations assez fortes mais jamais aussi considérables que dans la pneumonie. Pendant la convalescence toutefois avec la reprise de l'alimentation les valeurs de $\dfrac{\partial V}{P}$ atteignent des chiffres très forts. Enfin la courbe de $\dfrac{\Delta}{\partial}$ diffère complètement de celle que nous avons notée dans la pneumonie; pendant la période fébrile elle demeure assez régulière entre 1,10 et 1,30. Au moment de la défervescence elle remonte progressivement et quand les malades commencent à s'alimenter on la voit s'élever tout à coup, dépasser le chiffre maximum du tableau pour la valeur correspondante de $\dfrac{\Delta V}{P}$ et figurer un type d'insuffisance rénale. Mais ici encore ce type n'a pas la valeur que nous lui avons assignée dans les états pathologiques chroniques, où il ne dure pas : il répond à une perturbation passagère de l'économie sous l'influence d'un régime nouveau, et ce type anormal, passager, ne peut être considéré comme ayant une valeur sémiologique au point de vue de l'état du rein.

Diphtérie. — Dans les diphtéries qui évoluent régulièrement sans complications et se terminent par la guérison, les diverses valeurs que nous considérons ne s'éloignent guère du type normal. Les éliminations représentées par $\dfrac{\partial V}{P}$ sont assez abondantes : la courbe de $\dfrac{\Delta V}{P}$ renseigne très exactement sur l'état du cœur, et dans certains cas nous avons pu suivre l'heureuse influence des injections de sérum artificiel sur l'activité circulatoire. La courbe de $\dfrac{\partial}{\Delta}$ dans les formes non compliquées reste inférieure à celle de $\dfrac{\Delta V}{P}$ et ne descend pas à des chiffres aussi faibles que dans la pneumonie ou la fièvre typhoïde.

Nous avons pu observer en revanche des diphtéries compliquées de troubles cardiaques ou rénaux, dans lesquelles l'examen cryoscopique nous a renseigné très exactement sur les lésions du cœur et du rein que nous avons vérifiées à l'autopsie. Les courbes de nos valeurs ont été dans ces cas des plus caractéristiques, elles traduisaient à nos yeux une insuffisance cardiaque et rénale en général très accusées $= \dfrac{\Delta V}{P} = 588.556 ; \dfrac{\Delta}{\delta} = 1,22 ; 1,21$ de $\dfrac{\delta V}{P} = 5,9 ; 2,76$ — chez un de nos malades qui avait 2 grammes d'albumine dans ses urines. Chez un enfant qui au début de la diphtérie avait par exemple les valeurs suivantes : $\dfrac{\Delta \delta}{P} = 2450. \dfrac{\Delta}{\delta} = 1,40$ et $\dfrac{\delta V}{P} = 1700$, nous voyons un changement subit dans les formules annoncer l'apparition d'accidents graves ; en effet $\dfrac{\Delta V}{P}$ s'abaisse aux chiffres suivants : 782, 794, 590 ; $\dfrac{\delta V}{P}$ 460, 486, 527, ce qui nous indiquait une insuffisance cardiaque très grande et une diminution des éliminations en même temps que $\dfrac{\Delta}{\delta}$ s'élevant à 1,70, 1,65 annonçait une imperméabilité rénale intense. L'enfant mourut de syncope et l'examen histologique du myocarde nous montra en effet dans ce cas une dégénérescence graisseuse très étendue, et les coupes des reins révélaient l'existence d'une néphrite aiguë avec dégénérescence graisseuse des épithéliums.

Nous pensons donc, d'après ces exemples, que dans les maladies infectieuses dans lesquelles on connaît le caractère des courbes des valeurs $\dfrac{\Delta V}{P}$, $\dfrac{\delta V}{P}$ et $\dfrac{\Delta}{\delta}$, les variations suivant le type cardiaque ou le type rénal, que nous avons décrits ailleurs, peuvent renseigner d'une façon exacte sur les complications cardiaques ou rénales qui surviennent au cours de la maladie. Au moment de la crise, et dans la période de convalescence de ces maladies, il faut savoir que les perturbations de l'économie sous l'influence de la chute de la fièvre, des modifications du régime peuvent donner des indications auxquelles on ne devra pas attacher une grande valeur sémiologique si elles ne sont que passagères. Ces réserves faites, nous croyons que dans le cours des maladies infectieuses et dans la convalescence les indications fournies par la cryoscopie des urines conservent toute leur importance au point de vue du diagnostic, du pronostic et du traitement des complications résultant d'une insuffisance fonctionnelle du cœur ou du rein.

LA FONCTION MENSTRUELLE ET LE RUT DES ANIMAUX
ROLE DE L'ARSENIC DANS L'ÉCONOMIE

par M. Armand GAUTIER.

C'est en étudiant les fumées de l'atmosphère de Paris que j'ai été amené à y chercher l'iode que j'ai trouvé concentré dans les poussières organiques et vivantes de l'air que nous respirons. Ces poussières aériennes m'ont conduit à examiner les algues terrestres et marines, l'eau de mer elle-même, enfin les roches primitives. Partout j'ai trouvé l'iode associé à l'arsenic. C'est cette observation, résultat d'un long travail d'ensemble, qui me conduisit à me demander si l'arsenic n'existerait pas à côté de l'iode chez les animaux. J'examinai donc à ce point de vue la glande thyroïde, et j'y découvris, en effet, l'arsenic à l'état normal. Je montrai qu'il en existe aussi un peu dans la peau, les poils, les cornes. Mais quel rôle y joue ce singulier métalloïde, quelle fonction accomplit-il? Tel est le sujet du présent mémoire.

J'ai été conduit à penser qu'entre le fonctionnement des organes génitaux, celui de la glande thyroïde et la pousse des poils, cheveux, ongles, cornes, etc., existe un rapport, rapport certain quoique son mécanisme me fût caché. Cette certitude résulta d'abord pour moi de l'observation que chez les femmes malades auxquelles j'administrais depuis quelque temps l'arsenic, particulièrement sous forme de cacodylate, la chevelure devenait plus abondante, plus florissante; la peau, plus rénitente, se débarrassait de ses éphélides, pigmentations et autres marques de déchéance, et les règles, plus abondantes, au lieu de se produire par période de 28 à 29 jours, reparaissaient souvent, et régulièrement, après 24 à 25 jours seulement.

Je savais, d'autre part, que quand il y a dysménorrhée ou simple retard des époques, le médicament le plus actif est la teinture d'iode prise à l'intérieur, ou même absorbée par la peau. Or les cheveux, poils et ongles, qui croissent avec plus d'abondance sous l'influence du traitement arsenical, sont précisément après la thyroïde les organes les plus riches en arsenic et en iode. C'est par eux que cette glande excrète ces deux éléments qu'elle a d'abord assimilés et emmagasinés sous la forme de protéides spécifiques.

Puis donc que l'iode et l'arsenic sont simultanément assimilés par la thyroïde et excrétés par l'épiderme, les poils et les cheveux, il pouvait se faire, l'influence que j'observais, du traitement arsenical sur la poussée de ces appendices de la peau et sur le flux menstruel, que celui-ci fût aussi, comme la croissance des cheveux, des poils et des ongles, en rapport avec l'élimination de l'arsenic et de l'iode. C'est ce que mes expériences viennent de confirmer pour l'arsenic. M. Bourcet, qui à ma demande a bien voulu se charger dans mon laboratoire de la partie de ces recherches relative à la désassimilation de l'iode, a complété la preuve pour ce second élément.

On sait que j'ai établi que le sang normal, chez les animaux et l'homme, ne contient pas d'arsenic. Je n'en ai pas trouvé trace dans 350 grammes de sang humain, ou dans 400 grammes de sang de porc. L'arsenic peut y exister et il y existe probablement à certains instants à l'état d'extrême dilution, puisque c'est par le sang que l'arsenic des aliments est transporté jusqu'à la glande thyroïde et à la peau qui l'absorbent. Mais le sang normal ne contient pas un vingt millionième de son poids d'arsenic, soit moins de 0 mgr. 05 par kilogramme.

Il en est de même de l'iode. Le sang normal en contient à peine, chez l'homme, d'après M. P. Bourcet, 0 mgr. 025 par kilogramme.

Mais il en est tout autrement du sang menstruel.

J'ai fait six examens du sang menstruel de jeunes femmes internées à Saint-Lazare, ne prenant aucun médicament arsenical. Elles étaient garnies au moment des époques avec du coton hydrophile, au préalable reconnu entièrement privé d'arsenic et pesé d'avance. La différence de poids donnait avant et après celui de sang recueilli sur le coton. On détruisait ensuite le tout par ma méthode[1] et on recherchait l'arsenic. On obtint les résultats suivants :

	QUANTITÉ de sang.	ARSENIC obtenu.	ARSENIC par kil. de sang.
I.	195 grammes.	$0^{mgr},06$	$0^{mgr},55$
II.	567 —	$0^{mgr},06$	$0^{mgr},17$
III.	60 —	$0^{mgr},02$	$0^{mgr},55$
IV.	46 —	$0^{mgr},15$	$0^{mgr},52$
V.	120 —	$0^{mgr},05$	$0^{mgr},25$
Arsenic en moyenne par kilogramme de sang. .			$0^{mgr},28$

Un sixième cas fut examiné : celui d'une femme dont les menstrues étaient décolorées, comme leucorrhéiques. On n'y trouva pas d'arsenic.

Le sang des menstrues anémiques ne contient donc pas ce métalloïde. L'exception confirme la règle.

Une glande thyroïde humaine moyenne contenant environ 0 mgr.15

1. *Ann. chim. phys.*, 5° série t. VIII, p. 584, et *Comptes rendus Acad. Scien.*, t. CXXIX, p. 956.

d'arsenic d'après mes expériences, on voit que si l'on admet une perte de sang menstruel de 400 à 500 grammes pour toute une époque, il sera perdu par la femme 0 mgr. 12 à 0 mgr. 14 d'arsenic. C'est presque la totalité de la provision d'arsenic que contient la thyroïde au début de la période menstruelle.

Des observations analogues furent parallèlement faites par mon préparateur, M. P. Bourcet, pour l'iode. Il trouva que cet élément était quatre fois et demi plus abondant dans le sang menstruel que dans le sang normal[1].

Ainsi l'arsenic et l'iode s'éliminent chaque mois normalement par les menstrues chez la femme, et ce flux *a pour origine et pour raison d'être une sorte de déplétion des principes richement phosphorés de l'économie et tout particulièrement de ceux qui sont élaborés par la thyroïde.*

Or j'ai montré que dans cette glande l'arsenic et l'iode font essentiellement partie de quelques-unes des protéides spécifiques qu'elle forme. Ces deux éléments sont à la fois fournis par elle, et leur réunion simultanée dans le sang menstruel, et dans celui-là seul, est la marque et comme l'estampille du passage dans ce sang des principes d'origine thyroïdienne ou de leurs dérivés immédiats. Que les nucléoprotéides ou globulines qu'on peut rencontrer dans le sang des menstrues aient toutes cette origine et qu'il n'en vienne pas d'autres sources, je ne le pense pas; mais l'existence de l'arsenic et de l'iode dans le flux menstruel suffit à démontrer qu'il est en relation avec les sécrétions thyroïdiennes. En un mot, après avoir été élaborées dans la thyroïde, les nucléoprotéides spécifiques formées dans cette glande sont en tout temps entraînées dans les lymphatiques et versées dans le sang pour y jouer le rôle d'excitants de la vitalité et de la reproduction des cellules, rôle sur lequel nous reviendrons; les protéides thyroïdiennes vont nourrir la peau et ses appendices toujours arsenicaux, mais chaque mois leur excédent passe dans les menstrues pour être rejeté au dehors, sauf le cas où, la femme ayant conçu, les globulines et nucléoprotéides de la thyroïde sont utilisées pour la constitution du nouvel être qui a besoin de phosphore, d'iode et d'arsenic sous cette forme éminente et plastique.

On voit maintenant quel est, entre le fonctionnement de la thyroïde, celui de la peau, à la nutrition de laquelle elle concourt si notoirement, et le fonctionnement génital, ce rapport caché dont je parlais plus haut et qui avait d'abord mis en éveil mon attention.

1. Voir *Comptes rendus*, t. CXXXI.

Mais avant la preuve et la raison que je viens d'en donner, la relation de ces trois fonctions, thyroïdienne, cutanée et génitale, sinon le mécanisme qui les relie, pouvait résulter du rapprochement et de l'étude attentive des faits physiologiques et pathologiques déjà connus.

On sait, en effet, que la glande thyroïde excite et régularise la croissance, qu'elle agit sur la nutrition de la peau, et qu'elle est en relation avec le fonctionnement des organes de la génération.

Cette glande ne prend son plein développement qu'à l'époque de la puberté. Sa dégénérescence chez le crétin coïncide avec l'arrêt de la croissance du corps, l'infantilisme des organes sexuels, les modifications myxœdémateuses de la peau, l'imbécillité. La thyroïde prend un développement particulièrement rapide chez la femme aussitôt après qu'elle a subi l'influence du liquide séminal. C'est une très vieille remarque que Juvénal avait déjà consignée dans un vers curieux de ses *Satires* :

> ..... « *Non poterit cras colum circondere filo*
> *Nutrix*[1]. »

Cazenave considérait même le gonflement subit du cou comme un signe de grossesse. Chez certaines femmes, la glande thyroïde s'hypertrophie plusieurs jours avant l'apparition des règles (*Liégois*). Chez d'autres, il survient au moment des mois des laryngites, amygdalites, troubles de la voix, etc., liés à l'appauvrissement que subit la glande thyroïde dont les substances spécifiques sont expulsées avec les menstrues.

Enfin, à la suite de la thyroïdectomie, on peut voir se produire une atrophie des organes génitaux, mâles ou femelles, analogue à ce qu'on observe chez les myxœdémateux (*Hofmeister*). Réciproquement l'injection du suc thyroïdien dans l'infantilisme et le myxœdème développe les organes génitaux, l'activité assimilatrice générale, l'œdème de la peau disparaît, les sécrétions cutanées se rétablissent, les ongles et les poils repoussent ; en un mot, tous les organes riches en nucléines, et plus particulièrement ceux où nous avons trouvé à la fois l'iode et l'arsenic, sont favorablement influencés par le suc thyroïdien.

C'est avant tout par la peau et ses annexes et par la perte menstruelle que chez la femme l'arsenic et l'iode sont éliminés. Il se fait donc chez elle, entre la production des protéides de la glande thyroïde, la poussée des poils, cheveux et ongles, et la perte de sang menstruel, une sorte de balancement d'où résulte l'état de santé. Mais on doit se demander comment, au point de vue de l'élimination des principes

---

1. Et demain sa nourrice ne pourra plus entourer son cou du même fil.

arsenicaux et iodés, est suppléée chez le mâle la fonction menstruelle et comment aussi les choses se passent chez les animaux qui n'ont pas d'écoulement sanguin au moment du rut.

C'est le cas chez presque tous, à l'exception des singes, des makis, de quelques chats des régions septentrionales, de la genette, quelquefois de la vache, du tatou, de la chienne et du dromadaire. Mais remarquons que tous les animaux à sang chaud sont couverts de poils et que ceux-ci tombent en partie, ou muent, après la saison des amours, pour se reproduire ensuite, grâce aux réserves accumulées un peu avant la nouvelle époque des rapprochements sexuels. C'est ce qui se passe régulièrement pour les animaux sauvages : le cerf, le renne, le renard, la loutre, etc., dont le poil tombe au printemps et repousse en hiver [1]. En un mot, chez les animaux velus, les nucléoprotéides arsenicales sont donc utilisées d'abord à nourrir la peau, le poil, la corne, ou l'ongle, comme chez l'homme, et la désassimilation de l'arsenic et de l'iode se fait par l'usure ou la chute de ces appendices de la peau. Chez le mâle comme chez la femelle, le poil pousse et se nourrit jusqu'à son complet développement, moment où le flot des nucléines richement phosphorées, parmi lesquelles les nucléines arsenicales d'origine thyroïdienne, se porte vers les organes sexuels et où le rut commence [2]. Alors la peau et ses annexes qui s'en nourrissaient auparavant et qui en sont en partie privés sont bientôt atteints de déchéance ; les poils tombent, ainsi que les bois chez les cervidés à cornes caduques, et la peau elle-même est souvent prise d'eczéma.

Chez les animaux velus, le poil qui pousse en automne et en hiver consommant donc le flot des nucléines arsenicales, ces animaux ne sont pas menstrués et n'entrent en rut qu'à longs intervalles. C'est seulement alors que les poils, les cornes et la peau ont atteint leur plein développement que se produit le rut, c'est-à-dire que se dévie vers les organes génitaux le flot de nucléines thyroïdiennes et sans doute aussi celles de quelques autres glandes richement phosphorées et non arsenicales.

1. On dit généralement que ces animaux perdent leur poil d'hiver dès qu'il fait chaud et le revêtent aux premiers froids. Ce n'est là qu'une constatation, non une explication, sinon par les causes finales. La vraie raison de la poussée du poil ou de sa chute n'est pas la température, car l'animal mis en stabulation à l'abri du froid ou du chaud perd son poil d'hiver et le reperd au printemps, et nous verrons d'ailleurs plus loin que certains animaux acquièrent des appendices cornés qui ne sont certainement pas propres à les défendre du froid.

2. Chez la vache en rut, j'ai trouvé une trace très faible d'arsenic dans l'utérus. La mamelle en contenait davantage (0 mgr. 6 environ par kilogramme) ; les ovaires n'en contenaient pas.

Chez l'homme mâle, non couvert de poils, la pousse des ongles, des cheveux et surtout de la barbe, ainsi que la desquamation épidermique continue, correspond, au point de vue de l'absorption et de l'élimination des nucléines arsenicales, à la perte menstruelle de la femme, dont la peau lisse subit moins d'exfoliation, qui n'a pas de barbe, et dont les cheveux ne poussent peu ou pas dès qu'ils ont atteint, à la puberté, leur maximum de développement.

En effet, tant que se fait, chez la jeune fille, l'accroissement de la chevelure, les règles ne se produisent pas. Elles s'établissent aussitôt que les cheveux ont fini de croître, époque de la puberté qui est chez le mâle, au contraire, celle de la poussée des poils et de la barbe. Chez la femme faite, il peut bien se produire de nouveaux cheveux follets, et l'on admet, sans preuve du reste, que les cheveux déjà formés s'usent par le bout. En réalité leur crue s'arrête, et leur bulbe, privé à certaines époques de la quantité suffisante de nucléoprotéides arsenicales et phosphorées, il se fait chez la femme des mues périodiques, des chutes de cheveux répondant à la poussée de la barbe chez l'homme, à la perte du poil d'hiver chez les animaux, mues ou chutes que tous les médecins de la peau ont observées. L'une d'elles, la plus importante, suit l'accouchement alors que la mère a fourni à l'enfant qu'elle a formé le maximum de ses nucléines arsenicales et phosphorées.

Cette relation entre la pousse ou la chute des cheveux et l'utilisation de l'arsenic assimilé ou assimilable est celle qui m'a mis d'abord sur la voie de ce singulier mécanisme. Chez les femmes adultes soumises à l'action du cacodylate et de l'iode à très faibles doses, la chevelure, qui paraissait avoir atteint tout son développement, s'allonge encore, devient plus opulente, et les règles se rapprochent et se régularisent. On avait fait avant moi, sans se l'expliquer, une observation analogue pour la crue et le lustre du poil chez le cheval auquel on donne un peu d'arsenic [1].

Il suit de là que, comme pour le singe, chez les races humaines velues, telles que les Australiens, les Aïnos, les nucléines arsenicales étant détournées vers la production du poil, la menstruation et, par analogie, les désirs sexuels devront se produire à de plus longs intervalles que chez les races glabres. L'enquête que j'ai essayé de faire à ce sujet auprès des anthropologistes et chez les auteurs les plus com-

---

1. À l'appui de mes observations sur l'influence du cacodylate sur la pousse des cheveux chez la femme, M. Lancereaux (*Bull. Acad. Méd.*, 31 octobre 1899) cite le cas d'une jeune fille dont la peau, à la suite de l'usage prolongé des arsenicaux, s'était couverte entièrement de poils qui disparurent avec la cessation du traitement.

pétents ne m'a pas fourni de grands renseignements. La vérité est sur ce point difficile à obtenir des naturels, et ni W. Roth, ni P. Landor, ni M. Hamy ne nous ont beaucoup éclairé à ce sujet. Cependant j'ai trouvé dans une publication de ce dernier savant, parue en septembre 1891 au *Journal d'Anthropologie*, sur l'*Œuvre ethnographique de Nicolas Marcin Petit*, un document curieux que je cite en abrégeant.

Péron et Petit accompagnés d'un maître d'équipage et de deux matelots sont descendus à l'île Marin (Terre de van Diemen. Année 1803). Les sauvages tasmaniens qui les entourent insistent auprès des deux matelots pour s'assurer si les hommes blancs sont bien conformés comme eux: Michel, un des matelots, cède à leurs désirs.

« Michel exhiba tout à coup, écrit Péron, le narrateur de ce voyage, des preuves si apparentes de sa virilité que tous à la fois poussèrent de grands cris de surprise mêlés d'éclats de rire. Cet état de force et de vigueur dans celui d'entre nous qui en paraissait le moins susceptible les surprit extraordinairement. Ils avaient l'air d'applaudir comme des gens auxquels cet état ne serait pas très ordinaire. Plusieurs montraient avec une expression de dédain leurs organes mous et flasques. Ils les agitaient avec une sorte de regret et de désir qui semblait indiquer qu'ils ne l'éprouvaient pas aussi fréquemment que nous... *Comme la plupart des animaux n'éprouveraient-ils (ces tasmaniens), le besoin de l'amour qu'à des époques déterminées et périodiques?* »

S'il existe entre la pousse des cheveux et des poils et les fonctions génitales, en particulier, la menstruation, une sorte de suppléance, la coupe des cheveux chez la femme, en donnant à leur crue un nouvel essort qui détourne, au moins en partie, le flux des nucléines arsenicales, devra influer sur les règles. C'est bien ce qui se passe en effet. Chez les religieuses qui se coupent les cheveux à la garçon, la croissance de cet appendice de la peau est très variable; certaines sont obligées d'y revenir tous les mois, d'autres tous les trois ou quatre mois seulement. L'influence sur la menstruation sera donc plus ou moins grande chez elles; mais toutes ont remarqué que la coupe des cheveux, si elle se fait au moment des époques, éloigne celles-ci et les rend irrégulières. Voici quelques faits :

A une jeune professe entrée depuis quelque temps au couvent, on coupe par mégarde sa belle chevelure alors qu'elle avait ses mois. Ses menstrues disparaissent le lendemain et, peu de jours après, elle est prise d'accidents cérébraux[1]. L'aménorrhée dure trois mois. Cette jeune fille était auparavant en bonne santé.

---

1. On sait que j'ai trouvé de l'arsenic dans le cerveau : mais d'une façon irrégulière.

Une actrice Mlle R.. obligée de se couper les cheveux à son départ pour le Caire, est prise aussitôt de désordres menstruels qui se prolongent quelque temps.

Une dame de vingt-quatre ans ayant une magnifique chevelure a remarqué que huit jours avant ses mois ses cheveux deviennent rebelles, durs, difficiles à coiffer. Si les règles retardent ou avancent. ces phénomènes retardent ou avancent également. si bien qu'elle juge par l'état de sa chevelure du jour où viendront ses mois[1].

Ces modifications des appendices de la peau où j'ai signalé l'arsenic. et M. P. Bourcet l'iode et le brome. appendices dont la nutrition se rattache par conséquent à l'assimilation des nucléoprotéides thyroïdiennes. ces modifications en rapport évident avec les fonctions génitales et la menstruation ne se produisent pas seulement chez les mammifères, mais chez presque tous les animaux. En général, chez les oiseaux, le mâle, arrivé à la période de plein développement qui précède celle des amours, s'est alors paré en divers endroits de son corps de plumes d'une longueur et d'un coloris spécial, plumage transitoire auquel on a donné le nom de *robe de noces*. qui tombe après le printemps, lorsque la copulation a épuisé les réserves richement phosphorées et probablement arsenicales dont ils disposent et dont ils nourrissaient auparavant leurs plumes. La production de ces belles parures surnuméraires, qui correspond à la pousse du poil d'hiver et des cornes chez les mammifères velus, n'a certainement pas pour but de protéger les oiseaux contre le froid.

Un peu avant l'époque des amours plusieurs hérons se sont revêtus de belles aigrettes qu'ils perdent en été. Le combattant mâle (*Macheles pugnax*) acquiert au printemps une riche collerette qui persiste deux mois environ. Le coq sauvage (*Gallus bankiva*) acquiert au cou de longues soies qui tombent un peu avant l'hiver. Certains oiseaux de paradis acquièrent de belles plumes latérales qui disparaissent après la saison des rapports sexuels. Mais l'exemple le plus propre à montrer combien cette production de poils. plumes. et autres appendices cornés, arsenicaux de la peau est bien en rapport avec la fonction génitale est celui des mormonides. famille de palmipèdes habitant l'Océan glacial du Nord. M. Louis Bureau a montré que le *Fratercula artica*, oiseau de cette famille. subit dans ses appendices cutanés des modifications très remarquables en rapport avec ses fonctions reproductrices. Au moment où l'oiseau atteint chaque année son plein

---

1. Les médecins biens connus qui m'ont fourni ces renseignements, en particulier ceux relatifs à la coupe des cheveux chez la femme. préfèrent que je ne les nomme pas. Je me fais un devoir de les remercier ici.

développement, son bec est comme entouré d'un énorme étui solide, coloré en rouge, qui, après que le fratercula a fini son office de reproducteur se démonte et tombe en neuf pièces. De même chaque paupière est accompagnée d'une plaque cornée longitudinale qui se détache avec les pièces du bec. Cette transformation s'accompagne de modifications du plumage, telles que l'oiseau devient méconnaissable quand il abandonne sa femelle[1].

Des modifications analogues s'observent pour les batraciens ; chez les urodèles, le mâle acquiert au printemps divers caractères sexuels de la peau, une brillante coloration et une haute crête cornée sur le dos et la queue. Cette crête se résorbe après l'accouplement. Tous les tritons de nos pays présentent ce caractère. On sait aussi que la chenille devient papillon avant l'accouplement, papillon dont les appendices cutanés et toute la personne déchoient si rapidement qu'il ne tarde pas à mourir.

On voit que dans un grand nombre de classes d'animaux très différents le développement des appendices de la peau, où j'ai spécialement constaté la présence de l'arsenic, est toujours en rapport avec la fonction génitale, et que les nucléines richement phosphorées, et particulièrement les nucléoprotéides thyroïdiennes, après avoir nourri la peau et ses appendices passent à certaines époques, aux ovaires et aux autres glandes de la génération.

La pathologie, à son tour, va nous fournir de nouvelles preuves de ces relations.

On sait que plusieurs maladies de peau peuvent frapper la femme durant sa grossesse. Le masque, la pigmentation, les vergetures, le *prurigo gestativus*, la chute des cheveux.... autant de preuves de la déchéance de vitalité et de résistance de la peau dont les nucléines sont dérivées vers le placenta et la formation des organes phosphorés et arsenico-iodés du fœtus.

Il existe une variété d'herpès, l'*herpès menstruel*, qui récidive au moment des règles. Il frappe d'ordinaire la peau des fesses et des cuisses.

Certains eczémas s'exacerbent au moment du flux menstruel et s'aggravent à la ménopause. Qui ne sait d'ailleurs qu'à cette époque de la vie de la femme, alors que la glande thyroïde perd de son énergie fonctionnelle, la peau est le siège de diverses altérations : roséoles, eczémas, poussée de poils, etc.)?

Chez les tuberculeux, l'arsenic, ou plutôt la puissance formatrice

---

1. Louis Bureau, *Bulletin de la Société zoologique de France*, tome IV, Paris, 1879.

des nucléines arsenicales de la thyroïde, diminue très sensiblement. L'arsenic et l'iode peuvent, chez ces malades, presque disparaître de la glande. Aussi a-t-on signalé chez eux des altérations diverses de la peau, la pigmentation, le masque, etc., altérations coïncidant très souvent avec l'aménorrhée ou la dysménorrhée. Tous ces désordres cessent à la fois par l'emploi des arsenicaux et particulièrement des cacodylates, surtout si l'on donne simultanément de très faibles quantités d'iode.

Dès le début du myxœdème, les cheveux et poils se raréfient, s'étiolent et tombent en abondance; chez la femme malade, la voix s'altère au moment de la menstruation: la peau devient sèche et rugueuse.

Plusieurs auteurs ont constaté que le myxœdème était particulièrement fréquent chez les multipares. Elles ont épuisé, à plusieurs reprises, pour la formation du fœtus, leurs réserves arsenicales. La même maladie se développe souvent aussi à l'époque de la ménopause, quand la glande thyroïde tend à s'atrophier.

Tous ces faits peuvent se résumer en quelques mots :

Les nucléoprotéides activent la vie et la reproduction des tissus. Celles de la glande thyroïde sont tout particulièrement attirées par les organes d'origine ectodermique, le cerveau et surtout la peau. Celle-ci les utilise pour la formation du derme de l'épiderme, du poil et des cornes. L'arsenic et l'iode qui ont cette origine thyroïdienne se désassimilent ensuite, chez le mâle, par la chute des cheveux, poils, cornes, plumes, et autres appendices de la peau, ainsi que par desquamation épidermique.

Chez la femelle, le surplus des nucléines richement phosphorées de la thyroïde, et peut-être d'autres glandes, se détourne périodiquement vers les organes génitaux qui les utilisent pour le développement du fœtus, s'il y a eu fécondation, ou qui les rejettent au dehors dans le cas contraire.

Peut-on aller plus loin dans l'étude du mécanisme de l'action de ces nucléoprotéides?

Les faits cliniques ont depuis longtemps établi que l'iode et l'arsenic, à faible dose, sont des excitants et des régulateurs de la nutrition générale. Sous leur influence, les tissus reçoivent un supplément d'activité, les globules du sang augmentent en nombre et s'enrichissent en hémoglobine, le coefficient azoturique s'élève, l'urée est excrétée plus abondamment. Or ces deux éléments, arsenic et iode, sont les seuls qui vont se fixer d'une façon éminente dans la glande thyroïde; Baumann l'a découvert pour l'iode, je l'ai établi pour l'arsenic; et j'ai montré, de plus, que c'est uniquement dans les nucléines de cette glande qu'on trouve localisé l'arsenic et que toujours il y est accompagné de principes iodés[1]. Or, les nucléines, qu'elles soient arsenicales ou non, sont les agents de l'économie les plus riches en phosphore actif. On savait depuis longtemps et l'on sait de façon plus précise encore par les recherches des deux frères Danilewsky (1895) que les principes contenant le phosphore à l'état organique, et particulièrement les lécithines, activent l'assimilation de l'azote et la production des protéides de l'économie et excitent d'une façon évidente la reproduction des cellules en général et le développement des jeunes animaux et des plantes[2]. Sélensky et Sostin ont à leur tour établi l'influence de l'injection sous-cutanée de ces lécithines sur la formation des globules rouges. Et, bien avant eux, Brown-Séquard, dans ses célèbres expériences sur l'influence de l'injection sous-cutanée du suc testiculaire, avait commencé cette démonstration. Ce suc éminemment riche en nucléoprotéides est apte, en effet, à imprimer une activité extraordinaire à la vitalité et à la reproduction des cellules, en particulier à celles de la peau et de l'épiderme. On a remarqué enfin, qu'il régularise puissamment la menstruation[3]. Ce suc ne contient cependant pas de nucléines arsenicales; on y trouve seulement des principes assimilables très richement phosphorés. Mais ce rôle des nucléines phosphorées ordinaires est porté à son état d'excellence lorsque, grâce à l'assimilation thyroïdienne, s'y ajoutent l'arsenic et l'iode. On a rappelé plus haut l'efficacité thérapeutique de ces deux agents. L'organe qui les fixe vient-il à souffrir ou disparaître, comme chez les tuberculeux, les goitreux, les myxœdémateux, les thyroïdectomisés, la vie s'alanguit, les fonctions génitales sont atteintes, la peau et le cerveau dégénèrent.

Il semble donc que si le phosphore organique des nucléines est indispensable au fonctionnement des noyaux cellulaires, l'arsenic et l'iode donnent aux nucléines et autres principes spécifiques dans lesquels entrent ces éléments, une activité supérieure qui leur permet de réagir sur tout l'organisme, mais tout particulièrement sur la peau, le cerveau et les organes reproducteurs.

1. *Comptes rendus de l'Académie des Sciences*, t. CXIX, p. 954. On ne trouve qu'une trace d'iode dans les produits des peptonisations de la glande thyroïde, la presque totalité reste avec les nucléines.

2. *Comptes rendus de l'Académie des Sciences*; t. CXXI; p. 1167.

3. D'après les observations du Dr. Bouffe, l'ichtyose, maladie incurable par toute autre méthode, et le psoriasis sont guéris par l'injection du suc testiculaire. (Communication à l'Académie de médecine, 2 août 1898 et 25 juillet 1899 et communication particulière).

Il convient, pensons-nous, de généraliser ces observations, et de demander à une analyse chimique minutieuse le secret encore caché de l'activité de certains ferments ou de certaines glandes : capsules surrénales, hypophyses, glandes génitales, rénales, lymphoïdes, etc.

Après les découvertes bien inattendues de l'iode et de l'arsenic normaux chez les animaux, il faut rechercher avec soin dans chacun de leurs organes tous les autres éléments et déterminer si ceux qu'on n'y connait qu'à l'état de traces n'y joueraient pas un rôle spécifique important : tel celui du fluor et du magnésium dans les centres nerveux, du brome qu'on trouve constamment à côté de l'iode dans les produits épidermiques et dans la thyroïde, du manganèse, découvert dans le ferment oxydant ; et très probablement du zinc, du cuivre, du vanadium, du bore, qu'on a signalés chez quelques êtres vivants.

C'est une voie nouvelle à suivre loin des sentiers battus et quelquefois épuisés. Elle nous conduira certainement à une physiologie plus pénétrante et à une thérapeutique plus rationnelle. Elle nous a permis pour le moment d'expliquer le rôle de la fonction menstruelle et le mécanisme des relations qui existent entre les fonctions thyroïdiennes, cutanées et génitales.

SUR LA FIÈVRE INTERMITTENTE HÉPATIQUE

par M. FRIEDEL PICK,

de Prague.

MESSIEURS !

Permettez-moi de vous montrer quelques courbes concernant le nombre des *leucocytes* et les *échanges azotiques* dans la *fièvre intermittente hépatique*. Comme on ne connait pas chez nous ce tranchement que vous faites entre la pathologie générale et la pathologie interne, je me suis inscrit à la section de pathologie interne pour ma communication sur ce sujet et je l'y ai déjà tenue hier, mais comme je vois que ces questions appartiennent plutôt à votre section, j'obéis très volontiers à l'invitation de M. Bouchard de vous communiquer cette partie de mon travail, qui concerne des questions d'une vue générale.

J'ai choisi ce sujet surtout par ce motif que le nom et la description de ce syndrome « sont dus à l'école française ». Charcot, en 1875, a séparé de la fièvre qui accompagne la colique hépatique la fièvre intermittente hépatique avec ces caractères principaux : frisson, fièvre quelquefois intermittente, quelquefois si régulière, qu'on l'a confondue avec la fièvre paludéenne, et il en a déjà cherché la cause dans la résorption d'un poison dérivant de la décomposition de la bile. Cette conception prophétique, prouvée maintenant par la bactériologie moderne, et plus précisée par l'expression de fièvre bilioseptique de Chauffard, n'a pas été admise par d'autres auteurs, qui la considéraient comme de nature réflexe.

Je ne veux pas entrer ici dans les détails cliniques, mais il suffira de dire, pour écarter cette théorie de fièvre réflexe par irritation des voies biliaires, qu'on voit cette fièvre aussi en dehors de la cholélithiase, par exemple dans des cas d'obstruction du cholédoque par un cancer ou des kystes hydatiques, et puis même dans l'obstruction calculeuse, il y a des accès de frisson et de fièvre sans aucune douleur.

Le premier point sur lequel je me permets d'attirer votre attention, c'est le nombre des *leucocytes*. Ici, sur cette planche, vous voyez les courbes de la température d'un cas, dans lequel j'ai observé pendant six mois plus de 40 accès de fièvre jusqu'à 41°. En regardant les chiffres qui indiquent le nombre des leucocytes, vous voyez que ce nombre dans la période apyrétique oscille, entre 4 000 et 8 000 et aux jours des accès nous trouvons le même dans le premier mois de l'affection, puis le nombre monte aux jours des accès à 18 000, même 54 000, mais aussi dans cette période aux jours entre les accès il n'y a pas de leucocytose. Ce dernier point me semble important, car il indique qu'il n'y a pas dans ces cas de suppuration et permettra peut-être de faire le diagnostic différentiel avec les suppurations du foie, dans lesquelles le chiffre des leucocytes se maintient élevé dans l'intervalle des accès fébriles ; à l'autopsie de ce cas, les canaux biliaires contenaient du mucus, mais pas de pus. Il s'agissait alors d'une *inflammation non suppurative* provoquée probablement par un micro-organisme du groupe du Colibacille, dont le rôle important dans les angiocholites a été démontré, surtout par les travaux des auteurs français. Pourtant l'intensité des accès fébriles avec frissons est bien extraordinaire pour une inflammation non suppurative, et on devra se demander si la cause de ce phénomène n'est pas le milieu dans lequel les microbes pullulent dans ce cas, c'est-à-dire la bile, dont la décomposition pourrait favoriser la production des poisons pyrétogènes.

La seconde planche que vous voyez vous montre les résultats des investigations sur un autre point encore plus intéressant. C'est la question de l'élimination *de l'urée* dans cette maladie.

Pendant qu'en Allemagne dans ces derniers temps, après les expériences bien connues de Schrœder, la question de l'importance

du foie pour la formation de l'urée a été l'objet de grandes controverses entre les expérimentateurs et les cliniciens, pour vous, en
France, la question est déjà depuis bien longtemps tranchée dans un sens
affirmatif, surtout après le livre de Charcot, qui, dans ses argumen-
tations, se base surtout sur les analyses que Regnard a faites dans un
cas de fièvre intermittente hépatique.

Regnard a dosé, en 1875, le taux d'urée quotidiennement, et, si l'on
regarde la planche de ses résultats, qui est ajoutée aux « leçons sur
les maladies du foie », de Charcot, on doit admettre qu'elle semble
bien démonstrative, et j'ai toujours été surpris qu'on ne la trouvât point
mentionnée dans le grand nombre de travaux allemands sur cette
question. (C'est peut-être la faute de la spécialisation plus grande de la
médecine allemande; nous connaissons Charcot surtout comme
neurologiste et on ne nous a pas accoutumé chez nous à voir un
neurologiste de tel rang faire des leçons importantes sur les maladies
du foie.)

Cette planche semble vraiment suggestive pour l'opinion d'après
laquelle le foie est le siège de la fabrication de l'urée, car on voit aux
deux courbes de la température et de l'urée qu'aux accès fébriles
correspond toujours un abaissement du taux de l'urée. Ce résultat de
Regnard n'a pas encore reçu de confirmation.

Les analyses ultérieures comme celles de MM. Brouardel, Lecorché
et Talamon, etc., n'ont pas donné le même résultat. C'est pourquoi il
me paraissait intéressant de faire de telles investigations dans les cas
mentionnés plus haut avec les méthodes modernes. Regnard n'a dosé
que l'urée, moi, j'ai dans une période d'à peu près cinquante jours
dosé dans l'urine le taux de l'azote total (d'après Kjeldal), de l'urée
(d'après Mörner-Sjoquist) et de l'ammoniaque (d'après Schlösing).

Les résultats sont inscrits sur cette planche et vous voyez vraiment
aux jours des accès un abaissement prompt et profond de l'urée. Cet
abaissement nous montre non seulement la courbe de l'urée, mais
aussi les courbes de l'azote total, de l'ammoniaque et de la quantité
de l'urine. Comment expliquer ce fait ? Premièrement, on doit penser
à une rétention de l'urée, car la quantité de l'urine est aussi bien
diminuée. Cette explication a déjà été écartée par Regnard qui n'a pas
observé cette diminution de la diurèse, et puis il faut ajouter qu'il n'y
a pas sélimination augmentée aux jours suivants ; enfin nous connaissons
bien d'autres formes de la fièvre où la diminution de l'urine est accompagnée d'une augmentation de l'urée.

S'il n'y a pas de rétention, nous devons admettre une formation
diminuée de l'urée. On pourrait croire que celle-là serait la suite d'une

inanition, comme la malade ne prenait pas de nourriture pendant les accès, mais la durée de ces accès est très courte — seulement dix à vingt heures — et pourtant la diminution de l'urée est dans ces cas plus grande que chez les jeûneurs après vingt ou trente jours de jeûne.

Ainsi Succi et Cetti n'éliminaient dans les quatre premiers jours de leur jeûne pas plus de 12 grammes d'azote, pendant que chez ma malade je ne trouvais le premier jour que 6 gr. 4, le troisième 2 gr. 8. Alors nous ne pouvons non plus admettre une fabrication diminuée à cause de l'inanition et alors s'impose l'opinion d'une diminution de l'urée par arrêt de la fonction formatrice. Mais là il y a un autre obstacle. D'après la théorie la plus répandue, celle de Schmiedeberg et Schrœder, l'urée est formée aux dépens des sels ammoniacaux, alors on doit demander, quand cette fonction du foie est lésée, une augmentation du taux de l'ammoniaque. Mais celle-là manque dans mon cas, le pourcentage de l'azote total, qui se trouve comme ammoniaque, est en proportion normale.

Pour expliquer ce fait, il me semble nécessaire d'admettre que les produits d'échange azotique qui proviennent des organes sont fournis au foie dans une autre forme que celle des sels ammoniacaux, dans une forme qui ne passe pas le filtre rénal. Cette manière de voir est d'autant plus admissible que les substances mères de ces produits azotiques, les substances albuminoïdes, ne passent pas non plus par le rein. Cela admis, il faut se demander si la diminution de l'urée dans nos cas est la conséquence d'une lésion du foie, qui ne peut pas changer ses produits azotiques en urée, ou s'il n'y a pas une diminution de ses produits.

Dans ce dernier cas, nous devons admettre une diminution de l'échange azotique des organes, c'est-à-dire une sorte de narcose de l'échange.

Pour une telle opinion on pourrait citer l'état comateux de ces malades et former l'opinion que les toxines fournies par la décomposition bactérienne de la bile auront comme effet une narcose de l'échange azotique. Mais une telle diminution des échanges n'a pas beaucoup d'analogie dans la pathologie humaine. La quinine est la seule substance à laquelle on attribue une telle propriété. Et puis s'il y avait de telles toxines, on devrait trouver ce phénomène aussi dans d'autres maladies infectieuses, surtout les infections généralisées, mais là on a toujours trouvé une augmentation de l'urée. C'est ainsi qu'on se voit conduit à l'opinion qu'il y a dans ces cas une lésion transitoire du foie, par laquelle celui-ci perd sa propriété de transformer en urée les produits d'échange azotiques, qui lui sont fournis par les organes.

Pour cette théorie que ces produits ne parviennent pas au foie comme sels ammoniacaux, semblent aussi parler quelques expériences dans lesquelles j'ai donné à une telle malade une certaine quantité de citrate d'ammoniaque. Vous voyez sur cette courbe que dans la période d'administration d'ammoniaque aussi aux jours de fièvre le taux de l'urée est augmenté, c'est-à-dire la propriété du foie de transformer l'ammoniaque est conservée, mais celle de transformer les échanges azotiques de constitution plus complexe semble diminuée.

LA PATHOGENÉSE DE L'URÉMIE

par M. NINO SMIRAGLIA-SCOGNAMIGLIO

Naples.

La pathogenèse de l'urémie a été un objet de vives discussions dans les temps passés et l'est encore aujourd'hui.

Traube attribuait l'empoisonnement à l'action mécanique de l'eau contenue dans le sang en quantité excessive.

Wilson, au contraire, attribuait la propriété toxique à l'urée, comme dernièrement Mya et Vandoni prétendirent que l'excès d'urée dans le sang pouvait être cause d'une lésion rénale.

Frerichs et Treitz attribuèrent les graves phénomènes nerveux au carbonate d'ammoniaque produit par la transformation de l'urée dans le sang ou à la surface des muqueuses.

Schottin, Voit, Chalvet, Pettenkofer, Oppler, Perls, attribuèrent l'empoisonnement aux produits de demi-oxydation. Mais toutes ces théories ont fait leur temps, et la critique moderne n'en discute que trois.

La théorie de Feltz et de Ritter qui attribue l'empoisonnement aux sels, celle de Bouchard qui l'attribue à plusieurs espèces de poisons, en grande partie organiques, et finalement celle de Brown-Séquard et d'Arsonval, qui soutinrent que le rein, outre la fonction externe de la sécrétion de l'urine, avait également celle de verser dans le sang des principes antitoxiques propres à neutraliser quelques éléments toxiques qui seraient versés incessamment par d'autres organes.

Nos recherches regardent principalement la théorie de Feltz et de Ritter et celle de Brown-Séquard et d'Arsonval.

Les expériences de Feltz et Ritter par lesquelles ils démontraient que les sels contenus dans l'urine rendue pendant trois jours par le chien suffiraient à déterminer l'empoisonnement accompagné de phénomènes urémiques[1] sont à notre avis entachées d'erreur. Ils injectèrent des sels empruntés au monde minéral et le plus toxique (chlorure de potassium) à des doses qui ne sont nullement contenues dans l'urine. En vérité nous ne savons pas la valeur quantitative de chaque sel contenu dans l'urine, par exemple du chlorure de potassium, mais seulement la valeur quantitative de chaque acide et de chaque base, par exemple du chlore et du potassium.

La quantité de potasse contenue dans l'urine que chaque homme rend en vingt-quatre heures est de 3 grammes en moyenne, c'est-à-dire de 0 gr. 045 par kilo et en trois jours de 0 gr. 135[2].

De cette quantité, en vertu de la loi bien connue de Berthollet, une portion seulement se combine avec le chlore et d'autres parties avec l'acide sulfurique, l'acide phosphorique, l'acide urique, l'acide hippurique, l'acide oxalique, glycérophosphorique, sulfocyanique, indosulfurique et tant d'autres acides organiques qu'on rencontre dans l'urine normale.

De tous les sels qui en résultent, quelques-uns sont inoffensifs, d'autres très peu toxiques et d'autres enfin ont une action qui ne peut se compter avec celle du chlorure de potassium.

En injectant 20 centigrammes de chlorure de potassium par kilo d'animal, les deux expérimentateurs n'ont pas injecté comme ils crurent la quantité que le poids équivalent de l'homme produit en trois jours, mais dans un temps quatre ou cinq fois plus grand.

Nous avons cru éliminer ces causes d'erreurs en empruntant les sels non au monde organique, mais aux urines mêmes, au moyen de la dessiccation, de la calcination et de la lessive. Les cendres d'une masse de 1600 cc. d'urine humaine normale ont été lessivées avec 100 grammes d'eau distillée qu'avec l'ébullition on a réduite à 60. La valeur toxique de cette solution a été expérimentée sur les chiens par l'injection dans la jugulaire, avec les résultats suivants :

L'examen de l'urine, bien que nous n'ayons pas fait usage de chloroforme, a donné jusqu'à 1 gramme pour 100 d'albumine le premier jour, 1 à 3 grammes pour 100 le troisième jour et depuis quelques traces.

---

1. Voir le *Mémoire* de FELTZ et RITTER sur l'Urémie publié en 1875.
2. PLATT. *Journal Americ. Soc.*, 19, 1897, p. 582. — *Chemische Centralblatt*, 1897. p. 75. — *Lamarm. Mod di Madrid*, 1897, p. 488. — *Americ. Journ. Pharm.*, 1897, p. 412. — GUARESCHI. *Comment. alla Jarm. II.* vol. 3, PII, 1898, p. 416.

Toutes les expériences ci-dessus mentionnées et beaucoup d'autres, avec les mêmes résultats, nous ont conduit à cette conclusion qu'on peut injecter au chien la quantité complète de sels contenus dans un poids d'urine de $\frac{1}{15} \cdot \frac{1}{10} \cdot \frac{1}{8}$ e jusqu'à $\frac{1}{b}$ de son poids d'urine.

NUMÉROS	POIDS DU CHIEN	QUANTITÉ DE LIQUIDE	POIDS DE L'URINE	OBSERVATION FAITE	1er JOUR		2e JOUR		5e JOUR		4e JOUR	
					MATIN	SOIR	MATIN	SOIR	MATIN	SOIR	MATIN	SOIR
1	5740	20	555	Temp.	58.5	58.5	58.7	58.6	58.4	58.5	58	57.8
				Pouls.	88	92	95	96	100	92	90	88
				Resp.	16	20	18	20	Aff.	22	20	20
2	5900	25	667	Temp.	58.2	58.6	58.7	58.7	58.5	58.5	58.1	57.7
				Pouls.	89	90	92	96	98	95	88	88
				Resp	24	24	24	24	24	24	24	24
5	6130	25	667	Temp.	58	58.8	59	58.5	58.2	58.1	57.7	57.6
				Pouls.	86	90	100	102	104	100	92	88
				Resp.	20	18	20	20	16	18	20	20
4	6800	30	800	Temp.	58.4	58.6	58.9	58.7	58.7	58.2	58.5	58
				Pouls.	90	95	98	104	108	102	86	84
				Resp.	15	25	18	Aff.	Aff.	24	22	22
5	5950	30	800	Temp.	58.5	58.6	58.8	58.7	58.5	58	57.7	57.5
				Pouls.	92	94	94	96	100	96	94	94
				Resp.	18	18	22	20	22	22	20	20
6	6300	35	955	Temp.	58.4	58.6	58.8	58.9	58.5	58.5	58	57.5
				Pouls.	90	92	98	99	100	96	98	90
				Resp.	18	22	18	22	20	22	22	20

c'est-à-dire une quantité équivalente à celle qu'un poids égal d'homme secrète en 15 jours, sans provoquer d'autres troubles qu'une passagère et très régulière élévation de température (1°.9 environ), exagération numérique du pouls et des actes respiratoires et une albuminurie qui en 3 ou 4 jours devient très légère et disparaît.

Passant à la théorie de Brown-Séquard et d'Arsonval nous ferons remarquer l'exactitude de leurs expériences que pendant que les chiens binéphrectomisés abandonnés à eux-mêmes meurent en 4 à 48 heures, ceux qui sont soignés avec deux injections par jour de 20 cc de suc rénal vivent de 48 heures jusqu'à 4 jours; mais on n'en peut déduire que le suc rénal ait dans ce cas un pouvoir spécifique.

Une série d'expériences personnelles, tout à fait semblables à celles de Brown-Séquard et que nous sommes sur le point de publier, nous démontrent que les chiens binéphrectomisés traités avec du sérum ou avec du sang défibriné de chiens en bonne santé, survivent de 3 à

5 jours à leur injection. Le sang, qu'il contienne ou qu'il ne contienne pas les antitoxines rénales, a donc un pouvoir antitoxique plus grand que celui du suc rénal.

Mais il y a plus : nous avons injecté du sérum artificiel de Hayem à six autres chiens binéphrectomisés et ils ont vécu respectivement 56, 49, 52, 70, 72 et 75 heures. en nous donnant des résultats au moins égaux à ceux de Brown-Séquard. Il n'y avait pas dans le sérum des antitoxines rénales. Ce fait donc n'admet pas d'autre explication, si ce n'est que l'injection d'une masse de liquide de certaine importance (20 cc. chaque fois) a eu pour effet d'abaisser le titre percentuel que les poisons avaient atteint dans le sang, ce qui devait produire un retard dans la crise.

Il est bien vrai que Mayer démontre que l'injection du sang des chiens urémiques, pratiquée sur des chiens binéphrectomisés, amène rapidement la mort, tandis qu'elle est tolérée par des chiens ayant les fonctions rénales normales, même quand ces derniers n'ont pas rendu d'urine avant la mort des autres.

Mais ce fait admet également une explication toute différente de celle de Brown-Séquard. En effet le rein intact est continuellement en activité et l'urine coulant goutte à goutte par les uretères va s'accumuler dans la vessie. Donc la présence du rein débarrasse le torrent circulatoire d'une certaine quantité de poisons même avant qu'on ait pu constater la moindre émission d'urine.

Grâce à la théorie de Brown-Séquard, développée en mon pays par Ajello et Parascandolo[1], on peut très bien expliquer les cas cliniques qui peuvent se réduire à trois séries :

I. Urémie avec anurie : absence de la fonction rénale externe et de celle interne.

II. Urémie sans anurie : absence de la fonction interne, persistance de celle externe.

III. Anurie sans urémie : persistance de la fonction interne, absence de la fonction externe. Également le cas paradoxal observé par Jowler[2] d'une anurie supportée pendant 28 jours et qui occasionna la mort avec des phénomènes urémiques alors que la sécrétion urinaire se rétablit, ce qui s'explique facilement.

Mais ces différents cas sont, à ce qu'il nous semble, susceptibles d'une autre explication.

1) L'urémie avec anurie est l'empoisonnement de l'organisme pro-

1. Aiello e Parascandolo. Contro sperim. alla patog. dell' Uremie [in] *Arch. internazdi Med. e Chir.*, 1, 1897.
2. *Medical record*. New-York, May 13, 1895, p. 600.

duit par la rétention des poisons qu'il devrait émettre avec l'urine.

2) L'urémie sans anurie dépend du fait que le rein ne fonctionne pas avec son pouvoir spécifique par lequel il retient des substances très solubles, laissant passer l'ovoalbumine artificiellement introduite dans le sang[1]. La preuve de cela, c'est que l'urine des urémiques manque de toxicité, comme l'ont dit ce matin M. Bouchard et M. Gautier.

3) Il semble plus difficile d'expliquer l'anurie sans urémie. Mais il faut réfléchir : *a*) que l'urine de certaines personnes (femmes chlorotiques, par ex.) est très peu toxique; *b*) que le système glandulaire cutané très développé chez certains individus peut assumer un pouvoir en quelque façon substitué ; *c*) que certains organes, et en particulier, le foie, peuvent accumuler des poisons produits ou injectés à petites doses, et les soustraire pendant un certain temps au torrent circulatoire jusqu'à ce qu'une congestion hépatique ou un trouble dans la circulation les restitue au sang, cas auquel on peut avoir l'empoisonnement aigu.

Ce trouble circulatoire peut dériver du rétablissement même de la sécrétion urinaire absente depuis longtemps et ainsi s'expliquerait le paradoxe de Jowler.

Ainsi nous croyons avoir démontré que rien ne nous oblige à admettre une secrétion antitoxique de la part du rein. Le pouvoir du rein consiste plus probablement à débarrasser l'organisme des poisons qui ne sont pas seulement les sels de la théorie de Feltz et Ritter dont nous venons de démontrer l'insuffisance, mais plus probablement les poisons organiques, sur lesquels on sait à peu près tout ce qu'en a découvert M. Bouchard, mais que la science ne tardera pas, espérons-le, à connaître et à isoler.

CONTRIBUTION A L'ÉTUDE DE LA PATHOGÉNIE DE L'URÉMIE

par le docteur J. BAYLAC,

de Toulouse.

L'urémie, depuis les travaux de M. le professeur Bouchard, est considérée comme « un empoisonnement mixte et de causes multiples » produit, en grande partie, par les poisons normalement introduits ou fabriqués dans l'organisme, lorsque l'imperméabilité des reins s'oppose à leur élimination.

1. Voir l'excellent travail de M. SEMMOLA : de l'Albuminurie, 1881.

La preuve de cette théorie est fournie par l'étude de la toxicité urinaire : les urémiques sont des malades dont les urines ont perdu leur pouvoir toxique. Ce fait est aujourd'hui à peu près universellement admis.

L'accord cesse d'exister entre les auteurs, quand on cherche à établir quel est le liquide de l'organisme ou quel est l'organe, où s'accumulent les poisons que le rein ne rejette plus au dehors.

La plupart des auteurs admettent, avec MM. Tarnier et Chambrelent, que ces poisons restent dans le torrent circulatoire et qu'il est facile d'y démontrer leur présence à l'aide de la toxicité du sérum sanguin : celle-ci serait, toujours, en raison inverse de la toxicité des urines. Il n'en est rien cependant, si l'on se reporte aux recherches de MM. Charrin, Leclainche et Rémond, Baylac, Guinard et Dumarest, etc., établissant qu'il n'existe pas de différence très notable entre le coefficient séro-toxique normal et le coefficient séro-toxique pathologique.

En présence de ces faits, nous avons eu l'idée d'étudier la toxicité du liquide interstitiel, si abondant dans certains cas d'urémie, sous forme d'œdèmes localisés ou généralisés. Grande a été notre surprise, quand nous avons constaté, que ce liquide était dénué de tout pouvoir toxique.

Dès lors, nous nous sommes demandé, si les poisons urinaires n'étaient pas fixés par les différents tissus de l'organisme. Reprenant les expériences de MM. Charrin et Roger, nous avons cherché à établir la toxicité des extraits d'organes d'animaux sains d'abord et d'animaux privés de leurs reins par double néphrectomie ensuite.

Ainsi, nous avons été conduit, successivement, après nos recherches sur la toxicité des urines, à étudier la toxicité du sérum sanguin, la toxicité des liquides d'œdèmes, et la toxicité des extraits d'organes sains et pathologiques.

Ce sont ces recherches personnelles que nous désirons résumer dans ce travail. Elles ont été, toutes, faites dans des conditions absolument identiques.

I. Méthode expérimentale. — Nous avons suivi la méthode générale indiquée par M. le professeur Bouchard, pour l'étude de la toxicité des divers liquides organiques.

Le liquide à expérimenter (urine, sérum sanguin, sérosité d'œdème, extrait d'organe) a été injecté dans la veine marginale postérieure de l'oreille d'un lapin gris, à la température de 40 degrés et à la vitesse de un centimètre cube par dix secondes. Toujours, nous avons poussé le liquide jusqu'à la mort de l'animal et nous avons déterminé la *toxicité immédiate*.

Les divers résultats, obtenus dans ces conditions, peuvent être comparés entre eux, avec moins de causes d'erreurs.

Sans doute, nous n'avons pas tenu compte du défaut d'isotonie des liquides injectés par rapport au sang du lapin, pris comme animal réactif, de l'osmotoxicité ou osmonocivité dont on a montré récemment l'importance; mais, ce facteur était inconnu quand nous avons entrepris les premières expériences.

L'osmotoxicité ne doit pas, d'ailleurs, jouer un rôle bien considérable dans la toxicité des urines, provenant d'un sujet urémique. Elles ont à peu près perdu leur pouvoir toxique.

II. Toxicité des urines dans l'urémie. — Le coefficient urotoxique d'un homme sain du poids de 60 kilogrammes est, pour M. Bouchard, 0.464. D'après nos recherches personnelles[1], le coefficient urotoxique normal serait moins élevé : 0.565.

Dans l'urémie, nous avons vu le coefficient urotoxique devenir extrêmement faible.

1° Urémie avec pouls lent permanent et attaques épilepti-formes 0.1054

2° Urémie légère (néphrite interstitielle). 0.090

3° Urémie dyspnéique avec rythme de Cheyne-Stokes. . 0.087

4° Urémie dyspnéique avec rythme de Cheyne-Stokes. . 0.057

Ces quelques faits suffisent à démontrer l'hypotoxicité des urines dans l'urémie. On pourrait même dire qu'elles sont dénuées de tout pouvoir toxique. Elles sont beaucoup moins toxiques que l'eau bouillie et filtrée, qui tue le lapin à la dose de 156 c. c. par kilogramme de poids.

Nos résultats sont d'ailleurs semblables à ceux obtenus par MM. Bouchard, Dieulafoy, J. Teissier, etc.

Cette concordance est à opposer aux critiques adressées dans ces derniers temps au procédé de mensuration de la toxicité de l'urine par l'injection intra-veineuse de ce liquide au lapin. Sans doute, on n'est pas en droit, comme le déclarait récemment M. le professeur Bouchard, « de demander à un procédé biologique expérimental des résultats toujours identiquement les mêmes et d'une précision et d'une netteté absolues ». Mais, envisagé d'une façon générale et en tenant compte des correctifs que certains auteurs et lui-même ont signalés, on a, grâce à ce procédé, un moyen suffisamment exact d'apprécier la toxicité urinaire.

---

1. Baylac. Recherches sur la toxicité des urines dans diverses affections. *Bull. de la Soc. de Méd. de Toulouse*, 1897.

III. Toxicité du sérum sanguin des urémiques. — L'hypertoxicité du sérum des urémiques devrait être la conséquence logique de l'hypotoxicité urinaire par défaut d'élimination. C'est ce qui semblait résulter des expériences de MM. Tarnier et Chambrelent sur la toxicité du sérum des femmes atteintes d'éclampsie[1].

Mais les résultats, obtenus par les divers expérimentateurs dans leurs recherches sur la toxicité du sérum sanguin normal ou pathologique, sont extrêmement variables.

Déjà en 1896 et 1897, nous[2] avions signalé cette variabilité et nous avions incriminé la différence des méthodes opératoires.

MM. Tarnier et Chambrelent avaient recherché la *toxicité éloignée ou à distance*, c'est-à-dire la dose *minima* de sérum suffisante, pour tuer un lapin du poids de un kilogramme ; ils ont ainsi, obtenu dans l'éclampsie puerpérale une toxicité variant de 4 à 6 centimètres cubes.

Cette méthode rend *impossible* la comparaison de la toxicité du sérum avec la toxicité de l'urine ; pour cette dernière, en effet, on recherche la *toxicité mortelle immédiate*.

Avec MM. Charrin[3], Leclainche et Rémond[4], Guinard et Dumarest[5], nous avions déterminé la toxicité mortelle immédiate et, presque toujours, nous avions dû injecter une dose de sérum, supérieure à 20 centimètres cubes par kilogramme de lapin. Dans l'urémie, nous avions obtenu une toxicité moyenne de 24 c.c. 45, et, dans l'éclampsie, de 50 c.c. 75. Les résultats étaient sensiblement les mêmes, quelle que fût la terminaison de l'intoxication et nous n'hésitions pas à dire « qu'il semblait fort difficile d'en déduire des indications précises pour le pronostic ».

Depuis, nous avons poursuivi nos recherches[6] ; nous avons étudié

1. Tarnier et Chambrelent. *Bull. de la Soc. de Biologie*, 1892.

2. Baylac. Note sur la toxicité du sérum sanguin et des urines dans un cas d'urémie. *Bull. de la Soc. de Méd. de Toulouse*, 1894 (en collaboration avec M. Rispal). — Note sur la toxicité du sérum sanguin dans un cas d'éclampsie puerpérale. *Soc. de Méd.*, 2 juin 1896, et in *Archives médicales de Toulouse*, 15 nov. 1896. — Recherches sur la toxicité du sérum sanguin à l'état pathologique. *Bull. Soc. de Méd. de Toulouse*, 21 mai 1897. — Note sur la toxicité du sérum sanguin à l'état pathologique. *Bull. Soc. de Biologie*, 20 novembre 1897.

3. Charrin. *Bull. Soc. de Biologie*, 1890 ; *Arch. de Physiologie*, janvier 1892.

4. Leclainche et Rémond. *Bull. Soc. de Biologie*, 1893-94.

5. Guinard et Dumarest. *Bull. Soc. de Biologie*, 22 mai 1897.

6. Baylac. Recherches sur la toxicité du sérum sanguin normal (in *Thèse* du Dr Bouma, Toulouse, 1898). — Note sur la toxicité du sérum dans un cas de tétanos chez le cheval. *Soc. de méd. Toulouse*, *Soc. de Biologie*, juin 1878 et in *Archives méd. de Toulouse*, 1898. — De la toxicité du sérum sanguin. *Bull. Société d'histoire naturelle de Toulouse*, mai 1900.

la toxicité du sérum humain normal et du sérum d'animaux sains. Nous avons eu également l'occasion d'étudier, à nouveau, la toxicité du sérum urémique et du sérum d'un cheval atteint de tétanos.

Voici le résumé de nos diverses recherches : la toxicité est toujours rapportée au kilogramme de poids de l'animal réactif (lapin).

TOXICITÉ DU SÉRUM SANGUIN NORMAL.

Observation I. — *Homme* robuste, 21 ans : la toxicité est de 19 cc. 4.

Obs. II. — *Homme* robuste, 61 ans : la toxicité est de 29 cc. 85.

Obs. III. — *Homme* robuste, 25 ans : l'injection de 15 centimètres cubes de sérum dans le péritoine ne détermine aucun trouble pathologique.

En ne tenant pas compte de cette dernière expérience, nous voyons que la *toxicité immédiate moyenne du sérum sanguin normal* est de 24 c.c. 62. Ce coefficient séro-toxique est supérieur à celui obtenu par M. Dumarest, 16 centimètres cubes ; il se rapproche de ceux donnés par MM. Charrin, 27 centimètres cubes, Leclainche et Rémond, 23 centimètres cubes.

Obs. IV. — *Génisse*, 3 ans : le coefficient séro-toxique est de 19 cc. 23.

Obs. V. — *Brebis*, 2 ans : le coefficient séro-toxique est de 102 cc. 12.

Obs. VI. — *Cheval*, 5 ans : le coefficient séro-toxique est de 155 centimètres cubes, un peu inférieur à celui obtenu par MM. Leclainche et Rémond, 119 centimètres cubes.

TOXICITÉ DU SÉRUM SANGUIN PATHOLOGIQUE.

1° *Sérum humain pathologique.*

Obs. VII. — Éclampsie puerpérale, mort : la toxicité est de 26 centimètres cubes.

Obs. VIII. — Éclampsie puerpérale, guérison : la toxicité est de 29 centimètres cubes.

Obs. IX. — Éclampsie puerpérale, guérison : la toxicité est de 47 centimètres cubes.

Obs. X. — Éclampsie puerpérale, guérison : la toxicité est de 21 centimètres cubes.

Obs. XI. — Urémie dyspnéique, mort : la toxicité est de 21 cc. 44.

Obs. XII. — Urémie cérébrale apoplectiforme, mort : la toxicité est de 28 cc. 80.

Obs. XIII. — Urémie cérébrale épileptiforme, mort : la toxicité est de 21 centimètres cubes.

Obs. XIV. — Urémie cérébrale épileptiforme, mort : la toxicité est de 26 cc. 50.

Obs. XV. — Urémie dyspnéique, mort : la toxicité est de 28 centimètres cubes ; le coefficient urotoxique était 0,057.

Obs. XVI. — Cardio-sclérose et asystolie, mort : la toxicité est de 41 cc. 57; le coefficient urotoxique était 0,405.

Obs. XVII. — Urémie dyspnéique et anurie, mort : la toxicité est inférieure à 57 cc. 22 : on a pu injecter 95 centimètres cubes de sérum à un lapin du poids de 1,660 grammes sans le tuer.

La toxicité moyenne du sérum humain pathologique, dans ces onze cas d'intoxication profonde de l'organisme, est de 54 c.c. 81.

La toxicité moyenne, dans l'urémie, est de 57 c.c. 78.

La toxicité moyenne, dans l'éclampsie puerpérale, est de 50 c.c. 75.

La toxicité moyenne, dans les cas terminés par la guérison, est de 52 c.c. 55.

La toxicité moyenne, dans les cas terminés par la mort, est de 51 c.c. 29.

Dans certains cas mortels, cette toxicité a été extrêmement faible: 57 c.c. 11.

Rappelons, enfin, que le *coefficient séro-toxique normal* est de 24 c.c. 62.

2° *Sérum animal pathologique.*

Obs. XVIII. — *Cheval*, 9 ans, atteint de *tétanos* : la toxicité est de 157 cc. 8, alors que le coefficient séro-toxique normal, chez le cheval, est de 119 centimètres cubes par MM. Leclainche et Rémond, et de 155 centimètres cubes d'après notre observation VI.

L'interprétation de ces divers résultats est extrêmement difficile. Sans vouloir leur reconnaître une valeur absolue, il est permis cependant d'en tirer quelques conclusions peu conformes, d'ailleurs, avec les idées généralement acceptées à l'heure actuelle.

Tout d'abord, il n'existe pas de différence très notable entre le coefficient séro-toxique normal et le coefficient séro-toxique pathologique.

La gravité du pronostic ne peut donc pas être rendue solidaire du degré de l'hypertoxicité du sang; dans des cas d'urémie grave, le sérum est tantôt hypertoxique, tantôt hypotoxique, sans préjudice de la bénignité ou de la gravité du cas.

Le coefficient sérotoxique, d'autre part, paraît indépendant du coefficient urotoxique.

On est ainsi conduit à faire les plus grandes réserves sur la valeur de la toxicité du sérum sanguin.

Mais alors que deviennent les poisons élaborés constamment par les tissus et non éliminés par les urines? Ils ne paraissent pas exister dans le sérum sanguin. Sont-ils fixés dans les organes, ou sont-ils en dissolution dans le liquide interstitiel?

IV. Toxicité des liquides d'œdèmes dans l'urémie. — Nous avons eu l'idée d'étudier la toxicité du liquide séreux, qui se rencontre si fréquemment dans le tissu cellulaire des sujets atteints de néphrite chronique sous forme d'œdèmes tantôt localisés, tantôt généralisés[1]. Nous l'avons recueilli, avec les plus grandes précautions d'antisepsie et d'asepsie, à l'aide de tubes capillaires de Southey, placés aux membres inférieurs ou au scrotum, de préférence au niveau des membres.

C'est un liquide incolore, transparent, à réaction alcaline, à saveur un peu salée, inodore et qui ne se coagule pas spontanément. Sa densité, de beaucoup inférieure à celle des humeurs des autres hydropisies, est en moyenne de 1004. Il renferme de 5 à 7 grammes de chlorure de sodium par litre, 50 centigrammes environ de phosphates, des traces d'urée, et, dans un cas, 5 gr. 80 d'albumine (sérine).

Nos recherches ont porté sur quatre cas d'urémie et un cas d'asystolie.

OBSERVATIONS	DIAGNOSTIC	TERMINAISON	COEFFICIENT UROTOXIQUE	TOXICITÉ DU SÉRUM SANGUIN	TOXICITÉ DES ŒDÈMES
I.	Urémie dyspnéique.	Mort.	0.057	28 cc.	291 cc.
II.	Urémie.	Guérison.	0.356	»	258 » 45
III.	»	»	0.201	»	296 » 60
IV.	Cardio-sclérose et asystolie.	Mort.	0.405	41 cc. 65	187 » ?
V.	Urémie.	»	0.157	»	267 »

Une première constatation se dégage de ces expériences, c'est l'extrême innocuité des liquides d'œdèmes. Injectés au lapin, ils paraissent inoffensifs. Nous avons pu en injecter 100, 200, 300 et même 400 centimètres cubes sans provoquer de phénomènes convulsifs et les symptômes, qu'ils produisent, rappellent ceux que déterminent les injections intra-veineuses du sérum artificiel.

Pour tuer l'animal, il a fallu en injecter, toujours, plus de 200 centimètres cubes par kilogrammes de poids. La toxicité moyenne des

1. BAYLAC. De la toxicité des liquides d'œdèmes. *Soc. de Méd. de Toulouse*. 11 février et 21 juillet 1899. In *Archives médicales de Toulouse*. 1er juin 1899. In *Languedoc médico-chirurgical de Toulouse*. 10 août 1899. In *Comptes rendus de la Soc. de Biologie*, novembre 1899.

cinq expériences est de 256 centimètres cubes. Si l'on ne tient pas compte du résultat de l'observation IV. entaché peut-être d'erreur (souillure de la sérosité par quelques gouttes d'urine), on a une *toxicité moyenne de 273 centimètres cubes.*

La nature et la gravité de l'intoxication paraissent sans influence sur le pouvoir toxique des liquides d'œdèmes. Il ne semble pas non plus possible d'établir un rapport entre la toxicité du sérum sanguin et celle des œdèmes. Enfin la toxicité de ces liquides parait indépendante de la toxicité des urines.

Cette toxicité est d'ailleurs tellement faible, qu'on serait en droit de la considérer comme à peu près nulle. Elle ne peut être comparée à la toxicité des urines (15 centimètres cubes) et du sérum (25 centimètres cubes), ni à la toxicité de l'eau bouillie et filtrée (156 centimètres cubes). Seule l'eau bouillie et filtrée additionnée de 4 grammes de chlorure de sodium par litre (sérum artificiel) possède un pouvoir toxique se rapprochant de celui des liquides d'œdèmes : elle tue le lapin à la dose moyenne de 500 centimètres cubes ; la toxicité moyenne des liquides d'œdèmes est de 273 centimètres cubes et nous l'avons vue atteindre 291 et 296 centimètres cubes.

La raison de cette analogie entre les œdèmes et l'eau salée pourrait bien être due à leur composition à peu près identique : les liquides d'œdèmes ont une densité très faible et renferment 6 grammes de chlorure de sodium par litre ; l'eau salée, telle que nous l'avons employée, en contient 4 grammes.

Nous sommes donc autorisé à dire que les liquides d'œdèmes paraissent dénués de tout pouvoir toxique. Ce n'est donc pas dans ces liquides, qu'il faut rechercher la présence des poisons non éliminés par les urines dans l'urémie.

Nous sommes ainsi conduit à vérifier la dernière hypothèse que nous avions faite : les poisons urinaires sont-ils fixés dans les divers organes ?

Nous avons étudié la toxicité des organes d'animaux privés de leurs reins par double néphrectomie, après avoir, au préalable, établi la toxicité des organes d'animaux sains.

Toxicité des extraits de tissus normaux. — Depuis 1891, MM. Brown-Séquard et d'Arsonval[1], Roger[2]. etc.. avaient établi que les tissus normaux renferment des substances toxiques. Mais ils n'avaient pas étudié tous les organes et, d'autre part. ils n'avaient pas déterminé leur

1. Brown-Séquard et d'Arsonval. *Comptes rendus, Société de Biologie*, 24 octobre 1891.

2. Roger. *Comptes rendus, Soc. de Biologie*, 51 octobre 1891.

toxicité immédiate pour un kilogramme de poids d'animal réactif.

C'est ce que nous avons cherché à faire.

Nous avons choisi un *chien* robuste, bien constitué, du poids de 22 kilogrammes : la mort a été produite par section du bulbe.

Nous avons immédiatement enlevé les principaux organes ou tissus : foie (760 grammes), reins (150 grammes), poumons (500 grammes), rate (70 grammes), muscles, cerveau. Nous en avons préparé ensuite des extraits glycérinés (une partie d'organes pour trois parties de glycérine et sept parties d'eau bouillie) d'après la méthode de Brown-Séquard et d'Arsonval[1], en portant la durée de la macération dans la glycérine à 24 heures. Nous avons eu ainsi des extraits organiques au dixième.

Pour l'étude de leur toxicité, nous avons suivi la méthode générale, indiquée plus haut : injection intraveineuse au lapin, à la température de 40 degrés et à la vitesse de un centimètre cube par dix secondes.

Nous avons obtenu les résultats suivants :

OBSERVATIONS	ORGANE INJECTÉ	TOXICITÉ IMMÉDIATE PAR KILOG. DE POIDS	OBSERVATIONS
I.	Poumons.	75 cc. 7	Convulsions.
II.	Cerveau.	78 » 4	Prostration, somnolence, ralentissement de la respiration.
III.	Foie.	85 » 5	Convulsions.
IV.	Muscle.	108 » 8	Ralentissement de la respiration. Convulsions.
V.	Reins.	57 » 8	*L'animal ne succombe pas : diurèse.*
VI.	»	115 » 7	Ralentissement de la respiration.
VII.	Rate.	118 » 9	Convulsions très légères.

Par ordre de toxicité, on a : les poumons, le cerveau, le foie, le muscle, les reins, la rate.

Les **extraits** organiques des poumons, du cerveau et du foie possèdent les propriétés toxiques des plus élevées.

Les muscles, les reins, la rate fournissent des extraits à peu près inoffensifs ; pour produire la mort des animaux, il faut en injecter des doses supérieures à 100 centimètres cubes par kilogramme de poids.

La mort se produit dans des conditions presque semblables, quel que soit l'extrait injecté : prostration, somnolence, myosis, ralentisse-

<hr>

1. Brown-Séquard et d'Arsonval. *Arch. de Physiologie*, juillet 1891, janvier 1892.

ment de la respiration, avec accélération tardive, convulsions inconstantes et d'une intensité très variable ; persistance des battements
cardiaques.

Connaissant la toxicité des tissus normaux, nous avons étudié
comparativement la toxicité des tissus dans l'urémie.

VI. Toxicité des extraits de tissus dans l'urémie. — Nous avons cherché à produire l'urémie en pratiquant la double néphrectomie chez le
chien, par le procédé de la taille bilatérale en un temps.

Observation. — 7 *juillet*, 4 heures du soir. — La double néphrectomie est
pratiquée sur un chien, bien portant, de petite taille, 6 kgr. 400, maintenu
sur la table à contention de Jolyet.

Nous produisons l'anesthésie avec un mélange d'éther et de chloroforme
(deux parties d'éther pour une partie de chloroforme). Les poils sont coupés
et rasés ; la peau est lavée et désinfectée avec l'alcool, l'éther et le sublimé.
Nous faisons une incision lombaire, parallèle à la masse musculaire sacro-
lombaire. Après incision de la peau, nous dissocions les muscles, à l'aide
d'un instrument mousse, pour éviter les hémorragies et nous faisons une
petite incision au péritoine, dont les bords sont maintenus élevés à l'aide de
deux pinces hémostatiques. Nous allons à la recherche du rein, nous l'attirons
vers la plaie, nous plaçons une ligature simple, à la soie, sur le hile ; nous
sectionnons, enfin, entre le rein et la ligature. Le rein enlevé, nous suturons
le péritoine avec de la soie très fine, puis le plan musculaire et nous ter-
minons par la suture de la peau à l'aide du crin de Florence. Nous procédons
à la même opération pour le rein du côté opposé.

La durée de l'opération a été de vingt minutes ; elle s'est faite sans incident particulier.

Le rein droit pèse 21 grammes et le rein gauche 22 grammes. Après
l'opération, le chien est encore sous l'influence de l'anesthésie ; au sommeil,
succédant des mouvements désordonnés, de la perte de l'équilibre et une
démarche ébrieuse ; bientôt, tous ces troubles disparaissent et l'animal peut
être reconduit dans sa loge.

8 *juillet*. — Rien d'anormal ; l'animal saute et marche sans difficulté ; il
a pu manger ; les sutures sont en bon état ; température rectale 38° ; 24 mouvements respiratoires par minute.

9 *juillet*. — Marche facile ; alimentation nulle ; diarrhée légère ; frissons
nombreux et fréquents. T. 37°,4 ; R. 12, Amaigrissement notable ; les plaies
opératoires sont en bon état.

10 *juillet*. — Marche facile ; refuse toute alimentation ; diarrhée plus
abondante. T. 36° ; R. 14.

11 *juillet*. — L'animal succombe à 5 heures du soir, 4 jours et 1 heure
après la néphrectomie double, soit une *survie de 97 heures*.

Son poids est de 5 kg. 500, soit un amaigrissement de 900 grammes.

A l'*autopsie*, nous avons pu constater que l'opération avait été faite dans
de bonnes conditions ; il n'y avait pas de trace d'infection au niveau des
sutures et la séreuse péritonéale était intacte.

Les divers organes ne présentaient pas de lésions notables ; la rate n'était pas augmentée de volume : le *foie*, seul, était *hypertrophié*. Son poids, 280 grammes, représente le 19me du poids total du corps, au lieu du 50me, poids ordinaire de cet organe par rapport au poids de l'animal, soit une *augmentation de plus d'un tiers*.

Nous procédons à l'ablation du foie, de la rate, du poumon, du cerveau, des muscles et nous en préparons des extraits glycérinés comme précédemment.

Avant d'analyser la toxicité de ces divers extraits, qu'il nous soit permis de signaler la longue survie de notre chien.

Il a survécu 97 heures à la néphrectomie double.

La plupart des auteurs déclarent que le chien meurt de 20 à 40 heures après l'opération. C'est l'opinion de Vitzon[1].

Pour MM. Ajello et Parascandalo[2], la mort se produit dans un délai qui varie entre 4 et 48 heures.

Les injections d'extraits de rein peuvent élever cette survie à 4 jours 15 heures (un cas unique cité par Vitzon) et à 4 jours (un cas unique cité par Ajello et Parascandalo).

MM. Chatin et Guinard[3], dans un travail récent sur la sécrétion intense des reins, rapportent des opérations analogues suivies d'une survie plus considérable. Ils ont pratiqué la néphrectomie double à 15 chiens et à 9 d'entre eux ils ont fait des injections de sérum sanguin provenant de la veine rénale.

Ces neuf chiens ont succombé dans les délais suivants : 41 heures, 53 h., 40 h., 66 h., 82 h., 60 h., 80 h., 70 h., 108 h.

Les chiens témoins ont tous vécu plus longtemps : ils ont succombé au bout de 65 heures, 82 h., 90 h., 88 h., 100 h., 124 h.

Notre observation constitue un nouveau cas de survie considérable (97 heures) après la néphrectomie double. Notre chien a vécu plus de temps que la plupart des animaux ayant subi la même opération et traités par l'organothérapie rénale.

Nous ne voulons pas en tirer un argument pour ou contre la sécrétion interne du rein. Cette question ne rentre pas dans notre sujet. Notre cas n'en constitue pas moins un fait d'une réelle valeur à ajouter à ceux réunis par MM. Chatin et Guinard.

La toxicité des extraits d'organes, provenant de ce chien privé des deux reins, a été recherchée dans des conditions identiques à celle des extraits de tissus normaux.

1. Vitzou. Bibliothèque internationale de l'*Alliance scientifique universelle*. Bucarest, 1895.
2. Ajello et Parascandalo. *Lo Sperimentale*, anno 49. Sez. *Biologica*, fasc. IV.
3. Chatin et Guinard. De la sécrétion interne du rein. *Arch. de méd. expér.*, mars 1900, p. 157.

Voici les résultats obtenus :

OBSERVATIONS	ORGANE INJECTÉ	TOXICITÉ IMMÉDIATE PAR KILOG. DE POIDS	OBSERVATIONS
I.	Foie.	55 cc.	Convulsions violentes.
II.	Poumons.	75 » 8	Convulsions.
III.	Cerveau.	78 » 5	Prostration. Ralentissement de la respiration.
IV.	Muscles.	115 » 5	Convulsions très légères.
V.	Rate.	106 »	Frémissements ; pas de convulsions.

Si l'on compare ces résultats à ceux rappelés plus haut, on voit que les extraits de poumons, de cerveau, de muscles, de rate ont un pouvoir toxique identique, qu'il s'agisse d'un animal sain ou d'un animal néphrectomisé.

En revanche, la toxicité de l'extrait hépatique augmente dans des proportions très sensibles dans l'insuffisance rénale absolue, d'origine expérimentale.

Nous avons, déjà, signalé l'augmentation du volume du foie; son poids est augmenté de plus d'un tiers.

Sa toxicité est également augmentée de un tiers par rapport au foie normal.

Nous sommes ainsi conduit à constater, que dans l'insuffisance rénale absolue, les poisons de l'organisme sont en partie arrêtés et accumulés dans la glande hépatique.

C'est une démonstration nouvelle du rôle protecteur du foie, de son rôle d'arrêt des poisons, bien mis en lumière par les travaux de Schiff, Bouchard et Roger.

M. CHARRIN. — À l'occasion de la communication de M. Baylac, je rappelle que Rouquès a étudié systématiquement la toxicité des divers tissus normaux de l'économie; il serait intéressant de comparer les résultats.

M. ROGER. — L'augmentation de toxicité des extraits hépatiques dépend d'une modification dans les matières albuminoïdes. Or le rein n'élimine pas à l'état normal d'albumine. Par conséquent, les expériences de M. Baylac viennent à l'appui de l'hypothèse que je soutiens depuis longtemps sur la physiologie pathologique de l'urémie. Ce processus ne peut être attribué à une rétention des substances que le rein doit éliminer. L'insuffisance rénale a pour conséquence une modification dans la constitution chimique de l'organisme. Les intéressantes recherches de M. Baylac le démontrent.

M. BAYLAC. — La toxicité des extraits d'organes peut légitimement être attribuée aux substances albuminoïdes. J'ai, en effet, avec M. Roger, préparé

les extraits *à froid* et j'ai porté la durée de la macération dans la glycérine
à 24 heures.

Les résultats que j'ai obtenus sont sensiblement identiques à ceux de
M. Roger. Mais M. Roger n'avait pas déterminé la *toxicité immédiate* de
tous les organes, tandis que j'ai étudié systématiquement cette toxicité.
Mais j'ajouterai que j'ai eu surtout en vue la recherche de la toxicité des
tissus de l'urémie expérimentale.

TROUBLES DE L'APPAREIL DE LA VISION CAUSÉS PAR LES AFFECTIONS
DE L'APPAREIL DIGESTIF

par M. P. LE GENDRE,

Médecin de l'hôpital Tenon.

Des troubles de l'appareil de la vision sont observés fréquemment
chez des malades ayant des troubles fonctionnels ou des maladies de
l'appareil digestif. Ce sont des modifications de la circulation péri ou
intra-oculaire, de la dimension de l'orifice pupillaire (myosis, mydriase
inégalité pupillaire), de la contraction des muscles moteurs du
globe oculaire (strabisme, nystagmus), de l'accommodation (asthénopie) ou de la sensibilité spéciale (amblyopie, héméralopie, photophobie, scotomes, etc.)

Les affections de l'appareil digestif au cours desquelles ont été notés
les uns ou les autres de ces troubles oculaires sont très nombreuses :
dyspepsies gastriques et intestinales de divers ordres ou affections
organiques de l'estomac ou de l'intestin, troubles ou maladies du foie
ou du pancréas, maladies générales à détermination sur l'appareil
digestif, parasites du tube digestif.

Si j'aborde dans cette section du Congrès, et non dans celle de pathologie interne, la question des rapports entre les affections de l'appareil
digestif et les troubles de l'appareil de la vision, c'est qu'elle soulève
un problème de pathogénie dont la complexité et l'envergure ne m'ont
pas paru indignes de l'intérêt des médecins, orientés vers les études
de pathologie générale.

L'interprétation du rapport de cause à effet entre les troubles de
l'appareil digestif et ceux de l'appareil de la vision est entourée de
difficultés. Dans chaque cas il y a lieu de se demander si leur coexistence n'est pas fortuite, si le trouble digestif et le trouble visuel ne
sont pas sous la dépendance d'une même cause, si l'action médica-

menteuse n'est pas en jeu : enfin, en admettant que le trouble oculaire et le trouble digestif soient vraiment liés l'un à l'autre, quel est celui qui tient l'autre sous sa dépendance et quel est le lien qui les unit. La question n'a guère été abordée qu'incidemment par les gastropathologistes et les ophtalmologistes. On trouve, pour ce qui concerne l'estomac ou l'intestin, mention de l'asthénopie accommodative et de l'amblyopie dans les dyspepsies, des troubles oculo-pupillaires dans l'helminthiase.

Chomel[1] a rapporté l'histoire d'un jeune dyspeptique qui, chaque fois qu'il mangeait trop, avait une diminution de l'acuité visuelle telle qu'il ne pouvait lire ; la vue redevenait normale lorsque la digestion était terminée. Beau[2], à propos des troubles de la sensibilité dans la dyspepsie, fait allusion à des troubles de la vision et, dans les conséquences de l'anémie d'origine dyspeptique, il range un agrandissement variable de l'ouverture pupillaire, et la bouffissure des paupières qu'il explique par la laxité des tissus chez tous les anémiques. Le professeur Raymond, dans sa thèse d'agrégation[3], cite, d'après Landolt, comme troubles de la vue se produisant chez quelques dyspeptiques, l'amblyopie, la dyschromatopsie, la nyctalopie, le scotome central et, d'après Dianoux, le scotome scintillant. Le professeur Bouchard a signalé dans la dilatation de l'estomac[4] l'obscurcissement de la vue, l'hémiopie, la diplopie, la faiblesse du muscle droit interne de l'œil, les hallucinations de la vue silencieuses et solennelles. A propos du vertige, dit *a stomacho læso*, le professeur Hayem et son élève G. Lion[5] admettent qu'en réalité le plus souvent ce symptôme est lié à une altération des organes des sens et que parfois, en l'absence d'une lésion de l'oreille, le phénomène peut s'expliquer par un trouble oculaire portant sur la réfraction ou sur l'accommodation.

Les troubles oculaires ont été plus étudiés peut-être dans les maladies du foie. Pour ne citer que les travaux récents de Parinaud[6], de Boas[7], Vincent[8], Seabrook[9], A. Gilbert et L. Fournier les résument[10] en disant qu'on peut observer chez les hépatiques l'amblyopie, l'amau-

---

1. Des dyspepsies, 1857.
2. Traité de la dyspepsie, 1866.
3. Des dyspepsies, 1878.
4. Leçons sur les auto-intoxications, 1887.
5. Maladies de l'estomac, 1897.
6. De l'héméralopie dans les maladies du foie. *Arch. gén. de Méd.*, 1881.
7. *Von Graef's Archiv. f. Opht.*, t. XL, fasc. 5.
8. L'œil et le foie. *Thèse de Lyon*, 1892.
9. L'œil et le foie. New-York, *Med. Journal*, 14 mars 1896.
10. Maladies du foie, 1898, in *Traité de médecine et de thérapeutique*.

rose, l'asthénopie, la xanthopsie, l'héméralopie, la rétinite pigmentaire, les hémorragies rétiniennes, l'iritis, etc., et qu'on a vu se produire des altérations des divers milieux de l'œil chez les chiens porteurs de fistule biliaire.

Il n'est pas à ma connaissance que des troubles oculaires aient été signalés dans les affections du pancréas, en dehors des cas où existait un ictère par compression de l'orifice du canal cholédoque.

Quand on rencontre un trouble ou une anomalie de l'appareil de la vision chez un individu ayant une affection de l'appareil digestif, il faut s'enquérir si le malade est myope, hypermétrope ou astigmate, s'il a consulté un oculiste; il faut noter s'il existe ou a existé chez lui une maladie générale capable d'influencer l'appareil oculaire (diabète, albuminurie, syphilis, tuberculose) ou des centres nerveux (tabes, paralysie générale). Il faut tenir note des traitements qui ont été suivis et qui pourraient avoir quelque influence sur la circulation des membranes de l'œil (iodure, bromure), ou la contractilité de l'iris (opium, belladone), ou des intoxications nuisibles à l'intégrité des cellules rétiniennes (tabac, alcool). Il faut en un mot, avant de risquer l'interprétation du trouble oculaire, écarter autant que possible toutes les causes capables d'agir sur la vision en dehors des troubles dyspeptiques. Mais il est un groupe de faits où on ne peut complètement dissocier les troubles digestifs des autres, c'est celui des névropathes (hystériques et neurasthéniques), et il y aura lieu de revenir sur ce point à propos de l'interprétation pathogénique.

L'enfoncement des globes oculaires dans l'orbite se voit dans les affections du tube digestif accompagnées d'émaciation ou de soustraction excessive de liquides à l'organisme, telles que des vomissements fréquents, de la diarrhée profuse, une insuffisante absorption d'eau, qu'elle soit ingérée en trop faible quantité ou qu'elle ne soit pas absorbée par une muqueuse altérée, peut conduire à ce même résultat. C'est dans certaines grandes dilatations gastriques que j'ai vu le plus notable enfoncement des globes oculaires, le patient étant tourmenté par la soif, quoique le clapotage permanent de son estomac fût constatable dans des limites excessives.

Je l'ai noté aussi chez certains patients victimes d'une interprétation abusive du régime préconisé contre l'ectasie gastrique. Les médecins qui ont les premiers étudié ces cas ont sagement conseillé pour eux l'usage des boissons dans une proportion modérée, et passagèrement, pour permettre à l'estomac dilaté de revenir peu à peu sur lui-même. Mais ils ont expressément indiqué la nécessité de ne jamais restreindre l'introduction de l'eau dans l'organisme au-dessous de la quantité nécessaire au fonctionnement physiologique, sous peine d'exposer le patient aux multiples accidents de l'insuffisance des échanges et de l'émonction ; l'introduction d'eau par la voie rectale ou d'eau chlorurée par la voie sous-cutanée est alors le correctif de la diminution des boissons. Mais d'autres médecins, ayant mal compris les premiers travaux publiés sur la question, ont vicié la formule en la réduisant au « régime sec » et conseillé aux patients de boire « le moins possible » ; certains de ces patients ont eu le courage malheureux d'appliquer à la lettre ce fâcheux conseil et se sont résignés à mourir de soif en se déshydratant progressivement. C'est chez plusieurs de ces malades que j'ai constaté la rétraction des globes oculaires, en même temps que les autres signes de déshydratation des tissus, comme on la rencontre chez les individus jeunes ou vieux atteints d'affections du tube digestif entraînant une grande déperdition de liquide.

J'ai, par contre, observé (en dehors du syndrome de Basedow) une *saillie des globes oculaires*, intermittente et variable, chez certains individus présentant des troubles digestifs gastriques ou hépatiques et un ensemble de phénomènes de vaso-dilatation périphérique, bouffées de chaleur et rougeur du visage pendant le travail digestif. Chez plusieurs de ces malades existait, en même temps qu'une saillie visible des yeux, une *sensation de battements intra-oculaires rythmiques* synchrones au pouls, et la plupart percevaient en même temps des battements épigastriques que la sémiologie classique a enregistrés depuis si longtemps chez les dyspeptiques névropathes.

Chez quelques-uns on pouvait constater un certain degré d'*hypertonie du globe oculaire*, soit à certaines heures seulement, soit pendant des périodes de temps assez prolongées pour que des oculistes aient été consultés. Dans deux cas, le spécialiste a vérifié l'existence d'une augmentation de la pression intra-oculaire et conseillé des collyres appropriés, en parlant de tendance au glaucome. L'amélioration de l'état dyspeptique a été suivie de la disparition de l'hypertonie. Plusieurs des dyspeptiques ayant de la tendance à l'exophtalmie étaient sujets à des augmentations fréquentes du volume du foie.

A des troubles vaso-moteurs des régions orbitaire et palpébrale se rattachent la *teinte bleuâtre des téguments autour des yeux* et la *bouffissure*, alors qu'il n'existe ni albuminurie, ni cardiopathie.

J'ai étudié avec un soin particulier les *modifications de l'ouverture pupillaire* dans divers états pathologiques de l'appareil digestif. Je ne puis prétendre apporter une formule définitive ; mais je crois pouvoir dire que j'ai trop souvent vu l'état de la pupille anormale chez les dyspeptiques pour admettre une simple coïncidence. J'écarte tous les cas, bien entendu, dans lesquels une autre cause peut agir sur la pupille, par exemple l'urémie, la périencéphalite ou les opiacés en cas de myosis, la belladone ou la myopie en cas de mydriase; il reste un lot important de cas où chez des individus atteints de troubles fonctionnels ou organiques de l'appareil digestif, j'ai constaté d'une manière indubitable soit une sténose, soit une dilatation de l'orifice pupillaire.

J'ai hésité assez longtemps à admettre un lien entre les troubles digestifs et les modifications de la pupille, mais ce qui a entraîné ma conviction, c'est la constatation dans deux cas d'une *modification unilatérale* et passagère de la pupille en même temps qu'existait un trouble de la digestion.

J'ai déjà signalé un de ces cas à la Société de thérapeutique dans une discussion relative à l'action du contenu du tube digestif sur les réflexes cutanés et vasomoteurs. Au cours d'une digestion laborieuse un dyspeptique, avec tympanite stomacale et gastralgie, me fit constater une énorme mydriase unilatérale de l'œil gauche, qui dura plusieurs heures et qui se reproduisit plusieurs fois dans des circonstances semblables.

J'ai pu observer une mydriase unilatérale de l'œil droit au cours d'une colique hépatique chez une malade qui n'avait pas pris de belladone; on lui fit deux injections de morphine dans la journée. Le lendemain la pupille gauche était en myosis, la droite était redevenue d'une dimension moyenne, mais demeurait plus large que la gauche. Le surlendemain les deux pupilles étaient redevenues égales. J'ai été frappé dans ce cas que ce fût précisément la pupille droite qui fût dilatée, alors que le point de départ du réflexe était certainement le foie. J'ajouterai que dans ce cas le syndrome angiochollagique s'accompagne tout le temps de troubles circulatoires très accentués, palpitations du cœur, irrégularité et intermittences du pouls, sans qu'il y eût cependant aucune cardiopathie organique constatable ni avant ni depuis la colique hépatique.

Confirmé par ces deux faits dans l'idée d'un lien entre des troubles du tube digestif ou du foie et des modifications de la pupille, j'ai repris plus attentivement l'étude des variations de l'orifice pupillaire chez les malades de cette catégorie et je suis de plus en plus enclin à en admettre la réalité. Si je me réfère aux faits que j'ai pu jusqu'ici réunir, je dirai que j'ai observé la *dilatation pupillaire* dans des cas où existait une *crise douloureuse*, gastralgie ou entéralgie, surtout lorsque cette douleur était accompagnée de *distension de l'estomac ou de l'intestin* par des gaz. Je l'ai notée même dans une maladie générale à localisation entérique, comme la fièvre typhoïde dans une période de tympanite. Mais je l'ai observée aussi dans une *colique saturnine*, alors que le ventre était rétracté, avant qu'on eût fait l'injection de morphine de rigueur. Je l'ai vue encore dans l'*appendicite* et j'incline à croire qu'on observerait souvent la mydriase dans les accès douloureux à point de départ gastrique, intestinale ou hépatique, si généralement la première intervention thérapeutique ne consistait pas en administration d'une préparation opiacée qui ramène la pupille à sa dimension normale ou à la sténose.

Cela ne veut pas dire que les réflexes douloureux soient les seuls qui, partis du tube digestif, puissent provoquer la mydriase; car l'*helminthiase* a été depuis longtemps signalée comme une cause possible de dilatation pupillaire anormale.

Outre les cas où existait la douleur ou la tympanite, j'ai rencontré la mydriase dans l'*indigestion aiguë* avec phénomènes évidents d'intoxication, dans l'empoisonnement par des aliments avariés (botulisme) où d'ailleurs la mydriase est connue et fait partie du cortège symptomatique, puisqu'on a comparé à l'atropine l'action physiologique de certaines ptomaïnes d'origine alimentaire.

J'ai rencontré surtout le *myosis* dans des états dyspeptiques d'origine gastrique ou intestinale, dans des affections du foie indolentes ou peu douloureuses, mais cachectisantes (gastrites ou entérites chroniques avec apepsie et lientérie, cancers, cirrhoses avancées).

J'insisterai moins sur les autres perturbations fonctionnelles de l'appareil de la vision que j'ai rencontrées dans divers états gastriques, intestinaux ou hépatiques.

Le *strabisme* et la *diplopie* sont d'une fréquence relative dans les entérites aiguës graves de l'enfance. Doivent-ils être interprétés comme liés à des troubles cérébraux ou méningés fonctionnels, à un syndrome pseudo-méningitique d'ordre toxique, ou sont-ils seulement de cause réflexe? Dépendent-ils d'une déshydratation aiguë des centres encéphaliques? On observe d'ailleurs ces mêmes signes au cours d'états gastriques chroniques, comme la dilatation permanente de l'estomac.

Au même groupe des parésies musculaires intermittentes je rattache le *nystagmus* passager dont j'ai rencontré plusieurs cas.

Les *troubles de l'accommodation* sont des plus fréquents dans les états dyspeptiques chroniques: il est peu de malades qui ne s'en plaignent spontanément ou ne les reconnaissent dès qu'on les interroge à ce point de vue. J'incline d'ailleurs à croire que l'*asthénopie accommodative* joue un rôle dans la fréquence de l'état vertigineux chez beaucoup d'entre eux.

Je signalerai encore les divers troubles de la sensibilité générale ou spéciales : *sensation de froid* ou *de chaleur*, *picotements* dans les yeux même sans hyperémie conjonctivale visible, *amblyopie*, *héméralopie*, *photophobie*, *mouches volantes*, *scotomes*. Un confrère dyspeptique était tourmenté par un *scotome scintillant* chaque fois que sa digestion était plus pénible qu'à l'ordinaire. Il lui suffisait alors de se laver l'estomac pour faire disparaître le scotome en même temps que les malaises gastriques ; les résidus évacués par la sonde étaient d'une odeur infecte. Pendant cette même période il avait des sueurs fétides.

Tels sont les faits cliniques. Quelle peut en être la pathogénie? Je passerai brièvement sur les cas dans lesquels la coexistence d'une lésion oculaire et d'un trouble digestif peut être expliquée par la réaction de l'œil sur l'estomac : ces faits sont exceptionnels. On se rappelle que la réaction de l'iris sur le grand sympathique et sur le pneumogastrique a été invoquée jadis pour la pathogénie de la migraine (Beau). On peut dire à l'appui que certaines iritis s'accompagnent de vertiges, de nausées et de vomissements. On a dit que dans la nausée du mal de mer il y avait souvent un point de départ visuel. On a signalé des troubles du même genre dans certains glaucomes à marche rapide.

Le vertige accompagne certaines rétinites ; il est vrai que souvent la cause de la rétinite est un poison (tabac, alcool, urémie) capable d'influencer à la fois l'estomac et la rétine. Enfin la migraine ophtalmique, même si elle n'est pas de cause gastrique, s'accompagne parfois de vomissements particulièrement intenses.

Mais pour les cas où le tube digestif réagit incontestablement sur l'appareil de la vision, bien des mécanismes ont été proposés pour expliquer cet enchaînement, suivant les théories régnantes en pathologie générale : l'inflammation, l'irritation, l'anémie ou la congestion, la dénutrition et ses conséquences chimiques, les réflexes sensitifs ou vasomoteurs, l'intoxication. De tous ces processus la pathologie générale contemporaine n'en peut retenir que trois, isolés ou associés : les réflexes à point de départ gastro-intestinal ou hépatique, l'intoxication, la dystrophie. Aucun des trois ne me paraît applicable à tous les cas. Je crois au contraire que c'est tantôt l'un, tantôt l'autre de ces trois mécanismes qui entre en jeu, quand ils ne coopèrent pas tous trois. Je pense en outre que le plus souvent une large part doit être attribuée à une prédisposition innée ou familiale.

Pour les troubles circulatoires de courte durée se produisant dans le tissu cellulaire de l'orbite ou des paupières, les variations très passagères de tension du globe oculaire, les modifications transitoires dans la dimension de la pupille quand elles accompagnent des phénomènes douloureux dans la sphère de l'appareil digestif, surtout quand cette modification ne touche qu'une seule des pupilles, il ne répugne pas d'accepter qu'il s'agit de simples réflexes vaso-moteurs ou irio-moteurs.

Souvent, quand il s'agit de dyspeptiques, on relève chez eux beaucoup de stigmates d'hystérie ou de neurasthénie, et alors il y a lieu de se demander si la cause primordiale des troubles dyspeptiques comme des troubles oculaires, n'est pas la névrose. On peut admettre en tous cas que les troubles oculaires aussi bien que le vertige, les troubles vasomoteurs se voient surtout chez les dyspeptiques de la famille névropathique.

Mais, quand il s'agit de phénomènes persistants, hyperémie conjonctivale permanente, hypertension oculaire durable, myosis ou mydriase habituels, amblyopie ou asthénopie accommodatives tenaces, coexistant avec un cortège de troubles nerveux, vasomoteurs et trophiques, comme ceux qu'on relève toujours en pareil cas chez les malades atteints d'une affection chronique de l'appareil digestif ou du foie; on ne peut accepter comme cause satisfaisante que l'intoxication par les produits élaborés dans un tube digestif dont les fonctions sont perverties, qu'il s'agisse de toxines d'origine alimentaire ou ayant pris naissance dans le tube digestif ou des poisons biliaires en cas d'ictère, c'est à l'imprégnation directe par ces poisons des milieux de l'œil, de la rétine ou des centres nerveux d'où dépendent la circulation, la musculature interne et externe, l'accommodation de la sensibilité spéciale de l'œil, qu'il me parait rationnel d'attribuer les troubles de l'appareil visuel que j'ai énumérés. Si la démonstration expérimentale de cette intoxication n'a pas été réalisée dans ces cas particuliers, nous savons du moins par tant de recherches, de M. Bouchard, de Charrin et de ses autres élèves, de Bouveret et Devic, bien encore de Spillmann fils, que le contenu du tube digestif depuis l'estomac jusqu'au rectum est toxique, que la bile est toxique.

Enfin, dans les affections chroniques de l'estomac, de l'intestin ou du foie dans lesquelles la nutrition toute entière est profondément pervertie, les troubles oculaires sont probablement d'ordre marastique et résultent de l'insuffisante récrémentition des éléments cellulaires, nerveux ou musculaires.

M. le professeur EWALD. — M. Ewald fait une remarque sur l'état pupillaire (myosis ou dilatation unilatérales) dans les migraines.

ÉTUDE EXPÉRIMENTALE SUR LES OBSTRUCTIONS INTESTINALES AIGUËS

par J. ALBARRAN et G. CAUSSADE.

En nous inspirant des travaux de M. le professeur Dieulafoy sur la cavité appendiculaire, nous avons essayé de déterminer les différences qui existent dans les obstructions intestinales siégeant au même niveau : 1° lorsque le cours des matières est simplement interrompu dans un point de l'intestin; 2° lorsque l'obstruction, portant à la fois sur deux points, une anse intestinale comprise entre eux, constitue une cavité close.

Nous avons fait des expériences sur 20 chiens divisés en deux séries. La première comprend 10 chiens chez lesquels nous avons pratiqué sur l'intestin une seule ligature interrompant le cours des matières. La seconde comprend 10 autres chiens chez lesquels deux ligatures, placées à 9 centimètres l'une de l'autre, interceptaient un segment de l'intestin formant cavité close, sans que la circulation sanguine fût interrompue au niveau de l'anse. Les ligatures simples ou doubles de l'intestin étaient faites sur de larges anneaux de caoutchouc, de façon, tout en interrompant complètement le cours des matières, à faire une compression douce.

Ces précautions ont été prises pour étudier l'influence de l'anse étranglée, en tant que cavité close, évitant ainsi des phénomènes ischémiques ou gangreneux par gêne circulatoire.

Symptômes. — Nous examinerons les symptômes dans les deux variétés d'obstruction que nous avons déterminées.

Chez les chiens qui n'ont qu'une seule ligature, et dont l'intestin est simplement bloqué, l'état général est relativement peu modifié; l'animal reste vif et alerte jusqu'aux approches de sa mort. Les vomissements sont alimentaires, bilieux, jamais fécaloïdes ou sanglants. Le bout inférieur de l'intestin se vide, les selles sont dures et moulées, il n'y a jamais de diarrhée. L'amaigrissement est marqué dès le 4° ou 5° jour; il est en raison directe de la survie. La moyenne de la survie est de 7 jours; chez deux chiens extraits de la série de nos opérés, elle a été de 10 et de 17 jours. Ce dernier animal est mort absolument décharné, c'était un vrai squelette. La température reste normale pendant toute la survie, ou est légèrement élevée.

Chez les chiens porteurs de cavité close ou d'anse intestinale étranglée, l'état général est différent. L'animal reste triste, abattu; pendant toute la survie, il frissonne sans cesse. Les vomissements sont aqueux, le chien buvant sans cesse; ils peuvent être fécaloïdes ou sanglants. Il n'y a jamais de selles; dans deux cas seulement nous avons observé une diarrhée ocreuse très fétide. L'un de ces chiens a présenté à l'autopsie les lésions caractéristiques de la psorentérie. La moyenne de la survie est de 2 jours, le minimum constaté est de 24 heures. La température est parfois au-dessous de la normale.

Nous avons demandé l'explication de ces différences cliniques à l'anatomie pathologique macroscopique et microscopique, à la bactériologie et à la physiologie pathologique.

Anatomie pathologique macroscopique. — Chez les chiens bloqués, il existe des adhérences nombreuses au niveau de la ligature; dans quelques cas, au milieu de ces adhérences se trouvent de petits abcès. Quand ces lésions existent, il y a toujours une fissure ou une légère perforation intestinale. 6 fois ces péritonites purulentes enkystées ont été constatées. Dans 4 cas, il n'y avait pas de trace de péritonite, il n'y avait pas de perforation. Elle n'existait pas non plus chez les 2 chiens qui ont été extraits de la série de nos opérés; chez ces 2 chiens la survie a été de 10 à 17 jours. Le lien constricteur (l'anneau de caoutchouc) est toujours difficile à isoler, il chemine dans les parois intestinales et se trouve plus au moins profondément enfoui suivant que la survie a été plus ou moins longue. En amont de la ligature, l'intestin contient des matières fécales diluées dans un liquide noirâtre, brun chocolat, très abondant. L'intestin est toujours dilaté; cette dilatation est en raison directe de la survie. Il y a des gaz en grande quantité. La muqueuse est exulcérée; on trouve des exulcérations jusqu'à 1 mètre au-dessus de la ligature, elles sont peu nombreuses, on en compte 2, 3 et 4; elles siègent sur le bord opposé à l'insertion mésentérique, elles sont allongées suivant l'axe de l'intestin. La muqueuse est en outre parsemée de suffusion sanguine. L'estomac est parfois rétracté. En aval, l'intestin est rétracté, revenu sur lui-même, son affaissement est en rapport direct avec la durée de la survie. Il ne contient pas de matières fécales ni de liquide.

Le foie, les poumons, les reins, ne présentent à l'œil aucune modification appréciable.

Chez les chiens porteurs de cavité close, il y a toujours des péritonites. Ces péritonites sont toujours fétides. On observe tous les degrés des péritonites septiques depuis l'état poisseux ou sanieux avec dépoli du péritoine jusqu'à la formation de petits abcès enkystés purulents. Il n'y a jamais de perforation intestinale au niveau de la cavité close, ni au-dessus, ni au-dessous d'elle.

La cavité close est le plus souvent surdistendue par des liquides ou entièrement clairs ou ou louches, ou troubles, ou brun rougeâtre, ou jaune ocreux, parfois sanguinolents. Il y a aussi des gaz qui sont en raison inverse des liquides. Les parois ne sont jamais gangrenées.

Les strictures sont faciles à isoler.

En amont il existe des exulcérations identiques à celles des chiens bloqués. Mais elles sont plus nombreuses; elles peuvent siéger à trois mètres au-dessus de la ligature supérieure. Les hémorragies sont plus marquées. Tout le paquet intestinal est affaissé, ou normal comme calibre. Dans l'intestin il n'y pas de gaz, il y a très peu de liquide; ce liquide est roussâtre, parfois sanglant.

En aval l'intestin est rempli de mucosités, la muqueuse est comme lavée. Dans un cas elle présentait l'aspect caractéristique de la psorentérie.

Chez plusieurs chiens le foie était rouge, congestionné; une fois nous avons trouvé à la coupe de petits nodules blanchâtres formant un pointillé d'autant plus appréciable, qu'ils se détachaient sur un fond rouge sombre; les poumons étaient toujours très congestionnés, dans un cas ils présentaient toutes les lésions de la broncho-pneumonie. Les reins paraissaient sains.

Anatomie microscopique. — Chez les chiens bloqués au niveau de la ligature, on observe la dégénérescence des cellules épithéliales, des hémorragies dans la sous-muqueuse et parfois la dégénérescence vitreuse des tuniques musculaires : il existe en outre une infiltration embryonnaire très abondante, englobant les différentes tuniques.

Au-dessus de la ligature, la muqueuse intestinale est saine, sauf au niveau des exulcérations qui siègent sur les plaques de Peyer.

Les bactéries intestinales, même au niveau de ces points altérés, ne dépassent pas en profondeur le niveau de la sous-muqueuse; elles ne traversent les parois intestinales que lorsqu'il existe une perforation. Seul de tous les organes, le foie présente quelques altérations qui consistent en une sclérose discrète, qui est exclusivement péri-portale.

Chez les chiens porteurs d'une cavité close, les lésions anatomiques au niveau des ligatures et en amont de la ligature supérieure sont analogues aux précédentes; à leur niveau, les microorganismes ne traversent pas les parois.

Au niveau de l'anse interceptée, on observe la dégénérescence et la desquamation des cellules épithéliales et des glandes, des phéno-mènes dégénératifs des fibres-cellules et une infiltration embryonnaire variable dans son degré. Les microorganismes traversent toute l'épais-seur des parois intestinales sans qu'il y ait perforation de ces parois et envahissent le péritoine (9 fois sur 11) ; cet exode microbien se fait, soit au niveau d'une brèche de la muqueuse, soit à la périphérie d'un follicule clos et de là, par voie lymphatique, les microorganismes cheminent jusqu'au péritoine. Il n'existe pas de rapport direct et constant entre l'exode microbien et le degré des lésions anatomiques. Toutefois on n'observe le passage des microbes à travers les parois intestinales que dans le cas où ces lésions existent. Les poumons présentent les altérations caractéristiques de la bronchopneumonie (fait assez rare) et ses hémorragies diffuses (fait plus fréquent).

Les reins sont atteints de néphrite épithéliale ; les cellules des tubuli contorti sont frappées de dégénérescence ou de nécrose. Le foie est parsemée d'îlots hémorragiques et de petits abcès développés autour des veines-portes, et quand la survie a été relativement longue, on peut observer un début de cirrhose biveineuse de nature nettement infectieuse (colibacilles siégeant autour des espaces de Kiernan et des espaces centro-lobulaires).

Bactériologie. — Chez les chiens bloqués, le contenu intestinal est peu virulent et les péritonites, lorsqu'elles existent, sont fonction de bacilles dont la virulence est à peu près égale à la virulence du contenu intestinal. Ainsi l'injection des microorganismes et bactéries provenant de l'intestin situé au-dessus de la ligature se chiffre chez le cobaye par une survie de 10 jours. Les cobayes inoculés avec les bacilles des péritonites ont une survie de 15 jours.

Chez les chiens porteurs d'une cavité close :

1º Les microorganismes contenus dans cette cavité inoculés à un cobaye amènent sa mort en 2 jours au maximum ;

2º Les microorganismes et bactéries de la péritonite inoculés à un cobaye le tuent en 6 jours. Ces microorganismes ou bactéries sont aerobies et anaérobies :

3º La moyenne de survie des cobayes inoculés avec les microorganismes et les bactéries du contenu intestinal situé au-dessus de la ligature supérieure est de 12 jours. Tous ces faits confirment les expériences de Klecki (*Ann. Inst. Pasteur*, oct. 1895[1]). Donc, chez les chiens bloqués comme chez ceux porteurs d'une cavité close, la virulence des microbes de l'intestin, au-dessus de la première ligature, n'est pas augmentée. Cette virulence est au contraire très exaltée dans l'intérieur de la cavité close.

Lorsque la péritonite existe, les microbes qu'on y trouve sont tou-

1. Tome IX, p. 710-736.

jours moins virulents que ceux contenus dans l'intestin du même animal et, dans le cas de cavité close, ils sont même moins virulents que ceux provenant de cette cavité close.

Toxicité urinaire. — Quoique nos expériences à ce point de vue soient encore peu nombreuses, nous appellerons l'attention sur ce fait : chez les chiens bloqués comme chez ceux porteurs de cavité close, la quantité des urines est très abaissée : chez les seconds, la toxicité de l'urine est 5 fois plus forte que chez les premiers.

Influence de la cavité close dans les obstructions intestinales aiguës. — Ces recherches nous conduisent à penser que la toxi-infection cause de la mort dans les obstructions intestinales, est beaucoup plus grave lorsqu'il existe une anse intestinale isolée formant cavité close que lorsque l'intestin est simplement bloqué dans un point de son trajet. Lorsqu'il existe une anse, l'action propre de la cavité close ajoute ses effets à ceux de l'interruption du cours des matières. Cette influence est nettement établie par l'expérience suivante :

Deux chiens sont opérés, comme dans nos expériences précédentes, l'un par simple bloquage de l'intestin, l'autre par double ligature : nous faisons, en outre, chez ces deux chiens, une entéro-anastomose rétablissant le cours des matières entre les parties de l'intestin comprises au-dessus et au-dessous des ligatures.

Le chien à ligature simple survit en bonne santé comme si on n'avait pratiqué que la simple entéro-anastomose sans ligature : le chien, qui, malgré l'entéro-anastomose, conserve dans son abdomen une anse exclue formant cavité close, meurt en 20 jours avec des phénomènes analogues, mais plus tardifs que ceux des autres chiens opérés de même, mais sans entéro-anastomose.

Conclusions.

Donc l'influence de la cavité close dans les obstructions intestinales, indépendamment de tout phénomène de gangrène, paraît due surtout à l'exaltation de virulence des microbes contenus dans l'anse.

Ces recherches contribuent à expliquer des différences symptomatiques essentielle dans l'affection décrite sous le titre unique : *L'occlusion intestinale*, ou confondue sans discernement avec « l'obstruction intestinale ». Il nous semble : 1° Qu'il faut faire une distinction capitale entre l'*obstruction* qui consiste en un simple barrage de l'intestin, en un véritable bloquage, qui ne ne s'accompagne d'aucun accident infectieux.

Et, 2° L'*occlusion intestinale* proprement dite, dont la caractéristique réside dans ce fait qu'il y a formation d'une cavité close avec accidents rapidement infectieux.

Nous verrons par des expériences ultérieures, que le terme d'*obstruction intestinale chronique*, peut s'appliquer à la rétention intestinale par simple bloquage; mais ce bloquage est incomplet et parfois intermittent.

Ces recherches expliquent encore les résultats thérapeutiques variables obtenus avec l'établissement d'un anus contre nature. Dans le cas de simple barrage ou bloquage de l'intestin, l'anus contre-nature, opération toute palliative, en rétablissant le cours des matières fécales, assure la guérison; dans le cas d'occlusion (anse étranglée = cavité close), l'anus contre-nature est sans effet, la mort est retardée, mais elle est fatale.

Ces recherches expérimentales condamnent, avec les expériences, d'autres auteurs d'ailleurs, l'exclusion intra-abdominale d'une anse intestinale fermée, faite dans un but thérapeutique.

RECHERCHES EXPÉRIMENTALES SUR L'ÉTRANGLEMENT INTESTINAL
par M. B. AUCHÉ,

Médecin des hôpitaux, agrégé de la Faculté de Médecine de Bordeaux.

L'étude de l'étranglement intestinal présente un grand nombre de points obscurs que l'expérimentation permettra peut-être d'éclairer. L'influence du siège et du diamètre de l'anneau d'étranglement peut être nettement établie par les expériences sur les animaux. Le mécanisme de production des lésions locales et des lésions à distance, leur pathogénie, leur nature, la cause de la mort sont autant de questions qui ont encore besoin d'être étudiées. Action réflexe, stercorémie, intoxication, infection, sont des termes qu'il est facile de prononcer, mais dont il faudrait tout au moins établir la part d'influence.

Le siège de l'anneau d'étranglement sur telle ou telle partie de l'intestin n'est pas sans influence sur la marche des accidents et sur leur gravité. *L'étranglement expérimental de l'intestin grêle* est toujours très rapidement mortel. Il semble résulter de mes expériences que la mort survient un peu plus vite lorsque l'étranglement siège non loin du pylore. Quatre lapins, à peu près semblables, sont opérés dans les mêmes conditions. Chez deux l'anneau est placé à 18 ou 20 centimètres de l'orifice pylorique; la mort survient en moins de 24 heures.

Chez deux autres l'anneau est placé à 1 m. 20 et 1 m. 10 environ du pylore ; la mort survient de 32 à 40 heures après l'opération. — L'étranglement du bout supérieur *du gros intestin* amène la mort à peu près dans le même laps de temps que l'étranglement de la moitié inférieure de l'intestin grêle. Lorsque, au contraire, l'anneau est placé sur *le rectum à quelques centimètres de l'anus*, les symptômes et la gravité des accidents sont bien différents. Deux lapins sont opérés dans ces conditions. Ils survivent 12 et 15 jours à l'opération et paraissent très bien se porter jusqu'à la veille ou l'avant-veille de leur mort. A l'autopsie on trouve du sphacèle de l'intestin au niveau du sillon d'étranglement et de la péritonite par perforation. Dans un cas le contenu péritonéal renferme du colibacille ; dans l'autre du bacille pyocyanique. Ainsi donc les animaux ne meurent pas à proprement parler de leur étranglement, comme dans les cas signalés plus haut ; ils meurent de péritonite par perforation. Pour l'instant je ne fais que consigner les faits sans les interpréter.

Un fait sur lequel je veux surtout insister, et qui ne peut être étudié qu'expérimentalement, est le suivant : Au moment de l'opération l'anse intestinale introduite dans l'anneau mesure deux centimètres environ ; elle est juste assez longue pour que l'intestin et peu ou pas de mésentère aient traversé l'anneau. Au moment de l'autopsie, 24 ou 48 heures après le début de l'expérience, l'anse étranglée mesure de 12 à 50 centimètres de longueur.

Comment interpréter ces faits ? Comment l'anse étranglée peut-elle augmenter si considérablement de longueur ? Evidemment, il ne faut pas l'attribuer seulement à la distension de la paroi intestinale, puisque la portion de mésentère étranglée augmente dans les mêmes proportions que l'intestin. Il faut l'expliquer par l'exsudation liquide très abondante qui se fait dans l'anse étranglée, et qui, par suite de la pression qu'elle exerce sur les parois intestinales, tend incessamment à agrandir la cavité de l'anse étranglée. Cet agrandissement se produit au début par la dilatation des tuniques intestinales, puis bientôt grâce au passage, à travers l'anneau, de nouvelles portions d'intestin. La partie de mésentère entraînée par l'intestin augmente de plus en plus d'épaisseur ; la constriction augmente donc constamment et à un moment donné elle empêche le passage de nouvelles portions d'intestin à travers l'anneau.

Plusieurs faits démontrent l'exactitude de cette interprétation. En premier lieu, l'anse intestinale étranglée, quelle que soit son étendue, est toujours très fortement distendue par l'exsudat séro-sanguinolent qu'elle contient. En second lieu, la longueur de l'anse varie avec le diamètre de l'anneau d'étranglement. Si l'anneau est très petit, l'anse étranglée reste peu étendue, une faible épaisseur de mésentère suffisant à arrêter le passage de l'intestin. Si l'anneau est plus grand, l'anse est plus longue et la masse mésentérique étranglée est plus considérable.

Ces faits ne s'observent pas chez l'homme, car dans l'immense majorité des cas l'anse étranglée se trouve contenue dans une poche, telle que le sac herniaire, qui contre-balance la pression intestinale et empêche l'anse étranglée de s'agrandir. Dans quelques cas d'étranglement interne, le fait est peut-être susceptible de se produire; mais en présence d'une anse intestinale étranglée très longue, il est toujours difficile, pour ne pas dire impossible, de dire si dès le début l'anse a été étranglée dans toute sa longueur, ou s'il s'est produit ce que j'ai observé expérimentalement.

Lorsque l'étranglement existe, l'anse étranglée ne doit donc avoir que bien peu de tendance à se réduire. Peut-être tout à fait au début, si la constriction n'est pas trop grande, les fibres musculaires longitudinales, en se contractant, peuvent-elles tendre à réduire l'anse herniée. Deux de mes expériences, dans lesquelles les animaux ont survécu, sembleraient le démontrer. Mais bientôt l'exsudation intra-intestinale se produit, les muscles intestinaux se paralysent, et dès lors l'exsudation ne pourra qu'augmenter la longueur de l'anse étranglée, à moins que celle-ci soit contenue dans une poche peu extensible, telle qu'un sac herniaire.

<hr>

MERCREDI 8 AOUT
Séance de l'après-midi.

Présidence de M. le professeur GOLGI.

<hr>

L'ALIMENTATION EXTRABUCCALE
UEBER DIE EXTRABUCCALEERNAHRUNG
von Professor Dr. C. A. EWALD.
Berlin.

Alle Erkrankungen der Digestionsorgane, welche eine Zufuhr von Speisen auf dem gewöhnlichen Wege der Nahrungsaufnahme unmöglich machen, oder die Verarbeitung der eingebrachten Ingesta in mehr weniger ausgedehntem Masze behindern, stellen den Arzt vor die Frage, ob es nicht möglich sei auf anderem Wege genügend grosse

Mengen Nährstoffe dem Organismus zuzuführen, um das Leben zu erhalten, ja darüber hinaus eine Aufbesserung der darniederliegenden Ernährung zu erzielen.

Es ist hier nicht der Ort, alle die Vorkommnisse aufzuzählen, die eine derartige Behinderung der Nahrungsaufnahme resp. der Ernährung zur Folge haben. Auch die Besprechung des Verfahrens der Einführung, von Nährmaterial durch die Speiseröhre mit Hülfe der Schlundsonde gehört streng genommen nicht in das Bereich meines Themas. Vielmehr kann es sich nur handeln um:

1. Die Ernährung per rectum durch Nährclystiere;

2. Die Ernährung von der Haut aus durch subcutane resp. intravenöse Injection von Nährstoffen;

3. Die Ernährung nach der Gastrostomie.

Während die sogenannten Nährclystiere, clysmata nutrientia, von jeher von den Aerzten angewandt sind, obschon ihre Wertschätzung sehr verschieden bei den einzelnenen Aerzten und zu verschiedenen Zeiten war, gehören die letztgenannten Verfahren der neusten Zeit an.

An die Spitze meiner Ausführungen muss ich aber den Satz stellen, dass keines der genannten Verfahren die Erhaltung des Lebens auf die Dauer ermöglichen kann, und die Ansprüche des Stoffwechsels *des normalen kräftigen Menschen* damit unter keinen Umständen gedeckt werden können. Unter günstigen Bedingungen gelingt es durch die ausschliesslich extrabuccale Ernährung den Stoffwechsel solcher Individuen, bei denen in Folge ihrer Krankheit ein stark herabgesetzter Umsatz besteht, mit anderen Worten stark heruntergekommener Menschen, auf einige Zeit im Gleichgewicht zu erhalten, wie ich dies schon vor vielen Jahren durch entsprechende Versuche zuerst bewiesen habe[1].

In der Mehrzahl der Fälle tritt aber eine Unterernährung ein, so dass mehr von Körper abgegeben als ihm durch die extrabuccale Ernährung de facto zugeführt, d. h. resorbirt wird. Der Erfolg der extrabuccalen Ernährung ist dann nur der, diese Unterernährung weniger stark sein zu lassen, als sie sonst sein würde. Immer handelt es sich nur um ein zeitweiliges Eingreifen, nicht um eine dauernde Form der Ernährung. Daher bringt die extrabuccale Nahrungszufuhr auch nur dort einen wahren Nutzen, wo sie als Aushülfe einsetzt, um den Kranken über gewisse kritische Zeiten seiner Krankheit

1. C. A. Ewald. Ueber die Ernährung mit Pepton und Eierclystieren. *Zeitschr. f. klin. Med.*, 1887, p. 407.

ch inwegzubringen, oder wo ein therapeutischer Zweck wie z. B. bei der Behandlung des Magengeschwürs, hysterischen Erbrechens, der Magenweiterung etc. damit verbunden ist, oder endlich, wo sie als Unterstützung einer mangelhaften Ernährung per os als « Ergänzungs-ernährung » angewandt wird. In den anderen Fällen wird man sich mit dem Erfolge begnügen müssen, das Leben auf einige Zeit erhalten und dem Kranken einen moralischen Trost gewährt zu haben.

I. — Die Ernährung per rectum.

Man kann als sicher annehmen, dass der Darmsaft des Dickdarms keine peptonisirende Fähigkeiten besitzt, und nur geringe amyloly-tische Wirkungen ausübt. Hemmeter[1] hat gezeigt, dass der wässrige Auszug des Rectalinhaltes unter antiseptischen Cautelen gewonnen, in schwach alkalischer Lösung 36,5-50 p. Ct. von getrocknetem Serum-Albumin in drei Stunden löst, und bis zu 15 % Stärke in Maltose verwandelt, aber keine Fett zerspaltende Eigenschaften hat. Indessen diese Umbildungsfähigkeit verdanken die Faeces, da die Wirkung der Bacterien in H.'s Versuchen ausgeschlossen war, nur der Bei-mengung von Pancreassaft, die wahrscheinlich zu verschiedenen Zeiten, und unter verschiedenen Umständen eine sehr wechselnde ist. Da man aber vor der Application der Nährclystiere den Darm durch ein Wasserclysma zu reinigen pflegt, so kann dieser Ferment-gehalt der Faeces für die Nährstoffe der Näkrclystiere nicht in Betracht kommen. Es könnte sich also höchstens um diejenigen Mengen von Pancreassaft handeln, welche während des Verweilens des Nährclysma's in den Darm herunterfliessen, oder um die Wirkung der Darmbacterien, denen ja allerdings eine eiweisspaltende Fähig-keit zukommt. Da man früher von der Anschauung ausging, dass zur Resorption durch die Rectalschleimhaut die vorgängige Peptoni-sation des Eiweisses und die Convertirung der Stärke nötig sei, so war es nur die logische Consequenz dieses Gedankens, wenn Leube-Rosenthal den ersteren Vorgang durch Beimengung von Pan-creassubstanz zum Eiweiss bewerkstelligen wollten und die bekannten « Fleisch-Pancreas-Klystiere » angaben. Stoffwechselversuche, die mit den Fleisch-Pancreas-Klystierenangestellt wurden, bewiesen, dass dabei eine Resorption fast des ganzen in der Fleisch-Pancreasmasse dem Körper per clysma zugeführten Stickstoffs erzielt wurde.

Indessen ist es nicht zu verkennen, dass die Herstellung derar-

1. Hemmeter. Diseases of the stomach, 1897, p. 207.

tiger Mischungen und ihre Application für den Arzt und den Patienten umständlich und unbequem ist. Aus eigener vielfacher Erfahrung weiss ich, dass sowohl die Beschaffung der Drüsensubstanz als auch die richtige Zubereitung der für das Clysma zu verwendenden Masse Schwierigkeiten macht, die besonders in der Privapraxis nicht immer leicht zu überwinden sind. Es lag daher nahe, als sich die Industrie in ausgedehnterem Masze mit der Herstellung künstlicher Verdauungsgemische beschäftigte, und lösliche Pepton- und Albumosenpräparate zu billigen Preisen herstellte, dieselben an Stelle der Fleisch-Pancreas-Mischung zu verwenden. Dies ist gewiss vielfach, ohne besonders hervorgehoben zu werden, geschehen, wenigstens habe ich mich derartiger Pepton-und Albumosesolutionen häufig und namentlich als Zusatz zu den gleich zu erwähnenden Eierklystieren wielfach bedient.

Ich muss aber entgegen einer Angabe von Leube[1] bemerken, dass auch kleinere Mengen von Pepton, d. h. 50-60 Gr. in etwa 200 bis 250 Gr. Wasser gelöst, gelegentlich starke Reizerscheinungen machen, und schnell ausgestossen werden. Uebrigens scheint dies auch von der Art des Peptons abzuhängen, denn ich habe bemerkt, dass sich Peptonlösungen verschiedener Provenienz in dieser Beziehung verschieden verhalten. Soviel ist aber sicher, dass die Peptonlösungen nach meinen Versuchen gut resorbirt werden und einen Ansatz von Stickstoff verursachen können, und dass Kohlenberger[2] und von Leube nach der Verabfolgung solcher Clystiere niemals Albumosen oder Peptone im Harn constatiren konnten, zum Beweise, dass dieselben wirklich im Stoffwechsel vewertet wurden.

Wesentlich einfacher gestaltete sich aber die Zusammensetzung der Nährclystiere, seitdem Eichhorst[3] am Hund und ich am Menschen nachgewiesen hatte, dass auch natives Eiweiss in Form von Eieremulsion und das in der Milch enthaltene Casëin ohne worgängige Peptonisirung resorbirt wird. Die Aufsaugungsfähigkeit wird, wie schon Eichhorst gefunden hatte, durch Zusatz von Kochsalz erheblich gesteigert. Auf Grund dieser Thatsachen, die durch spätere Versuche von Anderen und mir in vollem Umfange bestätigt sind, hat man von der Verwendung der Albumosen- und Pepton- Präparate mehr und

<hr>

1. W. v. Leube. Ueber künstliche Ernährung. *Handbch. d. Ernähr. Therapie*, herausgegeben von E. v. Leyden. I. Bd: II. Abth. p 490, ff.

2. Kohlenberger. Zur Frage der Resorption der Albumosen im Mastdarm. *Münch. med. Wochenschr.*, 1896, N° 47.

3. H. Eichhorst. Ueber die Resorption der Albuminate im Dickdarm. *Pflügers Archiv*, Bd. IV, 1871.

mehr Abstand genommen, und dürfte dieselben jetzt kaum noch anwenden.

In der That liegt, wie ich[1] schon im Jahre 1887 ausgeführt habe, der Wertschätzung der Peptone für die Zusammensetzung der Rectal-clystiere offenbar eine falsche Analogie mit den Verhältnissen im Magen zu Grunde. Während wir dem Magen Peptone und Albumosen zuführen wenn er krank und in seinen Funktionen geschwächt ist, in der [jetzt auch bestrittenen] Absicht, ihm einen Teil seiner Arbeit abzunehmen, wird es umgekehrt nie vorkommen, dass wir eine gleichviel wie erkrankte Mastdarmschleimhaut mit Nährclystieren tractiren. Hier haben wir es immer mit einer gesunden Schleimhaut zu thun, die für die Leistungen der höheren Abschnitte des Verdauungstractes eintreten soll. Da sich nun aus meinen Versuchen zur Evidenz ergeben hatte, dass die Peptonisirung des Eiweisses resp. die Anwendung käuflicher Peptone für die Aufsaugung von der Mastdarmschleimhaut irrelevant ist, die Schleimhaut also auch nicht peptonisirtes Eiweiss entweder selbst in Albumosen umzuwandeln, oder in anderer Weise aufzunehmen im Stande ist, so erübrigt sich die Anwendung der Peptonclystiere. Man kommt mit einfachen Eier-clystieren ebenso weit, hat aber den Vorteil, im Ei etwa 12 %, Fett zu geben, welches als Spar- und Brennmittel von hohem Werte ist.

Erst der neusten Zeit war es vorbehalten, an der Thatsache der Eiweissresorption vom Dickdarm aus zu rütteln. *Plantenga*[2] hat eine Anzahl Versuche veröffentlicht, welche sehr wenig günstige Resultate für das Aufsaugungs-Vermögen der Dickdarmschleimhaut für stickstoffhaltige Substanzen ergaben. In einem Fall, in dem er 70 Gr. Stickstoff im Verlauf einer Versuchsperiode per rectum einführte, sind im Mittel pro die nur 0,375 Gr., insgesammt bei einer viertägigen Periode nur 1,45 Gr. « von dem per rectum eingeführten Stickstoff zurückgeblieben. »

Ich habe deshalb eine erneute Reihe von Bestimmungen durch Herrn. *Dr. Rost* ausführen lassen, und auf's Neue die alte Erfahrung bestätigt, dass sehr erhebliche Mengen der per rectum verabfolgten stickstoffhaltigen Substanz, unter günstigen Verhältnissen bis zu 90 und 95 %, resorbirt werden[3].

Es könnte die Frage aufgeworfen werden, ob es sich hierbei wirklich um eine Resorption von Eiweiss oder solcher stickstoffhaltiger

1. *Loc. cit.*
2. Inaug. Dissert. Freiburg, 1898.
3. C. A. EWALD. Ueber die Ernährungsclysmata. Du Bois Reymonds, *Archiv* 1899, Supl. Bd.

Substanzen handelt, die für den Haushalt des Körpers von Wert sind, oder ob der im Harn wiedergefundene Stickstoff von weiteren Zersetzungs- und Fäulnissproducten des Eiweisses etwa von im Darm gebildeten und resorbirten Ammoniak herstammt. Dies scheint mir deshalb ausgeschlossen, weil sich in den ausgestossenen Resten der Clysmata mit dem Schlösing'schen Verfahren niemals Ammoniak in grösseren Mengen nachweisen liess, wie denn auch in den wenigsten Fällen ein stärkerer Fäulnissgeruch erkennbar ist. Uebrigens kann man dem Clysma eine antifermentative Substanz, z. B. Thymol, Lysol, Menthol in geringen Mengen, etwa 0,1-0,5 pro Clysma zusetzen, um dadurch jeder stärkeren Zersetzung vorzubeugen.

Ebenso wie das lösliche Hühner-Eiweiss wird, wie schon oben erwähnt, auch *das Eiweiss der Milch* resorbirt. Versuche über die Verwertbarkeit der Milch sind schon vor nahezu 50 Jahren durch *Eichhorst* angestellt worden, indessen hat *Brandenburg*[1] neuestens gezeigt, dass das Casëin der Milch nur zu etwas über einem Drittteil resorbirt wird, und von Leube betont mit Recht, dass auch in relativ grossen Mengen Milch- etwa 1/2 Liter per Clysma- im besten Fall kaum 100 Calorien zur Aufnahme gelangen, selbst unter der Annahme, dass die Kohlehydrate ganz resorbirt werden. Aber diese Annahme dürfte kaum zu Recht bestehen, vielmehr der effective Nutzeffect erheblich hinter diesem Werte zurückbleiben.

In neuerer Zeit sind bekanntlich eine Reihe von Präparaten auf den Markt gebracht worden, welche das Eiweiss zum Teil in Albumosen umgewandelt zum Teil in unzersetzter aber leicht löslicher Form enthalten. Hierher gehört einmal die Somatose und Alcarnose andererseits die Nutrose, das Eucasin, Eulactol, Plasmon u. A.

Einen besonderen Vorteil hat die Verwendung dieser Präparate für die Nährclystiere nicht. Sie reizen die Darmschleimhaut und werden nach den Untersuchungen von Kuhn und Völker, Brandenburg, Strauss u. A. schlecht resorbirt, so dass bis zu 60 % des verwendeten Materials unbenutzt bleiben.

Man kommt also, was die N. haltigen Nährstoffe betrifft immer wieder auf das native Hühnereiweiss und allenfalls die Milch zurück.

Wie steht es nun mit der Verwendung der *Kohlhydrate* zu Nährclysmen?

Von vornherein wird man sich hierzu aus physiologischen Erwägungen am besten der Lösungen von Traubenzucker bedienen, allenfalls noch die anderen Zuckerarten vor Allen den Rohrzucker

---

1. BRANDENBURG. Ueber die Ernährung mit Caseïnpräparaten. *Deutsch. Archiv f. klin. Med.*, Bd. 58.

auf seine Verwertbarkeit prüfen. Dagegen dürften Clystiere von Stärkeabkochungen [Kleister] weniger geeignet sein, denn der Vorteil den sie nach v. Leube dadurch darbieten, dass der Zucker langsam gebildet wird und dementsprechend weniger reizend einwirken kann, wird durch die ebendadurch bedingte Möglichkeit ausgiebigerer Zersetzung und Gährung aufgewogen.

Nach den Versuchen von Schönborn [1] steht es fest, dass sehr erhebliche Mengen Traubenzucker [bis zu ca. 95 %] aus dem Darm resorbirt werden, aber die Zuckerlösung darf nich zu concentrirt und nicht in zu grossen Quantitäten eingespritzt werden, weil sie andernfalls alsbald ausgestossen wird und zu Darmreizung, Diarrhœ und Schleimabsonderung führt.

Dies stimmt ganz mit meinen Erfahrungen überein, und ich habe deshalb schon vor Jahren empfohlen, nicht mehr wie 10-20 Gr. Traubenzucker, d. h. etwa 100 cbcm. einer entsprechenden Lösung zu verwenden. Ob der Rohrzucker in demselben Masze resorptionsfähig ist wie die Dextrose steht dahin. Rohrzuckerlösungen sollen aber nach Plantenga weniger den Darm reizen. Milchzucker wird ebenfalls nach Versuchen von Strauss [2] gut resorbirt und in Traubenzucker übergeführt. Eine practische Verwendung desselben wird kaum in Frage kommen.

In weitaus den meisten Fällen tritt auch nach der Einführung von Zuckerlösungen eine Ausscheidung von Zucker durch den Harn nicht auf. Die Dinge liegen hier wie Strauss gezeigt hat, ähnlich wie beider Zufuhr desselben Quantums Traubenzucker etc. per os.

Da die Hämorrhoidalvenen ihr Blut mit Umgehung der Pfortader und Leber direct in die Vena cava überführen, so wäre eine solche Glycosurie *a priori* nicht auszuschliessen. Indessen haben Versuche, über welche ich schon 1896 auf der Naturforscherversammlung in Frankfurta. M. berichtete, das Gegenteil gelehrt, denn schon 6-7 centim. über der Analöffnung liegen Anastomosen zwischen der Vena hämorrhoidalis sup. und med. von denen die erstere ihr Blut in die Pfortader abgiebt.

Jetzt hat von Leube gezeigt, dass in der That eine Glycosurie eintritt, sobald man die injicirte Zuckerlösung durch einen vorher in den Darm eingeführten und aufgeblasenen Colpeurinter an dem Hianaufdringen in die oberen Abschnitte des Rectums verhindert,

1. SCHÖNBORN. Zur Frage der Resorption von Kohlehydraten im menschlichen Rectum. Würzburg, 1897.

2. H. STRAUSS. Untersuchungen über die Resorption und Ausscheidung von Zucker bei rectaler Zuckerzufuhr. *Charité Annalen*, 12. Jahrg., 1897.

sodass sie von der Ven. hämorrhoid. infer. aufgesaugt werden muss.

Eine umfänglichere Zersetzung des Zuckers durch Spaltpilze in Milchsäure, Essigsäure etc. findet aber, wie gleichfalls die Untersuchungen von Leube lehren, in einem nennenswerten Umfange nicht statt. Die Zuckerlösung wird so schnell- in der ersten Stunde bereits 60-90 % des injicirten Zuckers- aufgesaugt, dass eine in Betracht kommende Zersetzung derselben nicht stattfindet.

Ungefähr die gleichen Resultate wie mit Zuckerlösungen erhält man *mit Stärkeabkochungen* von etwa 20-30 %. Ein Teil der eingebrachten Stärke wird, übrigens in wechselnder Menge, verzuckert und aufgesaugt, ein anderer Teil geht nach längerer oder kürzerer Zeit unverdaut wieder ab, und beträgt etwa 4-25 % der eingespritzten Amylummenge. Reizerscheinungen des Darmes werden bei Stärkeclystieren im Ganzen weniger beobachtet wie bei den Zuckerclystieren, bleiben aber auch nicht völlig aus.

Am schwierigsten erweist sich *das Fett* für die Verwendung zur Ernährung per rectum. Nachdem schon früher die Frage der Verwertung des Fettes zu Nährclystieren vielfach discutirt worden war, ist in jüngster Zeit durch die Versuche von Deucher[1], Stüve[2], Strauss[3] mit Injection von emulgirten Olivenoel nachgewiesen, dass im günstingsten Fall nicht mehr wie 10 Gr. Fett pro Tag resorbirt werden. Wenn man aber, wie von Leube, das Fett mit Pancreassubstanz vermischt in den Darm einbringt, so können bis zu 90 % und mehr Fett aus dem Dickdarm resorbirt werden. Indessen ist auch hier ein wechselndes. Verhalten zu verzeichnen, und besonders scheint die gleichzeitige Darreichung von Amylum, Fett und Pancreassubstanz schlecht vertragen zu werden, d. h. eine vorzeitige Ausstossung der Clystiere zur Folge zu haben.

Aus dem Gesagten ergiebt sich, *dass man in der Praxis am besten thun wird, eine Combination der verschiedenen hier in Betracht kommenden Nährstoffe zu verwenden und je nach dem Bedürfniss des Falles, d. h. der Toleranz gegen die einzelnen Constituentien der Clysmata, die Zusammensetzung derselben zu variiren.*

Auf Grund meiner vielfältigen Erfahrung glaube ich immer noch die folgende Zusammensetzung am meisten empfehlen zu können:

2 Esslöffel = 60 Gr. Weizenmehl werden mit 150 cbcm lauwarmen

1. Deucher. Ueber die Resorption des Fettes aus Clystieren. *Deutsch. Arch. für klin. Med.* Bd. 88. S. 210-97.
2. Stüve. *Berl. klin. Wochenschr.*, 1896. No. 20.
3. Strauss, c. l.

Wasser oder Milch verrührt, und dieser Masse ein bis zwei Eier mit
einer Messerspitze-5 Gr.-Kochsalz und 50-100 cbcm. einer 15 %-20 %
Traubenzuckerlösung zugesetzt, und das ganze verquirlt. Der Zusatz
kleiner Mengen Alkohol, etwa in Form eines Glases Rothwein, dient
als Analepticum.

Ein solches Clystier entspricht in seinem Totalwert ca. 540 Calorien,
von denen freilich nur ein Teil zur Verwertung kommt. Immerhin
liessen sich mit 5 Clystieren p. d. ca. 1620 Calorien einbringen.

Selbstverständlich kann der Nährwert eines solchen Clysmas dadurch
gesteigert werden, dass die Zusammensetzung desselben etwas variirt
und z. B. eins der neueren Nährpräparate, wie Eulactol, oder Plasmon verwendet, ein Peptonpräparat zugesetzt wird. Indessen darf
nicht vergessen werden, dass, je complicirter das Nährclystier
zusammengesetzt ist, desto schwieriger auch seine Vearwendung in
der Praxis ist, und desto leichter ein Reiz auf die Darmschleimhaut
und eine vorzeitige Ausstossung desselben eintritt.

Schliesslich ist zu erwähnen, dass die Nährclysmata auch in con-
centrirter Form, als Suppositorien zusammengesetzt aus peptonisirtem
Fleisch und peptonisirter Milch in den Handel gebracht sind.

Auf die altbekannte Technik der Application der Nährclystiere
gehe ich nicht ein. Wie zu allen derartigen Dingen gehört auch hierzu
eine gewisse Uebung, so einfach die Sache zu sein scheint. Je mehr
Erfahrung Arzt und Pflegepersonal haben, desto länger werden die
Clystiere im jeweiligen Fall zurückgehalten, desto leichter werden sie
ertragen.

II

Die subcutane Infusion von Nahrlosungen.

Es lässt sich nicht leugnen, dass die Nährclystiere keineswegs, den
Anforderungen entsprechen, die wir an eine ausschliesslich extrabuccale Ernährung stellen müssen. Abgesehen von der sehr wechselnden
Grösse des wirklich erzielten Nähreffects stehen ihrer ausgedehnten
Anwendung die bei längerem Gebrauch leicht auftretenden Reizerscheinungen, die Unmöglichkeit, sie bei gewissen Krankheiten des
Darmes selbst, bei Geisteskranken, renitenten Personen, etc., anzuwenden, im Wege. Daher liegt es nahe, nach einem Verfahren zu su-
hen, welches diese Schwierigkeiten überwindet. Hier bietet sich die
intravenöse und subcutane Zufuhr von Nährstoffen, und es ist das
besondere Verdienst von Leube's, nachdem bereits früher tastende
Versuche nach dieser Richtung angestellt waren, den klinischen und

experimentellen Nachweis für die Brauchbarkeit des letztgenannten Verfahrens erwiesen zu haben.

Schon 1850 führte Hodder bei collabirten Cholerakranken intravenöse Injectionen von Milch aus und derartige Einspriztungen sind in der Folge angeblich mit günstigem Resultat wiederholt und auch mit Peptonlösungen gemacht worden. [Fowler] Auch subcutane Injectionen mit Milch, peptonisirter Milch, defibrinirtem Blut sind ausgeführt, resp. empfohlen worden.

Von vorneherein ist es aber klar, dass man bei derartigen Versuchen von der Injection jeder Art von Eiweisslösungen, sei es im natürlichen, sei es in mehr weniger peptonisirtem Zustande absehen sollte. Sie lassen sich für unsere Zwecke nicht genügend sterilisiren, und sind wegen der bekannten Giftwirkung der Albumosen und des Peptons unbrauchbar.

Auch die subcutane Injection von *Traubenzuckerlösungen* hat keine befriedigenden Ergebnisse geliefert. Es sollen sich leicht anhaltende Schmerzen, selbst Entzündungen und Necrosen darnach einstellen. Doch hat Voit[1] bei subcutaner Infusion einer 10 % Traubenzuckerlösung von welcher bis zu 1 Liter innerhalb 20-25 Minuten in den Oberschenkel injicirt wurden, keine üblen Zufälle gesehen, und constatirt, dass kleinere Mengen Zucker gar nicht in den Harn übertraten. Erst nach Einverleibung von 100 Gr. Zucker, wurden im Granzen 2,6 Gr. durch den Urin ausgeschieden. Da 100 Gr. Zucker 410 Calorien entsprechen, also fast ein Drittteil derjenigen Menge ausmachen, die ein ruhender köperlich heragekommener Mensch notwendig hat, so würde damit immer ein erheblicher Vorteil gewonnen sein.

Es liegt auf der Hand, dass wenn möglich wäre, dieselbe Menge *Oel* subcutan zu infundiren, eine sehr viel höhere Calorienzahl dem Stoffwechsel zugeführt werden könnte. 50 Gr. Oel entsprechen 465 Calorien so dass man den Vorteil haben würde, entweder quantitativ weniger Oel zu brauchen, oder bei grösseren Mengen Oel erheblich mehr Brennwerte zuzuführen.

Von Leube[2] hat nun einesteils in wiederholten Mitteilungen gezeigt, dass die Oelinfusionen technisch keine Schwierigkeiten bieten, andererseits aber durch eine ingeniöse Versuchsanordnung bewiesen, dass das Fett wirklich verbraucht wird. Er injicirte Hunden aufgelöste Butter, und konnte darnach Folgendes constatiren :

Bei einem mit fettfreiem Pferdefleisch zur Abmagerung gebrachten

---

1. Voit. Ueber subcutane Einverleibung von Nahrungsstoffen. *Münchener med. Wochenschr.*, 1896, p. 51.
2. Von Leube. Ueber subcutane Ernährung. XIII. Congr. f. inn. Med., 1895 u. *l. c.*

Hund wurden in 50 Tagen im Ganzen 5.50 Ko. Butter subcutan injicirt, und damit eine Gewichtszunahme von 2,4 Ko. erzielt. Bei der chemischen Untersuchung erwies sich das Bauchfett als reine Butter, das Rückenfett zu 4/5, das Pericardialfett zu 1/6. Ein zweiter Versuche wurde in der Weise angestellt, dass ein fettfrei gemachter Hund laparotomirt wurde. Es zeigte sich, dass die Haut ganz, das Mesenterium fast vollkommen fettfrei waren. Im Verlauf der nächsten 5 Wochen erhielt das Thier subcutan ca. 1400 Gr. Butter. Eine zweite Laparotomie zeigte, dass nun in der Bauchhaut reichliche Fettmassen vorhanden waren, die zu 2/3 aus Butter, zu 1/3 aus Hundefett bestanden, während das Fett des inzwischen fettreich gewordenen Mesenteriums fast nur aus Hundefett bestand. Nun wurde der Hund wieder auf fettfreie Kost gesetzt, bis er allmählich wieder abmagerte und sein altes Gewicht erreichte. Das Thier wurde getödtet, und erwies sich als absolut fettarm.

Der Versuch zeigt also, dass ein fettlos gewordener Hund durch subcutane Butterinjection im Innern Hundefette ansetzen kann, und dass dieses im Stoffwechsel vollständig verbraucht wird. Weitere von Knoll[1] angestellte Versuche an Kaninchen, ergeben, dass die Aufsaugung des Fettes langsam von der Injectionstelle aus erfolgt, und dass dasselbe in bekanntera Weise eiweisssparend wirkt, indem der Eiweissverbrauch bei einem Oelthier nur ca. 50 % des entsprechenden Wertes bei einem Controllthiere betrug.

Die Richtigkeit dieser Ergebnisse ist von verschiedenen Seiten auch durch Beobachtungen beim Menschen bestätigt worden, am umfänglichsten und sorgfältigsten von Du Mesnil de Rochemond[2], welcher ein besonderes Gewicht auf möglichst langsame Injection des Oels legt, und dazu einen etwas complicirten Druckapparat construirt hat.

Ich selbst bediene mich des folgenden sehr einfachen Verfahrens.

Ich benutze eine grosse Waschflasche, wie sie den Schwefelwasserstoffapparaten vorgelegt wird, die etwa 1 Liter Rauminhalt hat. Eine solche Flasche stellt bekanntlich einen Glascylinder dar, durch dessen oberes verjüngtes Ende eine Glasröhre luftdicht bis auf den Boden des Gefässes heruntergeht, während ebenfalls oben an der Seite eine horizontal abgehende Röhre angeschmolzen ist. Wenn man nun die lange Glasröhre mit einem Gummischlauch verbindet der am anderen Ende eine Hohlnadel von etwa 1 Mm. Weite trägt, auf die horizontale Glasröhre aber den Gummischlauch eines grösseren Doppelgebläses

1. E. Knoll. Die subcutane Fetternährung. *Habilität. Schr.* Würzburg, 1897.
2. Du Mesnil de Rochemond. Die subcutane Ernährung mit Olivenöl. *Deutsch. Arch. f. klin. Med.* Bd. 60, p. 474.

aufsetzt und in den Glascylinder etwa 200-300 Cbcm. Oel einfüllt, so kann man mit Hülfe des Gebläses die Luft dem Cylinder leicht so stark comprimiren, dass das Oel in dem senkrechten Glasrohr in die Höhe steigt, und durch den Gummischlauch und die Canüle abfliesst. Durch eine Schraubenklemme, die den Gummischlauch comprimirt, lässt sich die Abflussgeschwindigkeit beliebig reguliren, und an einer Scala, die an dem Cylinder angebracht ist, kann man die Menge des ausfliessenden Oels bestimmen. Der Apparat lässt sich mit Leichtigkeit auseinander nehmen und desinficiren. Die Luft, welche eingepumpt wird, kommt mit den untersten Oelschichten, welche ausfliessen gar nicht in Berührung. Sie würde sich übrigens durch ein kleines zwichengefügtes Wattefilter noch besonders reinigen lassen. Indessen habe ich niemals eine Veranlassung dazu gehabt. Man kann den Apparat, wenn die Nadel unter den bekannten antiseptischen Vorsichtsmassregeln in das subcutane Bindegewebe eingestossen ist, ohne besondere Aufsicht am Bett des Kranken stehen lassen. Der einmal hergestellte Druck reicht für eine halbe Stunde und länger aus, und lässt sich so reguliren, dass in dieser Zeit etwa 80-100 Cbcm. Oel einfliessen.

Leider ist auch dies Verfahren nicht ganz schmerzlos. Eine gewisse Spannung und Röthung der Haut tritt häufig ein, die Stunden lang anhält, auch wenn das Oel durch Mässage möglichst verteilt wird. Andere Inconvenientien, Abscesse, Necrosen oder Fettembolien habe ich nie beobachtet. Oel im Harn wurde nicht ausgeschieden. Die Resorption des Oels geht langsam von statten. Ich habe dasselbe noch 5 Tage nach der Injection in grossen Mengen bei der Obduction im Unterhautzellgewebe gefunden.

Immerhin ist das Verfahren mit umständlichen Vorbereitungen verknüpft, und bei empfindlichen Individuen auf längere Zeit nicht durchzuführen. Hierzu kommt, dass diese Oelinjectionen naturgemäss dadurch hinter den Nährclystieren zurückstehen, dass sie dem Körper nicht gleichzeitig Wasser zuführen. Gerade dies ist aber ein Umstand, welchem für viele Fälle, in denen die ausschliessliche extrabuccale Ernährung angezeigt und notwendig ist, eine besondere Bedeutung zukommt. Denn hier ist die Wasser-Zufuhr per os entweder nicht möglich weil der Zugang zum Magen versperrt ist, oder aber das Wasser wird aus dem erweiterten Magen nicht resorbirt, oder endlich es wird sofort wieder ausgebrochen. Es ist aber von grösster Wichtigkeit, die Wasserverarmung in solchen Fällen möglichst zu beseitigen. Man hat häufig den Eindruck, worauf mein Schüler Dr. Rost auf meine Veranlassung besonderes hingewiesen hat, dass die Wasserzufuhr in manchen Fällen fast noch wichtiger, jedenfalls ebenso wichtig wie die Zufuhr der Nährs-

toffe ist[1]. Es würde freilich die Möglichkeit bleiben gleichzeitig, wie
schon von Leube erwähnt, Oelinjectionen und Nährclysmata zu geben.
Nach unseren Erfahrungen dürften sich aber nicht viele Patienten
finden, die sich öfter als ein oder zwei Mal diesen Modus gefallen
liessen.

Für die tägliche Praxis werden daher die Nährclystiere den Fettinjectionen gegenüber in der Mehrzahl der Fälle in Vorteil sein, zumal
die ersteren die Gefahr einer Infection, die bei der subcutanen Methode
immerhin möglich ist, nicht mit sich bringen.

III. — Die Ernährung durch die Magenfistel.

Da Magenfisteln nur unter Verhältnissen angelegt werden, wo der
Zugang zum Magen per vias naturales dauernd versperrt ist, durch
eine solche Fistel aber jede Art flüssiger Nahrung in den Magen eingegossen werden kann, so wird es sich bei dieser Form der extrabuccalen Ernährung nicht sowohl um die Zusammensetzung der Nährflüssigkeit handeln, als vielmehr um die Frage, ob überhaupt unter
solchen Umständen eine Aufsaugung und Verdauung vom Magen aus
stattfindet. Hier muss man auf das Schärfste die Ursachen berücksichtigen, welche zur Anlegung der Magenfistel Veranlassung gegeben
haben. In den Fällen gutartiger narbiger Stricturen der Speiseröhre,
pflegt die digestive Funktion des nicht wesentlich gestört zu sein. Ich
habe derartige Kranke beobachtet, welche sich nach Anlegung der
Magenfistel eines ausgezeichneten Ernährungszustandes erfreuten.
Wenn man die in den Megen eingegossene Nährflüssigkeit nach einiger
Zeit durch die Fistel wieder herausnahm, konnte man sich von der
normalen Umwandlung derselben überzeugen.

Ganz anders liegt die Sache, wenn es sich um malingene Neubildungen handelt. Hier ist die digestive Thätigkeit des Magens wie
ich entgegen anderen Angaben behaupten muss, in der grossen Mehrzahl
der Fälle völlig erloschen, und die Verdauung der Nährstoffe findet
nicht im Magen, sondern erst im Darm statt. Hier empfiehlt es sich also
nicht, die nativen Eiweissstoffe und Kohlehydrate, sondern die mehr
oder weniger vorverdauten Albumosen und Peptonpräparate und
Traubenzuckerlösungen einzugeben, und die Magenfistel, worauf ich
schon vor Jahren hingewiesen habe, möglichst nahe dem Pylorus
anzulegen, so dass man die Nährflüssigkeit mit Hülfe eines eingebrach-

---

1. Rost. Ueber Verwendung ausschliesslicher Rectalernährung. *Berliner klin.
Wochenschr.*, 1899 50/51.

ten und durch den Pylorus hindurch geführten Schlauches womöglich
direct in den Darm einbringt. Leider liegen die Verhältnisse in der
Mehrzahl der Fälle so ungünstig, dass sich eine durch längere Zeit
fortzuführende ausreichende Ernährung nicht bewerkstelligen lässt.

Thesen

I

Die extrabuccale Ernährung ist kein vollwertiger Ersatz der Ernährung per os, und kann die Ansprüche des Stoffwechsels auf die Dauer
nicht bestreiten, vielmehr tritt in der Mehrahl der Fälle bei ausschiess-
licher extrabuccaler Ernährung von Anfang an eine Unterernährung
ein. Eine Ausnahme machen nur diejenigen Fälle von Magenfisteln,
welche wegen einer benignen Strictur der Speiseröhre angelegt sind.

II

Auf kurze Zeit kann die extrabuccale Ernährung aber bei gesch-
wächten Personen mit darniederliegendem Stoffwechsel den Stick-
stoffumsatz steigern, und selbst einen Ansatz von stickstoffhaltiger
Substanz und Fett bewirken.

III

Sie hat die besten Erfolge, wenn es sich um einen vorübergehenden
Ersatz der Nahrungsaufnahme per os handelt, oder wo sie in Ver-
bindung mit der letzteren als Ergänzung derselben eintritt.

IV

Die Nährclysmata sind den subcutanen Injectionen von Nährstoffen
in den meisten Fällen vorzuziehen. Letzteren kommt mehr die Bedeutung
eines vereinzelten Versuchs zu als eines Verfahrens, welches eine
breite Verwendung in der Praxis finden kann.

1. L'alimentation extra-buccale n'est pas en état, chez des personnes
bien portantes, de remplacer complètement l'alimentation buccale. Au
contraire, l'alimentation extra-buccale, comme moyen d'alimentation,
produit dès le premier jour de traitement une alimentation au-dessous
de la normale. Ne sont exceptés que les cas de fistules de l'estomac
établies à propos d'un rétrécissement bénin de l'œsophage.

2. Chez des personnes débiles, dont le métabolisme est affaibli, l'alimentation extra-buccale peut exagérer le métabolisme des substances protéides et produire une augmentation des substances protéides et de la graisse.

3. L'alimentation extra-buccale donne les meilleurs succès dans les cas où il ne s'agit que de remplacer l'alimentation buccale pour un court espace de temps et surtout dans les cas où elle entre en combinaison avec cette dernière comme méthode de compensation.

4. Les lavements nutritifs sont, dans la plupart des cas, préférables aux injections sous-cutanées. Ces dernières sont très intéressantes au point de vue de l'expérimentation, mais elles ne gagneront pas de terrain dans la pratique médicale.

UBER EXTRABUCCALE ERNAHRUNG

von W. v. LEUBE,

(Würzburg).

Sehen wir von der gelegentlichen Zufuhr von Nahrung durch Magen- und Darmfisteln ab, so ist eine extra-buccale Einverleibung von Nährstoffen nur auf zwei Wegen möglich : durch den *Mastdarm* und durch die *Haut*. Beide Wege wurden in neuerer Zeit benützt, um in Fällen, in welchen wegen Oesophagusstenosen, unstillbaren Erbrechens, Magenblutungen u. s. w. Nahrung durch den Mund nicht mehr zugeführt werden konnte, den Inanitionstod zu verhüten.

Weder die eine, noch die andere Methode gestattet übrigens bis jetzt, um dies gleich im Voraus auszusprechen, eine *vollständige* Ernährung. Indessen scheint es möglich, dass beide Methoden zusammen angewandt den Zweck, einen Ersatz für die natürliche Ernährung auf künstliche Weise zu schaffen, wirklich erfüllen. Wie weit dies zutrifft, haben wir im Einzelnen zu prüfen.

Untersuchen wir zunächst was durch die I. *Ernährung per Rectum die Nährklystiere* erreicht werden kann.

Seit langer Zeit, schon im Altertum und im Mittelalter war die Application von Nährklystieren gebräuchlich; doch scheint der Wert der Clysmata nutrientia nicht hoch angeschlagen worden zu sein. Dies beweist u. a. das absprechende Urtheil *Manoury's* über die « allbekannte Unzulänglichkeit der ernährenden Klystiere » in dem berühmten Fall *Desault's*[1] von Schussverletzung des Gaumens vom Jahre 1789, in welchem der betreffende Kranke dreissig Tage lang mittelst der Schlundsonde ernährt wurde. Dass die Clysmata nutrientia in der Art, wie sie damals angewandt wurden, keinen Effekt haben *konnten* und deswegen in geringem Ansehen standen, ist übrigens selbstverständlich.

Man braucht sich bloss zu vergegenwärtigen, wie unzweckmässig die Zusammensetzung der Masse solcher Klystiere war, ja sein musste in einer Zeit, wo über die Function der Verdauungsorgane so gut wie Nichts bekannt war und den Rectum mit der Einverleibung der gewöhnlichen Nahrungsmittel Aufgaben zugemuthet wurden, die es vermöge seiner natürlichen Function nicht zu erfüllen im Stande war.

Erst seit der Mitte des 19. Jahrhunderts wissen wir Näheres über die Verdauungsvorgänge im Darm, speciell dass der Dickdarm nur sehr geringe digestive Kraft besitzt, vielmehr im Wesentlichen nur die *Aufsaugung* des Darminhalts — sowohl des Wassers als der durch die Verdauung im Magen und Dünndarm zur Resorption *vorbereiteten* Nährstoffe, soweit letztere nicht schon höher oben vor sich gegangen ist — zu vollziehen hat.

Soll man also von der künstlichen Ernährung per Rectum Erfolg erwarten können, so müssen durch die Klystiere Stoffe dem Körper zugeführt werden, die als solche vom Mastdarm resorbirt werden können — sei es dass sie im nativen Zustand zur Aufsaugung geeignet sind, sei es dass sie künstlich ausserhalb des Organismus resorptionsfähig gemacht worden sind. Solche Stoffe sind nach physiologischen Experimenten und klinischen Erfahrungen : *rohe Eier, Fleischsaft* und *Peptone, Zuckerlösungen, Milch* und in geringem Grade auch *Fett.* Im Voraus soll bemerkt sein, dass auch von diesen Stoffen immer nur relativ kleine Mengen in das Rectum injicirt werden können, da Flüssigkeitsmengen, die 300 Kubikcentimeter überschreiten, bekanntlich fast ausnahmslos eine stärkere Peristaltik anregen und eine rasche Ausstossung der Klystiermasse bewirken, somit der Zweck des therapeutischen Vorgehens vereitelt wird.

1. Was zunächst die *Eiweissstoffe* betrifft, so ist sicher, dass die im ersten Stadium der Umsetzung begriffenen Albuminate, die *Peptone* rascher resorbirt werden und deswegen weniger leicht vor ihrer Aufsaugung in Fäulniss gerathen als in den Darm eingebrachte native Eiweissstoffe; denn wenn diese zwar erwiesener Massen auch von der

---

1. Desault. *Auserlesene chirurgische Wahrnehmungen.* Bd. I, S. 10 bis 11 und 17.

Darmwand resorbiert werden können, so geschieht dies doch immer
nur langsam. Es ist deswegen ganz rationell, Peptonpräparate für die
Rectalernährung zu benützen, um so mehr als nicht nur ihre rasche
Resorption, sondern auch ihre Assimilation sicher erwiesen ist, indem
nach Peptonklystieren ein Nährungs-Ansatz festgestellt wurde und
andererseits jede Pepton- bezw. Albumosenreaction im Urin fehlt.
Leider steht der Injection einer unbegrenzten Menge von Peptonen in's
Rectum der Umstand hindernd im Wege, dass, sobald über 50 bis
80 Gramm Peptone in 250 bis 500 Kubikcentimeter Flüssigkeit ein-
gespritzt werden, also Peptonlösungen über 25 $^0/_0$ benützt werden,
Durchfall eintritt.

Von den *nativen* Eiweissstoffen kommen der ausgepresste Saft von
Fleisch und *rohe Eier* als Ingredientien der Nährklystiere in Betracht.
Letztere sind in praktischer Beziehung die wichtigsten Nährhaltigen
Bestandtheile der Clysmata nutrientia. In theoretischer Hinsicht
könnte zwar als bedenklich erscheinen, dass rohe Eier per os gegeben
erst denaturirt d. h. in Syntonin verwandelt werden müssen, ehe sie
in's Blut aufgenommen werden, und, wenn dies nicht geschieht, wenn
sie also direkt in's Blut gelangen, sie einen nicht assimilirbaren Stoff
darstellen und Albuminurie bewirken. Indessen erweist sich diese
Sorge bei Injection von 5 bis 6 Eiern in's Rectum in Wirklichkeit als
unbegründet, *indem ich nie darnach Eiweiss im Urin auftreten sah.*
Es muss demnach das Eiweiss, da es im Rectum entsprechend der
Unfähigkeit des Mastdarms, daraus Syntonin zu bilden, unverändert
bleibt, als solcher resorbiert werden und dabei in der Darmwand eine
resorptionsfähige Form annehmen, in der es dann auch im Blut
assimilationsfähig ist. Erfahrungsgemäss wird die Aufsaugung der
Eier durch den Zusatz von Kochsalz (1 Gramm auf das Ei) begünstigt.

Aber auch so geschieht die Resorption der Eier relativ langsam, so
dass sie im Rectum leicht theilweise in Fäulniss gerathen, wie der oft
penetrante Geruch der nach Eierklystieren entleerten Faeces beweist.
Damit ist der Nachtheil verknüpft, dass durch die Fäulnissprodukte
eine Reizung der Darmschleimhaut zu Stande kommt, die bei längerem
Gebrauch der Eierklystiere nach meiner Erfahrung unangenehme
Dimensionen annehmen kann d. h. sich bis zur diphtherischen Proc-
titis steigern kann. Man hat auf diesen Umstand in der Praxis Rücksicht zu nehmen und auf alle Fälle jeder neuen Eierzufuhr ein gründ-
liches Reinigungsklystier vorangehen zu lassen, um mit demselben
die etwa zurückgebliebenen in Fäulniss gerathenen Eierreste hinaus-
zuschaffen.

2. Die Kohlehydrate : *Amylum* und *Zucker* sind als rationelle

Ingredientien der Nahrungsklystiere empfehlenswerth. Da das Amylum im Rectum durch verschiedene Factoren in Zucker verwandelt wird, so liegt es nahe von einer Einspritzung des Amylums überhaupt abzusehen und lieber gleich Zucker als Injectionsmaterial zu benützen. Leider machen aber Zuckerlösungen, wenn sie einigermassen concentrirt sind, leicht Reizungen der Darmschleimhaut, so dass bei einzelnen Individuen schon 10 prozentige Lösungen nach wenigen Stunden ausgestossen werden und damit der Nährzweck vereitelt wird. Uebrigens machen sich hier individuelle Verschiedenheiten geltend; sicher ist aber dass 36 bis 40 prozentige Lösungen stets eine Röthung der Mastdarmschleimhaut hervorrufen, wie durch die Spiegeluntersuchung nachgewiesen werden kann, und dass gar 50 prozentige Concentrationen einen starken Darmkatarrh mit Schleimabsonderung und Diarrhœ zur Folge haben. Günstig ist auf der anderen Seite, dass die Resorption des Zuckers äusserst rasch vor sich geht, so dass bereits nach *einer* Stunde weitaus der grösste Theil des injicirten Zuckers aus dem Mastdarm verschwunden ist. *Das Resultat meiner Versuche und Erfahrungen mit Zuckerlösungen als Ingredienz von Nährklystieren ist, dass in der Regel mehr als 15 bis 20 Gramm auf 500 Flüssigkeit nicht benützt werden können.*

Was die Verwendung des *Amylums* als Injectionsmaterial betrifft, so hat dieselbe natürlich nur Sinn, wenn das Amylum im Rectum aufgesaugt wird oder besser gesagt, wenn dasselbe, da es, um resorptionsfähig zu sein, erst in Zucker verwandelt sein muss, im Rectum sacharificirt zu werden vermag. Dies ist in der That möglich, indem der Darmsaft solche diastatisch-invertirende Eigenschaften besitzt und auch die stets im Rectum vorfindlichen Mikroben Fermente produciren, welche die Umwandlung des Amylums in Zucker veranlassen. Diese Verwandlung geht nur ganz allmählig vor sich — in diesem Fall ein Vortheil, indem die immer nur in kleinen Mengen gebildeten Zuckerquantitäten sofort resorbirt werden und damit jede stärkere Reizung der Darmschleimhaut ausgeschlossen ist. In der That machen Amylumklystiere nie Stuhldrang oder Leibschmerzen, wie es die Zuckerklystiere thun und werden bei 12-stündigem Verweilen im Darm zum *grössten* Theil verzuckert und resorbirt. Es kann dies leicht nachgewiesen werden, indem nach der angegebenen Zeit höchstens noch 1/4 des eingebrachten Amylums in unverdautem Zustand angetroffen wird; übrigens findet man auch hier individuelle Verschiedenheiten. Ich kann demnach die Amylumklystiere empfehlen und zwar können 50 bis 100 Gramm Amylum in 500 Wasser vertheilt injicirt werden. Es kommen damit auch nach Abzug des unverdauten Restes von

Stärke immer noch ca. dreimal mehr Kohlehydrate zur Assimilation als bei den Zuckerklystieren, so dass mit einem Amylumklystier jedenfalls 200 Calorien für die Köperhaushalt zugeführt werden.

3. Der dritte Hauptnährstoff, das *Fett, eignet sich als Ingredienz der Nährklystiere nicht.* Aus den praktischen Versuchen, die über die Resorptionsfähigkeit des Fettes von Seiten der Mastdarmschleimhaut gemacht wurden, geht hervor, dass eine Aufsaugung des Fettes im Rectum zwar möglich ist, aber immer nur in kleinsten Mengen erfolgt, nämlich höchstens in Quantitäten von 10 Gramm pro die. Diese geringe Resorptionsfähigkeit des Fettes ist sehr bedauerlich, da das Fett den calorienreichsten Nährstoff darstellt d. h. bei seiner Verbrennung ca. doppeltsoviel Calorien liefert als gleiche Mengen Kohlehydrate und Eiweiss.

Fragen wir uns, ob nicht irgendwie die Resorption des Fettes erleichtert werden kann, so könnte zunächst daran gedacht werden, dass dasselbe in Form einer Emulsion leichter resorbirbar wäre. Leider ist dies, wie Versuche ergaben, nicht der Fall; dagegen gelingt es, mehr Fett zur Aufsaugung zu bringen, wenn dem zu injicirenden Fett *Pankreassubstanz* beigemischt wird. Bekanntlich wird das aus dem Magen in den Dünndarm gelangende Fett vom Pankreassaft und zwar speciell von einem in demselben enthaltenen Enzym, dem Steapsion gespalten, verseift und emulgirt und so zur Resorption geeignet gemacht. Es liegt nun nahe, diese Wirkung des Pankreassaftes für das in das Rectum zu injicirende Fett zu verwerthen, indem man mit demselben zugleich Pankreassubstanz einbringt und damit so zu sagen einen Theil der Dünndarmverdauung künstlich in den Dickdarm verlegt. Diesen Gedanken habe ich bereits von fast drei Jahrzehnten mit den seit jener Zeit vielfach angewandten und erprobten *Pankreasklystieren* verwirklicht.

Mischt man Fett mit feinst gehackter, frischer Pankreassubstanz und injicirt diese Composition in's Rectum, so kann man 20 bis 50 Fett zur Resorption bringen. Dabei füllen sich die Darmepithelien, wie das Thierexperiment zeigt, mit staubartig emulgirtem Fett und grösseren Fetttröpfchen an. Wie bei allen Compositionen der Nährklystiere machen sich auch bei den Fettpankreasklystieren individuelle Differenzen geltend, indem nicht in jedem Fall der Darm zu so ergiebiger Fettresorption wie soeben angegeben wurde, gezwungen werden kann. Ausser dem Fett können auch Eiweisssubstanzen : Fleischpurée u. s. w. mit Pankreassubstanz vermischt zu Nährklystieren mit Vortheil verwendet werden. Die Brauchbarkeit der Fleischpankreasklystiere ist schon vor 25 Jahren von mir durch Thierexperimente sicher erwiesen und an Kranken erprobt worden, und dieselben haben sich seither auch in der Praxis allgemein eingebürgert.

Ausser den genannten Stoffen wird gewöhnlich auch *Milch* zu den Clysmata nutrientia verwandt. Mit Recht! Da, wie zahlreiche Experimente ergeben haben, die Milch im Mastdarm resorbirt wird und bei der glücklichen Zusammensetzung an Nährstoffen, welche die Milch besitzt, eine zweifellos grosse Wirkung als Nährmittel von ihr *à priori* erwartet werden darf. Schade, dass man nicht beliebig grosse, sondern in Wirklichkeit nur sehr unbedeutende Mengen von Milch in den Darm injiciren kann! Wie jede bedeutende Flüssigkeitszufuhr regt nämlich auch die Einverleibung grösserer Mengen von Milch sofort eine stärkere Peristaltik an und wird damit der angestrebte Nähreffekt illusorisch. Nur 250 bis 500 Milch werden unter *allen* Umständen retinirt — das will aber in Bezug auf den wirklichen Nährwerth nicht viel heissen, da diese Quantität Milch nicht mehr als 150 bis 190 Calorien repräsentirt. Indessen ist die Milch doch immerhin das geeignetste, wenigstens einigen Nährwerth besitzende Menstruum für die sonstigen zu Nährklystieren verwendeten Stoffe.

Ich kann nach dem Vorgetragenen, das theils das Resultat physiologischer, von mir angestellter Experimente, theils das Ergebniss einer langjährigen, klinischen Erfahrung ist, folgende Zusammensetzung von Nährklystieren empfehlen :

I. *Peptonklystiere* : 60 Peptone auf 500 Milch.

II. *Eierklystiere* : 5 Eier in 500 Milch eingequirlt mit Zusatz von 5 Gramm Kochsalz.

III. *Amylumklystiere* : 60 Amylum auf 500 Milch.

IV. *Pankreasfleischklystiere* : 60 Pankreassubstanz mit 200 Fleisch (eventuell 40 Fett).

Mit jeder dieser Klystiercompositionen werden ca. 500 bis 450 Calorien in den Körper eingeführt. Zwei solcher Nährklystiere können in 24 Stunden unter allen Umständen verabreicht werden, während mehr als zwei oder complicirter zusammengesetzte Clysmata nutrientia in der Regel nicht vertragen, sondern gewöhnlich vorzeitig ausgestossen werden oder Darmkatarrh machen.

Wie ersichtlich ist der Nähreffect der in der Praxis bewährten Nährklystiere ein ungenügender. Wir können damit im besten Fall nur ein Drittel oder höchstens die Hälfte der Calorienmenge zuführen, die der Körper zur Erhaltung seines Stoffbestandes absolut nöthig hat, und somit die Inanition zu deren Bekämpfung die künstliche Ernährung per Rectum unternommen wird, wohl aufhalten, aber auf die Dauer nicht verhindern.

Wir müssen uns daher in dem Falle, in welchem die künstliche Ernährung *indicatio vitae* ist, nach einem anderen Weg umsehen, der gestattet, dem in Inanition begriffenen Körper den Rest der zur Erhaltung des Lebens nothwendigen Calorien zuzuführen. Dieser andere Weg der extra-buccalen Ernährung ist die *Einverleibung von Nährungsstoffen durch die Haut, die subcutane Ernährung.*

II. *Subcutane Ernährung.* — Die künstliche Ernährung von der Haut aus hat gegenüber der Rectalernährung den principiellen Nachtheil, dass hierbei ein Organ zur Application von Nährstoffen benützt wird, dem im Gegensatz zum Mastdarm die Aufsaugung von Nährstoffen naturgemäss nicht zufällt. Der Beweis, dass eine solche trotzdem möglich ist, muss daher durch einwandsfreie Experimente erbracht werden, ehe man wagen darf, diese Methode der künstlichen extra-buccalen Ernährung am Menschen in der Praxis anzuwenden. An vereinzelten, experimentell nicht gestützten Versuchen hat es in den letzten 30 Jahren nicht gefehlt. So haben schon 1869 *Perko* und *Menzel*[1] Milch, Eigelb, Leberthran und Oel (10 Gramm bis 35 Gramm in 24 Stunden) unter die Haut gespritzt, ebenso *Harst, Krueg, Pick* u. a. und auch von Erfolgen berichtet. Indessen ist auf solche Angaben von « glänzender » Wirkung der subcutanen Ernährung kein Werth zu legen, denn die subcutan injicirten Mengen von Nährstoffen waren hierbei viel zu klein, als dass mit den in ihnen erhaltenen Calorien, selbst wenn eine Verbrennung und Assimilation der künstlich zugeführten Nahrung vorausgesetzt werden dürfte, eine nennenswerthe Hebung der Kräfte u. s. w. erklärbar wäre. Besser fundirt sind die Erfahrungen von *Burlureaux*[2], der in 2 Monaten mehr als 1 Kilo Oel subcutan injicirte und damit eine Gewichtsvermehrung bei seinen Kranken constatirte. *Burlureaux* hat damit auf alle Fälle die wichtige Thatsache festgestellt, dass eine subcutane Ernährung mit Oel zum Nutzen der Kranken Monate lang fortgesetzt werden kann.

Der exacte Nachweis, dass subcutan applicirte Nährstoffe und speciell Fett im Stoffwechsel Verwendung finden, wird aber erst dann als geliefert gelten können, wenn beweisbar ist, dass die so einverleibte Nahrung resorbirt und assimilirt bezw. verbrannt wird.

Durch die klinische Beobachtung, dass Kranken mit Herzschwäche 80 bis 100 Injectionen von Campheröl mit der Pravaz'schen Spritze ohne jeden Nachtheil in 24 Stunden gemacht werden können, kam

---

1. Litteraturangaben für v. Leube : *die künstliche Ernährung in v. Leyden's Handbuch der Ernährungstherapie und Diätetik.* I. Band, S. 490, 1898.

2. Burlureaux. *Traitement de la tuberculose par le créosot.* Paris, Rueff und Cie, 1894.

ich auf den Gedanken, Einspritzungen von Fett unter die Haut in grösserem Massstab zu Nährzwecken zu machen.

Das Ideal für die uns durch Krankheiten der Verdauungsorgane zur Nothwendigkeit gemachte künstliche Ernährung wäre, nicht nur Fett, sondern auch Kohlehydrate und Eiweissstoffe subcutan dem Körper in einer Form einzuverleiben, die eine Verbrennung und Verwendung der Nährstoffe im Stoffwechsel möglich machte! So unwahrscheinlich es *a priori* ist, auf diese Weise *posse furca expellere naturam*, d. h. mit Umgehung der Verdauungsorgane eine künstliche Ernährung durch die Haut zu erzwingen, so hat doch Experiment wie Praxis gelehrt, dass dieser Weg der künstlichen Ernährung keineswegs aussichtslos ist, im Gegentheil, auf demselben Resultate erzielbar sind, die in Bezug auf den wirklichen Nähreffect bereits jetzt schon die Erfolge der Rectalernährung übertreffen.

Was zunächst die subcutane Ernährung mittelst *Proteinsubstanzen* betrifft, so ist von vornherein von denjenigen Albuminstoffen abzusehen, die bei ihrer Injection ins Blut sich als nicht assimilirbar erwiesen haben. Dazu gehören die *Peptone* und *Albumosen*, deren gute Resorbirbarkeit von Vornherein am ehesten an ihre Verwendung zum Zwecke der subcutanen Ernährung denken liesse. Aber alle die zahlreichen Versuche, die in dieser Beziehung von mir und anderen gemacht wurden, haben die Unbrauchbarkeit, ja Gefährlichkeit der Peptone und Albumosen ergeben. Sie werden, wenn sie mit Umgehung der Darmwand, d. h. ohne in derselben die nothwendige Umformung erfahren zu haben, in's Blut gelangen, unverändert als Fremdstoffe ausgeschieden und entfalten ausserdem bei ihrer Circulation im Blute toxische Wirkungen auf den Organismus. Auch von der subcutanen Injection von *Milch* oder von *Eiern* ist Nichts zu erwarten, weil das Casein und auch das gemeine Eiereiweiss nicht direkt assimilirbar sind, sondern als fremdartige Substanzen unverändert mit dem Urin ausgeschieden, also im Stoffwechsel nicht verwendet werden und für unsern Zweck werthlos sind. Will man auf die subcutane Injection von Eiweissstoffen nicht ganz verzichten, so bleiben als Injectionsmaterial bloss die *denaturirten Eiweissstoffe*, das Alkalialbuminat und Syntonin, oder das Serum übrig. Die verschiedenen Serumarten sind aber wegen ihrer hämolytischen Wirkung meiner Ansicht nach viel zu gefährliche Stoffe, als dass wenigstens ich bis jetzt es wagen möchte, am Menschen damit zu experimentiren. Dagegen halte ich es immerhin nicht für ausgeschlossen, dass *Syntonin* und *Alkalialbuminate* vielleicht fabrikmässig in einer Form darstellbar sind, die ein reactionsloses Injectionsmaterial darstellt und eine Sterilisirung dieser Stoffe ermöglicht. Soweit sind wir aber vorderhand nicht, und ich kann daher auch bis jetzt nicht die Verwendung von Proteinsubstanzen zur subcutanen Ernährung empfehlen.

Etwas aussichtsvoller ist die subcutane Injection von *Kohlehydraten*. Am nächsten liegt in dieser Beziehung, das Product der Umsetzung der Kohlehydrate im Verdauungskanal, den *Traubenzucker* zu verwenden, um so mehr als die Versuche *F. Voit's*[1] ergeben haben, dass recht beträchtliche Mengen dieses Stoffs, bis 60 Gramm und mehr, von der Haut aus in's Blut gelangen können, ohne, wie man nach der bisher in der Physiologie geltenden Lehre annehmen sollte, unverbrannt im Urin zu erscheinen. Indessen *scheiterte* meine darauf gegründete Hoffnung, Zucker in grösseren Mengen von der Haut aus dem Körper als assimilirbares Nährmaterial einzuverleiben, in der Praxis *vollkommen*. Obgleich ich sehr zahlreiche Versuche mit Zuckerlösungen an Kranken anstellte, obgleich ich durch die verschiedensten Modificationen immer wieder und wieder die Injection von Zuckerlösungen für die Praxis brauchbar zu machen versuchte, so bin ich doch schliesslich zu dem Resultat gekommen, dass *Zuckerlösungen sich zum Zweck der subcutanen Injectionen nicht eignen*. Ganz schwache Lösungen können sicher ohne irgend welche Beschwerde eingespritzt werden. Sobald man aber über 400 Cubikcentimeter einer schwachen Zuckerlösung zur Injection verwendet oder gar concentrirtere Lösungen benützt, tritt unfehlbar Schmerz in der Haut und am zweiten Tag sogar Fieber auf. Dies ist auch dann der Fall, wenn man die Concentration der Lösungen gerade so stark macht, als dem osmotischen Druck des Blutes entspricht. Auch solche isotone Zuckerlösungen (ca. 5 1/2 %) sind entgegen aller theoretischen Voraussetzung für die Haut nicht reizlos. Ich kann daher die subcutane Injection von Zucker unter keinen Umständen empfehlen, *ja nicht einmal rathen, weitere Versuche damit anzustellen*.

Da demnach der Zucker, das Endproduct der Umsetzung der Kohlehydrate im Darmkanal, zur subcutanen Injection ungeeignet ist, so habe ich mit den Zwischenproducten, dem *Dextrin* und dem *Glycogen* Versuche gemacht. Das erstere wäre insoferne zu Einspritzungen sehr geeignet, als es gut sterilisirbar und leicht und billig zu beschaffen wäre.

Leider haben aber Versuche an Thieren, die Herr Dr. *Gürber* auf meine Veranlassung unternahm, ergeben, dass das *Dextrin* zwar gut resorbirt, aber *unverbrannt* mit dem Urin ausgeschieden wird; das-

1. *Deutsches Archiv für klinische Medicin*. Bd. 58, S. 521, 1897.

selbe Resultat haben seither von mir selbst gemachte Versuche
ergeben. Dagegen schienen Thieren subcutan injicirte 15 prozentige
Glycogenlösungen gut resorbirt und assimilirt zu werden. Wenigstens
war schon kurze Zeit nach der Injection jede Schwellung der Haut
verschwunden und im Gegensatz zur Dextrinwirkung im Urin mehrere
Tage lang *kein* Zucker nachweisbar. Wenn sich dies durch weitere
Versuche als constant bestätigen sollte und namentlich durch Stoffwechselversuche der Verbrauch des so dem Körper zugeführten Gly-
cogens erwiesen würde, so wäre dies in praktischer und theoretischer
Beziehung höchst interessant. Es würde damit in der Haut ein Gly-
cogendepôt angelegt, ähnlich wie ein solches normaler Weise in der
Leber und den Muskeln besteht, aus dem der Organismus die Mengen
Kohlehydrate, die er zur Erzeugung von Wärme und Arbeit nöthig hat,
in der jeweiligen Bedarfsmenge bezieht. Schade, dass das Glycogen bis
jetzt nicht in grossen Quantitäten oder gar fabrikmässig dargestellt
werden kann. Doch ist die Hoffnung gegeben, dass dies in der Zukunft
gelingen und subcutan injicirtes Glycogen auch beim Menschen gut
resorbirt und assimilirt werden wird.

Während also die Albuminate als Material für die subcutane Ernährung vorderhand ungeeignet und die Kohlehydrate jedenfalls nur in
beschränktem Maasse verwendbar sind, steht die Brauchbarkeit des
dritten Hauptnahrungsmittels, des *Fetts*, für den genannten Zweck
ganz zweifellos fest. Durch Versuche mit Injection von Butter bei
Thier ist vor 4 Jahren von mir der, wie ich annehmen darf, unan-
fechtbare Beweis geliefert worden, dass subcutan injicirtes Fett im
Stoffwechsel verbraucht wird. Und ebenso haben meine nach vielen
Hunderten zählenden Versuche am kranken Menschen auf das Eviden-
teste gezeigt, dass *unter die Haut eingespritztes Oel zum Zweck
künstlicher Ernährung vorzüglich geeignet ist*. Man kann dasselbe in
verschiedener Weise subcutan injiciren : entweder so dass man 50
bis 100 lauwarmes, durch Kochen sterilisirtes Oel langsam in ca.
1 Stunde aus einem mit einem Wattebausch verschlossenem Trichter
einfliessen lässt, oder so, dass man mittelst einer grösseren Pravaz'-
schen Spritze 5 bis 10 Oel an verschiedenen Stellen des Körpers unter
die Haut spritzt oder endlich, indem man aus einem Trichter durch
eine vielgablige Glasröhre an verschiedenen Stellen zu gleicher Zeit
Oel infundirt. Während bei den Methoden, durch die man grössere
Mengen als 5 bis 10 Gramm unter die Haut bringt, eine leichte Schwellung derselben zu Stande kommt, die zwar keinen eigentlichen Schmerz,
aber doch eine leichte Spannung der Haut macht, fällt dies ganz weg,
wenn man das Fett mit der Pravaz'schen Spritze injicirt ; dabei ist

aber das Einstechen an 15 bis 20 Stellen des Körpers in kurzer Zeit eine so grosse Unannehmlichkeit für den betreffenden Kranken, dass meine Kranke ausnahmslos das Infundiren des Oels, selbst wenn es nachträglich eine Spannung in der Haut erzeugte, bei weitem vorzogen.

Was den *physiologischen* Werth der subcutanen Fetternährung betrifft, so haben die in dem hiesigen physiologischen Laboratorium angestellten Experimente *Koll's* gelehrt, dass die Fettinfusionen durchaus indicirt sind *bei schwindendem Fettvorrath des Körpers, wenn derselbe nicht zu eiweissarm geworden ist.* In letzterem Falle liegt eine Gefahr vor, indem, wie die Versuche *Koll's* erwiesen haben, eine rapide Steigerung des Eiweissverbrauchs eintreten kann. Solange also der Körper nicht zu stark heruntergekommen ist, oder, wenn noch auf anderem Wege dem Körper Eiweiss zugeführt werden kann — und eine solche ist ja per Rectum glücklicherweise in den meisten Fällen möglich — ist die subcutane Zufuhr von Fett die rationellste Methode der künstlichen Ernährung.

Combiniren wir die Rectalernährung (2 Klystiere pro Tag à 300 Milch, 40 Amylum, 5 Eier = ca. 550 Calorien) mit den Fettinfusionen (100 Oel = 930 Calorien) so können wir dem in Inanition begriffenen Körper doch wenigstens 2000 Calorien zuführen, d. h. die für die Erhaltung des Stoffbestandes *nothwendige* Nahrungsmenge.

Das tägliche Normalquantum von Eiweiss ist in der angeführten künstlichen Nahrung zwar nicht erreicht; aber mit den darin enthaltenen 60 Gramm Eiweiss wird dem Körper wenigstens eine *genügende* Menge Eiweiss zugeführt. Auch das Quantum der in der besprochenen Combination von Nährklystieren und subcutanen Fettinjectionen enthaltenen Kohlehydrate und Fette erreicht nicht ganz die gewöhnlich als Tagesnormalwerth berechnete Menge von stickstoffloser Nahrungsstoffen. Indessen beträgt das damit einverleibte Quantum der letzteren, auf Fett berechnet immerhin gegen 150 Gramm, entsprechend einer Calorienzahl von ca. 1400, womit ein abgemagerter Körper unter Umständen im Stoffgleichgewicht erhalten werden kann.

Bedenken wir weiterhin, dass 100 Gramm Oel durchaus nicht das Maximalmaass der möglichen subcutanen Fettzufuhr darstellen, dass dieselbe vielmehr, wie in einem meiner Fälle — bis zu 200 auf 1 Mal gesteigert werden kann, so sehen wir, dass schon jetzt in Fällen der Noth das Ideal der künstlichen Alimentation, die *volle* Ernährung des Körpers auf künstlichem Wege erreichbar ist und der Organismus vor dem Tod durch Inanition in der That geschützt werden kann.

Allerdings wird es noch weiterer Versuche und Verbesserung der

Methoden bedürfen, um eine lange Zeit fortgesetzte, ihren Zweck ganz
erfüllende ohne jede Störung verlaufende extra-buccale Ernährung
möglich zu machen.

DE L'ALIMENTATION EXTRA-BUCCALE

par M. LE NOIR.

Les médecins se trouvent parfois en présence de malades chez lesquels l'alimentation est rendue complètement impossible et qui sont
menacés de mourir d'inanition si l'on ne parvient pas dans un délai
assez court à fournir à l'organisme, par une autre voie que les voies
normales, les principes nutritifs nécessaires à la vie. Ces cas, sans être
d'une extrême fréquence, ne sont pourtant pas exceptionnels et les
rétrécissements infranchissables de l'œsophage, les sténoses pyloriques,
les vomissements incoercibles nous en fournissent des exemples.

En dehors de ces circonstances où la substitution à l'alimentation
normale d'un autre mode d'introduction des aliments est d'une impé-
rieuse nécessité, il en est d'autres où il peut être utile de venir en aide
à l'alimentation par la voie gastrique et de faire pénétrer dans l'organisme un supplément de matières nutritives.

L'alimentation extra-buccale peut être réalisée par différents procédés que nous allons passer en revue.

L'idée de faire pénétrer les aliments par le rectum est fort ancienne
et l'usage des lavements nutritifs remonte au moins à Celse et à
Galien.

Tour à tour abandonnée et remise en honneur l'alimentation rectale
a trouvé une faveur plus grande auprès des médecins depuis que les
découvertes de la chimie ont mis à notre disposition des substances
plus assimilables que celles que nous fournissent les aliments naturels. Aussi voyons-nous, à tort ou à raison, l'usage des peptones comme
moyens d'alimentation rectale se généraliser de plus en plus.

Mais la voie rectale n'a pas été la seule utilisée et dans ces dernières
années l'on s'est demandé si l'injection de substances alimentaires
dans le tissu cellulaire sous-cutané ne pourrait pas être également
employée pour faire pénétrer dans l'organisme les matériaux réparateurs dont il a besoin.

Nous aurons donc à nous occuper de ces deux modes d'alimentation
extra-buccale, l'alimentation rectale et l'alimentation sous-cutanée,
sans nous arrêter à discuter la possibilité théorique de faire pénétrer

quelques substances alimentaires par d'autres voies d'absorption telles que la voie pulmonaire ou les séreuses.

Nous ne nous arrêterons pas non plus a discuter les procédés qui consistent à faire pénétrer les aliments directement dans l'estomac par un orifice créé par le chirurgien, comme cela a lieu après la gastrostomie. Il s'agit bien là, il est vrai, à proprement parler et par définition, d'un mode d'alimentation extra-buccale, mais il est évident que les aliments ainsi introduits dans l'estomac pourront subir ultérieurement l'action des sucres digestifs et être absorbés dans les conditions normales.

Il n'en est plus de même lorsque les aliments sont introduits dans le rectum ou injectés sous la peau.

La question de l'alimentation extra-buccale soulève en effet une série de problèmes qui se rapportent aux différents actes de la digestion, de l'absorption, et de l'assimilation, dont quelques-uns sont encore mal ou incomplètement élucidés.

La première question qui se pose est celle-ci : l'alimentation extra-buccale est-elle possible? Est-elle efficace et dans quelle mesure l'est-elle?

L'alimentation extra-buccale pour être complète devra apporter à l'organisme les substances nécessaires *aux dépenses en énergie* et devra *fournir les matériaux de réparation* (selon la définition des aliments donnée par Lapicque et Richet).

Ces aliments seront soit minéraux, et nous ne considérerons que les deux principaux, l'eau et le sel, soit organiques et nous aurons à étudier l'absorption des différents matériaux de cette classe : les albuminoïdes, les hydrates de carbone et les graisses.

Voyons d'abord comment se fait l'absorption et l'assimilation de ces aliments lorsqu'ils sont introduits par la voie rectale.

L'absorption par le rectum, au moins l'absorption de certaines substances n'est plus à démontrer. L'observation courante, des recherches physiologiques déjà anciennes le prouvent d'une façon surabondante.

Et d'abord l'eau est aisément résorbée, et l'on sait qu'il est facile à l'aide de lavements aqueux de faire absorber de grandes quantités d'eau, d'étancher la soif et d'augmenter la quantité des urines.

La plupart des substances dissoutes dans l'eau sont également absorbées et l'on sait même que l'action de certains toxiques est plus rapide et plus énergique lorsqu'ils sont introduits par la voie rectale que lorsqu'ils pénètrent par l'estomac.

Retenons seulement que le chlorure de sodium peut être ainsi introduit dans l'économie.

Voici donc déjà deux aliments, l'eau et le sel, qui pénètrent dans l'organisme par la voie rectale. En est-il de même des aliments de nature organique?

Les expériences de Voit et Bauer, de Huber, de Eichhorst, de Ewald prouvent que les matières albuminoïdes introduites par la voie rectale sont absorbées et que l'urée urinaire augmente à la suite de l'absorption des lavements d'œufs.

Nous ne voulons pas soulever en ce moment la question de savoir si cette résorption se fait dans le rectum ou bien si une partie du lavement nutritif franchissant la valvule de Bauhin pénètre dans l'intestin grêle où les matières albuminoïdes peuvent être modifiées et résorbées; nous ne voulons pas non plus discuter si les substances albuminoïdes peuvent subir des transformations chimiques dans le gros intestin et être ainsi rendues assimilables et si l'adjonction d'une certaine quantité de sel aux lavements est de quelque utilité au point de vue de leur absorption.

Quoi qu'il en soit en effet de la solution apportée à ces questions, ce n'est plus guère aux substances albuminoïdes en nature que l'on s'adresse de préférence, mais on ajoute aux œufs ou à la viande les ferments pancréatiques ou l'on injecte dans le rectum des solutions de peptones associées ou non à d'autres substances nutritives.

(Le pouvoir nutritif des peptones a été démontré par de nombreux observateurs (Catellin, Daremberg, Flosz, Gyergyai, Moly, Adamkieviecz) et l'on s'accorde à en considérer l'adjonction aux lavements nutritifs comme des plus justifiée.)

L'absorption des matières azotées par la voie rectale est donc aujourd'hui admise par les cliniciens et les physiologistes, et il est possible d'introduire ainsi dans l'organisme une certaine quantité d'aliments azotés.

Bien qu'il soit pour le moment impossible de fixer au point de vue physiologique la ration minima d'albumine, on peut pratiquement adopter les conclusions de Lapicque et de Lambling, et dire qu'il est nécessaire d'ingérer 1 gramme d'albumine par kilogramme de poids vif. C'est donc cette dose minima de peptones qui devra être absorbée par les lavements, car, comme nous le verrons, c'est uniquement par la voie rectale que peut se faire cette absorption.

Le supplément d'aliments nécessaires pour subvenir aux besoins d'énergie devra être demandé aux aliments hydrocarbonés et aux graisses que l'on pourra associer dans la composition des lavements alimentaires. Mais la tolérance de la muqueuse rectale pour les solutions sucrées impose des limites à l'adjonction de sucre aux lavements. D'après M. Ewald, on pourrait injecter dans le rectum des solutions de sucre à 20 pour 100.

L'absorption des graisses par le rectum paraît démontrée, et à condition que ces graisses soient suffisamment émulsionnées, elles sont susceptibles de passer dans les capillaires. Aussi l'addition de matières grasses et principalement de la graisse finement émulsionnée telle qu'elle se trouve dans le lait ou dans les jaunes d'œufs est-elle recommandée.

Théoriquement, il est donc possible de réunir dans un lavement et de faire absorber par la voie rectale toutes les matières nécessaires à la vie.

Il nous reste à savoir si pratiquement l'alimentation exclusive par la voie rectale est possible. La question a été posée par M. Lépine (*Sem. Méd.*, 31 juillet 1895) qui s'est demandé si un malade uniquement alimenté par des lavements nutritifs peut conserver son poids pendant des semaines.

S'appuyant sur des observations rapportées par différents auteurs, (Austin, Flint, Maclead, Niliotti, Daremberg), et sur trois cas personnels, M. Lépine conclut « que la conservation du poids peut être réalisée chez certains malades sans l'intervention de l'alimentation naturelle par la bouche », mais il ajoute aussitôt qu'un tel résultat sera vraisemblablement impossible à obtenir chez un individu bien portant et dont la nutrition est active.

Nous voyons donc quelles ressources le médecin peut tirer de ce procédé d'alimentation. Il est cependant des cas où l'administration des lavements alimentaires soulève quelques difficultés; c'est par exemple l'intolérance du rectum qui chez certains sujets s'établit assez rapidement; chez d'autres c'est une diarrhée persistante qui empêche la conservation et l'absorption des aliments introduits dans l'intestin.

Même dans ces circonstances le médecin ne doit pas encore se considérer comme désarmé, car il trouve dans l'alimentation souscutanée un moyen de suppléer en partie à l'alimentation naturelle.

L'on connaît la rapidité de l'absorption des solutions introduites dans le tissu cellulaire. Depuis quelques années la pratique des injections hypodermiques de grandes quantités d'eau salée s'est généralisée et l'on sait la facilité et la rapidité avec laquelle se fait la résorption dans ces cas.

On a fait à plusieurs reprises des tentatives pour injecter dans le tissu cellulaire les différentes substances nutritives, l'albumine de l'œuf, les solutions de peptones, les solutions sucrées.

On a pensé pouvoir utiliser le même procédé pour introduire dans l'économie des substances alimentaires. Stricker et Oser ont injecté des solutions de peptones, Menzel et Perco de la graisse liquide, du lait, des jaunes d'œufs; Wittaker a injecté par petites doses chez la même malade de l'huile de foie de morue, du lait, de l'extrait de viande; Kruy injecte de l'huile.

Jusqu'à présent ces essais n'ont pas été couronnés de beaucoup de succès et les quantités de substances alimentaires qui ont été injectées de la sorte ont toujours été minimes. De plus, les expériences faites sur les animaux ont montré que ces injections n'étaient pas exemptes de danger si l'on augmentait la dose de substance ainsi introduite dans le tissu cellulaire sous-cutané.

Il n'en est pas de même pour les injections d'huile. Les injections sous-cutanées d'huile ont été faites dans un autre but thérapeutique et l'huile ne servait que de véhicule au médicament (créosote ou gaïacol) que l'on se proposait d'utiliser. Des faits nombreux ont démontré l'innocuité de cette méthode et la facile résorption de quantités considérables d'huile.

C'est en effet à l'huile, nous allons le voir, qu'il conviendrait de s'adresser pour réaliser l'alimentation sous-cutanée sans s'exposer à des dangers.

M. Bouchard a injecté à des lapins des quantités d'huile qui atteignaient jusqu'à 500 grammes par kilogramme et à l'autopsie il constatait que cette graisse avait été émulsionnée.

Le Dr Mariani, dans un travail fait sous l'inspiration du professeur Bouchard a observé que les injections d'huile faites à des animaux en état d'inanition réduisaient la quantité d'azote éliminée à son minimum et prolongeaient la vie des animaux mis en expérience.

Nous-mêmes dans une série d'expériences faites également sur des animaux en inanition avons fait les constatations suivantes :

Pour obtenir la résorption rapide et complète de l'huile injectée, il faut faire pénétrer sous la peau par chaque piqûre de petites quantités d'huile, 5 centimètres cubes, au maximum.

Si l'on injecte des doses plus fortes, l'huile s'accumule en certains points et à l'autopsie on la retrouve généralement accumulée à la face inférieure de l'abdomen. Il y aurait donc avantage à multiplier le nombre des injections.

De plus les injections d'huile ne nous ont pas paru mettre les animaux à l'abri des accidents que l'on observe d'habitude dans l'inanition. Chez les animaux injectés, comme chez ceux qui ne recevaient rien, nous avons observé de l'albuminurie, de la diarrhée et à l'autopsie, d'après les constatations que nous avons faites avec le docteur Claude, les lésions organiques paraissent avoir été les mêmes.

Enfin, comparant les résultats obtenus en utilisant différentes huiles, nous avons constaté que les animaux qui recevaient sous la peau de l'huile de foie de morue mouraient plus vite que ceux auxquels on injectait de l'huile d'olive et parfois même que ceux qui étaient à l'inanition absolue.

En résumé, jusqu'à présent l'alimentation extra-buccale parait être principalement réalisée au moyen des matières azotées et par les graisses, l'absorption des sucres étant beaucoup moins importante.

L'absorption des matières azotées se fait par la voie rectale ; celle des matières grasses peut s'obtenir soit par l'injection rectale, soit par l'injection sous-cutanée.

En combinant les deux procédés, on obtiendra le maximum d'effet utile.

Cette alimentation peut-elle être suffisante, c'est-à-dire peut-on introduire par ces procédés la totalité des aliments nécessaires à la vie ?

En d'autres termes nous avons la possibilité d'empêcher un homme de mourir de soif; avons-nous le pouvoir de l'empêcher de mourir de faim ?

Théoriquement oui, et il est facile de démontrer par le calcul que l'on pourrait aussi faire pénétrer dans le corps la quantité d'azote nécessaire à la réparation des tissus et injecter assez de matières azotées, de graisse ou de sucre pour dégager le nombre de calories suffisant pour subvenir aux dépenses de l'organisme.

Pratiquement, la vie des malades parait avoir été maintenue sans perte de poids dans certains cas que l'on peut considérer comme exceptionnels et l'on peut dire d'une façon générale qu'il ne faut pas attendre un pareil résultat de l'alimentation extra-buccale, mais qu'on peut lui demander de soutenir les malades pendant un temps plus ou moins long et d'écarter les dangers de mort rapide, dans les cas où l'alimentation buccale est rendue impossible, en substituant à l'inanition absolue un état que l'on peut considérer comme étant seulement analogue à l'alimentation insuffisante.

Quoi qu'il en soit, il n'en est pas moins acquis que l'alimentation extra-buccale a donné dans les mains d'assez nombreux observateurs des résultats très favorables.

Mais ce qui n'avait été jusqu'à ce jour considéré que comme un procédé d'exception, de nécessité pour ainsi dire, a pu être érigé en méthode de traitement et appliqué, comme l'ont fait M. le docteur Gros d'une part et M. le docteur Rost d'autre part, à la cure de certaines maladies de l'estomac, telles que l'ulcère simple et telles que certaines formes de dyspepsie, permettant ainsi d'instituer la cure de repos absolu de l'estomac.

Allant même plus loin, on a pensé que l'alimentation extra-buccale combinée à l'alimentation buccale pourrait encore rendre des services dans le cas où l'on cherche à obtenir la suralimentation.

Nous croyons donc qu'il est dès maintenant possible de poser les indications de l'alimentation extra-buccale et de tirer des faits acquis les conclusions suivantes.

Conclusions

L'alimentation extra-buccale peut être réalisée d'une façon plus ou moins complète par l'usage des lavements nutritifs qu'il y aura avantage à associer aux injections sous-cutanées d'huile.

Cette alimentation peut être *exclusive* et ce sera un procédé de nécessité dans les cas où l'alimentation par la voie gastrique sera complètement supprimée (sténose œsophagienne, sténose pylorique, vomissements incoercibles).

Exclusive également, l'alimentation extra-buccale pourra constituer une méthode de choix pour le traitement de certaines affections de l'estomac (ulcère gastrique, dilatation de l'estomac, hypersécrétion, etc.).

L'alimentation extra-buccale pourra être combinée à l'alimentation ordinaire pour permettre un certain repos de l'estomac ou pour pallier à une alimentation insuffisante. Elle pourra enfin être un mode de suralimentation et entrer à ce titre dans le traitement de la phtisie.

Comme on le voit, l'alimentation extra-buccale peut trouver de nombreuses applications et l'on peut espérer que les procédés techniques s'étant encore perfectionnés, elle rendra des services appréciables dans de nombreuses circonstances.

Herr Boas (Berlin) weist auf die Gefahren hin, welche gelegentlich mit der übermässig lange ausgedehnten rectalen Ernährung verbunden sind. Es treten unter diesen Umständen zuweilen Zustände von Syncope auf, welche dazu zwingen, das Verfahren sofort aufzugeben. Was die Menge der einzuführenden Flüssigkeit betrifft, so hat Redner gefunden, dass man unter Anwendung von Sonden à demeure und langsames Einleiten der Flüssigkeit durch einen gut gearbeiteten Quetschhahn, die Quantitäten derselben bis 1500 Cubikcentimeter und mehr steigern kann, ohne dass die Patienten davon belästigt werden. Das Verfahren eignet sich auch besonders für Zufuhr grösserer Mengen Wasser in den Mastdarm zur Steigerung der Diurese, zur Auswaschung des Organismus, u. s. w.

Herr Professor Von Leube. — Von Leube (Vortragender) hat Syncope bei rectaler Ernährung nie beobachtet, zweifelt aber nicht dass eine solche bei jenen hemato gekommenen Individuen, bei welchen die Rechtbereitung zur Anwendung kommt, leicht ab und zu eintreten wird, übrigens nicht durch die Klystier nachschuldet.

Was die Injection grosser Mengen Milch in das Rectum mittelst der von Herr Boas vorgeschlagenen Methode betrifft, so trifft von Leube, dass sich dieselbe künstig berühren werde, weil damit ein Fortschritt in der rectalen Ernährung gewonnen wäre.

M. Desgrez fait remarquer que les recherches effectuées par M. Perrier au laboratoire de M. le professeur Bouchard montrent que, chez le lapin, à l'état d'inanition, l'huile d'olive injectée sous la peau n'est assimilée qu'en très petite quantité et ne peut par suite servir à alimenter l'animal. En effet, la quantité d'azote total éliminée en 24 heures par les lapins en expérience est inférieure de 0 gr. 25 à celle éliminée par les témoins à l'état d'inanition et ne recevant pas d'huile. Ces 0 gr. 25 correspondent à 1 gr. 55 d'albumine économisée et capable de fournir 6 cal. 35. Ces 6 cal. 35 sont donc empruntées à l'huile, et comme 1 gramme d'huile fournit 9 calories, la quantité utilisée est 0 gr. 7, quantité tout à fait insignifiante.

M. Le Noir a observé que chez les lapins en inanition lorsque l'on fait des injections sous-cutanées d'huile, si l'on injecte aux animaux des quantités d'huile un peu considérables, plus de 5 centimètres cubes par piqûre, on retrouve à l'autopsie l'huile accumulée dans les parties les plus déclives, dans la peau de l'abdomen. Une faible quantité d'huile est donc en réalité absorbée.

DE L'ALIMENTATION SOUS-CUTANÉE PAR LES MATIÈRES ALBUMINOÏDES

par M. E. LABORDE.

La médecine utilise depuis longtemps les propriétés absorbantes de la muqueuse rectale dans l'alimentation des malades chez lesquels on veut épargner les premières voies digestives atteintes de lésions ou de troubles fonctionnels comme dans les ulcères, le cancer, les dyspepsies graves....

Mais la muqueuse rectale n'a qu'un faible pouvoir absorbant; de plus cette muqueuse ne peut absorber les produits qui, pour être résorbés, ont besoin d'être modifiés par les sucs digestifs; enfin l'introduction des aliments par cette voie provoque assez fréquemment une inflammation intestinale. Aussi médecins et biologistes se sont-ils préoccupés de chercher un autre mode d'administration des aliments, permettant d'éviter ces inconvénients ou ces accidents possibles.

De là est née la méthode de l'alimentation par la voie sous-cutanée.

Cette question bien qu'étudiée depuis une date relativement récente, a été cependant l'objet d'un assez grand nombre de travaux.

Citons parmi ces derniers les travaux de *Mentzel* et *Perko*, de *Karst*, de *Kruegg* et *Withaker*, de *Pick*, qui prirent pour sujets d'expériences des lapins, des chats, des chiens ou même l'homme et leur administrèrent par injections hypodermiques des aliments très variés, lait, œufs, huile d'olives, huile d'amandes, huile de foie de morue, sucre, beurre, sang défibriné. Parmi ces auteurs les uns obtinrent des résultats très encourageants, les autres ne constataient aucun résultat appréciable.

Nous devons une mention toute spéciale aux travaux de *Leube* qui, passant en revue les publications parues à ce sujet jusqu'en 1895, conclut de ses recherches et de ses expériences personnelles que :

1° Les peptones et les albumines passent dans l'urine sans aucun profit pour l'organisme.

2° Que les albuminates et les syntonines passent dans le sang et ne se comportent pas comme corps étrangers, mais qu'on ne peut les stériliser sans les coaguler, inconvénient qui s'oppose à leur emploi.

Blum, dans la pensée de supprimer cet inconvénient, proposa en 1896 une substance albuminoïde qu'il appela *protogène* et qu'il prépara en soumettant la sérine et l'ovalbumine à l'action de la formaldéhyde. Le *protogène* a l'avantage d'être stérilisable sans coagulation; mais *Leube* qui expérimenta aussi ce produit, constata que cette substance injectée dans le tissu cellulaire sous-cutané provoquait un malaise général et des abcès aux points d'application.

En résumé, *Leube* admet que les matières grasses seules sont susceptibles d'être assimilées à la suite d'injections hypodermiques.

Citons encore les expériences de *Voit* et de *Koll* pour en arriver à la thèse de *Mariani* inspirée par le Professeur Bouchard. Dans ce travail paru en 1897, Mariani rapporte les résultats d'expériences faites en injectant à des lapins de l'albumine, du jaune d'œuf, du sucre, de l'huile d'olives. Il a constaté que les lapins injectés avec de l'albumine meurent avant les témoins et dans ses conclusions, il confirme l'opinion de *Leube* au sujet de l'assimilation des matières grasses.

Le travail de *Mariani* présente beaucoup d'intérêt, mais on peut lui reprocher de n'avoir pas fait un nombre suffisant d'expériences.

En 1899, le Professeur Bouchard, désireux qu'un travail d'ensemble fût fait sur cette question, a confié à plusieurs de ses élèves le soin de le mener à bonne fin. Chargé, pour ma part, d'étudier la valeur alimentaire des matières albuminoïdes, j'ai expérimenté avec les albumines du blanc d'œuf, la caséine, la globuline, les albumoses et les peptones, c'est-à-dire avec des matières albuminoïdes non digérées ou dans un état plus ou moins complet de transformation moléculaire et, partant plus ou moins assimilables.

Dans mes recherches je me suis servi de la technique opératoire suivante :

Dans une première série d'expériences, j'ai injecté à des lapins les matières albuminoïdes énumérées ci-dessus à un même degré de dilution, au dixième.

Ces substances ayant occasionné des troubles dans le rein des animaux injectés, j'ai essayé de déterminer dans une deuxième série d'expériences, si de petites quantités de ces mêmes produits pouvaient être administrés par la voie sous-cutanée, sans léser le rein, et si le cours de l'inanition était modifié par cette pratique.

Pour chaque expérience de la première série, j'ai opéré sur trois lapins; deux d'entre eux recevaient chacun et quotidiennement vingt centimètres cubes de la solution de substance albuminoïde, le troisième servait de témoin.

Ces trois lapins n'avaient que de l'eau à leur disposition. Chaque jour, j'ai noté le poids de l'animal, la quantité d'eau ingérée, le volume de l'urine émise. Dans cette urine des 24 heures j'ai dosé l'azote uréique, l'azote total et chaque fois qu'il a été possible, le soufre total et les phosphates. Le soufre a été dosé à l'état d'acide sulfurique anhydre, les phosphates ont été calculés aussi à l'état d'acide phosphorique anhydre.

Après la mort de l'animal, l'autopsie a été faite et l'examen anatomo-pathologique du foie et du rein a été pratiqué, grâce au concours bienveillant et éclairé de M. Balthazar, élève du laboratoire du Professeur Bouchard, et de M. le Dr Rispal, professeur agrégé à la Faculté de médecine et de pharmacie de Toulouse.

Les résultats de ces recherches sont exposés dans les tableaux suivants. Les chiffres placés dans ces tableaux sont rapportés au poids d'un kilo d'animal et par 24 heures.

Dans une deuxième série d'expériences j'ai injecté à des lapins les matières albuminoïdes énumérées plus haut à la dose de 0,25 par jour.

Dans chaque expérience, j'ai opéré sur deux lapins, l'un d'eux était injecté, l'autre servait de témoin.

Pour cette dernière série d'expériences, je me suis borné à noter la date de l'apparition de l'albumine dans les urines, ainsi que la durée de l'existence de l'animal injecté par rapport au témoin.

1re Expérience avec les albumines du blanc d'œuf.

Préparation. — Du blanc d'œuf étendu d'eau et battu pendant un certain temps est ensuite passé à travers un linge de manière à retenir les débris des membranes qui renferment l'albumine. Par addition de sous-acétate de plomb, l'albumine se précipite sous forme d'albuminate de plomb qui, lavé et traité en présence de l'eau par un courant d'anhydride carbonique, donne de l'albumine qui se dissout et un précipité de carbonate de plomb insoluble qu'on sépare par filtration. Pour éliminer les dernières traces de plomb, on traite par l'hydrogène sulfuré et on chauffe ensuite à 60° pour déterminer un commencement de coagulation ; dans ces conditions, les premiers flocons qui se forment emprisonnent le sulfure de plomb ; il ne reste plus qu'à filtrer la solution et à évaporer à 40° jusqu'à siccité pour avoir de l'albumine. On dissout enfin cette dernière dans dix parties d'eau distillée et préalablement stérilisée par ébullition prolongée.

Lapin témoin.

DATES	POIDS	EAU INGÉRÉE	VOLUME DE L'URINE	RÉACTION	AZOTE URÉIQUE	AZOTE TOTAL	RAPPORT AZOTURIQUE	SOUFRE EN SO^3	ACIDE PHOSPHORIQUE	ALBUMINE DANS L'URINE
11 Oct.	2k110	»	»	»	»	»				»
12 »	1k940	0	»	»	»	»				»
13 »	1k900	100	150	Acide	0.424	0.477	0.88	0.042	0.053	Néant
14 »	1k710	70	125	id.	0.734	0.843	0.87	0.062	0.087	»
15 »	1k620	85	60	id.	0.748	0.859	0.87	0.061	0.087	»
16 »	1k470	150	120	id.	1.168	1.360	0.85	0.088	0.135	»
17 »	1k340	65	65	id.	0.468	0.558	0.85	0.046	0.055	»

Mort dans la nuit du 16 au 17.

Examen anatomopathologique. — *Rein* : Cylindres hyalins dans quelques anses de Henle.

Foie : Normal.

Lapins injectés.

DATES	POIDS	EAU BUE	VOLUME DE L'URINE	RÉACTION	AZOTE URÉIQUE	AZOTE TOTAL	RAPPORT AZOTURIQUE	SOUFRE EN SO^3	ANHYDRIDE PHOSPHORIQUE	ALBUMINE DANS L'URINE	QUANTITÉ DE MATIÈRE INJECTÉE
11 Oct.	5k010	»	»	»	»	»	»	»	»	»	»
12 »	4k850	220	200	Acide	0.432	0.475	0.90	0.145	0.251	Présence	40
13 »	4k650	220	250	id.	0.482	0.530	0.90	0.155	0.501	id.	40
14 [1] »	2k290	165	75	id.	0.828	0.925	0.89	0.125	0.286	id.	40
15 »	2k280	120	50	id.	0.965	1.077	0.89	0.151		id.	20
16 »	2k190	135	160	id.	1.089	1.230	0.88	0.175	0.347	id.	20
17 »	2k120	125	»	»	»	»	»	»	»	»	20
18 »	2k040	90	25	Acide	1.210	1.396	0.86	0.202	0.582	Présence	20
19 »	2k	125	65	id.	1.290	1.509	0.85	0.249	0.405	id.	20
20 »	1k930	115	90	id.	1.369	1.645	0.83	0.272	0.429	id.	20
21 »	1k750	85	105	id.	1.566	1.912	0.81	0.505	0.475	id.	20
22 [2] »	1k665	65	95	id.	0.540	0.683	0.79	0.140	0.258	id.	20

Examen anatomopathologique. — *Rein* : Intact au niveau des glomérules. Lésions de l'épithélium des tubes contournés, dégénérescence des cellules avec chute dans la lumière du tube.

Foie : Très altéré. Foyers de nécrose cellulaire nombreux, analogues à ceux que Claude a trouvés dans l'inanition. Le noyau de la cellule se fragmente puis disparaît, tandis qu'apparaissent des vacuoles dans le protoplasma. Ces foyers contiennent aussi un certain nombre de leucocytes. La vasodilatation des capillaires est considérable et il y a diapédèse des globules blancs et extravasations sanguines.

En dehors des foyers, les vaisseaux et les canaux biliaires sont sains.

En résumé, foyers disséminés et nombreux de nécrose cellulaire.

1. Un lapin meurt le 14 au matin et présente de l'œdème sous-cutané diffus.
2. Le deuxième lapin meurt dans la nuit du 21 au 22 ; même œdème que [illegible].

2ᵉ Expérience. — Expérience avec la caséine.

Préparation. — La caséine qui a servi à cette expérience a été extraite du lait de vache par précipitation au moyen de l'acide acétique ; elle a été purifiée par lavages successifs à l'eau, à l'alcool, à l'éther, et enfin par dissolutions et précipitations successives et répétées au moyen de carbonate d'ammonium et d'acide acétique. La caséine ainsi obtenue a été dissoute dans une solution de phosphate de sodium à 1 pour 100.

Lapin témoin

DATES	POIDS	EAU INGÉRÉE EN CC	VOLUME DE L'URINE EN CC	RÉACTION	AZOTE URÉIQUE	AZOTE TOTAL	RAPPORT AZOTURIQUE	SOUFRE CALCULÉ EN SO³	ACIDE PHOSPHORIQUE	ALBUMINE DANS L'URINE
25 Mars	2ᵏ560	.	»	»	»	»	»	»	»	»
26	2ᵏ515	70	»	»	»	»	»	»	»	»
27	2ᵏ510	20	»	»	»	»	»	»	»	»
28	2ᵏ295	5	5ᶜᶜ	Acide	0.460	»	»	«	»	»
29	2ᵏ180	5	45	id.	0.521	0.560	0.91	»	0.052	Néant
30	2ᵏ080	110	205	id.	1.725	1.892	0.91	0.121	0.481	id.
31	1ᵏ895	165	140	id.	0.849	0.965	0.88	0.062	0.101	Traces
1ᵉʳ Avril	1ᵏ610	90	160	id.	1.988	2.196	0.87	0.110	0.205	id.
2	1ᵏ590	»	»	»	»	»	»	»	»	»

Mort dans la nuit du 1ᵉʳ au 2.

Examen anatomopathologique. — *Rein* : Rien de particulier.

Foie : Foyers disséminés de nécrose cellulaire,

Lapins injectés.

DATES	POIDS	EAU BUE EN CC	VOLUME DE L'URINE EN CC	RÉACTION	AZOTE URÉIQUE	AZOTE TOTAL	RAPPORT AZOTURIQUE	SOUFRE EN SO³	ACIDE PHOSPHORIQUE	ALBUMINE DANS L'URINE	QUANTITÉ D'ALBUMINE INJECTÉE
25 Mars	4ᵏ455	»	»	»	»	»	»	»	»	»	»
26	4ᵏ455	220	160	Acide	0.502	0.549	0.91	0.050	0.048	Présence	40ᶜᶜ
27	4ᵏ265	220	300	id.	0.785	0.860	0.91	0.060	0.086	id.	40ᶜᶜ
28	4ᵏ160	175	225	id.	0.665	0.735	0.90	0.056	0.086	id.	40ᶜᶜ
29	4ᵏ045	110	75	id.	0.227	0.251	0.90	»	0.080	id.	40ᶜᶜ
30	5ᵏ915	125	175	id.	0.702	0.788	0.89	0.055	0.090	id.	40ᶜᶜ
31	5ᵏ765	115	160	id.	0.718	0.805	0.89	0.060	0.090	id.	40ᶜᶜ
1ᵉʳ Avril	5ᵏ740	100	175	id.	0.989	1.106	0.89	0.090	0.144	id.	40ᶜᶜ
2	5ᵏ330	115	250	id.	1.566	1.767	0 88	0.129	0.178	id.	40ᶜᶜ
3[1]	5ᵏ105	105	190	id.	1.089	1.250	0.88	0.098	0.136	id.	20ᶜᶜ
4	4ᵏ950	95	120	id.	0.904	1.052	0.87	0.059	0.103	id.	20ᶜᶜ

Examen anatomopathologique. — *Rein* : Quelques lésions légères des cellules des tubes contournés.

Foie : Très congestionné, dilatation vasculaire considérable ; en certains points les cellules hépatiques sont complètement détruites et on a un aspect angiomateux.

1. L'un des lapins meurt le 3 dans l'après-midi. — Le deuxième meurt dans la nuit du 4 au 5. À dater du 26 la présence de l'albumine a été constatée dans l'urine. Ces deux lapins présentaient au niveau des points injectés un léger œdème sous cutané diffus.

3ᵉ Expérience. — Expérience avec la globuline.

Préparation. — La globuline a été obtenue par le procédé Schmidt qui consiste à traiter par un courant d'anhydride carbonique, du sérum de sang de bœuf étendu de 15 fois son volume d'eau et légèrement acidulé. Cette globuline a été purifiée par dissolution dans du chlorure de sodium très dilué et par précipitation au moyen d'une solution concentrée de ce même sel. La globuline ainsi purifiée est dissoute dans de l'eau tenant en solution du phosphate de sodium et du chlorure de sodium.

Lapin témoin.

DATES	POIDS	EAU BUE EN C³	URINE EN C³	RÉACTION	AZOTE URIQUE	AZOTE TOTAL	RAPPORT AZOTURIQUE	SOUFRE EN SO³	ACIDE PHOSPHORIQUE	ALBUMINE DANS L'URINE
29 Avril	1ᵏ650	»	»	»	»	»	»	»	»	»
50 »	1ᵏ600	»	»	»	D	»	»	»	»	»
1ᵉʳ Mai	1ᵏ460	50	»	»	»	»	»	»	»	»
2 »	1ᵏ440	15	»	»	»	»	»	»	»	»
5 »	1ᵏ555	20	»	»	»	»	»	»	»	D
4 »	1ᵏ275	20	»	»	»	»	»	»	»	»
5 »	1ᵏ175	20	50ᶜ	Acide	0.952	1.050	0.88	0.058	0.086	Néant
6 »	1ᵏ090	40	15ᶜ	id.	0.514	0.585	0.87	»	»	id.
7 »	0ᵏ970	75	40ᶜ	id.	0.848	0.982	0.86	0.066	0.098	id.
»	»	»	id.	0.108	»	»	»	»	»	»

Urine dans la vessie de l'animal mort.

Mort le 7 mai dans l'après-midi.

Examen anatomopathologique. — Mêmes résultats que ceux constatés chez le lapin témoin dans la deuxième expérience.

Lapins injectés.

DATES	POIDS	EAU BUE EN C³	VOLUME DE L'URINE EN C³	RÉACTION	AZOTE URÉIQUE	AZOTE TOTAL	RAPPORT AZOTURIQUE	SOUFRE EN SO³	ACIDE PHOSPHORIQUE	ALBUMINE DANS L'URINE	QUANTITÉ DE SOLUTION INJECTÉE
29 Avril	5ᵏ460	»	»	»	»	»	»	»	»	»	40ᶜ
50 »	5ᵏ550	»	»	»	»	»	»	D	»	»	40ᶜ
1ᵉʳ Mai	5ᵏ140	200	100	Acide	0.856	0.949	0.88	0.069	0.098	Présence	40ᶜ
2 »	5ᵏ150	12	70	id.	0.044	0.050	0.88	»	»	id.	40ᶜ
3[1] »	2ᵏ660	80	100	id.	5.045	5.477	0.87	0.229	0.543	id.	40ᶜ
4 »	1ᵏ250	200	70	id.	1.525	1.790	0.85	0.118	0.167	id.	20ᶜ
5[2] »	1ᵏ150	15	25	id.	2.046	0.059	0.76	»	D	id.	20ᶜ

Examen anatomopathologique. — Rein : Les cellules d'un grand nombre de tubes du rein sont atteints de nécrose de coagulation ; chaque tube est représenté par une masse arrondie, amorphe, sans lumière centrale et sans aucun noyau coloré.

En résumé, glomérulite avec exsudat intracapsulaire.

Foie : Rien de particulier à l'exception d'un volumineux foyer microbien formé de bacilles indéterminés, entouré d'une zone de nécrose.

1. L'un des lapins meurt dans la nuit du 5 au 4.
2. Le deuxième lapin meurt dans l'après-midi du 5.
Tous deux présentaient un œdème très marqué aux régions voisines du lieu d'injection.

4ᵉ **Expérience.** — **Expérience avec les albumoses.**

Préparation. — Les albumoses qui ont servi à cette étude ont été préparées avec de la fibrine récemment préparée et lavée à l'alcool et à l'éther.

Pour cela, la fibrine a été soumise, à 40°, à l'action d'un mélange de pepsine et d'acide chlorydrique à 2 pour 1000. La digestion a été interrompue au bout de deux heures par addition de carbonate de sodium. Il s'est formé ainsi un précipité constitué par un mélange d'albumines plus ou moins modifiées dans leur état moléculaire sous l'influence de la solution chlorhydro-pepsique, tandis qu'il reste dans la liqueur des matières albuminoïdes non digérées et des albumoses ainsi qu'une faible quantité de peptones. Pour séparer les albumoses, on filtre, et la liqueur filtrée est portée à l'ébullition; l'albumine non modifiée est congelée et séparée par filtration. Enfin la liqueur obtenue est traitée par du sulfate d'ammonium en excès qui précipite les albumoses à l'exclusion des peptones qui auraient pu se former au cours de la digestion. Ces albumoses sont purifiées par dissolution dans l'eau et précipitation par de l'alcool à 89°. Ce traitement a été répété plusieurs fois.

Lapin témoin.

DATES	POIDS	EAU BUE EN C³	VOLUME DE L'URINE EN C³	RÉACTION	AZOTE URÉIQUE	AZOTE TOTAL	RAPPORT AZOTURIQUE	SOUFRE EN SO³	ACIDE PHOSPHORIQUE	ALBUMINE DANS L'URINE
20 Mai	1ᵏ520	»	»	»	»	»	»	»	»	»
21 »	1ᵏ455	»	40	Acide	0.540	0.582	0.89	0.125	0.184	Néant
22 »	1ᵏ415	»	»	»	»	»	»	»	»	»
23 »	1ᵏ550	25	55ᶜᶜ	Acide	0.616	0.695	0.88	0.044	0.067	Néant
24 »	1ᵏ205	25	55	id.	1.069	1.210	0.88	0.086	0.129	id.
25 »	1ᵏ195	10	20	id.	1.129	1.289	0.87	»	»	id.
26 »	1ᵏ060	60	40	id.	1.256	1.410	0.87	»	0.157	id.
27 »	1ᵏ	40	50	id.	1.508	1.506	0.86	»	0.148	id.
28 »	0ᵏ960	95	65	id.	0.704	0.829	0.84	0.062	0.092	id.

Mort le 28 mai.

Examen anatomopathologique. — *Rein* : Légères lésions de dégénérescence des cellules de quelques tubes contournés.

Foie : Très congestionné.

Lapins injectés.

DATES	POIDS	EAU BUE EN C³	VOLUME DE L'URINE EN C³	RÉACTION	AZOTE URÉIQUE	AZOTE TOTAL	RAPPORT AZOTURIQUE	SOUFRE TOTAL EN SO³	ACIDE PHOSPHORIQUE	ALBUMINE DANS L'URINE	QUANTITÉ DE LIQUIDE INJECTÉ
20 Mai	5ᵏ220	»	»	»	»	»	»	»	»	»	40ᶜᶜ
21 »	5ᵏ180	»	150	Acide	0.566	0.415	0.88	0.034	0.045	Présence	40ᶜᶜ
22[1] »	5ᵏ150	150	90	id.	0.274	0.516	0.86	0.021	0.052	id.	20ᶜᶜ
23 »	1ᵏ480	45	50	id.	0.850	0.990	0.85	0.065	0.094	id.	20ᶜᶜ
24[2] »	1ᵏ420	40	45	id.	0.610	0.751	0.85	»	0.070	id.	»

Examen anatomopathologique. — *Rein* : Glomérulite avec exsudat intracapsulaire.

Foie : Très congestionné avec foyers microbiens de bacilles indéterminés entourés d'une zone de nécrose.

1. Mort d'un des deux lapins dans la nuit du 21 au 22.
2. Mort du deuxième lapin dans la nuit du 23 au 24.
Ces deux lapins présentaient un œdème très marqué.

5ᵉ Expérience.   Expérience avec les peptones

Préparation. — Les peptones ont été préparées avec des albumoses du blanc d'œuf par digestion pendant six heures avec du suc gastrique artificiel analogue à celui qui a été employé pour la préparation des albumoses. Le liquide provenant de ce traitement a été traité par le procédé de Kühne, c'est-à-dire neutralisé, puis alcalinisé et enfin acidifié et précipité dans chacun de ces états par du sulfate d'ammonium en excès. En opérant ainsi, toutes les matières albuminoïdes, ainsi que leurs dérivés autres que les peptones, ont été éliminés. La liqueur contenant les peptones est traitée par de l'alcool à 80° qui précipite la plus grande partie du sel ammoniacal. Le liquide obtenu par filtration est ensuite bouilli avec du carbonate de baryum ; le sulfate d'ammonium est ainsi transformé en carbonate d'ammonium qui se dégage et en sulfate de baryum insoluble qui se dépose et qu'on sépare par filtration. La solution ne contient plus après ces traitements que les peptones qu'on précipite au moyen de l'alcool absolu et qu'on purifie par lavages à l'alcool et qu'on dessèche enfin à basse température.

Lapin témoin.

DATES	POIDS	EAU INGÉRÉE EN C³	VOLUME DE L'URINE EN C³	RÉACTION	AZOTE URIQUE	AZOTE TOTAL	RAPPORT AZOTURIQUE	SOUFRE TOTAL EN SO³	ACIDE PHOSPHORIQUE	ALBUMINE DANS L'URINE
27 Mai	2ᵏ125	»	»	»	»	»	»	»	»	»
28 »	2ᵏ085	65	»	»	»	»	»	»	»	»
29 »	2ᵏ080	25	»	»	»	»	»	»	»	»
30 »	2ᵏ065	»	45	Acide	0.525	0.579	0.90	0.058	0.058	Néant
31 »	1ᵏ960	10	105	id.	0 600	0.680	0.88	0.044	0.065	id.
1ᵉʳ Juin	1ᵏ870	145	140	id.	0.660	0.755	0.87	0.050	0.075	id.
2 »	1ᵏ705	160	120	id.	1 080	1.242	0.86	0.085	0.125	id.
3 »	1ᵏ450	80	160	id.	1.725	2.026	0.85	0.158	0.200	id.
4 »	1ᵏ430	70	20	id.	1.480	0.566	0.84	0.040	0.060	id.

Mort le 4 juin dans l'après-midi.

Examen anatomopathologique. — Mêmes résultats que pour les autres lapins soumis à l'inanition.

Lapins injectés.

DATES	POIDS	EAU BUE EN C³	VOLUME DE L'URINE EN C³	AZOTE URIQUE	AZOTE TOTAL	RAPPORT AZOTURIQUE	SOUFRE TOTAL EN SO³	ACIDE PHOSPHORIQUE	RÉACTION DE L'URINE	ALBUMINE DANS L'URINE	QUANTITÉ DE SOLUTION INJECTÉE
27 Mai	3ᵏ480	»	»	»	»	»	»	»	»	»	40ᶜᶜ
28 »	3ᵏ425	»	»	»	»	»	»	»	»	»	40ᶜᶜ
29 »	3ᵏ350	120	60	0.500	0.544	0.87	0.025	0.075	Acide	Présence	40ᶜᶜ
30 »	3ᵏ050	70	170	0.996	1.142	0.87	0.078	0.114	id.	id.	40ᶜᶜ
31 »	2ᵏ805	50	250	1.661	1.916	0.86	0.152	0.190	id.	id.	40ᶜᶜ
1ᵉʳ Juin	2ᵏ670	70	100	1.484	1.752	0.85	0.128	0.176	id.	id.	15ᶜᶜ
2 »	1ᵏ060	50	55	1.692	1.951	0.86	»	»	»	»	15ᶜᶜ
3 »	1ᵏ	40	65	1.557	1.620	0.85	0.127	0.160	Acide	Présence	15ᶜᶜ
4 »	0ᵏ960	45	40	1.042	1.510	0.79	0.098	0 151	id.	id.	»

L'un des lapins est mort le 1ᵉʳ juin dans l'après-midi, le deuxième est mort dans la nuit du 3 au 4. Les 2 lapins présentaient de l'œdème dans les régions voisines des points injectés.

Examen anatomopathologique. — *Rein* : Les tubes contournés et la cavité des glomérules contiennent un exsudat granuleux abondant. Les cellules des tubes sont en voie de dégénérescence granuleuse et il y a prolifération du revêtement capsulaire. — En résumé, glomérulonéphrite intense.

Foie : Mêmes lésions que chez les lapins de l'expérience précédente, mais moins prononcées.

1re *Expérience* (Albumines du blanc d'œuf).

L'albumine a été constatée dans l'urine sept jours après la première injection. L'animal injecté a vécu onze jours et le témoin huit jours.

2e *Expérience* (Caséine).

L'animal injecté a vécu douze jours, le témoin neuf jours ; la présence de l'albumine dans l'urine n'a été constatée que le huitième jour.

3e *Expérience* (Globuline).

Le lapin injecté a vécu neuf jours, le témoin dix jours. L'albumine a apparu dans les urines le cinquième jour après l'injection.

4e *Expérience* (Albumoses).

Le lapin injecté a vécu sept jours, le témoin neuf jours. L'urine du lapin injecté renfermait de l'albumine à partir du quatrième jour après la première injection.

5e *Expérience* (Peptones).

L'animal injecté a vécu neuf jours, le témoin est mort au commencement du neuvième jour. L'albumine n'a été constatée dans les urines que le septième jour.

Conclusions.

Ces résultats m'ont amené aux conclusions suivantes :

1° Les injections de substances albuminoïdes par la voie sous-cutanée sont toujours suivies de lésions et de troubles fonctionnels du rein qui se traduisent par la présence de l'albumine dans l'urine.

2° Les albumines du blanc d'œuf et la caséine administrées par cette voie sont mieux tolérées par le lapin que la globuline, les albumoses et les peptones, celles-ci étant toutefois moins toxiques que la globuline et surtout que les albumoses.

3° Injectées par petites quantités, à la dose de 0,25 par jour, ces substances sont bien tolérées pendant un certain temps, surtout les albumines du blanc d'œuf et la caséine.

4° L'élimination de l'azote, du soufre et du phosphore urinaires augmente à la suite des injections hypodermiques de substances albuminoïdes ; puis elle décroît en général, brusquement, 24 heures environ avant la mort de l'animal.

5° Contrairement à l'opinion de plusieurs auteurs, qui estiment que l'augmentation dans la quantité d'urée éliminée est un signe de l'activité des combustions organiques, il faut admettre avec Desgrez, que ces injections produisent la destruction de l'albumine fixe et que c'est à cette dernière cause qu'il faut attribuer l'augmentation dans la quantité d'urée éliminée.

6° Au point de vue du but principal de ces recherches, c'est-à-dire de l'alimentation par la voie sous-cutanée, j'estime que ces substances ne paraissent pas devoir réparer les pertes de l'organisme et que par suite elles ne sont pas susceptibles d'applications thérapeutiques.

NUTRITION STOMACALE ET SOUS-CUTANÉE PAR LES PEPTONES DE LEVURES STÉRILISÉES

par M. de BACKER.

Des expériences, datant de quatre ans nous permettent de consacrer les faits suivants :

1° Les peptones fabriquées avec les levures fraîches sont plus riches en azote que les peptones fabriquées avec la viande.

L'avantage de la digestion artificielle des cellules vivantes est très considérable.

C'est pour cela que dans notre pratique, nous donnons la préférence à la peptone de levures sur les peptones de viande, et nous nous en trouvons bien.

2° La peptone de viande est très hygrométrique et exige de grandes précautions contre l'humidité.

Cette hygrométrie empêche la forme de granulés ou salés pour les peptones de viande qui sont bientôt réduites en véritables sirops.

Nous n'avons aucun de ces inconvénients avec les *peptones de levures*.

3° La voie stomacale est assurément la meilleure pour assurer une bonne nutrition chez les malades.

Il est cependant une foule de circonstances où cette voie est obstruée ou bien insuffisante. C'est alors que nous nous trouvons bien de l'injection sous-cutanée de nos peptones de levures.

Celles-ci peuvent être stérilisées à l'autoclave.

Des cobayes privés de toute autre alimentation ont gagné 10 à 12 grammes par jour, sous l'influence d'une injection quotidienne.

C'est le *véritable repas par la peau*, que nous préconisons ici.

L'introduction sous la peau du liquide nourricier n'est nullement douloureuse ; le plus souvent, nous avons eu affaire à des malades dont les souffrances n'étaient calmées que par la morphine. Dans ces cas, nous combinons notre formule de manière à faire « coup double » c'est-à-dire calmer la douleur et nourrir par la même injection.

Rien n'est plus compréhensible que ce double mode d'action.

Voici la formule ordinaire dont nous nous servons alors :

Sulfate de soude.	10	grammes.
Phosphate de soude	20	—
Chlorure de sodium	25	—
Peptone de levûres liquide. .	1000	—
Chlorhydrate de morphine. .	2	—

Ainsi qu'on le voit, cette formule représente approximativement celle d'un sérum artificiel Chéron où l'eau bouillie est remplacée par la peptone liquide de levures avec addition de 2 milligrammes de morphine pour injection de 10 centimètres cubes. Le tout stérilisé.

Nous avons constaté que cette injection a une influence heureuse sur l'état général des malades dont la nutrition est entravée.

Nous sommes convaincu que l'on pourrait rencontrer là un moyen efficace de suralimentation.

ACTION DU LAIT SUR LE CHIMISME GASTRIQUE DES HYPERCHLORHYDRIQUES

par le docteur HÉRARD DE BESSÉ,

de Beaulieu-sur-Mer.

Médecin consultant à Pougues-les-Eaux.

En étudiant l'action sur le chimisme gastrique de l'eau de Pougues, source Saint-Léger, j'ai été amené, pour varier les conditions de l'expérience à donner à un de mes malades un repas d'eau et de lait.

A ce malade. atteint de gastro-succorrhée, j'avais fait 17 analyses de suc gastrique, avec des extractions en série, à 50, 60 et même parfois 90 minutes. C'est dire que son chimisme m'était bien connu. Je fus donc assez surpris de constater avec le lait une augmentation considérable de l'acidité totale. du chlore total, de l'acide chlorhydrique libre et de la chlorhydrie. Par curiosité voici quelques chiffres :

Acidité totale, A.	moyenne	2.05	lait	5.98.
Chlore total, T.	—	5.28	—	5.11.
Acide chlorhydrique libre, H	—	0.58	—	3.05.
Chlorhydrie. H + C. . . .	—	1.95	—	5.14.
$\dfrac{T}{F}$	—	2.45	—	5.20.

C'est ce qui m'a poussé à chercher si les choses se passent d'une manière analogue chez d'autres malades et en particulier chez les hyper-chlorhydriques, car c'est à eux que le lait est surtout recommandé.

Disons d'abord que le repas d'épreuve fut toujours celui d'Ewald (pain 60 gr.; eau distillée 250 cc.). Le repas de lait était constitué par 250 centimètres cubes de lait de vache cru et froid avec 250 centimètres cubes d'eau distillée. Les analyses furent faites par la méthode d'Hayem-Winter et j'ai toujours eu soin de m'assurer de la vacuité de l'estomac avant de donner le repas. L'extraction n'a pas toujours été possible par simple expression et parfois j'ai dû recourir à l'aspirateur du Dr Soupault.

Mes expériences ont porté sur 7 malades et les chiffres donnés sont le résultat de 8 analyses faites une heure après l'absorption du lait. et de 2 analyses faites 30 minutes après la prise du lait.

Toujours l'épreuve du lait a été précédée et suivie d'un repas d'Ewald.

Analyses à 30 minutes. — Voici ce que j'ai constaté dans mes analyses à 30 minutes.

Augmentation légère de. . . . . H et de $\frac{T}{F}$.

— — inconstante et variable de. . A, C, T. H + C.

Diminution presque constante de. . . . . F. x.

D'ailleurs, en comparant les moyennes on a pour ces deux malades :

	Épreuve d'Éwald.		Épreuve de lait.
A.	1.88	<	2.19.
T.	5.19	<	5.47.
F.	1.19	>	1.04.
H.	0.51	<	0.70.
C.	2.05	>	1.74.
H + C. . .	2.01	<	2.44.
x.	0.97	>	0.85.
$\frac{T}{F}$.	2.68	<	5.27.

Ce qui donne :

Moyennes plus fortes pour le lait. . . . A. T. H, H + C. $\frac{T}{F}$.

Moyennes plus faibles pour le lait. . . . F. C. x.

En analysant ce tableau on voit que $\frac{T}{F}$ est plus élevé avec le lait qu'avec le pain : H tend à monter, mais pas régulièrement: A, C, T, H + C, souvent augmentés, parfois diminués, n'offrent rien de spécial et ce qui fait la caractéristique de la digestion du lait 30 minutes après son absorption, c'est la diminution presque constante de z et de F.

Analyses à 60 minutes. — L'extraction faite 60 minutes après le repas donne :

Augmentation presque constante . . . . $A, H, \dfrac{T}{F}$.

Augmentation variable, inconstante . . . . . $T, H + C, z$.

Diminution presque constante . . . . F, C.

Voici les moyennes de 8 repas de lait d'une part, et de 16 repas d'Ewald, d'autre part :

	Moyenne du repas d'Ewald.		Moyenne des repas de lait.
A.	2.55	<	2.64.
T.	5.89	<	4.01.
F.	1.28	>	1.14.
H.	0.45	<	1.28.
C.	1.91	>	1.71.
H + C. . .	2.61	<	5.00.
α.	0.86	=	0.86.
$\dfrac{T}{F}$.	5.57	<	5.64.

Les moyennes de A, T, H, H + C sont plus fortes avec le lait. F et C sont les seuls éléments plus faibles.

Les analyses faites 60 minutes après les repas de lait ou de pain révèlent donc l'élévation presque constante de A, H et $\dfrac{T}{F}$ la diminution habituelle de C et de F, tandis que T, H + C et z sont variables mais plutôt légèrement augmentés.

Comparaison de l'évolution du chimisme avec le pain et avec le lait. — Ayant fait des analyses à 30 et à 60 minutes il est loisible de diviser le temps de la digestion étudié (60 m.) en deux périodes; la première comprenant les 30 premières minutes, la deuxième les 30 dernières. Or, on voit que pour le repas d'Ewald, l'augmentation de A, T, F, C, H + C et même H a été sensiblement plus considérable dans la première période que dans la deuxième. Pour le lait au contraire, certains éléments (H) s'élèvent davantage dans la deuxième phase; d'autres A, T, C, H + C, tout en augmentant moins dans la deuxième période que dans la première, s'y accroissent cependant, proportionnellement plus qu'ils ne le font dans le repas d'Ewald. Enfin F qui pour le pain s'élève encore généralement un peu dans la deuxième phase, diminue le plus souvent quand il s'agit du lait.

Remarques diverses. — J'ai vérifié, ce qui n'avait rien de surprenant, que si le lait est bu d'un trait, il est presqu'impossible d'extraire quoi que ce soit de l'estomac, même quelques instants après son absorption. Évidemment il s'est précipité en un bloc sous l'influence du ferment lab. Si au contraire on a soin de faire boire le lait à petites gorgées, 250 centimètres cubes en 10 minutes par exemple, l'extraction est généralement facile et copieuse. C'est la vérification de ce fait, bien connu des médecins et des malades ; le lait bu par petites gorgées espacées se digère généralement assez bien tandis que rien n'est plus lourd et indigeste qu'une tasse de lait vidée d'un trait.

Je signalerai enfin que j'ai parfois, souvent même, constaté par l'odeur la fermentation butyrique, mais jamais les réactifs ne m'ont révélé la présence d'acide lactique.

Résumé. — Résumant tout ce qui précède, je dirai : la digestion du lait présente les différences suivantes avec celle du repas d'Ewald.

Dans la première période (30 m.), rien de particulièrement remarquable sauf la faiblesse de α et surtout de F d'où l'élévation de $\dfrac{T}{F}$ et

$$H + C = (T - F).$$

Dans la deuxième période on voit F faible déjà à 30 minutes, l'être généralement plus encore, d'où élévation encore plus grande de $\dfrac{T}{F}$ et

$$H + C = (T - F)$$ bien que C soit presque toujours diminué.

La caractéristique de la première phase était la faiblesse de F ; celle de la deuxième est la faiblesse plus grande encore de F, celle de C est au contraire l'élévation de H, A, $\dfrac{T}{F}$ et même H + C.

La comparaison de l'évolution digestive du lait et du pain montre que dans la première période (chez mes hyperchlorhydriques) la courbe des divers éléments monte plus vite que dans la deuxième. Mais ce fait est beaucoup plus apparent dans la digestion du pain ; quand il s'agit du lait, certains éléments, H par exemple, peuvent même s'accroître plus dans la deuxième phase que dans la première

Conclusions.

Autant qu'on en peut juger par les expériences précédentes.

Le lait semble ne pas être toujours un sédatif de la sécrétion chlorhydrique, ni le moins excitant des aliments.

L'acide chlorhydrique libre ne paraît pas se combiner avec les albuminoïdes du lait aussi complètement qu'on l'admet généralement.

La fermentation butyrique est fréquente, les fermentations lactique et autres exceptionnelles.

Le lait peut parfois exagérer l'hyper-chlorhydrie tout au moins temporairement.

Réflexions. — Je ne pense pas que ce soit l'action du lait sur le chimisme gastrique qui puisse toujours expliquer ses bons effets dans certains cas d'hyperchlorhydrie, ayant vu des malades améliorés cliniquement par le lait sans l'être quant à leur chimisme gastrique.

Mes conclusions me paraissent expliquer l'usage plus ou moins empirique de donner le lait avec un alcalin ou un anti-acide, avec du bicarbonate de soude ou du carbonate de chaux, avec de l'eau de Vichy (alcaline sodique) ou de l'eau de Pougues (alcaline calcique).

PATHOGÉNIE DES VARICES DU MEMBRE INFÉRIEUR

par Pierre DELBET

professeur agrégé, chirurgien des hôpitaux.

MESSIEURS,

Je m'excuse de vous entretenir d'un sujet aussi banal que les varices, les varices vulgaires du membre inférieur.

On admet généralement aujourd'hui qu'elles sont dues à une maladie de la paroi veineuse, à une phlébite chronique et que cette phlébite est sous la dépendance d'une dystrophie générale qu'on rattache à l'arthritisme.

L'étude d'un grand nombre de cas m'a conduit à penser que la plupart des varices reconnaissent une toute autre cause.

Avant d'aller plus loin, il faut établir une division, car les varices du membre inférieur n'ont pas toutes la même topographie.

Dans l'immense majorité des cas, 98 fois sur 100, elles occupent le territoire de la saphène interne. J'appellerai les varices qui ont cette circonscription *varices typiques*. Quelques-unes débordent légèrement le territoire de la saphène, ce qui s'explique aisément par l'existence de collatérales ou d'anastomoses anormales. Ce sont des varices typiques *irrégulières*. Elles rentrent dans le même groupe.

Mais il existe d'autres varices très différentes que j'appellerai *atypiques*. Les unes (4 0 0) portent sur la saphène externe et ses branches. Les autres (4 0 0) portent soit sur des veines ischiatiques superficielles, soit sur des veines obturatrices également superficielles. Il m'a semblé que ces varices ischiatiques ou obturatrices reconnaissaient presque toujours la grossesse pour origine. Quoi qu'il en soit, je ne m'occuperai pas des varices atypiques. Leur rareté relative diminue leur intérêt et d'ailleurs je n'en ai pas étudié un nombre suffisant pour étayer des conclusions à leur sujet.

Ce qui va suivre se rapporte donc exclusivement aux varices typiques.

Permettez-moi de rappeler que j'ai démontré expérimentalement en 1897 que les valvules d'une saphène de volume, d'épaisseur, d'apparence tout à fait normales, peuvent être complètement insuffisantes.

Cette constatation expérimentale a été l'origine de mes nouvelles recherches. Sachant que la saphène peut être insuffisante alors même qu'elle paraît tout à fait normale, j'ai voulu savoir dans quelle proportion elle l'est.

Lorsque la saphène est largement dilatée, son insuffisance est très facile à constater. Les signes qu'a donnés Trendelenburg sont de la plus parfaite évidence. Les choses sont un peu moins nettes quand la saphène a son volume normal.

A la vérité, j'estime qu'avec un peu d'exercice on peut constater l'insuffisance de la saphène rien qu'en mettant le doigt sur une dilatation variqueuse pendant que le malade est debout. On perçoit ainsi une résistance qui ne peut être due qu'à un excès de pression dans le vaisseau. Mais une constatation de ce genre aurait pu paraître suspecte, elle n'aurait pas eu en tout cas une valeur suffisamment démonstrative. Aussi ai-je eu recours à un petit artifice, qui met, je crois, à l'abri de toute erreur.

Voici comment je procède. Le malade étant couché et les varices complètement vidées par l'élévation du membre, je place deux liens élastiques l'un autour de la cuisse, l'autre autour de la jambe vers l'union du tiers inférieur et du tiers moyen. Je serre les deux liens modérément mais suffisamment pour interrompre la circulation dans les veines sous-cutanées. Après les avoir fixées par deux pinces à forci-pressure, je fais lever le malade et j'attends un instant pour voir s'il n'existe pas dans le segment où mes liens interrompent la circulation superficielle quelque anastomose par où le sang pourrait être ramené dans les branches de la saphène. Si les varices se remplissent malgré les deux liens, je fais recoucher le malade et je les réapplique en plaçant l'inférieur un peu plus haut, car les anastomoses entre le système superficiel et le système profond se font surtout dans le tiers inférieur de la jambe. Quand j'ai bien constaté que les veines superficielles comprises entre mes deux liens ne se remplissent pas, je suis sûr qu'il n'existe aucune anastomose profonde de quelque importance, il ne reste donc aucune chance d'erreur.

Alors, le malade étant debout, j'enlève le lien supérieur en laissant l'inférieur en place. Si les valvules de la saphène sont suffisantes, les varices ne peuvent pas se remplir. Si elles se remplissent, c'est que les valvules ne sont pas suffisantes.

Or, elles se remplissent toujours.

J'en ai été si étonné que je me suis demandé si tout ce que l'on enseigne sur les valvules de la saphène n'était pas erronné, si par hasard leur insuffisance n'était pas un phénomène presque physio-logique au moins à partir d'un certain âge. Aussi ai-je tenu, avant de continuer mes recherches, à être exactement renseigné sur ce point et j'ai prié mon élève et ami Veau, prosecteur à la Faculté, de le vérifier sur le cadavre.

Une douzaine d'expériences ont été faites sur des sujets de 40 à 68 ans. Elles ont montré que chez tous les individus non variqueux, les notions établies sur la saphène par Maas, par Braun sont d'une exactitude parfaite. Près de l'embouchure de la saphène, il existe constamment une ou deux paires de valvules qui sont non seulement suffisantes, mais très résistantes, car elles peuvent faire équilibre à trois mètres d'eau.

Ceci étant bien établi, j'ai continué mes recherches et j'ai constaté que, sur 232 varices typiques, la saphène était 232 fois insuffi-sante.

A la vérité, il y a des degrés dans l'insuffisance. Dans certains cas, la saphène étant dilatée, on voit pour ainsi dire, dès que le lien supérieur est enlevé, le sang tomber et remplir les dilatations vari-queuses presque d'un seul coup. Lorsque la saphène n'est pas dilatée, son calibre n'est pas assez considérable pour débiter aussi vite une pareille quantité de sang. Le reflux ne peut pas être aussi abondant et le réplétion des varices se fait plus lentement. Elles se remplissent cependant de haut en bas. Le sang circule donc en sens inverse de son cours normal; la saphène est insuffisante.

Voici donc une double constatation précise que tout le monde peut vérifier.

1° A l'état normal, les valvules de l'embouchure de la saphène sont non seulement suffisantes mais très puissantes.

2° Chez tous les variqueux atteints de varices typiques ces valvules sont forcées, la saphène est insuffisante.

Comment doit-on interpréter ces faits? L'insuffisance de la saphène est-elle l'effet ou la cause des varices ?

Je vous ferai remarquer, messieurs, que les varices commencent par la jambe et non par la cuisse, que dans bien des cas les valvules sont déjà forcées alors que les dilatations variqueuses de la jambe sont très légères, c'est-à-dire alors que les varices sont à leur début; je vous ferai remarquer encore que les valvules sont souvent insuffisantes (56 *fois sur* 252) alors que le tronc de la saphène à la cuisse ne présente aucune trace de dilatation.

Tous ces faits prouvent, il me semble, d'une manière irrécusable, que l'insuffisance des valvules de la saphène préexiste aux dilatations variqueuses et par conséquent qu'elle n'en est pas l'effet.

La constance du rapport entre les deux phénomènes montre qu'ils sont en relation directe. Si donc l'insuffisance valvulaire n'est pas l'effet des varices, il faut qu'elle en soit la cause.

Mais comment l'insuffisance valvulaire agit-elle pour amener la dilatation des veines? Il me semble évident que c'est en augmentant la pression.

Je sais qu'on s'est demandé fort sérieusement si la suppression des valvules modifiait la pression dans les veines. Autant se demander si les barrages modifient le cours des rivières.

Lorsque, dans une veine normale, la pression devient plus forte au-dessus d'une valvule qu'au-dessous, la valvule se rabat et, si elle est suffisante, supporte tout l'excès de pression sans en rien laisser passer. Au-dessous de la valvule, la circulation s'arrête, mais la pression augmente peu. Pour qu'elle s'accrût notablement, il faudrait qu'une cause propre vînt agir sur le segment distal de la veine. Or il n'y a pas là d'autres causes de pression que la *vis a tergo* et la contraction musculaire. La pression ne peut donc pas devenir bien considérable. Dans les expériences que j'ai faites, j'ai constaté que la pression dans le bout distal d'une saphène sectionnée est de 6 centimètres de mercure dans les efforts et qu'il faut un effort excessif pour la faire monter à 10 centimètres.

Quand les valvules sont insuffisantes, les choses se passent tout autrement. La pression se transmet du haut en bas sans rencontrer d'arrêt. La moindre augmentation de pression de la cage thoracique ou de la cavité abdominale retentit jusqu'au pied. Pendant les efforts, je l'ai constaté expérimentalement d'une manière précise, elle s'élève dans la saphène à 16 centimètres de mercure ; et même, pendant un effort violent, je l'ai vue faire équilibre à 26 centimètres de mercure.

Ainsi, dans une saphène dont les valvules sont forcées, la pression s'élève au moins autant que dans une veine située au voisinage d'un anévrysme artério-veineux. Dans un cas d'anévrysme axillaire, Bramann a constaté que la pression dans une anastomose entre la basilique et la céphalique était de 9 à 10 centimètres de mercure.

Dans les anévrysmes artério-veineux, l'excès de pression dilate les veines, il engendre de véritables varices qui ont même été prises pour des varices banales lorsque l'anévrysme siégeait au membre inférieur.

Les mêmes conditions mécaniques, bien que réalisées de façon différentes, ne doivent-elles pas avoir les mêmes effets? L'excès de pression, en cas d'anévrysme artério-veineux, entraîne la dilatation des veines ; l'excès de pression qui est au moins aussi considérable lorsque les valvules de la saphène sont forcées ne peut pas ne pas avoir le même effet. Le rôle de la station verticale, qui est si obscur avec la théorie de la phlébite, s'explique aisément avec cette théorie mécanique et l'on comprend pourquoi les varices frappent presqu'exclusivement le membre inférieur[1].

Je conclus donc que les dilatations variqueuses du membre inférieur sont fonction de l'insuffisance des valvules de la saphène interne.

Cette première étape franchie, on se trouve en présence d'une autre. Quelle est la cause de l'insuffisance valvulaire de la saphène? L'analyse des faits va nous fournir de précieux renseignements sur cette question.

Un premier point, qui me paraît digne d'attention, c'est la fréquence relative des varices unilatérales. Pendant cinq mois, étant chargé du service des bandages, j'ai distribué 2455 *bas à* 1450 *personnes. Sur les* 1450 *malades*, il y en avait donc 467, c'est-à-dire un tiers qui n'avaient de varices que d'un seul côté. On voit souvent des individus qui ont une jambe couverte de varices énormes tandis que l'autre n'en présente aucune trace, et les choses restent en cet

---

1. Je me borne à faire remarquer que pour le cordon (varicocèle) et pour l'anus (hémorrhoïdes) les conditions sont analogues.

état jusqu'à l'âge le plus avancé, alors même que les varices du côté malade ont débuté dans la jeunesse à 18 ou 20 ans. Cette unilatéralité cadre mal, me semble-t-il, avec l'idée d'une lésion dépendant d'un trouble de la nutrition générale. Et même, sans qu'il soit besoin d'insister sur l'unilatéralité, ne serait-il pas bien étrange qu'une lésion dépendant de l'état général se localisât sur un segment aussi restreint du système veineux.

Voici un second point. Quand on étudie l'âge auquel les varices font leur apparition, on constate des faits très saisissants.

Cent six malades ont pu me donner des renseignements suffisamment précis sur l'époque à laquelle leurs varices avaient débuté. Je les ai classés d'après l'époque du début en groupes correspondant à des périodes de cinq ans, et j'ai été très surpris de constater que c'est dans les trois lustres compris entre 15 et 30 ans, que se trouvent de beaucoup les plus gros chiffres.

Age.	Nombre de varices ayant débuté à cet âge.
Avant 15 ans	5.
De 15 à 20 ans	39.
De 20 à 25 ans	16.
De 25 à 30 ans	10.
De 30 à 35 ans	3.
De 35 à 40 ans	8.
De 40 à 45 ans	8.
De 45 à 50 ans	5.
De 50 à 55 ans	6.
De 55 à 60 ans	5.
Après 60 ans	7.

C'est entre 15 et 20 ans que le nombre des débuts atteint son maximum, 39.

Ce tableau montre encore que sur 106 variqueux, 68 fois les varices ont débuté avant 30 ans. Ainsi les varices apparaissent avant 30 ans dans la proportion de 64,15 pour 100, proportion qui est de près de deux tiers.

Entre 30 et 35 ans, le chiffre des débuts tombe à 3, puis il se relève lentement entre 40 et 45 ans.

Il me semble impossible qu'on ne soit pas frappé de ces chiffres comme j'en ai été frappé moi-même.

Cette sorte d'espace mort qui existe entre 30 et 35 ans ne conduit-il pas à séparer les varices en deux groupes, les unes qui débutent avant 30 ans et ce sont de beaucoup les plus fréquentes, les autres qui commencent après 30 ans? Il va sans dire que le chiffre de 30 ans n'a rien de fatidique. Sans aucun doute, les deux groupes chevauchent l'un sur l'autre. Mais il n'en reste pas moins le fait saisissant que certaines varices, les plus nombreuses, débutent chez des gens jeunes, tandis que d'autres se développent chez des gens mûrs ou vieux. Il est possible que l'insuffisance valvulaire ne reconnaisse pas la même cause dans les deux groupes.

Voyons d'abord les varices des jeunes gens, celles qui débutent avant 30 ans et avec une fréquence toute particulière avant 20 ans.

Si on ajoute aux arguments que j'ai déjà cités, localisation à un segment très restreint du système veineux, unilatéralité fréquente, ce fait que l'affection débute à l'âge de la pleine vigueur et souvent même avant l'achèvement de la croissance, la théorie qni attribue les varices à un trouble de la nutrition générale ne devient-elle pas singulièrement suspecte ?

N'est-il pas bien plus probable qu'il s'agit d'une faiblesse congénitale des valvules, faiblesse telle qu'elles se laissent forcer à l'âge de l'apprentissage, à l'âge où la station debout devient habituelle, où les efforts sont fréquents et soutenus ? Elles se laissent forcer un peu plus tôt, un peu plus tard suivant le degré de leur faiblesse native, suivant aussi que le genre de vie du sujet nécessite plus ou moins d'efforts, impose plus ou moins la station debout. Le rôle si manifeste de la profession s'explique ainsi très simplement.

En somme les choses se passent comme pour les hernies congénitales, qui elles aussi sont dues à une malformation.

Cette manière de voir est encore corroborée par les renseignements que fournissent les malades et dont on ne tient en général aucun compte. Les uns racontent que leurs varices se sont développées très rapidement lorsqu'ils ont commencé tel ou tel métier pénible, ou bien lorsque faisant leur service militaire, ils ont dû porter le sac.

Chez d'autres, ce n'est pas seulement avec rapidité, c'est brusquement que les varices sont apparues. Un malade me disait que les siennes s'étaient manifestées à la suite d'une chute qu'il avait faite du haut d'un arbre. Un autre me contait qu'à l'âge de 14 ans, au moment d'un violent effort, il avait eu une sensation de déchirure dans la cuisse et que ses veines avaient gonflé immédiatement après.

Ce sont là des récits que font souvent les hernieux sur le début de leur infirmité. Nous croyons ceux qui parlent de leur hernie, nous n'écoutons même pas ceux qui parlent de leurs varices. C'est nous qui avons tort.

En somme l'âge auquel ces varices paraissent, les conditions dans lesquelles elles se produisent, la rapidité de leur développement, tout cela me semble prouver qu'elles sont dues à une faiblesse congénitale des valvules de la saphène.

Ainsi elles se rattachent à ces rares varices réellement congénitales qui sont dues à des malformations plus graves du système veineux et souvent associées à des angiomes. Bien qu'elle se rattachent à ces varices congénitales, il serait peut être excessif de les qualifier elles-mêmes de congénitales et je crois qu'il vaut mieux les appeler *produites*.

Quant aux varices qui débutent plus tard et qu'on pourrait appeler *tardives* ou *séniles*, il est plus difficile de déterminer leur cause. S'agit-il d'une maladie véritable ou d'une simple usure de valvules congénitalement faibles ? Je l'ignore.

Messieurs, j'ai insisté sur le rôle mécanique de l'insuffisance valvulaire de la saphène interne. Ce rôle, je le crois prédominant.

Est-ce à dire que les dystrophies n'ont rien à voir dans la production des varices? En aucune façon, Messieurs, et je serais désolé qu'on m'attribuât une pareille pensée, car elle est simplement absurde. Il n'y a pas une seule maladie, où l'équation biologique personnelle du malade ne joue aucun rôle, il ne peut pas y en avoir. Devant une cause morbide quelconque, qu'elle soit mécanique, qu'elle soit toxique, qu'elle soit microbienne, chaque organe, chaque tissu, chaque cellule réagit suivant son coefficient vital, c'est-à-dire suivant sa composition chimique.

Pour les varices, le rôle de l'état de la nutrition éclate aux yeux. Avec une insuffisance valvulaire égale, certains individus ont en quelques semaines la jambe bosselée de veines énormes, tandis que d'autres n'ont, même au bout de plusieurs années, que des dilatations veineuses légères. A quoi tient cette différence, si ce n'est à la qualité des tissus, à la trophicité propre du sujet?

Le rôle de la dystrophie apparaît déjà nettement, mais il est peut-être plus considérable encore. La faiblesse congénitale des valvules est une affaire d'hérédité. N'est-pas l'une des multiples façons par lesquelles la dystrophie des ascendants peut se traduire chez les descendants ?

Je n'insiste pas, Messieurs, sur ce côté de la question. Ce que j'ai voulu mettre en lumière, c'est le rôle capital de l'insuffisance des valvules, et je l'ai fait surtout parce que cette conception peut conduire à une thérapeutique rationnelle.

Je termine en formulant les conclusions suivantes :

1° Les dilatations veineuses qui constituent les varices typiques sont d'origine mécanique. Elles sont dues à un excès de pression comme les dilatations qui se produisent dans les anévrismes artério-veineux.

2° L'excès de pression qui engendre les varices est le résultat de l'insuffisance des valvules de la saphène interne.

3° Cette insuffisance est due dans la majorité des cas à une faiblesse congénitale des valvules.

LES HÉMATIES A GRANULATIONS BASOPHILES
DANS LE SATURNISME EXPÉRIMENTAL ET CLINIQUE

par MM. SABRAZÈS, BOURRET et M. LÉGER

de Bordeaux.

En injectant des solutions d'acétate de plomb dant le péritoine du cobaye on fait apparaître très rapidement dans le sang (déjà 12 à 24 heures après une injection de 6 milligrammes de substance active,) des hématies contenant des granulations basophiles [1]. Quand l'acétate de plomb est introduit sous la peau on obtient un résultat semblable mais au bout d'un temps plus long; de même quand on fait ingérer au cobaye de petites quantités de minium.

Les granulations basophiles, d'abord très petites et très nombreuses, formant un très fin sablé dans le globule, se montrent plus volumineuses et moins nombreuses dans les hématies qui en présentent au au fur et à mesure qu'on multiplie les injections de sels de plomb. L'examen des préparations et des figures ci-jointes nous dispense d'insister, dans cette note, sur les caractères morphologiques des hématies granuleuses.

Pour les mettre en évidence on fixe des préparations de sang par l'alcool absolu ou encore par le sublimé à saturation dans l'eau, par les vapeurs d'acide osmique, par la chaleur sèche; on les colore par le bleu de Lœffler; la thionine, le bleu polychrome conviennent aussi; après fixation à 115°, la double coloration éosine et mélange d'éosine bleu de méthylène-méthylal donne les meilleurs résultats; par le réactif triacide ces granulations ne se colorent pas.

On réussit à provoquer dans le sang du pigeon l'apparition dans quelques globules rouges de gros grains basophiles à contours mal limités, en intoxiquant ces animaux par l'acétate de plomb à dose pro-

---

[1]. SABRAZÈS, BOURRET et LÉGER. Granulations basophiles des hématies dans l'intoxication saturnine du cobaye. *Soc. linnéenne de Bordeaux*, 4 avril 1900.

gressivement croissante intrapéritonéale. Dans ces globules, le noyau, volumineux, turgescent se colore moins vivement par le bleu de méthylène que celui des globules normaux ; le protophasma est polychromatique.

Chez le cobaye, lorsque l'intoxication par le plomb dure depuis plusieurs jours et est entretenue par des injections quotidiennes, on ne tarde pas à noter la coexistence dans le sang d'hématies à granulations basophiles, d'hématies polychromatiques et de globules rouges nucléés dont le protoplasma est lui-même parsemé de fines granulations basophiles.

Par contre l'injection dans le péritoine d'autres cobayes de diverses substances toxiques ou inoffensives (eau distillée, acétate de thallium, carbonate de lithine, sulfate d'atropine), les inhalations répétées de nitrite d'amyle, de pyridine, de phénylhydrazine, les suppurations suscitées par l'introduction sous la peau d'un centimètre cube d'essence de térébenthine, les saignées (sauf le cas de pertes de sang répétées et extrèmement abondantes) ne provoquent pas l'apparition dans le sang d'hématies à granulations basophiles ; ce n'est que tout à fait exceptionnellement qu'on peut rencontrer dans les préparations de très rares hématies granuleuses dont la constatation nécessite une longue recherche.

Les granulations basophiles des hématies, au cas d'intoxication saturnine expérimentale, dans le sang frais incorporé à une goutte de solution salée physiologique de Neutralroth, se colorent faiblement en rouge brun et tendent, comme les noyaux des normoblastes, à devenir excentriques et à s'extérioriser hors du globule.

Chez le chat, le lapin, le rat, la souris blanche l'intoxication par le plomb ne s'est pas traduite, dans nos expériences, par l'apparition d'hématies granuleuses ; dans ces cas, les modifications hématologiques consistent surtout dans une augmentation progressive du nombre des hématies polychromatiques qui présentent diverses altérations.

Chez l'homme, nous avons trouvé des hématies contenant de très fines granulations basophiles dans le sang de la plupart des saturnins[1] que nous avons examinés à ce point de vue et cela dans les cas aigus comme dans les cas chroniques, dans les cas les plus bénins avec très légère diminution du taux de l'hémoglobine comme dans les cas plus graves (paralysies avec anémie marquée).

---

1. SABRAZÈS, BOURRET et LÉGER. Granulations basophiles des globules rouges. *Soc. linnéenne de Bordeaux*, 2 mai 1900.

Dans un cas d'intoxication mortelle par le sulfate de cuivre (observé avec MM. Lande et Cabannes qui ont noté à l'autopsie des lésions dégénératives profondes des reins et du foie), le sang présentait à la veille de la mort, de nombreuses hématies à granulations basophiles et un grand nombre de globules rouges nucléés ; parmi ces derniers beaucoup contenaient dans leur protoplasma des granulations basophiles. La formule hématologique était celle d'une anémie grave. Contrairement à nos prévisions l'intoxication du cobaye par le cuivre, intoxication mortelle à plus ou moins longue échéance, n'a pas fait apparaître dans le sang des hématies à granulations basophiles.

La recherche des hématies contenant des granulations basophiles a été faite par nous chez un très grand nombre de malades atteints des affections les plus diverses (tuberculose, syphilis, cancer, néphrites, chlorose, pyo-septicémies etc.) ; nous n'avons rencontré des hématies à granulations basophiles que chez les saturnins (où leur nombre peut être très élevé), dans le cas d'anémie mortelle consécutive à l'empoisonnement cuprique, mentionné ci-dessus, et dans deux cas de leucémie myélogène et encore chez ces deux derniers malades les hématies granuleuses étaient-elles excessivement rares.

Antérieurement à notre travail, on avait signalé l'existence d'hématies contenant des granulations basophiles dans l'anémie pernicieuse de Biermes, dans l'anémie grave bothriocéphalique, dans quelques cas de cachexie cancéreuse d'un haut degré, dans le sang d'un certain nombre de *saturnins* et de paludéens ; expérimentalement on avait réussi à provoquer leur apparition après des hémorragies très abondantes chez le cobaye et le lapin (soustraction d'un tiers de la masse totale du sang), enfin après exposition de certains animaux (souris blanches), pendant plusieurs jours, à des températures anormalement élevées, mais compatibles avec la vie. Toutes les indications bibliographiques relatives à la question d'historique seront d'ailleurs consignées dans un mémoire de plus longue haleine ; mais, — et nous insistons sur ce point, — avant la publication de nos recherches, on n'avait pas déterminé expérimentalement le passage dans le sang circulant d'hématies contenant des granulations basophiles en intoxiquant des animaux par le plomb et on n'avait surtout pas montré le rôle extraordinairement électif du plomb dans la production de ces phénomènes.

Ainsi, les diverses voies de pénétration du plomb dans l'organisme du cobaye[1], conduisent au même résultat hématologique, mais l'effet

----

1. Sabrazès, Bourret et Léger. *Soc. linnéenne de Bordeaux*, 6 juin 1900.

produit est plus accusé et beaucoup plus précoce quand on choisit la voie péritonéale. Les fines et très nombreuses granulations basophiles qui se révèlent tout d'abord dans le protoplasme hémoglobinifère de quelques globules rouges coexistent avec des modifications polychromatiques de la plupart des hématies qui les contiennent ; d'autres hématies, dépourvues de granulations, sont également polychromatiques ; d'autres encore très pauvres en hémoglobine, sont déformées, lacunaires et parfois vacuolaires.

Puis l'apparition, dans le sang, de granulations basophiles plus volumineuses et plus clairsemées dans les globules rouges qui les contiennent coexiste avec un état d'anémie et de nécrose globulaire plus marqué, avec une leucocytose et avec une augmentation du nombre des hématoblastes. Plus tard, tandis que le nombre des hématoblastes diminue, des globules rouges, mêlés en nombre considérable, passent dans le sang circulant ; parmi ces derniers, il en est qui présentent des altérations nucléaires (karyorrhexie, pyénose, karyolyse) ; beaucoup, parmi ces globules rouges nucléés, contiennent de fines granulations basophiles dans leur protoplasma polychromatique. Enfin, peu de temps avant la mort et au moment de l'autopsie, on peut constater une diminution progressive du nombre des hématies granuleuses ; les globules rouges nucléés sont eux-mêmes, à cette période ultime de l'intoxication, pour la plupart dépourvus de granulations basophiles, intra-protoplasmiques. La moelle osseuse de ces animaux est rouge et pulpeuse.

La cavité péritonéale dans laquelle ont été faites les injections d'acétate de plomb se revêt de fausses membranes qui tapissent le feuillet pariétal et le feuillet viscéral, s'organisent à la surface de l'intestin, de l'estomac, du foie, de la rate et des reins. Puis il se produit un épanchement ascitique très abondant. On trouve des dépôts granuleux — donnant les réactions histo-chimiques du plomb — enkystés dans ces fausses membranes ; les éléments histologiques (cellules endothéliales et leucocytes extraits du liquide ascitique par centrifugation) sont bourrés de granulations d'albuminate de plomb. Le foie, les reins et les autres organes abdominaux présentent des altérations cellulaires et des lésions de cirrhose sur lesquelles nous reviendrons. Nous n'avons pas réussi à déceler la présence d'albumine et de cylindres dans l'urine du cobaye, même quand l'intoxication par le plomb a été poussée très loin ; nous n'avons pu constater, du reste, l'élimination du plomb par les urines (l'un de nous — M. Sabrazès — a vu qu'on peut très facilement provoquer à volonté une émission d'urine, chez ces animaux, en faisant des compressions rythmées et rapides sur la région hypogastrique). Le plomb, introduit dans l'organisme, est donc *retenu* par certains éléments anatomiques et se trouve insolubilisé à l'état d'albuminate de plomb : dans certaines conditions, il doit se libérer de ces combinaisons organiques, ce qui explique peut-être le retour offensif du saturnisme (chez des sujets soustraits depuis longtemps aux causes d'intoxication), sous l'influence d'un écart de régime, abus de boissons citriques, par exemple, comme dans un cas que nous avons récemment observé : l'apparition d'hématies à granulations basophiles dans le sang a marqué, dans ce cas, le retour offensif du saturnisme qui s'est manifesté par des coliques.

Nous réservons pour une prochaine publication l'étude hématologique et anatomo-pathologique des cas de saturnisme clinique et expérimental que nous avons observés ; mais nous nous croyons d'ores et déjà autorisés à formuler notre opinion sur la signification de ces faits.

L'apparition dans le sang d'hématies contenant des granulations basophiles est considérée par nous, jusqu'à plus ample informé et dans les cas d'intoxication saturnine expérimentale progressive que nous avons particulièrement en vue, comme étant sous la dépendance du processus de transformation des globules rouges nucléés en hématies adultes dépourvues de noyau. Au début, alors que déjà sous l'influence de l'intoxication par le plomb, la teneur des globules en hémoglobine fléchit, la présence d'hématies granuleuses témoigne d'une activité hématopoiétique exagérée; les globules rouges passent de la moelle osseuse dans le sang, portant encore des stigmates de leur origine, incomplètement débarrassés de leurs reliquats nucléaires; ce sont là des globules rouges à granulations basophiles ; ils subissent de plus l'action dégénérative du plomb, ainsi que le prouvent les lacunes, les vacuoles, les lésions de nécrose qu'ils présentent. Ces troubles vont s'accentuant à mesure que l'intoxication se prolonge. Dès lors la transformation des normoblastes qui augmentent de nombre dans le sang (traduisant ainsi l'effort hématopoiétique de la moelle osseuse qui est pulpeuse et rouge), en érythrocytes (qui diminuent progressivement de nombre et accusent des altérations croissantes) se trouve définitivement compromise, et des hématies contenant des granulations basophiles plus volumineuses, ainsi que des globules rouges nucléés s'accumulent dans le sang. On saisit encore, en examinant ces globules rouges nucléés, des indices de désintégration nucléaire avec semis de granulations basophiles dans leur protoplasma ; mais finalement ces indices du métabolisme des hématies font eux-mêmes défaut : les normoblastes, malgré leur augmentation de nombre, sont impuissants à évoluer vers l'élément adulte du sang, l'hématie nucléée : le sang a perdu sa capacité de régénération complète. Dès lors, on observe un afflux considérable de globules rouges nucléés dans la circulation, tandis que les hématies à granulations basophiles diminuent de nombre. Les phénomènes de dégénérescence croissante des hématies s'opposent à la rénovation du sang.

Quand la dose d'acétate de plomb injectée au cobaye est d'emblée très élevée, l'action dégénérative de la substance toxique prédomine et l'emporte sur les effets régénératifs : polychromasie et nécrose globulaire sont plus précoces et plus marquées ; les hématies contenant des granulations basophiles apparaissent dans le sang en moins grand nombre que lorsqu'on intoxique les animaux lentement et en leur administrant une faible dose quotidienne de l'agent nocif.

Chez certaines espèces animales, telles que le lapin, le chat, le surmulot, la souris blanche, les altérations cellulaires et globulaires d'ordre dégénératif sont primordiales (du moins dans les conditions de nos expériences), et inhibent, pour ainsi dire, les tendances régénératrices de la moelle osseuse ; aussi n'observe-t-on pas d'hématies granuleuses ; de plus, les globules rouges nucléés ne pénètrent qu'en très petit nombre dans le sang. Nous pouvons donc affirmer que le cobaye est pour l'étude expérimentale des hématies à granulations basophiles suscitées par l'intoxication saturnine, un réactif des plus sensibles.

Chez le pigeon, la nécrose globulaire provoquée par des doses massives d'acétate de plomb aboutit à une karyolyse pathologique. Chez la grenouille et l'anguille, nous n'avons pas réussi à produire ce résultat.

Dans le métabolisme des globules rouges les hématies granuleuses représentent des phases successives de la métamorphose des globules rouges nucléés en hématies dépourvues de noyau.

Ces phases sont difficilement saisissables, dans les conditions normales, chez les animaux adultes ; elles se révèlent et se déroulent sous les yeux de l'observateur lorsque intervient l'intoxication par le plomb.

Du reste si on compare nos préparations avec celles que l'on obtient lorsqu'on étudie chez les mammifères l'évolution des globules rouges à partir de la vie embryonnaire jusqu'à la naissance, on retrouve, dans les deux cas, les mêmes modalités morphologiques d'hématies granuleuses[1].

1. Ces granulations basophiles ne se colorent pas non plus par le réactif triacide. (L. S. ENGEL.)

Nos recherches expérimentales n'ont donc pas seulement une importance pratique, au point de vue du diagnostic du saturnisme; elles présentent encore un intérêt plus général, d'ordre biologique, puisque, sous l'influence d'un agent toxique, nous avons fait apparaître dans le sang tous les stades de transformation des globules rouges nucléés en hématies adultes dépourvues de noyaux telles qu'on peut les constater, dans l'organisme des mammifères à la période de développement.

LA PATHOGÉNIE DE L'ÉCLAMPSIE

par A. CHARRIN.

J'ai, depuis deux ans, injecté à des cobayes du sérum provenant de trois éclamptiques; j'ai obtenu des résultats, qui, tout en présentant dans leur ensemble un indéniable intérêt, basé sur d'indiscutables rapprochements, ont paru à quelques égards assez variables.

Dans une première série, même en administrant par voie sous-cutanée des doses considérables de 10, de 15, de 20 centimètres cubes par animal d'environ 600 grammes, les troubles produits n'ont offert aucun caractère précis; un seul cobaye, sur trois, après avoir reçu 55 cc. en six jours, a succombé au milieu de convulsions marquées; ses viscères étaient congestionnés; néanmoins on n'a décelé dans son foie ni dégénérescence, ni hémorragie. — Les deux autres cobayes sont également morts; l'un d'eux, celui qui avait reçu 24 centimètres cubes a péri au bout de 14 jours: le dernier, intoxiqué par 26 centimètres cubes a survécu durant trois semaines; toutefois, on n'a relevé ni symptôme, ni lésion rappelant ce qu'on observe chez les éclamptiques.

Dans une seconde série on a injecté, sous la peau, des doses sensiblement égales, soit 10, 15, 20 centimètres cubes de sérum; mais ces injections, en raison du volume dont on a disposé, ont pu être répétées plus souvent que chez les premiers sujets. Un premier cobaye a reçu 38, un second 42, un troisième 45 cc.

Les observations de ces trois animaux ont assurément offert des différences; pourtant il a été facile de saisir entre elles quelques caractères communs. C'est ainsi que pendant les derniers jours, avant la véritable agonie, on a vu se développer des attaques convulsives; on a noté de l'hypothermie, de l'albuminurie, etc. — A l'autopsie, le foie était pâle, les reins anémiés. D'ailleurs, l'examen microscopique a révélé, dans la glande hépatique, des altérations dégénératives : l'acide osmique a permis de déceler de la graisse ; en outre, on a rencontré çà et là des foyers hémorragiques. — Les modifications du tissu rénal étaient moins profondes ; les épithéliums des tubuli apparaissaient granuleux, irréguliers ; ils contenaient aussi des grains adipeux du reste très discrets. — A cet égard il y a lieu de rappeler que cette substance existe normalement dans ces viscères, et si, dans le foie, on pouvait affirmer que son abondance dépassait sensiblement la normale, il n'était pas possible, pour ces organes urinaires, de faire la même affirmation.

Dans une troisième série quatre cobayes ont reçu, en suivant une technique identique, des quantités comparables à celles de cette seconde série de recherches. — Ces cobayes ont également succombé avec assez de rapidité, sans qu'on ait aussi nettement observé chez eux les longues convulsions présentées par ceux des précédentes expériences ; pourtant chez les quatre on a décelé de l'albuminurie et une légère glycosurie.

Il est vrai qu'assez fréquemment on rencontre dans les urines de ces animaux une substance qui dévie à droite la lumière polarisée et donne avec la liqueur de Fehling un précipité rouge brique, dont la nature n'est point encore précisée ; ce que nous pouvons dire c'est que le sérum injecté renfermait du glycose, mais dans des proportions extrêmement faibles.

A l'autopsie la surface du foie et des reins était parsemée de points alternativement pâles ou rouges. De plus, dans ces tissus, si le microscope n'a pas réussi à mettre en évidence des éléments graisseux, par contre, surtout dans la glande biliaire, on a rencontré, en particulier près de la capsule, de nombreuses hémorragies.

Ces faits montrent que ce sérum peut contenir des substances capables de déterminer des symptômes, ou des lésions qui rappellent les désordres pathologiques caractéristiques de l'éclampsie. Ils prouvent en même temps que, suivant les cas, ces substances varient probablement et en qualité et en quantité. — Il est vrai que, pour expliquer ces différences, on serait à la rigueur en droit d'invoquer les variations des réactions organiques. Toutefois, comme les phénomènes présentés par tous les animaux d'une même série, tant au point de vue des manifestations symptomatiques qu'à celui des modifications histologiques, se rapprochent d'un même type, il y a lieu de penser que cette diversité tient, au moins en partie, à la multiplicité des principes nuisibles contenus dans le sang de ces femmes.

Il faut reconnaître que ces expériences, pour acquérir une valeur absolue, réclameraient un plus grand nombre d'essais, plus encore des recherches parallèles poursuivies avec du sérum normal. Malheureusement, si, chez des personnes saines, on se procure assez facilement du liquide hématique du placenta ou du cordon, il est malaisé de le puiser dans leur circulation générale : il faudrait se permettre de pratiquer une saignée au cours d'une grossesse exempte de tout accident! — A défaut de ces injections de sang normal, il est permis de remarquer que les différences notées entre les résultats de ces trois séries d'expériences tendent à prouver qu'il ne s'agit pas là de produits existant dans tout sérum ; s'il en était ainsi on devrait dans chacun de ces cas obtenir des désordres semblables. On conçoit, au contraire, quand on songe à la variété d'aspect des éclamptiques, que, tout en admettant pour une part l'intervention de composés pour ainsi dire normaux, les éléments morbifiques, suivant les circonstances, puissent offrir entre eux des distinctions plus ou moins profondes.

Du reste, celui qui s'efforce de se rendre compte de la provenance de ces éléments ne doit pas être surpris de leur multiplicité, attendu que leurs origines sont elles-mêmes multiples.

Chez la femme enceinte, en effet, les oxydations (Andral et Gavarret, Tissot et Charrin) sont poussées moins activement qu'à l'état physiologique ; partant, comme le professeur Bouchard l'a établi, les déchets de la nutrition sont plus toxiques. D'un autre côté la rétention intestinale si commune dans ces conditions laisse s'exalter les fermentations putrides du tube digestif ; il y a donc, en somme, exagération dans la genèse des principes nocifs de l'organisme.

Il y a plus. Cet excès dans la production n'est pas compensé par l'activité de la destruction ou de l'élimination de ces principes nocifs. — En raison de la constipation la muqueuse intestinale, dont le rôle antitoxique semble de plus en plus manifeste, peut ne pas se trouver dans des conditions physiologiques : il en est ainsi du foie plus ou moins chargé de graisse, du corps thyroïde qui change de volume, comme aussi, d'après Guieysse, des capsules surrénales. Or tous ces organes, à des titres divers, jouent un rôle dans la métamorphose des poisons de l'économie. L'appareil utéro-ovarien lui-même, qui chez ces femmes se trouve plus ou moins en sommeil, tend à prendre rang parmi ces glandes internes chargées de régulariser les mutations nutritives, par suite, du moins en partie, la toxicité humorale. De plus d'aucuns estiment que le sang menstruel entraine au dehors des matériaux nuisibles ; ce sang semble plus toxique la veille que le lendemain des règles ; en outre, au moment où cet écoulement se prépare, on note des céphalées, remplacées assez ordinairement par une sensation de bien-être dès qu'il a cessé; enfin, les enfants des nourrices qui, moins rarement qu'on ne le suppose, conservent ce flux cataménial offrent à cette période des éruptions, de l'entérite, etc.

D'autres voies d'élimination sont en état d'infériorité au cours de la grossesse. — Si la toxicité urinaire a paru variable, normale, abaissée ou augmentée, suivant les auteurs (Bar, Potocki, Masoin, etc.), on ne saurait par contre nier la fréquence des néphrites ou de l'albuminurie, bien que ces phénomènes fassent parfois défaut. Ajoutons que dans le contenu vésical de ces éclamptiques Repreeff, Neubauer, ont décelé en abondance des leucomaïnes, des matières extractives, des alcaloïdes, etc.

La constipation restreint l'expulsion réalisée grâce à l'intestin qui conduit au dehors non seulement des produits introduits par la cavité buccale ou fabriqués dans le canal alimentaire, mais encore des éléments passés du sang dans cette cavité. — La peau infiltrée de pigment ne possède plus l'intégrité de ses attributs : il n'est pas jusqu'aux poumons, jusqu'à cette principale porte de sortie des corps volatils, dont l'activité ne laisse à désirer.

Ainsi l'auto-intoxication apparaît comme la conséquence d'un excès dans la production des composés nuisibles ou d'une insuffisance dans leur destruction, dans leurs métamorphoses ou leur expulsion. Par suite, suivant la prédominance ou la mise en jeu exclusive de l'une ou de l'autre de ces tares, on conçoit les motifs de la disparité des accidents, et, dans l'espèce, de la multiplicité des types morbides.

Le fœtus lui-même, en fournissant des éléments toxiques, peut jouer un rôle dans cette disparité symptomatique. On sait, en effet, surtout grâce aux travaux de Lannois et Brian, que des composés, tels que l'iodure de potassium, introduits dans les tissus fœtaux, se retrouvent dans ceux de la mère ; partant, les déchets de ces tissus fœtaux concourent à la toxicité des humeurs maternelles. Quand l'enfant est malade, ce facteur acquiert une indéniable importance, attendu que, si les toxines passent de la génératrice au rejeton, elles vont également, comme je l'ai établi, de ce rejeton à cette génératrice.

Dans ces conditions, est-il surprenant de constater, à la suite d'une série d'auteurs (Tarnier et Chambrelent, etc.), que dans certains cas le sérum des éclamptiques injecté dans les veines se montre très toxique? Est-il étonnant de voir l'expérimentation entre les mains de Szili, de Lindemann, révéler que parfois ce sérum contient des matériaux propres à abaisser son point de congélation, à altérer les viscères, en particulier le rein, plus encore le foie? Faut-il, pour que les troubles se manifestent, que ces altérations, spécialement celles de la glande hépatique, aient été réalisées ou bien, suivant leurs proportions ou leurs qualités, ces matériaux sont-ils suffisants pour agir par eux-mêmes ? Il est difficile de répondre d'une façon catégorique. Pourtant, si on se souvient de la constance des détériorations du foie, de la fréquence de quelques symptômes (prurit, vomissements, ictère post-éclamptique, etc.), qui relèvent habituellement des tares de ce viscère, il semble que l'intervention de cette glande est sinon absolument nécessaire du moins très importante. En tout cas, il est clair que la genèse de pareilles lésions retentit fatalement sur la physiologie pathologique de l'organisme et qu'aux composés offensifs qui dérivent de cet excès dans la fabrication des substances toxiques ou de cette infériorité dans leur atténuation ou leur élimination, s'ajoutent forcément ceux qui sont la conséquence des anomalies de ces appareils hépatique ou rénal.

Il est bon de remarquer que ces anomalies aussi bien que l'augmentation de la toxicité des plasmas, comme l'enseignent de nombreuses expériences (poisons, détériorations viscérales hâtant l'évolution bactérienne), facilitent notablement le développement des parasites. Il n'est donc pas surprenant, dans nombre de cas, d'isoler quelques espèces, mais aucune n'apparaît à titre d'agent spécifique : elles sont vulgaires et disparates ; d'autre part, si les phénomènes n'ont pas les allures de l'infection, par contre symptômes et lésions rappellent ce qu'on observe en général dans les processus d'auto-intoxication.

Il n'est pas jusqu'à la thérapeutique qui par le mécanisme des services rendus ne plaide dans ce sens de l'auto-intoxication. — Le lait intervient en réduisant l'apport des poisons alimentaires, en activant l'expulsion des eaux qui encombrent les plasmas, en restreignant la formation des matériaux nocifs de l'intestin grâce à la faible proportion de détritus laissée à la disposition des ferments figurés de la cavité digestive : d'ailleurs, ces ferments figurés sont, d'autre part, atténués à la faveur de l'antisepsie poursuivie à l'aide des poudres insolubles. — L'oxygène permet de pousser plus avant les combustions et partant d'affaiblir la toxicité des déchets de la désassimilation. — Le chloroforme, le chloral se bornent à calmer l'irritabilité du système cérébro-spinal rendu plus sensible à l'action des poisons par les modifications qui se développent dès le début de la grossesse ; ces modifications sont assez marquées pour que les phénomènes nerveux qui en sont la conséquence figurent, en matière de diagnostic, au nombre des signes de probabilité.

Mais c'est surtout la saignée qui, sans parler de ses actions secondaires sur les échanges ou la circulation, soustrait un excès de principes toxiques et donne ainsi à l'économie le moyen de se ressaisir. — On sait, en effet, qu'au cours des maladies l'organisme met en mouvement ses défenses naturelles, en s'efforçant dans certains cas d'ajouter à ces dépenses de nouvelles protections, telles que les propriétés antitoxiques ou bactéricides des humeurs. Toutefois, il importe, pour atteindre le but, que les cellules puissent avoir le temps de réagir énergiquement ; or, pour mener à bien ces réactions, il convient que ces cellules ne soient pas en quelque sorte sidérées par les éléments morbifiques ; par suite il importe de réduire les proportions de ces éléments.

Ainsi une infinité de considérations nous amènent de plus en plus à rattacher l'éclampsie, à titre de syndrôme, au groupe des auto-intoxications. Pourtant il serait imprudent d'être exclusif ; quand il s'agit par exemple d'expliquer tel ou tel accident des accès, il est bon de compter avec divers facteurs, même avec de simples facteurs physiques ; c'est ainsi, en particulier, qu'à l'heure des crises la pression vasculaire souvent s'élève notablement au point de perturber les échanges : ces échanges sont, en effet, d'après de nombreuses expériences, manifestement influencés par les oscillations de cette pression ou de la vitesse du courant de la circulation ; la chose est surtout marquée pour les cellules situées à la manière de celles du foie ou du rein entre deux réseaux, d'un côté celui des capillaires sanguins et d'un autre celui des canaux biliaires ou urinaires. — Il est même permis de supposer qu'une telle élévation peut par elle-même suffire à engendrer directement des désordres, plus spécialement des hémorragies : il est vrai que ces modifications de pression, en dehors du rôle des capsules surrénales, relèvent fréquemment de l'action de certains produits toxiques sur le cœur ou mieux sur le névraxe, sur les vasomoteurs, action qui, en définitive, fait également intervenir un processus d'auto-intoxication.

ESSAI SUR LES LOIS QUI RÉGISSENT L'ACTION GÉNÉRALE
DES AGENTS THÉRAPEUTIQUES ET TOXIQUES CHEZ LES VERTÉBRÉS

par le docteur L. MAUREL.

Chargé de cours à l'Université de Toulouse.

Considérations générales. — Depuis une dizaine d'années, j'ai fait des recherches pour pénétrer le mécanisme intime de l'action des agents thérapeutiques et toxiques; et ces recherches m'ont conduit à quelques *résultats généraux* que je crois utile de faire connaître. Ce sont ces résultats généraux que dans ce travail je désignerai sous le nom de lois. Peut-être cette expression paraîtra-t-elle un peu prétentieuse; mais il me suffira, je pense, de faire remarquer que je l'ai fait précéder par le mot *essai*, qui en diminue notablement la portée.

Ces résultats généraux ou lois ne concernent que l'*action générale*, celle qui dépend de la pénétration de l'agent dans le torrent circulatoire s'il s'agit d'une substance chimique, ou, s'il s'agit d'un agent physique, de l'influence qu'il exerce sur la totalité de l'organisme. On ne saurait donc opposer à ces lois des effets dépendant d'une action locale.

Mais, par contre, ces lois me paraissent pouvoir s'adresser à *tous les agents physiques ou chimiques* capables d'exercer une action générale quelconque sur l'organisme.

Ceux pour lesquels j'ai vérifié ces lois d'une manière complète sont : la chaleur, le froid, le bichlorure de mercure, l'acétate de plomb, la cocaïne, l'atropine, l'émétine, la strophantine, le curare et l'ergotine.

Mais, en outre, j'ai vérifié un certain nombre d'elles pour les agents suivants : l'électricité, l'iode, l'oxyde de carbone, l'acide carbonique, l'hydrogène sulfuré, l'eau distillée, le chlorure de sodium, l'iodure de potassium, le bromure de sodium, le cyanure de potassium, l'iodoforme, le sulfate de soude, l'éther sulfurique, le chloroforme, la morphine, la digitaline, la caféine, la quinine, la spartéine, la pilocarpine, la strychnine, le glucose, la peptone et le serum antidiphtérique.

Enfin, dans ma communication, j'ai limité ces lois aux *vertébrés*, non que j'ai constaté qu'elles diffèrent pour les autres animaux, mais parce que mes recherches n'ont porté que sur eux.

Pour les agents étudiés d'une manière complète, j'ai expérimenté au moins sur les animaux suivants : le congre, la grenouille, le pigeon et le lapin.

De plus, pour quelques agents j'ai utilisé plusieurs poussins, le lézard, la tortue, le poulet, le cobaye et le chien.

Enfin, pour tous ces agents, j'ai étudié leur action sur le sang de l'homme et notamment sur ses éléments figurés.

Division. — Les faits généraux que j'ai relevés au cours de ces diverses recherches peuvent être répartis en quatre groupes : ceux concernant l'*électivité* ; ceux concernant *la gradation de sensibilité et de toxicité* ; ceux concernant l'*antagonisme et le synergisme* et ceux concernant l'*immunité*.

Bien entendu, loin de moi la pensée de croire que les faits généraux que je vais exposer, concernant ces divers points de l'action des agents thérapeutiques et toxiques, sont les seuls qui puissent être déduits de l'étude de ces agents, et qu'ils résument cette action d'une manière complète et définitive. Non, ce sont seulement les seuls qui se sont dégagés de mes recherches.

I

Résultats généraux ou lois concernant l'électivité.

Ces résultats généraux au nombre de quatre sont les suivants :

1° *Les agents thérapeutiques et toxiques exercent leur action non sur des appareils ou des organes mais sur des éléments anatomiques.*

Cette loi a été énoncée par Cl. Bernard, au moins dès 1856, dans ses leçons sur les substances médicamenteuses et toxiques; depuis elle a inspiré les travaux de la plupart de ses élèves ainsi que de nombreux autres expérimentateurs.

En ce qui me concerne, j'ai tenu à la vérifier pour deux agents qui par leurs applications thérapeutiques les plus fréquentes semblent tout d'abord avoir une action élective sur des organes : ce sont l'ipéca et l'ergot de seigle. Or mes recherches m'ont rapidement conduit à cette conclusion, que l'ipéca n'a aucune action élective sur l'estomac ou l'intestin, et que l'ergot de seigle n'a pas non plus d'action élective sur l'utérus.

Ces deux substances ont leur action élective sur la fibre lisse ; et, à partir du moment où elles arrivent dans le sang, leur influence sur cet élément anatomique est le même, quel que soit l'organe dont il fasse partie : vaisseaux, canaux excréteurs, plan musculaire des muqueuses, utérus, etc.

2° *Chaque agent thérapeutique ou toxique a un élément anatomique électif.*

Cette deuxième loi, de même que la précédente, a été énoncée par Cl. Bernard et en même temps. Il l'avait démontrée pour l'oxyde de carbone, le curare et le sulfo-cyanure de potassium, ayant leur action élective respectivement sur : l'hématie, la plaque motrice et la fibre striée.

Ces deux lois ont été rappelées récemment par Laborde, dans son article du volume jubilaire de la Société de biologie. Il les considère comme deux *axiomes* dominant l'étude de la thérapeutique et de la toxicologie.

En ce qui me concerne, outre un certain nombre d'électivités déjà bien établies, j'ai confirmé ou démontré celles de l'émétine, de l'ergotine, de l'atropine pour la fibre lisse; du plomb pour l'hématie; de la strophantine pour la fibre cardiaque; de la chaleur, du froid et du mercure pour le leucocyte.

Aussi mes recherches sur ces divers agents viennent confirmer, sans que, du reste, elle en aiet besoin, la loi posée par Cl. Bernard : *Chaque agent thérapeutique ou toxique a un élément anatomique électif.*

Mais cette action élective, pour être bien comprise, demande à être expliquée. Quand on dit qu'un toxique a une action élective sur un élément anatomique il ne faut pas comprendre que ce toxique agit d'une manière exclusive sur cet élément anatomique, mais seulement que cet élément anatomique est le plus sensible à cet agent.

Tous les toxiques, en effet, et, d'une manière encore plus générale, tous les agents thérapeutiques ou toxiques peuvent agir sur le plus grand nombre des éléments anatomiques : il suffit d'augmenter la dose ou de prolonger leur action.

La chaleur, par exemple, a son action élective sur le leucocyte, c'est-à-dire que, dès que la température s'élève au-dessus de la la normale, c'est le leucocyte qui est le premier impressionné, et le premier à mourir sous cette influence.

Mais si la température s'élève de quelques degrés au-dessus de celle qui tue le leucocyte, on voit mourir la fibre striée. Quelques degrés de plus, et c'est la fibre cardiaque, et ainsi de suite.

Il en est de même pour les agents chimiques. Mais pour eux leur action toxique est plus facilement appréciée par le temps que les divers éléments anatomiques mettent à perdre leur fonction. Pour la strophantine, par exemple, on peut constater que les éléments anatomiques perdent leur fonction dans l'ordre suivant : la fibre cardiaque, le nerf sensitif, le nerf moteur, la fibre striée, la fibre lisse, etc.

Ainsi donc, par élément anatomique électif d'un toxique, il faut entendre non l'élément sur lequel ce toxique agit d'une manière exclusive, mais celui sur lequel ce toxique agit à plus petite dose, ou celui sur lequel il agit le premier, quand cette dose minima est dépassée.

*3° Certains agents thérapeutiques ou toxiques ont deux électivités :
une de sensibilité ou d'impressionnabilité et l'autre de toxicité ou d'anéantissement de fonction.*

C'est là un fait sur lequel, me semble-t-il, l'attention des expérimentateurs n'avait pas été appelée d'une manière suffisante. L'élément anatomique le plus sensible à un agent toxique n'est pas toujours celui qui perd le premier ses fonctions sous l'influence de cet agent. L'élément anatomique le plus sensible à l'émétine, je l'ai dit, est la fibre lisse. Or cet élément est un de ceux qui meurent le dernier sous l'influence du même agent ; et la fibre cardiaque, qui n'est impressionnée qu'après la fibre lisse, meurt cependant bien avant elle. De là découle donc la nécessité d'admettre deux électivités, l'une de *sensibilité* et l'autre de *toxicité*.

L'existence de ces deux électivités crée de sérieuses difficultés pour l'étude des agents qui les possèdent. Heureusement pour d'autres agents, les deux électivités se confondent. Tels sont la chaleur, le sulfo-cyanure de potassium la strophantine. Pour eux, c'est l'élément anatomique le plus sensible qui en même temps meurt le premier.

4° Ces deux électivités, qu'elles soient confondues sur le même élément anatomique, ou qu'elles résident sur deux éléments différents, se maintiennent dans la série des vertébrés.

Cette question-là n'a été, que je sache, nullement formulée par Cl. Bernard et ses élèves ; mais elle était sûrement dans leur esprit.

A chaque instant Cl. Bernard, dans ses expériences sur l'oxyde de carbone, le curare et le sulfo-cyanure de potassium, passait d'une espèce animale à une autre ; et par conséquent on doit en conclure que pour lui l'électivité restait commune dans ces différentes espèces.

Mes expériences sur ce point ne me laissent aucun doute. Pour les 10 agents que j'ai considérés comme ayant été étudiés d'une manière complète, j'ai expérimenté sur le congre, la grenouille, le pigeon et le lapin, et j'ai pu constater que pour tous l'électivité unique ou double se maintenait constante.

C'est ce que j'ai vu pour la chaleur dont les deux électivités se confondent sur le leucocyte ; et pour l'émétine dont l'électivité de sensibilité existe sur la fibre lisse, et dont celle de toxicité réside dans le nerf sensitif.

II

Résultats généraux ou lois concernant les gradations de sensibilité et de toxicité. — J'ai déjà dit, en expliquant ce qu'il faut entendre par l'action élective d'un agent thérapeutique sur un élément anatomique,

que cette expression ne signifie nullement que cet agent ait une action
exclusive sur cet élément, mais seulement que c'est l'élément le plus
sensible, tous les autres, à la condition d'augmenter la dose, pouvant
à leur tour être impressionnés. Or, il m'a paru intéressant depuis
quelques années, après avoir déterminé l'élément électif d'un agent,
de chercher également dans quel ordre les divers autres éléments
anatomiques sont impressionnés ou tués, et ces recherches m'ont
conduit à un certain nombre de résultats généraux que je puis formuler ainsi qu'il suit :

1° *Pour chaque agent thérapeutique ou toxique, la sensibilité de la
toxicité des divers éléments anatomiques à cet agent permet de les
placer dans un ordre donné qui reste le même dans la série des vertébrés.*

Je puis donner les exemples suivants. En étudiant l'action de la
chaleur sur la grenouille, j'ai constaté que les divers éléments anatomiques de cet animal étaient impressionnés dans l'ordre suivant :
leucocyte, fibre striée, fibre cardiaque, nerf sensitif, nerf moteur,
fibres lisses, hématies. Or, en étudiant l'action du même agent sur le
congre, le pigeon et le lapin, j'ai trouvé que les divers éléments anatomiques se placent exactement dans le même ordre.

Il en a été de même pour le plomb et pour la strophantine. L'ordre
de sensibilité des divers éléments anatomiques est resté le même,
quel qu'ait été le vertébré sur lequel j'ai opéré.

Je réunis dans un tableau le résultat des expériences faites sur ces
trois agents.

Tableau 1.

CHALEUR	PLOMB	STROPHANTINE
Leucocyte.	Hématies.	Fibre cardiaque.
Fibre striée.	Fibres lisses.	Fibres lisses.
Fibre cardiaque.	Nerf sensitif.	Nerf sensitif.
Nerf sensitif.	Nerf moteur.	Nerf moteur.
Nerf moteur.	Fibre striée.	Fibre striée.
Fibres lisses.	Fibre cardiaque.	Fibre cardiaque.
Hématies.	Leucocyte.	Leucocyte.

2° *Il en est de même pour l'ordre de toxicité, que celui-ci se con-
fonde avec celui de sensibilité ou qu'il en diffère.*

Pour les trois agents précédents : chaleur, plomb, strophantine,
les deux ordres de sensibilité et de toxicité se confondent.

Je les ai trouvés les mêmes sur le congre, la grenouille, le pigeon et le lapin.

Pour l'émétine, les deux ordres diffèrent. Au point de vue de la sensibilité et de la toxicité les éléments se placent dans les ordres suivants :

Tableau 2.

SENSIBILITÉ	TOXICITÉ
Fibres lisses.	Nerf sensitif.
Nerf sensitif.	Nerf moteur.
Nerf moteur.	Fibre striée.
Fibre striée.	Fibre cardiaque.
Fibre cardiaque.	Fibres lisses.
Leucocytes.	Leucocytes.
Hématies.	Hématies.

Mais ces deux ordres a établis d'abord par des expériences sur la grenouille, sont restés les mêmes chez le congre, le pigeon et le lapin.

3° *La sensibilité et la toxicité des divers éléments anatomiques à un agent thérapeutique ou toxique peuvent varier d'une espèce animale à une autre, mais leurs ordres restent les mêmes.*

Ainsi, si je prends l'*émétine*, je trouve que les quatre vertébrés sur lesquels j'ai expérimenté succombent rapidement aux doses minima suivantes : le pigeon avec 0 gr. 05 à 0 gr. 10 par kilogramme; le congre et la grenouille de 0 gr. 10 à 0 gr. 20 par kilogramme, et le lapin de 0 gr. 20 à 0 gr. 30 par kilogramme.

Le pigeon est donc trois ou quatre fois plus sensible à l'émétine que le lapin, et le congre ainsi que la grenouille sont intermédiaires. Il faut donc trois ou quatre fois plus d'émétine pour tuer les nerfs sensitifs, moteurs du lapin que pour tuer ces mêmes éléments anatomiques chez le pigeon; mais les ordres de sensibilité et de toxicité, chez tous les animaux, restent ceux que je viens d'indiquer. La *strophantine* donne lieu aux mêmes observations.

La fibre cardiaque du congre succombe à 0 gr. 0001 par kilogramme d'animal, celle du lapin à 0 gr. 0002, et celle du pigeon ainsi que de la grenouille à 0 gr. 0005. Il y a donc une différence de toxicité de 1 à 5 entre la fibre cardiaque du congre à celle du pigeon et de la grenouille; et cependant l'ordre de sensibilité des éléments anatomiques chez tous ces animaux reste le même.

Il en est de même pour la *chaleur*. Le leucocyte d'un certain

nombre de poissons de rivière (gougon, tanche, lozon, etc.) succombe
rapidement entre 52-55 degrés : celui de la grenouille entre 58-40
degrés ; celui du lapin entre 46-49 degrés et celui du pigeon entre
48-51 degrés. Il y a donc une différence de près de 20 degrés entre les
températures brusquement mortelles pour le leucocyte de ces poissons
et celui du pigeon ; et cependant encore l'ordre de succession des divers
éléments anatomiques au point de vue de la sensibilité et de la toxicité reste le même pour ces divers animaux.

Mes études sur l'action de la chaleur m'ont même permis de constater que les distances entre les divers éléments anatomiques restent à peu près constantes.

Ainsi la fibre striée, qui pour le chaleur suit le leucocyte, meurt
chez les poissons ci-dessus entre 35-58 degrés, c'est-à-dire qu'il y a
un intervalle de 5 degrés environ. Or chez la grenouille ce même
élément meurt vers 42-44 degrés, et chez le lapin entre 48-50
degrés, soit toujours une différence de 2-5 degrés avec le leucocyte
du même animal.

*4° L'ordre de sensibilité et de toxicité varie ou peut varier pour
chaque agent thérapeutique ou toxique.*

Ce fait général ressort de tout ce qui précède. On peut se reporter
aux ordres de sensibilité que j'ai donnés pour la chaleur, le plomb,
la strophantine et l'émétine, et je pourrais en citer beaucoup d'autres.

Il faut donc conclure qu'en principe il n'y a pas d'élément anatomique qui soit plus sensible aux toxiques que les autres. Tous peuvent,
selon le toxique, être les plus facilement impressionnés.

A cet égard, il n'y a donc pas d'hiérarchie entre les divers éléments
anatomiques. De plus, je pense que l'ordre de sensibilité et de toxicité
étant invariable pour chaque toxique, cet ordre peut acquérir pour lui
l'importance d'une *formule physiologique*, facilitant sa détermination.

Pour déterminer certains poisons au point de vue physiologique,
nous avions déjà leur action élective sur un élément anatomique ;
mais combien deviendrait plus précise cette détermination si pour
tous les toxiques nous connaissions non seulement l'élément électif,
mais l'ordre de sensibilité et de toxicité de tous les éléments.

III

FAITS GÉNÉRAUX CONCERNANT L'ANTAGONISME ET LE SYNERGISME

Je n'envisage ici, je dois le dire, que l'*antagonisme* et le *synergisme*
vrais, c'est-à-dire ceux qui s'exercent sur des éléments anatomiques.

Étant donné, en effet, que, pour nous, les agents thérapeutiques et toxiques exercent leur action sur les éléments anatomiques et sur eux seulement, nous ne pouvons considérer comme antagonistes ou synergiques que les agents qui par leur action sur ces mêmes éléments diminuent ou augmentent l'action d'un autre. Or, jusqu'à présent, de mes recherches sur ce point je ne puis dégager que le résultat général suivant :

L'antagonisme et le synergisme de deux agents thérapeutiques ou toxiques constatés sur l'organisme se retrouvent dans ses éléments anatomiques et réciproquement.

On connaissait l'antagonisme de la pilocarpine et de l'atropine, mais j'ai voulu l'établir de nouveau dans mes expériences, en le dosant pour ainsi dire.

Il suffit de 0 gr. 20 de chlorhydrate de pilocarpine pour tuer un kilogramme de grenouille et la toxicité du chlorhydrate d'atropine est la même. Avec ces quantités de chacun de ces deux toxiques, l'animal perd rapidement le sens de l'équilibre et meurt. Ces doses minima mortelles étant déterminées, j'ai injecté en même temps ces deux quantités sans tuer l'animal. J'ai même pu porter les quantités d'atropine et de pilocarpine à 0 gr. 40 par kilogramme sans entraîner la mort.

L'antagonisme de ces deux toxiques ainsi constaté pour l'organisme, à la condition de conserver les mêmes proportions, j'ai pu soumettre les leucocytes de la grenouille à des doses deux ou trois fois supérieures de ces toxiques sans leur faire perdre leurs mouvements alors que les mêmes quantités d'un seul de ces toxiques les leur enlevaient dans quelques instants.

IV

FAITS GÉNÉRAUX OU LOIS CONCERNANT L'IMMUNITÉ

Enfin, relativement à l'immunité, les expériences auxquelles je me suis livré m'ont permis d'établir les deux faits généraux suivants :

1° *Les immunités naturelles ou acquises constatées dans un organisme se retrouvent dans les éléments anatomiques et réciproquement.*

Comme exemple de ce rapport entre l'organisme et les éléments anatomiques, je puis citer les expériences concernant l'atropine.

D'après les faits cliniques, pour tuer rapidement 1 kilogramme d'homme, il suffit de 0 gr. 001 à 0 gr. 002 de chlorhydrate d'atropine; tandis que pour tuer un kilogramme de lapin il faut environ 1 gramme. Or, pour l'homme, pour tuer dans quelques heures les leucocytes de

100 grammes de sang il suffit de 0 gr. 025, tandis que 2 grammes d'atropine sont insuffisants pour tuer les leucocytes de 100 grammes de sang de lapin.

Voilà pour les immunités *naturelles* : pour les immunités *acquises*, je puis citer le fait suivant :

Chez un caféinomane, 0 gr. 40 de caféine laissent vivre les leucocytes de 100 grammes de sang, tandis que chez une personne n'ayant pas l'habitude du café, il suffit de 0 gr. 20 de caféine pour tuer les leucocytes d'une même quantité de ce liquide.

2° Le second fait général que j'ai à signaler peut être formulé ainsi qu'il suit :

Les immunités naturelles ou acquises reculent la sensibilité et la toxicité, mais laissent les éléments anatomiques dans le même ordre.

Dans ces derniers temps, j'ai pu immuniser dans une assez large mesure des grenouilles contre la strophantine.

Tandis que le kilogramme de cet animal est tué par 0 gr. 0005 de ce toxique, après une série d'injections à doses graduées, en partant de 0^{gr},0001, j'ai pu arriver à la dose de 0 gr. 003 sans tuer ces animaux. Or, en les sacrifiant par la dose de 0 gr. 02, j'ai pu constater que l'ordre de sensibilité des divers éléments anatomiques n'avait pas changé.

Tels sont les résultats généraux que j'ai pu déduire de mes expériences. Tous les faits qui m'ont servi à les établir sont-ils définitivement acquis? Je n'ose l'espérer. Il se pourrait que parmi ces ordres de sensibilité ou de toxicité que j'ai déterminés quelques-uns soient modifiés. Parfois, surtout en ce qui concerne les nerfs sensitifs, les nerfs moteurs de la fibre striée, les différences de sensibilité ou de toxicité sont si faibles que le doute est permis. Mais ces faits de détail ne sauraient infirmer le fait général qui en découle. Aussi quoique ces études soient encore incomplètes sur beaucoup de points, il m'a paru utile de les faire connaître. Ils me paraissent intéressants à plusieurs points de vue. D'abord, au point de vue *expérimental*, ces expériences nous montrent l'importance considérable que nous devons accorder à l'étude de l'élément anatomique. Ce qui intéresse l'expérimentateur, au point de vue de l'action des agents thérapeutiques et toxiques, c'est leur influence sur les divers éléments anatomiques. C'est sur eux que doivent porter nos principales recherches.

Il en est de même au point de vue de la *pathologie*. Il faut bien nous pénétrer de cette idée, que les divers agents toxiques, quelle que soit leur nature, agissent sur les éléments anatomiques.

Les intoxications et les infections sont donc des maladies des éléments anatomiques et leur thérapeutique doit donc être celle de ces mêmes éléments.

En pathologie, l'importance de l'élément anatomique dépasse celle de l'appareil ou de l'organe.

Enfin, au point de vue *biologique*, ces expériences nous conduisent à cette pensée que parmi les modifications si nombreuses que la nature a imprimées à la matière vivante, une des plus importantes est la différenciation des divers éléments anatomiques. Les différentes espèces animales ne sont que des groupements différents de ces mêmes éléments. Aussi l'espèce varie et l'élément anatomique ne varie pas. Nous devons donc conclure que la *différenciation des éléments anatomiques dépasse la différenciation des espèces animales.*

DE L'ALIMENTATION INSUFFISANTE COMME MÉTHODE
POUR APPRÉCIER LES BESOINS DE L'ORGANISME

par M. E. MAUREL,

Chargé de cours à l'Université de Toulouse.

I.

PRINCIPES DE LA MÉTHODE

1° La quantité de chaque substance nécessaire à un organisme est forcément égale à celle qu'il use.

Cette quantité dans une alimentation bien réglée pourrait être égale à celle ingérée ou à celle dont les résidus sont trouvés dans les excreta. Mais il en est bien rarement ainsi. Dans les conditions ordinaires d'une part les quantités ingérées de la plupart des substances dépassent les dépenses, une partie n'étant pas absorbée ou étant mise en réserve par l'organisme; et d'autre part une certaine quantité pouvant se trouver dans les excretas ans avoir été utilisée. C'est ce qui peut avoir lieu surtout pour les matières salines. Dans mes expériences sur le chlorure de sodium, j'ai pu faire varier la quantité trouvée dans les urines de 4 à 25 grammes.

2° Ces causes d'erreur m'ont conduit à cette conclusion que pour connaître la quantité d'une substance quelconque nécessaire à l'organisme il fallait apprécier la quantité qu'il en dépense en dehors de toute ingestion de cette substance.

Dans ces conditions, si l'on ne prolonge pas trop longtemps l'expérience, on doit avoir, aussi exactement que le permet ce genre de recherches, la quantité minima nécessaire au fonctionnement de l'organisme. Celui-ci, en effet, me semble-t-il, ne recevant plus cette substance de l'extérieur et forcé d'user celle qu'il tient en réserve, doit réduire cette dépense au minimum, et au moins pendant quelques jours, vu les réserves de l'organisme, cette dépense minima doit correspondre sensiblement à la quantité strictement nécessaire et peut-être un peu inférieure pour couvrir les dépenses. En prolongeant trop l'expérience, l'organisme épuiserait ses réserves et sûrement les quantités trouvées dans les excreta seraient trop réduites.

3° On devait le prévoir et l'expérience l'a confirmé, il n'est pas nécessaire de supprimer d'une manière complète l'apport de la substance sur laquelle portent les recherches. Il suffit que la quantité ingérée soit sûrement et sensiblement au-dessous de celle qui est dépensée. Grâce à l'ingestion de cette petite quantité l'expérience peut être prolongée un peu plus longtemps et la moyenne qui en résulte offre plus de garanties. Toutefois, même en procédant ainsi, la durée de l'expérience pour la plupart des substances ne doit guère durer que de 3 à 5 jours.

4° Les recherches portant sur une seule substance à la fois, on peut donner toutes les autres faisant partie de la ration en quantités normales. Bien entendu, il faut éviter de comprendre parmi les autres aliments des substances capables de remplacer celles dont on cherche à évaluer les dépenses.

5° Cette méthode est applicable aux substances laissant un résidu urinaire spécial, permettant d'établir un rapport entre ce résidu et les substances ingérées dont il provient. On peut l'appliquer aux substances azotées, aux phosphates, aux chlorures, au fer, à la soude, la potasse, la magnésie, etc.

Elle n'est pas applicable au contraire au dosage des amylacés et des graisses dont les produits usés s'éliminent surtout par la voie respiratoire.

6° Mais même les substances qui donnent des produits urinaires, ne s'éliminent pas en totalité par cette voie. Toutes plus ou moins peuvent quitter l'organisme autrement. On les trouve notamment dans les divers mucus, dans la desquamation cutanée et intestinale, dans les produits cornés, dans la sueur, et la sécrétion sébacée. Or, s'il est facile de doser les divers produits urinaires, il en est bien autrement pour ceux qui s'éliminent par les diverses autres voies. Leur dosage direct est pratiquement impossible. J'ai donc dû tourner la difficulté.

7° J'ai pensé que lorsqu'on a ramené les résidus urinaires à leur taux minimum par l'ingestion d'une quantité insuffisante de la substance examinée, il devait en être de même des produits usés de cette substance, s'éliminant par les autres voies, l'élimination de ces produits usés devant décroître par toutes les voies d'une manière parallèle.

8° J'ai pensé aussi qu'une fois cette élimination minima obtenue, elle resterait fixe, tant que la quantité de cette substance ingérée ne dépasserait pas celle nécessaire à l'organisme ; mais que par contre la quantité éliminée s'élèverait dès que la quantité ingérée dépasserait ses besoins. La quantité suffisante pour élever les produits éliminés au-dessus de la quantité minima doit donc correspondre d'une manière sensible à celle qui est nécessaire à l'organisme ; et comme l'augmentation des produits éliminés doit se faire en même temps par toutes les voies, il doit suffire de constater cette augmentation a lieu pour une quelconque de ces voies pour en déduire qu'elle se fait pour toutes les autres. Il suffit donc de constater que cette augmentation sur les produits urinaires, d'un dosage facile, pour en conclure qu'à partir de ce moment l'organisme reçoit une quantité de cette substance suffisante pour faire face à tous ses besoins.

9° On aura donc ainsi d'une part la quantité totale de cette substance nécessaire pour faire face aux besoins de l'organisme et d'autre part celle qui s'élimine par la voie urinaire ; il sera donc facile de savoir celle qui s'élimine par les autres voies.

Procédé. — Le procédé consiste donc :

1° A réduire dans l'alimentation la substance sur laquelle portent les recherches à une quantité sûrement et sensiblement inférieure à celle qui est dépensée quotidiennement par l'organisme, de manière à faire descendre la dépense de cette substance à son minimum :

2° A doser les produits urinaires de cette substance pendant cette dépense minima ;

3° A augmenter cette substance dans l'alimentation jusqu'à ce que les produits urinaires soient augmentés.

La quantité suffisante pour élever les produits urinaires au-dessus de leur dépense minima correspond sensiblement à celle qui est nécessaire à l'organisme.

Je rappelle d'abord qu'il n'est pas nécessaire de supprimer la substance à doser d'une manière complète : il suffit de la rendre insuffisante ; et ensuite que tous les des autres aliments peuvent être donnés en quantité normale. Il ne s'agit donc, dans ce procédé, que d'une *alimentation insuffisante partielle*.

Exemple. — Je puis donner l'exemple suivant, concernant les *azotés*.

1° En ramenant les azotés à des quantités sûrement insuffisantes pour couvrir les dépenses de l'organisme, soit 0 gr. 25 à 0 gr. 50 par kilogramme.

2° En augmentant ensuite les azotés jusqu'à ce que cette quantité d'azote urinaire soit dépensée, on constate que pendant les saisons intermédiaires de nos climats il faut arriver dans les environs de 1 gr. 50 pour élever l'azote urinaire à 0 gr. 10.

5° Il faut donc conclure que dans les conditions où ces expériences ont été faites, le kilogramme de cet organisme a besoin de 1 gr. 50 de substances azotées. Sur ces 0 gr. 20 d'azote contenu dans ces substances azotées, 0.10 d'azote s'élimine par les urines et 0.10 par les autres voies.

Appréciation. — Cette méthode donnera-t-elle des résultats absolument exacts? Non: je suis loin de le croire. Elle est seulement approximative; mais elle me semble propre à donner des résultats se rapprochant plus de la réalité que celles employées jusqu'à présent. Elle permet d'éviter l'erreur provenant de l'excès des ingesta. Or cette erreur peut être considérable. J'ai pu dans mes expériences faire varier l'urée de 0 gr. 18 à 0 gr. 42 et les chlorures de 0,066 à 0,41 par kilogramme De plus elle permet d'évaluer d'une manière suffisamment approximative la quantité des produits usés qui s'éliminent pa d'autres voies que la voie urinaire. Pour certaines substances cette indication peut être des plus importantes.

En outre, je dois ajouter :

1° Qu'elle est facile à supporter parce que l'alimentation insuffisante ne porte que sur une substance. Elle peut donc être facilement employée par l'homme ;

2° Que grâce à cette condition elle peut être supportée plus longtemps, et par conséquent que les résultats ont plus de garantie;

5° Enfin que cette garantie est encore augmentée parce qu'elle laisse l'organisme presque dans son état normal.

Ce sont ces différents avantages qui m'ont engagé à la faire connaître; et je serais heureux si elle pouvait faciliter la solution de quelques-unes des questions si importantes qui concernent la fixation des diverses rations.

DE L'ARTHRITISME. TRAITEMENT DE SES DIFFÉRENTES MANIFESTATIONS, BASÉ SUR L'ÉTAT DE L'ACIDITÉ DE L'URINE A JEUN
ROLE DU PHOSPHORE ET DE SES COMPOSÉS DANS LA RÉGULARISATION DE CETTE ACIDITÉ

par M. CAUTRU,

de Paris.

Je voudrais essayer dans ce modeste travail de donner une interprétation nouvelle à certaines manifestations de l'arthritisme, cette diathèse protéiforme si bien étudiée par Charcot et Bouchard.

Voici en quelques mots, depuis les travaux de M. Gautrelet sur l'urologie des arthritiques, la filière des phénomènes : dyspepsie par ralentissement de la digestion, fermentations anormales, d'où hyperacidité générale, reconnaissable à l'hyperacidité urinaire. Comme conséquence, médication alcaline.

Or cette notion qui est la plus généralement admise de l'hyperacidité des arthritiques est loin d'être vraie dans tous les cas : je serais même porté à croire qu'elle est l'exception. Dans la plupart des cas que j'ai observés, j'ai rencontré une hyperacidité plus ou moins prononcée, quelle que fût la manifestation arthritique. D'un autre côté, les hyperacides passent tous à un moment donné de leur diathèse à l'hyperacidité, notion qui, on le comprend, a un grand intérêt pratique.

Cette différence d'interprétation des données urologiques vient de ce que j'ai adopté une autre méthode d'analyse que celles qui sont suivies jusqu'alors. Je n'opère que sur l'urine émise à jeun, celle qui étant le moins influencée par les produits de la digestion représente le plus exactement la composition du sang. La méthode d'analyse est de M. Joulie.

Elle a été très complètement décrite par lui dans le *Bulletin général de thérapeutique* de mars, avril, mai, juin 1900. J'y renvoie donc les lecteur que cette étude intéresse et je vais me contenter de dire pour la compréhension de ce qui va suivre que M. Joulie rapporte toutes les données urologiques à la différence de densité entre l'urine et l'eau, prises à la même température. D'après lui, ainsi que le pensent d'ailleurs plusieurs autres urologistes, tout l'intérêt pratique de l'analyse des urines réside, en effet, dans les rapports que présentent entre eux les différents excreta solides qu'elles contiennent en dissolution. M. Joulie a été amené à admettre que l'acidité urinaire normale était comprise entre 4 et 5 pour 100 de l'excédent de densité de l'urine sur l'eau et que la richesse normale en acide phosphorique devrait être comprise entre 11 et 11.5 de ce même excédent.

La diminution ou l'augmentation de ces chiffres donne lieu aux divisions des malades en hypo ou hyperacides, en hypo ou hyperphosphatiques.

Quelle que soit la façon dont a été[1] et sera jugée cette méthode par les chimistes, je puis affirmer que depuis bientôt trois ans qu'elle me sert de guide pour la thérapeutique des maladies chroniques, je n'ai eu qu'à me louer de ses indications, de même que j'obtiens de la méthode de Winter critiquée par bien des auteurs, de précieux renseignements pour l'interprétation des dyspepsies.

M. Bardet, secrétaire général de la Société de thérapeutique et chimiste distingué, juge d'ailleurs que si la méthode Joulie a des imperfections, elle est, « mieux que toute autre, capable de fournir les renseignements les moins erronés ; car prendre les urines de 24 heures, comme le font tous les urologistes, est une mauvaise méthode : 1° parce que les périodes digestives masquent la réalité des réactions physiologiques ; 2° parce que le titre d'une urine conservée 24 heures varie singulièrement. La méthode Joulie a de plus l'avantage de pouvoir être pratiquée en quelques minutes par le médecin le moins chimiste ».

Quoi qu'il en soit, voyons quels sont les résultats que j'ai obtenus de l'étude de l'acidité urinaire et les conséquences thérapeutiques à en retirer en ce qui concerne certaines manifestations dites arthritiques.

1° Sur 68 *dyspeptiques arthritiques* dont j'ai pu faire faire l'analyse du suc gastrique (méthode Winter) et celle de l'urine à jeun, j'ai rencontré 55 hypo-acides urinaires dont 2 alcalins, 8 normaux (nous verrons plus loin ce qu'il faut penser de ces chiffres en apparence normaux) et 5 hyperacides.

2° Dans une série de 65 *diabétiques* que M. Joulie a bien voulu me communiquer, il s'en est trouvé 12 seulement hyperacides, 14 normaux et 39 hypo-acides.

Sur 8 diabétiques que j'ai observés personnellement je n'ai rencontré que 2 hyperacides, et 6 hypo-acides.

Nous sommes loin des idées admises jusqu'alors sur l'hyperacidité des diabétiques.

3° J'ai examiné les urines à jeun de 80 *neurasthéniques* dyspeptiques

1. Voir Compte rendu de la séance de la Société de Thérapeutique du 9 mai 1900.

ou non, mais tous arthritiques héréditaires ou acquis. J'ai rencontré 7 hyperacides urinaires, 65 hypo-acides, 5 alcalins, 5 normaux.

4° Il en est de même dans le domaine de la *dermatologie*. Je crois pouvoir affirmer que tous les malades atteints d'affections cutanées chroniques, eczéma, furonculose, pelade, tuberculose cutanée, mycosis, ichthyose, acné, psoriasis, sont des hypo-acides urinaires.

Sur 50 de ces différentes manifestations cutanées, je n'ai pas rencontré un seul cas d'hyperacidité. Plusieurs de ces cas s'accompagnaient d'alcalinité des urines et la plupart d'une hypo-acidité prononcée n'atteignant pas 2 (au lieu de 4,55).

Et l'on sait quel rôle important joue le bicarbonate de soude dans le traitement des dermatoses.

5° *Les rhumatisants chroniques, les goutteux*, sont plus souvent hyperacides dans la première phase de leur affection, pendant que les acides de fermentation d'origine digestive viennent augmenter l'acidité normale ou masquer une hypo-acidité légère. Mais lorsque celle-ci plus tard s'accentue, elle est révélée par l'analyse, malgré les acides de fermentation. Le moment où l'arthritique passe de l'hyper à l'hypo-acidité est impossible à connaître sans l'analyse. Le malade s'en aperçoit souvent à ses dépens, la même médication, les symptômes restant les mêmes, cessant tout à coup d'agir et quelquefois devenant nuisible. C'est ainsi que des goutteux se trouvent fort bien d'une saison à Vichy pendant de longues années; puis ils remarquent que cette station ne leur produit plus aucun effet; s'ils persistent, elle devient dangereuse.

Les arthritiques arrivés à la phase cachectique avec sclérose des organes, lésion des artères, myocardite, albuminurie, etc., sont tous hypo-acides: un grand nombre ont des urines alcalines.

Reprenons maintenant avec quelques détails l'étude de chacune des catégories d'arthritiques dont nous venons de parler.

I. Acidité urinaire chez les arthritiques dyspeptiques. — Sur les 68 malades dont j'ai pu examiner les analyses du suc gastrique et les urines, il y a 24 hyperchlorhydriques, 34 hypochlorhydriques et 10 apeptiques.

Hyperchlorhydrie. — Sur les 26 hyperchlorhydriques que j'ai rencontrés, j'ai trouvé que 2 seulement étaient hyperacides, 4 normaux, 17 hypo-acides et 5 alcalins.

Les 2 hyperacides sont devenus par le traitement, assez rapidement hypoacides et comme ce traitement n'a consisté qu'en un régime approprié à l'exclusion des alcalins solubles, il est facile de comprendre que leur hyperacidité n'était due qu'à des acides de fermentation d'origine digestive, qui cachaient en réalité une hypo-acidité plus ou moins intense.

Une de mes malades ayant le 19 avril 1899, 5,55 d'acidité, tomba, le 10 juin à 5,55 et le 15 mars 1900 à 2,70.

L'autre tombe, du 26 avril au 12 mai, de 5,50 à 5,92. Il en est de même de ceux qui ont une acidité en apparence normale. Le chiffre indiqué était, en grande partie, dû à des acides de fermentation.

On peut donc dire que, d'une façon générale, tous les hyperchlorhydriques sont des hypo-acides.

C'est par excitation locale, soit d'origine centrale, soit d'origine médicamenteuse (bicarbonate de soude) que se produit cette sécrétion exagérée de HCl. Or la conséquence forcée de la présence dans l'estomac d'acide chlorhydrique en excès est une suralcalinisation du sang qui recueille la soude provenant du dédoublement du chlorure de sodium qui a formé l'acide chlorhydrique.

L'acide phosphorique donne dans l'hyperchlorhydrie d'excellents résultats. Il agit *sur la muqueuse stomacale* dont il calme l'excitation, mieux que tout autre acide.

Cette propriété des acides est, d'ailleurs, connue depuis longtemps et on en a préconisé plusieurs : M. A. Robin, après Contaret, emploie avec succès l'acide sulfurique ; d'autres l'acide chlorhydrique, l'acide citrique, etc. Je conseille volontiers le cidre aux dyspeptiques ; je remarque que la plupart des hyperchlorhydriques le supportent très bien et qu'il améliore leur état gastrique. Or, le cidre est une boisson acide et jouissant, par conséquent, de la propriété des acides de retarder une sécrétion chlorhydrique exagérée. Mais aucun de ces acides ne combattent directement l'hypo-acidité générale comme l'acide phosphorique, presque tous, au contraire, l'augmentent. Assez rapidement l'état général s'améliore, les fermentations acides disparaissent, et on remarque souvent, comme je l'ai dit plus haut, d'abord une baisse de l'acidité urinaire en même temps que le malade se trouve mieux, le taux de l'acidité indiqué par la première analyse étant dû à des acides d'origine digestive.

Chez un de mes malades âgé de 21 ans dont l'acide chlorhydrique libre est, le 20 mars 1899 de 80 (au lieu de 44), l'acidité urinaire est de 5,05 (au lieu de 4,55).

Le 24 juin, celle-ci est de 1,08 et elle remonte à 2,84 quelque temps après. Depuis la première analyse, le malade a pris l'acide phosphorique et il se sent meilleur appétit ; il est plus solide, ses selles se sont régularisées.

Dans les cas où il n'y a pas fermentations anormales, l'acidité remonte par l'usage du médicament. Un de mes malades, âgé de 42 ans, souffrant de brûlures, d'aigreurs après les repas, d'amaigrissement général avec pertes des forces, ayant 70 d'HCl libre, voit l'équilibre parfait de sa santé se rétablir du 15 juillet 1899 au 27 décembre, en même temps que l'acidité s'est élevée de 1.59 à 5.45.

Je puis dire d'ailleurs que sur les 26 cas traités, je n'ai pas rencontré un seul malade qui n'ait senti de l'amélioration et assez rapidement.

J'en observe un en ce moment dont je vais raconter brièvement l'histoire :

Quarante-six ans, fils d'arthritiques, il a toujours mal digéré : anorexie, somnolence après les repas, aigreurs. En 1897 on le tube et on trouve une hyperchlorhydrie accentuée. Je le vois pour la première fois le 6 juillet 1900. Il éprouve depuis longtemps déjà, après les repas, une sensation de spasme pylorique intense, l'estomac se ballonne ; il a des insomnies quand il mange de la viande et se sent comme empoisonné. Quelquefois même la fièvre survient. A l'examen, je constate une vive douleur au niveau du pylore, il y a du clapotage. Un chirurgien lui conseille une gastro-entérostomie contre ce spasme pylorique.

Son analyse gastrique donne :

$$A = 261 - H = 62 - C = 186. \quad T. = 575.$$
$$F = 127 - x = 90 \quad \frac{T}{F} = 2.95.$$

Les urines ont une densité de 1026, un rapport d'acidité de 0.52 avec hypophosphatie 9,52 au lieu de 11.17.

Je le mets à l'acide phosphorique et dès le premier jour le malade voit son spasme disparaître. Depuis, il est arrivé à prendre 100 gouttes d'acide, n'éprouve plus aucun phénomène désagréable et mange de la viande sans inconvénient. Une seule fois il a senti un commencement de spasme ; il avait mangé de la salade et des fruits crus. Il se trouve en état de santé parfaite s'il s'en tient au régime banal des dyspeptiques et peut manger de tout : œufs, poisson, légumes en purée, viandes hachées, fruits cuits, fromages fades, eau comme boisson. Avant l'usage de l'acide, ce régime n'était pas supporté.

Le bon résultat n'est pas toujours aussi rapide et en tout cas, ce qu'il faut bien savoir, c'est que le traitement doit être longtemps prolongé si l'on veut obtenir un effet durable et voir se rétablir l'équilibre de l'organisme. J'ai des malades qui prennent de l'acide phosphorique depuis 2 ans 1.2 presque sans discontinuer ; entre autres une dame de 50 ans, eczémateuse depuis son enfance, qui le 15 février 1898 a un chimisme stomacal de :

$$A = 297 - H = 75 - C = 212 - T = 416. \quad F = 151 - x = 105.$$

et un rapport d'activité urinaire de 1.77.

Celui-ci est monté depuis le 30 mars à 2,60, le 20 avril à 2.93. En même temps l'eczéma diminue. Elle cesse l'acide en septembre, l'eczéma reparait. l'acidité tombe à 0.98. L'acide est repris et n'a pas été cessé. le rapport d'acidité urinaire oscille entre 3 et 4 et l'eczéma a disparu.

Hypochlorhydrie. — Sur les 34 hypochlorhydriques. dont j'ai pu faire concurremment les analyses de suc gastrique et des urines. j'ai rencontré 28 hypoacides urinaires. 2 hyperacides et 4 normaux.

Sur les 10 apepsiques. un seul est normal; les 9 autres hypoacides.

L'acide phosphorique m'a toujours donné chez ces malades comme chez les hyperchlorhydriques. de bons résultats. mais il est quelquefois moins bien supporté. à cause de la gastrite qui existe dans la plupart des cas.

Chez les apeptiques atteints de diarrhée. celle-ci augmente quelquefois et il faut donner le médicament au début, à des doses infinitésimales.

Chez quelques hypopeptiques j'ai dû y renoncer à cause des brûlures d'estomac qu'il occasionnait. Quand cependant celle-ci ne surviennent que quelques heures après les repas. on peut les prévenir ou les faire disparaitre par l'emploi du carbonate de chaux. Quand il est impossible d'employer l'acide phosphorique on peut faire remonter l'acidité urinaire à l'aide de piqûres d'huile phosphorée ou de phosphate de soude.

L'acide phosphorique n'agit pas sur la muqueuse des hypopeptiques comme sur celle des hyperchlorhydriques. Chez ces derniers, nous avons vu qu'il agissait par action de présence en outre de son action générale. commune aux deux cas, d'ailleurs.

Chez les hypochlorhydriques, lorsqu'il est pris en mangeant, il facilite la digestion gastrique en décomposant les chlorures des aliments en HCl libre et en soude qui passe dans le sang à l'état de phosphate acide de soude, l'excès d'acide phosphorique se combinant avec la soude laissée libre. En activant la digestion il empêche, comme dans l'autre cas. les fermentations acides anormales de se produire. C'est ainsi qu'une de mes malades. apeptique, ayant une acidité de 2,44. tombe à 1.25 après 10 jours de traitement. pour remonter alors ensuite à 5.56. 11 jours après, en même temps que les phénomènes gastriques s'améliorent.

L'amélioration de l'état gastrique et de l'état général sont quelquefois longs à se produire, et. en tout cas. il faut continuer très longtemps des mois et des années. pour obtenir un résultat durable. Une de mes apeptiques

$$A = 94 - H = 0 - C = 106. \quad T = 248. \quad F = 142 - x = 88,$$

ayant 17 avril 1899 une acidité de 4,72 due à des acides de fermentation tombe à 0 le 15 juin. Ce n'est que le 15 mai 1900 que l'acidité est à 4,55, c'est-à-dire normale. En même temps la malade digère tout, a augmenté de 12 livres et se sent très forte, tandis qu'il lui était impossible au début de faire le moindre travail physique ni intellectuel.

Chez une autre, dyspeptique neurasthénique et ayant de l'entérite muco-membraneuse dont le chimisme stomacal est de :

$$A = 106 - H = 0 - C = 142 - T = 277. \quad F = 135.$$
$$z = 74 - \frac{T}{F} = 2,05.$$

le rapport de l'acidité à la densité est de 5,69 le 10 octobre 1899. L'acide le fait monter à 4,55 le 25, à 6,15 le 18 novembre, et enfin on constate le 29 une acidité normale de 4,60. La plupart des phénomènes neurasthéniques ont disparu et les digestions sont améliorées.

J'ai remarqué que chez les malades qui prennent longtemps de l'acide phosphorique, le poids se régularise et aussi la densité.

C'est ainsi que les obèses diminuent de volume sans quelquefois diminuer de poids. Il semble que le tissu musculaire remplace le tissu graisseux. D'ailleurs la plupart des obèses sont des dyspeptiques avec fermentation et qui ont commencé par être hyperacides. Cette hyperacidité a diminué les oxydations en ralentissant la circulation : les graisses alimentaires n'ont plus été suffisamment brûlées et se sont accumulées dans les tissus.

L'hyperacidité a porté atteinte en même temps aux fonctions du foie dont l'une, très importante, est la transformation en urée, du carbonate d'ammoniaque provenant de la désassimilation des matières azotées.

Le carbonate d'ammoniaque persistant alors dans le sang, détermine l'hypoacidité générale active la circulation et les oxydations, d'où amaigrissement secondaire.

L'acide phosphorique, en rétablissant l'équilibre, fait disparaître la graisse inutile des obèses ; en empêchant les fermentations, il prévient l'obésité.

II. *Acidité urinaire chez les neurasthéniques arthritiques*

Dans ses intéressantes recherches sur l'urologie de la neurasthénie, Gautrelet conclut que la dyscrasie acide caractérisée par une hyperacidité urinaire très prononcée est la règle, et que l'urine reflétant la composition du sang, celui-ci a une acidité exagérée. Ici je ferai remarquer qu'un des grands mérites de ce savant a précisément consisté à découvrir que si le sang est de réaction alcaline, il est en réalité de constitution acide (acide carbonique, phosphate acide de soude). Cette idée de la dyscrasie acide a été partagée depuis par tous les auteurs qui se sont occupés de la question. Il en est résulté un traitement de la neurasthénie par les alcalins à plus ou moins haute dose, qui est loin d'avoir donné les résultats qu'on attendait de lui, et qui même a été cause de tels mécomptes qu'il est, par un grand nombre de praticiens abandonné aujourd'hui. C'est qu'il y a ici, à mon avis, un défaut d'interprétation. L'urine des arthritiques neurasthéniques recueillie pendant les 24 heures, est certainement, dans presque tous les cas, hyperacide, et c'est précisément sur cette quantité d'urine qu'a opéré M Gautrelet. Il a soin même de faire remarquer que ses neurasthéniques étaient atteints d'une maladie tenace ayant résisté à tous les traitements. La plupart, ajoute-t-il, étaient dyspepsiques.

Or, nous avons vu ce qu'il faut penser de l'urine des 24 heures, surtout chez les dyspethiques qui ont presque tous des fermentations digestives.

Quand on opère sur l'urine émise à jeun, on constate le plus souvent qu'elle est hypoacide.

L'hypoacidité que l'on constate est même dans un grand nombre de cas, comme je l'ai dit en parlant des dyspeptiques, représentée par un chiffre supérieur à ce qu'elle est en réalité. En effet, j'ai remarqué maintes fois l'abaissement de ce chiffre, après quelques jours de traitement de la dyspepsie par le massage ou tout autre procédé, en même temps que s'était produite une amélioration notable dans l'état gastrique et général du malade. Cette hypoacidité qui existe chez les malades n'ayant pas été soignés par le bicarbonate de soude, est plus marquée encore, et beaucoup plus tenace chez ceux qui ont usé et abusé de ce médicament.

J'ai déjà dit qu'il suffit d'un régime approprié de l'emploi pendant la digestion de sels alcalins insolubles pour révéler chez les hyperacides et les normaux une hypoacidité plus ou moins prononcée. L'usage de bicarbonate de soude donné indifféremment chez les neurasthéniques arthritiques ou non, pourra, en neutralisant les acides dans une certaine mesure peut-être, calmer aussi les troubles dyspeptiques, pyrosis, brûlures, etc., mais l'excès de soude, non utilisé et passant dans le sang, en augmentera encore l'alcalinité et entretiendra ainsi un état cachectique qui ne fera qu'augmenter à la longue les phénomènes d'épuisement nerveux. C'est ce que d'ailleurs la pra-

tique des malades et leur étude suivie a démontré depuis longtemps.

L'excès de bicarbonate de soude, qui n'a pas été utilisé pour calmer
l'hyperchlorhydrie ou neutraliser les fermentations acides, a non seulement l'inconvénient d'alcaliniser le sang, comme je viens de le dire,
mais aussi d'être un excitant de la muqueuse gastrique et d'entretenir
l'hyperchlorhydrie, celle-ci, si elle ne l'est pas déjà, devenant à son
tour cause d'une neurasthénie secondaire, et établissent un cercle
vicieux dont il est difficile au malade de sortir.

J'ai relevé depuis deux ans le nombre des neurasthéniques que
j'analyse et que je soigne d'après le système de M. Joulie, et ils sont
au nombre de 80. Sur ce nombre il en est 38 dont j'ai pu faire faire
en même temps l'analyse du suc gastrique et l'analyse des urines :
12 sont hyperchlorhydriques, 26 sont hypochlorhydriques ou apeptiques.

Sur les 12 *hyperchlorhydriques*, un seul était hyperacide urinaire,
— 8 hypo, 2 alcalins et 1 normal.

Sur les 26 hypochlorhydriques, 2 étaient hyperacides, hypo 22 et 2
normaux. Le nombre des autres neurasthéniques dont la plupart étaient
d'ailleurs atteints de troubles dyspeptiques plus ou moins prononcés,
et dont je n'ai pas fait l'analyse s'élève à 42, et il se décompose ainsi :
28 hypoacides, 5 hyper, 7 normaux, 2 alcalins.

La neurasthénie de cause morale (ennuis, chagrins) amène rapi
dement une hypoacidité prononcée. Les deux malades entre autres
dont l'urine était alcaline, avaient toutes les apparences physiques
d'une bonne santé, mais étaient d'un nervosisme exagéré : crises de
larmes, palpitations, insomnies, spasmes, casque, aboulie, etc. Leur
neurasthénie avait pour cause de grands chagrins.

L'usage de l'acide phosphorique fit remonter l'acidité, chez l'une de
0 à 2,34 du 18 décembre 1899 au 16 février 1900; chez l'autre, en 10
jours, de 0 à 1,59, en même temps que leurs phénomènes nerveux
s'amélioraient.

Dans la neurasthénie essentielle, l'acide agit directement sur la composition du sang et remplace l'acide phosphorique que les nerveux
dépensent avec une grande prodigalité.

Sous son influence la circulation trop rapide chez les hypoacides
(tachycardie des neurasthénique) se ralentit, les oxydations diminuent,
la nutrition se relève et la phosphature disparaît. Le système nerveux
mieux nourri reprend ses fonctions normales.

Dans la neurasthénie secondaire à la dyspepsie ou coïncidant avec
elle, l'acide agit à la façon que nous avons décrite en parlant des

dyspepsies. Il facilite la digestion et l'excès agit sur le sang comme dans le cas précédent.

Chez certains neurasthéniques graves, les piqûres d'huile phosphorée à la dose de 1 à 4 milligrammes de phosphore par jour, par périodes de 5 jours (méthode du Dʳ Roussel), donnent d'excellents résultats ainsi que les piqûres de phosphate de soude qui combattent heureusement la phosphaturie.

III. *Acidité urinaire chez les glycosuriques arthritiques.* — J'ai dit plus haut que sur 75 diabétiques il s'en était trouvé : 45 hypo-acides, 14 hyper-acides et 14 ayant une acidité en apparence normale.

Chez la plupart des hyperacides que j'ai pu suivre, l'excès d'acidité n'a pas tardé par le traitement purement gastrique, à faire place à une hypoacidité quelquefois très prononcée. Un de mes malades est tombé de 7,79 à 1.91 du 20 décembre 1898 au 22 février 1899. La phosphaturie avait eu même temps fait place à une hypophosphaturie accentuée. L'acide phosphorique fit remonter le rapport de l'acidité à 5,10 le 1ᵉʳ mars. — Le 11 mars il n'y avait plus trace de sucre.

L'acide phosphorique que l'on peut employer dans les cas de diabète à des doses énormes (100 à 120 gouttes par jour d'acide phosphorique officinal) fait dans la plupart des cas baisser et souvent disparaître le sucre des urines.

Un malade opéré d'un phlegmon profond de la marge de l'anus depuis plus d'un mois sans que la cicatrisation ait tendance à se faire, me consulta le 29 décembre 1899. L'analyse des urines donna :

Densité = 1028. Rapport de l'acidité = 5,85.

Rapport du sucre à la densité = 55,58.

Le 6 février 1900 : D. = 1015. R. A. = 4,41.

Rapport du sucre = 9.48.

Le malade avait pris 20 gouttes d'acide et 5 grammes de phosphate de soude. La cicatrisation s'était faite très rapidement et comme on le voit le sucre avait presque disparu.

Depuis cette époque jusqu'aujourd'hui, M. V. prend 50 gouttes d'acide par jour. Il n'y a jamais eu traces de sucre depuis le 20 février et le malade jouit d'une santé parfaite.

Chez un jeune homme de 25 ans, je vis tomber le sucre, de 50,55 à 10,29 du 19 avril au 15 mai 1900 pendant que l'acidité montait de 1.86 à 2,13 et que la phosphaturie s'abaissait de 14.66 à 12.74.

J'ai obtenu un grand nombre de guérisons par ce mode de traitement, mais je dois dire aussi que dans quelques cas il y a eu insuccès complet sans que j'aie remarqué d'ailleurs aucun accident dû au traitement.

Chez un malade âgé de 65 ans, diabétique, albuminurique, l'acide fit un peu diminuer le sucre (90 au lieu de 110,70 du 22 février au 14 mars 1900), mais l'albumine augmenta légèrement. Une plaie suppurante de la main, consécutive à un phlegmon et qui depuis plus de trois mois ne pouvait guérir, disparut en très peu de temps.

J'ai revu le malade ces jours derniers. L'état général n'est pas mauvais, mais les proportions de sucre et d'albumine restent les mêmes et l'acide phosphorique ne peut être supporté. Il donne de suite des troubles oculaires (dus probablement à l'augmentation momentanée de l'albumine). — Il s'agit là d'un cas de diabète grave — le malade est artério-scléreux et je pense qu'aucun traitement ne pourrait pas plus que celui que j'ai essayé, améliorer le malade.

Dans les cas de glycosurie intermittente des arthritiques, on sait le rôle puissant que jouent le système nerveux et les émotions pénibles. Or j'ai toujours remarqué que celles-ci font baisser l'acidité momentanément d'abord, puis d'une façon continue si elles se prolongent. Alors le sujet se trouve prédisposé à une des manifestations de la diathèse hypo-acide, le diabète entre autres.

Les diabètes avec hyperacidité seraient d'origine digestive.

IV. *Acidité urinaire dans le rhumatisme chronique, la goutte, la polyarthrite déformante progressive.* — Comme je l'ai dit plus haut, les vieux rhumatisants chroniques sont presque tous des hypo-acides et des hypophosphatiques. Parmi les jeunes, au contraire, chez les goutteux en particulier, l'hyperacidité est fréquente. Sur 12 malades de cette catégorie que j'ai eu l'occasion de voir, 6 étaient hypo-acides, 4 hyper-acides et 2 normaux.

Je ne puis pas dans une communication de ce genre m'étendre longuement sur ce vaste chapitre des rhumatismes chroniques qui, à lui seul, prendrait plusieurs volumes. Je ne veux ici qu'attirer l'attention sur la fréquence relative de l'hypo-acidité chez des malades réputés jusqu'alors hyperacides. Ceux qui commencent par l'être deviennent hypo-acides tôt ou tard et la médication doit changer.

On pourrait distinguer d'ailleurs deux groupes de rhumatismes chroniques : celui des hypo-acides avec dépôt au niveau des articulations, des muscles, des reins, etc., de phosphates de magnésie et de chaux devenus insolubles, et celui des hyperacides (dont le type est le goutteux), avec dépôt d'urates de soude et de potasse.

Les premiers sont tributaires de la médication phosphorique, les seconds dans la phase hyper-acide de leur maladie, de la médication alcaline. — Dans la phase hypoacide de la goutte, il faut être prudent dans le maniement de l'acide phosphorique. Il échoue quelquefois et dans certains cas, j'ai vu survenir des poussées de rhumatisme et de goutte, l'acidité de l'urine ne donnant cependant pas un chiffre supérieur à la normale; ceci tient au mauvais état des reins dont la fonction dialysante se trouve altérée.

Je vais en terminant dire quelques mots d'une affection rattachée à l'arthritisme par ses manifestations articulaires, et au groupe des névroses par son évolution fatale, désespérante, terriblement douloureuse; Charcot l'a appelée la *polyarthrite déformante progressive*. Il en fait une trophonévrose dont les manifestations principales atteignent les systèmes nerveux, musculaire, articulaire et osseux. On constate l'atrophie et la dégénérescence des muscles en masse; les cartilages articulaires disparaissent, l'os se raréfie, les épiphyses s'effritent, sont résorbées et disparaissent en laissant des déformations des membres en griffe ou en Z.

N'ayant pu faire l'analyse d'urine à jeun que d'un seul de ces cas-là et l'ayant trouvé hypoacide et hyperphosphatique, j'ai prié mon confrère et ami, le Dr Thiroux, médecin-inspecteur des Eaux et Boues de Saint-Amand, de rechercher les polyarthritiques parmi les nombreux rhumatisants qu'il voit, et de s'intéresser à la question. Il l'a fait avec beaucoup de soin et a vite remarqué les heureux effets de la médication phosphorique.

Sur 25 malades il a trouvé 25 hypo-acides; tous étaient également hypophosphatiques, dyspeptiques et plus ou moins neurasthéniques par épuisement nerveux. Dans les antécédents de ces malades, il a souvent retrouvé un état dyspeptique et nerveux primitif, et il fait jouer à ces états le même rôle que je leur ai attribué dans le cours de ce travail : dyspepsie, digestion insuffisante des aliments phosphatés, hypo-acidité sanguine par déperdition nerveuse et par non assimilation, résorption des tissus musculaire, articulaire, osseux, etc., et accumulation des phosphates de chaux et de magnésies formant les tophus. L'hypophosphatie est d'ailleurs l'indice d'une déminéralisation acquise de l'organisme, la phosphaturie qui se voit au début de cette maladie, une déminéralisation en train de se faire (Joulie, *loc. cit.*).

L'usage de l'acide phosphorique et du phosphate de soude ont donné au Dr Thiroux de merveilleux résultats combinés à l'usage des eaux et boues sulfureuses dont l'action efficace de désintoxication de l'organisme par l'élimination des toxines vient compléter l'action reconstituante de la médication phosphorique.

La plupart des rhumatisants chroniques et des goutteux ont une densité exagérée des urines ce qui favorise singulièrement le dépôt des urates acides dans les organes d'abord, faute de dissolvant pour les faire passer dans les reins et dans l'appareil rénal ensuite, d'où la gravelle. Cette notion de la densité urinaire à jeun est des plus importantes, car c'est pendant la nuit que les urines se concentrent et forment des dépôts qui encombrent l'appareil rénal.

Acidité urinaire dans les dermatoses des arthritiques. — Comme je le disais dans l'exposé de ce travail, je n'ai pas encore rencontré un seul cas d'affection cutanée chronique avec hyper-acidité. Il en est peut-être, mais ils sont rares, tandis qu'on en fait la règle, en se basant sur l'état gastrique des malades, atteints en effet soit d'hyperchlorhydrie, soit d'hypochlorhydrie avec fermentations. Les brûlures, le pyrosis, les autres symptômes gastriques étant calmés par l'usage du bicarbonate de soude, les médecins l'ordonnent, trompés souvent d'ailleurs par une analyse d'urine erronée (j'ai expliqué comment), et les malades en abusent.

J'ai relevé plusieurs cas d'eczéma chronique avec urines alcalines s'améliorant rapidement par l'usage de l'acide phosphorique.

Une de mes malades, âgée de 52 ans, ayant de l'*eczéma* depuis sa naissance, était soignée depuis plusieurs semaines par le bicarbonate de soude, à la dose de 2 à 5 grammes par jour. Elle était d'ailleurs hyperchlorhydrique. L'amélioration ne venant pas, les forces générales s'affaiblissant, j'examinai les urines à jeun que je trouvai alcalines.

L'usage de l'acide phosphorique continué depuis deux ans a amené une amélioration progressive dans la santé générale et cutanée de la malade.

Chez 8 autres eczémateux, le rapport d'acidité oscillait entre 0,80 et 5 (au lieu de 4,55.)

Dans la furonculose même observation. Jamais je n'ai rencontré un vrai hyperacide.

J'ai fait recueillir à l'hôpital Saint-Louis, parmi des malades n'ayant pas encore pris de bicarbonate de soude, les urines de psoriasiques, péladeux, lupiques, ichthyosiques, mycosiques, tous étaient hypo-acides. Un malade atteint d'une éruption due à l'application de Vigo avait des urines alcalines.

Je termine, devant faire bientôt un travail plus complet sur la question.

Pour conclure, disons donc que :

1° La diathèse dite arthritique n'est autre que le résultat d'un défaut d'équilibre dans les produits acides normaux du sang.

2° Cette perturbation peut se produire, soit par le système nerveux soit par l'estomac. Dans le premier cas, le sang devient hypoacide d'emblée (neurasthénie, affections nerveuses telles que chorée, etc.)

par excès de dépense en alide phosphorique. Dans le second, il peut passer par une phase plus ou moins longue d'hyperacidité d'origine digestive qui masque souvent une hypoacidité due à l'insuffisance d'assimilation d'acide phosphorique.

3° L'hyperacidité constitutionnelle ou essentielle est plus rare qu'on ne le croit, car l'examen des urines de 24 heures, surtout si on ne tient pas compte du rapport de l'acidité à l'excédent de densité sur l'eau, donne des résultats souvent erronés à cause de la présence des acides de fermentation.

4° Les hyperacides passent, tôt ou tard, à l'hypoacidité qui lorsqu'elle s'accentue accompagne la phase cachectique de l'arthritique.

5° L'hypoacidité s'accompagne d'abord de phosphaturie. Plus tard, la déminéralisation s'étant produite, la phosphaturie fait suite à l'hypophosphatie

Je me suis servi pour mes analyses de la méthode de M. Joulie basée sur la recherche de l'acidité à l'aide du sucrate de chaux et sur le rapport qui existe entre l'acidité et la densité de l'urine.

6° Le meilleur traitement à opposer à l'hypoacidité est l'usage de l'acide phosphorique officinal à 56,4 pour 100 qui peut être employé à la dose de 10 a 50 gouttes par jour ou en solution à 68 grammes par litre (4 à 12, et plus, cuillerées à café par jour).

Il remonte l'acidité, fait diminuer la phosphaturie et n'offre aucun danger. Cependant, certains malades atteints de gastrite avec hyperesthésie de la muqueuse le supportent mal, je n'en ai pas rencontré 1 sur 100. Chez d'autres, rares également, il se produit des maux de tête, des phénomènes congestifs, peu intenses d'ailleurs et peu durables; j'ai vu quelquefois les règles réapparaître ou un léger suintement sanguin, parfois il rend les hémorroïdes plus turgescentes.

Les autres composés phosphorés à employer sont l'huile phosphorée qui remonte l'énergie nerveuse, le phosphate de soude par l'estomac ou en piqûres dans les cas d'hypophosphatie.

Les sucs organiques préconisés par quelques praticiens n'agissent que par les phosphates et l'acide phosphorique qu'ils contiennent.

Je ne fais pas de l'acide phosphorique une panacée qui guérirait toutes les manifestations arthritiques. Je dis seulement qu'il modifie le terrain, Il n'empêche, ni ne remplace les traitements locaux tels que ceux que l'on emploie pour les dyspepsies, les dermatoses, etc., mais je crois pouvoir affirmer que la manifestation chronique arthritique récidivera tant que la composition acide du sang ne sera pas revenue à la normale, et pour obtenir ce résultat sachons qu'il faut des mois et des années de traitement.

DE L'INFLUENCE DES LÉCITHINES SUR LES ÉCHANGES NUTRITIFS
par MM. A. DESGREZ et ALY ZAKY.

L'alimentation par voie sous-cutanée semble depuis quelque temps avoir fixé l'attention des chercheurs. Les travaux poursuivis sur ce sujet, au laboratoire de M. Bouchard, par MM. Mariani, Laborde, Perrier établissent que les matières albuminoïdes ou les corps gras, injectés sous la peau, sont difficilement utilisés par l'économie, qu'ils paraissent même, dans un certain nombre de cas, avancer la mort des animaux, en état d'inanition, auxquels sont injectées ces substances. Nous avons pensé qu'un certain nombre de composés organiques, azotés ou phosphorés, injectés également sous la peau, peuvent se comporter comme de véritables ferments, sinon suppléer ces derniers, du moins permettre à l'animal une utilisation plus complète de ses aliments ou de ses réserves. Nous présentons le résultat des expériences poursuivies depuis plusieurs mois sur des cobayes. Ces animaux, choisis adultes, sensiblement de même poids, étaient divisés en deux lots et soumis à un régime d'entretien pour lequel nous avons observé les indications fournies par M. A. Gautier. Ceux du premier lot jouaient le rôle de témoins, ceux du second recevaient, tous les huit ou dix jours, une injection sous-cutanée de lécithine dissoute dans l'huile d'olives stérilisée. La lécithine était extraite du jaune d'œuf par le procédé de Hoppe-Seyler et Diakonow: le jaune d'œuf, d'abord épuisé par l'éther, est traité par l'alcool à la température de 50-60°. Cet alcool étant évaporé on épuise de nouveau le résidu par l'éther; on extrait enfin la lécithine par l'alcool absolu d'où on la fait déposer par refroidissement.

Expériences. — Les cobayes témoins éliminent, en moyenne, par kilogramme et par 24 heures : 0 gr. 52 d'azote uréique, soit 0 gr. 68 d'urée, 0 gr. 58 d'azote total et 0 gr. 14 d'acide phosphorique. Le coefficient d'utilisation azotée est de 0,85. Chaque cobaye n'a augmenté que de 150 grammes en un mois.

Les cobayes injectés, qui reçoivent de 0 gr. 04 à 0 gr. 06 de lécithine tous les huit ou dix jours, éliminent, par kilogramme et par 24 heures, 0 gr. 56 d'azote de l'urée, soit 1 gr. 20 d'urée, 0 gr. 62 d'azote total et 0 gr. 09 d'acide phosphorique. Leur coefficient d'utilisation azotée est de 0 gr. 90. Chaque animal a augmenté de 510 grammes en un mois.

Conclusions.

Les lécithines, injectées par voie sous-cutanée, exercent donc sur les échanges nutritifs une action favorable se manifestant par une augmentation notable de l'élaboration azotée, une fixation plus grande du phosphore, un accroissement marqué du poids des animaux. Il est juste de dire que Danilewski a déjà reconnu à ces substances une influence analogue sur la multiplication cellulaire, déterminant par exemple, une croissance rapide de la queue du têtard. C'est aussi une action de même ordre qui est attribuée aux leucomaïnes de l'extrait de viande et du bouillon par M. A Gautier. MM. Lépine et Martz ont, d'ailleurs, établi que le suc pancréatique peut stimuler l'action de la levure de bière non par ses ferments, mais par les peptones qu'il renferme. C'est une action analogue que les lécithines exercent, d'après nos expériences, sur les cellules des organismes supérieurs. Nous recherchons actuellement leur influence sur les animaux en état d'inanition ou recevant des aliments par la voie sous-cutanée.

DIAGNOSTIC DE CERTAINES TUMEURS DU MÉDIASTIN PAR LA RADIOSCOPIE

par M. le docteur H. CLAUDE.

A l'état normal, les organes contenus dans le médiastin ont une transparence suffisante pour qu'il soit difficile de les distinguer des opacités dues au squelette de la colonne vertébrale et du sternum. Quand on examine par derrière le thorax d'un sujet normal, les ombres de la colonne vertébrale et du sternum sont superposées, l'ombre donnée par l'aorte et les gros vaisseaux de la base du cœur est confondue avec celle de la colonne vertébrale et des autres organes ne sont pas apparents. Si on déplace l'ampoule latéralement, on voit cette ombre médiane se déplacer elle-même légèrement dans le sens opposé à celui de l'ampoule : dans certains cas on voit saillir plus ou moins la crosse de l'aorte, la veine cave, en même temps que l'oreillette se détache de l'ombre médiane générale. Chez un sujet atteint de tuberculose, et que nous avons observé dans le laboratoire de radiographie du professeur Bouchard, chez qui l'examen thoracique ne révélait aucune altération autre que celle des poumons ; on voyait à chaque mouvement de translation de l'ampoule à droite ou à gauche une tache arrondie faisant saillie en dehors de l'ombre générale du médiastin. Nous avons pensé qu'il s'agissait d'une masse ganglionnaire tuberculeuse qui n'avait traduit son existence clinique par aucun signe par suite de sa situation médiane dans le médiastin et qui était révélée sur l'écran radioscopique grâce aux mouvements de latéralité de l'ampoule. On conçoit en effet que l'ombre portée par une masse non traversée par les rayons X se déplace dans le sens opposé aux mouvements de la source des rayons et que cette ombre se projette à une distance d'autant plus grande que le corps opaque est plus éloigné de l'écran. Dans ces conditions la masse ganglionnaire située au milieu du médiastin devait se détacher de l'ombre produite par la colonne vertébrale qui était en contact presque direct avec l'écran.

Ces caractères permettraient de distinguer les opacités dues à des tumeurs du médiastin antérieur ou de la partie centrale du médiastin des opacités fournies par les épaississements pleuraux postérieurs qui ne se déplacent pas avec les mouvements de l'ampoule. Les ectasies artérielles pourraient donner lieu à des apparences analogues mais généralement l'existence de battements renseignera sur la nature de ces tumeurs. Enfin, les déplacements du médiastin sous l'influence de la respiration, indiqués par Holzknecht et récemment par Béclère, qu'on considère comme liés à l'existence d'une imperméabilité bronchique ou d'une sclérose pulmonaire, sont constatés indépendamment de tout mouvement de translation de l'ampoule.

LA TECHNIQUE DANS LA RADIOSCOPIE MÉDICALE

par le docteur H. GUILLEMINOT.

Travail du laboratoire du professeur Bouchard.

Messieurs,

Je vais vous soumettre quelques vues nouvelles sur la technique de la radioscopie médicale.

Je crois utile, en cette section de pathologie générale, de vous parler de la radioscopie surtout, parce que c'est la radioscopie qui constitue le *moyen clinique* par excellence, tandis que la radiographie est le procédé d'exception. L'écran est le stéthoscope de l'œil, si je puis ainsi dire, tandis que nous n'employons la plaque sensible, comme les tracés cardiographiques ou sphygmographiques que dans certains cas particuliers.

Le médecin praticien doit donc avant tout savoir faire un bon examen radioscopique et tirer de cet examen tout ce que permet l'état actuel de cette nouvelle science.

Je veux vous montrer comment avec une bonne méthode et quelques dispositifs spéciaux que nous employons au laboratoire de M. le professeur Bouchard, on peut arriver à des résultats précieux pour le diagnostic des maladies du thorax en particulier, celles qui nous intéressent le plus.

Ayez une ampoule mobile avec un éclairement variable en intensité, sachez placer votre malade, ayez dans votre installation un dispositif qui vous permette de voir à chaque instant où est le rayon normal au plan du corps, ayez un système uniforme de définition des incidences, et vous pourrez tout faire en radioscopie. Vous pourrez chercher des foyers d'élection pour l'examen de chaque organe et les définir ; vous pourrez projeter normalement vos organes sur la paroi et comparer ces projections chez les sujets normaux et chez les sujets pathologiques vous pourrez définir où tombe normalement la ligne d'ombre hépatique, la ligne ventriculaire ou auriculaire droite ; vous pourrez projeter normalement le cœur en grandeur vraie et non en projection conique sur le thorax et définir sa place et son aire ; vous pourrez, en un mot, tirer de votre examen des indications comparables à celles de la percussion avec cette différence qu'elles sont plus accessibles à tout le monde.

C'est surtout notre défaut de méthode, à nous radiographes, qui nous a attiré des reproches à la Société de chirurgie.

C'est d'autre part parce que nous ne mettons pas aux mains du clinicien une technique et un appareillage convenables qu'on a pu dire avec raison que la radioscopie telle qu'on la pratique couramment n'apportait rien de nouveau à la médecine.

Ces desiderata que j'énonçais tout à l'heure, conditions *sine qua non* d'un examen utile : je veux dire la mobilité de l'ampoule, la variabilité de l'éclairement, la détermination du rayon normal qui a tant d'applications pratiques, feront l'objet des trois points essentiels que je vais développer brièvement devant vous

CHAPITRE I

MOBILITÉ DE L'AMPOULE

Parlons d'abord de la mobilité de l'ampoule.

Je n'ai pas besoin d'insister sur l'importance de cette condition.

Il n'est praticien, ayant chez soi les rayons X, qui n'ait chaque jour senti le besoin de pouvoir explorer son malade autrement qu'avec un tube fixé sur un pied à coulisse. Et pourtant combien voyez-vous encore de cabinets et même de laboratoires d'hôpitaux où l'opérateur doit, pour changer l'incidence des rayons, interrompre le courant, passer derrière son malade, desserrer une vis de pression et monter ou descendre le tube de Crookes.

Ce sont là des fautes lourdes de l'installation première. On s'aperçoit de la lacune dès le début, puis on remédie au mal en déplaçant le sujet qui se baisse un peu, se relève un peu, va à droite ou à gauche. On s'habitue ainsi à faire un examen défectueux, et, une fois l'habitude prise, on oublie vite les desiderata de la première heure.

Eh bien, il est tout simple d'opérer méthodiquement, je veux dire d'avoir une ampoule mobile en tous sens derrière le malade immobilisé en position convenable.

Voici un cadre porte-tube qui permet, par le simple jeu de deux cordons de tirage, de faire prendre à l'ampoule une position quelconque dans un champ donné. La double mobilité transversale et verticale est obtenue par un dispositif de deux cadres rectangulaires glissant l'un dans l'autre et mobiles ensemble dans le grand châssis vertical.

Il se plie à toutes les exigences. Au laboratoire de M. le professeur Bouchard, à la Charité, la salle d'examen est séparée du laboratoire par un panneau d'aluminium. Eh bien, une simple modification dans les cordons de tirage permet de commander le jeu des cadres à travers la cloison.

Quel que soit l'agencement du laboratoire, il est toujours possible de mettre les cordons de commande à portée de la main de l'opérateur. C'est là le seul point essentiel.

Il est difficile de se rendre compte, lorsqu'on n'a pas employé ce système de l'ampoule mobile, de tous les services qu'il rend en médecine.

Examinez une tumeur médiastinale, une crosse ectasiée, une caverne, vous verrez avec quelle facilité on arrive, en un instant, à placer l'ampoule à sa place d'élection. Mais vous aurez peut-être imprimé vingt, trente mouvements aux cordons de tirage avant d'arriver à la *bonne lumière*, et ces vingt ou trente mouvements, jamais nous n'aurions le courage de les infliger au malade si nous opérions avec un support fixe. D'ailleurs, ce n'est pas avec un sujet à demi fléchi sur les genoux ou dressé sur la pointe des pieds que nous pourrions, une fois la bonne lumière obtenue, faire une projection méthodique ou une mensuration d'organe. Ces opérations exigent toujours pendant quelques minutes la stabilité du sujet bien placé.

L'appareil porte-tube permet de bien placer, une fois pour toutes, le sujet devant lui, et c'est là son deuxième avantage.

Sachons donc placer systématiquement notre malade :

En radiographie de précision, le décubitus dorsal permet de confondre le plan du corps avec le plan d'appui ou tablette du lit.

En radioscopie, la station debout ne permet pas une définition aussi précise du plan du corps, mais d'ailleurs une aussi grande précision n'est pas nécessaire.

Que la position du sujet soit suffisamment assurée pendant toute la durée d'un même examen, pendant tout le temps, par exemple, qu'on opère la projection en grandeur vraie du cœur sur la paroi thoracique, qu'elle soit suffisamment définie pour permettre l'expression de l'incidence, c'est tout ce qu'il y a lieu de demander pour les cas ordinaires.

Plaçons donc notre malade verticalement devant le cadre porte-tube, plaçons à bonne hauteur les deux supports de bras que vous voyez le long des montants de l'appareil, appuyons sa taille de dos ou de face contre l'appui cintré destiné à la recevoir, et vérifions si approximativement notre malade est bien parallèle au châssis.

Ce parallélisme, je le répète, ne sera qu'approximatif ; mais je me hâte d'ajouter que, s'il y a lieu, nous aurons à notre disposition un procédé d'une précision absolue pour assurer la position. J'aurai l'occasion d'en dire un mot tout à l'heure.

Lorsqu'on possède un panneau d'aluminium séparant la salle d'examen du laboratoire, on peut se contenter de ce plan d'appui avec, au besoin, deux supports de bras.

Voilà donc notre sujet méthodiquement placé suivant un plan fictif parallèle au châssis, et derrière lui l'ampoule mobile en tous sens.

Ceci va nous permettre de trouver et de définir pour chaque organe des foyers d'éclairement et, en outre, application d'une importance pratique capitale, de projeter normalement les ombres viscérales sur la paroi, et de les mesurer.

C'est là l'objet de la deuxième partie de cette étude à laquelle je passe à présent.

CHAPITRE II

FOYERS D'ÉCLAIREMENT. — RAYON NORMAL. — DÉFINITION DE L'INCIDENCE
PROJECTIONS NORMALES EN GRANDEUR VRAIE

Comme il existe pour l'examen clinique des foyers d'auscultation de choix, de même il y a dans tout examen radioscopique un foyer d'éclairement particulièrement favorable à chaque organe.

Ce foyer doit pouvoir être trouvé facilement et défini.

D'autre part, de même que la percussion clinique permet de dessiner sur la paroi la zone de matité ou de sonorité relative d'un organe, de même la radioscopie permettra de projeter sur la paroi l'ombre de cet organe circonscrite en grandeur vraie par un rayon unique bien défini : le rayon normal.

Ce rayon doit pouvoir être à chaque instant connu.

Définition des foyers d'éclairement, manipulation facile du rayon normal, ce sont là deux conditions essentielles qui font de la radioscopie médicale une science précise.

Je vais commencer par vous montrer avec quelle facilité on peut déterminer à chaque instant par où passe le rayon normal, je veux dire le rayon perpendiculaire au plan du châssis porte-tube et approximativement perpendiculaire au plan fictif que nous appelons simplement plan d'examen du corps.

Voici un dispositif simple qui permet d'amener, à volonté et instantanément, un croisé de fils métalliques devant l'ampoule, juste sur le trajet du rayon normal.

C'est une croix métallique mobile dans un plan vertical, le plan du châssis, autour d'un pivot solidaire du petit cadre porte-ampoule, et par conséquent de l'ampoule elle-même. Cette croix métallique peut se relever hors du champ d'éclairement utile, ou s'abaisser au centre même de ce champ, de telle sorte que son croisé de bras se place sur le trajet du rayon normal.

Grâce à un système de réglage particulier, le croisé de bras peut se déplacer à volonté, la croix étant dans la position d'abaissement, de manière à être bien exactement sur le trajet du rayon en question lors de chaque examen.

Ce réglage se fait chaque fois qu'on change d'ampoule ou chaque fois qu'on enlève l'ampoule de sa griffe pour la nettoyer, au moyen d'un radioguide monté perpendiculairement sur un pied de bois. Appliqué sur le panneau du cadre porte-tube, il permet de trouver le rayon normal, et il devient facile de régler le croisé de fils sur son trajet.

Au laboratoire de M. le professeur Bouchard, et en général toutes les fois qu'un panneau d'aluminium sépare l'ampoule du malade et de l'opérateur, ce dispositif doit être modifié. Nous employons un croisé de fils divisé en deux parties. Chaque demi-croix tend à s'écarter et à laisser libre le champ d'éclairement, grâce à un ressort antagoniste, tandis qu'un ballon de caoutchouc communiquant à une poire de commande tenue par l'opérateur permet de former à volonté le croisé : un arrêt fixe sert à régler le point de l'espace où se réunissent les deux parties de la croix métallique. Il suffit ainsi à l'opérateur de presser sa poire de commande pour voir apparaître le rayon normal.

M. le docteur Beclère, qui emploie aussi en radioscopie le rayon normal au plan du châssis, se sert d'un croisé de fils fins placé au milieu d'un diaphragme iris qu'il est le premier à avoir introduit dans la technique radioscopique. Son croisé de fils est fixe, son système de réglage différent de celui que nous employons. La comparaison de ces deux appareils que nous avons pu faire au Congrès de radiologie nous permet de conclure qu'il sera utile d'avoir des croisés de fils de différentes dimensions, les plus fins étant les plus précis en convenant aux thorax maigres, les plus gros donnant des indications plus vagues, mais convenant seuls aux thorax obèses.

Enfin pour éviter toute déception, nous devons insister sur ce fait qu'il ne faut jamais faire une étude de thorax sans que l'œil soit accommodé. L'intéressante étude de M. Beclère à ce sujet me dispense de tout commentaire.

La connaissance du rayon normal, la possibilité de le voir à chaque instant va nous permettre de chercher nos foyers d'éclairement et de faire nos projections et mensurations d'organes.

SECTION I

Foyers d'éclairement.

En général, le foyer d'éclairement de choix pour une région, pour une ligne de contour, est tel que le rayon normal frappe le milieu de cette région ou de cette ligne.

Dès lors si nous voulons étudier la ligne ventriculaire gauche par exemple, nous commencerons par amener systématiquement l'ombre de notre croisé de fil au niveau du milieu de la ligne d'ombre ventriculaire.

De cette façon, nous verrons toujours la projection de cette ligne sous le même aspect.

Une fois l'ampoule en bonne position, nous relèverons notre croisé de fil gênant.

Rien de plus simple donc que de mettre l'ampoule au foyer d'élection. Il est souvent utile de définir ce foyer. D'abord pour que l'observation du sujet soit complète et qu'un autre observateur puisse se replacer dans les mêmes conditions. Ensuite pour que l'on puisse demander à un spécialiste radiographe une épreuve consécutive prise dans une position proposée.

C'est là le problème de la définition des incidences que je n'aborderai pas ici. Il me suffira de vous dire que nous définissons simplement le **point des téguments** frappé par le rayon normal à son entrée et à sa sortie. Cette définition se fait par la mesure de deux distances : 1° la distance du point considéré à l'axe sterno-pubien ; 2° la distance de cette transversale à la fourchette sternale.

La méthode, d'ailleurs, permet en même temps d'indiquer la circonférence du corps et la longueur de l'axe sterno-pubien (en avant) ou épineux (en arrière), ce qui fait voir la taille du sujet.

On dira par exemple que, chez un sujet de 50 centimètres d'axe sterno-pubien, le foyer d'élection pour observer la ligne ventriculaire est sur la tranche du corps situé à 11 centimètres plus bas que la fourchette, et à 5 centimètres 1 2 à gauche de l'axe pour une taille de 76 centimètres à ce niveau. Ce que nous exprimons par la formule :

Point incident :
Ordonnée . . . . . 11 50.
Abcisse gauche. . . 5,5 76.

La notion du rayon normal va nous permettre en second lieu de faire des projections et mensurations d'organes.

SECTION II

Projections normales des organes intra-thoraciques en grandeur vraie sur la paroi.

Je n'ai pas besoin de vous développer longuement le mode opératoire suivant lequel nous allons faire les projections normales.

Vous avez en main une ampoule mobile, vous avez sous les yeux le rayon normal tangible, apparent à volonté, il vous suffit de promener

ce rayon normal autour de l'opacité de l'organe comme vous promè-
neriez un style perpendiculaire autour d'un corps résistant pour le
projeter sur le plan d'appui. Et, à mesure que vous évoluez autour de
l'organe, vous marquez sur la paroi avec un crayon dermographique à
index opaque la projection sur la surface du corps.

Vous le marqueriez aussi bien sur un plan pour obtenir un graphique.
Nous avons pour cela un dispositif qui n'est qu'une application du
pantographe, mais qui n'est pas encore construit d'une façon assez
pratique pour que je vous le soumette aujourd'hui.

Projetez la ligne ventriculaire par ce procédé sur la face antérieure
du thorax. Si votre malade est bien placé parallèlement au châssis,
vous recommenceriez vingt fois de suite que toujours la projection
tomberait au même point.

Il arrive que, malgré toutes les précautions, la position du malade
n'est pas toujours identique à elle-même, et par suite, la précision
qu'on serait en droit d'exiger de la méthode dans certains cas particuliers ferait défaut. Eh bien ! comme je vous l'annonçais tout à l'heure,
il est un moyen simple d'y obvier : c'est de marquer et de définir, en
avant et en arrière, le point émergent et le point incident, correspondant à un rayon normal donné. Ces deux points que nous appelons :
« points normaux, de contrôle » seront marqués par une croix métallique fixée au collodion.

Cela complique un peu les choses, mais, je vous le répète, ce n'est
utile que dans les cas spéciaux où la précision est indispensable.

Nous nous servons habituellement des points de contrôle

En avant	(ordonnée.	4/50.
	(abscisse droite . .	5/78.
En arrière	(ordonnée.	12/40.
	(abscisse . droite . .	5/78.

d'ailleurs variables suivant la taille du sujet.

Ces points situés au milieu du poumon droit se voient facilement.

Je n'ai pas besoin non plus de m'arrêter au moyen de mesurer le
diamètre vertical et horizontal d'un organe, puisqu'il suffit, avec l'un
ou l'autre des cordons de tirage, de les comprendre entre deux rayons
normaux. Je vous signalerai seulement un dispositif commode qui
économise notre temps et notre peine : deux réglettes graduées,
éclairées faiblement à volonté par une petite lampe à incandescence,
nous donnent au cours de l'examen directement les grandeurs des
diamètres.

CHAPITRE III

VARIABILITÉ DE L'ÉCLAIREMENT

Je termine cet exposé de la radioscopie méthodique en vous signalant seulement la troisième condition indispensable à un bon examen : la variabilité de l'éclairement.

Nous savons tous, et M. Beclère a insisté sur ce point à notre dernier Congrès spécial, que certaines ombres disparaissent quand il y a trop de lumière, que d'autre part un minimum d'éclairement est nécessaire pour certains détails des parties sombres. Il est donc tout naturel que nous puissions, à notre gré, donner plus ou moins d'éclairement suivant les besoins.

Je n'ai pas besoin de vous dire qu'il suffit pour cela de demander à nos électriciens de placer le rhéostat du primaire à portée de notre main.

Lorsqu'on marche directement sur les secteurs de nos grandes villes il est utile d'employer pour cela un petit rhéostat secondaire afin d'éviter l'encombrement des volumineux réducteurs des potentiels qui resteront près de la bobine.

Quand on marche sur une machine statique, c'est le détonateur qu'on place à portée de la main et l'intéressante étude faite par M. Beclère sur la résistance d'ampoules l'a amené à cette même conclusion,

Si nous voulons tous faire nos examens avec méthode, la radiologie médicale est loin d'avoir dit son dernier mot. En attendant que les physiciens mettent entre nos mains des appareils plus puissants ou des radiations nouvelles, nous avons encore beaucoup à faire en clinique.

J'ai cru intéressant de vous signaler un ensemble de procédés qui facilitent notre tâche et qui, s'ils ne sont pas définitifs, peuvent du moins nous rendre déjà bien des services.

DE LA RADIOGRAPHIE EN CHIRURGIE PULMONAIRE
Par Th. TUFFIER.

Lors du dernier Congrès international de Moscou, vous m'aviez chargé de l'insigne honneur de vous faire un rapport sur la *Chirurgie du Poumon*. Mes lectures et l'analyse de ma pratique me conduisirent à cette conclusion : « C'est du côté du *Diagnostic*, bien plus que du côté de la thérapeutique qu'il faut diriger nos efforts. C'est de ce côté que le progrès s'impose. »

Malheureusement nos méthodes d'investigation ne sont guère perfectibles. L'analyse des affections pulmonaires est toujours basée sur *l'auscultation* et la *percussion* : je ne sache pas que la *phonendoscopie* ait levé un doute clinique. La grande révolution ne pouvait naitre que d'un procédé d'investigation nouveau : la *radiographie*. Nous allons voir ce qu'elle nous a donné.

Je laisse ici de côté tout ce qui a trait à l'étude médicale : peu nous importe à nous chirurgien, qu'il s'agisse d'un kyste ou d'un abcès ; ce qu'il nous faut, c'est la *localisation exacte des lésions*, et c'est dans l'insuffisance de ce diagnostic bien plus que dans les imperfections de la technique opératoire que réside la cause de notre infériorité et de nos échecs. Le *siège*, l'*étendue*, l'*unicité* ou la *multiplicité des foyers*, voilà sur quelles bases s'appuient l'indication chirurgicale, le pronostic thérapeutique, le choix du procédé opératoire. Ce sont donc des éléments indispensables à la solution du problème à résoudre en face d'une lésion pulmonaire.

Dans nombre de publications[1] j'ai, depuis trois ans, montré que l'absence de ces notions de localisation conduisait à des désastres.

J'ai rassemblé 48 cas d'erreur de diagnostic sur 300 opérations. Ces erreurs de diagnostic ont les conséquences les plus graves. En effet, alors que les opérations, dans lesquelles le diagnostic était exact, ne comportent qu'une mortalité de 20 pour 100, les opérations où il y eut

---

1. Th. TUFFIER. Chirurgie du poumon. *Rapport présenté au Congrès international des Sciences méd. de Moscou*, 1897 (Section de chirurgie).

Th. TUFFIER. De la difficulté de localiser les lésions pulmonaires par les signes stéthoscopiques. *Communication à la Société médicale des Hôpitaux*, 27 janvier 1899.

Th. TUFFIER. Pneumotomie pour ectasies bronchiques multiples. *Communication à la Société médicale des Hôpitaux*, 28 février 1900.

Voyez aussi les Thèses de nos élèves :

L. VILLIÈRE. De l'intervention chirurgicale dans la gangrène pulmonaire. *Thèse de Paris*, 1898.

DUTAR. Des difficultés du diagnostic des lésions pulmonaires au point de vue du traitement chirurgical. *Thèse de Paris*, 1899.

erreur de diagnostic donnent une mortalité double, soit 60 pour 100.

En premier lieu, l'erreur peut porter sur *l'organe atteint* : poumon, plèvre, foie, rein. J'ai relevé 9 cas où cette erreur fut commise.

Dans un cas où on avait diagnostiqué un abcès du foie et fait une laparotomie et même une cholécysto-entérostomie, Andrews[1] trouva un abcès du poumon situé contre la colonne vertébrale.

Letulle[2] diagnostique une pleurésie purulente : il s'agissait d'un gros abcès de la basse qu'on découvrit à l'autopsie.

Malbot[3] diagnostique une collection pleurale enkystée et trouve à l'opération un abcès du poumon situé en plein parenchyme à plusieurs centimètres de profondeur.

Dans un autre cas[4], le même auteur porte le diagnostic de pleurésie purulente multiloculaire et tombe à l'opération sur un énorme kyste hydatique qui a complètement détruit le poumon droit.

Payne[5] prend également un abcès du poumon, reconnu à l'autopsie, pour une pleurésie purulente.

Il en est de même dans un cas de Radeck[6] et dans un autre de Selby[7]. Krecke[8] porte le diagnostic d'empyème, ouvre la plèvre, mais la trouve vide. Des ponctions dans le poumon restent négatives. A l'autopsie : cavités bronchiectasiques multiples et étendues et gros foyer dans le lobe gauche.

Enfin j'ai opéré moi-même en 1896[9] chez un jeune médecin espagnol un kyste hydatique non suppuré du poumon, qui avait été examiné par plusieurs de nos collègues de France et de l'étranger. L'ensemble des diagnostics portés concluait à une localisation dans le foie; or, le kyste siégeait en plein lobe inférieur du poumon droit.

L'erreur le plus fréquemment commise est celle du *siège de la lésion dans le poumon*. Je la relève dans un bon tiers des cas (17 cas). L'erreur porte tantôt sur la *hauteur* à laquelle se trouve la lésion, tantôt sur sa *profondeur*.

La localisation *en hauteur* est souvent mise en défaut. J'ai opéré, le 25 mai 1897, à la Pitié, un jeune homme atteint d'un kyste hydatique non suppuré, révélé par la présence de crochets dans les crachats et que les médecins localisaient dans les 2/3 *supérieurs du poumon*.

1. Andrews. In Morillon, *Thèse de Paris*, 1897, p. 72.
2. Letulle. In Jayle et Ralleay, *Soc. anatom.*, 1895.
3. Malbot. *Arch. prov. de Chirurgie*, décembre 1898.
4. Malbot. *Arch. prov. de Chirurgie*, décembre 1898.
5. Payne. *The Lancet*, 1882, p. 501.
6. Radeck. *Centralbl. f. Chir.*, 1878.
7. Selby. *British Med. Journal*, 1889, t. II. p. 766.
8. Krecke. *Münch. Med. Woch.*, 1891, p. 599.
9. Tuffier. *Congrès de Chirurgie*, 1896, p. 584.

Or, ce kyste, gros comme une tête de fœtus, remplissait le seul lobe inférieur. — J'ai opéré à la maison Dubois[1] un malade atteint de gangrène pulmonaire. Le centre de la lésion avait été localisé dans le 8e espace intercostal : or je trouvai son extrémité inférieure dans le 7e espace et cette erreur, si minime, m'obligea à des recherches opératoires dangereuses. — Dans un autre cas de gangrène que j'ai opéré, il y a juste un an aujourd'hui, à Lariboisière, les signes stéthoscopiques plaçaient le siège de la lésion vers la partie moyenne de la 7e côte : à l'opération, je fus obligé de remonter jusque derrière la 5e côte, à 10 centimètres de la ligne médiane pour ouvrir l'abcès qui avait le volume d'une mandarine. — Le 18 novembre 1895, j'ai opéré une jeune fille atteinte de gangrène du poumon chez laquelle les médecins s'étaient accordés pour localiser la lésion derrière la 5e côte; or elle siégeait derrière la 2e côte.

Chez un malade que j'ai présenté guéri à la Société de Chirurgie en février de cette année, et qui m'avait été adressé par M. Muselier avec le diagnostic de pleurésie interlobaire probable, les indications stéthoscopiques localisaient les lésions derrière la 8e côte : à l'opération je fus obligé de me diriger au-dessous de la 9e côte où j'ouvris une cavité constituée par une ectasie bronchique du volume d'une noix[2].

Enfin il y a une semaine j'ai opéré en ville un homme qui présentait un abcès du poumon que j'avais cru pouvoir placer derrière la 5e côte mais qui, en réalité, se trouvait situé probablement plus haut, dans le 5e espace intercostal.

Les erreurs de ce genre ne manquent pas dans la littérature. Berger[3] détermine avec précision un abcès du poumon et opère : le bistouri pénètre jusqu'à 4 centimètres de profondeur sans rien trouver. Le malade meurt au bout de quelques jours; l'autopsie montre que l'incision avait porté dans l'intervalle de 2 cavités purulentes absolument indépendantes,

Chaput diagnostique une cavité pulmonaire vers la pointe de l'omoplate, derrière la 6e côte : une intervention à ce niveau reste négative, mais une incision au niveau de la 8e côte permet d'ouvrir un abcès à contenu fétide.

Dans un cas de Hofmokl[4] la cavité était située plus bas que les signes l'indiquaient et on fut obligé d'intervenir une deuxième fois.

1. TUFFIER. *Soc. de Chir.*, 11 déc. 1895.
2. TUFFIER. *Soc. de Chir.*, 28 février 1900.
3. BERGER. *Soc. de Chir.*, 27 nov. 1895.
4. HOFMOKL. *Wien. Klin. Woch.*, 1895.

Dans le cas de Mosler et Vogt[1] le maximum des signes était en haut, le maximum des lésions en bas.

Dans un cas de gangrène pulmonaire, Oehler[2] incise le poumon au thermocautère jusqu'à 5 centimètres de profondeur et ne trouve pas de foyer. Deux jours après, celui-ci s'ouvre spontanément dans la plaie opératoire.

Après avoir hésité entre le diagnostic d'abcès pulmonaire et celui d'empyème, Priestley Leech[3] incise le 5e espace intercostal et pratique en ce point une demi-douzaine de ponctions qui restent négatives: il fait alors une nouvelle incision dans le 2e espace et y ouvre une cavité pulmonaire remplie de pus.

Dans un cas d'abcès du poumon, Quincke[4] incise au niveau du siège maximum des bruits perçus (9e côte) et ne trouve rien : 9 jours après la cavité se vide dans la plaie. — Dans un autre cas[5] il fait, là où les signes certains étaient les plus nets, plusieurs ponctions exploratrices qui restent blanches. A l'autopsie on trouve plusieurs cavités situées beaucoup plus bas, dans la base. — Dans un 5e cas enfin[6] il fait une incision sur la 9e côte gauche et ne trouve rien. 8 jours après le malade meurt et à l'autopsie on trouve au-dessus et au-dessous de l'incision deux cavernes remplies de pus.

Ricard[7] trouve dans un cas de gangrène pulmonaire, le siège du foyer plus bas que ne l'avaient indiqué les signes stéthoscopiques.

La détermination du siège des lésions en *profondeur* a donné lieu également à des erreurs. J'ai opéré 2 malades, l'un en 1895 à la maison Dubois, l'autre le 19 février 1897 à la Pitié : chez tous deux l'auscultation révélait des foyers cavitaires si superficiels que le diagnostic de pyopneumothorax fut unanimement posé sans réserves. Dans les deux cas j'eus à pénétrer à plus d'un travers de doigt en plein poumon pour arriver sur une caverne intra-pulmonaire. L'erreur était inevitable, le parenchyme péricavitaire était induré, lardacé, ligneux, adhérent à la paroi thoracique. — Ces erreurs dans la localisation en profondeur des lésions sont fréquentes surtout dans la gangrène pulmonaire : j'ai cité plus haut les cas où l'on avait cru à une pleurésie purulente localisée et où il existait un abcès du poumon.

L'étendue de la cavité est plus difficile encore à limiter. Dans l'ob-

1. Mosler et Vogt. In Hartwich, *Inaug. Dissert.*, Greifswald, 1889.
2. Oehler. *Münch. med. Woch.*, 1891, p. 715.
3. Priestley. Leech. *Lancet*, 15 févr. 1894.
4. Quincke. *Berl. Klin. Woch.*, 1887, n° 19.
5. Quincke. *Mittheil. aus den Grenzgebiet. der Med. und Chir.*, 1895, t. I, obs. VI.
6. Quincke. *Mittheil. aus den Grenzgebiet. der Med. und Chir.*, 1895, t. I, obs. VI.
7. Ricard. *Soc. de chir.*, 20 nov. 1897.

servation que notre collègue Guinon [1] a rapportée à la Société médicale des hôpitaux, l'année dernière, et dans laquelle il s'agissait d'une gangrène pulmonaire, nous étions loin de soupçonner une cavité du volume de celle que j'ai ouverte — Chez un malade que j'ai opéré à la Pitié le 15 décembre 1898 [2], je croyais trouver une énorme cavité pulmonaire ; or je ne trouvai qu'une série de petites bronchiectasies communiquant, il est vrai, les unes avec les autres. — Le 15 juin 1898 [3] j'ai opéré à Nice un enfant de 10 ans examiné en Russie et considéré comme atteint d'une tuberculose massive du poumon droit. En France MM. Frémy (de Nice) et Labadie-Lagrave, conclurent à l'existence d'une vaste excavation au niveau des 6e et 7e côtes. A l'opération je ne trouvai qu'une petite cavité suppurée entourée d'une zone épaisse de tissu scléreux et fibreux. — Bull [4] diagnostique une grande caverne au niveau du 9e espace, incise et ne trouve rien. A l'autopsie il existe plusieurs bronchiectasies réticulées à la base droite. Delbet [5] diagnostique d'abord chez une femme une pleurésie purulente interlobaire, puis les signes font penser à l'existence d'une grosse caverne. On tombe pendant l'opération sur une série de dilatations bronchiques.

Une autre erreur non moins importante que celle de siège, c'est celle du *nombre*, c'est-à-dire de l'*unicité* ou de la *multiplicité des foyers*. Le 1er juillet 1897 j'ai vu à la Pitié un malade atteint d'expectoration fétide abondante, symptomatique d'une gangrène pulmonaire, et j'ai ouvert par pneumotomie un foyer infect du volume du poing.

Je pus diagnostiquer la présence d'une seconde poche en me basant sur ce fait que le sang ne s'écoule pas par la bouche après une incision, alors qu'il s'écoulait largement par la plaie. Tout marcha à souhait pendant quelque temps, mais les accidents septiques reparurent : mes recherches d'un second foyer, dont l'existence me paraissait certaine, furent vaines : le malade succomba et on trouva à l'autopsie une seconde cavité à 5 centimètres au-dessous de la première au milieu d'une zone de tissus sclérosés.

Chez le malade que j'ai présenté à la Société de Chirurgie le 28 février dernier [6] et qui m'avait été envoyé par M. Muselier avec le diagnostic de pleurésie interlobaire probable, je tombai sur des ectasies bronchiques multiples dont la plus grande avait le volume d'une petite noix.

1. Guinon. *Soc. méd. des Hôpit.*, 27 janvier 1899.
2. Tuffier. In *Thèse de Dutar*, Paris, 1899, p. 45.
3. Tuffier. In *Thèse de Dutar*, Paris, 1899, p. 60.
4. Bull. *Nor. med. Arch.*, 1883.
5. Delbet. In Azincourt. *Thèse de Paris*, 1896.
6. Tuffier. *Société de Chirurgie*, 28 févr. 1900.

Cayley et Lawson[1] guidés par une ponction exploratrice, ouvrent une grosse caverne au niveau de la 1re côte. Le malade mourut le 5e jour après l'opération : à l'autopsie on trouva, outre la vaste caverne de la base, qu'on avait ouverte, une 2e caverne plus petite située dans le sommet et qui avait passé inaperçue.

De Cérenville[2] effondre plusieurs cavernules tuberculeuses du sommet du poumon, à l'autopsie il trouve en arrière de la caverne artificielle ainsi creusée une grosse caverne unique non diagnostiquée.

Finey,[3] dans un cas où il avait diagnostiqué et ponctionné un abcès situé au niveau du 6e espace, trouve deux jours après, à l'autopsie, une gangrène diffuse avec plusieurs cavernes non diagnostiquées dont une très volumineuse.

Dans un cas rapporté par Galliard et Bernard[4] M. Blum ouvre dans le 8e espace un foyer de gangrène pulmonaire : à l'autopsie on trouve en outre une collection purulente enkystée dans la plèvre droite. — Dans un autre cas rapporté par Galliard[5] M. Blum ouvre un abcès gangreneux du poumon. A l'autopsie on trouve au-dessous du foyer ouvert un 2e foyer méconnu, du volume d'un œuf de poule.

Lejars[6], dans un cas de gangrène du poumon, ne trouve qu'un petit foyer à la base droite : le malade meurt deux jours après : à l'autopsie on découvre une grosse cavité du volume du poing située dans le lobe supérieur.

Mackay incise un petit abcès du poumon gros comme une noix au-dessous de l'angle inférieur de l'omoplate droite. Le malade meurt le lendemain : à l'autopsie on trouve au-dessus de la cavité ouverte une deuxième cavité du volume d'une orange.

Quincke[7] incise au niveau de la quatrième côte un abcès : le malade meurt une heure et demie après.

A l'autopsie : au sommet du poumon gauche, petite cavité remplie de pus ; au-dessous cavité ouverte pendant l'opération et communiquant avec celle-ci ; dans le lobe inférieur grande cavité de 4 centimètres sur 5 centimètres : à la base du poumon foyer grangreneux récent.

Dans un second cas que nous avons déjà signalé plus haut il trouve

1. Cayley et Lawson. *Brit. med. Journal*, 1879.

2. De Cérenville. *Rev. médic. de la Science rom.*, 1885, p. 464.

3. Finey. *Dublin Journal of med. sc.*, janvier 1894.

4. Galliard et Bernard. *Soc. médic. des hôpitaux*, 8 juin 1898.

5. Galliard. *Soc. méd. des hôpitaux*, 3 févr. 1899.

6. Lejars. *Soc. de Chir.*, 17 février 1897.

7. Tuffier. Chirurgie du poumon. *Rapport au Cong. internat. de Moscou*, 1897, p. 6.

à l'autopsie, au-dessus de la caverne ouverte à l'opération, une deuxième caverne plus grosse.

Ainsi ni le siège, ni le nombre, ni l'étendue des lésions ne peuvent être diagnostiqués d'une façon certaine avant l'intervention. Et ce ne sont pas seulement les signes stéthoscopiques qui sont mis en défaut mais encore un procédé d'exploration très en vogue jadis et considéré comme presque infaillible. Je veux parler de la *ponction exploratrice*.

La ponction exploratrice permet souvent de tomber sur le siège exact de la lésion. Quincke, Payne, Mackay y recoururent féquemment avec succès, concurremment avec l'auscultation et la percussion, soit comme moyen de contrôle, soit pour suppléer à l'insuffisance de ces deux méthodes.

Mais il s'en faut que la ponction soit toujours efficace : sur 85 cas où elle a été employée, elle est restée impuissante dix-neuf fois et dans douze autres cas il a fallu de 2 à 12 ponctions pour tomber sur le foyer morbide[1]. Il n'y a rien là qui doive nous étonner. Il peut arriver, en effet, que l'aiguille, enfoncée en différents points du parenchyme pulmonaire, passe à côté du foyer si celui-ci est petit. Dans d'autres cas, lorsque des lésions multiples (bronchiectasies) ne donnent à l'oreille que la sensation d'un seul foyer, l'aiguille a beaucoup de chance de se frayer un chemin dans les tissus qui séparent ces lésions. D'ailleurs même bien dirigée, en plein foyer, la ponction peut ne donner aucun résultat. En effet le pus des abcès du poumon est souvent épais, visqueux, incapable par conséquent de passer par la lumière étroite de l'aiguille exploratrice : d'autre part, si la ponction est pratiquée après une expectoration abondante, on court grand risque de ne faire qu'une tentative vaine, la cavité étant vide ou à peu près.

La ponction n'est donc pas un moyen d'exploration plus infaillible que l'auscultation. Parfois même elle nous fournit moins de renseignements que cette dernière, car si elle nous indique la hauteur ou la profondeur du foyer plus exactement que l'auscultation, elle ne nous donne aucune indication sur son étendue ni sur sa multiplicité. L'aiguille peut, en effet, tomber dans une cavité accessoire et laisser méconnue la lésion principale.

Enfin la ponction n'est pas sans dangers : on a signalé des hémorragies sérieuses par pénétration de l'aiguille dans de gros vaisseaux et surtout l'infection du trajet de l'aiguille par le pus provenant du foyer ponctionné, infection suivie d'accidents graves du côté des

---

1. QUINCKE. *Mittheil. aus den Grenzgeb. der Med.*, 1895.

parois thoraciques, de la plèvre ou du poumon. Ces complications, bien que peu fréquentes, viennent encore limiter l'emploi des ponctions exploratrices comme moyen de diagnostic préopératoire.

Les erreurs que ni l'examen stéthoscopique, ni la ponction exploratrice ne peuvent nous éviter dans le diagnostic du siège, du nombre, de l'étendue, de la profondeur des affections chirurgicales du poumon, la radiographie est-elle capable de les écarter ou de les atténuer et dans quelle mesure? Voilà le point que je vais envisager, en m'appuyant uniquement sur mes observations personnelles.

Ma statistique personnelle d'opérations pulmonaires porte actuellement sur 25 cas, mais ce n'est que dans un petit nombre d'entre eux que j'ai pu employer l'épreuve radiographique. Voici le relevé des cas où elle a été pratiquée.

1° *Cas où la radiographie a donné un résultat positif.* — *a)* Chez une jeune fille que j'ai opérée en ville le 7 avril 1898, avec un de mes élèves, le D^r Le Taneur, d'un abcès gangreneux du lobe inférieur du poumon droit, la radiographie a été positive; elle nous a conduits avec une précision parfaite sur le foyer morbide très peu étendu qui fut ouvert et drainé avec plein succès.

b) Chez la malade dont l'observation a été rapportée par mon collègue Guinon à la *Soc. méd. des hôpitaux* et dont j'ai déjà parlé, la radiographie nous montra que le poumon gauche était opaque sur toute sa hauteur mais beaucoup plus dans son tiers moyen, là précisément où M. Gilbert avait constaté une matité très marquée. C'est là que j'intervins et que je trouvai le foyer.

c) Chez le malade qui m'avait été envoyé par M. Muselier et dont j'ai déjà parlé à plusieurs reprises, la radiographie n'était pas d'accord avec les signes stéthoscopiques pour la localisation du siège des lésions : elle les localisait plus bas vers la base du poumon. Néanmoins à l'opération, qui eut lieu le 28 novembre 1899, je me guidai sur les indications stéthoscopiques et je pratiquai une incision parallèle à la huitième côte. Après avoir réséqué cette côte je ne trouvai rien; je réséquai alors la neuvième côte et, dans la région d'ombre, maxima indiquée par la radiographie, je trouvai une plèvre adhérente et un poumon sclérosé, dur. L'incision à ce niveau me fit ouvrir une série de dilatations bronchiques ampullaires.

d) Le 31 juillet dernier j'ai opéré un Anglais, soigné par M. le professeur Dieulafoy et par M. le Dr Pellereau. Il s'agissait d'une gangrène pulmonaire occupant le 1/5 supérieur du poumon droit. La radiographie donna également dans ce cas une localisation exacte. Je fis une pneumotomie qui me conduisit directement sur le foyer morbide.

e) Enfin dans un cas la radiographie ne m'a fourni que des renseignements incomplets. Ce cas était celui d'un jeune malade que j'opérai en mars dernier avec le concours de MM. les Drs Boix et Chauffard et qui était atteint de gangrène pulmonaire survenue au décours d'une fièvre typhoïde grave. Les signes stéthoscopiques étaient absolument obscurs; seule la radiographie nous dévoila l'existence d'une zone opaque diffuse vers la partie moyenne du poumon gauche. J'incisai dans le septième espace et je trouvai une large collection séreuse. les accidents étaient tels que la présence d'un foyer de suppuration paraissait certaine ; je fis une seconde ponction au-dessous de la première, je trouvai une seconde collection séreuse louche ; quelques jours après, une nouvelle incision faite au-dessus des précédentes me conduisait sur un volumineux abcès. Le malade mourut 15 jours plus tard d'un abcès cérébral.

2° *Cas où la radiographie a donné un résultat négatif.* — *a*) Chez ce jeune homme. atteint de kyste hydatique du poumon, que j'ai opéré le 25 mai 1897 à la Pitié et chez lequel la présence du kyste m'avait été révélée par l'existence de crochets dans les crachats, l'examen radioscopique fut absolument négatif. Néanmoins tous les médecins qui virent ce malade localisèrent la lésion dans les 2 5 supérieurs du poumon. Or le kyste, gros comme une tête de fœtus. remplissait le seul lobe inférieur.

b) Chez une enfant de 6 ans, atteinte d'abcès gangreneux du poumon et soignée par MM. Hutinel, J. Simon, Legendre qui avaient porté successivement le diagnostic de broncho-pneumonie, de pleurésie purulente, de spléno-pneumonie et qui finalement s'étaient mis d'accord sur l'existence d'un foyer purulent profond du poumon gauche, foyer dont il leur fut cependant impossible de préciser le siège par l'examen stéthoscopique non plus que par des ponctions répétées (M. Broca en fit jusqu'à 6), la radiographie, pratiquée à deux reprises différentes, ne donna également que des résultats absolument négatifs.

Je suis appelé en consultation, j'ausculte la petite malade. Au cours de cet examen je perçois pendant un moment très court, un tintement métallique vers la partie moyenne du poumon, dans la région où l'on a fait les ponctions exploratrices ; il n'y a plus de doute pour moi, c'est là que siège le pus et qu'il faut lui donner issue. Le 19 avril 1899 j'incise dans le cinquième espace intercostal gauche et je tombe, à 1 centimètre de profondeur, sur une cavité du volume d'une orange d'où sortent du pus et des gaz.

c) Dans un cas de pleurésie interlobaire dont le diagnostic quant au siège de la lésion fut difficile à établir malgré la compétence des professeurs Potain et Dieulafoy et du Dr J. Simon qui soignaient la jeune malade (ce cas est rapporté tout au long dans la *Clinique médicale de l'Hôtel-Dieu* du professeur Dieulafoy chez Masson, 1898-1899, p. 54]). la radiographie ne nous donna encore qu'un résultat négatif. Ici ce résultat s'explique par ce fait que la collection purulente interlobaire ainsi que nous finîmes par nous en convaincre après plusieurs interventions, était située en arrière du cœur dont l'ombre portée masquait sur l'écran et sur les épreuves radiographiques la zone opaque qu'aurait dû donner la collection pleurétique.

En résumé. tantôt la radiographie nous donne des résultats positifs (cinq fois sur huit cas de ma pratique personnelle). tantôt elle nous en donne de négatifs (trois fois sur huit cas) ; tantôt ces résultats concordent avec les signes stéthoscopiques (quatre fois sur cinq), tantôt ils sont en désaccord avec eux (une fois sur cinq) : enfin il est des cas, tel que celui de notre malade au kyste hydatique du poumon, où ni la radiographie ni l'examen stéthoscopique n'ont été capables de localiser ni même de révéler les lésions. J'ajouterai que dans les cas positifs, la radiographie ne nous a jamais renseigné sur la nature des lésions non plus que sur leur multiplicité sur *place*: je ne connais pas d'exemple où elle ait indiqué des foyers multiples de gangrène.

Conclusions

Je puis tirer de ma pratique personnelle des conclusions qui ne diffèrent guère de celles que je formulais dans mon rapport de Moscou. Le diagnostic de localisation des lésions pulmonaires est souvent très difficile ; dans tous les cas la radiographie et surtout la stéréoradiographie doivent être mises à contribution.

Les résultats que ces méthodes nous donnent peuvent n'être que confirmatifs des données cliniques, elles n'en sont pas moins précieuses en affermissant nos convictions.

S'il existe une divergence entre les résultats de l'auscultation et ceux de la radiographie, il faut tenir comme plus véridiques ces derniers et se laisser guider par eux.

La radiographie peut donner des résultats négatifs dans des cas de kystes hydatiques vivants, alors même qu'ils ont un gros volume. Elle peut encore être mise en défaut par la situation de la collection purulente derrière le cœur. Quand elle donne des résultats positifs elle ne peut nous dire ni le volume, ni la nature, ni l'étendue des abcès, elle ne peut pas davantage nous indiquer le contenu des cavités, ni s'il s'agit d'une infiltration parenchymateuse ou d'une collection liquide.

APPLICATIONS ANATOMIQUES ET CLINIQUES DE LA RADIOGRAPHIE STÉRÉOSCOPIQUE

par M. T. MARIE,

Chargé de cours à la Faculté de Médecine de Toulouse.

Depuis la découverte des rayons X, bien des auteurs ont essayé, soit en France, soit à l'étranger, d'appliquer à la radiographie les règles générales de la stéréoscopie. Les résultats ont été, suivant les cas, nuls ou incomplets et dans tous les cas insuffisants pour faire de la radiographie stéréoscopique une méthode toujours applicable. La question est importante, car elle nous donnerait la solution la plus satisfaisante du problème des applications des

rayons X à la médecine. La radiographie stéréoscopique permet en
effet, ainsi que nous le verrons plus loin, d'obtenir une reproduction
optique dans l'espace des diverses parties de l'objet réel qui sont
décelables par la radiographie. Les échecs que je viens de signaler
sont dus à ce qu'on n'a pas tenu compte des deux ordres de conditions
qui interviennent dans le phénomène, d'une part de la loi des per-
spectives géométriques accouplées, et d'autre part de ce fait que dans
la vision stéréoscopique l'œil fonctionne dans des conditions anormales puisque l'accommodation reste constante tandis que l'angle de
convergence des deux yeux varie constamment. Pour obtenir des
résultats réguliers et certains, il ne faut pas dépasser la limite de
tolérance de l'œil. C'est ce que nous avons reconnu mon collabo-
rateur M. Ribaut et moi, et nous avons établi une formule générale
qui permet dans tous les cas de faire de la radiographie stéréoscopique et d'obtenir une reconstitution virtuelle qui est exactement
semblable comme forme et rapports de dimensions à l'objet réel
radiographié. C'est en raison de cette homologie de dimensions que
nous avons appelé notre méthode radiographie stéréoscopique de
précision.

Dans ces conditions, l'appréciation des distances qui séparent les
diverses parties de l'objet peut se faire avec la même exactitude que
sur un objet réel. Mais ce n'est qu'une appréciation visuelle dont
l'exactitude est toujours critiquable et dont la précision dépend
nécessairement de l'habileté de chaque observateur. Pour ces raisons
nous avons cherché à réaliser des mesures dans cet objet examiné
stéréoscopiquement et la méthode à laquelle nous sommes arrivés est
satisfaisante à tous les points de vue. L'appareil appelé stéréomètre
se compose essentiellement de deux fils parallèles qu'on peut rapprocher ou éloigner l'un de l'autre ou déplacer dans un plan sans
modifier leur écartement. Voici comment on réalise les mesures.
Lorsqu'on déplace convenablement chacun des fils sur une des
épreuves examinées au stéréoscope, il se produit une ligne virtuelle
qui est placée dans l'intérieur de l'objet examiné. Si on rapproche
les deux fils, la ligne monte et inversement lorsqu'on les éloigne. La
connaissance du déplacement des fils permet de calculer facilement
les déplacements de la ligne virtuelle et par conséquent les distances
en profondeur qui séparent les diverses parties de l'objet. Pour compléter ces mesures, on déplace les deux fils dans un plan sans modifier leur écartement et on en déduit les deux autres coordonnées et
par conséquent la position absolue dans l'espace d'un point quelconque. Il faut remarquer que le stéréoscope ne sert qu'à établir des

coïncidences et par conséquent n'a qu'un rôle d'intermédiaire qui laisse à la méthode tout son caractère de méthode géométrique précise. Elle présente même sur toutes les autres méthodes géométriques sans exception l'avantage d'être plus générale et applicable non seulement au cas particulier des corps étrangers de forme à peu près régulière, mais à tout ce que la radiographie peut déceler. Je n'insiste pas sur cette partie un peu technique de ma communication et j'arrive maintenant aux applications anatomiques et cliniques.

Pour bien comprendre les applications de la radiographie stéréoscopique de précision il faut bien se rappeler :

Qu'au moment de l'examen des épreuves au stéréoscope on a devant soi une reproduction virtuelle qui a exactement la forme de l'objet réel radiographié. On peut pendant cet examen reconnaître les rapports que présentent entre elles les diverses parties de l'objet, et mesurer les distances qui les séparent. On peut donc recueillir plus de renseignements que par toute autre méthode radiographique.

Cette étude des rapports des diverses parties qui composent chaque partie du corps est importante aussi bien en anatomie qu'en clinique. Elle n'est pas facile à résoudre par les procédés ordinaires de dissection, tandis que dans un certain nombre de cas, la radiographie stéréoscopique donne une solution complète du problème. Pour bien fixer les idées, prenons un exemple. Supposons une partie quelconque du corps dont on veut étudier les lymphatiques. L'injection de la pièce sera pénible, mais sa dissection le sera encore plus. La dissection sera souvent sans résultat et la pièce sera difficile à conserver. Avec l'emploi de la radiographie stéréoscopique l'opération devient des plus simples. Dès que la pièce est injectée, on en tire deux clichés radiographiques qui pourront être conservés indéfiniment, examinés et reproduits à volonté.

Il en est de même pour les systèmes veineux et artériels, pour les canaux sécréteurs, pour les viscères, etc., en un mot pour tout ce que la radiographie peut déceler sur des organes naturels ou préparés artificiellement.

Nous retrouvons les mêmes applications en clinique. D'abord les corps étrangers, puis les luxations, les fractures dans lesquelles il est important de connaître exactement les rapports des diverses parties de l'objet entre elles. On pourrait multiplier indéfiniment les exemples.

ACTION DES COURANTS DE HAUTE FRÉQUENCE SUR LA TUBERCULOSE
EXPÉRIMENTALE CHEZ LE COBAYE

par MM. LAGRIFFOUL et DÉNOYÉS

(Travail des laboratoires de Microbiologie et de Physique médicale de la Faculté de Montpellier).

Dans le courant du mois de février dernier, M. d'Arsonval communiquait à l'Académie des sciences une note de M. Doumer relative à l'action des courants de haute fréquence et de haute tension sur la tuberculose pulmonaire chronique. M. Doumer annonçait qu'il avait obtenu d'excellents résultats de l'emploi de l'effluve, qu'il avait fait agir sur la surface du thorax correspondante aux lésions tuberculeuses.

A la suite de cette intéressante communication, nous avons entrepris l'étude des courants de haute fréquence sur la tuberculose expérimentale chez le cobaye.

Un premier lot de cobayes à été mis en expérience le 25 avril. Les inoculations ont été faites ce jour-là et le traitement a été commencé dès le lendemain. Cinq de ces cobayes étaient traités par les applications monopolaires, sous forme d'effluve, cinq autres par l'auto-conduction et les cinq derniers servaient de témoins. Nous procédions au traitement de la façon suivante :

Les cobayes traités par l'effluve étaient maintenus sur une planchette et l'on promenait au-dessus de l'aine et de la cuisse gauches (lieu de l'inoculation) un pinceau de fils métalliques fins reliés au résonnateur de Oudin. Le courant de haute fréquence était fourni par un appareil d'Arsonval-Gaiffe. Nous nous sommes attaché à éviter les étincelles que les animaux nous avaient paru mal supporter dans la première séance.

Les cinq cobayes traités par l'auto-conduction étaient placés dans le résonnateur de Oudin que nous mettions en relation avec l'appareil producteur, au lieu et place du grand solénoïde qui nous sert pour le traitement des malades par ce procédé. Dans ces conditions, une lampe de 50 volts 10 bougies portée par un cerceau en cuivre que l'on place autour du résonnateur, sans communication aucune avec le courant s'allume par induction.

Au début, chacun des cobayes des 2 séries fut traité 3 fois par semaine, chaque séance durant 5 minutes pour chaque cobaye. Au bout de quelque temps, nous établîmes dans la série des cobayes traités par l'effluve deux sections : 3 cobayes continuèrent le même traitement ; 2 cobayes furent traités 6 fois par semaine, au lieu de 3 fois, la durée de chaque séance restant toujours, du reste, de 5 minutes. Dans la série des cobayes traités par l'auto-conduction, deux sections furent

également établies ; 3 cobayes continuèrent à être traités de même : 2 cobayes furent traités 6 fois par semaine, et la durée de chaque séance pour
chacun de ces 2 derniers cobayes, fut portée de 5 minutes à 10 minutes.

Le 5 mai, nous avons inoculé 12 cobayes nouveaux qui ont été divisés
en 3 groupes comme les premiers : 4 pour l'effluve, 4 pour l'auto-conduction et 4 comme témoins.

Pour ce dernier lot de cobayes nous n'avons commencé le traitement
qu'après l'apparition de ganglions à l'aine gauche, lieu de l'inoculation.
Comme pour le premier lot, nous établîmes 2 sections dans la série
des cobayes traités par l'effluve : 2 cobayes furent traités 5 minutes 3 fois
par semaine, les 2 autres furent traités pendant 5 minutes 6 fois par
semaine. De même, dans la série des cobayes traités par l'auto-conduction, 2 cobayes furent traités 5 minutes 3 fois par semaine ; les 2 autres
10 minutes 6 fois par semaine.

A la date des 23 et 24 juillet, c'est-à-dire 3 mois environ après l'inoculation, nous avons sacrifié les cobayes survivants, et en avons fait
l'autopsie. Il serait beaucoup trop long de donner ici l'observation
complète de chacun de nos 27 cobayes. Nous nous proposons du reste
de faire paraître très prochainement la relation détaillée de nos expériences. Nous nous bornerons donc ici à donner les conclusions générales qui nous paraissent ressortir de l'ensemble des faits constatés dans
ces premières expériences.

Dans les conditions expérimentales où nous nous sommes placés,
nous dirons, tout d'abord, que d'une façon générale nous avons eu
l'impression très nette que les courants de haute fréquence avaient une
efficacité contre la tuberculose expérimentale.

L'auto-conduction s'est montrée plus efficace que l'effluve, et le traitement immédiat plus efficace que le traitement tardif.

Les résultats, les meilleurs, ont été obtenus avec l'auto-conduction
employée dès l'inoculation. Sur les 5 cobayes traités de cette façon,
aucun n'avait encore succombé, 3 mois après l'inoculation. A cette
même date, sur les 5 cobayes témoins, 3 étaient déjà morts et les
2 autres extrêmement malades. Les 5 cobayes traités furent sacrifiés,
l'autopsie permit de constater que les lésions tuberculeuses viscérales
dont ils étaient porteurs étaient très peu avancées ; chez certains même,
les poumons étaient complètement indemnes. Chez les 5 témoins, au
contraire, l'autopsie révéla une grande généralisation et une extrême
confluence des lésions tuberculeuses. L'auto-conduction, employée dès
l'inoculation, a donc exercé une action efficace d'une façon nette, indiscutable. Quant à l'effluve, il a donné des résultats moins uniformes que
l'auto-conduction.

Le nombre des séances, le plus ou moins d'intensité du traitement nous paraissent avoir joué un grand rôle dans le traitement par l'effluve. Ce fait ressort très nettement de nos expériences.

C'est ainsi que parmi les cobayes traités par l'effluve dès le début de l'inoculation, les 2 cobayes traités 5 minutes, 6 fois par semaine, succombèrent en 2 mois 10 jours et 2 mois 25 jours : à leur autopsie nous pûmes constater des lésions tuberculeuses avancées. Les 5 cobayes traités seulement 5 fois par semaine étaient, au contraire, assez bien portants à la date du 24 juillet, jour où nous les avons sacrifiés, leur diminution de poids était bien moins considérable, les lésions tuberculeuses constatées à l'autopsie étaient également bien moins avancées, les poumons notamment étaient très peu atteints.

De même parmi les cobayes traités par l'effluve après l'apparition des ganglions, les 2 cobayes traités 5 minutes, 6 fois par semaine, succombèrent en 2 mois 14 jours et 2 mois 9 jours ; leur perte de poids était pour chacun des deux de 210 grammes : l'autopsie révéla des lésions tuberculeuses avancées. Au contraire, les 2 cobayes traités 5 minutes, seulement 5 fois par semaine, se portaient assez bien à la date du 25 juillet, jour où nous les avons sacrifiés ; leur perte de poids, au lieu de 210 grammes, était seulement de 65 grammes et de 10 grammes. L'autopsie révéla des lésions tuberculeuses fort peu avancées ; les poumons, notamment, n'étaient que fort peu atteints.

Il résulte donc de là, d'une façon très nette, que le dosage du traitement, si l'on peut ainsi parler, joue un grand rôle dans le traitement par l'effluve. C'est là un point que nous nous proposons d'étudier tout spécialement. Pour ce qui a trait à l'auto-conduction, les différences tenant à la modalité du traitement nous ont paru bien moins nettes.

Le traitement tardif, aussi bien par l'effluve que par l'auto-conduction a eu une influence très nette sur les adénopathies ; les ganglions des cobayes traités étaient bien moins volumineux que ceux des cobayes témoins ; mais ce traitement tardif n'a eu qu'une influence restreinte sur la généralisation.

Telles sont, messieurs, dans leurs grandes lignes, les résultats que nous ont donnés ces premières expériences : nous poursuivons l'étude de cette question, car nous n'ignorons pas que dans des questions de ce genre, il faut avoir, avant de conclure d'une façon formelle, le plus grand nombre d'expériences possible. Il nous a paru bon cependant de communiquer le résultat de nos premières recherches qui, dans leur ensemble, viennent confirmer, dans le domaine expérimental, les faits si intéressants que M. Doumer a signalés dans le domaine clinique.

TABLES DES TRAVAUX

de la section de Pathologie générale et expérimentale.

Séance du matin

Mardi 7 août.

Séance de l'après-midi.

Séance du matin.

Mercredi 8 août.

TABLE ALPHABÉTIQUE DES NOMS D'AUTEURS

de la section de Pathologie générale et expérimentale.

45064. — PARIS, IMPRIMERIE LAHURE
9, rue de Fleurus, 9.

Masson et Cie, Éditeurs

Libraires de l'Académie de Médecine

120, Boulevard Saint-Germain, Paris (VIe)

EXTRAIT

DU

CATALOGUE MEDICAL

Juin 1901

Pr. n° 210

La librairie Masson et Cie envoie gratuitement et franco de port les catalogues suivants à toutes les personnes qui lui en font la demande.

— **Catalogue général** *contenant, classés par subdivisions, tous les ouvrages publiés à la librairie ainsi que la liste de ses différents journaux et revues.*

— **Catalogues de l'Encyclopédie scientifique des Aide-Mémoire**
    I. Section de l'ingénieur.
    II. Section du biologiste.

— **Catalogue des ouvrages d'enseignement.**

Des prospectus spéciaux des différents grands Traités publiés par la librairie sont également adressés sur demande.

Traité de Pathologie générale

PUBLIÉ PAR

CH. BOUCHARD

MEMBRE DE L'INSTITUT
PROFESSEUR DE PATHOLOGIE GÉNÉRALE A LA FACULTÉ DE MÉDECINE DE PARIS

SECRÉTAIRE DE LA RÉDACTION

G.-H. ROGER

Professeur agrégé à la Faculté de médecine de Paris, Médecin des hôpitaux.

COLLABORATEURS :

MM. Arnozan — D'Arsonval — Benni — R. Blanchard — Boulay — Bourcy — Brun — Cadiot — Chabrié — Chantemesse — Charrin — Chauffard — Courmont — Dejerine — Pierre Delbet — Devic — Ducamp — Mathias Duval — Féré — Frémy — Gaucher — Gilbert — Gley — Guignard — Louis Guinon — J.-F. Guyon — Hallé — Hénocque — Hugounenq — Lambling — Landouzy — Laveran — Lebreton — Le Gendre — Lejars — Le Noir — Lermoyez — Letulle — Lubet-Barbon — Marfan — Mayor — Menetrier — Netter — Pierret — G.-H. Roger — Gabriel Roux — Ruffer — Raymond Tripier — Vuillemin — Fernand Widal.

6 vol. grand in-8°, avec figures dans le texte

Sous la puissante impulsion du professeur Bouchard, la pathologie générale a pris une place prépondérante dans les études du monde médical. C'est qu'elle fournit des enseignements indispensables à toutes les branches de la médecine : elle fixe les idées sur les grands problèmes que soulève l'étude de l'homme ; elle éloigne le médecin des changeantes données de l'empirisme et lui apprend à réfléchir sur les phénomènes qu'il observe, à discuter et à comprendre les interventions qu'il doit faire.

Pour être véritablement utile, la pathologie expérimentale doit constamment s'efforcer de réunir et de synthétiser les données de la clinique et de l'expérimentation. C'est dans cet esprit qu'est conçu l'enseignement du professeur Bouchard : c'est dans cet esprit qu'a été écrit le livre dont il dirige la publication. Si tous les collaborateurs ont conservé leur indépendance, tous cependant ont suivi la même idée directrice qui assure à l'œuvre son unité.

Le plan adopté est d'ailleurs fort simple. Il consiste à rechercher par quel mécanisme agissent les causes pathogènes, par quels procédés l'organisme répond à l'attaque, par quels moyens le médecin peut apprécier à leur juste valeur les troubles morbides, les rattacher à leur cause et modifier leur évolution.

C'est la première fois, croyons-nous, qu'une pléiade de savants s'est groupée

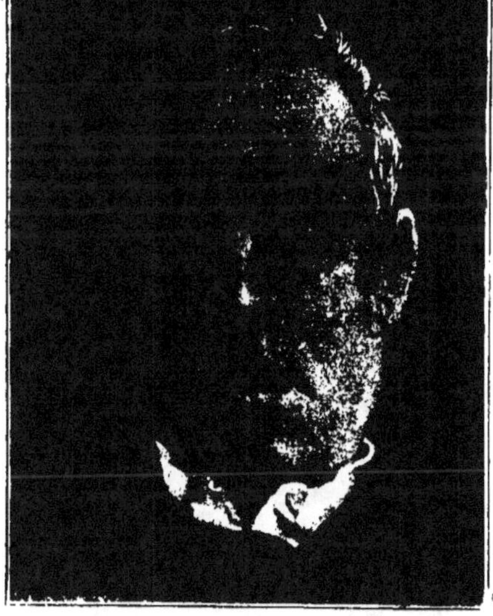
Tome V. Fig. 105. Faciès dans la paralysie pseudo-bulbaire.

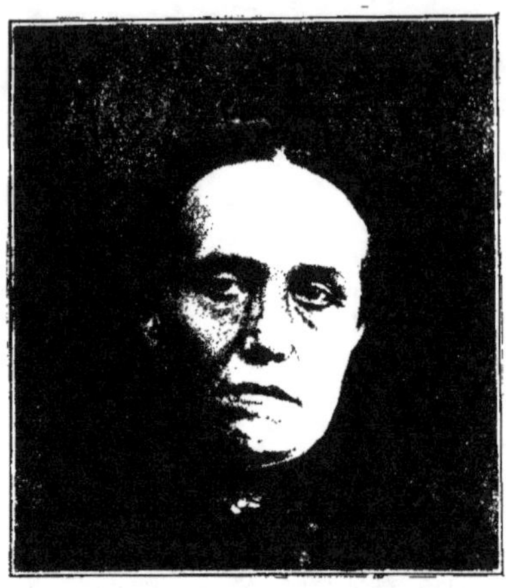

Tome V. Fig. 15. Paralysie labio-glosso-
laryngée (face au repos).

autour d'un maître illustre, pour élever un pareil monument à l'étude de
la pathologie générale. L'intérêt qu'a
soulevé cet ouvrage dans le monde
scientifique étranger montre que nulle
part n'existait l'équivalent d'une telle
œuvre, et dès à présent, deux traduc-
tions, l'une en italien, l'autre en espagnol, ont été publiées.

DIVISION DE L'OUVRAGE

TOME Iʳ. — 1 vol. grand in-8° de 1318 pages
avec figures dans le texte : **18 fr.**

Introduction à l'étude de la pathologie
générale, par G.-H. ROGER. — Pathologie de l'homme et des animaux, par
G.-H. ROGER et P.-J. CADIOT. — Considérations générales sur les maladies des
végétaux, par P. VUILLEMIN. — Pathogénie générale de l'embryon. Tératogénie, par MATHIAS DUVAL. — L'hérédité
et la pathologie générale par LE GENDRE.
— Prédisposition et immunité, par
BOURCY. — La fatigue et le surmenage,
par MARFAN. — Les Agents mécaniques,
par LEJARS. — Les Agents physiques.
Chaleur. Froid. Lumière. Pression atmosphérique. Son, par LE NOIR. — Les Agents
physiques. L'énergie électrique et la matière vivante, par D'ARSONVAL. — Les Agents
chimiques. Les caustiques, par LE NOIR. — Les intoxications, par G.-H. ROGER.

TOME II. — 1 vol. grand in-8° de 940 pages avec figures dans le texte : **18 fr.**

L'Infection, par CHARRIN. — Notions générales de morphologie bactériologique, par
GUIGNARD. — Notions de chimie bactériologique, par HUGOUNENQ. — Les microbes
pathogènes, par ROUX. — Le sol, l'eau et l'air, agents des maladies infectieuses, par
CHANTEMESSE. — Des maladies épidémiques, par LAVERAN. — Sur les parasites des
tumeurs épithéliales malignes, par RUFFER. — Les parasites, par R. BLANCHARD.

TOME III. — 1 vol. in-8° de plus de 1400 pages
avec fig. dans le texte, publié en deux fasci-
cules : **28 fr.**

Fasc. I. — Notions générales sur la nutrition à l'état normal, par E. LAMBLING.
— Les troubles préalables de la nutrition, par CH. BOUCHARD. — Les réactions nerveuses, par CH. BOUCHARD et
G.-H. ROGER. — Les processus pathogéniques de deuxième ordre par G.-H.
ROGER.

Fasc. II. — Considérations préliminaires
sur la physiologie et l'anatomie pathologiques, par G.-H. ROGER. — De la fièvre,
par LOUIS GUINON. — L'hypothermie, par
J.-F. GUYON. — Mécanisme physiologique
des troubles vasculaires, par E. GLEY. —
Les désordres de la circulation dans les
maladies, par A. CHARRIN. — Thrombose
et embolie, par A. MAYOR. — De l'inflammation, par J. COURMONT. — Anatomie
pathologique générale des lésions inflammatoires, par M. LETULLE. — Les altérations anatomiques non inflammatoires,
par P. LE NOIR. — Les tumeurs, par
P. MENETRIER.

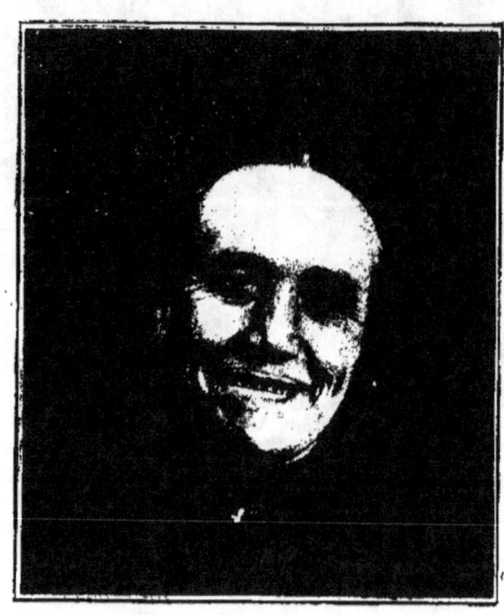

Tome V. Fig. 16. Paralysie labio-glosso-
laryngée (rire)

TOME IV. — 1 vol. in-8° de 719 *pages avec figures dans le texte* : **16** *fr.*

Évolution des maladies, par DUCAMP. — Sémiologie du sang, par A. GILBERT. — Spectroscopie du sang. Sémiologie, par A. HÉNOCQUE. — Sémiologie du cœur et des vaisseaux, par R. TRIPIER et DEVIC. — Sémiologie du nez et du pharynx nasal, par M. LERMOYEZ et M. BOULAY. — Sémiologie du larynx, par M. LERMOYEZ et M. BOULAY. — Sémiologie des voies respiratoires, par M. LEBRETON. — Sémiologie générale du tube digestif, par P. LE GENDRE.

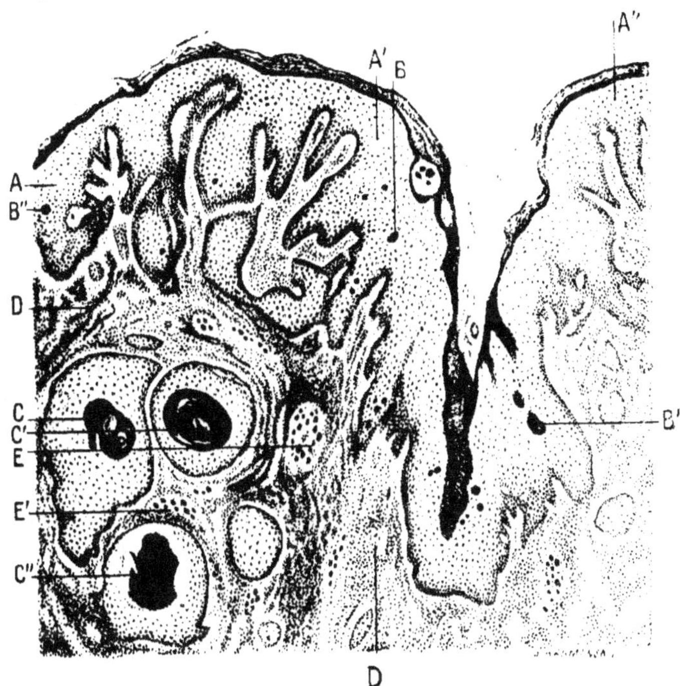

Tome III. Fig. 17. Épithéliome pavimenteux lobulé de la langue.

TOME V. — 1 vol. in-8° de 1180 *pages avec nombreuses figures dans le texte* : **28** *fr.*

Pathologie générale et Sémiologie du foie, par A. CHAUFFARD. — Pancréas, par X. ARNOZAN. — Analyse chimique des urines, par C. CHABRIÉ. — Analyse microscopique des urines (histo-bactériologique), par NOEL HALLÉ. — Le rein, l'urine et l'organisme, par A. CHARRIN. — Sémiologie des organes génitaux, par PIERRE DELBET. — Sémiologie du système nerveux, par J. DEJERINE. Cet article comprend plus de 800 pages et est illustré de très nombreuses photographies, schémas et dessins.

Sous Presse : **TOME VI**

CONDITIONS DE LA PUBLICATION (Juin 1901).

Le **Traité de Pathologie générale** est publié en six volumes. Chaque volume est vendu séparément, et le prix en est fixé suivant l'étendue des matières.

Il est accepté des **souscriptions** au Traité de Pathologie générale à un *prix à forfait*, quels que soient l'étendue et le prix de l'ouvrage complet.

Ce prix a été élevé de **112 francs** *à* **120 francs***, et restera tel, dans tous les cas, jusqu'à la publication du tome VI.*

TOME II

*1 vol. grand in-8° de 816 pages, avec figures dans le texte : **16** fr.*

Fièvre typhoïde, par A. CHANTEMESSE, professeur à la Faculté de médecine, médecin des hôpitaux de Paris. — *Maladies infectieuses*, par F. WIDAL, professeur agrégé, médecin des hôpitaux de Paris. — *Typhus exanthématique*, par L.-H. THOINOT, professeur agrégé, médecin des hôpitaux de Paris. — *Fièvres éruptives*, par L. GUINON, médecin des hôpitaux de Paris. — *Érysipèle*, par E. BOIX, chef de laboratoire à la Faculté. — *Diphtérie*, par A. RUAULT. — *Rhumatisme articulaire aigu*, par OETTINGER, médecin des hôpitaux de Paris. — *Scorbut*, par TOLLEMER, chef de laboratoire à la Faculté.

TOME III

*1 vol. grand in-8° de 702 pages, avec figures dans le texte : **16** fr.*

Maladies cutanées, par G. THIBIERGE, médecin de l'hôpital de la Pitié. — *Maladies vénériennes*, par G. THIBIERGE, médecin de l'hôpital de la Pitié. — *Maladies du sang*, par A. GILBERT, professeur agrégé, médecin des hôpitaux de Paris. — *Intoxications*, par H. RICHARDIÈRE, médecin des hôpitaux de Paris.

TOME IV

*1 vol. grand in-8° de 680 pages, avec figures dans le texte : **16** fr.*

Maladies de l'estomac, par A. MATHIEU, médecin de l'hôpital Andral. — *Maladies du pancréas*, par A. MATHIEU, médecin de l'hôpital Andral. — *Maladies de l'intestin*, par COURTOIS-SUFFIT, médecin des hôpitaux de Paris. — *Maladies du péritoine*, par COURTOIS-SUFFIT, médecin des hôpitaux de Paris. — *Maladies de la bouche et du pharynx*, par A. RUAULT, médecin honoraire de la Clinique laryngologique de l'Institution nationale des Sourds-Muets.

TOME VI

*1 vol. grand in-8° de 612 pages, avec figures dans le texte : **14** fr.*

Maladies du nez et du larynx, par A. RUAULT, médecin honoraire de la Clinique laryngologique de l'Institution nationale des Sourds-Muets. — *Asthme*, par E. BRISSAUD, professeur à la Faculté de médecine de Paris, médecin de l'hôpital Saint-Antoine. — *Coqueluche*, par P. LE GENDRE, médecin des hôpitaux. — *Maladies des bronches*, par A.-B. MARFAN, professeur agrégé à la Faculté de médecine de Paris, médecin des hôpitaux. — *Troubles de la circulation pulmonaire*, par A.-B. MARFAN, professeur agrégé à la Faculté de médecine de Paris, médecin des hôpitaux. — *Maladies aiguës du poumon*, par NETTER, professeur agrégé à la Faculté de médecine de Paris, médecin des hôpitaux.

TOME VII

*1 vol. grand in-8° de 550 pages, avec figures dans le texte : **14** fr.*

Maladies chroniques du poumon par A.-B. MARFAN, professeur agrégé à la Faculté de médecine de Paris, médecin des hôpitaux. — *Phtisie pulmonaire*, par A.-B. MARFAN, professeur agrégé à la Faculté de médecine de Paris, médecin des hôpitaux. — *Maladies de la plèvre*, par NETTER, professeur agrégé à la Faculté de médecine de Paris, médecin des hôpitaux. — *Maladies du médiastin*, par A.-B. MARFAN, professeur agrégé à la Faculté de médecine de Paris, médecin des hôpitaux.

Sous Presse : TOMES V et VIII

Traité
de Chirurgie

Publié sous la direction

DE MM.

Simon DUPLAY | **Paul RECLUS**
Professeur de clinique chirurgicale à la Faculté de médecine de Paris | Professeur agrégé à la Faculté de médecine de Paris
Chirurgien de l'Hôtel-Dieu | Secrétaire général de la Société de chirurgie
Membre de l'Académie de médecine. | Chirurgien des hôpitaux
 | Membre de l'Académie de médecine.

PAR MM.

BERGER — BROCA — Pierre DELBET — DELENS — DEMOULIN
J.-L. FAURE — FORGUE — GÉRARD-MARCHANT
HARTMANN — HEYDENREICH — JALAGUIER — KIRMISSON — LAGRANGE
LEJARS — MICHAUX — NÉLATON
PEYROT — PONCET — QUÉNU — RICARD — RIEFFEL — SEGOND
TUFFIER — WALTHER

DEUXIÈME ÉDITION, ENTIÈREMENT REFONDUE

8 forts volumes grand in-8°, avec nombreuses figures dans le texte. . . **150** fr.

Plus de dix ans se sont écoulés depuis le jour où fut arrêté le programme du *Traité de Chirurgie*, et, des vingt-quatre collaborateurs du début, aucun, par un rare bonheur, ne manque encore à l'entreprise. Les portes de l'Hôpital et de l'Agrégation se sont ouvertes devant les plus jeunes, le Professorat et l'Académie de médecine en ont élu de plus âgés ; tous ont vu s'étendre leur sphère d'activité professionnelle. Aussi pouvons-nous affirmer que ce nouvel ouvrage porte la marque d'une expérience plus mûre et d'une plus grande autorité. . . . .

Tous les soins ont été apportés à cette seconde édition. Certaines parties que les auteurs, trop pressés par le temps, avaient dû négliger, ont été complètement reprises, et il ne reste plus une ligne du travail primitif. Tous les articles, même les meilleurs, ont été remis au courant de la Science....

TOME PREMIER. 1 fort vol. de 912 pages, avec 218 figures . . **18** fr.

Reclus. Inflammations. — Traumatismes. — Maladies virulentes.
Quénu. [Des Tumeurs.

Broca. Peau et tissu cellulaire sous-cutané.
Lejars. Lymphatiques, muscles, synoviales tendineuses et bourses séreuses.

TOME II. 1 fort vol. de 996 pages, avec 361 figures. . . . . . . **18** fr.

Lejars. Nerfs.
Michaux. Artères.
Quénu. Maladies des veines.

Ricard et Demoulin. Lésions traumatiques des os.
Poncet. Affections non traumatiques des os.

TOME III. 1 fort vol. de 940 pages, avec 285 figures. . . . . . **18** fr.

Nélaton. Traumatismes, entorses, luxations, plaies articulaires.
Lagrange. Arthrites infectieuses et inflammatoires.

Quénu. Arthropathies. Arthrites sèches. Corps étrangers articulaires.
Gérard-Marchant. Maladies du crâne.
Kirmisson. Maladies du rachis.
Simon Duplay. Oreilles et Annexes.

TOME IV. 1 fort vol. de 896 pages, avec 354 figures . . . . . . **18** fr.

Delens. Œil et annexes.
Gérard-Marchant. Nez, fosses nasales, pharynx nasal et sinus.

Heydenreich. Mâchoires.

TOME V. 1 fort vol. de 948 pages, avec 187 figures . . . . . . **20** fr.

Broca. Vices de développement de la face et du cou. Face, lèvres, cavité buccale, gencives, langue, palais et pharynx.
Hartmann. Plancher buccal, glandes salivaires, œsophage et larynx.

Broca. Corps thyroïde.
Walther. Maladies du cou.
Peyrot. Poitrine.
Delbet. Mamelle.

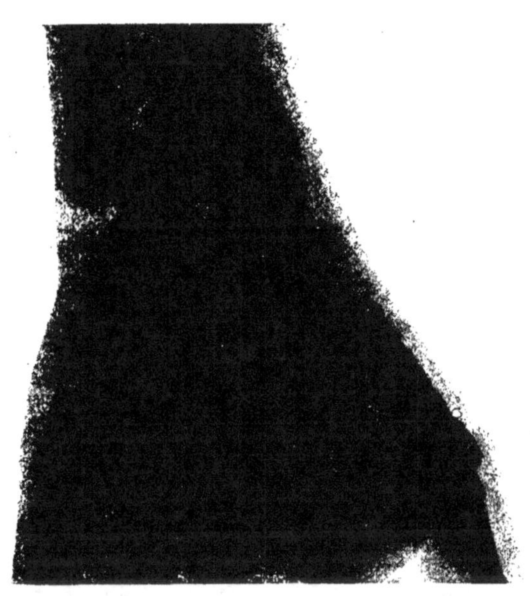

Tome II. Fig. 196. -- Fracture des os du carpe prise pour une entorse.

TOME VI. 1 fort vol. de 1127 pages, avec 218 figures. . . . . . **20** fr.

Michaux. Parois de l'abdomen.
Berger. Hernies.
Jalaguier. Contusions et plaies de l'abdomen. Lésions traumatiques et corps étrangers de l'estomac et de l'intestin.
Hartmann. Estomac.

Jalaguier. Occlusion intestinale. Péritonites. Appendicite.
Faure et Rieffel. Rectum et Anus.
Quénu. Mésentère. Rate. Pancréas.
Segond. Foie.

TOME VII. 1 fort vol. de 1272 pages, avec 207 figures dans le texte. **25** fr.

Walther. Bassin.
Rieffel. Affections congénitales de la région sacro-coccygienne.

Tuffier. Rein. Vessie. Uretères. Capsules surrénales.
Forgue. Urètre et prostate.
Reclus. Organes génitaux de l'homme.

TOME VIII. 1 fort vol. de 971 pages, avec 163 figures dans le texte. **20** fr.

Michaux. Vulve et Vagin.
Pierre Delbet. Maladies de l'utérus.

Segond. Annexes de l'utérus, ovaires, trompes, ligaments larges, péritoine pelvien.
Kirmisson. Maladies des membres.

TABLE ALPHABÉTIQUE des 8 volumes du *Traité de Chirurgie*.

La Pratique Dermatologique

Traité de Dermatologie appliquée

PUBLIÉ SOUS LA DIRECTION DE MM.

ERNEST BESNIER, L. BROCQ, L. JACQUET

PAR MM.

AUDRY, BALZER, BARBE, BAROZZI, BARTHÉLEMY, BÉNARD, ERNEST BESNIER
BODIN, BROCQ, DE BRUN, DU CASTEL, J. DARIER, DÉHU
DOMINICI, W. DUBREUILH, HUDELO, L. JACQUET, J.-B. LAFFITTE
LENGLET, LEREDDE, MERKLEN, PERRIN, RAYNAUD
RIST, SABOURAUD, MARCEL SÉE, GEORGES THIBIERGE, VEYRIÈRES.

4 volumes richement cartonnés toile formant ensemble environ 3600 pages, très largement illustrés de figures en noir et de planches en couleurs. En souscription jusqu'à la publication du Tome III. . . . . **150** *fr.*
Chaque volume sera vendu séparément.

EXTRAIT DE LA PRÉFACE

..... Notre but le plus essentiel est, avant tout, de faire œuvre de clinique et de thérapeutique.

Nous voulons fixer les types morbides par des descriptions sobres et précises, appuyées sur des représentations graphiques aussi nombreuses

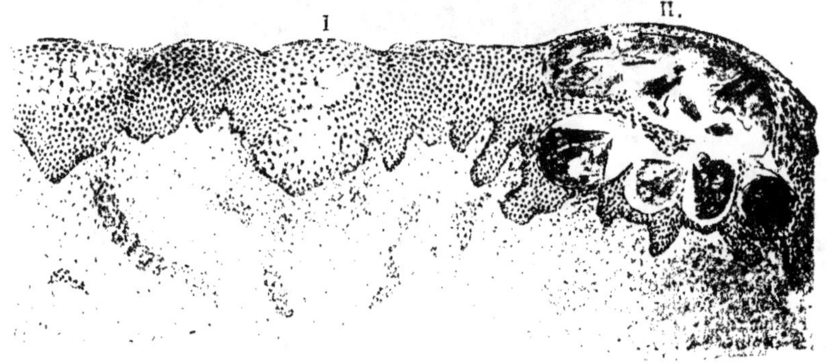

Tome II. Fig. 10. — Vésiculation eczématique aux différents stades.

et aussi parfaites que possible, et réaliser ainsi une œuvre de toute utilité, destinée à la grande masse des praticiens.

La thérapeutique des maladies de la peau sera exposée avec une ampleur au moins égale : nous nous sommes attachés à donner place, dans la *Pratique dermatologique*, à tout ce qui peut être utile au médecin praticien pour le traitement de chaque maladie en particulier.

Que l'on ne se méprenne pas cependant. La *Pratique dermatologique* ne sera pas un simple manuel illustré renfermant seulement, à propos de chaque dermatose, un abrégé symptomatologique suivi de formules ba-

nales et non contrôlées ; notre but est beaucoup plus élevé. A l'exposé de
chaque question, le médecin dermatologiste trouvera toujours les indications scientifiques principales sur la matière. L'histologie, la bactériologie, l'histochimie et l'hématologie seront traitées dans la mesure indiquée par l'état actuel de ces connaissances et par leur importance relative
aux dermatoses en particulier. Les plus grands développements seront
réservés à la description clinique basée sur l'observation précise et minu-

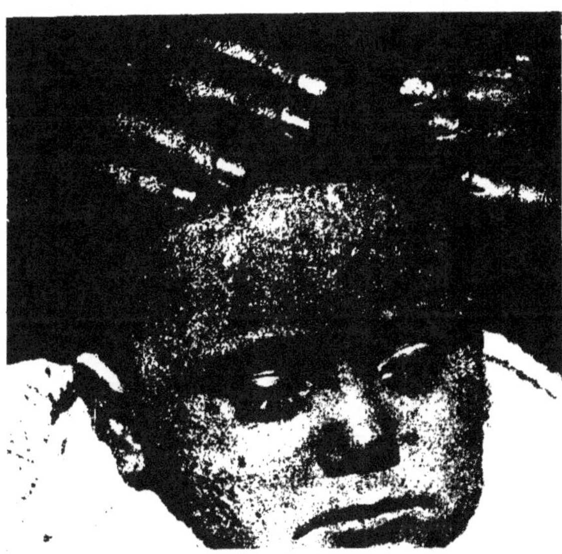

Tome II. Fig. 17. — Prurigo infantile eczématisé.

tieuse des faits, assurés que nous serons, en cela, de faire œuvre durable.
   Afin de mieux fixer les types dermatologiques, et pour permettre aux
praticiens de médecine générale de les connaître à coup sûr, nous
annexerons au texte, en grand nombre, des planches coloriées et des dessins en noir, aussi exacts que l'on peut actuellement les réaliser.

TOME I

1 fort vol. in-8°, avec 230 figures en noir et 24 planches en couleurs.
Richement cartonné toile. **36** fr.

**Anatomie et Physiologie de la Peau. — Pathologie générale de la Peau. — Symptoma
tologie générale des Dermatoses. — Acanthosis nigricans. — Acnés. — Actinomy
cose. — Adénomes. — Alopécies. — Anesthésie locale. — Balanites. — Bouton
d'Orient. — Brûlures. — Charbon. — Classifications dermatologiques. — Dermatites
polymorphes douloureuses. — Dermatophytes. — Dermatozoaires. — Dermites in
fantiles simples. — Ecthyma.**

TOME II   *Vient de paraître*

1 fort vol. in-8°, avec 168 figures en noir et 21 planches en couleurs.
Richement cartonné toile. **40** fr.

Eczéma, par Ernest Besnier. — *Électricité*, par Brocq. — *Éléphantiasis*, par
Dominici. — *Épithélioma*, par Darier. — *Éruptions artificielles*, par Thibierge.
— *Érythème*, par Bodin. — *Érythrodermie*, par Brocq. — *Favus*, par Bodin. —
Folliculites, par Sabouraud. — *Furonculose*, par Barozzi. — *Gale*, par Debreuilh.
— *Gangrène cutanée*, par Dehu. — *Greffe*, par Barozzi. — *Herpès*, par du Castel.
— *Ichtyose*, par Thibierge. — *Impétigo*, par Sabouraud. — *Kératodermie*, par
Debreuilh. — *Kératose pilaire*, par Veyrières. — *Langue*, par Besard.

Traité d'Anatomie Humaine

PUBLIÉ SOUS LA DIRECTION DE

P. POIRIER   et   **A. CHARPY**

Professeur agrégé à la Faculté
de médecine de Paris
Chirurgien des hôpitaux.

Professeur d'anatomie
à la Faculté de médecine
de Toulouse.

AVEC LA COLLABORATION DE

O. AMOEDO — A. BRANCA — B. CUNÉO — P. FREDET
P. JACQUES — TH. JONNESCO — E. LAGUESSE — L. MANOUVRIER
A. NICOLAS — M. PICOU — A. PRENANT — H. RIEFFEL
CH. SIMON — A. SOULIÉ

5 vol. grand in-8°, avec figures noires et en couleurs

ÉTAT DE LA PUBLICATION (Juin 1901)

Tome I. — *(Deuxième édition, revue et augmentée.)* — **Embryologie**. Notions d'embryologie. **Ostéologie**. Considérations générales. Des membres. Squelette du tronc. Squelette de la tête. **Arthrologie**. Développement des articulations. Structure. Articulations des membres. Articulations du tronc. Articulations de la tête. *Un volume grand in-8°, avec 807 figures*. . . . . **20 fr.**

Tome II. — 1er Fascicule : **Myologie**. Embryologie. Histologie. Peauciers et aponévroses. *Deuxième édition revue et augmentée. Un volume grand in-8°, avec 331 figures*. . . . . . . **12 fr.**

2e Fascicule : **Angéiologie** (Cœur et Artères). Histologie. *Un volume grand in-8°, avec 145 figures*. . . . . **8 fr.**

3e Fascicule : **Angéiologie** (Capillaires. Veines). *Un volume grand in-8°, avec 75 figures*. . . . . **6 fr.**

Tome III. — 1er Fascicule : **Système nerveux**. Méninges. Moelle. Encéphale. Embryologie. Histologie. *Un volume grand in-8°, avec 201 figures*. . **10 fr.**

2e Fascicule : **Système nerveux**. Encéphale. *Un volume grand in-8°, avec 206 figures*. . . . . **12 fr.**

3e Fascicule : **Système nerveux**. Les Nerfs. Nerfs crâniens. Nerfs rachidiens. *Un volume grand in-8°, avec 205 figures*. . . . . **12 fr.**

Tome IV. — 1er Fascicule : **Tube digestif**. Développement. Bouche. Pharynx. Œsophage. Estomac. Intestins. *Deuxième édition, revue et augmentée. Un volume grand in-8°, avec 201 figures*. . . . . **12 fr.**

2e Fascicule : **Appareil respiratoire**. Larynx. Trachée. Poumons. Plèvre. Thyroïde. Thymus. *Un volume grand in-8°, avec 121 figures*. . . . . **6 fr.**

3e Fascicule : **Annexes du tube digestif**. Dents. Glandes salivaires. Foie. Voies biliaires. Pancréas. Rate. **Péritoine**. *Un volume grand in-8°, avec 361 figures*. . . . . **16 fr.**

SOUS PRESSE

Tome V. — Fasc. 1. **Les organes génitaux-urinaires**.

IL RESTE A PUBLIER

Les Lymphatiques qui termineront le tome II.
Les Organes des sens qui termineront le tome V.

costale dont il n'est séparé que par l'épaisseur du diaphragme et des deux
feuillets pleuraux.

Bord inféro-interne, bord obtus. — Ce bord, situé dans le plan de la face
rénale et légèrement convexe en arrière et en dehors, occupe la gouttière formée par l'extrémité supérieure et le bord externe du rein avec la paroi costale.
Jusqu'à sa limite inférieure qui répond à l'angle basal postérieur, ce bord s'applique sur la limite la plus reculée de la face à peu près plane que présentent

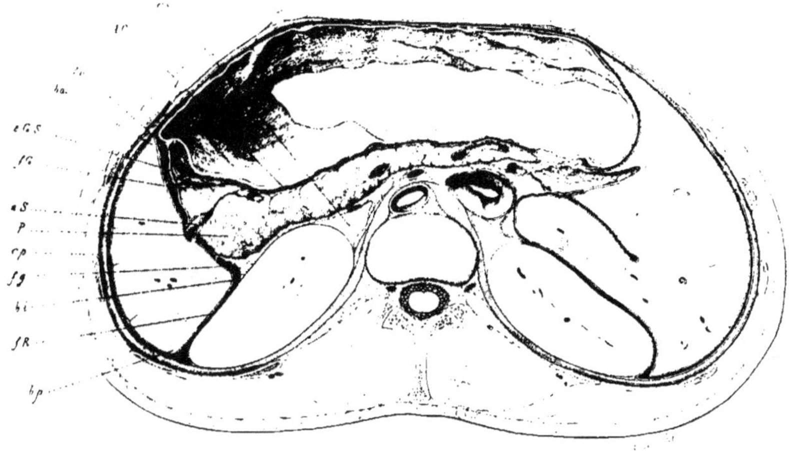

FIG. 431. — Coupe sur un sujet congelé passant par le disque intermédiaire à la 12ᵉ dorsale
et à la 1ʳᵉ lombaire (Constantinesco).

CS, capsule surrénale. — *AC*, arrière-cavité épiploïque. — *fp*, feuillet postérieur de cette cavité. — *bn*, bord
crénelé de la rate. — *bp*, bord obtus. — *bi*, bord interne. — *fG*, face gastrique. — *fg*, portion de cette face
comprise entre le hile et le bord interne. — *fR*, face rénale. — *eGS*, épiploon gastro-splénique (la paroi postérieure de l'estomac a été un peu écartée en avant pour laisser voir ce ligament). — *aS*, artère splénique. —
P, pancréas. — *cp*, cavité pleurale.

le bord externe et la face antérieure du rein pour recevoir la rate. Il offre avec
la 11ᵉ côte un rapport invariable, dont la constance est due à la présence même
du rein.

Le *bord inférieur*, étendu de l'angle basal postérieur à l'angle basal antérieur, et le *bord mousse* séparant la face basale de la face rénale sont en
rapport avec le côlon et le ligament phréno-colique; quant au bord mousse à
peine marqué séparant la face basale de la face gastrique, il se trouve en rapport avec l'arrière-cavité des épiploons, souvent aussi avec l'angle du côlon et,
sur un plan plus postérieur, avec la queue du pancréas qui arrive parfois jusqu'au hile.

Bord interne, bord intermédiaire de Luschka; situé entre la face gastrique
et la face rénale de la rate, ce bord saillant et rectiligne occupe l'angle dièdre
ouvert en haut et en dehors que forme la face postérieure de l'estomac en s'appliquant sur le rein. Il est donc en rapport avec la partie externe de la face
antérieure de ce dernier organe; vers son extrémité inféro-externe, c'est-à-dire
près de sa terminaison à l'angle basal interne, il se met en rapport avec le
ligament pancréatico-splénique et avec la queue du pancréas.

Traité

DES

Maladies de l'Enfance

PUBLIÉ SOUS LA DIRECTION DE MM.

J. GRANCHER
PROFESSEUR A LA FACULTÉ DE MÉDECINE DE PARIS
MEMBRE DE L'ACADÉMIE DE MÉDECINE, MÉDECIN DE L'HOPITAL DES ENFANTS-MALADES

J. COMBY
MÉDECIN DE L'HOPITAL DES ENFANTS-MALADES

A.-B. MARFAN
AGRÉGÉ, MÉDECIN DES HOPITAUX

5 forts volumes grand in-8°, avec figures dans le texte. . . . . . . **90 francs**

Ce *Traité des Maladies de l'Enfance* comble une lacune, et les médecins attendaient avec impatience l'apparition de cet ouvrage. Il existait déjà en effet, traitant des maladies de l'Enfance, plusieurs manuels dont quelques-uns sont fort appréciés, mais nous n'avions pas de traité complet dans lequel les questions de pédiatrie fussent étudiées d'une façon complète. Cet ouvrage paraît en cinq beaux volumes, et la notoriété qui s'attache aux noms des directeurs de cette publication et à ceux des collaborateurs suffit pour lui assurer un plein succès. Les maladies qui y sont traitées ont été confiées, en effet, aux pédiatres qui les ont étudiées d'une façon spéciale. Cette œuvre est pour ainsi dire une œuvre internationale, et parmi les noms des collaborateurs nous trouvons ceux des pédiatres les plus renommés de tous les pays, qui nous font ainsi profiter de l'expérience qu'ils peuvent avoir d'affections qu'ils rencontrent plus que d'autres dans leur champ d'observation. Bien plus, la Médecine et la Chirurgie, ces deux sœurs jumelles qu'on tend bien à tort à séparer sans cesse, ont trouvé le moyen de se retrouver côte à côte au grand profit des lecteurs.

Les 5 volumes se vendent séparément :

Tome I. **18** fr. Tome II, **18** fr. Tome III, **20** fr. Tome IV, **18** fr. Tome V, **18** fr.

Traité élémentaire

DE

Clinique Thérapeutique

Par le Dr Gaston LYON
Ancien chef de clinique médicale à la Faculté de médecine de Paris.

TROISIÈME ÉDITION REVUE ET AUGMENTÉE

1 *volume grand in-8° de* VIII-1332 *pages. Relié peau.* . . . . **20** *fr.*

La seconde édition de ce livre a reçu du public médical le même accueil favorable que la première. Nous trouvant par suite dans l'obligation agréable de préparer une troisième édition, nous avons considéré comme un devoir strict d'y apporter tous nos soins et de justifier ainsi la faveur soutenue dont notre ouvrage a été l'objet.

Un certain nombre de chapitres nouveaux ont été ajoutés avec tous les développements que comporte leur importance ; citons notamment ceux consacrés aux cardiopathies infantiles, aux sténoses du pylore, aux angiocholites infectieuses, aux péritonites aiguës, aux méningo-myélites aiguës, aux polio-myélites, à la peste, etc.

Le chapitre consacré aux dyspepsies a été récrit en entier. Tous les autres chapitres de notre ouvrage ont été l'objet de modifications de détails, quelques-uns même ont été presque entièrement refondus (blennorragie, syphilis, neurasthénie, infections gastro-intestinales infantiles, etc.).

Sur la demande d'un grand nombre de nos lecteurs, une table alphabétique a été ajoutée, qui facilitera les recherches.

Le rôle du médecin change en même temps que se modifient les médications. La mise en œuvre des soins antiseptiques, l'emploi des injections de sérum, tout cela fait que le rôle actif du médecin grandit sans cesse. Nous avons tenu, dans cette édition, à insister sur les détails de direction des traitements, en un mot à justifier, mieux encore que par le passé, notre titre de *Traité de clinique thérapeutique.*

Traité
de Physiologie

PAR

J.-P. MORAT
PROFESSEUR A L'UNIVERSITÉ DE LYON

Maurice DOYON
PROFESSEUR AGRÉGÉ A LA FACULTÉ DE MÉDECINE
DE LYON

Ce Traité de Physiologie formera 5 volumes dont voici le détail :

I. — **Fonctions élémentaires.** — Prolégomènes. — Nutrition en général. — Physiologie des tissus en particulier (moins le système nerveux).

II. — **Fonctions d'innervation et du milieu intérieur.** — Système nerveux. — Sang; lymphe; liquides interstitiels.

III. — **Fonctions de nutrition.** — Circulation; calorification.

IV. — **Fonctions de nutrition** (suite). — Digestion; respiration; excrétion.

V. — **Fonctions de relation.** — Sens. — Langage; expression; locomotion.
Fonctions de reproduction, à l'exception du développement embryologique.

Ces volumes ne seront pas publiés dans l'ordre ci-dessus, mais le seront dans celui de leur achèvement.

Chaque volume sera, pendant tout le cours de la publication, vendu séparément à des prix qui varieront selon l'étendue de chacun.

Toutefois, les éditeurs acceptent, dès à présent, **au prix à forfait de 50 francs**, des souscriptions à l'ouvrage **complet**.

Les souscripteurs payeront en retirant chaque volume le prix marqué; mais le tome V et dernier leur sera fourni gratuitement ou à un prix tel qu'ils n'aient, en aucun cas, payé plus de 50 francs pour le total de l'ouvrage.

Juin 1901.

Volumes publiés :

Fonctions de nutrition. — Circulation, par M. DOYON; Calorification, par J.-P. MORAT.

1 vol. grand in-8°, avec 173 figures noires et en couleurs . . . . **12 fr.**

Fonctions de nutrition (*suite et fin*). — Respiration; excrétion, par J.-P. MORAT; Digestion; absorption, par M. DOYON.

1 vol. grand in-8°, avec 167 figures en noir et en couleurs . . . . **12 fr.**

C'est un grand traité de physiologie, tel qu'il n'en était pas paru depuis la troisième édition (1888) de l'ouvrage classique de Beaunis, que les auteurs ont eu le courage d'entreprendre et qu'ils mèneront certainement à bien, si l'on en juge par le remarquable spécimen qui forme le premier volume.

E. GLEY (*Archives de physiologie*).

...En résumé, à en juger par le spécimen que nous avons sous les yeux, MM. MORAT et DOYON sont en train de doter nos bibliothèques d'un ouvrage précieux et très bien fait en ce sens qu'ils savent le rendre complet sans le grossir démesurément. Leur *Traité de physiologie* conviendra au débutant, à l'étudiant avancé et à toutes les personnes qui ont besoin de prendre une idée générale ou de remonter à l'origine des faits qui ont permis de la dogmatiser.

Dr ARLOING (*Lyon médical*).

Traité
de
Physique Biologique

PUBLIÉ SOUS LA DIRECTION DE MM.

D'ARSONVAL
Professeur au Collège de France
Membre de l'Institut et de l'Académie de médecine.

CHAUVEAU
Professeur au Muséum d'histoire naturelle
Membre de l'Institut et de l'Académie de médecine.

GARIEL
Ingénieur en chef des Ponts et Chaussées
Professeur à la Faculté de médecine de Paris
Membre de l'Académie de médecine.

MAREY
Professeur au Collège de France
Membre de l'Institut et de l'Académie de médecine.

SECRÉTAIRE DE LA RÉDACTION
M. WEISS
Ingénieur des Ponts et Chaussées
Professeur agrégé à la Faculté de médecine de Paris.

Le **Traité de Physique Biologique** sera publié en trois volumes :

    Tome   I. *Mécanique. Actions moléculaires. Chaleur.*
    Tome II. *Radiations. Optique.*
    Tome III. *Électricité. Acoustique.*

Chaque volume sera vendu séparément.

Le tome I est vendu **25** fr. On souscrit dès maintenant à l'ouvrage complet au prix de **60** fr. — Ce prix restera tel jusqu'à la publication du tome II.

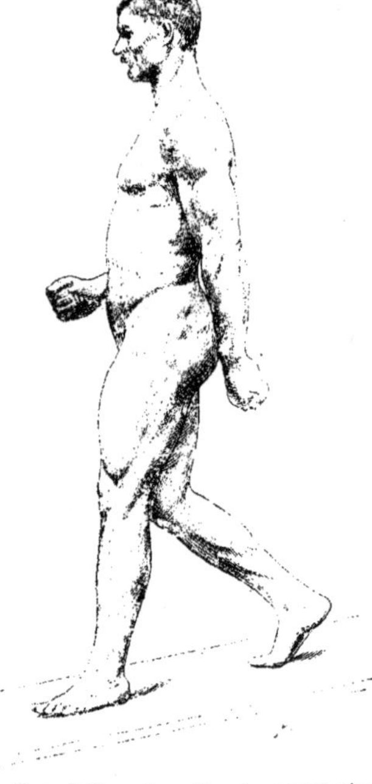

Tome I. Fig. 187. — Marche sur un plan descendant, moment du double appui.

EXTRAIT DE LA PRÉFACE

Au moment où dans les facultés de médecine il s'est produit un changement considérable dans l'enseignement de la physique, il a semblé utile de réunir en un ouvrage tous les matériaux qui pouvaient faire le fond de cet enseignement.

Déjà les maîtres qui ont pour ainsi dire fondé la Physique biologique, les Weber, Helmholtz, du Bois-Reymond, Chauveau, Marey, Paul Bert, d'autres encore, ont écrit sur certains points spéciaux des traités importants. — Mais si l'on en excepte les manuels et les traités élémentaires à l'usage des étudiants, il n'a encore paru aucun ouvrage d'ensemble sur la physique biologique. — Il y avait là, semble-t-il, une lacune à combler . . . .

La Physique pure ne tient dans cet ouvrage qu'une place excessivement réduite. — Sa lecture exige la connaissance des notions générales, toutefois il a paru nécessaire de faire précéder chaque partie d'une sorte d'aide-mémoire rappelant brièvement les principaux faits sur lesquels il pouvait être nécessaire de s'appuyer dans la suite. L'ouvrage complet comprendra trois volumes.

Nous avons cru devoir placer en tête du premier un court article sur les diverses espèces d'erreur que l'on est exposé à commettre dans les sciences expérimentales, car nous avons remarqué trop souvent que beaucoup de physiologistes ne faisaient pas la distinction convenable entre elles.

Contrairement à notre principe de passer rapidement sur les questions de physique pure, nous avons aussi donné quelque développement à la mécanique et aux actions moléculaires. Il est, en effet, souvent difficile pour le physiologiste de lire des traités de mécanique générale, et nous avons cherché à en exposer les notions les plus indispensables.

Dans ce même volume, se trouve tout ce qui a rapport à la mécanique animale, à la chaleur et aux actions moléculaires ; cependant une grande partie des phénomènes de la contraction musculaire a été renvoyée au troisième volume qui contient l'électro-physiologie.

Ce premier volume sera suivi prochainement, nous l'espérons, d'un deuxième volume contenant toutes les applications de l'optique géométrique et des radiations.

Enfin le troisième volume est réservé à l'Électricité et à l'Acoustique.

Nous avons fait tous nos efforts pour mener cet ouvrage à bonne fin ; il nous semble avoir réuni pour cela les meilleures conditions. Il suffit pour s'en convaincre de lire la table des noms de nos collaborateurs et de se rappeler celui de notre éditeur, dont l'éloge n'est plus à faire ; puissions-nous avoir fait œuvre utile.

TOME PREMIER

1 fort volume in-8° avec 591 figures dans le texte : **25 fr.**

Ce volume contient : Des erreurs dans les mesures. Principes généraux de mécanique, par M. G. WEISS. — Propriétés des solides. Résistance des matériaux. Architecture des os, par M. GARIEL. — Architecture des muscles. Principes généraux de méthode graphique. La contraction musculaire, par M. G. WEISS. — Locomotion humaine, par M. PAUL RICHER. — La locomotion animale, par M. MAREY. — Principes généraux d'hydrostatique et d'hydro-dynamique, par M. WEISS. — Cœur. Cardiographie, par M. WERTHEIMER. — Circulation du sang dans les vaisseaux. Pression et vitesse, pouls et sphygmographie, par M. E. MEYER. — Pléthysmographie, par M. HALLION. — Capillarité et tension superficielle. Solubilité des solides. Imbibition, par M. A. IMBERT. — Filtration, par M. GARIEL. — Osmose, par M. A. DASTRE. — Propriétés des gaz. Analyse des gaz. Gaz du sang. Phénomènes physiques de la respiration, par M. J. TISSOT. — Principes généraux de la chaleur, par M. WEISS. — Thermométrie, par M. GARIEL. — Température, par M. J.-P. LANGLOIS. — Calorimétrie. Étuves et régulateurs de température, par M. C. SIGALAS. — Chaleur animale, par M. LAULANIÉ. — Travail fourni par les animaux. Rendement des moteurs animés. Propagation de la chaleur. Protection des animaux, par M. GARIEL. — Influence de la pression sur la vie, par MM. P. REGNARD et P. PORTIER. — Influence des agents atmosphériques sur les éléments cellulaires, par M. A. CHARRIN. — Actions hygrométriques sur les végétaux. Influence de la chaleur sur les végétaux. Actions mécaniques sur les végétaux, par M. MANGIN.

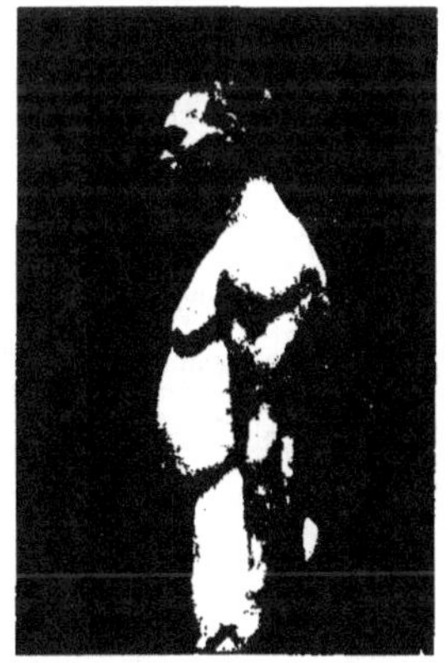

Tome I. Fig. 138. IV. — Mouvement rapide. Extension.

Précis

d'Obstétrique

PAR MM.

A. RIBEMONT-DESSAIGNES
Agrégé de la Faculté de médecine
Accoucheur de l'hôpital Beaujon
Membre de l'Académie de médecine.

G. LEPAGE
Professeur agrégé à la Faculté de médecine
de Paris
Accoucheur de l'hôpital de la Pitié.

CINQUIÈME ÉDITION

AVEC 590 FIGURES DANS LE TEXTE DONT 437 DESSINÉES PAR **M. RIBEMONT-DESSAIGNES**

1 vol. grand in-8° de XXIV-1405 pages, relié toile. . . **30 fr.**

Cette cinquième édition du traité d'Obstétrique comprend treize parties :

I. *Anatomie et physiologie de l'appareil génital de la femme.*
II. *Grossesse ou gestation.*
III. *De l'asepsie et de l'antisepsie obstétricales.*
IV. *Accouchement.*
V. *Des soins à donner au nouveau-né.*
VI. *Grossesses et accouchements multiples.*
VII. *Pathologie de la grossesse.*
VIII. *Dystocie.*
IX. *Opérations obstétricales.*
X. *Pathologie du nouveau-né.*
XI. *Pathologie des suites de couches.*
XII. *Notions de tératologie.*
XIII. *Des opérations gynécologiques dans leurs rapports avec la puerpéralité.*

Quoi qu'en disent modestement les auteurs dans la préface de leur première édition, ce livre est un véritable traité d'accouchement tout à fait au courant des derniers progrès de l'art obstétrical. Aussi s'explique-t-on l'empressement avec lequel il a été accueilli par les étudiants qui terminent leurs études et préparent l'examen spécial de clinique obstétricale.

Ce Précis reproduit dans ses grands traits l'enseignement des deux professeurs de clinique obstétricale de la Faculté de Paris, ce qui n'empêche pas que sur différentes questions les auteurs formulent d'une manière précise leur opinion personnelle.....

Les opérations obstétricales y sont traitées d'une manière très pratique, tant au point de vue du manuel opératoire qu'à celui des indications.

Les figures, si utiles pour faire comprendre certaines questions un peu ardues de l'obstétrique sont nombreuses et présentent un caractère tout particulier d'originalité ; elles sont, en effet, dues au crayon de l'un des auteurs, M. le Dʳ Ribemont-Dessaignes. Si quelques-unes sont schématiques, la plupart sont faites d'après nature, d'après des dessins ou des photographies.

La partie iconographique mérite donc une mention spéciale : toutefois, le texte ne lui cède en rien au point de vue de la clarté et de la netteté. En lisant cet ouvrage, on sent que les auteurs sont tous deux rompus aux difficultés de l'enseignement théorique et pratique de l'obstétrique : ils ont fait œuvre utile.   (*Gazette médicale.*)

Le *Précis d'Obstétrique* est un bel et bon ouvrage, appelé à rendre de grands services aux praticiens par son plan et son exécution qui sont parfaits. Tenant le milieu entre les Manuels qui tentent les étudiants, mais ne leur apprennent pas grand'chose, et les traités magistraux qu'ils n'ont guère le temps ni les moyens d'aborder, cet ouvrage nous paraît réaliser parfaitement le but des auteurs d'être un livre d'enseignement proprement dit. Et cet enseignement, c'est, dans ses grandes lignes, celui de M. Tarnier et de M. Pinard.   (*Revue scientifique.*)

Cet ouvrage est appelé à rendre de grands services, non seulement à l'étudiant qui prépare ses examens, mais aussi au praticien, abandonné qu'il est, la plupart du temps, au milieu des multiples difficultés de la clinique et avec une instruction pratique souvent insuffisante.... Nous devons aussi parler de la partie iconographique de l'ouvrage ; tous les dessins, qui sont l'œuvre personnelle de M. Ribemont-Dessaignes, joignent à une exactitude photographique un caractère artistique qui donne au livre un aspect particulier.   (*Revue de chirurgie.*)

Traité
de Gynécologie

CLINIQUE ET OPÉRATOIRE

Par le Dr Samuel POZZI

Professeur à la Faculté de médecine, Chirurgien de l'hôpital Broca
Membre de l'Académie de médecine.

TROISIÈME ÉDITION, REVUE ET AUGMENTÉE

1 vol. in-8° de XXII-1270 pages, avec 628 fig. dans le texte. Relié toile. **30 fr.**

Le *Traité de Gynécologie* de S. Pozzi, dont la première édition a paru en 1890 et la seconde en 1892, est rapidement devenu un livre classique en France et à l'étranger où il a été traduit en cinq langues. Clair, méthodique, donnant à la fois une description clinique complète, une étude anatomo-pathologique minutieuse et un exposé détaillé des divers procédés opératoires, ce livre s'adresse à l'étudiant, au savant et au praticien. L'analyse de tous les travaux de quelque valeur parus ces dernières années prête à cette œuvre un caractère encyclopédique qui ne nuit pourtant point à la netteté de l'exposition . . . .

Cette troisième édition a été soigneusement revue et a subi de nombreuses modifications et additions. La Gynécologie a fait récemment de grands progrès, surtout au point de vue des indications opératoires et de la technique ; par suite, l'auteur a dû remanier profondément plusieurs chapitres, notamment ceux qui sont relatifs à l'asepsie, à l'hystérectomie vaginale et abdominale pour les corps fibreux ou pour les suppurations pelviennes, au traitement des rétro-déviations de l'utérus par la vagino-fixation, à l'histoire clinique et anatomique du deciduome malin, etc. Une importante amélioration consiste dans les très nombreuses figures nouvelles que présente cette troisième édition.

Grâce à ces additions, la troisième édition comprend 100 pages de texte et 121 figures de plus que la précédente. Tout en demeurant essentiellement un ouvrage destiné à l'enseignement, ce Traité résume si exactement l'état présent de la science gynécologique qu'il est à la fois un livre de fond et une œuvre d'actualité.

..... L'ordonnance générale du Traité n'est pas changée, mais de nombreuses additions et des figures multiples sont venues l'enrichir. La thérapeutique chirurgicale des opérations pelviennes, en particulier, a été complètement revisée, et M. Pozzi, tout en restant laparotomiste convaincu, reconnaît à l'hystérectomie vaginale la large place qui lui est due.... Au point de vue thérapeutique, je mentionnerai, comme nouvelles, les pages relatives aux différents procédés d'hystéropexie vaginale recommandés ces derniers temps, celles qui sont consacrées au traitement chirurgical du prolapsus, enfin, et surtout, un petit chapitre relatif à la chirurgie conservatrice des ovaires. — L'anatomie pathologique et la bactériologie tiennent une grande place ; de nombreuses figures originales inédites viennent très heureusement compléter des descriptions qui seraient un peu ardues à la simple lecture.

Partout l'auteur a cherché à être aussi complet que possible, de là une abondance d'indications bibliographiques et de courtes analyses bien fondues ensemble, dont le chercheur tirera grand profit. Mais M. Pozzi a eu soin également de donner toujours son opinion personnelle, permettant ainsi aux jeunes de bénéficier de sa longue expérience. Nous retrouvons ainsi dans cette troisième édition toutes les qualités des deux premières ; il est facile d'en prédire le grand succès.

E. BONNAIRE (*Presse médicale*).

Traité
de
Chirurgie d'urgence

PAR

FÉLIX LEJARS
Professeur agrégé à la Faculté de médecine de Paris, Chirurgien de l'hôpital Tenon
Membre de la Société de chirurgie.

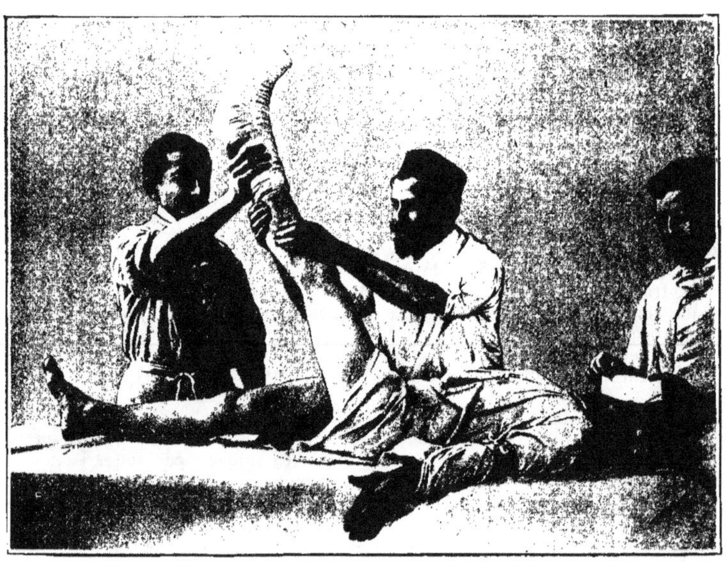

Fig. 715. — Hémostase provisoire. 1ᵉʳ temps : élévation du membre, refoulement du sang
à la racine.

TROISIÈME ÉDITION, REVUE ET AUGMENTÉE

751 figures dont **351** dessinées d'après nature par le **Dᵣ E. DALEINE**
et **172** photographies originales.

1 volume grand in-8º, de 1035 pages. Relié toile. **25 francs.**

Le succès de deux éditions enlevées en quelques mois prouve mieux que tout éloge la valeur et l'utilité du *Traité de Chirurgie d'urgence* du Dᵣ F. Lejars.

Fidèle à la méthode qui lui a assuré le succès, le Dᵣ Lejars s'est contenté de rendre cette nouvelle édition à la fois plus complète et plus pratique.

Des additions considérables, des remaniements importants, ont été faits au texte et des dessins inédits et des photographies originales ont enrichi encore l'illustration déjà hors de pair et universellement appréciée qui fait de cet ouvrage un véritable album.

Ainsi amélioré, le *Traité de Chirurgie d'urgence* se présente pour la troisième fois au public. Il trouvera auprès de lui l'accueil élogieux et empressé qu'il a déjà rencontré et dont les extraits suivants de la presse scientifique ne donnent qu'une incomplète expression.

... Par cette courte analyse, j'aurais voulu engager praticiens et étudiants à lire cet excellent Traité. Tous y puiseront avec avantage des notions d'une utilité éminemment pratique et la multiplicité des figures leur facilitera merveilleusement, à chaque pas, la compréhension du texte....

(Presse médicale.)

... L'auteur a voulu offrir au public un Traité essentiellement simple et pratique, permettant à tout médecin, en présence d'un cas de chirurgie d'urgence, de poser une médication thérapeutique et d'être à même de la remplir; c'est dire l'immense service que cet ouvrage est appelé à rendre partout où le chirurgien de profession fait défaut....

(Revue de Chirurgie.)

... Non e inopportuno aggiungere che alla bontà del libro corrisponde al bellezza dell' edizione, nella quale disegni originali e fotografie sono ritratti con esattezza e finezza non comuni.

(La Clinica Chirurgica.)

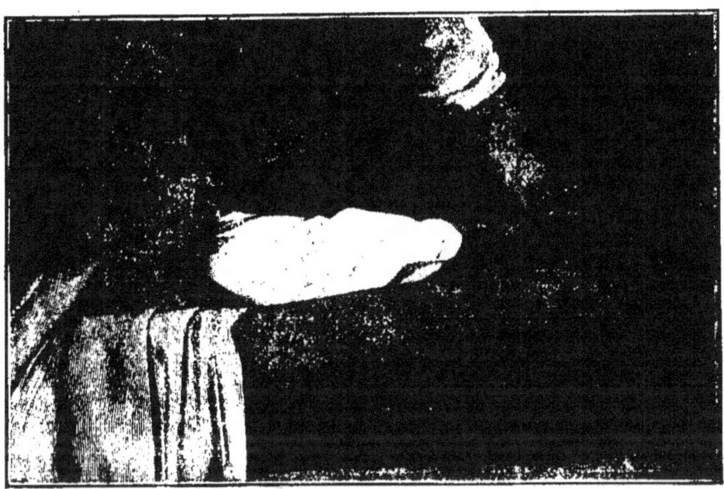

Fig. 800. — Exploration d'un abcès hypogastrique par le palper abdominal et le toucher rectal réunis.

Ohne theoretische Auseinandersetzung und ohne viel Gelehrsamkeit führt uns Lejars unmittelbar aus Krankenbett und schildert uns den — vielfach selbsterlebten — Krankheitsfall mitt einer Anschaulichkeit und Klarheit, dass wir glauben, die Gefahr vor unseren Augen zu sehen....

(Klinisch-therapeutische Wochenschrift.)

Der Werth des Buches ruht nicht allein in dem reichem Inhalt, sondern ganz besonders in den vortrefflichen Darstellung, welche vollendet klar, obendrein durch ein Fülle instructivster neuer Zeichnungen ergänzt wird, dann durch den modernen, fortgeschrittenen Standpunkt, welche der Verfasser in allen klinischen und technischen Fragen einnimmt. Die neuesten Erfahrungen und Vorschläge sind berücksichtigt : die Serumtherapie wie die Gelatineinjection, die moderne Hirnchirurgie wie die Fortschritte der Bauchchirurgie und die Naht der Herzwunden; die deutsche Litteratur ist fleissig mit verwerthet.

HELFERICH.

(Zeitschrift für Chirurgie.)

ARTHUS. — *Éléments de Chimie physiologique,* par MAURICE ARTHUS, professeur de physiologie et de chimie physiologique à l'Université de Fribourg (Suisse). *Troisième édition,* revue et corrigée. 1 vol. in-16 diamant, avec figures dans le texte, cartonné toile. . . . . **4 fr.**

BARD. — *Précis d'anatomie pathologique,* par M. L. BARD, professeur à la Faculté de médecine de Lyon, médecin de l'Hôtel-Dieu. *Deuxième édition, revue et augmentée.* 1 volume in-16 diamant, avec 125 figures, cart. à l'anglaise, tranches rouges. . . . . **7 fr. 50**

BAZY. — *Maladies des Voies urinaires, Urètre, Vessie,* par le D' BAZY, chirurgien des hôpitaux, membre de la Société de chirurgie. 4 vol. petit in-8° de l'*Encyclopédie des Aide-Mémoire.*
    I. *Moyens d'exploration et traitement.* 2° édition.
    II. *Séméiologie*
    III. *Thérapeutique générale. Médecine opératoire.*
    IV. *Thérapeutique spéciale.*
Chaque volume séparément. **2 fr. 50**

BERLIOZ. — *Manuel de Thérapeutique,* par le D' BERLIOZ, professeur à la Faculté de médecine de Grenoble, avec une préface par **M. BOUCHARD,** professeur à la Faculté de médecine de Paris. 4° édition revue et augmentée. 1 vol. in-18 diamant, cartonné toile anglaise, tranches rouges. . . . . **6 fr.**

BLOCQ ET LONDE. — *Anatomie pathologique de la moelle épinière.* 45 *planches en héliogravure,* avec texte explicatif, par PAUL BLOCQ, ancien interne des hôpitaux, chef des travaux anatomo-pathologiques à la Salpêtrière, et ALBERT LONDE, directeur du service photographique à la Salpêtrière. Ouvrage précédé d'une préface de M. le professeur CHARCOT. 1 vol. in-4° relié toile. . . . **48 fr.**

BONNIER. — *L'Oreille,* par PIERRE BONNIER. 5 vol. petit in-8° de l'*Encyclopédie des Aide-Mémoire.*
    I. *Anatomie de l'oreille.*
    II. *Pathogénie et mécanisme.*
    III. *Physiologie : Les Fonctions.*
    IV. *Symptomatologie de l'oreille.*
    V. *Pathologie de l'oreille.*
Chaque volume séparément. **2 fr. 50**

BOTTEY. — *Traité théorique et pratique d'hydrothérapie médicale,* par le D' F. BOTTEY, médecin de l'Établissement hydrothérapique de Divonne. 1 volume grand in-8°. . . . . **10 fr.**

BOUCHARD (CH.). — *Leçons sur la thérapeutique des maladies infectieuses* — (*Antisepsie*), professées à la Faculté de médecine de Paris, par M. CH. BOUCHARD, membre de l'Institut. 1 vol. grand in-8°. . . . . **9 fr.**

BRAULT. — *Les Artérites,* par A. BRAULT, médecin de l'hôpital Tenon, chef des travaux pratiques d'anatomie pathologique à la Faculté de médecine. 2 vol. petit in-8° de l'*Encyclopédie des Aide-Mémoire.*
    I. *Les Artérites, leur rôle en pathologie.* 1 vol.
    II. *Les Artérites et les Scléroses.* 1 vol.
Chaque volume séparément. **2 fr. 50**

BRISSAUD. — *Anatomie du cerveau de l'homme.* — *Morphologie des hémisphères cérébraux ou cerveau proprement dit.* Texte et figures par le D' E. BRISSAUD, professeur agrégé à la Faculté de médecine. 1 atlas grand in-4°, de 43 planches gravées sur cuivre, représentant 270 préparations, grandeur naturelle, avec explication en regard de chacune ; et 1 volume in-8° de 580 pages, avec plus de 200 figures schématiques dans le texte. 2 vol. reliés toile anglaise. . . . **80 fr.**

— *Leçons sur les maladies nerveuses* (Salpêtrière, 1893-1894), recueillies et publiées par HENRY MEIGE. 1 vol. gr. in-8° avec 240 fig. (schémas et photographies). . . . . **18 fr.**

— **Leçons sur les maladies nerveuses** (*Deuxième série*: hôpital Saint-Antoine), recueillies et publiées par HENRY MEIGE. 1 vol. grand in-8° avec 165 figures dans le texte . . . . **15** fr.

BROCA (A.). — **Traitement des tumeurs blanches.** Ostéo-arthrites tuberculeuses des membres chez l'enfant, par A. BROCA, chirurgien de l'hôpital Trousseau, professeur agrégé à la Faculté de médecine. 1 vol. in-8° de l'*Encyclopédie des Aide-Mémoire.* . . . . **2** fr. **50**

BROUSSES. — **Manuel technique de massage,** par le D' J. BROUSSES, médecin-major de 2° classe. 2° édition. 1 vol. in-16, avec nombreuses figures, cartonné toile, tranches rouges. **4** fr.

Centenaire de la Faculté de médecine de Paris (1794-1894), par le D' A. CORLIEU. 1 vol. in-4°, imprimé par l'Imprimerie Nationale et accompagné d'un album in-4° de 130 portraits des professeurs de la Faculté reproduits d'après des documents authentiques. Les 2 volumes. . . . . **100** fr.

CHARRIN. — **Leçons de pathogénie appliquée.** *Clinique médicale. Hôtel-Dieu* (1895-1896), par A. CHARRIN, professeur agrégé, médecin des hôpitaux, directeur adjoint au laboratoire de Pathologie générale, assistant au Collège de France, Vice-président de la Société de Biologie. 1 vol. in-8°. . . . . **6** fr.

— **Poisons de l'organisme,** par le D' A. CHARRIN. 3 vol. petit in-8° de l'*Encyclopédie des Aide-Mémoire.*

    I. *Poisons de l'urine,* Paris, 1893.
    II. *Poisons du tube digestif,* Paris, 1895.
    III. *Poisons des tissus,* Paris, 1897.

Chaque volume séparément. . . . . **2** fr. **50**

— **Les Défenses naturelles de l'organisme :** *Leçons professées au Collège de France,* par A. CHARRIN. 1 vol. in-8°. . . . . **6** fr.

CHAUVEL ET NIMIER. — **Traité pratique de Chirurgie d'armée,** par J. CHAUVEL, médecin principal de 1" classe, professeur à l'École du Val-de-Grâce, et H. NIMIER, médecin-major de 2° classe, professeur agrégé à l'École du Val-de-Grâce. 1 vol. in-8°, avec 126 figures dessinées par le D' J.-E. PESMES, médecin aide-major de 1" classe. . . . . **12** fr.

DASTRE. — **Les Anesthésiques.** *Physiologie et applications chirurgicales,* par M. DASTRE, professeur de physiologie à la Sorbonne. 1 vol. in-8°. . . . . . . **5** fr.

DIEULAFOY. — **Manuel de Pathologie interne.** par G. DIEULAFOY, professeur de clinique médicale à la Faculté de médecine de Paris, médecin de l'Hôtel-Dieu, membre de l'Académie de médecine. *Treizième édition entièrement refondue et considérablement augmentée.* 4 vol. in-16 diamant, avec figures en noir et en coul., cart. à l'anglaise, tranches rouges. **28** fr.

— **Clinique médicale de l'Hôtel-Dieu de Paris,** par le professeur G. DIEULAFOY. 3 vol. gr. in-8°, avec figures dans le texte.
    I. 1896-1897. 1 vol. in-8°. . . . . **10** fr.
    II. 1897-1898. 1 vol. in-8°. . . . **10** fr.
    III. 1898-1899. 1 vol. in-8°. . . . **10** fr.

Fig. extraite du Tome I du *Traité de Pathologie interne,* de G. Dieulafoy.

DUCLAUX. — **Pasteur. Histoire d'un esprit.** par E. DUCLAUX, membre de l'Institut, directeur de l'Institut Pasteur, professeur à la Sorbonne et à l'Institut Agronomique. 1 vol. gr. in-8°, avec 22 figures dans le texte . . . . **5** fr.

— **Traité de microbiologie,** par E. DUCLAUX.
    Tome I. *Microbiologie générale.* 1 vol. gr. in-8°, avec figures. . . . . . **15** fr.
    Tome II. *Diastases, toxines et venins.* 1 vol. gr. in-8°, avec figures. . . **15** fr.
    Tome III. *Fermentation alcoolique.* 1 vol. gr. in-8°, avec figures. . . . **15** fr.
L'ouvrage formera 7 volumes qui paraîtront successivement.

DUFLOCQ. — *Leçons sur les bactéries pathogènes*, *faites à l'Hôtel-Dieu annexe*, par P. DUFLOCQ. 1 vol. in-8° . . . . 10 fr.

DUPLAY. — *Cliniques chirurgicales de l'Hôtel-Dieu*, par SIMON DUPLAY, professeur de clinique chirurgicale à la Faculté de médecine de Paris, membre de l'Académie de médecine, chirurgien de l'Hôtel-Dieu, recueillies et publiées par les Dʳˢ M. CAZIN, chef de clinique chirurgicale à l'Hôtel-Dieu, et L. CLADO, chef des travaux gynécologiques à l'Hôtel-Dieu.

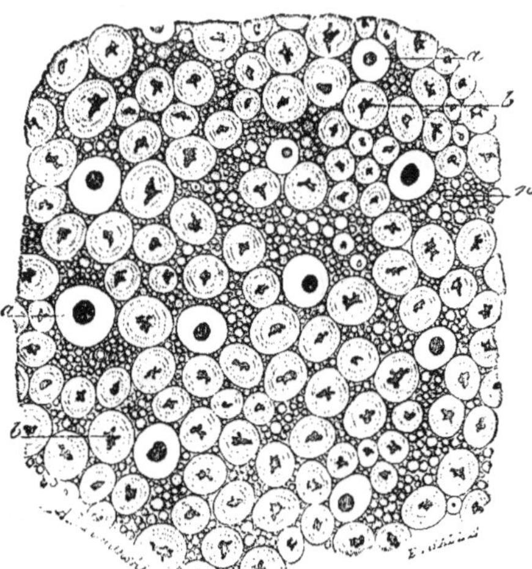

Fig. extraite du *Précis d'Histologie*, de M. DUVAL.
Fibres nerveuses vues en coupe.

1ʳᵉ SÉRIE. 1 vol. in-8°, avec figures dans le texte.   **7 fr.**
2ᵉ SÉRIE. 1 vol. in-8°, avec figures dans le texte.   **8 fr.**
3ᵉ SÉRIE. 1 vol. in-8°, avec figures dans le texte.   **8 fr.**

DUVAL. — *Atlas d'embryologie*, par M. MATHIAS DUVAL, professeur d'histologie à la Faculté de médecine de Paris, membre de l'Académie de médecine. 1 vol. in-4°, avec 40 planches en noir et en couleurs, comprenant ensemble 652 figures. Cartonné toile . . . . **48 fr.**

— *Précis d'histologie*, par M. MATHIAS DUVAL, professeur à la Faculté de médecine de Paris, membre de l'Académie de médecine. *Deuxième édition, revue et augmentée*. 1 vol. gr. in-8°, avec 427 figures dans le texte. **18 fr.**

FAISANS. — *Maladies des organes respiratoires*. *Méthodes d'exploration, signes physiques*, par LÉON FAISANS, médecin de la Pitié. *Deuxième édition*. 1 vol. petit in-8° de l'*Encyclopédie des Aide-Mémoire* . . . . 2 fr. 50

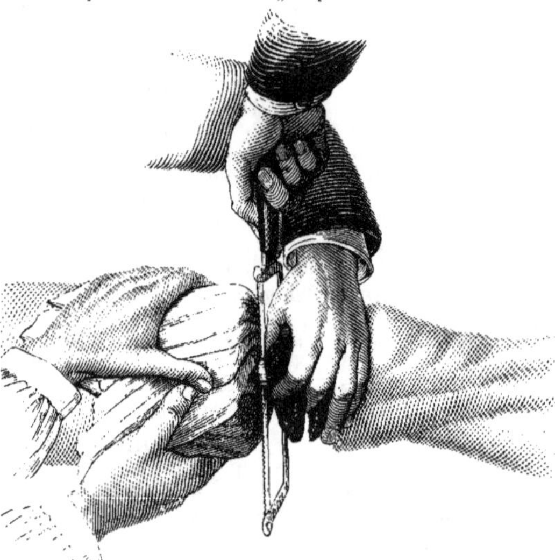

Fig. extraite du *Précis de Manuel opératoire*, de M. L.-H. FARABEUF. — Manière de scier. Rôle de l'aide rétracteur.

FARABEUF. — *Précis de manuel opératoire*. *Ligatures, Amputations, Résections, Appendice*, par M. L.-H. FARABEUF, professeur à la Faculté de médecine de Paris, membre de l'Académie de médecine. *Quatrième édition entièrement revue*. 1 vol. petit in-8°, avec 799 figures. **16 fr.**

FÉLIZET. — *Les Hernies inguinales de l'Enfance*, par le Dʳ G. FÉLIZET, chirurgien de l'hôpital Tenon (Enfants-Malades). 1 vol. grand in-8°, avec 73 figures dans le texte. . . . . **10 fr.**

GAUTIER (A.). — *Cours de Chimie minérale et organique*, par M. ARM. GAUTIER, membre de l'Institut, professeur de chimie à la Faculté de médecine de Paris. *Deuxième* *édition*, revue et mise au courant des travaux les plus récents. 2 vol. grand in-8°, avec figures dans le texte.

    I. *Chimie minérale.* 1 vol. grand in-8°, avec 244 figures dans le texte. **16 fr.**

    II. *Chimie organique.* 1 vol. grand in-8°, avec 72 figures. . . . . **16 fr.**

  Leçons de Chimie biologique normale et pathologique. *Deuxième édition*, publiée avec la collaboration de M. ARTHUS, professeur de physiologie à l'Université de Fribourg. 1 vol. in-8°, avec 110 figures. . . . . **18 fr.**

  La Chimie de la cellule vivante. par M. ARM. GAUTIER. *Deuxième édition.* 1 vol. petit in-8° de l'*Encyclopédie des Aide-Mémoire*. . . . . . . **2 fr. 50**

GILIS. — *Précis d'Embryologie* adapté aux sciences médicales, par PAUL GILIS, professeur agrégé à la Faculté de médecine de Montpellier, avec préface par M. le professeur DUVAL. 1 vol. in-18 diamant, avec 175 figures. Cartonné toile, tranches rouges. . . . . **6 fr.**

GLEY. — *Essais de philosophie et d'histoire de la Biologie.* par E. GLEY, professeur agrégé à la Faculté de médecine de Paris, assistant près la chaire de Physiologie générale au Muséum d'Histoire naturelle. 1 vol. in-16. . . **3 fr. 50**

GOUGUENHEIM et GLOVER. — *Atlas de laryngologie et de rhinologie*, par A. GOUGUENHEIM, médecin de l'hôpital Lariboisière, et J. GLOVER, ancien interne de la clinique laryngologique de l'hôpital Lariboisière. 1 vol. in-4°, avec 37 planches en noir et en couleurs, comprenant ensemble 246 figures, et 47 figures dans le texte. Légendes en langue anglaise et en langue française, relié toile. . . . . **50 fr.**

GRASSET. — *Consultations médicales sur quelques maladies fréquentes.* par le Dr GRASSET, professeur de clinique médicale à l'Université de Montpellier, correspondant de l'Académie de médecine. *Quatrième édition, revue et considérablement augmentée.* 1 vol. in-16, reliure souple, peau pleine. **4 fr. 50**

— *Leçons de Clinique médicale*, faites à l'hôpital Saint-Éloi de Montpellier, par le Dr J. GRASSET, professeur de clinique médicale à l'Université de Montpellier, correspondant de l'Académie de médecine, lauréat de l'Institut.

    1re SÉRIE (1886-1890). 1 vol. in-8°, avec 10 planches. . . . . **12 fr.**

    2e SÉRIE (novembre 1890-juillet 1895). 1 fort vol. in-8°, avec une figure dans le texte et 10 planches lithographiées. . . . . **12 fr.**

    3e SÉRIE (novembre 1895-mars 1898). 1 vol. in-8° de VII-826 pages, avec 20 planches hors texte, dont 10 en couleurs et 6 en phototypie . . . **15 fr.**

— *Traité pratique des maladies du système nerveux*, par le professeur GRASSET, en collaboration avec le Dr RAUZIER. *Quatrième édition.* 2 vol. grand in-8°, avec 33 planches hors texte et 122 figures dans le texte (*Ouvrage couronné par l'Institut : Prix Lallemand*). . . . . **45 fr.**

HAYEM. — *Du Sang et de ses altérations anatomiques*, par G. HAYEM, professeur à la Faculté de médecine de Paris, médecin des hôpitaux, membre de l'Académie de médecine. 1 vol. in-8°, avec nombreuses figures noires et en couleurs dans le texte, relié toile à biseaux . . . . **32 fr.**

— *Leçons sur les maladies du sang* (*Clinique de l'hôpital Saint-Antoine*), par Georges HAYEM, recueillies par MM. E. PARMENTIER, médecin des hôpitaux, et R. BENSAUDE, chef du laboratoire d'anatomie pathologique à l'hôpital Saint-Antoine. 1 vol. in-8°, avec 4 planches en couleurs. . . . . **15 fr.**

HÉDON. — *Physiologie normale et pathologique du pancréas*, par E. HÉDON, professeur de physiologie à la Faculté de Médecine de Montpellier. 1 vol. petit in-8° de l'*Encyclopédie des Aide-Mémoire*. . . . . **2 fr. 50**

HÉNOCQUE. — *Spectroscopie biologique.* par le Dr ALBERT HÉNOCQUE, directeur adjoint du laboratoire de physique biologique du Collège de France. 3 vol. petit in-8° de l'*Encyclopédie des Aide-Mémoire.*

    I. *Spectroscopie du sang.* Avec figures dans le texte.

    II. *Spectroscopie des organes, des tissus et des humeurs.* Avec figures dans le texte.

    III. *Spectroscopie de l'urine et des pigments.*

Chaque volume est vendu séparément . . . . **2 fr. 50**

KIRMISSON. — *Leçons cliniques sur les maladies de l'appareil locomoteur* (*os, articulations, muscles*), par le Dr KIRMISSON, professeur agrégé à la Faculté

de médecine, chirurgien des hôpitaux, membre de la Société de chirurgie. 1 vol.
in-8°, avec figures dans le texte . . . . **10 fr.**

— *Traité des maladies chirurgicales d'origine congénitale*, par le Dʳ E.
KIRMISSON. 1 vol. in-8°, avec 311 figures dans le texte et 2 planches en
couleurs . . . . **15** fr.

LACASSAGNE. — *Précis de médecine judiciaire*, par M. A. LACASSAGNE, professeur
à la Faculté de médecine de Lyon. 2ᵉ édition. 1 volume in-18 diamant, avec
47 figures dans le texte et 4 planches en couleur, cartonné à l'anglaise, tranches
rouges . . . . **7 fr. 50**

-- *Précis d'hygiène privée et sociale*, par M. A. LACASSAGNE. 4ᵉ édition,
revue et augmentée. 1 vol. in-16 diamant, cartonné à l'anglaise, tranches
rouges. . . . . **7 fr.**

LALESQUE. — *Cure marine de la phtisie pulmonaire*. par le Dʳ F. LALESQUE,
ancien interne des hôpitaux de Paris. 1 vol. in-8°, avec planches, dessins, tableaux
et graphiques. . . . . **6 fr.**

LAMY. — *La syphilis des centres nerveux*, par le Dʳ HENRI LAMY, ancien interne des hôpitaux de Paris. 1 vol. petit in-8°, de l'*Encyclopédie des Aide-Mémoire*.. . . . . **2 fr. 50**

LANGLOIS. — *Le Lait*, par P. LANGLOIS, chef du Laboratoire de physiologie à la
Faculté de médecine. 1 vol. p. in-8° de l'*Encyclopédie des Aide-Mémoire*. **2 fr. 50**

LANNELONGUE. — *La Tuberculose chirurgicale*. par O. LANNELONGUE, professeur à la Faculté de médecine de Paris. 1 vol. petit in-8° de l'*Encyclopédie des
Aide-Mémoire* . . . . **2 fr. 50**

LAULANIÉ. — *Énergétique musculaire*, par F. LAULANIÉ, professeur de physiologie à l'École vétérinaire de Toulouse, avec une préface de M. CHAUVEAU, de
l'Institut. 1 vol. petit in-8° de l'*Encyclopédie des Aide-Mémoire*. . . . **2 fr. 50**

LAUNOIS. — *Manuel d'Anatomie microscopique et d'Histologie*, par
MM. P.-E. LAUNOIS, professeur agrégé à la Faculté de Paris, médecin des hôpitaux. Préface de M. MATHIAS DUVAL, professeur d'histologie à la Faculté, membre
de l'Académie de médecine. *Deuxième édition, entièrement refondue*. 1 vol.
in-16 diamant, cartonné toile. . . . . **8 fr.**

LAVERAN. — *Du Paludisme* et de son hématozoaire. par A. LAVERAN, membre de
l'Académie de médecine, membre correspondant de l'Institut de France. 1 vol.
grand in-8°, avec 4 planches en couleur et 2 planches photographiques . **10 fr.**

-- *Traité du Paludisme*, par A. LAVERAN. 1 vol. grand in-8°, avec 27 figures dans
le texte et une planche en couleurs . . . . **10 fr.**

-- *Traité d'hygiène militaire*, par le Dʳ LAVERAN. 1 vol. in-8°, avec 270
figures. . . . . **16 fr.**

LEJARS. — *Leçons de chirurgie* (La Pitié, 1893-1894), par le Dʳ FÉLIX LEJARS,
professeur agrégé à la Faculté de médecine de Paris, chirurgien des hôpitaux.
1 vol. grand in-8°, avec 128 figures.. **16 fr.**

LELOIR ET VIDAL. -- *Symptomatologie et anatomie pathologique des maladies de la peau*, par MM. LELOIR. professeur à la Faculté de médecine de
Lille, et E. VIDAL, médecin de l'hôpital St-Louis. Un atlas de 54 planches grand
in-8°, tirées en couleur, et accompagnées d'un texte explicatif, relié toile. **70 fr.**

LETULLE. — *L'Inflammation* (Études anatomo-pathologiques), par le Dʳ MAU-
RICE LETULLE. professeur agrégé à la Faculté de médecine de Paris. 1 vol., avec
21 figures et 12 planches en chromolithographie hors texte. relié toile. . **20 fr.**

Manuel de pathologie externe, par MM. RECLUS. KIRMISSON. PEYROT. BOUILLY,
professeurs agrégés à la Faculté de médecine de Paris, chirurgiens des hôpitaux.
Nouvelle édition, illustrée de 720 figures. 4 vol. in-8°, avec figures dans le
texte. . . . . **40 fr.**

I. *Maladies des tissus et des organes*. par le Dʳ P. RECLUS. avec figures dans
le texte.

II. *Maladies des régions: Tête et Rachis*, par le Dʳ KIRMISSON, entièrement
refondue et augmentée. avec figures dans le texte.

III. *Maladies des régions : Poitrine et abdomen*, par le D' PEYROT, entièrement refondue et augmentée, avec figures dans le texte.

IV. *Maladies des régions : Organes génito-urinaires*, membres, par le D' BOUILLY, avec figures dans le texte.

Chaque volume est vendu séparément. . . . . **10 fr.**

MARIE. — *Leçons sur les maladies de la moelle*, par le D' PIERRE MARIE, professeur agrégé de la Faculté de médecine de Paris, médecin des hôpitaux. 1 vol. in-8°, avec 244 figures dans le texte. . . . . **15 fr.**

— *Leçons de clinique médicale* (Hôtel-Dieu, 1894-1895), par le D' PIERRE MARIE. 1 vol. in-8°, avec 57 figures dans le texte. . . . . **6 fr.**

MAURIAC. — *Traitement de la syphilis*, par M. CHARLES MAURIAC, médecin de l'hôpital Ricord (Hôpital du Midi). 1 vol. in-8° . . . . **15 fr.**

MÉGNIN. — *La Faune des cadavres, application de l'entomologie à la médecine légale*, par M. P. MÉGNIN, membre de l'Académie de médecine. 1 vol. petit in-8° de l'*Encyclopédie des Aide-Mémoire*. . . . . **2 fr. 50**

MERKLEN. — *Examen et séméiotique du cœur, signes physiques*, par le D' PIERRE MERKLEN, médecin de l'hôpital Laënnec. *Deuxième édition*. 1 vol. petit in-8° de l'*Encyclopédie des Aide-Mémoire*. . . . . **2 fr. 50**

METCHNIKOFF. — *Leçons sur la pathologie comparée de l'inflammation*, faites à l'Institut Pasteur en avril et mai 1891, par ÉLIE METCHNIKOFF, chef de service à l'Institut Pasteur. 1 vol. in-8°, avec 65 fig. et 3 pl. en coul. . . **9 fr.**

MONOD ET TERRILLON. — *Traité des maladies du testicule et de ses annexes*, par MM. CH. MONOD et O. TERRILLON, professeurs agrégés à la Faculté de médecine de Paris, chirurgiens des hôpitaux. 1 vol. in-8°, avec 92 figures dans le texte. . . . . **16 fr.**

MONOD ET VANVERTS. — *L'Appendicite*, par le D' CH. MONOD, professeur agrégé à la Faculté de médecine de Paris, chirurgien de l'hôpital Saint-Antoine, membre de l'Académie de médecine, et J. VANVERTS, interne des hôpitaux de Paris. 1 vol. petit in-8° de l'*Encyclopédie des Aide-Mémoire*. . . . . . **2 fr. 50**

OLLIER. — *Traité expérimental et clinique de la régénération des os* et de la production artificielle du tissu osseux, par le D' OLLIER, chirurgien en chef de l'Hôtel-Dieu de Lyon. Ouvrage qui a obtenu le grand prix de chirurgie. 2 vol. in-8°, avec figures dans le texte et planches en taille-douce. . . . . . . **30 fr.**

— *Traité des Résections* et des opérations conservatrices que l'on peut pratiquer sur le système osseux, par le D' L. OLLIER, professeur de clinique chirurgicale à la Faculté de médecine de Lyon. 3 volumes grand in-8°, avec figures. . . . . **50 fr.**

Tome I. *Introduction. — Résections en général*. 1 vol. in-8°, avec 127 figures dans le texte. . . . . **16 fr.**

Tome II. *Résections en particulier. Membre supérieur*. 1 vol. in-8°, avec 156 figures . . . . **16 fr.**

Tome III. *Résections en particulier. Résections du membre inférieur, tête et tronc*. 1 vol. in-8°, avec 224 figures . . . . **22 fr.**

— *La Régénération des os et les résections sous-périostées*, par le D' L. OLLIER. 1 vol. petit in-8° de l'*Encyclopédie des Aide-Mémoire*. . **2 fr. 50**

PANAS. — *Traité des maladies des yeux*, par PH. PANAS, professeur de clinique ophtalmologique à la Faculté de médecine, chirurgien de l'Hôtel-Dieu, membre de l'Académie de médecine, membre honoraire et ancien président de la Société de chirurgie. 2 vol. grand in-8°, avec 453 figures et 7 planches en couleurs. Reliés toile. . . . . **40 fr.**

PANAS. — *Leçons de clinique ophtalmologique*, professées à l'Hôtel-Dieu, par
Ph. Panas, recueillies et publiées par le Dr A. Castan (de Béziers). 1 vol. in-8°,
avec figures dans le texte. . . . . **5 fr.**

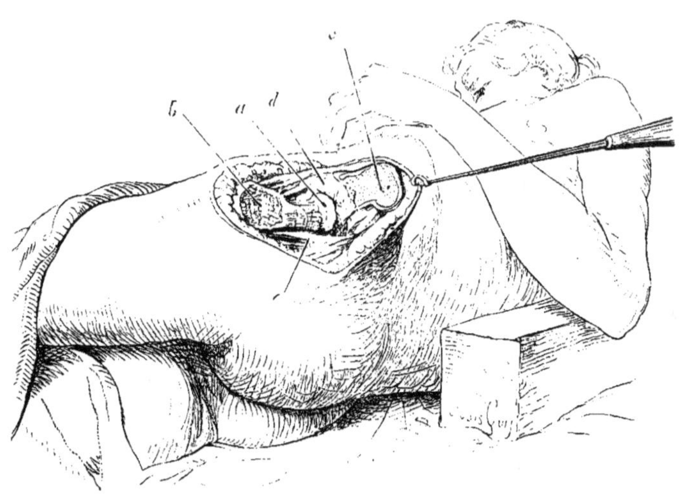

Fig. extraite du tome III du *Traité des Résections*, par L. Ollier,
Section du grand trochanter.

PANAS ET ROCHON-DUVIGNEAUD. — *Recherches anatomiques et cliniques
sur le glaucome et les néoplasmes intra-oculaires*, par le professeur Panas
et le Dr Rochon-Duvigneaud, ancien chef de clinique de la Faculté. 1 vol. in-8°,
avec 41 figures dans le texte. **7 fr.**

POLIN ET LABIT. — *Examen des aliments suspects*, par MM. H Polin et
H. Labit, médecins-majors de l'armée. 1 vol. petit in-8° de l'*Encyclopédie des
Aide-Mémoire*. . . . . **2 fr. 50**

PONCET ET BÉRARD. — *Traité clinique de l'actinomycose humaine. Pseudo-
actinomycoses et botryomycose*, par Antonin Poncet, professeur de clinique
chirurgicale à l'Université de Lyon, ex-chirurgien en chef de l'Hôtel-Dieu, membre correspondant de l'Académie de médecine, et Léon Bérard, ex-prosecteur,
chef de clinique chirurgicale à l'Université de Lyon, lauréat de l'Académie de
médecine. *Ouvrage couronné par l'Académie de médecine et par l'Institut.*
1 vol in-8°, avec 45 fig. dans le texte et 4 planches hors texte en couleurs. **12 fr.**

PONCET ET DELORE. — *Traité de la cystostomie sus-pubienne chez les
prostatiques. Création d'un urèthre hypogastrique. Application de cette nouvelle méthode aux diverses affections des voies urinaires*, par Antonin Poncet
et Xavier Delore, ex-prosecteur, ancien chef de clinique chirurgicale à l'Université de Lyon. 1 vol. in-8°, avec 42 figures dans le texte . . . . **8 fr.**

— *Traité de l'uréthrostomie périnéale dans les rétrécissements incurables de
l'urèthre ; création au périnée d'un méat contre nature*, par Antonin Poncet
et Xavier Delore. 1 vol. in-8°, avec 11 figures dans le texte . . . . . . **4 fr.**

PROUST. — *La Défense de l'Europe contre le choléra*, par M. le professeur
Proust, inspecteur général des services sanitaires. 1 vol. in-8° . . . . . **9 fr.**

— *Douze conférences d'hygiène* rédigées conformément aux programmes du
12 août 1890, par A. Proust, professeur à la Faculté de médecine. Nouvelle
édition. 1 vol. in-18, cartonné toile. . . . . **2 fr. 50**

— *L'Orientation nouvelle de la politique sanitaire*, par A. Proust. 1 vol. in-8°, avec nombreuses figures et plans dans le texte et une carte en couleurs.   **10** fr.

— *La Défense de l'Europe contre la Peste et la Conférence de Venise de 1897*, par le professeur Proust. 1 volume in-8°, avec figures et 1 carte en couleurs . . . . **9** fr.

PRUNIER. — *Les Médicaments chimiques*, par Léon Prunier, membre de l'Académie de médecine, pharmacien en chef des hôpitaux de Paris, professeur à l'École supérieure de pharmacie.

    I. *Composés minéraux*. 1 vol. grand in-8°, avec 137 figures dans le texte.   **15** fr.

    II. *Composés organiques*. 1 volume grand in-8°, avec 47 figures dans le texte. . . . . **15** fr.

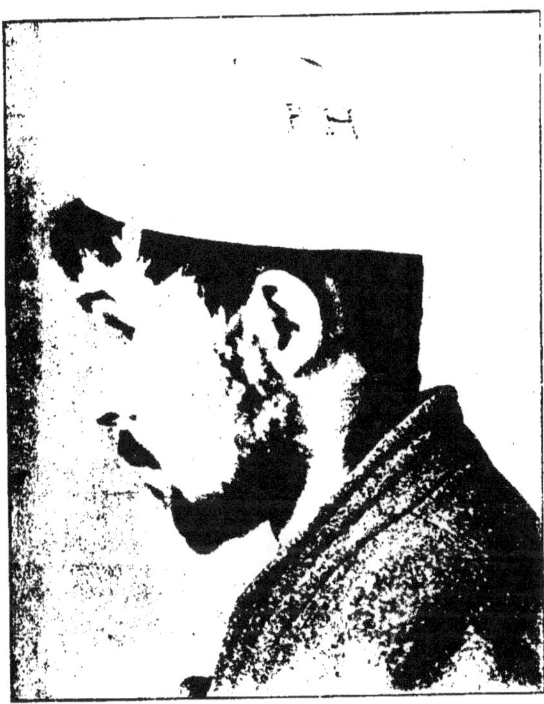

Fig. extraite du *Traité clinique de l'actinomycose humaine*,
de MM. A. Poncet et L. Bérard. — Actinomycose temporo maxillaire gauche.

RANVIER. — *École pratique des Hautes Études. Laboratoire d'histologie du Collège de France*. Travaux publiés sous la direction de L. Ranvier, professeur d'anatomie générale, Membre de l'Institut, avec la collaboration de M. L. Malassez, directeur adjoint, et des répétiteurs et préparateurs du cours.

    Tomes I à XVII (1784-1899). Chaque vol. in-8° avec pl. hors texte. . . **20** fr.
    Les tomes V et VIII ne se vendent plus séparément.

— *Traité technique d'histologie*, 2° édition, entièrement refondue et corrigée, par M. L. Ranvier. 1 vol. gr. in-8° de 880 pages, avec 414 gravures dans le texte et 1 planche en chromo . . . . **12** fr.

REDARD. — *Traité pratique des déviations de la colonne vertébrale*, par P. Redard, ancien chef de clinique chirurgicale de la Faculté de médecine de

Paris, chirurgien en chef du dispensaire Furtado-Heine, membre correspondant de l'« American Ortopedic Association ». 1 vol. grand in-8°, avec 231 figures dans le texte . . . . **12 fr.**

REGNARD. — ***La Cure d'altitude***, par le D' **Paul Regnard**, membre de l'Académie de médecine, professeur de physiologie générale à l'Institut national agronomique, directeur adjoint du laboratoire de physiologie de la Sorbonne. *Deuxième édition.* 1 fort vol. grand in-8°, avec 29 planches hors texte et 110 figures dans le texte, relié toile pleine . . . . **15 fr.**

RÉNON. — ***Étude sur l'Aspergillose chez les animaux et chez l'homme***, par M. **Rénon**, ancien interne des hôpitaux de Paris. 1 vol. in-8°, avec figures dans le texte . . . . **5 fr.**

ROMME. — ***L'Alcoolisme et la Lutte contre l'Alcool en France***, par le docteur R. **Romme**, préparateur à la Faculté de médecine de Paris. 1 vol. petit in-8° de l'*Encyclopédie des Aide-Mémoire* . . . . **2 fr. 50**

SOLLIER. — ***Guide pratique des maladies mentales*** (Séméiologie. — Pronostic. — Indications), par le D' **Paul Sollier**, chef de clinique adjoint des maladies mentales à la Faculté. 1 vol. in-18 diamant, cartonné toile, tranches rouges. **5 fr.**

SOULIER (H.). ***Traité de Thérapeutique et de Pharmacologie***, par M. H. **Soulier**, professeur à la Faculté de médecine de Lyon, membre correspondant de l'Académie de médecine. ***Additionné d'un mémento formulaire des médicaments nouveaux*** (1901). *Ouvrage couronné par l'Académie des sciences et par l'Académie de médecine.* 2 vol. grand in-8° . . . . **25 fr.**

TRABUT. — ***Précis de Botanique médicale***, par L. **Trabut**, professeur d'histoire naturelle médicale à l'École de médecine d'Alger. *Deuxième édition*, entièrement refondue. 1 vol. in-8°, avec 954 figures . . . . **8 fr.**

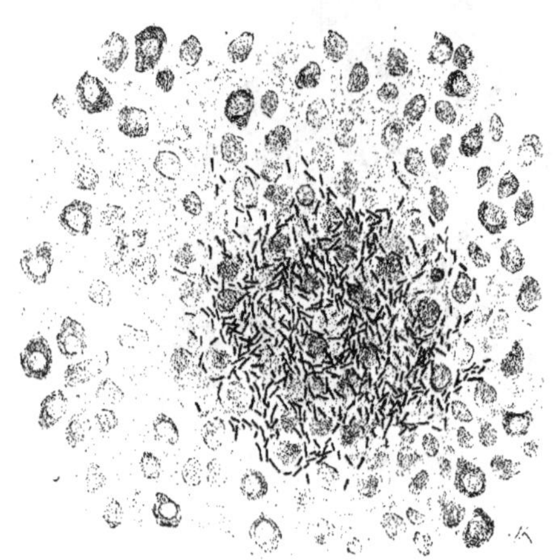
Fig. extraite du *Précis de Bactériologie clinique*, de M. R. Wurtz.
Rate humaine au 10° jour de la fièvre typhoïde.

TUFFIER. — ***Chirurgie du poumon***, par le D' **Tuffier**, professeur agrégé à la Faculté de médecine de Paris, chirurgien de l'hôpital de la Pitié. 1 vol. in-8° . . . . **6 fr.**

WURTZ (R.). — ***Technique bactériologique***, par R. **Wurtz**, professeur agrégé à la Faculté de médecine de Paris, médecin des hôpitaux. *Deuxième édition.* 1 vol. petit in-8° de l'*Encyclopédie des Aide-Mémoire*. . . **2 fr. 50**

— ***Précis de Bactériologie clinique***, par le D' R. **Wurtz**. *Deuxième édition.* avec tableaux synoptiques et figures dans le texte. 1 vol. in-16 diamant, cartonné à l'anglaise, tranches rouges. . . . **6 fr.**

ZAMBACO. — ***Voyages chez les lépreux***, par le D' **Zambaco-Pacha**, membre correspondant de l'Académie de médecine de Paris, ex-chef de clinique à la Faculté de médecine. 1 vol. in-8°, avec une carte indiquant les localités lépreuses . . . . **8 fr.**

— ***Les Lépreux ambulants de Constantinople***, par le D' **Zambaco-Pacha**, membre associé national de l'Académie de médecine de Paris, membre correspondant de l'Académie de Saint-Pétersbourg, etc. 1 fort vol. in-4°, avec 48 planches hors texte en noir et en couleurs, relié toile . . . . **90 fr.**

L'ŒUVRE MÉDICO-CHIRURGICAL
Dr CRITZMAN, directeur

SUITE DE MONOGRAPHIES CLINIQUES
SUR LES QUESTIONS NOUVELLES
En Médecine, en Chirurgie et en Biologie

La science médicale réalise journellement des progrès incessants. Les traités de médecine et de chirurgie auront toujours grand'peine à se tenir au courant. C'est pour obvier à ce grave inconvénient que nous avons fondé ce recueil de Monographies, avec le concours des savants et des praticiens les plus autorisés.

Chaque monographie est vendue séparément. . . . . **1 fr. 25**

Il est accepté des abonnements pour une série de 10 Monographies consécutives au prix à forfait et payable d'avance de **10** francs pour la France et **12** francs pour l'étranger (port compris).

MONOGRAPHIES PUBLIÉES (Juin 1901).

Nᵒ 1. **L'Appendicite**, par le Dr Félix Leguer, chir. des hôp. de Paris (épuisé).

Nᵒ 2. **Le Traitement du mal de Pott**, par le Dr A. Chipault, de Paris.

Nᵒ 3. **Le Lavage du sang**, par le Dr Lejars, prof. agr. à la Faculté de Paris, chir. des hôp.

Nᵒ 4. **L'Hérédité normale et pathologique**, par le Dr Ch. Debierre, prof. d'anatomie à l'Université de Lille.

Nᵒ 5. **L'Alcoolisme**, par le Dr Jaquet, privat-docent à l'Université de Bâle.

Nᵒ 6. **Physiologie et pathologie des sécrétions gastriques**, par le Dr A. Verhaegen.

Nᵒ 7. **L'Eczéma**, *maladie parasitaire*, par le Dr Leredde.

Nᵒ 8. **La Fièvre jaune**, par le Dr Sanarelli, directeur de l'Institut d'Hygiène expérimentale de Montevideo.

Nᵒ 9. **La Tuberculose du rein**, par le Dr Tuffier, prof. agr., chir. de l'hôp. de la Pitié.

Nᵒ 10. **L'Opothérapie.** *Traitement de certaines maladies par des extraits d'organes animaux*, par A. Gilbert, prof. agr. à la Faculté de Paris, et L. Carnot, docteur ès sciences, ancien interne des hôpitaux de Paris.

Nᵒ 11. **Les Paralysies générales progressives**, par le Dr M. Klippel, méd. des hôp. de Paris.

Nᵒ 12. **Le Myxœdème**, par le Dr Thibierge, méd. de l'hôp. de la Pitié.

Nᵒ 13. **La Néphrite des saturnins**, par le Dr H. Lavrand, prof. chargé de cours à la Faculté catholique de Lille, lauréat de l'Académie de Paris.

Nᵒ 14. **Traitement de la syphilis**, par E. Gaucher, prof. agr. à la Faculté de méd. de Paris, médecin de l'hôpital Saint-Antoine.

Nᵒ 15. **Le Pronostic des tumeurs**, *basé sur la recherche du glycogène*, par le Dr A. Brault, méd. de l'hôp. Tenon.

Nᵒ 16. **La Kinésithérapie gynécologique.** *Traitement des maladies des femmes par le massage et la gymnastique (système de Brandt)*, par H. Stapfer, ancien chef de clinique obstétricale et gynécologique de la Faculté de Paris.

Nᵒ 17. **De la Gastro-entérite aiguë des nourrissons** (*Pathogénie et étiologie*), par A. Lesage, méd. des hôp. de Paris.

Nᵒ 18. **Traitement de l'Appendicite**, par Félix Leguer, prof. agr., chir. des hôp.

Nᵒ 19. **Les lois de l'Énergétique dans le régime du diabète sucré**, par le Dr E. Dufourt, méd. de l'hôp. thermal de Vichy.

Nᵒ 20. **La Peste** (*Épidémiologie. Bactériologie. Prophylaxie. Traitement*), par le Dr H. Bourges, chef du laboratoire d'hygiène à la Faculté de médecine de Paris.

Nᵒ 21. **La Moelle osseuse à l'état normal et dans les infections**, par MM. G.-H. Roger, prof. agr. à la Faculté de Paris, méd. des hôp., et O. Josué, ancien interne, lauréat des hôp. de Paris.

Nᵒ 22. **L'Entéro-colite muco-membraneuse**, par le Dr Gaston Lyon, ancien chef de clinique médicale de la Faculté de Paris.

Nᵒ 23. **L'Exploration clinique des fonctions rénales par l'élimination provoquée**, par le Dr Ch. Achard, prof. agr. à la Faculté, méd. de l'hôp. Tenon, et J. Castaigne, interne lauréat médaille d'or) des hôp.

Nᵒ 24. **L'Analgésie chirurgicale**, par voie rachidienne (injections sous-arachnoïdiennes de cocaïne), par le Dr Tuffier, prof. agr. à la Faculté de Paris, chir. des hôp.

Nᵒ 25. **L'Asepsie opératoire**, par MM. Pierre Delbet, prof. agr. à la Faculté de Paris, chir. des hôp., et Louis Bigeard, chef de clinique chirurgicale adjoint à la Faculté de Paris, ancien interne des hôp.

Nᵒ 26. **Anatomie chirurgicale et médecine opératoire de l'Oreille moyenne**, par M. A. Broca, prof. agr. à la Faculté de Paris, chir. des hôp.

Nᵒ 27. **Traitements modernes de l'hypertrophie de la prostate**, par le Dr E. Desnos, ancien interne des hôpitaux.

BIBLIOTHÈQUE
d'Hygiène thérapeutique

DIRIGÉE PAR

Le Professeur PROUST

Membre de l'Académie de médecine, Médecin de l'Hôtel-Dieu
Inspecteur général des Services sanitaires.

Chaque ouvrage forme un volume in-16, cartonné toile, tranches rouges,
et est vendu séparément : **4 fr.**

Chacun des volumes de cette collection n'est consacré qu'à une seule maladie ou à un seul groupe de maladies. Grâce à leur format, ils sont d'un maniement commode. D'un autre côté, en accordant un volume spécial à chacun des grands sujets d'hygiène thérapeutique, il a été facile de donner à leur développement toute l'étendue nécessaire.

VOLUMES PARUS :

L'Hygiène du Goutteux, par le Professeur PROUST et A. MATHIEU, médecin de l'hôpital Andral.

L'Hygiène de l'Obèse, par le Professeur PROUST et A. MATHIEU.

L'Hygiène des Asthmatiques, par E. BRISSAUD, professeur à la Faculté de Paris, médecin de l'hôpital Saint-Antoine.

L'Hygiène du Syphilitique, par H. BOURGES, préparateur au laboratoire d'hygiène de la Faculté de médecine.

Hygiène et thérapeutique thermales, par G. DELFAU, ancien interne des hôpitaux de Paris.

Les Cures thermales, par G. DELFAU, ancien interne des hôpitaux.

L'Hygiène du Neurasthénique (*Deuxième édition*), par le Professeur PROUST et G. BALLET, professeur agrégé, médecin des hôpitaux de Paris.

L'Hygiène des Albuminuriques, par le Dʳ SPRINGER, chef du laboratoire de la Faculté de médecine à l'hôpital de la Charité.

L'Hygiène des Tuberculeux, par le Dʳ CHUQUET, ancien interne des hôpitaux de Paris, médecin consultant à Cannes, avec une préface du Dʳ DAREMBERG, correspondant de l'Académie de médecine.

Hygiène et thérapeutique des maladies de la bouche, par le Dʳ CRUET, dentiste des hôpitaux de Paris, avec une préface du Professeur LANNELONGUE, membre de l'Institut.

L'Hygiène des Diabétiques, par le Professeur PROUST et A. MATHIEU, médecin de l'hôpital Andral.

L'Hygiène des maladies du cœur, par le Dʳ VAQUEZ, professeur agrégé à la Faculté de médecine de Paris, médecin des hôpitaux, avec une préface du Professeur POTAIN, membre de l'Institut.

L'Hygiène du Dyspeptique, par le Dʳ LINOSSIER, professeur agrégé à la Faculté de médecine de Lyon, membre correspondant de l'Académie de médecine, médecin à Vichy.

VOLUME EN PRÉPARATION :

L'Hygiène des maladies de la peau, par le Dʳ G. THIBIERGE, médecin des hôpitaux de Paris.

45-59. — Imprimerie LAHURE, 9, rue de Fleurus, à Paris.